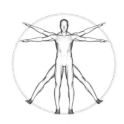

康复物理因子治疗
Therapeutic Modalities
in Rehabilitation

第 5 版

主 编

William E. Prentice

案例教学与实验操作编者

William Quillen   Frank Underwood

主 译

王于领   朱玉连

副主译

王 欣   廖麟荣

U0224471

人民卫生出版社
·北京·

William E. Prentice
Therapeutic Modalities in Rehabilitation, Fifth Edition
978-1-259-86118-5
Copyright © 2018,2011,2005 by McGraw-Hill Education.

图书在版编目(CIP)数据

康复物理因子治疗/(美)威廉·E.普伦蒂斯
(William E. Prentice)主编;王于领,朱玉连主译
. —北京:人民卫生出版社,2021.3(2024.7 重印)
  ISBN 978-7-117-30700-0

  Ⅰ.①康… Ⅱ.①威…②王…③朱… Ⅲ.①物理疗
法-研究 Ⅳ.①R454

  中国版本图书馆 CIP 数据核字(2020)第 197086 号

人卫智网	www.ipmph.com	医学教育、学术、考试、健康, 购书智慧智能综合服务平台
人卫官网	www.pmph.com	人卫官方资讯发布平台

图字:01-2018-8769 号

康复物理因子治疗
Kangfu Wuli Yinzi Zhiliao

主   译:王于领 朱玉连
出版发行:人民卫生出版社(中继线 010-59780011)
地   址:北京市朝阳区潘家园南里 19 号
邮   编:100021
E - mail:pmph @ pmph.com
购书热线:010-59787592 010-59787584 010-65264830
印   刷:北京铭成印刷有限公司
经   销:新华书店
开   本:889×1194 1/16 印张:33
字   数:1045 千字
版   次:2021 年 3 月第 1 版
印   次:2024 年 7 月第 3 次印刷
标准书号:ISBN 978-7-117-30700-0
定   价:320.00 元
打击盗版举报电话:010-59787491 E-mail:WQ @ pmph.com
质量问题联系电话:010-59787234 E-mail:zhiliang @ pmph.com

译者名单

主译
王于领　中山大学附属第六医院
朱玉连　复旦大学附属华山医院
副主译
王　欣　Genesis Rehab Services
廖麟荣　宜兴九如城康复医院
译者（按姓氏笔画排序）
马以勇　新乡医学院附属第一医院
王　欣　Genesis Rehab Services
王　婷　株洲市中心医院
王于领　中山大学附属第六医院
王亚飞　中山大学附属第六医院
王雪宜　中山大学附属第六医院
丛　芳　中国康复研究中心北京博爱医院
冯蓓蓓　中山大学附属第六医院
朱　毅　郑州大学第五附属医院
朱玉连　复旦大学附属华山医院
乔　钧　上海市第二康复医院
向　珩　天津医科大学
刘　华　首都体育学院
刘　勇　大连医科大学附属第一医院
刘燕平　福建中医药大学附属康复医院
汤炳煌　厦门弘爱康复医院
李　翔　福建中医药大学康复医学院
李永祥　浙江大学医学院附属第四医院
李德钊　株洲市中心医院
吴绪波　上海中医药大学康复医学院
何　宇　同济大学附属上海市第四人民医院
何雅琳　上海市养志康复医院(上海市阳光康复中心)
邹　悦　复旦大学附属华山医院
张瑞雯　香港大学深圳医院
陈　斌　上海市养志康复医院(上海市阳光康复中心)
林武剑　中山大学附属第六医院
罗庆禄　广州医科大学附属第五医院
周　君　南华大学附属第一医院
袁　丽　西南医科大学附属医院
高　强　四川大学华西医院
陶小平　湖南体育职业学院
廖曼霞　宜兴九如城康复医院
廖麟荣　宜兴九如城康复医院
薛晶晶　中山大学孙逸仙纪念医院

中文版序

　　物理因子治疗是康复医疗最常用的临床干预手段之一,在多年的临床实践中,已证实物理因子治疗在多学科康复中均发挥着积极作用。为帮助我国康复与物理治疗临床人员和学生更好地理解物理因子治疗的基本原理、作用机制和临床应用,提高物理因子使用中的临床决策和实践操作能力,在临床实践中引用更多的循证依据,构建良好的临床思维,我们组织了国内康复与物理治疗界专家对物理因子治疗权威书籍 *Therapeutic Modalities in Rehabilitation* 第5版进行翻译。

　　此专著的第1版于1998年面世,书名为 *Therapeutic Modalities for Applied Health Professionals*。从第1版面世到最新的第5版推出,受到业界好评,并被推荐成为美国许多物理治疗专业的教材和主要参考用书,堪称物理因子治疗的"百科全书"。本书内容与时俱进,紧跟基础科学和现代科技的步伐,书中所及的物理因子治疗方法、循证依据、操作方式和设备等都有所更新,带来了更多新的理念和治疗方法,选择性地删除了目前在临床上已经不常使用的方法。

　　本书深入浅出地将常用临床物理因子治疗在17个章节中呈现出来,并按照物理因子的能量类型分为电能、热能、声能、电磁能和机械能五个部分。从物理因子的物理学和生物物理学基础出发,每章节论述了学习目标、正文、案例分析、复习题、自测题、参考文献与拓展阅读资料、词汇表和实验操作等内容,为读者和学生呈现丰满立体的物理因子治疗理论和实践体系。本书采用以实践为导向的方式,结合最新最佳的循证依据,为临床医务工作者提供高效的临床决策和实践操作指引,可作为物理治疗师和其他临床康复专业人员的案头书,也可作为物理治疗相关专业学生的教材与学习参考书。

　　因原著作者的观点、知识体系和文化差异等因素,对物理因子治疗分类和常用物理治疗方法上可能略有别于国内之前的教材或专著。在翻译过程中,为尊重原著的原创性,没有做过多的文化调适和更改,还请读者和业内专家谅解。

　　感谢稿件修订和资料整理过程中做出重要工作的陈逸浩、章云枫、周憬元、孙瑾和郭慧敏等人。尽管翻译团队在翻译过程中对原文仔细琢磨、反复推敲形成了中文译稿,并经过数轮的修订后形成最终版本。为了进一步提高本书的质量,以供我们将在今后再译或再版时修订完善,因而诚恳地希望各位读者、专家提出宝贵意见。

王于领　朱玉连

2020年8月1日

原著主编为中文版写序

物理治疗师和相关领域临床人员常在患者的治疗和康复时,使用各种各样的技术。通常治疗方案中会包括物理因子治疗的方法。几乎所有的临床人员都会用到某些类型的治疗因子。这很可能就是一些简单的技术,例如在急性损伤时使用冰袋;或者一些较为复杂的技术,例如通过电流来刺激神经和肌肉组织。毋庸置疑,物理因子治疗是损伤康复中非常有用的工具。若使用恰当,物理因子治疗可以提高患者完全恢复的机会。非常遗憾,目前临床人员在使用物理因子治疗时多基于个人习惯,而非基于逻辑或是对效果的分析。对临床人员而言,明确不同物理因子在特定损伤治疗时的科学基础和所产生的生理效果非常重要。当能够把理论和实践相结合时,它将成为临床上特别有效的方法。

在此必须强调,在任何治疗计划中使用物理因子都不能做到非常准确。本书尝试呈现使用不同类型物理因子的理论和科学基础,帮助临床人员能够在特定临床情况下进行最有效的临床决策。

涵盖了临床机构中所使用的物理因子治疗

本书为临床人员及其学生在使用物理因子治疗时,提供了基于证据但以实践为导向的使用方法。旨在用于介绍各种面向临床的技术与方法的课程。

本书中的章节将分为六个部分。每一章将讨论:①物理因子治疗的生理学基础;②临床应用;③实验室操作使用中的特定技术;④应用每种物理因子治疗的案例分析;⑤针对不同物理因子治疗目前可从系统性综述和 meta 分析中提取的最佳证据。

第一部分——物理因子治疗基础,开篇讨论物理因子治疗的科学基础及根据所使用能量类型的分类。提供了在组织修复不同阶段选择恰当的物理因子的指南。有一章专门介绍物理因子治疗在伤口管理中的角色,之后从疼痛的神经生理学机制讨论,阐述了物理因子治疗在疼痛管理中的作用。

第二部分——电能因子,包括对电流、电刺激、离子导入和生物反馈的原则进行了详细的讨论。本部分中有一章阐述了电生理评估和检查的原则,尽管这不是一种物理因子治疗,但电生理检查常包含在电疗的课程讲述中,因此在本章中还涵盖了这一话题。

第三部分——热能因子,讨论了通过传导的方式使组织温度发生改变的因子,包括热疗和冷疗。

第四部分——声能因子,讨论了利用声能来产生治疗效应的因子,包括超声波疗法和体外冲击波疗法。

第五部分——电磁能因子,包括透热疗法和低能量激光疗法。

第六部分——机械能因子,包括牵引、间歇式气压疗法、手法和振动疗法。

基于科学性理论

本书将讨论诸多由科学研究、事实证据和作者在处理疾病时的既往经验为支撑的概念、原则和理论。本书中所呈现的材料都由编者们精挑细选而来,为在特定损伤的情况进行物理因子治疗时提供循证依据。此外,本书的稿件经过教学专家、研究者和临床一线人员的审阅,他们都是各自专业领域内的专家,从而确保所呈现的材料都能够反映物理因子治疗使用的现况和最新理念。

知识的及时性和实践性

诚然,物理因子治疗可作为临床医务人员临床实践中非常有用的工具。本书可指导学生将理论与实践相结合,为学生提供综合性非常强的资源。让学生在知道如何使用物理因子治疗的同时,还有兴趣了解在特定情况下如何使该种物理因子治疗最有效的话,可使用本书来作为指引。

本书的编者均具有丰富的临床经验。他们都有多次临床带教的教学经验。因此,本书特别适合临床机构实习的学生,他们通常会被要求采用最佳证据作为物理因子治疗的决策基础。

还有一些其他书籍也讨论了在不同患病人群中如何选择物理因子的话题。但本书是迄今为止在这个特定专业领域中内容最全面的书籍。

鸣谢

能够将《康复物理因子治疗》第 5 版翻译成中文,我感到非常荣幸。我要感谢人民卫生出版社引进本书并出版。非常感谢中国康复医学会副秘书长、物理治疗专业委员会主任委员、中山大学附属第六医院康复医疗中心主任王于领教授和物理治疗专委会副主任委员、复旦大学华山医院康复医学科副主任朱玉连教授担任本书中文版主译。他们组织了一批物理治疗方面的精英专家,共同致力于本书的翻译工作。衷心希望读者能从本书中发掘在临床中对使用者和学生都有用的内容。

William E. Prentice

原著序

　　物理治疗师、运动防护师、作业治疗师、物理治疗师助理、作业治疗师助理、物理治疗师助手和整脊师在患者的治疗和康复时,使用各种各样的技术。通常治疗方案中会包括物理因子治疗的方法。几乎所有的临床人员都会用到某些类型的治疗因子。这很可能就是一些简单的技术,例如在急性损伤时使用冰袋;或者一些较为复杂的技术,例如通过电流来刺激神经和肌肉组织。当把它们与治疗性运动相结合时,物理因子治疗将成为康复过程中非常有用的工具,借以提高患者的良好治疗结局的可能性。为了获得最佳的结局,临床人员必须坚持将循证实践整合进临床决策过程中。循证实践包括使用基于当前以患者为中心研究中可获得的最佳证据,也可以是个体化的临床照护的决策。此外,在关注单个患者的价值和偏好时,对患者的照护决策必须同时与临床医务人员在其临床经验和实践中所获得的专业性相整合。

　　《康复物理因子治疗》第5版中,对于每种不同类型的物理因子,将尝试呈现从系统性综述中提取的基础科学和当下可获得的最佳证据,让临床人员可以通过高效的决策来获得患者的最佳结局。书中还将展示一些来自编者经验的推荐方法。

　　以下是本书适读性的原因归纳。

涵盖了临床机构中应用的物理因子治疗

　　本书为临床人员及其学生在使用物理因子治疗时,提供了基于证据但以实践为导向的使用方法。旨在用于介绍各种面向临床的技术与方法的课程。

　　本书中的章节将分为六个部分。每一章将讨论:①物理因子治疗的生理学基础;②临床应用;③实验室操作使用中的特定技术;④应用每种物理因子治疗的案例分析;⑤针对不同物理因子治疗目前可从系统性综述和meta分析中提取的最佳证据。

　　第一部分——物理因子治疗基础,开篇讨论物理因子治疗的科学基础及根据所使用能量类型的分类。提供了在组织修复不同阶段选择恰当的物理因子的指南。有一章专门介绍物理因子治疗在伤口管理中的角色,之后从疼痛的神经生理学机制讨论,阐述了物理因子治疗在疼痛管理中的作用。

　　第二部分——电能因子,包括对电流、电刺激、离子导入和生物反馈的原则进行了详细的讨论。本部分中有一章阐述了电生理评估和检查的原则,尽管这不是一种物理因子治疗,但电生理检查常包含在电疗的课程讲述中,因此在本章中还涵盖了这一话题。

　　第三部分——热能因子,讨论了通过传导的方式使组织温度发生改变的因子,包括热疗和冷疗。

　　第四部分——声能因子,讨论了利用声能来产生治疗效应的因子,包括超声波疗法和体外冲击波疗法。

　　第五部分——电磁能因子,包括透热疗法和低能量激光疗法。

　　第六部分——机械能因子,包括牵引、间歇式气压疗法、手法和振动疗法。

基于科学性理论

　　本书将讨论诸多由科学研究、事实证据和作者在处理疾病时的既往经验为支撑的概念、原则和理论。本书中所呈现的材料都由编者们精挑细选而来,为在特定损伤的情况进行物理因子治疗时提供循证依据。此外,本书的稿件经过教学专家、研究者和临床一线人员的审阅,他们都是各自专业领域内的专家,从而确保所呈现的材料都能够反映物理因子治疗使用的现况和最新理念。

知识的及时性和实践性

诚然,物理因子治疗可作为临床医务人员临床实践中非常有用的工具。本书可指导学生将理论与实践相结合,为学生提供综合性非常强的资源。让学生在知道如何使用物理因子治疗的同时,还有兴趣了解在特定情况下如何使该种物理因子治疗最有效的话,可使用本书来作为指引。

本书的编者均具有丰富的临床经验。他们都有多次临床带教的教学经验。因此,本书特别适合临床机构实习的学生,他们通常会被要求采用最佳证据作为物理因子治疗的决策基础。

还有一些其他书籍也讨论了在不同患病人群中如何选择物理因子的话题。但本书是迄今为止在这个特定专业领域中内容最全面的书籍。

教学帮手

本书通过以下教学辅助手段来帮助学生和导师:

目标:每章开始都列出本章学习目标,为学生强调学习重点。

图表:每章的基本知识点使用图表通过可视化的方式展示。

总结:每章都有对本章所覆盖主要知识点进行总结。

临床决策练习:通过提供场景,可以帮助临床人员提升临床决策的能力,确定如何将特定物理因子最好地应用于临床。

复习题:通过回答一系列能够启发思考的问题,帮助学生回顾本章中所学的内容。

自测题:每章末的是非题和选择题旨在帮助学生为书面考试作准备,并且能够测试学生的综合能力。

关键术语词汇表:每章都包含可供快速查阅的词汇表。

参考文献:每章末都有最新的参考文献列表,为想深入阅读的学生提供参考资料。

案例分析:通过一系列基于临床实际案例,提高学生在遇到特定患者时如何使用相关物理因子治疗的能力。

实验室操作:实验室操作将引导学生如何安排和使用物理因子治疗。

附录:包括触发点的图片和物理因子治疗设备厂家的综合名录。

如何做好实验室操作

在本书中穿插了各种各样的实验操作练习。

本书中包含大量理论、生物物理原则和不同物理因子在临床医学上的潜在应用。这些内容为学生和感兴趣的读者提供了在后续物理因子治疗应用中所需要的系统方法。治疗的操作都需要按照符合逻辑和规范的步骤进行。通过这样的方式,讲师或导师以及学生都可能获得能够部分或完全独立安全且有效操作的能力,来进行物理因子治疗。

每种物理因子治疗的临床应用都有相应的检查清单。在每种治疗应用和完成时都有一定相似性。在实践操作记录表格中,预留了最多三位不同讲师/导师“签署”的空间(首字母和日期),确认是否能够成功完成并展示完成这个操作所需要的必要步骤。通过评估,可以用一份核心能力检查清单(Master Competency Check List)来汇总每种物理因子治疗成功完成情况的检查清单,以及学生是否有能力独立完成成功的物理因子治疗。这个体系记录了完成有效物理因子治疗所需要的必要技巧,明确学生和讲师/导师向患者或其他相关方提供治疗时的责任。

熟练操作物理因子治疗的能力应从勤奋和不断反复练习中获得。通过实验室操作,临床操作者便可获得丰富的实践经验,也能成功获得临床技巧。应鼓励学生先在自己身上尝试各种治疗因子,以感受不同物理因子作用在人体上的感觉。随后在同伴身上进行实践操作,通过这样的方式,能够在遇到不同生产商所制造的设备时,得心应手。

致谢

非常感谢 McGraw-Hill 出版社的总编辑 Michael Weitz、项目实施编辑 Peter Boyle 和执行助理 Laura Libretti 对本书编写的大力支持。他们所提出的宝贵建议贯穿了本书编写始末。

同时我需要感谢以下专家担任此版书稿的审阅者。在文稿修订过程中，他们的建议非常中肯：

Michael G. Dolan，MA，ATC
运动机能学教授
卡尼修斯学院(Canisius College)
水牛城,纽约州

Noah Wasielewski，PhD，ATC，CSCS
助理教授
运动科学系
宾夕法尼亚布卢姆斯堡大学(Bloomsburg University of Pennsylvania)
布卢姆斯堡,宾夕法尼亚州

Lisa S. Jutte，PhD，ATC
副教授
运动教育学系
泽维尔大学(Xavier University)
辛辛那提,俄亥俄州

Joe Hart，PhD，ATC，FACSM，FNATA
副教授
运动机能学,临床研究总监,骨科
弗吉尼亚大学(University of Virginia)
夏洛茨维尔,弗吉尼亚州

Jennifer Ostrowski，PhD，LAT，ATC
副教授
运动防护学,临床教育协调员
摩拉维亚学院(Moravian College)
伯利恒,宾夕法尼亚州

我还要衷心感谢我的家庭、我的两个儿子 Brian 和 Zach 及我的妻子 Tena，在过去一年时间中，我们一起感受到了在脆弱的身躯里其实蕴藏着惊人的复原力和精神力量。

Bill Prentice

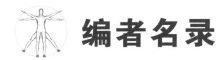 # 编者名录

Troy Blackburn, PhD, ATC
Professor and Assistant Chair, Department
of Exercise & Sport Science
Adjunct Professor, Departments of
Orthopedics and Allied Health Science
Associate Dean for Undergraduate Research
University of North Carolina at Chapel Hill
Chapel Hill, North Carolina

Bob Blake, PhD, LMT
Professor, Department of Chemistry
Glendale Community College
Glendale, Ariznoa

Craig R. Denegar, PhD, PT, ATC, FNATA
Department Head, Professor
Department of Kinesiology
Director, Doctor of Physical Therapy Program
University of Connecticut
Stoors, Connecticut

David O. Draper, EdD, ATC
Professor of Sports Medicine/Athletic Training
Department of Exercise Sciences
College of Life Sciences
Brigham Young University
Provo, Utah

Jonathan Goodwin, PT, DPT
Doctoral Student,
Department of Exercise and Sport Science
University of North Carolina at Chapel Hill
Chapel Hill, North Carolina

David Greathouse, PhD, PT, ECS, FAPTA
Adjunct Professor
U.S. Army-Baylor University Doctoral Program
in Physical Therapy
Fort Sam Houston, TX
Adjunct Clinical Professor
Department of Physical Therapy
Texas State University
San Marcos, TX
Director, Clinical Electrophysiology Services
Texas Physical Therapy Specialists
New Braunfels, TX

John Halle, PhD, PT, ECS
Professor and Associate Dean
School of Physical Therapy

Belmont University
Nashville, Tennessee

Daniel N. Hooker, PhD, PT, SCS, ATC
Division of Sports Medicine
Campus Health Service
University of North Carolina
Chapel Hill, North Carolina

Katie Homan, MA, ATC
Assistant Athletic Trainer
Oregon State University
Corvallis, Oregon

Pamela E. Houghton, PhD, BSc PT
Professor, School of Physical Therapy
Western University
London, Ontario

Chris Johnston, MS, ATC
Doctoral Student
Department of Exercise and Sport Science
University of North Carolina at Chapel Hill
Chapel Hill, North Carolina

Leamor Kahanov EdD, ATC, LAT
Dean, College of Health Sciences
Misericordia University
Dallas, Pennsylvania

Nathan Newman, PhD, ATC
Assistant Professor
Athletic Training Education Program
Loras College
Dubuque, Iowa

Derek Pamukoff, PhD
Assistant Professor
Department of Kinesiology
College of Health and Human Development
California State University Fullerton
Fullerton, California

William E. Prentice, PhD, PT, ATC, FNATA
Professor, Coordinator of Sports
Medicine Program
Department of Exercise and Sport Science
University of North Carolina at Chapel Hill
Chapel Hill, North Carolina

William S. Quillen, PhD, PT, SCS, FACSM
Professor, Director, Physical Therapy &
Rehabilitation Sciences
Executive Director, Center For
Neuromusculoskeletal Research
Morsani College of Medicine
University of South Florida
Tampa, Florida

James Scifers, DScPT, LAT, ATC
Chair, Department of Rehabilitation Sciences
Program Director, Athletic Training Program
Moravian College
Bethlehem, Pennsylvania

Charles A. Thigpen, PhD, PT, ATC
Research Scientist, ATI Physical Therapy
Director, Program in Observational Clinical
Research in Orthopedics, Center for Effectiveness
in Orthopedic Research
Arnold School of Public Health
University of South Carolina
Greenville, South Carolina

Frank Underwood, PhD, MPT, ECS
Professor Emeritus, Department of Physical
Therapy
University of Evansville
Clinical Electrophysiologist, Rehabilitation Service
Orthopaedic Associates, Inc.
Evansville, Indiana

Authors in Previous Editions

Phillip B. Donley, MS, PT, ATC
Director, Chester County Orthopaedic
and Sports
Physical Therapy
West Chester, Pennsylvania
(Contributing Author, Pain Chapter, Editions 1–3)

Ethan N. Saliba, PhD, PT, ATC
Head Athletic Trainer, Assistant Athletics
Director for Sports Medicine,
Department of Athletics
Assistant Professor, Department of Kinesiology
Adjunct Assistant Professor, Department of
Physical Medicine and Rehabilitation
University of Virginia
Charlottesville, Virginia
(Contributing Author, LASER Chapter,
Editions 1–4)

Susan Saliba, PhD, MPT, ATC
Professor, Curry School of Education
Department of Human Services, Kinesiology
Assistant Professor, Department of Physical
Medicine & Rehabilitation
Clinical Instructor, Orthopaedic Surgery
University of Virginia
Charlottesville, Virginia
(Contributing Author, LASER Chapter,
Editions 1–4)

核心能力检查清单			
物理因子治疗	**检查者**		
体位摆放	**1**	**2**	**3**
电刺激疗法			
离子导入疗法			
生物反馈			
电生理评估与检查			
短波透热疗法			
热疗			
冷疗			
干热(微粒)疗法			
低能量激光疗法			
超声波疗法			
脊柱牵引疗法			
间歇式加压疗法			
手法治疗			
振动治疗			

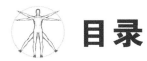 **目录**

第一部分

物理因子治疗基础

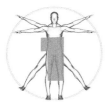

物理因子治疗的基础科学

William E. Prentice　Bob Blake

第 1 章

目标

完成本章学习后,学生应能够:

➤ 列出并描述物理治疗因子所产生不同形式的能量。
➤ 根据各种所使用的能量类型对不同物理因子进行分类。
➤ 分析电磁波能量波长与频率间的关系。
➤ 讨论电磁频谱以及各种使用电磁能量物理因子的相关性。
➤ 解释电磁定律如何调控电磁能在透热、光疗(激光、LED)和紫外线疗法中的应用。
➤ 讨论热能因子、热疗法和冷疗法是如何通过传导来传递热量的。
➤ 解释各种通过转换电能产生治疗效应的方法。
➤ 比较和对比电磁能和声能的特性。
➤ 解释间歇性加压、牵引和按摩疗法如何通过使用机械能产生治疗效果。

许多临床人员选择将物理因子治疗纳入患者的治疗方案中。临床人员往往会从多种物理因子中进行选择,并根据个人的判断,选择相应的物理因子。所作出的选择必须基于理论科学知识、实践经验以及用于指导临床人员进行临床决策、来源于文献研究所发现的高度循证信息得出。如应用得当,物理因子治疗可成为各种治疗性运动技术的有效辅助手段。

基础科学

对于需要将某一物理因子治疗纳入其临床实践的临床人员来说,学习并理解这些物理因子应用背后的基础科学知识是很有用的[1]。能量和物质之间的相互作用非常有趣,它们是本书中所描述的各种物理因子治疗的物理基础。本章将描述能量的不同形式、传递方式以及能量传递对生物组织的影响。

能量形式

能量被定义为一个系统做功的能力,能量以多种形式存在。能量通常不能产生或被破坏,而往往以一种形式转换成另一种形式,或者从一处转移至另一处[2]。

即使是最有经验的临床人员,在接触到各种物理因子治疗所涉及的不同形式能量时,也会感到相当困惑。目前应用的物理因子治疗所涉及的能量形式包括:电磁能、热能、电能、声能和机械能[2]。短波和微波透热、红外线、光疗法(激光、LED)以及紫外线光疗法均属于电磁能;热疗法和冷疗法是通过传导热能;电刺激电流、离子导入和生物反馈利用电能;超声波和体外冲击波治疗利用声能;间歇加压、牵引、手法和振动治疗则使用机械能(表 1-1)。

表 1-1　根据不同能量形式对物理因子治疗进行分类
电磁能物理因子
● 短波透热
● 微波透热
● 红外线疗法
● 紫外线疗法
● 光疗(激光、LED)
热能物理因子
● 热疗
● 冷疗
电能物理因子
● 电刺激疗法
● 生物肌电反馈
● 离子导入疗法
声能物理因子
● 超声波疗法
● 体外冲击波疗法
机械能物理因子
● 间歇加压疗法
● 牵引治疗
● 手法治疗
● 振动治疗

　　各种物理因子治疗以一种或其他形式将能量传入/传出生物组织。不同能量形式可在生物组织内产生相似的效果。例如,几种不同能量类型的物理因子均能达到组织加热的效果。这主要是由于组织存在电阻,当电流通过组织时会产生热能。如光波等电磁能也能加热任何能够吸收光的组织。声波的传递使得超声波治疗也能达到加热局部组织的效果。虽然电、电磁和声波治疗均可使组织加热,但它们作用的物理机制却不相同[3]。

　　各种物理因子的治疗机制主要取决于其在应用过程中所使用的能量形式。不同形式的能量产生和传递的方式各不相同。电磁能通常是由高能量源产生,并通过光子的运动进行传输。热能可以通过传导来传递,传导是相互接触物体之间的热能流动。电能则是储存在电场中,通过带电粒子的运动进行传递。声波振动产生的声波可以通过介质传递。我们将在下文中更详细地阐述各种能量形式及其传递机制,为读者在理解物理因子治疗时提供科学依据[4]。

临床决策练习 1-1
多种形式的物理因子均可以用来治疗疼痛。在讨论过的物理因子中,哪些可以用来改善疼痛? 临床人员推荐可在损伤后立即使用的哪些物理因子治疗?

电磁能

　　辐射是电场发出部分电磁能脱离电场向远处传播的过程[5]。阳光是一种可见的辐射能,我们知道阳光不仅使物体可见,而且还能产生热量。太阳发出一定频谱的可见和不可见无质量辐射能,并通过高强度化学反应以及核反应喷射出高能粒子。太阳发出的无质量辐射能被称为**光子**。单个光子是构成所有电磁辐射的能量载体。光子以光速传播,约每秒3亿米。由于所有光子都以相同速度运动,因此不同光子的区别在于各自的波长、频率特性及每个光子携带的能量多少。

波长和频率的关系

波长是上一段波峰到下一段波峰之间的距离。**频率**是指发生在特定时间单位内波的振荡或振动次数,通常以赫兹(Hz)表示。1Hz指每秒振动一次(图1-1)。

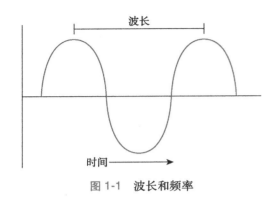

图1-1 波长和频率

由于所有形式的电磁辐射都以恒定速度在空间传播,因此波长较长的光子振动频率较低,波长较短的光子振动频率较高[6]。以下公式可用于计算波速、波长和频率。

波速=波长×频率

$$c = \lambda \times \nu$$

波长和频率之间成反比或倒数关系。波长越长,波的频率就越低。电磁辐射的速度是恒定的,3×10^8 m/s。如果我们知道波长,则可计算该波的频率。当我们计算任何种类的电磁能量时,我们可以将光速3×10^8 m/s代入上述公式中。该波速并不适用于不以光速传播的波,如电波或声波等[7]。

能量公式是另一个与电磁辐射相关的重要公式。单个光子的能量与其频率成正比。这意味着高频的电磁辐射同时也具有更高的能量。我们将它与各种形式的电磁辐射在组织中所产生的效应联系起来。

$$E = h \times \nu$$

[字母h被称为普朗克常数(Planck's constant),其值为6.626×10^{-34} Js。当普朗克常数乘以每秒振动的频率时,得到的结果单位是标准科学能量单位焦耳。]

电磁能量频谱

如果一束阳光穿过棱镜,光束就会被分解成类似彩虹的各色光:红、橙、黄、绿、蓝、靛、紫(图1-2)。我们能用视觉感受到的颜色范围称为可见光**光谱**或发光辐射(图1-3)。每一种颜色代表着不同能量的光子。它们以不同的颜色出现是因为不同辐射能的波长和频率存在差异,从而导致穿过棱镜时发生**折射**或

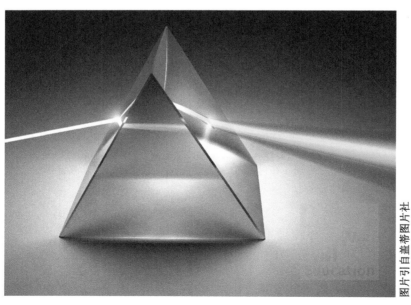

图1-2 当一束光线照射棱镜时,可见光中的各种电磁辐射发生折射,会出现一条独特的色带,称之为光谱

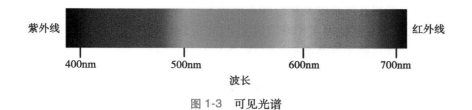

波长

图 1-3 可见光谱

方向改变。当光束穿过棱镜时,辐射能中折射最少的为红光,紫光折射最多[7]。红光波长最长但能量较低,而紫光波长最短但能量较高。

当来自太阳的电磁辐射光线穿过棱镜时,也存在肉眼不可见的辐射能传播形式[2]。如果将温度计放在可见光光谱的红光末端附近,可发现温度计的温度上升。这是由于存在一种波长长于红光的不可见辐射,称为**红外辐射**,它的能量能够被温度计吸收。当温度计吸收红外辐射后被加热,就像阳光晒到皮肤能感受到温暖一样。同样地,将摄影胶片放在可见光波段的靠近紫光末端,可以发现另一种来自太阳的不可见辐射,称为**紫外辐射**。红外线(infrared)辐射的能量较红光低(infra 表示较低或之下)。紫外线(ultraviolet)辐射的能量比紫光高(ultra 表示更高或之上)。几乎所有由太阳产生的电磁辐射都是不可见的。整个电磁光谱包括无线电波与微波、红外线、可见光、紫外线、X 线和伽马射线(表 1-2)。

表 1-2 电磁能量频谱*				
范围	临床使用波长	临床使用频率**	有效穿透深度	生理效应
商用设备的射频和无线电频段#				
短波透热	22m	13.56MHz	3cm	加热深部软组织、扩张血管、促进血液循环
	11m	27.12MHz		
微波透热	69cm	433.9MHz	5cm	加热深部软组织、扩张血管、促进血液循环
	33cm	915MHz		
	12cm	2 450MHz		
红外线				增加表皮温度、扩张血管、促进血液循环
发光红外线(1 341℉)	288.6nm	1.04×10^{13}Hz		
无发光红外线(3 140℉)	144.3nm	2.08×10^{13}Hz		
可见光	700~400nm			
镓砷(GaAs)	904nm	3.3×10^{13}Hz	30~50mm	
激光				
半导体(GaAlAs)	660nm	4.7×10^{13}Hz	35mm	促进软组织和骨折愈合、疼痛管理
氦氖(红色激光)	632.8nm	4.74×10^{13}Hz	6~10mm	
LED				缓解疼痛、消除皮肤炎症、促进创口愈合、皮肤抗衰老、修复骨关节损伤
(发光二极管,Light Emitting Diodes)	610~860nm	$(4.8\sim3.5)\times10^{13}$Hz	5~45mm	
紫外线				浅表组织的化学反应、色素沉着、杀菌
紫外线 A(UV-A)	320~400nm	$9.38\times10^{13}\sim7.5\times10^{13}$Hz	1mm	
紫外线 B(UV-B)	290~320nm	$1.03\times10^{14}\sim9.38\times10^{13}$Hz		
紫外线 C(UV-C)	200~290nm	$1.50\times10^{14}\sim1.03\times10^{14}$Hz		
电离辐射(X 线、伽马射线、宇宙射线)#				

注:* 电磁能的唯一形式符合以下公式 $C=\lambda\times v$ 和 $E=h\times v$ 公式。无论是电流还是热传递都不以光速传播的。

** 用 $C=\lambda\times f$ 进行计算时,其中 C 为光速(3×10m/s),λ 是波长,f 表示频率。

虽然它们属于电磁能量的范畴,但它们与治疗因子无关,因此本文不再赘述

所有的电磁物理因子按照其波长以及相应频率有序地排列在电磁波谱上。例如,短波透热具有波长最长和频率最低的特点,在所有其他因素相同的情况下,它应该具有最大的穿透深度。当我们沿着波谱向下,各个区域的波长依次变短,频率逐渐增加。透热、各种红外热源和紫外线的穿透深度逐渐降低[8]。

需要注意的是,标记为无线电频段、高频电离和穿透辐射应属于电磁辐射的范畴。然而,它们并没有作为治疗方法来应用,尽管它们在我们的日常生活中非常重要,但在本书内容中不作进一步赘述。

电磁能是如何产生的?

临床人员可以使用各种形式的电磁辐射来治疗患者,前提是这些形式的能量能以安全和经济的方式产生和管理[9]。按照惯例,紫外线、红外线和可见光线均可以通过将细灯丝等物体加热到极高温来产生。物体由原子组成,原子又由带正电荷的原子核和绕核运动的带负电荷电子组成。当一特定物体的温度升高时,由于可用能量增加,物质内部带电的亚原子粒子更快速地振动。任何带电粒子的快速运动,如原子内带负电荷的电子,均可产生电磁波。较高的温度下,产生电磁波的数量和平均频率均会增加[7]。这就是我们家中白炽灯泡的工作原理。电能加热灯丝至高温,从而使灯丝能发出辐射。受热的灯丝所发出的电磁波囊括的辐射范围很广,需要大量的能量供给才能产生。随着科技的进步,研发出通过特定且经济的方式产生电磁辐射的物理因子方法用于治疗。电子管或晶体管能把电能转换成无线电波,而另一种被称为磁控管的装置能产生聚焦爆发式微波辐射[9,10]。

电磁辐射效应

电磁辐射对组织的效应取决于穿透组织电磁波的波长、频率和能量。在临床人员所应用的电磁能量形式中,波长较长的电磁波穿透性更强[9]。在以低频率及长波长辐射为特征的电磁波谱的低能量端,其基本作用是加热组织。电磁辐射中,高能量的光子可对组织产生更显著的不同效果。波长长于红外辐射的大区域辐射,被称为**透热**。短波辐射和微波辐射均在其范畴内。透热辐射比红外线或可见光穿透组织更深。如由发光和不发光的红外灯产生的红外线以及可见光都可以起到温热组织的作用。以上这两种类型的辐射与微波辐射相比,穿透能力较弱,所以温热效应更多集中在人体表浅部位。与可见光相比,紫外线辐射携带更多的能量,足以损伤组织。但是,由于紫外线辐射穿透能力有限,所以暴露在紫外线辐射下的结果往往是表皮损伤,我们称之为晒伤。

影响电磁能量效应的规律

当电磁辐射接触到不同物体时,其可能被反射、传播、折射或者被吸收,这主要取决于辐射的具体类型以及其作用物体的特性[11]。光线在两种物质分界面上改变传播方向又返回来时物质中的现象,称为**反射**。光从一种介质斜射入另一种介质时,传播方向一般会发生变化,这种现象被称为**折射**。光线穿过一种介质被称为光的**传播**。在传播的过程中,一部分辐射可能被介质**吸收**。任何在传播过程中未被组织吸收的光子,将会继续传播到下一层的介质中。光线的强度取决于其由多少光子组成(图1-4)。一般来说,物理因子治疗中用到的

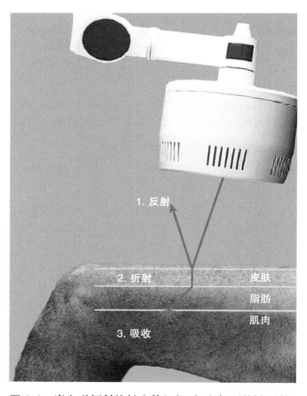

图1-4 当电磁辐射接触人体组织时,它们可能被反射、折射或吸收。人体组织只有吸收在其内部传递的能量后,才会出现一系列生理性变化

辐射具有波长最长的特点,长波长的辐射往往穿透力也最强。此处需强调,后文中会讨论到的其他一系列因素,也可影响辐射的穿透深度。

Arndt-Schultz 定律

使用物理因子治疗的目的是刺激人体组织。只有当产生的能量被组织吸收后,这种刺激效应才会发生[11,12]。**Arndt-Schultz 定律**中提到,如果组织吸收的能量不足以达到刺激效应,则人体组织不会发生任何反应或变化。临床人员的目标应该是提供足够的能量来刺激人体组织执行其正常功能,就如使用电流刺激肌肉产生收缩。为了实现运动神经的去极化,电流的强度必须增加到有足够能量可以被神经吸收以促使其去极化。临床人员还应该意识到,若组织在一定时间内吸收过多的能量,可能会严重损害其正常功能;如果损害严重到一定程度,则可能对组织造成不可逆转的损害[12]。

Grotthus-Draper 定律

Grotthus-Draper 定律中描述到,组织吸收的能量与渗透到组织深层的能量成反比关系(图 1-4)。部分未被反射的电磁能量会穿透组织(皮肤层),其中一些会被表皮吸收。如果过多的辐射被浅表组织吸收,则会导致深层组织由于吸收的能量过少而不足以引起刺激。只有组织吸收足够的能量,才能有效地刺激目标组织内分子产生生理效应[11,12]。如果目标组织是运动神经,治疗目标则是刺激运动神经以引起去极化,这也就意味着该运动神经必须吸收足够的能量才能促使去极化的产生。这里介绍 Grotthus-Draper 定律在超声治疗中应用的临床案例,旨在提高臀大肌深层组织的温度。临床人员可使用频率为 1MHz(长波长)或 3MHz(短波长)的超声波。频率为 1MHz 的超声波比 3MHz 的超声波更能有效地穿透深层组织,因为在波长较长的超声波穿透组织时,表层组织吸收的能量较少[13]。

余弦定律

任何电磁辐射或其他波的反射均会导致用于治疗目的的能量减少。入射光线与直角之间的夹角越小,辐射反射越少,吸收的辐射越多。因此,如果辐射源与辐射区域成直角,那么辐射就能更容易传输到更深层的组织。这个原理也被称为**余弦定律**,在使用透热、紫外线和红外线加热时非常重要,因为以上这些物理因子作用的有效性很大程度上依赖于物理因子施加的位置与患者的关系(图 1-5)[12]。举一个应用余弦定律的例子,当应用超声波进行治疗时,声头表面应该尽可能保持平坦地贴在皮肤表面。因为这种摆位使得声头的声能以尽可能接近 90° 的方向从皮肤表面进入,发生反射的能量最小。

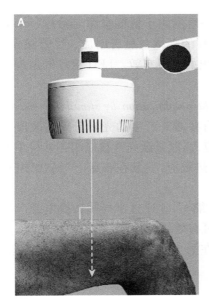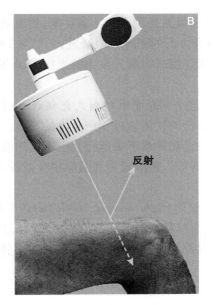

图 1-5 余弦定律表明,入射光线与直角之间的夹角越小,反射辐射越少,吸收的辐射越多。因此,A 图中组织吸收的能量大于 B 图

平方反比定律

被照射物体表面的照度与辐射源至被照射物体表面距离的平方成反比[14]。例如,当使用红外线加热灯照射腰部时,将红外线灯放在距离皮肤 25.4cm 处的热能强度是置于距皮肤 50.8cm 时强度的 4 倍。该原理即**平方反比定律**,当想要通过正确设置一特定的物理因子治疗以达到理想的治疗生理效应时,该定律对于治疗结果就显得尤为重要(图 1-6)。不管能量通过何种途径传递,只有当能量被靶组织吸收后,生理效应才会显现。也只有当组织吸收了足够的能量后,才能发挥治疗效应,因此,治疗时应尽量将物理因子治疗设备放置在靠近身体处。

电磁能量疗法

透热疗法

透热疗法是一种高频物理因子治疗,因为其使用的辐射频率超过每秒 100 万个周期。当这种短时长的脉冲与人体组织接触时,易导致离子没有足够的时间进行运动。因此,无论是运动神经还是感觉神经都没有受到刺激[20]。这种快速振动辐射的能量在被组织细胞吸收后能

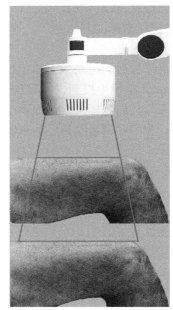

10cm处强度是80W

20cm处强度是20W

图 1-6 平方反比定律中,被照射物体表面的照度与辐射源至被照射物体的表面距离的平方成反比

产生热效应,导致局部组织温度升高[10,16]。短波透热疗法主要是热效应,而脉冲短波则主要是非热效应[12,16]。本书将在第 12 章就透热疗法作进一步阐述。

临床决策练习 1-2

临床人员正在治疗一位患有慢性腰肌劳损的患者。在这一时间点上,他决定对该受累区域进行热疗。本章中作简要讨论的哪些物理因子治疗可以被用作温热疗法?你会选择哪种疗法以达到最大的穿透深度?

光疗(激光、LED)

光疗法包括低能量激光和 LED。多年来,研究者一直聚焦于低能量激光治疗(low-level laser therapy, LLLT)在促组织愈合方面的研究。但最近,人们对 LEDs 的兴趣在显著增加。尽管激光和 LEDs 有相似的生物学效应,但尚无证据表明激光发出的光比 LED 发出的光更有效。LED 治疗的出现也是低能量激光治疗研究的结果。

激光(LASER)这个词是受激辐射式光频放大(*light amplification by stimulated emission of radiation*)的首字母缩写,适用于任何使用该过程产生光的设备。有些激光产生的光属于光谱波段中红外或可见光部分,可设置激光以特定功率水平来运行。由于其热效应,高能量激光常被应用在外科手术中,用于切割、血管烧灼止血和热分解等。低能量激光虽然很少或没有热效应,但其在临床上对软组织和骨折愈合以及疼痛管理等有效果。

LED 是发光二极管(*light emitting diode*)的首字母缩写,它通过半导体转换电能产生光。LED 光的波长主要落在红光或近红外波段。研究表明,LED 治疗可有效缓解疼痛、减轻皮肤炎症、促进伤口和皮肤溃疡愈合、皮肤再生以及治疗各种骨关节疾病。本书将在第 13 章中对激光和 LED 作为治疗性手段进行详细阐述。

紫外线

电磁波谱中紫外线部分的能量,无法被肉眼察觉。然而,如果将感光板放置在紫外线一侧的可见光范围末端,就可以检测到化学变化。虽然产生紫外线波长需要极高温的热源(7 000~9 000℃),但是紫外线主要产生化学性生理效应,且其效应完全发生在皮肤的表皮层中。将电磁波谱的紫外部分按波长作进一

步细分,分为 3 个部分:UV-A、UV-B 以及 UV-C(表 1-2)。它们在穿透皮肤的能力以及生物学效应方面都不同。UV-A 对皮肤的穿透最深,容易导致皮肤晒黑、出现皱纹和老化。它可引发皮肤癌。UV-B 型紫外线几乎无法穿透皮肤表层,容易引起皮肤延迟性晒黑、灼伤和老化。UV-B 在三者中,致癌性(皮肤癌)最高。

UV-C 可能是三者中最具破坏性的,但我们地球的大气层过滤掉了该段波长,因此它不会对皮肤造成影响。紫外线的最大穿透深度约为 1mm [19]。

临床决策练习 1-3

本章简要描述的哪种物理因子治疗是最需要考虑余弦定律和平方反比定律的?

由于口服和局部药物已可用于治疗皮肤病变,所以紫外线疗法很少用作针对皮肤疾病的治疗方法。它的主要应用是促进伤口愈合,本书将在第 3 章中作简要阐述。

热能

之前的报道称,任何物体加热(或冷却)到与周围环境不同的温度,就会向(或者从)与其接触的材料释放(或吸收)热量。

电磁能和热能传递与冷热敷的关系一直被混淆。可将红外疗法看做是一些主要机制是通过发射红外辐射以增加组织温度的疗法 [17]。所有具备温热效应的物体,这其中包括涡流浴,均会发射红外辐射,但是与通过传导方式传递的红外辐射总量相比,冷热浴中辐射出的红外能量是非常小的。热敷袋和冷敷袋的作用方式主要是通过热传导,因此将它们称为传导性疗法更为恰当。传导性疗法通常局部使用,偶尔用于温热或冷却表浅组织,其最大穿透深度为 1cm 或更小。传导性疗法通常被分类成两类:一类是能引起组织温度升高的疗法,称之为**热疗**;另一类是造成组织温度降低的疗法,称之为**冷疗**。

如前所述,可见光、发光红外线和非发光红外线灯被归类为电磁能疗法,这是因为它们的能量传递机制是通过电磁辐射,而不是传导。

从一个物体到另一物体的热传递速率与它们之间的温差成正比。如果两个物体的温度非常接近,热量的传递将会缓慢进行。如果两个物体之间温差较大,它们之间的热传递就会非常快。这对热水浴和冷水浴的应用有着重要影响。将一冰袋(0℃)放置在皮肤表面,与皮肤进行接触(34℃),两者之间温差就是 34℃,所以从皮肤到冰袋的热流传递非常快速。这将可以迅速冷却皮肤,并且能够作用到较深的组织深度。当组织被置于一个热的涡流中(43.3℃),两者之间温差仅约 9℃,因此从涡流向皮肤的传热速度就会慢得多。涡流也具有如防止皮肤蒸发冷却等其他效应,但是总体而言,冷疗的效果更快,且组织穿透深度也更深。

应该补充的是,除组织温度的升高或降低外,根据所使用的是冷疗还是热疗的不同,热能疗法还可对局部循环产生促进或抑制作用。由于其可以刺激皮肤的感觉神经末梢,该疗法也被认为具有镇痛效果。

热能因子

温热疗法

热疗技术主要是通过增加局部组织温度以达到各种治疗目的。温热疗法包括:热涡流、湿热治疗敷袋、石蜡浴以及射流疗法。第 9 章将会详细阐述应用这些技术的具体步骤。

冷疗法

冷疗技术主要是通过降低组织温度以用于各种治疗目的。冷疗法包括:冰按摩、冷敷袋、冷涡流、冷喷剂、冷热水交替浴、冰水浸泡、加压冷疗和冷动力技术。第 9 章将会详细阐述应用这些技术的具体步骤。

电能

一般来说,电是一种能量形式,能产生化学和热变化改变组织。电能与电子流或其他通过电场的带电粒子相关。电子是带负电荷的粒子,围绕原子的核心或原子核旋转。电流是指带电粒子流沿导体(如神经或电线)所做的定向运动。由电疗设备产生的电流进入生物组织时,其能使组织产生特定的生理变化。

将足够强度和持续时间足够长的电流作用在神经组织上,刺激神经组织达到其兴奋性阈值后,可出现膜去极化或神经放电现象。电刺激电流根据电流对组织的具体作用方式,可对神经和肌肉组织产生多种影响。任何通过组织的电流由于受到组织对电流的阻力,可在组织局部产生热效应。临床使用的电流频率范围常为 1~4 000Hz。目前大多数电刺激器都允许对治疗参数进行调节,从而在温热组织的同时,还能达到预期的生理效应[4]。

电能因子

电刺激电流

神经肌肉刺激电流能够:①通过高频刺激皮肤感觉神经以缓解疼痛;②根据具体电流和频率的类型,刺激肌肉收缩、松弛或强直;③通过使用亚感觉阈微电流低强度刺激器促进软组织和骨骼愈合;④利用连续直流电产生离子净移动,促使组织发生化学变化,称为离子导入(见第6章)[5]。第5章将对电刺激电流以及其多种生理学效应展开详细讨论。

肌电生物反馈

肌电生物反馈是一种借助电子或电动机械设备,通过听觉或视觉信号,来精确测量、处理以及反馈放大信息的过程。临床上,它可用于帮助患者进行强有力的自主控制,这不仅体现在对受伤后神经肌肉放松的应用,对伤后肌肉训练也发挥着作用。将在第7章中着重讨论生物反馈相关的内容。

声能

声能和电磁能具有截然不同的物理特性。声能是由粒子的机械振动引起的压力波组成,而电磁辐射则由光子携带。虽然声能中速度、波长和频率三者间的关系与电磁能相同,但两种波的速度不同。声波以声速传播,而电磁波则以光速传播。由于声音传播的速度比光慢,因此声波振动的波长比任何给定频率的电磁辐射都短许多[12]。例如,超声在大气中传播的波长约为 0.3mm,而电磁辐射在相似频率下的波长为 297m。

电磁辐射能够在太空或真空中传播。当传输介质的密度增加时,电磁辐射的速度会降低。由于声波震动只能通过分子间碰撞传播,因此声波(声音)不能在真空中传播。传输介质越坚硬,声音传播的速度就越快。例如,声音在骨组织(3 500m/s)中的传播速度远远大于脂肪组织(1 500m/s)。

声能因子疗法

超声波

超声波是临床人员经常使用的一项物理因子治疗。超声与人耳可听见声音能量形式相同,但人耳无法察觉到超声频率。超声波产生的频率在每秒 70 万~100 万个周期之间。人耳可察觉高达 20 000Hz 的频率。因此,人耳无法听见声谱的超声部分。超声波与电磁疗法中的短波和微波透热疗法常被归类为加热深层组织的"转换"型物理因子治疗,所有以上这些因子都能发挥其温热效应作用到人体组织的深层。然而,超声是由高频电能产生和转换而来的机械振动和声波[12]。

超声波发生器通常设定在 1~3MHz(1 000kHz)标准频率。超声波的穿透深度远大于任何电磁辐射。在 1MHz 的频率下,其 50% 的能量能穿透到约 5cm 的深度。能够具有如此良好的穿透深度,主要是因为超声波能非常好地在质地均匀的组织(如脂肪组织)中传播,而电磁辐射则几乎完全被组织吸收。因此,当需要将治疗渗透到组织深层时,首选超声波治疗[13,18]。

由于治疗性超声波的热生理效应,我们习惯性地将其用于提高组织温度。然而,由于治疗性超声波也存在非热生理效应,能够在细胞水平上促进组织愈合。本书将在第 10 章对治疗性超声波的临床应用作进一步阐述。

体外冲击波疗法

体外冲击波疗法(extracorporeal shock wave therapy,ESWT)是一种相对较新的非侵入性治疗方法,主要用于治疗软组织和骨损伤。与电流冲击的特性相比,冲击波实际上是脉冲高压、持续时间短(<1m/s)的声波。该声能集中在较小的焦点区域(直径 2~8mm)并且通过耦合介质传输到靶区域,几乎不伴有能量衰减。在过去的几年中,许多研究者成功地将这种方式用于治疗足底筋膜炎、肱骨内/外上髁炎和骨不连。本书将在第 11 章中对体外冲击波疗法进行讨论。

机械能

在所有做功的情况下,都是由一物体来提供做功的力。当对某物体做功时,该物体就能获得能量。做功结束后,该物体获得的能量称为**机械能**[2]。机械能是物体由于其运动或位置而具有的能量。机械能可以是**动能**(运动能量)或**势能**(位能)。物体在运动时具有动能。势能由物体储存,在当物体受到拉伸、弯曲或挤压的外力作用时产生。临床人员通过自身手的移动以产生动能,施力于皮肤、肌肉、韧带等组织,使其发生拉伸、弯曲或压缩等形变。被拉伸、弯曲或压缩的组织结构在外力移除后,会释放势能。

机械能因子

间歇性加压、牵引技术、按摩和振动均使用机械能,通过某些软组织结构施力以产生治疗性效果。本书将在第 14~17 章中对上述机械能因子进行讨论。

循证物理因子治疗临床决策的重要性

医疗专业人员必须定期将**基于循证的实践**整合到患者治疗的各个方面。简单地说,循证实践就是基于专业文献中既有的最佳证据,来决定患者个体化的临床治疗[21]。实践循证医学意味着将临床专业知识与来源于系统研究的外在临床证据相结合,同时关注患者的价值观和偏好。个人的临床专业能力是指临床人员通过临床经验和临床实践所达到的熟练程度和判断力[22]。外在临床证据主要来自临床相关研究,可以是基础科学或是医学的研究,或者是从患者为中心的结局研究,到临床技术的准确性和精确性[23]。

对于临床人员而言,循证主要是探讨对物理因子治疗的临床有效性。外在临床证据常常使用更合适且有效的新技术,来淘汰既往已经被接受的临床技术和治疗[24]。当临床决策基于现有最佳的证据时,就有可能被证明某种因子治疗的临床应用无效且可对患者的预后产生负面影响。

当将循证实践应用于物理因子治疗中,临床人员在尝试确定特定治疗因子的有效性时,应遵循以下 5 个步骤:①提出一个临床问题;②检索文献以找到最佳证据;③评估证据的强度;④将文献中最佳证据应用于临床经验和特定患者需求中;⑤评估治疗的结局和有效性[21]。

最佳证据在临床决策中的应用

一种物理因子治疗的证据等级和推荐强度,临床人员是有责任判断其应用于临床时的推荐情况和正确性[25]。此外,临床人员必须考虑到每个患者的特殊性,询问患者是否有任何可能影响治疗效果或治疗安全性的情况。还需考虑患者的偏好、价值观和权利。应将现有的最佳研究证据与患者的特定临床情况相结合,同时考虑到如何使用物理因子进行治疗,从而做出一个正确而有意义的决策[23]。

建立科学研究证据与临床决策之间的桥梁,对于优化患者的治疗方案至关重要。建议将目前最佳的证据及时纳入临床决策中,以尽量将由于证据产生与其临床应用之间的偏差降到最低[26]。当临床人员正确采纳现有最佳的临床治疗方法时,也将惠及更多的患者。

治疗结局的评价

在临床人员进行了一项基于循证的治疗后,还需要就该干预方法对患者功能正常化的有效性进行评估。结局研究旨在了解某种医疗操作和涉及某种物理因子治疗的最终结果。结局评估是测量患者功能状态的改变。如果临床人员能够系统清晰地确定以患者为中心的目标,它们将更有可能提供以患者为中心的治疗和处理。因此,该方法可以更有效地确定一项辅以某种物理因子治疗的治疗或干预手段是否能够满足既定的目标。

物理因子治疗的法律问题

应用物理因子治疗时,操作者必须做到尽可能的细心与谨慎;不应该滥用物理因子治疗。具体监管物理因子治疗应用的法律因地而异。临床人员在使用特定的物理因子治疗时,必须遵循相关的规章制度。使用任何类型的物理因子治疗之前,临床人员必须彻底了解该物理因子使用的适应证和禁忌证。基于临床对损伤的精确诊断及根据文献中可得的最佳证据,选择合适的物理因子,以确定哪种因子可有效达到预期治疗目标。

总结

1. 与物理因子治疗相关的能量形式主要有电磁能、热能、电能、声能和机械能。
2. 各种形式的能量可在组织中被反射、折射、吸收或传播。
3. 所有形式的电磁能均以相同的速度传播;因此,其波长和频率成反比关系。
4. 电磁频谱根据波长和相应的频率按顺序排列所有电磁能因子,这其中包括透热疗法、光疗法(激光、LED)、紫外线和发光红外线。
5. Arndt-Schultz 定律、Grotthus-Draper 定律、余弦定律以及平方反比定律均可应用于电磁能因子。
6. 热疗和冷疗法通过热传导将热能从热源或冷源传递至身体。
7. 利用电能的因子可以:①通过刺激表皮感觉神经以缓解疼痛;②根据电流和频率类型引起肌肉收缩、松弛或强直;③通过亚感觉微电流刺激促进软组织和骨愈合;④通过离子的净运动,从而导致组织发生化学变化。
8. 声能和电磁能具有截然不同的物理特性。
9. 机械能可以是动能(运动能量)或势能(位能)。临床人员通过移动手以产生动能,施力于皮肤、肌肉、韧带等组织,使其发生拉伸、弯曲或压缩等形变。而被拉伸、弯曲或压缩的组织结构在移除作用其的外力后,会释放势能。
10. 应将最佳可用研究证据与患者的特定临床情况相结合,以便就如何使用治疗因子作出正确决定。
11. 临床人员必须遵守各地关于如何使用特定治疗性因子的法律。

复习题

1. 由物理因子治疗能够产生哪些形式的能量?
2. 什么是辐射能以及它是如何产生的?
3. 波长和频率之间有什么关系?
4. 电磁能有什么特点?
5. 哪种治疗因子会产生电磁能?
6. 使用物理因子治疗的目的是什么?
7. 根据 Grotthus-Draper 定律,当电磁能接触和/或穿透人体组织时,电磁能会发生什么变化?
8. 阐述与电磁能组织穿透性相关的余弦定律和平方反比定律。
9. 热能因子如何传递能量?
10. 电能会使人体组织产生什么样的生理变化?

11. 哪些治疗因子会产生声能?
12. 电磁能和声能之间有什么区别?
13. 哪些因子利用机械能产生治疗效应?
14. 在应用物理因子治疗时,如何在临床上融入循证实践?

自测题

是非题

1. 波长被定义为每秒的周期数。
2. 为了达到更深的组织穿透深度,必须增加波长。
3. 连续短波透热疗法会产生热效应。

选择题

4. 以下哪项不是电磁能因子?
   A. 紫外线
   B. 超声波
   C. 低能量激光
   D. 短波透热

5. 声音或辐射波在从一种类型的组织传递到另一种组织时会改变方向称为
   A. 传输
   B. 吸收
   C. 反射
   D. 折射

6. ＿＿＿＿＿＿＿表明,如果表面组织不吸收能量,则能量必定向更深的组织传播。
   A. Grotthus-Draper 定律
   B. 余弦定律
   C. 平方反比定律
   D. Arndt-Schultz 定律

7. 根据余弦定律,为了使反射最少吸收最多,能量源必须与介质表面成＿＿＿角度。
   A. 45°
   B. 90°
   C. 180°
   D. 0°

8. 电刺激电流可产生以下影响:
   A. 肌肉收缩
   B. 净离子运动
   C. 减轻疼痛
   D. 上述所有

9. 热能因子通常会影响深度达到＿＿＿＿＿＿ cm 的浅表组织。
   A. 5
   B. 0.5
   C. 1
   D. 10

10. 根据因子的不同特性,下列哪一项在人体组织中传播速度更快?
    A. 声能

B. 电磁能

C. A 和 B 传播速度相同

D. A 和 B 都无法穿过人体组织

临床决策练习解析

1-1

针对浅表组织的冷热敷,电刺激和低功率激光均可以有效地缓解疼痛。然而,冰敷应该是受伤后即时的最佳选择,因为它不仅可缓解疼痛,还可收缩血管,有助于控制肿胀。

1-2

临床人员可选择红外线加热、短波透热或超声波中的一种——这些因子均能在组织中产生热量。但是超声波具有比任何电磁或热能因子更大的穿透深度,因为在致密组织中,声能比电磁能可更有效地进行传输。

1-3

当应用微波透热疗法或紫外线疗法治疗患者时,临床人员应考虑电磁能接触皮肤表面时的角度,以确保大部分能量被吸收而不被反射,这一点至关重要。同样重要的是了解物理因子治疗时与治疗靶部位之间的距离,使得治疗靶部位吸收适量的能量。

参考文献

1. Nadler SF. Complications from therapeutic modalities: results of a national survey of clinicians. *Arch Phys Med Rehab.* 2003;84(6):849–853.

2. Young H, Freedman R. *Sears and Zemansky's University Physics.* Reading, MA: Addison-Wesley; 2011.

3. De Pinna S. *Transfer of Energy.* Strongsville, OH: Gareth Stevens Publishing; 2007.

4. Sharp T. *Practical Electrotherapy: A Guide to Safe Application.* New York: Elsevier Health Sciences; 2007.

5. Venes D. *Taber's Cyclopedic Medical Dictionary.* Philadelphia, PA: F.A. Davis; 2013.

6. Smith G. *Introduction to Classical Electromagnetic Radiation.* Boston, MA: Cambridge University Press; 1997.

7. Reitz J, Milford F, Christy R. *Foundations of Electromagnetic Theory.* 4th ed. Reading, MA: Addison–Wesley; 2008.

8. Grosswinder L, Jones L, Rogers G. *The Science of Phototherapy: An Introduction.* New York: Springer-Verlag; 2010.

9. Kato M. *Electromagnetics in Biology.* New York: Springer-Verlag; 2007.

10. Habash R. *Bioeffects and Therapeutic Applications of Electromagnetic Energy.* Oxford, UK: Taylor & Francis, Inc.; 2007.

11. Stavroulakis P. *Biological Effects of Electromagnetic Radiation.* New York: Springer-Verlag; 2003.

12. Belanger A. *Therapeutic Electrophysical Agents: Evidence Behind Practice.* Baltimore, MD: Lippincott Williams & Williams; 2010.

13. Draper D, Sunderland O. Examination of the law of Grotthus–Draper: does ultrasound penetrate subcutaneous fat in humans?. *J Athletic Train.* 1993;28(3):248–250.

14. Goats GC. Appropriate use of the inverse square law. *Physiotherapy.* 1988;74(1):8.

15. Hitchcock RT, Patterson RM. *Radio-frequency and ELF Electromagnetic Energies: A Handbook for Healthcare Professionals.* New York: Van Nostrand Reinhold; 1995.

16. Lin J. *Electromagnetic Interaction with Biological Systems.* New York: Springer; 2013.

17. Lehmann J, ed. *Therapeutic Heat and Cold.* 4th ed. Baltimore, MD: Williams and Wilkins; 1990.

18. Lehmann JF, Guy AW. Ultrasound therapy. *Proceedings of the Workshop on Interaction of Ultrasound and Biological Tissues.* Washington, DC: HEW Pub. (FDA 73:8008); Sept. 1972.

19. Stillwell K. *Therapeutic Electricity and Ultraviolet Radiation.* Baltimore, MD: Williams & Wilkins; 1983.

20. Markov M. *Electromagnetic Fields in Biology and Medicine.* Boca Raton, FL: CRC Press; 2015.

21. Steves R. Evidence-based medicine: what is it and how does it apply to athletic training? *J Athl Train.* 2002; 39(1):83.

22. Raina P. Athletic therapy and injury prevention: evidence-based practice, *Athl Ther Today.* 2004;9(6):10.

23. McKeon P. Finding context: a new model for interpreting clinical evidence, *Int J Athl Ther Train.* 2011;16(5):10–13.

24. Vesci B. Current evidence guiding clinical practice in athletic training, *Athl Train Sports Health Care.* 2010;2(2):57.

25. Sexton, P. Clinical decision making: assumptions made in the absence of evidence, *Int J Athl Ther Train.* 2011;16(2):1–3.

26. Haynes B. Barriers and bridges to evidence based clinical practices, *Br Med J.* 1998;317(7135):273–276.

拓展阅读资料

Allen, R. Physical agents used in the management of chronic pain by physical therapists. *Phys Med Rehabil Clin N Am.* 2006;17(2):315–345.

Bracciano A, Mu K. Physical agent modalities: developing a framework for clinical application in occupational therapy practice. *OT Practice.* 2009;14 (11): Suppl.(CE-1-CE-8, 2p).

Cetin N, Aytar A. Comparing hot pack, short-wave diathermy, ultrasound, and TENS on isokinetic strength, pain, and functional status of women with osteoarthritic knees: a single-blind, randomized, controlled trial. *Am J Phys Med Rehabil.* 2008;87(6):443.

Goodgold J, Eberstein A. *Electrodiagnosis of Neuromuscular Diseases.* Baltimore, MD: Williams & Wilkins; 1972.

Habash R. *Bioeffects and Therapeutic Applications of Electromagnetic Energy.* Danvers, MA: CRC Press; 2007.

Jehle H. Charge fluctuation forces in biological systems. *Ann NY Acad Sci.* 1969;158:240–255.

Koracs R. *Light Therapy.* Springfield, IL: Charles C Thomas; 1950.

Licht S, ed. Electrodiagnosis and electromyography. 3rd ed. New Haven, CT: Elizabeth Licht; 1971.

Licht S. *Therapeutic Electricity and Ultraviolet Radiation.* New Haven, CT: Elizabeth Licht; 1959.

Scott P, Cooksey F. *Clayton's Electrotherapy and Actinotherapy.* London: Bailliere, Tindall and Cox; 1962.

词汇表

吸收(absorption):能量刺激特定组织使其执行正常功能。

Arndt-Schultz 定律(Arndt-Schultz principle):如果组织吸收的能量不足以达到刺激阈值,则人体组织不会发生任何生理反应或变化。

余弦定律(cosine law):如果辐射源与辐射区域成直角,就会最大化传输到深层组织的辐射量。

冷疗(cryotherapy):降低组织温度。

透热(diathermy):应用高频电能作用于身体组织,由于电流穿过组织时受到组织对其的阻力,因此可在组织局部产生热效应。

能量(energy):一个系统做功的能力。

频率(frequency):是单位时间内完成周期性变化的次数。

红外辐射(infrared radiation):一种含热能的电磁波,位于可见光谱红光外端。

平方反比定律(inverse square law):被照射物体表面的照度与辐射源至被照射物体的表面距离的平方成反比。

动能(kinetic energy):物体由于作机械运动而具有的能。

Grotthus-Graper 定律(law of Grotthus-Draper):只有能被吸收的光才能有效地引起化学反应。

机械能(mechanical energy):对某物体做功,做功结束后该物体获得的能量。

光子(photon):是所有电磁辐射的载体。

势能(potential energy):是储存于一个系统内的能量,也被称作位能。

辐射(radiation):①由场源发出的电磁能量以波的形式向外扩散的过程;②一种通过热丢失或热获得的热传递的方法。

反射(reflection):光或者声波在分界面上改变传播方向又返回原来物质中。

折射(refraction):波或电磁波从一种介质或某组织进入另一种介质时,传播方向发生变化。

光谱(spectrum):可见光颜色的范围。

热疗(thermotherapy):增加组织温度。

传递(transmission):能量由特定生理组织表面向组织深层传播。

紫外辐射(ultraviolet radiation):一种可引起化学变化的电磁波,位于可见光谱紫光的外端。

波长(wavelength):沿波的传播方向,这个波中一个点到下一个波中同一个点的距离。

（朱玉连 译,王于领 审）

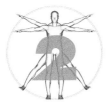

物理因子治疗对愈合的影响
William E. Prentice

第2章

目标

完成本章学习后,学生应能够:

➤ 了解炎症的定义和其相关症状和体征。
➤ 辨别物理因子治疗在不同疾病康复中的应用。
➤ 比较伤口愈合不同阶段的生理变化过程。
➤ 制订治疗方案,有效并合理地在伤口愈合的各阶段使用不同物理因子治疗设备。
➤ 鉴别影响伤口愈合的因素。

临床人员如何在康复进程中合理地使用物理因子治疗?

若能正确使用,物理因子治疗是一种可用于损伤后患者康复治疗、非常有效的治疗方法[1,2]。和其他的康复治疗方式相同,它的疗效受临床人员的知识、操作水平以及临床经验所制约。作为一名合格的临床人员,需要结合理论知识和临床经验,以确定物理因子治疗最佳使用时机以及使用方式。临床人员不可随机使用物理因子治疗,也不可仅根据以往治疗经验来使用。相反,临床人员应该时刻考虑如何在不同的损伤情况下能更有效地使用物理因子治疗。

关于物理因子治疗在损伤后康复的应用,存在多种不同的方式和理论。如今,还没有一份像"食谱"一样的指南存在。基于不同的临床情况,临床人员要作出自己的决策以达到最优的物理因子治疗效果。

在任何康复治疗中,物理因子治疗应联合治疗性运行共同使用。康复计划(rehabilitation protocols)的设定以及进程的变化主要基于组织受伤后的生理反应。同时,理解不同组织愈合进程也十分重要。临床人员只有理解了组织愈合的进程,才能有效地将物理因子治疗运用于康复中(图2-1)[3]。因此,临床人员必须了解愈合过程,才能在康复中选用恰当的物理因子。

对于体力活动较多的人来说,损伤后最常受累的是肌肉骨骼系统,偶尔会累及神经系统[4,5]。一些健康管理领域的专家曾质疑用"急性"和"慢性"能否准确地定义损伤[6]。在某个时间点,所有的损伤都可以被认为是急性的,换句话说,任何形式的损伤都存在一个开始的时间点。那么,急性损伤从什么时候开始转变为慢性损伤呢?通常,损伤可能由创伤或过度使用造成。急性损伤是由创伤造成的,慢性损伤可能是由于过度使用导致,常发生于反复的动态活动中,比如跑步、投掷和跳跃[7,8]。因此,用外伤性创伤和过度使用性损伤来定义更加合适。

原发性损伤常用于描述由于较大外伤性损伤和微创伤导致的创伤性损伤或过度使用性损伤。较大外伤性损伤是由创伤导致的,患者会立即产生疼痛并且失去身体功能。较大外伤性损伤包括骨折、脱位、半脱位、扭伤、拉伤以及挫伤[9]。微创伤常发生于过度使用性损伤,主要是由于反复的超负荷训练和竞技时

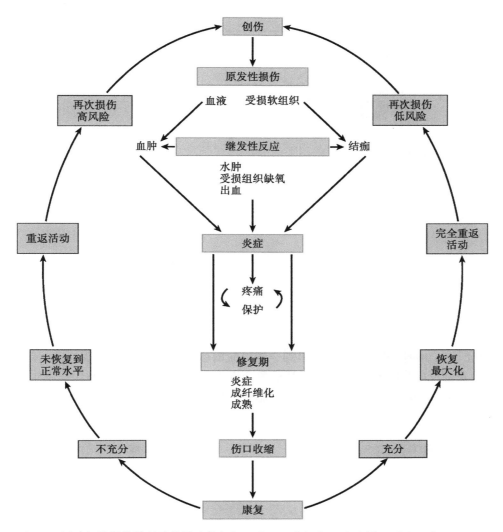

图 2-1　运动相关损伤循环示意图（惠允自 Booher J，Thibedeau G. Athletic Injury Assessment. St. Louis，MO：McGraw-Hill，1994，p. 119.）

错误的人体力学机制，包括肌腱炎、腱鞘炎和滑囊炎等。继发性损伤是指伴随着原发性损伤所发生的炎症及缺氧反应[10]。

临床决策练习 2-1

一名女足球运动员扭伤了踝关节，队医诊断为一级扭伤。教练想知道运动员将缺席多长时间。临床人员应根据什么信息做出回应？

理解愈合过程的重要性

临床人员需要通过患者的体征和症状以及愈合过程不同阶段的大致时间来决定如何以及合适使用物理因子治疗[11,12]。临床人员应该对不同愈合阶段发生的生理变化有明确的理解[13]。

愈合的过程由炎症反应阶段、成纤维细胞修复阶段和成熟-重塑阶段组成。但是必须强调的是，尽管损伤愈合呈现出 3 个不同阶段，但是愈合是不间断的连续过程。各个阶段互相重叠，并没有明确的开始和终点[14]（图 2-2）。临床人员需要通过观察患者的体征和症状来判断

> **损伤愈合是一个连续进行的 3 个阶段：**
> - 炎症反应阶段
> - 成纤维细胞修复阶段
> - 成熟-重塑阶段

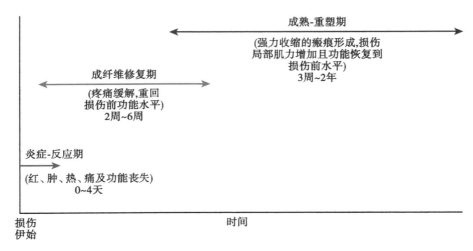

图 2-2　损伤愈合的 3 个阶段(在时间上顺序发生并相互重叠)

患者的愈合进程。

炎症反应的不同阶段

当听到"炎症"这个词时,可能会自动联想到一些负面信息。事实上,炎症是损伤愈合过程中的重要部分[15]。如果没有炎症反应阶段的生理变化,后期的愈合进程则无法完成[16]。一旦组织发生损伤,愈合立刻启动。组织损伤会直接损伤不同的软组织细胞。细胞的损伤会破坏血管,触发凝血反应,随后会形成纤维蛋白凝块,以达到损伤组织的动态平衡。从而改变细胞代谢并释放化学信号因子,从而触发炎症反应[17](图 2-3)。

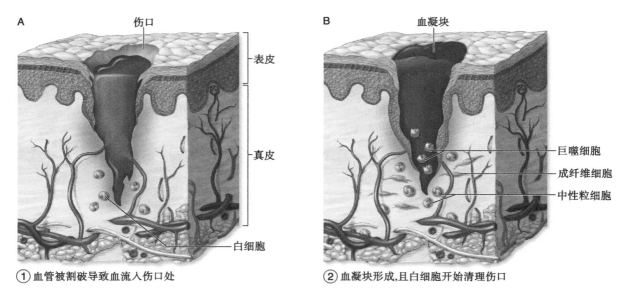

图 2-3　愈合过程的损伤伊始和炎症反应阶段。(A)割破的血管出血;(B)血凝块形成,白细胞清理伤口(惠允自 McKinley M,O'Loughlin VD. Human Anatomy,2nd ed. New York:McGraw-Hill,2008.)

血管反应

血管反应包括血管痉挛、血小板栓的形成、凝血以及纤维组织生长等过程[18]。组织损伤后,为了组织血液流向损伤区域,最初的反应是血管壁收缩,这个过程大概持续 5~10 分钟。血管收缩会将该区域内皮皱襞挤压在一起而产生局部缺血,随后血管快速扩张导致局部充血。血流会短暂增快,但随着血管的逐步扩张,血流逐渐减慢,从而使得白细胞的移动速度减慢并附着在血管内皮上,最终导致血液停滞和淤积,血液和血浆的渗出会持续 24~36 小时。

血小板的功能：通常情况下，血小板并不附着于血管壁。然而血管损伤会破坏血管内壁，使胶原纤维暴露出来。血小板附着在胶原纤维上，在血管壁形成黏稠基质，这些黏稠的基质会促使更多的血小板和白细胞附着，最终形成血栓。这些血栓会阻碍局部的淋巴回流，从而在局部出现损伤后反应。

凝血过程：在一系列的串联效应后，纤维蛋白原转变为纤维后会形成沉淀血块[19]。开始时，组织会释放蛋白质分子，我们称之为促凝血酶原激酶，这些酶来自损伤的细胞。促凝血酶原激酶会将凝血酶原转变为凝血酶；凝血酶使得纤维蛋白原转变为黏稠的纤维血块，从而阻止了损伤区域的血供；血块的形成通常发生在损伤后 12 小时左右，持续约 48 小时[20]（图 2-4）。

炎症的体征如下：
● 发红
● 肿胀
● 触碰时有压痛
● 温度升高
● 功能丧失

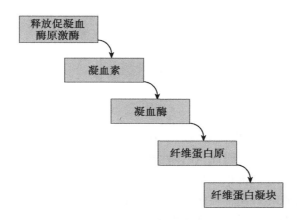

图 2-4 凝血过程包括一系列生理过程，需要 48 小时才能完成

体征和症状

炎症反应阶段的主要特征为红、肿、热、痛以及功能丧失[18]。

细胞反应

炎症反应阶段是白细胞和其他吞噬细胞及其分泌物被转移至损伤组织的时期[21]。这是一种保护性细胞反应，其目的是通过吞噬作用来限制并清除损伤的副产物（如淤滞的血液和破损的细胞），为修复阶段作准备[22]。局部的血管变化、液体交换改变以及白细胞从血液转移至组织等都会发生[23]。

化学介质如下：
● 组胺
● 白三烯
● 细胞因子

化学介质

一系列化学介质相互作用形成炎症反应的不同阶段[24]，这些化学介质来自入侵的有机物、损伤的组织释放产生、血浆酶系统产生及参与炎症反应的白细胞产生。组胺、白三烯和细胞因子是三种重要的化学介质，作用是限制分泌物的形成，缓解损伤后的肿胀[25]。损伤的肥大细胞释放组胺，促进血管扩张，增加细胞的通透性，从而导致内皮细胞肿胀并相互分离。白三烯和前列腺素的主要作用是促进细胞移动，尤其是附着在细胞壁上的白细胞（包括中性粒细胞和巨噬细胞）[22]，它们也能够增加细胞局部的通透性，从而影响液体和白细胞通过渗出的方式由细胞膜向外传递，以形成分泌物。因此，血管扩张和充血是形成分泌物（血浆）的重要过程，其能够帮助我们将白细胞运送到损伤区域。特别是趋化因子和白细胞介素在内的细胞因子，是白细胞传递通道中最主要的调节器，其能够将白细胞吸引至炎症区域[26]，正是由于细胞因子的存在，吞噬细胞能够在几小时内到达炎症区域，肿胀的程度与血管受损情况直接相关。

正是在血管反应、细胞反应以及化学因子的共同作用下，控制损伤区域的炎症反应。白细胞会吞噬大部分的产物直到炎症反应期结束，为成纤维细胞修复阶段作准备。炎症反应阶段通常在损伤后会持续大概 2~4 天（图 2-5）。

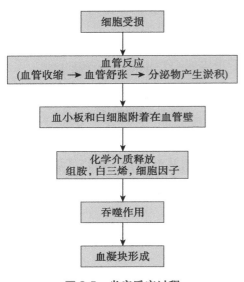

图 2-5 炎症反应过程

在慢性炎症中,中性粒细胞被以下细胞所替代:
- 巨噬细胞
- 淋巴细胞
- 成纤维细胞
- 浆细胞

肉芽组织包括:
- 毛细血管
- 胶原蛋白
- 成纤维细胞

细胞外基质包括:
- 胶原蛋白
- 弹性蛋白
- 基质

慢性炎症

我们必须区分急性炎症反应和慢性炎症反应。在急性炎症反应不足以清除损伤组织使组织恢复正常生理状态时,将转变为慢性炎症反应。因此,在慢性炎症反应中,仅存在低浓度的化学介质。急性炎症反应出现的中性粒细胞会被巨噬细胞、淋巴细胞、成纤维细胞以及血浆细胞所取代[27]。这种轻微的炎症反应的存在会损伤结缔组织,导致坏疽和纤维化的形成,从而延长了愈合和修复的进程。在慢性炎症反应时期,会产生肉芽组织和纤维状的结缔组织。这些细胞在聚集后呈现高度血管化,并且支配受伤区域内的疏松结缔组织[27]。导致急性炎症反应不足的特殊机制尚不明确,但是似乎与过度使用或者过度负重后在特殊结构中所积累的微创伤密切相关[27,28]。从急性炎症反应到慢性炎症反应并没有一个特定的时间节点。研究显示,慢性炎症反应对物理治疗及抗炎药物治疗都存在抵抗性[29]。

成纤维细胞修复阶段

在成纤维细胞修复阶段,细胞的增生和再生会导致瘢痕形成,同时也会修复组织中受损的血管,减少炎症所导致的渗出现象[30]。瘢痕的形成预示着纤维组织增生的开始,这些通常发生在损伤后的数小时内,并且会持续 4~6 周。

症状和体征

这个时期中,炎症反应的诸多体征和症状都会减退。此时触碰时将出现压痛,并且患者将主诉运动时出现疼痛,尤其是在压迫到损伤结构的时候。随着瘢痕的形成和发展,疼痛和压痛会逐渐消失[31]。

血管再生

此时伤口(血管生成)中的内皮毛细血管芽由于受到缺氧的刺激而生长。从而伤口开始出现有氧愈合。随着氧气输送和血流量的增加,从而能够将促进组织再生的重要营养物质输送至对应区域[32](图 2-6)。

瘢痕的形成

随着纤维蛋白凝块的破裂,将形成一些纤弱的结缔组织,我们称其为肉芽组织。肉芽组织由成纤维细胞、胶原以及毛细血管组成。它是一些填充在组织间隙内红色的颗粒状组织。

随着毛细血管在损伤区域的增加,成纤维细胞会在伤口处积累,与毛细血管平行排列。成纤维细胞会整合成细胞外基质,细胞外基质包含了胶原蛋白纤维和弹性蛋白纤维及基质。基质由非纤维蛋白(蛋白聚糖)和黏多糖以及液体共同组成[33]。大概在损伤后 6~7 天,成纤维细胞产生的蛋白纤维将会随机沉着从而形成瘢痕。胶原持续增生,伤口的拉伸强度和胶原合成速率成比例增加[34]。随着拉伸强度增加,成纤维细胞的数量会减少,这提示即将进入成熟-重塑阶段。

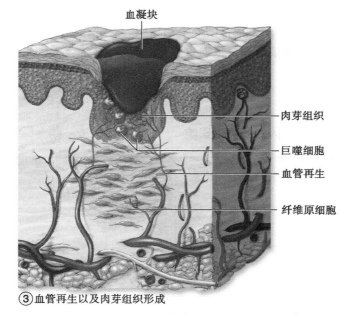

③血管再生以及肉芽组织形成

图 2-6　组织愈合进程中,成纤维-修复期的血管再生,以及肉芽组织形成(惠允自 McKinley M,O'Loughlin VD. Human Anatomy,2nd ed. New York:McGraw-Hill,2008.)

　　正常情况下,修复阶段会促进细小的瘢痕组织形成。有时候,在存在持续的炎症反应时,炎症产物的释放会促进纤维组织的增生以及过度的纤维化,从而导致不可逆的组织损伤[34]。例如在肩关节的粘连性囊炎时,纤维化可能发生在滑膜结构中;也可能发生在如肌腱和韧带关节外部组织中,抑或发生在滑囊或者肌肉中。

　　成熟的瘢痕组织会丧失部分生理功能,它的组织拉伸强度可能低于正常组织,同时可能出现血液供应不良的情况。

成熟-重塑阶段

　　成熟-重塑阶段是一个长期的过程,这一阶段的显著特征是胶原纤维按照瘢痕组织所承受的张力来进行重塑和重组[17](图 2-7)。持续的胶原蛋白破坏和合成会伴随瘢痕基质拉伸强度逐步增加而发生。随着

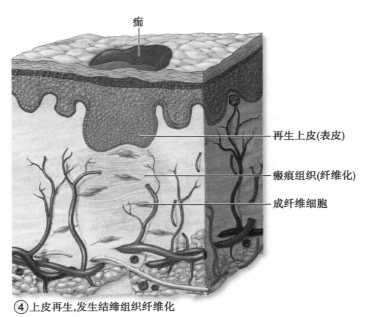

④上皮再生,发生结缔组织纤维化

图 2-7　在愈合过程的成熟-重塑阶段,上皮细胞再生和结缔组织增生(惠允自 McKinley M,O'Loughlin VD. Human Anatomy,2nd ed. New York:McGraw-Hill,2008)

压力和张力的增加,胶原纤维会重新组合,与应力保持最大程度的平行[35]。尽管瘢痕组织再也不会像正常组织一样强韧,但组织依旧逐渐呈现出正常的外表和功能。通常在接近伤口愈合末期的 3 周里,会形成坚硬、强韧、挛缩以及缺乏血管的瘢痕组织。成熟重塑阶段通常会持续数年。

影响愈合的因素

愈合的过程和结果会受到多种因素的共同影响[26],表 2-1 列出了一些会影响愈合的因素。

表 2-1 影响伤口愈合的因素	
损伤的程度	萎缩
水肿	皮质类固醇
出血	瘢痕增生和肥大
供血不足	感染
组织分离	湿度、气候和氧分压
肌肉痉挛	健康状况、年龄和营养状况

损伤的程度:炎症反应的程度和本质取决于组织损伤的程度。软组织的**细微**的撕裂只会导致细微的损伤,其通常与过度使用密切相关。**大撕裂**通常会导致软组织的明显的破坏,从而引发一系列的临床症状和功能改变。它们通常是由急性创伤导致的。

水肿:水肿会增加伤口的压力,从而降低伤口愈合的速率,导致组织分离,抑制神经肌肉控制,产生异常神经反射变化,并且抑制损伤区域的营养物质输送。水肿应当在急救管理期获得最好的控制和管理[26]。

出血:即便是细微的毛细血管损伤,也会导致出血。其会产生与水肿类似的副作用,此外,还会由于产生额外的组织损伤使伤口愈合恶化[26]。

血供不足:血供不足会导致愈合速率下降。如果伤口边界平滑,那么这个伤口更有利于愈合,且不会出现严重的瘢痕增生。反之,如果伤口周围是卷起或分离的边界,肉芽组织会填充满缺口,造成过度的瘢痕增生。

组织分离:组织的机械性分离会明显影响愈合的过程。若切口平滑且对位良好,那么经过一期愈合后瘢痕较少。相反,若伤口边缘不齐分离,则需经过二期愈合,瘢痕形成较多[36]。

肌肉痉挛:肌肉痉挛会对已经撕裂的组织产生牵拉,使伤口的两个断口分开,影响伤口的愈合。肌肉痉挛会导致局部或大范围的缺血。

萎缩:在组织损伤后,肌肉组织会立即萎缩。肌力训练和早期活动能够有效预防组织萎缩。

皮质类固醇:使用如可的松等皮质类固醇类药物来治疗炎症,一直都存在争议。早期使用类固醇类物质会抑制纤维组织的增生、毛细血管增殖及蛋白质合成,同时会增加瘢痕的张力强度。其是否能用于慢性炎症愈合的最后阶段还有待商榷。

瘢痕的增生和肥大:在成熟重塑期,当蛋白质的产生超过分解速率时,会引起瘢痕的增生。这个过程会导致瘢痕组织的肥大,尤其是在伤口的周围区域,这已经超出了正常瘢痕组织形成所需量,从而形成坚硬肥厚的红色瘢痕[34,36]。

感染:伤口处存在细菌会延缓伤口的愈合,导致过度的肉芽组织生长,从而形成畸形的肥大瘢痕组织[36]。

湿度、气候和氧分压:湿度会影响上皮组织的形成,封闭的纱布会刺激上皮细胞以 2 倍的速度快速移动,从而抑制了伤口结痂。结痂过程中的伤口如果出现缺水及引流较差的话,会增加感染的风险。保持伤口的湿润度能够有效预防伤口表面形成坏死碎片后覆盖于伤口表面[37]。

氧分压会通过影响最佳氧饱和度及最大压力强度,从而影响伤口新血管的生成,伤口的循环会受缺血、静脉淤滞、出血和血管创伤的影响。

健康状况、年龄和营养状况：皮肤的弹性随着老化而下降。如糖尿病和动脉硬化等退行性病变，是老年患者必须考虑的因素，会影响伤口的愈合。良好的营养状况对于伤口愈合来说十分重要。尤其是维生素 C、K、A 和 E 及锌和氨基酸等，都在伤口愈合中起到了重要的作用[34]。

如何将物理因子治疗运用到康复治疗过程中？

将物理因子治疗运用于损伤后的急救管理

表 2-2 总结了伤口愈合的不同时期可以使用的物理因子治疗方式。将物理因子治疗运用于损伤初期的治疗时，应该强调限制肿胀，减少急性期的疼痛。损伤急性期的特征是肿胀、压痛或触痛以及随着主动和被动活动而出现的疼痛。总的来说，损伤后肿胀程度越轻，所需的康复时间越少。在传统的理念下，物理因子治疗的选择应该遵循 RICE 原则（休息、冰敷、加压和抬高）。

表 2-2	不同物理因子用于急性期损伤治疗时的临床决策			
阶段	大概时间点	临床症状	可供使用的物理因子	使用目的
急性期初期	损伤~第3天	肿胀、触痛、活动时疼痛	冷疗	↓肿胀
				↓疼痛
			电刺激电流	↓疼痛
			间歇式充气加压	↓肿胀
			低能量激光	↓疼痛
			超声波	非热效应↑愈合速度
炎症反应阶段	2~6天	肿胀消退、温触觉、变色、触痛、活动后疼痛	冷疗	↓肿胀
				↓疼痛
			电刺激电流	↓疼痛
			间歇式充气加压	↓肿胀
			低能量激光	↓疼痛
			超声波	非热效应↑愈合速度
成纤维细胞修复阶段	4~10天	触痛、活动后疼痛、肿胀	热疗	适当↑血液循环
			电刺激电流	通过肌肉泵↓疼痛
			低能量激光	疼痛↓
			间歇式充气加压超声波	促进淋巴回流
			关节活动范围训练	非热效应↑愈合速度
			肌力训练	
成熟重塑阶段	7天至愈合	肿胀、不再有触痛、降低活动后的疼痛	超声波	深层血液循环↑
			电刺激电流	↑关节活动范围
			低能量激光	↑肌力
			短波	↓疼痛
			微波	↓疼痛
			关节活动范围训练	↑深层血液循环
			肌力训练	↑深层血液循环
			功能性活动	

冷疗可以直接或间接促进浅表或深层组织的血管收缩，从而减少受伤后的失血。冰袋、加压冷疗、冰按摩都是十分有效的冷疗手段。需要避免使用冷浴，因为肢体会处于重力依赖的姿势。冷水涡流也会使肢体处于重力依赖的姿势（gravity-dependent position），同时其有按摩的作用，会延缓栓块的形成。

损伤后立即使用冰敷非常重要,其能够通过促进血管收缩来限制急性期的肿胀。早期使用冷疗对于降低继发性缺氧反应是十分重要的(详见第 9 章)。根据闸门控制理论,刺激皮节感觉神经来阻断和降低疼痛可产生镇痛作用(详见第 4 章)[38]。

损伤后立即进行加压治疗能够有效控制肿胀。间歇式充气加压设备能够为损伤的肢体提供压力。加压套能够提供机械加压,从而减少肿胀积聚的空间。相比于单纯的加压,加压与冷疗相结合的设备能够更加有效地降低水肿。除非您选择了某种特殊的治疗技术(详见第 15 章),否则冷疗和加压通常都会结合抬高患肢来避免血液由于重力作用聚积在损伤区域来使用[39]。

损伤早期也可使用电刺激来缓解疼痛。我们需要调节参数,最大程度刺激感觉神经皮节纤维,通过闸门控制理论来调节疼痛。由于肌肉收缩会增加凝血时间,因此在这个阶段,我们要避免使用引起肌肉收缩的刺激强度(详见第 5 章)[40]。

尤其是在损伤后 48 小时内,低强度的超声波治疗能够有效促进伤口愈合[41],低强度超声波治疗会产生非热效应,从而改变细胞膜对钠离子和钙离子的通透性,以促进伤口愈合(详见第 10 章)。

低能量激光能通过刺激触发点有效地调节疼痛,可用于损伤后急性期的治疗(详见第 13 章)[43]。

损伤部分应休息制动 48~72 小时以确保炎症反应阶段能够顺利地完成。

物理因子治疗在炎症反应阶段的应用

组织损伤后,会立即进入炎症反应阶段,这个阶段会持续至损伤后 6 天以上。在正确的治疗下,肿胀会逐渐消退,不再聚积。损伤区域会有温触觉,可能存在皮肤变色。损伤部位会有触痛感,活动会引发损伤部位的疼痛[31]。

在伤口管理的初期,物理因子治疗通常用于缓解疼痛和减少肿胀。冷疗常用于炎症反应阶段。冰袋和冰按摩都有镇痛的效果。冷疗还可以降低炎症反应阶段持续出现的肿胀,肿胀会在炎症反应的末期完全消退。

必须指出并强调的是,相比于长期使用冷疗,过早使用热疗是错误的。有些临床人员会选择在损伤后数周内持续使用冷疗,但事实上,有些临床人员从来不在此过程中使用浅表热疗。这些均取决于临床人员的经验。一旦肿胀消退,临床人员会开始使用一个冷热比较长的交替浴来进行治疗。

间歇式加压设备会通过淋巴系统促进炎症反应阶段副产物的吸收,减轻肿胀[43]。电刺激和低能量激光能够有效缓解疼痛[40,42]。

过了损伤初期,患者的康复重点转向主动和被动关节活动范围训练。我们通常用损伤部位对于运动的反应来决定运动的进程,如果运动会加剧肿胀并产生剧烈疼痛,则说明运动的强度和水平过高,此时需要适当降低。临床人员应积极将掌握的方式运用到康复中,但应根据愈合的情况进行动态调整。

物理因子治疗在成纤维细胞修复阶段的运用

一旦炎症反应消失,就进入了成纤维细胞修复阶段。这个阶段通常起于损伤后 4 天左右,并持续数周。在这个阶段,肿胀完全消退。损伤区域依旧存在触痛,但是疼痛程度远不及上一阶段。主动和被动活动时触发疼痛的程度也有所下降[18,31]。

这一阶段的治疗也由冷疗转变为热疗。我们将使用后是否使肿胀增加作为最需关注的指标。热疗包括水凝胶敷袋、石蜡浴或温水涡流。热疗的目的是通过增加损伤区域的血液循环,从而促进伤口愈合。这些物理因子治疗方式也能产生一些镇痛的作用[44]。

可将间歇式加压再次运用于康复过程中,能够促进损伤副产物的移动。电刺激能够辅助这一过程。通过促进肌肉泵的活动来促进肌肉收缩,从而达到相应目的,促进淋巴回流。同时电刺激能够调节疼痛,也可与低能量激光一同用于触发点刺激。

临床人员在这个阶段会强调关节活动范围和肌力训练的重要性,并且不断进阶和提升训练[45,46]。

临床决策练习 2-2

一个患者正处于股四头肌拉伤后第 8 天,临床人员认为是时候由冷疗转变为热疗。哪些临床证据可以用于判断患者是否准备好转变为热疗了?

物理因子治疗在成熟-重塑阶段的应用

成熟-重塑阶段是 4 个阶段中持续时间最长的一个阶段,会持续数年之久,其时间长短由损伤的严重程度而定。成熟-重塑阶段的最终目标是回归到日常活动中。尽管在活动中还会存在些许疼痛,但伤口不再有触痛。胶原纤维会根据其所承受的张力和压力而重组。事实上,在这个时期使用任何物理因子治疗都是安全的。因此,我们应选择最为有效的治疗方式[18,31]。

在这个时期,一些热疗能够促进伤口愈合。深部热疗因子、超声波、超短波和微波透热可用以提高深层组织的血液循环。这个阶段可以使用超声波,因为胶原会吸收绝大多数的热能[47]。增加血流能够促进重要的营养物质传输到损伤区域,从而促进伤口愈合。其还能促进淋巴回流,从而辅助粉碎和排出代谢废物。而浅表热因子效果要弱于深部热因子。

此阶段使用电刺激有多个目的。在前几个阶段,电刺激主要用于缓解疼痛。除此之外,电刺激还能刺激肌肉收缩从而增加关节活动范围和肌力。

低能量激光也可辅助用于缓解疼痛。减轻疼痛有利于加速运动治疗的进展。

临床决策练习 2-3

在膝关节内侧副韧带拉伤的康复进程中,临床人员什么时候开始可以将运动治疗与物理因子治疗相结合?

可控的渐进式活动在成熟-重塑阶段中所扮演的角色

Wolff 定律指出,骨骼会对施加在它上面的力作出反应,使其内部结构沿着应力的方向发生重塑和重新排列[48]。虽然 Wolff 定律中没有特别指出,但是该定律在软组织中同样适用。因此,尤其是在成熟重塑阶段逐渐向损伤的结构施加应力非常重要。可控性活动比制动对瘢痕的形成、血管再生、肌肉再生和肌纤维的重新排列更加有利,并且通过动物模型发现,在提升拉伸性能上也是优于制动的[13]。然而,在炎症反应阶段,损伤组织的制动能够通过控制炎症反应来促进愈合的进程,从而降低运动训练中产生的一些症状。当愈合过程发展到修复阶段,可控性活动目标指向为,回归正常的活动范围和肌力,并且需要结合保护性的支具和护具。通常情况下,临床体征和症状会在该阶段的末期消失。

随着重塑阶段开始,我们应该强化并结合主动关节活动范围及肌力训练,从而促进组织的重塑和重新排列[45,46]。治疗进展的速度在很大程度上取决于疼痛的程度。在损伤初期,疼痛十分剧烈,但有逐渐减轻的趋势,最后会随着愈合的进程逐渐消失。在特殊的运动和活动中或结束后,任何疼痛、肿胀和其他症状的加剧都显示组织负荷过重已经超出了组织可修复和重塑的范围。临床人员需清晰地了解愈合过程的时间框架,并认识到过度激烈的运动会影响愈合过程。

临床决策练习 2-4

临床人员决定允许一位踝关节 1 度扭伤的患者在损伤后立刻完全负重。根据你所学的知识,你认为这个临床决策正确吗?

适应证和禁忌证

表 2-3 总结了不同物理因子治疗的适应证。这个清单用于帮助临床人员在不同的临床情况下使用合适的物理因子治疗设备。

表 2-3 物理因子治疗的适应证	
物理因子治疗	**生理反应(使用的适应证)**
电刺激电流 —— 高压	疼痛调节 肌肉训练 肌肉泵收缩 减缓萎缩 肌力训练 增加关节活动范围 骨折愈合 急性损伤
电刺激电流 —— 低压	伤口愈合 骨折愈合 离子导入
电刺激电流 ——干扰电	疼痛调节 肌肉训练 肌肉泵收缩 骨折愈合 增加关节活动范围
电刺激电流 ——俄罗斯电流	肌力训练
电刺激电流 ——低强度刺激	骨折愈合 伤口愈合
短波透热和微波透热	增加深部血液循环 增加代谢活动 降低防卫性肌痉挛/痉挛 减轻炎症 促进伤口愈合 镇痛 大面积增加组织温度
冷疗——冰袋和冰按摩	急性损伤 血管收缩——减少血流 镇痛 减轻炎症 降低防卫性肌痉挛/肌痉挛
热疗——热水涡流、石蜡、水凝胶和红外线等	血管扩张——增加血流 镇痛 降低普通和防卫性肌痉挛 减轻炎症 增加代谢活动 促进组织愈合
低能量激光	疼痛调节(触发点) 促进伤口愈合

其他在损伤后治疗需要考虑的因素

在损伤后的康复过程中,患者必须改变日常生活规律,以获得最有效的愈合。必须考虑如何维持平衡水平、神经肌肉控制、肌力、柔韧性以及心肺耐力。物理因子治疗应该与医师所开具的抗炎药物相结合,特别是在康复初期的急性期和炎症反应阶段[49]。

总结

　　1. 临床中决定如何和何时最适合使用物理因子治疗应该基于患者的症状和体征,同时要了解与伤口愈合不同阶段相关的时间框架。

　　2. 一旦急性损伤发生,愈合过程应该包括炎症反应阶段、成纤维细胞修复阶段和成熟-重塑阶段。

　　3. 一些病理因素会影响愈合的进程。

　　4. 治疗初期所使用物理因子治疗的目的是限制肿胀和减轻疼痛。

　　5. 针对损伤愈合的不同阶段,应基于理论知识并结合逻辑和常识来选择物理因子治疗。

　　6. 损伤后的康复期间,患者必须改变日常生活方式,以促进有效愈合。

复习题

　　1. 临床人员如何将物理因子治疗与不同损伤的康复计划相结合?

　　2. 炎症反应阶段有哪些生理活动?

　　3. 急性和慢性炎症有哪些区别?

　　4. 损伤区域的胶原在成纤维细胞修复阶段是如何排列的?

　　5. Wolff 定律和可控性活动在成熟-重塑阶段为什么重要?

　　6. 哪些因素对愈合的进程有负面影响?

　　7. 为什么在急性损伤后立即进行治疗对于损伤的愈合和康复计划十分重要?

　　8. 哪些特定的物理因子治疗能够用于炎症反应阶段的治疗?

　　9. 哪些特定的物理因子治疗能够用于成纤维细胞阶段的治疗?

　　10. 使用各种物理因子治疗方法的具体适应证和禁忌证是什么?

自测题

是非题

1. 功能丧失是炎症反应阶段的一个表现。

2. 白细胞在急性和慢性炎症期都会出现。

3. 损伤后,个体的健康状况、年龄和营养状况都会影响愈合。

选择题

4. 愈合的 3 个阶段的顺序是:

　　A. 成纤维细胞修复阶段,炎症反应阶段,成熟修复阶段

　　B. 炎症反应阶段,成纤维细胞修复阶段,成熟修复阶段

　　C. 炎症反应阶段,成熟修复阶段,成纤维细胞修复阶段

5. 下面哪种细胞具有吞噬性?

　　A. 红细胞

　　B. 血小板

　　C. 白细胞

　　D. 上皮细胞

6. 细胞外基质由成纤维细胞形成,其包括:

　　A. 胶原

　　B. 弹性纤维

C. 基质

D. 以上皆是

7. 在炎症反应阶段,物理因子治疗主要用于:

A. 缓解疼痛

B. 减轻肿胀

C. A 和 B 都对

D. A 和 B 都不对

8. _____指出骨和软组织会根据施加在它们身上的应力来重塑和重新排列。

A. Wolff 定律

B. Ohm 定律

C. Meissner 定律

D. McGills 定律

9. 成熟-重塑阶段大概需要持续多久?

A. <1 周

B. 1 周

C. 1~2 周

D. 3 周~2 年

10. 炎症反应阶段未涉及下述哪种化学介质?

A. 睾酮

B. 组胺

C. 坏死因子

D. 白细胞诱素

临床决策练习解析

2-1

临床人员的选择应基于组织愈合进程的相关知识以及对其时间框架的了解。

2-2

在该阶段,患者损伤组织正处于从成纤维细胞修复期到成熟重塑期的过渡期。尽管主动运动过程中可能仍出现疼痛,但所有炎症的临床表现(触痛、皮温增加、红肿等)均已消退,因此在此时进行热疗应该是安全的。但是,如果转换成热疗后,患者出现肌力训练和柔韧性训练完成困难,则说明这种从冷疗到热疗的转换速度过快。

2-3

运动治疗应自损伤后第一天就开始。而此时运用物理因子治疗的主要目的是促进患者损伤部位早期开始主动活动,而不是代替患者的主动活动。

2-4

应确保炎症反应阶段完成所需的生理活动不受任何干扰,这对组织愈合进程极其重要,所以最好推荐患者在损伤后 24~48 小时内仅进行最小负重。

参考文献

1. Houghton PE. Effects of therapeutic modalities on wound healing: a conservative approach to the management of chronic wounds. *Phys Ther Rev.* 1999;4(3):167–182.

2. Montbriand D. Rehab products: equipment focus. Making progress: modalities can jumpstart the healing process. *Adv Mag Directors Rehabil.* 2002;11(7):69–70, 72, 80.

3. Middleton, J. *Wound healing: Process, phases, and promoting (Human Anatomy and Physiology).* New York: Nova Science

Publishers; 2011.

4. Allen T. Exercises-induced muscle damage: mechanisms, prevention, and treatment. *Physiother Can.* 2004;56(2):67–79.
5. Clarkson PM, Hubal MJ. Exercise induced muscle damage in humans. *Am J Phys Med Rehabil.* 2002;81(11):S52–S69.
6. Flint J, Wade A. Defining the terms acute and chronic in orthopedic sport injuries: a systematic review. *Am J Sports Med.* 2014;42(1):235–242.
7. Weintraub W. *Tendon and Ligament Healing: A New Approach to Sports and Overuse Injury.* St. Paul, MN: Paradigm Publications; 2003.
8. Wilder R. Overuse injuries: tendinopathies, stress fractures, compartment syndrome, and shin splints. *Clin Sports Med.* 2004;23(1):55–81.
9. Ward K, Mitchell A. Sports injuries: Basic classifications, aetiology, and pathophysiology. In: Ward, K, ed. *Routledge Handbook of Sports Therapy, Injury Assessment and Rehabilitation.* London: Routledge; 2015.
10. Peterson L, Renstrom P. Injuries in musculoskeletal tissues. In: Peterson L, ed. *Sports Injuries: Their Prevention and Treatment.* 3rd ed. Champaign, IL: Human Kinetics; 2001.
11. Dederich B. Using modalities to accelerate return to sport. *Rehab Management: The Interdisciplinary Journal of rehabilitation.* 2015;28(1):40.
12. Prentice W. *Principles of Athletic Training.* 16th ed. New York: McGraw-Hill; 2017.
13. White E, Mantovani A. Inflammation, wound repair, and fibrosis: aeassessing the spectrum of tissue injury and resolution. *J Pathol.* 2013;229(2):141–144.
14. Valero, C, Javierre, E. Challenges in the modeling of wound healing mechanisms in soft biological tissues. *Ann Biomed Eng.* 2015;43(7):1654–1665.
15. Toumi H, Best T. The inflammatory response: friend or enemy for muscle injury? *Br J Sports Med.* 2003;37:284–286.
16. Tortora G, Grabowski S. *Principles of Anatomy and Physiology.* New York: John Wiley and Sons; 2003.
17. Hunt T, Hopf H. Physiology of wound healing. Adv Skin Wound Care. 2000;13(Suppl 2):6–11.
18. Johnstone, C, Farley, A. The physiological basis of wound healing. *Nurs Stand.* 2005;19(43):59–65.
19. Michelson A. How platelets work: Platelet function and dysfunction. *J Thromb Thrombolysis.* 2003;16(1):7
20. Hoffman, M. Remodeling the blood coagulation cascade. *J Thromb Thrombolysis.* 2003;16(1):17–20.
21. Grey J, Rawlinson G. The physiotherapy management of inflammation, healing and repair. In: Porter S, ed. *Tidy's Physiotherapy.* Atlanta, GA; Elsevier Health Sciences; 2013.
22. Butterfield T, Best T, Merrick M. The dual roles of neutrophils and macrophages in inflammation: a critical balance between tissue damage and repair. *J Athletic Train.* 2006;41(4):457.
23. Hart J. Inflammation: its role in the healing of acute wounds. *J Wound Care.* 2002;11(6):205–209.
24. Weissmann G. *Mediators of Inflammation.* New York: Springer Science and Business Media; 2013.
25. Ley K. *Physiology of Inflammation.* Bethesda, MD: American Physiological Society; 2001.
26. Hildebrand K, Behm C, Kydd A. The basics of soft tissue healing and general factors that influence such healing. *Sports Med Arthrosc Rev.* 2005;13(3):136–144.
27. Fujiwara N, Kobayshi K. Macrophages in inflammation.
28. Barbe M, Barr A. Inflammation and the pathophysiology of work-related musculoskeletal disorders. *Brain Behav Immun.* 2006;20(5):423–429.
29. Hubbel S, Buschbacher R. Tissue injury and healing: using medications, modalities, and exercise to maximize recovery. In: Bushbacher R, Branddom R, eds. *Sports Medicine and Rehabilitation: A Sport Specific Approach.* Philadelphia, PA: Lippincott Williams and Wilkins; 2008.
30. Carlson M, Longaker M. The fibroblast-populated collagen matrix as a model of wound healing: a review of the evidence. *Wound Repair Regen.* 2004;12(2)134–147.
31. Li J, Chen J. Pathophysiology of acute wound healing. *Clin Dermatol.* 2007;25(1):9–18.
32. Eming M, Brachvogel B. Regulation of angiogenesis: Wound healing as a model. *Prog Histochem Cytochem.* 2007;42(3):115–170
33. Porter S. The role of the fibroblast in wound contraction and healing. *Wounds UK.* 2007;3(1):33–40.
34. Enoch S, Leaper D. Basic science of wound healing. *Surgery (Oxford).* 2008;26(2):31–37.
35. Dulmovits B, Herman I. Microvascular remodeling and wound healing: a role for pericytes. *Int J Biochem Cell Biol.* 2012;44(11):1800–1812.
36. Guo S, DiPietro L. Factors affecting wound healing. *J Dent Res.* 2010;89(3):219–229.
37. Eaglstein W. Moist wound healing with occlusive dressings: a clinical focus. *Dermatol Surg.* 2001;27(2):175–182.
38. Love H, Pritchard K. Cryotherapy effects, Part 1: Comparison of skin temperatures and patient-reported sensations for different modes of administration. *Int J Athl Ther Train.* 2013;18(5):22–25.
39. Hansrani V, Khanbhai M. The role of compression in the management of soft tissue ankle injuries: a systematic review. *Eur J Orthop Surg Traumatol.* 2015;25(6):987–995.
40. Young-Hyeon B. Suk M. Analgesic effects of transcutaneous electrical nerve stimulation and interferential current on experimental ischemic pain models: frequencies of 50 and 100 Hz. *J Phys Ther Sci.* 2014;26(12):1945–1948.
41. Bashardoust T, Houghton, P. Effects of low-intensity pulsed ultrasound therapy on fracture healing: a systematic review and meta-analysis. *Am J Phys Med Rehabil.* 2012;91(4):349–367.
42. Fabre H. Anti-inflammatory and analgesic effects of low-level laser therapy on the postoperative healing process. *J Phys Ther Sci.* 2015;27(6):1645–1648.
43. Taradaj J, Rosinczuk J. Comparison of efficacy of the intermittent pneumatic compression with a high- and low-pressure application in reducing the lower limbs phlebolymphedema. *Ther Clin Risk Manag.* 2015;11:1545–1554.
44. Hawkins J, Hawkins S. Clinical applications of therapeutic modalities among collegiate athletic trainers, Part II: Thermotherapy. *Int J Athl Ther Train.* 2016;21(1):68–74.
45. Prentice W. Restoring range of motion and improving flexibility. In: Prentice W, ed. *Rehabilitation Techniques for Sports Medicine and Athletic Training.* Thorofare, NJ: 2015, Slack Inc.
46. Prentice W. Regaining muscle, strength, endurance and power. In Prentice, W. *Rehabilitation Techniques for Sports Medicine and Athletic Training.* Thorofare, NJ: Slack Inc.; 2015.

Curr Drug Targets Inflamm Allergy. 2005;4(3):281–286.

47. Draper D, Edvalson C. Temperature increases in the human Achilles tendon during ultrasound treatments with commercial ultrasound gel and full-thickness and half-thickness gel pads. *J Athl Train*. 2010;45:333–337.

48. Wolff J. *Gesetz der Transformation der Knochen*. Berlin: August Hirschwald; 1892.

49. Prentice W. Essential considerations in designing a rehabilitation program for the injured patient. In: Prentice W, ed. *Rehabilitation Techniques for Sports Medicine and Athletic Training*. Thorofare, NJ: Slack Inc.; 2015.

词汇表

急性损伤（acute injury）：存在活跃炎症的损伤，包括压痛、肿胀和发红等典型症状。

慢性损伤（chronic injury）：炎症过程中正常细胞反应发生改变的损伤，出现巨噬细胞和浆细胞等白细胞，且受损结构出现变性。

纤维状增生（fibroplasia）：在成纤维细胞修复阶段发生的瘢痕形成时期。

白细胞（leukocytes）：白细胞是抵抗感染和组织损伤的主要效应细胞，具有清除受损细胞的功能。

大撕裂（macrotears）：急性外伤对软组织造成重大损害，出现临床症状并导致功能改变。

微撕裂（microtears）：对软组织的轻微损伤，常与过度使用有关。

吞噬细胞（phagocytic cell）：具有破坏和摄取细胞碎片功能的细胞。

（吴绪波 译，王于领 审）

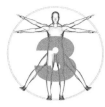

物理因子治疗在伤口愈合中的作用

Pamela E. Houghton

第 3 章

目标

完成本章学习后,学生应能够:

➤ 解释常用于促进伤口愈合的物理因子的细胞和生理活动,包括热疗、电刺激、超声波疗法、光疗法和压力疗法。
➤ 回顾物理因子治疗伤口延迟愈合或未愈合方面有效性的临床研究证据。
➤ 描述应用物理因子治疗慢性伤口时的常用技术、刺激参数和治疗计划。
➤ 回顾各种物理因子治疗的适应证、禁忌证和潜在风险。
➤ 应用本章节提供的信息为特定类型的慢性伤口选择最佳的治疗方法。

概述

组织损伤引发的细胞和生理改变通常被分为 3 个阶段,即炎症期、增生期和重塑期(参见第 2 章)。简言之,创伤后不久,出血会因止血机制得到控制,这些改变涉及血小板的一系列反应,引起纤维蛋白形成。活化的血小板释放的化学介质和机械损伤会吸引白细胞,包括巨噬细胞和中性粒细胞,使它们离开血管到达组织损伤的部位。这些炎性细胞的吞噬作用会清除受损组织中的坏死物和异物。小中性粒细胞是一种多形核细胞,在炎症早期到达受损部位并减少此部位的细菌入侵。白细胞也会释放生长因子,这些生长因子具有强大的有丝分裂和趋化性,这些特性负责介导迁移成纤维细胞、内皮细胞和上皮细胞的增殖。成纤维细胞和内皮细胞分别直接进行胶原合成和血管生成,上皮细胞的迁移和增殖形成新的表皮屏障。在最后的重塑阶段,胶原蛋白和细胞外基质的其他成分的转化和重组可以优化组织的完整性和强度,并有助于预防日后伤口的破裂。

软组织愈合障碍是由一些复杂因素共同干扰正常的组织修复过程造成的。影响氧灌注的医学、药理学、社会和环境因素,导致重复创伤,促进细菌生长,或限制关键修复细胞的活性,最终使正常愈合过程延迟[1]。此外,最近有实验证明延迟愈合与慢性炎症有关,慢性炎症导致炎性介质水平升高,促进组织破坏并干扰新的组织形成。因此,停止破坏慢性炎症过程并帮助恢复组织促进剂和抑制剂的正常平衡的治疗可以加速慢性伤口的愈合。

要确定治疗特殊慢性伤口的最好方法,必须认识到现有的实验研究证据,这些证据提供了关于这些模式对一般生物系统和伤口愈合过程的细胞和系统影响的信息。了解这些模式在治疗过程中如何以及在何处起作用,可以让临床人员选择更好的治疗方式。

热疗

浅表冷疗和热疗均常用于治疗损伤后的肌肉骨骼问题,当皮肤受冷时,皮肤小动脉的血管受到刺激会立即收缩,血管管径的减小严重限制了局部血液流向皮下组织。体温过低引起的局部血管收缩减少了液体渗入间质,并降低了水肿发生的可能性。此外,当组织温度降低时,新陈代谢会变慢,导致组织损伤后炎症介质的释放减少,水肿形成减少。较低的新陈代谢率也会减少组织的需氧量,并减少因缺血而导致血液灌注受限的组织进一步损伤的机会。人类[2]和动物[3]的研究均表明,温和的组织冷却对减轻急性炎症和组织肿胀是有效的。

虽然在组织修复的早期阶段,冷疗可能有助于控制过多的炎症,但它已被证明会削弱中性粒细胞的杀菌作用[4],增加伤口感染的发生率[5],并干扰凝血联级反应[6]。此外,在整个治疗过程中持续的体温过低会影响组织强度[7]的发展并限制术后的恢复[8]。对炎症发展的持续抑制会阻碍关键化学介质在愈合过程中的作用,而这些介质负责刺激新的组织形成。另外,冷冻疗法产生的血管收缩会减少损伤部位的局部血流量,且妨碍向组织愈合输送氧气。

在愈合过程的后期,局部组织温度的升高被认为可以加速组织修复。热疗能够加速愈合的一个关键作用机制是通过热诱导的血管舒张来增加供血和改善组织缺氧[9]。热疗的其他有利作用还包括改变慢性伤口液体的酶活性[10],刺激成纤维细胞增殖和代谢[11],加速微血管内皮细胞的增殖[12],提高炎性细胞的吞噬活性[13]。选择手术的患者术前体温的升高与伤口感染并发症的显著减少有关[14]。从压疮中提取的耐甲氧西林金黄色葡萄球菌(methicillin-resistant Staphylococcus aureus,MRAS),通过应用热疗的方法根除了这种细菌耐药菌株[15]。

能够使局部组织温度升高的方法包括连续短波透热疗法、红外线灯、连续式超声波、水凝胶冷敷袋和漩涡浴。通过使用一种特殊设计的非接触式敷料,在伤口局部加热,创造一个潮湿的伤口环境,并提供足够的热能以维持正常的组织温度,也可改善慢性伤口的愈合[9]。Petrofsky 等人[16]利用一盏热灯证实了整体变暖可导致慢性伤口周围的局部血流增加。在糖尿病患者治疗 4 周后,74.5% 的伤口缩小率在使用整体变暖而非局部伤口热疗的患者中更高[16]。

水疗法

向愈合组织输送表面热或冷的一种方法是将受影响的身体部分或肢体浸入装满热水、温水或冷水的水疗池中。用水疗法进行伤口清理,清除坏死和失活组织,移除伤口表面松散附着的黄色纤维组织或胶状渗出物,并带走任何有害的杂质、外来污染物和/或外用制剂的有害残留物。Niederhuber[17]和 Bohannon[18]报道了具有搅拌作用的漩涡浴可去除表面细菌,特别是在漩涡治疗后进行皮肤表面喷洒。水疗法也被证实可以提高肉芽组织形成的速度[19]。Meeker[20]在一项没有随机分组的对照试验中证实,在腹腔手术后72 小时内接受漩涡治疗的患者,疼痛减轻,伤口炎症减轻。

用这种非特异性机械清创术去除异物和坏死组织将间接帮助伤口愈合,并有助于减少伤口内的细菌感染。

水疗法的另一个优点是,水浸泡有助于软化厚的焦痂,从而促进后续的清创,基于水疗法的这种作用机制,被用于治疗有大量坏死组织的开放性非愈合创面。根据欧洲压力溃疡咨询小组(European Pressure Ulcer Advisory Panel)和美国的一个国际专家小组 NPUAP 合作联合制订的临床实践指南,漩涡浴疗法可促进伤口愈合,减少创面生物污染与感染(证据强度=C-主要基于专家意见)[21]。在达到清创目标时(即伤口是干净的)建议停止漩涡浴治疗。

提高涡流浴的水温可以带来额外的治疗效果,包括促进局部血液循环,减少患者的痛感。虽然水疗可能对轻度动脉损伤的患者有用,但如果动脉疾病明显,而局部血管不能供应足够的营养和氧气,则浸泡在温水中会使细胞活性增加从而导致相对组织缺血。另外,如果同时治疗静脉疾病,热引起的血管舒张和血管活性物质的释放也可能是有害的。McCulloch 和 Boyd[22]报告说,在治疗慢性静脉腿部溃疡过程中,当未包扎的下肢处于从属位置时,延长水疗法的时间(超过 5 分钟)会导致静脉压升高和血管充血,引起肢体水肿。Ogiwara[23]证明,当肢体浸泡在漩涡池中时进行的踝关节背伸/跖屈运动无法抵消因肢体依赖(limb dependency)而引起的水肿。

非浸入式水疗法技术,如脉冲灌洗法,是指在电子动力装置与抽吸相结合产生的压力下,将冲洗液输送到水中,以去除污水。Haynes 等人[19]报道,脉冲灌洗技术在肉芽组织形成方面有更大的改进,并且比传统的四肢浸泡水疗法更彻底地去除表面污染物。Svoboda 等人[24]用动物模型证明,脉冲灌洗比用灯泡注射器以较低的压力输送同样体积的液体更能去除细菌。然而,随后的实验表明,在脉冲灌洗治疗 48 小时内,细菌的含量会回升到原来的 95%,这表明这种水疗法的清洁效果只是暂时的[25]。脉冲灌洗法被建议用破坏法清洗深层伤口。这种非浸入式水疗法可能对那些有身体限制或有预防水浸医疗条件的患者有用。

大多数使用了漩涡浴治疗慢性伤口的已经发表的方案都建议肢体应该沉浸在水的中性温度(33.3~35.6℃)10~20 分钟。如果出现了组织浸渍,应缩短治疗时间。水的温度通常是根据患者的动脉血供和静脉回流来选择的。温水可以帮助改善血液供应,帮助缓解患者的不适,而水温应该适用于有静脉充血危险的个体。然而,水温高于或低于身体表面温度的漩涡浴,只适用于局部循环不受损、心脏功能正常的健康个体。一旦创面干净且无坏死组织,应停止水疗。建议在水疗结束后再清洗一下肢体,以进一步帮助去除皮肤和伤口表面的细菌和污染物。

必须小心谨慎以确保水疗池内的涡轮机产生的搅动不会导致压力过大,因为压力过大会对沉积在伤口上的脆弱新组织造成机械损伤。漩涡涡轮机产生的压力还没有被记录下来,在不同的制造型号之间可能会有很大的差异。文献中有关于伤口感染加重的患者使用漩涡浴的报道,例如铜绿假单胞菌感染[26]。另外,Wheeler 等人[27]研究了脉冲灌洗对人工创面产生的潜在损伤和粒子穿透。这是最早引起人们关注的关于在冲洗伤口时使用更高压力的报道之一。这可能会发生,因为长时间的水浸泡会导致皮肤的过度水化,并且会干扰正常的皮肤防御。疾病控制中心制定的协议必须用于净化、杀菌、消毒和培养水疗单位,并应采取措施减少这些水传播感染的发生。在使用这种方式时,其他的安全考虑包括使用适当的涡轮机组接地,使用接地故障断路器,以及转移患者和离开水疗槽时的注意事项。

电刺激

包括人类在内的许多动物的皮肤上都检测到了内源性生物电位[28]。这种由带电离子在表皮上分离形成的潜能被认为是造成伤害的原因,当绝缘层被伤害打断时,带电粒子就会向下移动它们的浓度梯度。对大鼠角膜上皮细胞的实验研究表明,损伤后再上皮化和伤口闭合的速率与损伤后产生的电信号的振幅密切相关[29]。在伤口内的这种小而可测量的伤口的存在与成功的治疗结果密切相关[30]。在《伤口治疗进展杂志》(*Journal of Advances in Wound Care*)上发表的一系列文章总结了目前关于电刺激和伤口愈合的研究。这些系列文章综合了大量的文献,描述了生物电对细胞行为的深远影响,描述了电场和电流如何影响参与伤口愈合过程的细胞,并促进了关键的修复过程,包括胶原合成、血管生成和表皮细胞再生。总之,这一领域的实验研究为电信号在生物组织的发育、再生和修复中的重要作用提供了令人信服的证据[30-32]。

实验研究表明,电刺激可以促进组织修复初期炎症细胞的多种活动。它可以通过趋化作用诱导细胞向损伤部位迁移[33],刺激炎症细胞去肉芽[34],释放生长因子、趋化剂等重要化学介质[35]。电刺激还能引起炎症细胞增殖,使更多的细胞能够对组织损伤作出反应[36]。这些在炎症细胞上的电流的细胞作用可以加快组织修复炎症阶段的速度,这样新的组织就可以在受伤后更早开始形成。

电诱导的炎症细胞的活动也可能是减少损伤后动物模型水肿形成的基础[37,38]。Reed[39]记录了电流的应用可以减少微血管的泄漏和限制伤口后水肿的形成。在临床情况下,电刺激是否能对人类患者的伤口后水肿产生类似的作用还没有得到充分的研究。在一项研究人类急性后肿胀损伤的临床研究中,使用高压脉冲电流(high-voltage pulsed current, HVPC)治疗在减少伤口后肿胀方面与压力疗法一样有效[40]。

Torkaman[31]回顾了一项以动物模型来进行的高质量研究。在受伤的皮肤[41-45]或手术切开的韧带[46-48]和肌腱[49,50]应用局部电流可以改善胶原沉积[41,42,46,49],增强抗拉强度[45,47,50,51],改善胶原蛋白的成熟和组织。对新组织形成的刺激可能部分是由于电流对成纤维细胞的直接作用所致。在大鼠和豚鼠的手术上应用电流,增加了成纤维细胞的数量和更高的羟基脯氨酸浓度[52-54]。据推测,电刺激的影响包括对成纤维细胞的直接作用,因为对培养的人类皮肤成纤维细胞的一种或阴极的刺激可以增强胶原蛋白的合成和分泌[36,55],刺激成纤维细胞增生[36],增加某些生长因子受体部位的数量[56],以及直接成纤维细胞迁移[57,58]。Demir[53]和Talebi等人[54]还注意到,用电刺激治疗的组织中巨噬细胞数量的减少表明,电刺激的外源性应用缩短了炎症阶段的持续时间,促进了增殖过程的快速进展和新肉芽组织的形成[31]。

Martin-Granados和McCaig[32]将几种可能的细胞内机制作为细胞对电流的反应的基础。总之,几个信号通路都可通过电刺激场激活,从而导致蛋白质磷酸化,进而引发许多细胞活动,包括细胞分裂和细胞迁移。对参与磷酸化的特定蛋白激酶的评估显示,电刺激与生长因子有几个细胞内信号通路[32]。此外,涉及上皮细胞和中性粒细胞的研究表明,在没有生长因子受体激活的情况下,电刺激也能独立作用,并发出细胞活动显著持续变化的信号[32]。电刺激还被证明可以激活mRNA的转录和翻译,使其具有重要的蛋白质前体,增加ATP的生产以提供必要的能量需求[55],改变膜的渗透性,允许增加细胞内的钙储存[35],并产生重要的细胞因子的膜受体,例如转化生长因子beta[56]。

在修复过程中,表皮细胞活动似乎也受到电流的影响,实验研究表明,特别是上皮细胞增殖[60]和分化[61]可以被电刺激激活。另外,角化细胞迁移可受到电场的应用影响[60,62],并可通过电流的应用刺激上皮细胞生长因子的合成和分泌[35]。相应地,数位学者报道,电流对各种动物模型的外生应用可以加速伤口再上皮化[63,64,65]。

除了在愈合的增殖阶段加速成纤维细胞和上皮细胞的活动外,电流也被证明可以增强血管生成。Liebano和Machado[66]总结了一项研究,该研究证明电刺激的应用刺激了一种称为血管内皮生长因子(vasoactive endothelial growth factor,VEGF)的释放,这是一种化学调节剂,它调节血管内皮细胞的多种生物功能。众所周知,VEGF可以激活几个促进新生血管形成的关键过程,包括增加血管通透性和血管舒张的血管活性物质的合成和分泌,以及促进细胞趋化的细胞因子的产生。特别值得一提的是,Zhao和他的同事[67]提出了确凿的证据,证明电刺激通过激活VEGF受体通路直接促进内皮细胞功能。Asadi等人[68]证明,电刺激还能促进另一种有效的血管生成介质——成纤维细胞生长因子2(fibroblast growth factor,FGF-2)的释放[69]。临床研究发现,新形成的肉芽组织中毛细血管密度更大,这些组织活检是从患有慢性静脉性腿部伤口的患者身上采集的,在进行电流预处理时进行的。Sebastian和他的同事[70]对14天接受真实或安慰电刺激治疗的受试者伤口进行了活体组织切片检查,评估了VEGF的表达情况。在真皮成纤维细胞、角质形成细胞、巨噬细胞核内皮细胞中发现VEGF mRNA的数量显著增加[70]。用电刺激治疗的伤口时,可以看到组织学变化与更快的闭合率、减少炎症,这与更大的血管生成有关[70]。

ES促进皮肤血液流动的其他机制包括抑制交感神经血管收缩剂,释放包括物质P在内的神经肽,以及阿片类药物的释放[31]。有几项使用动物模型的研究表明皮肤和肌肉皮肤皮瓣的存活率增加[71]。特别是,Russo等人[72]对尼古丁处理后的大鼠皮肤皮瓣基部施加每天1小时的高频(80Hz)电刺激,结果显示,该方法显著减少了皮瓣中部的坏死区域。他们得出结论,电刺激通过增加局部血流量来增加皮瓣存活率[72]。

采用负极性高压脉冲电流(high-voltage pulsed current,HVPC)治疗,大鼠局部血流量增加大于正极性刺激[37]。一些报告表明,通过使用足够产生间歇性神经肌肉收缩的高强度刺激肌肉泵,可以提高血流量[73]。然而,也有报道称,只有低强度刺激但无肌肉收缩时,才能产生显著的血流变化[74]。据报道,在接受电流治疗后,患有周围血管疾病的患者增加了局部血管舒张和改善组织氧化[75]。Gilcreast[76]和Faghri等人[73]证明电刺激可以增强缺血肢体的灌注。在脊髓损伤(spinal cord injury,SCI)的患者中,双相和单相电流可以刺激血液流动,并显著增加骶区经皮氧张力[77,78]。Goldman等人[79]用安慰HVPC和真HVPC治疗了一小群严重缺血性伤口($TcPO_2 < 20mmHg$),并使经皮氧分压显著增加。90%使用HVPC治疗的伤口完全愈合,而对照组仅为29%[80]。这些结果为电刺激疗法促进微循环提供了强有力的支持,这与更好的愈合效果有关。利用电流恢复受损的局部循环将通过提供包括氧气在内的必需营养物质来促进组织愈

合,并帮助冲洗受损组织产生的累积废物。改善局部循环也有助于消除可能导致局部水肿和疼痛的炎症介质。

研究结果表明,电流被用于培养常见慢性伤口的细菌,表明电流可能具有杀菌特性。Wolcott 等人[81]率先提出,用阴极直流电(direct current,DC)治疗可以减少慢性伤口中的细菌数量。随后,Rowley 等人[82]发现当阴极直流电作用于感染铜绿假单胞菌的兔的伤口时,细菌生长减少。Daeschlein 等人[83]证实,使用临床相关剂量的电刺激对革兰氏阳性和革兰氏阴性菌的培养有显著的抑制作用。Asadi 和 Torkaman[84] 提出了电刺激杀菌作用的潜在机制,包括对细菌膜的直接破坏作用和通过激活炎症细胞(神经肽)而产生的能够杀死细菌的有毒物质的间接作用。由于 DC 和 HVPC 在抑制细菌生长方面比其他类型的电刺激更有效,这些杀菌作用是否需要能够改变组织 pH 值的电刺激电流已经被假定[84]。在体外[85]和体内[86]的实验研究都表明,当直流电流与活性电极中的银离子结合时,细菌抑制作用更强。这种电疗法和银敷料的潜在协同作用在一项临床试验中得到了证实,在使用电刺激加银尼龙敷料治疗的伤口中,与单独使用电刺激相比,更快使烧伤完全愈合[87]。

除了电刺激对组织愈合过程有好处外,经皮神经电神经刺激(transcutaneous electrical nerve stimulation,TENS)长期以来被认为具有镇痛作用。有几份临床报告结果显示,与用于治疗延迟愈合的电流类似,这种电流可以减少个体的痛觉(参见第 5 章),减轻受损或伤口未愈所引起的疼痛,可以通过抵消应力对愈合过程的许多不良影响,间接帮助愈合过程,并最终提高患者的生存质量。

慢性伤口电刺激最常见的应用技术是使用单极装置,其中由无菌导电材料组成的专用电极是活性电极,可直接放置在伤口上,并将较大的分散性电极放置在伤口附近完整的皮肤上。(图 3-1)。这种直接应用技术涉及用导电材料制备缠绕床。通常是用水凝胶和/或盐水浸泡过的纱布松散地包裹伤口(图 3-2)。为了避免伤口操作、设备交叉污染和治疗师感染,还需要仔细清除伤口敷料和明智地使用通用预防措施和设备去污程序。最近的报告表明,三电极设备比传统的双电极装置产生更均匀的电流弥散和更深的电流穿透[88]。Suh 等人[89]在一项针对 18 名慢性伤口患者的预实验中,将这种电极与局部热疗结合使用,正在治疗 4 周后,伤口面积减少了 57%。这种应用技术还需要在更大规模的、适当控制的临床试验中进行测试。

已证明有几种不同的刺激参数都可有效加速伤口闭合。刺激强度和频率被调整,以产生强烈的刺痛感,或在皮肤脱敏的情况下,刺激强度被调整到一个低等级。关于应该用于活性电极的极性的建议差别很大。作者最近整理了一些涉及人体的研究,在这些研究中,为了刺激伤口闭合,在伤口附近或伤口中使用了各种形式的电能[90]。在这篇综述中,我们了解了来自世界各地的研究人员和临床人员使用的不同电刺激方案的细节[90]。在大多数情况下,刺激强度和频率都被调到以产生较强的刺痛感或皮肤感觉下降的出现,且保持在运动阈以下为度。关于应该使用的活性电极的极性的建议,是放置在缠绕伤口上,差别很大。最近的一项研究表明,不同的细胞似乎更倾向于对正或负电极作出反应[31]。当带正电的阳极放置在伤口上,上皮细胞迁移在更大程度上被提升,而成纤维细胞增殖和胶原蛋白合成则是由阴极促进的[31]。因此,建议在伤口愈合过程中根据伤口修复阶段和所期望吸引

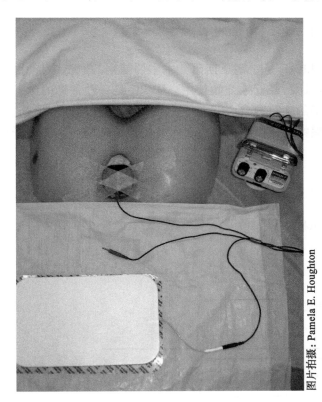

图片拍摄:Pamela E. Houghton

图 3-1 电刺激(HVPC)的应用技术:在离伤口部位较远的完整皮肤上放置一个大分散电极,活性电极直接施加在伤口上

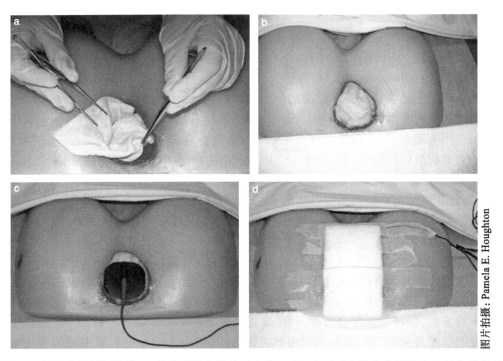

图片拍摄：Pamela E. Houghton

图 3-2 用导电材料制备伤口，并将活性电极放置在伤口上。（a 和 b）浸在水凝胶中的纱布松散地包裹在伤口上；（c）清洁的电极放置在伤口敷料上；（d）用覆盖敷料进一步保持活性电极就位

到伤口区域的细胞类型，在不同的时间改变活性电极的极性。

临床决策练习 3-1

患者报告在较大的弥散电极下有刺痛感，而不是位于伤口上方的较小的活性电极，这怎么解释呢？

最初，低强度直流电（low-intensity direct current，LIDC）是一些早期研究中主要使用的电流波形，而脉冲电流由于更舒适和更少地引起组织 pH 值变化的风险，最近才开始使用。HVPC 是一种常见的脉冲电流，许多研究团队已经证明它可以促进许多不同类型的伤口愈合[91]。它是一种特殊的脉冲电流形式，具有双峰单相波形，由两个极短的脉冲和相对较高的振幅组成（图 3-3）。这种单相脉冲电流产生的离子单

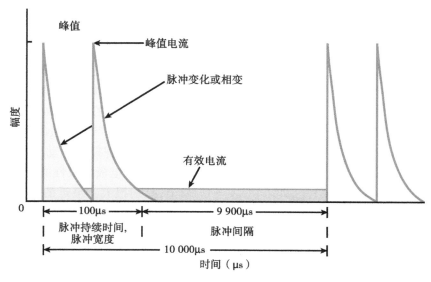

图 3-3 高压脉冲电流波形

向流动在活性电极下产生一个小的净电荷,这被认为在产生诸如水肿减轻、循环变化和杀菌作用等生理反应以及通过趋电性来指导细胞运动等方面非常重要。在 Baker 等人[92,93] 进行的两项研究中,将 3 种不同的电刺激波形与对照伤口进行了比较[双相对称、双向不对称、第 3 种电刺激在低水平下使用,不足以产生感觉(称为微电流或 MENS)]。在 2 项涉及 SCI[92] 致压性溃疡和糖尿病性足部溃疡[93] 的研究中,使用双相不对称电流治疗的伤口比对照组产生了明显更好的结果,而其他形式的电刺激则没有。早在 2013 年之前发表的一篇关于临床研究的综合评论中,也提到了 MENS 产生的不一致的结果[90]。这些波形是否会在底层组织中产生不同数量的电荷还存在争议,然而,这些结果确实表明使用的电刺激类型可以影响治疗结果。然而,这些结果确实表明使用的 ES 类型可以影响治疗结果/预后。Koel 和 Houghton[94] 收集了临床研究的结果,发现当(使用)单向电流/直流电例如 DC 直流电或单相脉冲电流例如 HVPC 高压脉冲电流波形与 ES 的双向形式(如双相对称脉冲电流)相比,其愈合率是对照组的数倍。由于这两组研究之间的许多其他变量是不同的,其他因素也可能影响治疗结局/预后。虽然对使用电刺激治疗慢性伤口的最佳刺激参数和治疗计划尚未达成一致,但似乎无论使用何种刺激参数,只要输送 300 ~ 500μC/s 的电荷,就可以获得有益的结果[1,95]。

　　文献中报道的治疗时间表/计划从每周 3 次,每次 1 小时,持续 4 周到每天多达 8 小时不等[96-98]。Ahmad[99] 评估了应用 ES 在 3 个不同治疗时间(45、60 和 120 分钟)的治疗效果。据报道,当治疗时间从每天 45 分钟增加到 60 分钟时,愈合速度更快,但当治疗时间增加超过每天 60 分钟,则愈合速度没有进一步增加[99]。因此,似乎存在暴露时间的阈值,超过阈值之后继续 ES 治疗不会产生更多的益处。所以,以前的研究中延长 ES 治疗时间可能是没有根据的[97,98]。

　　需要注意的是,为了实现物理因子治疗的最佳效果,应避免伤口干燥或在创面处涂抹凡士林或石蜡油等。此外,可以通过协调好电疗治疗与更换伤口敷料的时间,保证最好的伤口环境。

　　一些临床研究者使用了 ES 治疗程序,程序中的电流采用非对称双相波形通过电极施加/应用于伤口周围皮肤[90](图 3-4)。虽然这种双极技术有实际的优势,因为这种技术可能不需要为了进行治疗来去除伤口敷料,但应该指出的是,这种技术需要更长的治疗时间(至少 1.5h/d)以及足以产生肌肉抽搐的更高强度。Kaada 和他的同事[100] 已经成功地治疗了腿部和足部溃疡以及明显的动脉疾病和远距离穴位的患者。最近,在长时间使用由特殊导电材料制成的服装中应用 HVPC 也被证明可以加速各种类型慢性伤口的愈合[97,98]。电流的直接和间接应用技术都对愈合时间产生影响,目前对愈合时间进行比较的研究尚未完成。

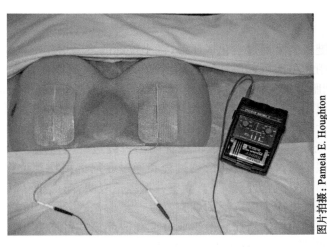

图片拍摄:Pamela E. Houghton

图 3-4　电刺激的应用技术,将两个大小相等的电极分别放置在伤口的两侧并连接到刺激器上

　　电刺激慢性伤口所带来的不良影响,只包括轻微的不适,而这些不适与电刺激产生的刺痛感有关。电击的风险是最小的,特别是考虑到大多数便携式电击设备都是电池供电的。脉冲电流引起的化学烧伤几乎是不可能的,因为在应用 HVPC 时,组织 pH 值的变化已经被证明是最小的[101]。

案例分析 3-1

电刺激:伤口治疗

　　背景:一位 57 岁的女患者在 15 年前的车祸中遭受了 T_3 水平上的完全性脊髓损伤。她的右侧股骨大转子处发生了三期压疮,并被转诊去做伤口治疗。压疮呈圆形,直径 8cm,最深处达到 3cm。压疮可见中等量的黄色和绿色渗出物,有轻微的气味。创面呈黄色,创面边缘完整未见破坏,患者诉伤口没有疼痛感。

　　初步诊断印象:三期压疮。

　　治疗方案:压疮的来源好像是由于过去 10 年来体重逐渐增加而出现一个相对不合适的轮椅导致的。因此,最初的治疗是获得一个正确宽度的轮椅,以缓解对压疮的压力。伤口治疗按每天的计划开始,包括脉冲灌洗以清洗创面的坏死组织。

　　每次治疗结束后都用纱布包扎伤口,下次治疗时用湿敷料将纱布清除掉。

　　治疗反应:经过 7 次治疗,压疮未见渗出液,创面呈红色。然后停止脉冲灌洗,并应用水凝胶敷料,根据需要进行改变。6 周后伤口大小、外观无明显变化。因此,开始采用脉冲单向(高压)电刺激治疗,按每周 5 天的计划进行。治疗参数为:治疗电极负极(阴极),100pps(连续模式),200V 振幅,60 分钟持续时间。用无菌生理盐水浸湿无菌纱布包扎创面,形成治疗电极。分散电极(阳极)是一个湿润衬垫,表面面积为 75cm² (是活性电极大小的 3 倍),放置在大腿前部。每次治疗后,伤口都用无

菌纱布包扎,并在周末使用水凝胶敷料包扎。20 个疗程(4 周)后,伤口直径缩小至 1.6cm(减少 80%),深度为 0.5cm。停止电刺激,使用泡沫片敷料。6 周后伤口完全闭合,患者出院。

问题讨论

- 哪些组织受伤/受影响?
- 出现了什么症状?
- 患者表现为损伤愈合的哪一阶段?
- 物理因子治疗的生物生理效应(直接/间接/深度/组织亲和力)是什么?
- 物理因子治疗的适应证/禁忌证是什么?
- 在本案例分析中,物理因子治疗的应用/剂量/持续时间/频率的参数是什么?
- 针对这种损伤或疾病可以使用什么其他物理因子治疗?为什么?怎么用?
- 为什么电刺激不是从治疗的开始就使用,为什么尖锐的清创术不用于清除坏死组织?
- 营养在治疗这一患者中的作用是什么?
- 其他的伤口治疗产品(敷料)是合适的吗?
- 为什么轮椅问题要在这个患者的治疗中首先得到解决?

　　康复专业人员应用物理因子治疗创造最佳的组织修复环境,同时尽量减轻与创伤或疾病相关的症状。

超声波

　　超声波作用的一个关键机制是通过空化或压缩,微小气泡的运动引起细胞和亚细胞活动的若干变化。在体外细胞培养中通过应用超声波可以诱导细胞的活动,该细胞在炎症愈合阶段起着重要的作用。有报道称,巨噬细胞和中性粒细胞等炎症细胞的吞噬作用受到刺激[102]。这种超声波清创作用在伤后恢复的初期阶段对清除死亡或失活组织具有重要意义。超声波已被证实能刺激巨噬细胞[103]和肥大细胞[104]等炎症细胞去颗粒化。这导致大量化学介质的释放,而这些化学介质又被证明能激活愈合过程中的其他关键细胞,如成纤维细胞[105]。低频率(kHz)超声波已被证明出可促进纤溶反应[106]和溶栓反应[107]。因此,在炎症过程中超声波的作用似乎通过刺激自然清创过程和通过在局部损伤部位释放体内内源性酶源、生长因子和其他细胞因子来帮助恢复愈合过程[108]。频率共振理论表明,超声波可以被遗传物质和细胞蛋白质分子吸收,从而引起形态改变,进而刺激广泛的细胞效应[109]。

　　通过对损伤后动物模型和超声波治疗后组织成分变化时间模式的研究,发现这些组织在损伤后较短的时间内就处于炎症修复期[105]。Freitas 等人(2010)[110]证明,在大鼠外科手术伤口上给予一定治疗水平的脉冲超声波,可以减少炎症标志物,同时更大程度地促进了新的胶原合成。他们认为脉冲超声波加速了修复的炎症期,并诱导成纤维细胞更快开始产生新的组织[110]。一项涉及 10 例难治性下肢静脉溃疡患者的小型临床研究显示,超声波治疗后,细胞因子 TNF-α 和 IL-1 的 RNA 表达降低[111]。因此,尽管一些研究人员将超声波对修复这一阶段的影响称为"抗炎"[112],但更有可能是超声波的"促炎"效应刺激愈合炎症阶段的进展,并在损伤部位更快地沉积新的组织。

超声波已被发现影响成纤维细胞内的几个过程,成纤维细胞是负责控制细胞外基质损伤后产生和降解的关键细胞。细胞培养研究表明,超声波可直接刺激成纤维细胞增殖[113],促进更大的胶原合成[114]。对超声波诱导成纤维细胞活性机制的进一步研究表明,超声波通过产生钙内流[114]和改变质膜通透性[115]来激活成纤维细胞功能。Roper 和他的同事(2015)[116]在延迟愈合的实验模型中进行了一系列复杂的实验,阐明了超声波能量作用的特定细胞间机制,包括细胞内信使 Rael——成纤维细胞迁移到损伤部位的关键介质。超声波能促进延迟愈合动物模型(糖尿病和老年)创面边缘成纤维细胞的运动和积累[116]。从一位老年患者顽固的腿部伤口分离出的衰老成纤维细胞经脉冲超声波处理后,成纤维细胞迁移也被证明有所增加。Meshige 等人(2010)最近证实,经超声波辐照体外培养的人真皮成纤维细胞可显著但短暂地增加 α 平滑肌肌动蛋白的表达。这种细胞作用可能是超声波通过引导真皮成纤维细胞转化成肌成纤维细胞促进伤口收缩为基础的机制。

在许多研究中,超声波治疗动物实验性皮肤损伤被证明与胶原蛋白产生的标志物水平升高有关,如前胶原 mRNA 表达和羟脯氨酸浓度[117]。超声波对愈合肌腱影响的研究表明,在超声波指导下放置的胶原蛋白组织性更好,抗张强度更高[118-120]。对于韧带、肌腱等软组织的愈合,产生抗断裂强度较大的瘢痕组织是一个重要的功能优势。然而,在对临床情况进行推断时,需要注意使用动物韧带和肌腱的实验性损伤所获得的任何结果。

虽然许多资料将局部血液循环的变化描述为超声波的物理效应之一,但一项旨在评估超声波治疗后骨骼血液流动变化的调查研究并没有得出决定性的结果[121]。超声波治疗后的组织中毛细血管生长增加已被证实[122]。然而,其他的报告表明超声波可以引起不必要的血管变化,如淤血的产生[122]、溶血[123]、增加血管通透性、短暂的血管收缩和氧自由基的产生[124]。应该指出的是,超声波的这些潜在的有害影响大多与应用较高强度的超声波能量有关($2 \sim 3 W/cm^2$)[122,123]。

Ennis 等人[125]最近对超声波对一氧化氮代谢的影响进行了系统回顾研究。一氧化氮是一种参与多级细胞反应的基质,据称它对各种形式的外加能量包括超声波传递的机械能作出反应。超声波治疗释放的一氧化氮结合其他生长因子,如促红细胞生成素和 VEGF,可能对损伤部位处新血管的生长和发展是一个强有力的刺激物。Altland 等人(2004)[126]的研究已经证明,超声波的能量可以刺激一氧化氮酶的活性,而一氧化氮酶是一种产生一氧化氮活性形式的酶。超声波的这些强大的血管生成效应已经在糖尿病小鼠身上被记录下来,并且在更长的时间内会导致更大的伤口氧灌注[121]。

综上所述,超声波在组织修复的所有阶段,尤其是在炎症修复阶段,通过其对细胞过程的作用改变了瘢痕组织的形成。超声波可促进炎症细胞释放化学介质,化学介质通过在修复的增殖阶段直接刺激胶原的产生以及通过促进人真皮成纤维细胞产生收缩蛋白(肌动蛋白)促进伤口收缩,从而吸引和激活成纤维细胞到损伤部位。

研究表明,改善愈合往往与在愈合早期过程中给予超声波治疗有关[118,119]。因此,超声波的促炎作用可能发生在愈合过程的早期,促炎作用引起机体产生自身的组织修复介质,是这种方式的关键作用,这种作用足以启动瘢痕组织的形成,优化胶原的产生和组织,最终降低伤口破裂强度。

超声波能量已经通过几种不同的技术被传递到伤口上。高频(MHz)超声波已经通过直接和间接的应用技术被应用于慢性伤口。无论采用哪种应用方法,用于治疗其他肌肉骨骼疾病的类似设备都可以用于治疗慢性伤口。采用直接应用技术,水凝胶充满创面,并覆盖一种专用敷料(图 3-5),作为传导介质,将超声波产生的机械能直接输送到创面基底。超声波通过将相对较低水平的超声波(空间均数时间高峰 SATP $= 1.0 W/cm^2$;占空比 $= 20\%$;$3 MHz$)应用于溃疡周围皮肤 $5 min/5 cm^2$,也可以产生有益的效果(图 3-6)。这种脉冲超声波间接应用于溃疡周围皮肤的方法具有巨大的实际优势,因为它可以防止伤口污染的风险,以及伤口敷料移除后可能发生的组织脱水和冷却。应用超声波治疗溃疡周围皮肤,使用类似治疗师治疗其他肌肉骨骼疾病的设备和应用技术。因此,在伤口治疗中使用治疗性超声波需要最小限度的专业培训。Franek 等人[127]比较了低强度($0.5 W/cm^2$)和高强度($1.0 W/cm^2$)水下脉冲超声波的治疗效果,同时发现与对照处理的伤口相比,低剂量的超声波可显著减少创面面积,改善创面外观。通过传输低频声波($30 kHz$)也可以实现加速伤口闭合,而这种低频声波是由浸泡在水下的大型固定超声波探头产生

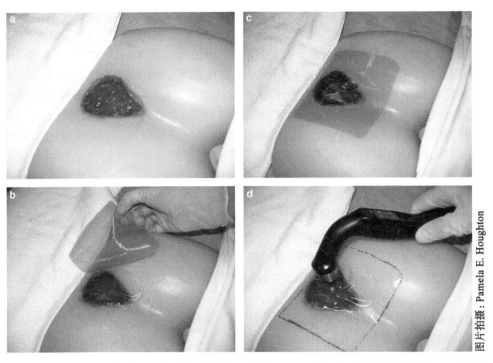

图 3-5 超声波应用技术用于将声波直接传送到创面。(a)创面内充满无菌水凝胶;(b 和 c)覆盖透明水凝胶片敷料;(d)将超声波凝胶涂抹在敷料上,超声波探头放在凝胶上,将声波直接传送到创面

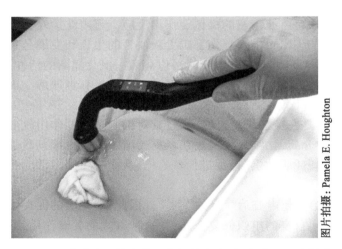

图 3-6 超声波应用技术使用的间接方法,超声波是通过凝胶作用于溃疡周围皮肤。伤口填充物在治疗期间留在伤口中,以防止创面进入不需要的凝胶

的[128,129]。低频超声波(22.5~40kHz)已在较高强度(45~60W)的情况下与创面基底部接触。较长的声波和较高的强度使盐水或其他耦合剂产生气溶胶并产生微小的微气泡,这些可以乳化在伤口表面纤维素性的其他失活组织。因此,这种超声波治疗常用于各种病因的伤口清除。将超声波清创技术与外科手术或尖锐清创技术进行比较的研究表明,超声波清创同样有效,而且可能花费更少的时间,产生更少的与清创相关的疼痛[130]。有趣的是,新的研究表明这种类型的清创不仅可以减少位于伤口表层的浮游细菌,还可以去除生物膜中的细菌[131]。需要新的伤口治疗方法,以解决伤口中存在的菌种复发和耐药菌株。

非接触式声学疗法使用低频(kHz)超声波在盐水或其他耦合介质中产生细雾(fine mist),并将低水平的超声波能量(0.2~0.8W/cm²)传输到创面[132]。这种非接触技术已经在实验研究中被证明可以刺激伤口愈合过程[133],促进自溶清创[132]和清除细菌[134]。该公司于 2005 年 6 月获得美国食品药品监督管理局 SIOK 许可"通过清除黄色腐肉、纤维蛋白组织渗出物和细菌,来进行伤口清洗和维持清创,促进伤口愈合"[112]。

虽然高剂量的超声波有可能导致不稳定的组织空化,但在伤口治疗中使用超声波推荐的方案(0.5~1.0W/cm² 脉冲超声波)并没有产生与治疗相关的不良反应的报告。这种方式产生灼伤的风险是最小的,因为它是在脉冲或间断的模式下使用,这种模式是使组织内的热量积累到最小化。

光疗

光疗分为许多不同的光疗法,包括低强度激光疗法(low-level laser therapy,LLLT)或发光二极管(light emitting diodes,LEDS)。有几个体外研究使用了不同类型的细胞培养,这些细胞在促进愈合过程中起着重要作用,其中包括巨噬细胞[134]、中性粒细胞、肥大细胞[135]、淋巴细胞[136]以及成纤维细胞[137-139]、内皮细胞[134]和上皮细胞[140]。Houreld(2014)[140]回顾了最近发表的实验研究,表明各种不同形式的光可以影响重要的细胞修复过程。

应用不同形式的光疗对细胞进行培养所观察到的生物学过程包括蛋白质合成[139]、细胞生长和分化[138]、细胞增殖[136]、细胞运动[137]、细胞吞噬[141]和细胞脱颗粒[134,142],产生这些细胞变化的细胞内作用机制已经进行了相关的研究和探索。它们包括激活 DNA 合成以促进细胞增殖[136,139],增加 mRNA 的转录和翻译以提供重要的蛋白质前体[142],以及改变细胞膜的通透性以刺激生理变化,如神经去极化和刺激细胞外储存钙的内流[142]。钙内流反过来也是许多细胞过程的一个重要的细胞内信号,包括细胞运动和吞噬,分泌含有强效化学介质的细胞质颗粒,改变受体结合亲和力以促进细胞间通信,以及通过氧化代谢激活线粒体产生 ATP,从而提供能量来满足光活化细胞的更多需求。

在体外研究中观察到的这些光疗的直接作用被认为是一些细胞过程的基础,这些细胞过程在组织修复的炎症阶段是很重要的[143]。有一些报告已经证实了光疗能够刺激细胞脱颗粒,导致释放前列腺素、生长因子[144]和组胺[145]等多种强效的炎症介质,这些介质来自参与炎症期组织修复的不同类型的白细胞。早期伤口大鼠皮肤的光照射促进照射部位肥大细胞的脱颗粒和聚集[142]。在培养过程中,LLLT 应用于巨噬细胞,刺激化学介质释放到细胞培养上清液中,进而被证明能够激活成纤维细胞功能[134]。同样,经 LLLT 光治疗后,T 淋巴细胞的细胞培养物可释放促进内皮细胞增殖的血管生成因子(VEGF)[145]。

光疗对白细胞的其他影响包括激光激活吞噬能力、刺激白细胞增殖、促进白细胞向损伤部位迁移的能力[141]。这种激光诱导的修复炎症阶段的许多过程的激活将促进白细胞的自然清创作用,并有助于清除损伤部位的异物或坏死和失活组织。一些报道表明激光的作用主要为消炎。激光对实验诱导的炎症反应和卡拉胶(carrageenan)炎性刺激物产生的水肿产生了微小但显著的减少作用[146]。

用光疗治疗动物的受损组织发现局部胶原蛋白增加[147],而胶原生成的增加与手术切口的皮肤[148,149]和肌腱的抗拉强度的提高相关联[150]。Da Silva 等人(2013)[151]表明,LLLT 应用于糖尿病大鼠,可促进胶原蛋白的产生,并可改变基质金属蛋白酶表达水平与非糖尿病动物相似,且伤口愈合速度快或正常。Liete 等人(2014)[152]还表明,使用发光二极管(LED)治疗可以逆转糖尿病和营养不良对手术切除伤口平均撕裂率的有害影响。也有一些其他的研究报道光疗对伤口愈合和抗断裂强度没有益处[153-156]。这些阴性结果一般出现于以下研究中:在创面(<1J/cm²)[157,158]处应用相对较低光能的光疗方案,或者与光疗效果比较的假对照组位于同一动物体内[139,153,159]。最近的一项系统评价整理了涉及糖尿病伤口动物模型的实验室研究结果[160]。它包括 12 项实验研究,涉及在糖尿病小鼠身上造伤口或将成纤维细胞置于高糖状态下培养,并得出了以下结论,可见红色激光是最常用的光能形式,当能量密度为 3～5J/cm² 时,效果较好[160]。

几种不同的光源对慢性伤口的细菌负荷表现出了良好的效果。Yin 和他的同事[161]撰写了一篇关于基于光的抗感染疗法的优秀系统评价,包括紫外线、蓝光和光动力疗法,在这些疗法中,低水平的可见光与无毒染料结合在一起,产生特定的杀菌效果。LLLT 通过柱状结构传递特定波长的光,聚合光波可以直接抑制体外细菌的生长[162-164]。

许多细菌的抗生素耐药性的出现促进了有关各种光疗抗菌特性的积极研究。需要继续努力来阐明最佳波长、剂量(注量)和特效,这些特性提供了对细菌的致死效应和对哺乳动物宿主细胞的最小影响。

某些类型的光疗,包括单色红外能量(monochromatic infrared energy,MIRE),已被证明可以刺激一氧化氮的释放,而一氧化氮的释放反过来又能通过增加微循环刺激愈合[165]。近年来研究了 MIRE 对糖尿病神经病变患者组织氧合的影响[166]。这些研究人员无法检测活性组和安慰剂组经皮氧(transcutaneous oxygen,TCPO$_2$)值的差异[166]。此外,他们没有发现组间疼痛知觉的显著差异[166]。

尽管有许多研究表明光疗对组织愈合有意义深远的生理影响,但波长、能量密度、功率密度、脉冲频率和治疗计划等诸多因素都会影响愈合反应。除了设备提供的参数外,对光疗的生物反应也受到宿主组织内部变化的影响,如组织类型和水合作用、皮肤色素沉着,局部血流量和组织活动的基础水平。需要更多的研究来充分认识这些因素和其他因素对光疗产生预期反应能力的影响。

一种用于治疗其他肌肉骨骼疾病的类似应用技术被描述为用于治疗慢性伤口。光疗源经常被应用于接触均匀分布在溃疡周围皮肤的点(图 3-7)。透明膜屏障可与接触点应用技术结合使用,以防止光治疗设备的交叉污染。与所有的光疗一样,在应用光疗时,保持光源的角度和距离一致是很重要的。也可以使用非接触扫掠技术将光能传送到伤口底部;然而,这将导致传输到伤口组织的光能明显减少,因此光疗的强度需要相应地增加。文献报道了多种不同的光疗源、光波、剂量学、治疗技术和治疗计划。因此,目前无法提供激光用于治疗慢性伤口治疗参数的具体建议。

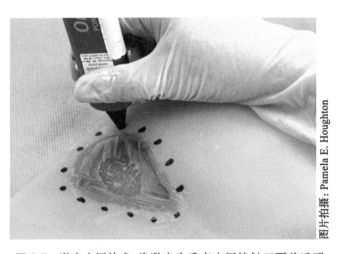

图 3-7 激光应用技术:将激光头垂直应用接触于覆盖透明膜的溃疡周围皮肤。这个过程是在一定的指定时间内进行的,取决于所需的光能传递到伤口上,并重复到伤口周围均匀分布的点

使用光疗的一个实践优势是它具有相对较少的安全注意事项和风险。Saltmarche[167]报告说,LLLT 被一个长期护理机构(extended care facility)的未经培训的工作人员所接受。在本病例系列中,急慢性伤口的治疗使 42.8%的伤口完全愈合,在这一老年体弱人群中没有记录到不良反应[167]。光疗的禁忌证较少。据报道,有 2%的患者在 LLLT 治疗后出现恶心和头晕[168]。光疗在伤口治疗中不会产生组织温度升高,因此,造成皮肤灼伤的风险很小。然而,眼睛暴露会造成严重的视网膜损伤,因此,治疗师和患者在治疗期间都必须佩戴适当的眼睛保护装备。

无论激光治疗的治疗方案如何,治疗设置和参数的详细记录是至关重要的。这样的记录将有助于提供激光能量的一致传递,并限制激光治疗过程中不经意改变的变量数量。通过这样的方式,临床人员就可以系统地改变激光治疗参数,同时监测伤口状况的改善,以便为有特定个体因素的患者优化治疗方案。

紫外线

紫外线的类型是决定组织反应的重要因素。波长较短的光(180~250nm)称为紫外线 C(ultraviolet light C,UVC),是治疗慢性伤口最常用的光。紫外线的影响有利于伤口愈合级联过程,包括刺激上皮细胞迁移和增殖,释放化学介质,进而刺激局部皮肤血液流动或红斑[169,170],刺激杀菌效果[171]。由于 UVC 对细菌核物质的直接影响,较短波长的光(250~275nm)杀菌效果最好[171]。UVC 暴露抑制了体外培养的细菌的生长,这些细菌通常被发现在慢性伤口上寄居[172]。此外,UVC 治疗对慢性压疮细菌定植的剂量依赖性抑制作用以前也有报道[173]。对细菌和人体细胞的细胞悬液进行 UVC 照射表明,它可以杀死几种不同菌株的细菌,对宿主细胞如人角质形成细胞和成纤维细胞的影响最小[174,175]。Gupta 等人[176]的一项研究探讨了 UVC 是否能选择性地作用于细菌而不是宿主哺乳动物细胞。UVC 已被证明可以抑制耐抗生素细菌[耐 MRSA 和万古霉素肠球菌(VRE)]的体外生长[173]。Thai 等人[174]已经证明,单次 UVC 暴露于包含

MRSA 在内的多种细菌的浅表慢性伤口,可以显著减少使用半定量棉签检测到的细菌数量。此外,已有研究表明,持续 180 秒的 UVC 连续治疗可消除慢性感染伤口表面拭子检测到的 MRSA[175]。这一结果是非常令人兴奋的,因为在当今的综合医院和长期护理机构中,最紧迫的问题之一是由于 MRSA 和 VRE 感染导致虚弱患者的发病率或死亡率。UVC 的这种抗菌作用在波长 254nm 处达到峰值,被认为可以加快愈合通过将生物屏障移除到自然清创系统,从而加速伤口愈合的炎症阶段。

临床决策练习 3-2

你的患者有一个感染了 MRSA 的伤口,你希望使用 UVC 来减少伤口中的细菌。你需要如何调整 UVC 治疗时间来减轻其皮肤的色素沉着问题?

市场上可以买到体积小、携带方便、成本相对低廉、能在特定波长发出紫外光的灯(254nm)。通过使用 UVC 的滤过性波长,UVA 和 UVB 波长的潜在致癌效应(以及与之相关的皮肤烧伤)可以显著降低。在伤口治疗中使用的灯应该在 UVC 光谱(254nm)中只产生一个窄带宽度的光。由于即使是薄的透明敷料也被证明可以阻止短波波长的光的传播,例如 UVC,所以伤口敷料必须被移除,并且伤口必须在 UVC 治疗之前被适当地清洗干净。众所周知,光能的传输量取决于处理的持续时间、光源的距离和角度。

UVC 在伤口中的应用方法通过保持 UVC 灯与伤口保持一致的角度(垂直于体表)和距离(大约 2.5cm)(图 3-8)来简化。这样,只需要改变治疗时间就可以得到预期的反应。体外研究表明,在 90 秒的 UVC 暴露后,细菌的杀灭率可以达到 100%[173]。临床案例研究表明,为了减少慢性伤口的细菌数量,需要重复治疗更长的时间(180 秒)[177,178]。在整个治疗期间,每天都可以使用相同的暴露时间,直到不再观察到伤口感染的临床症状。在溃疡周围的皮肤上经常使用棉布和/或厚凡士林覆盖,以确保 UVC 只被输送到感染的创面,并保护溃疡周围的皮肤(图 3-9)。这种非接触的应用技术通常是首选的,因为慢性感染的溃疡往往是非常痛苦的,设备的交叉污染可以最小化。在使用这种方法治疗感染的伤口时,明智地使用普遍的预防措施和设备净化程序是至关重要的。

一些治疗方案推荐将 UVC 运用于未受保护的溃疡面。最小红斑剂量可以促进局部的血液循环和促进伤口边缘处上皮细胞的生长。假如选择该方法,在 UVC 治疗前,必须先在每个个体身上进行一个标准的皮肤测试,以确定不同个体对光的不同反应。由于影响个体对光反应的差异性因素多集中于皮肤的表皮层(如皮肤的黑色素和表皮的厚度),当仅治疗一个开放的慢性感染性溃疡的基底部,则无须类似的皮肤测试,治疗设置参见图 3-8。

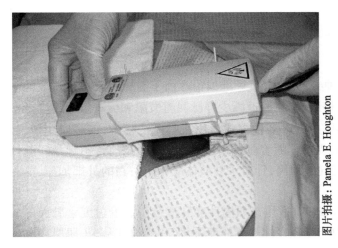

图 3-8 紫外线 C(UVC)应用技术。一个只有 254nm 波长的光的小型便携式灯以垂直角度 1 从伤口边缘持续保持 180 秒的时间

阳光中紫外线的致癌性,妨碍了 UVC 用于治疗慢性感染性伤口。需要注意的是,紫外线致癌性主要取决于其波长、穿透性和暴露时长,且与晒伤相关[179]。众所周知,UVC 对 DNA 具有很大的影响,然而人们认为其导致皮肤癌的可能性较小,因为它仅是穿透表皮层。Sterenborg[180] 报道称 UVC 的致癌性小于 UVB。**大量的文献检索显示,未发现该种紫外线治疗(UVC)会增加皮肤癌的发生**。皮肤癌的发生、发展与紫外线的持续照射有关。应避免照射时间过长,且当伤口表面的细菌完全清除时,应该立即停止紫外线治疗。虽然肿瘤发生和皮肤烫伤的风险非常小,但是即使是短时间暴露眼睛于 UVC 下也能引起严重的视网膜损害。因此,在 UVC 治疗期间,治

图书拍摄:Pamela E. Houghton

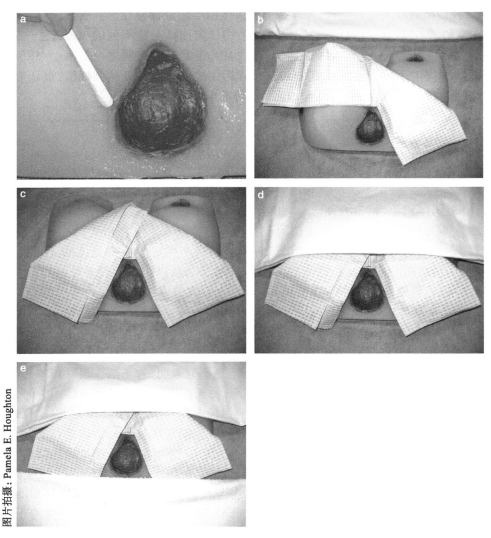

图片拍摄：Pamela E. Houghton

图 3-9　紫外线治疗前准备伤口。（a）伤口溃疡周围皮肤涂上厚厚的一层石蜡油；（b~e）覆盖周围区域的覆盖技术

疗师和患者必须佩戴护目镜。

间歇加压疗法

　　用于减轻组织水肿的加压治疗，被认为是一种必不可少的、标准的治疗由于静脉回流不足造成的下肢慢性伤口的方法[181]。当加压治疗与腓肠肌锻炼相结合，它通过减少静脉回流淤阻和促进组织纤维蛋白原溶解以及血小板活性来促进伤口愈合[182]。外部压力可以多种方式运用在临床治疗中，如多层绷带、标准的或者定制的随着压力梯度变化弹力袜以及气压装置。随着多种不同气压装置的发明，不管是间断性充气的单只袖筒抑或是分开的从远端到近端持续充气的袖筒，针对水肿肢体应用相对高的外部加压，能相对快速地缩小肢体的围度（在几小时内）[183]。

　　间歇加压疗法（pneumatic compression therapy，PCT）适用于如慢性静脉溃疡引起的过度水肿而形成的慢性伤口。其可联同弹力袜或者弹力绷带共同用于减轻慢性静脉回流不足，和/或小腿三头肌肌肉泵瘫痪或无效者的肢体水肿。应用技术涉及患者摆位，需抬高水肿侧肢体，并用一个橡胶袖套包裹肢体。泵压以患者的舒适度为基础设置，一般不会超过最大压力 40~60mmHg，也不能高于患者的舒张压。大多数商业机构通常将 PCT 的停止运转周期（off cycle）预设为，约 90 秒开和 30 秒关。引起肢体体积显著减小的临床效果的治疗时间通常取决于水肿的程度和持续时间,一般需持续 1~4 小时。

当运用空气气压仪时,治疗师必须判断水肿的原因。该治疗对组织中蛋白水平比较高的淋巴水肿患者效果不佳。同时,对表现为肢体水肿的部分病症,气压治疗可能起到负面作用。在充血性心力衰竭的患者身上,气压治疗不提倡使用,因为它有可能导致心血管系统相对快的血液流动,会加重心脏的负担。气压的其他的禁忌证和安全预防在前面一章已列出。

临床研究证据的回顾

除了解各物理因子的生物学效应的知识外,知晓特定物理因子使用的临床研究证据也是必要的。临床研究证据应该从直接评估针对有明确病因的慢性伤口,运用特定物理因子是否有效的临床实验研究中来。如果我们想知道是否在原有治疗的基础上增加特定物理因子治疗可以加速伤口愈合,那么此时临床实验的正确设计变得至关重要。临床研究必须客观评估伤口愈合相关的结局评估结果,以确定是否实验组的改善结果优于接受安慰剂治疗和/或相似一致的伤口治疗标准的对照组。

有最新临床文献报告表明,电疗能加速慢性压疮的伤口愈合率[91,94]。其中至少 21 个评估电流影响的实验设计良好的随机对照临床试验,纳入超过 1 000 例存在慢性伤口受试者[92,93,96-99,184-196]。慢性压疮是最常见的慢性伤口的临床研究类型,有 5 篇报告专门报道电疗能加速脊髓损伤患者压疮的愈合[92,97,188,191,195]。电疗也已被证实能加速糖尿病患者的足部溃疡[93,98,189]和慢性下肢静脉溃疡的愈合[191,194,196]。2014 年,Koel 和 Houghton[94]对 15 个临床随机对照试验进行 meta 分析,结果显示在 1 155 例使用严格的系统评价确定的慢性伤口受试者中,与标准的伤口治疗或安慰剂治疗相比,综合分析显示平均 6.5 周的电疗显著缩减了伤口表面积。上述支持电疗的阳性结果在 2014 年由 Barnes 和他的同事[197]的一项已发表的设计良好的 meta 分析得到再次证实。基于有力的临床和实验室研究证据,在多篇近期发表的临床实践指南中,均推荐电刺激用于延迟愈合或者不愈合伤口的治疗[198,199]。出版了结合欧洲压疮咨询委员会/美国压疮咨询委员会(EPUAP/NPUAP)治疗压力性溃疡指南的国际伤口治疗专家小组,最近评估了关于支持所有伤口治疗有效性的研究[21]。在这个国际性指南中,仅有电疗为具有 A 级证据(最高级别)的辅助性伤口治疗方法,指南推荐"考虑在管理顽固性压疮的第 Ⅱ 阶段到第 Ⅳ 阶段,应用直接接触性电疗以加速伤口愈合"[21]。

至少 14 例临床对照研究已评估了高频(MHz)或传统治疗性超声在慢性压疮[200-202]以及下肢静脉溃疡方面治疗的有效性[127-129,200-207]。这些临床研究中既有阳性结果,也有阴性结果[201,207]。Franek 和他的同事[208]于 2004 年评估水下高频超声波治疗下肢静脉溃疡的有效性。在 9 次治疗后,相比高强度超声波组(1.0W/cm^2)或对照组,接受低强度超声波(0.5W/cm^2)的受试者,3 周伤口愈合率为 3 组中最高[208]。同一个课题组发表的多篇文章中,评估了多种保守治疗的有效性,其中涉及用治疗性超声治疗静脉溃疡患者,如近期接受血管外科手术的患者(包括交叉切断术、部分剥离术、静脉切开术、穿支静脉不足结扎术,并发现与标准伤口治疗如压力治疗相比,针对术后下肢溃疡进行治疗性超声干预并没有显著加速伤口愈合[209,210]。值得注意的是,超声波在 7 周内确实减少了 57%~58% 伤口体积,与手术达到的效果差不多[210]。上述结果支持超声波在下肢静脉性溃疡患者中的应用,主要是无法或者不想进行手术的下肢溃疡患者,因为通过更保守的、无创的、更便宜的干预方式也能达到相同的治愈率。上述结果被合并入两个单独的 meta 分析中,两者均发现,与对照组相比,实验组受试者接受超声波治疗后愈合率增加[211,212]。Cochrane 伤口小组在静脉溃疡治疗的研究进展中列出,在治疗方法中,超声有效性未知[213]。另一项 Cochrane 研究回顾汇编了针对治疗性超声在促进压疮愈合有效性方面的多篇临床试验研究,得出结论称其并没有提供额外的益处[214]。在所有这些 meta 分析中,学者指出涉及超声波治疗有效性的结果均需谨慎解读,因为现有研究涉及样本量较小且实验设计相对较差。2011 年,一项涉及 300 例受试者的大规模临床试验,受试者被随机分配到实验组与对照组。实验组在常规伤口治疗的基础上增加超声治疗如加压疗法[215]。可惜的是,试验者每周仅用单一 3MHz 的超声波治疗伤口,因为是脉冲式,所以实际存在超声输出时间仅为治疗时间 5~10 分钟的 20%。这也就意味着在 12 周的治疗过程中,超声组的受试者总共接受了 12~24 分钟超声波治疗[217]。目前大多数关于超声波的临床实践计划建议,需提供至少每周 3 次的超声波治疗。然而,出于与使用需每周更换一次的压缩系统有关等原因,试验者选择是使用超声波治疗伤口仅一周一次。所以,试验者未能在实验组与对照组数据中发现愈合率方面的差别这一点并不意外,他们因此下结论称,与标准伤口管理相比,超声波治疗并没有增加伤口愈合率。关于上述数据的另一个可能的解读是,使用如此低剂量的超声波是不可能有效的。此外,从该大规模试验中得出的数据已被纳入相关 meta 分析中[216]。毋庸置疑,综合分析结果显示不支持把该项治疗加入临床实践中。数篇临床试验也展开对其他类型超声波能对于下肢溃疡以及糖尿病足伤口愈合率的影响进行评估。多篇涉及实验设计良好的前瞻性随机研究表明[130,217,218],用非接触型超声波治疗下肢静脉溃疡[130]和糖尿病足[217,218]可提高愈合结果。Ramundo 和他的同事[219]在 2008 年的研究中总结称,有不确切的证据指出非接触式超声波能清除伤口的坏死组织。一项在 2011 年发表的 meta 分析称,有证据支持使用非接触式超声波来促进慢性伤口的愈合[220]。关于低频、高频、接触式超声波用于清除伤口坏死组织以及提高不同类型创面愈合的临床有效性研究最近蓬勃发展。2016 年一项 meta 分析得出以下结论,有证据表明当对糖尿病或下肢静脉回流不足患者伤口处应用超声波治疗时,伤口愈合进程会受到正向影响[221]。实际优势包括患者更好的舒适度,且该种形式的清创治疗可潜在地管理伤口生物膜,保证了该种形式的超声波能的进一步应用[222]。

O'Sullivan 和 Houghton[223]的一篇纳入了多篇研究间歇加压治疗促进伤口愈合的临床试验的综述总结称,至少 6 项对照良好的临床试验,涉及 350 例慢性静脉溃疡患者,他们发现,除了一个试验以外,其他试验均发现,相较于对照组,间歇加压治疗可显著提升伤口愈合。特别是 Coleridge-Smith(2002)[224]指出,对使用压力梯度弹力袜的患者,增加间歇加压治疗,可显著提升伤口愈合率以及平均治愈时间。Nikolovksa 等人(2002)[225,226]比较了 80 例静脉性腿部溃疡患者的愈合情况,这些患者随机接受常规伤口治疗伴有或不伴有间歇加压治疗,每周 5 天,每次 60 分钟,结果发现在 6 个月时实验组治愈率为 62.5%,而对照组此时只有 27.5%。部分学者比较了两种不同的间歇加压治疗方案的有效性,发现更快速的舒张:收缩周期(6~12 秒)的间歇加压治疗方案,比更慢的、传统的间歇加压治疗(60~90 秒舒张:收缩周期)组的患者愈合率更高[226]。O'Sullivan 和 Houghton 还发现了关于心脏同步间歇加压治疗可能有益于动脉功能不全引起的腿部溃疡方面的临床研究证据。间歇加压治疗的其他临床益处包括增加经皮氧分压、改善动脉血流以及减少水肿。顺序性充气与间断性充气加压治疗之后,均可提高慢性静脉溃疡的愈合率。在顺序性加压压缩泵中可以有几个或多个气腔室。具有更多气腔的气压装置可使患者舒适度更高,但是,气腔室数量的增加与改善慢性静脉溃疡的结果是否相关仍未知。

已发表的临床对照试验表明,UVC 在治疗感染性压疮方面的益处[227-229]。既往报道过 UVC 的剂量依赖性抑制作用在治疗慢性压疮的细菌增殖方面的应用[229]。应用 UVC 治疗复杂病因的慢性表浅性伤口时,可见包括耐甲氧西林金黄色葡萄球菌在内的多种细菌的显著减少。两项小规模临床随机对照试验均表明,用 UVC 治疗慢性感染性伤口[228]和用 UVC 结合超声波治疗慢性压力性溃疡[227]可加速伤口愈合。最近,Nussbaum 和他的同事[230]发现用 UVC 治疗脊髓损伤患者的溃疡周围皮肤以及伤口基底部,其可有效促进 Ⅱ 度但不包括 Ⅲ 度和 Ⅳ 度压疮愈合。这些有希望的临床试验结果与实验研究表明紫外线对细菌耐药菌株有抑制作用。确定是否该项物理因子治疗可以促进感染了耐甲氧西林金黄色葡萄球菌或万古霉素耐药肠球菌的慢性伤口愈合是非常重要的。

水疗常被物理治疗师用来促进慢性伤口愈合。与没有进行漩涡池疗法的受试者相比,一个最近的临床对照试验支持漩涡池疗法加常规伤口治疗可使愈合速度更快。临床报告表明水疗能减少慢性溃疡的细菌污染[17,18]。然而,水疗的清洁特性与降低伤口感染发生率并不相关。Haynes 等人[19]证明,相较于其他形式的水疗,脉冲灌洗可更好地促进肉芽组织的形成。Cochrane 数据库于 2013 年更新了 3 篇关于评估伤口清洁溶液和技术对伤口愈合率影响的研究[231]。其中仅有一篇小规模随机对照试验,对比了伤口有无脉冲灌洗治疗的差异。Ho 等人[232]报道称,每天用生理盐水脉冲灌洗(11 磅/英寸²)(1 磅 = 0.453 592 37kg,1 平方英寸 = 6.451 6cm²)3 周,脊髓损伤患者压疮愈合率显著提高。

特殊敷料散发的浅表热已被证明能保持伤口温度和防止伤口降温[41,231]。ALvarez 和他的同事[41]报道称,使用非接触性常温伤口治疗方法治疗糖尿病足溃疡 12 周,伤口平均愈合率以及溃疡完全愈合的受试者比例均高于对照组。Kloth 等人[233]还发现接受温热疗法的患者,压疮愈合率明显提高。

尽管许多病例中均有报道,光疗可以加速多种类型的皮肤伤口愈合[234-237],但是多项设计良好的临床随机对照试验均未表明光疗可促进慢性伤口愈合。在一项 2016 年发表的 meta 分析中,纳入了四项评估低能量激光有效性的随机对照研究[238]。这些临床研究共涉及 131 名糖尿病足溃疡患者,相较于对照组,实验组所有受试者均报告在低能量激光治疗后,伤口愈合情况得到改善[239-242]。虽然研究结果前景光明,但在这项研究中存在多种试验方法的局限。然而,不良反应未见报道。因此,作者建议将低能量激光用于治疗糖尿病足的创面,并认为它具有便携式、微创、安全、易用的优点。一项最近的 Cochrane 光疗综述纳入了七项研究,涉及 403 例压疮患者[214]。这些小规模临床试验的结果均不一致,且试验中使用的光疗源和设备各不相同。因此并不奇怪作者得出以下结论,由于目前的研究质量均较差,因此无法确定光疗治疗压疮的有效性。可惜的是,这篇综述纳入了包括采用紫外线治疗的研究[227,228],众所周知,紫外线对上皮细胞有着非常浅的影响,且具有非常不同的生物学效应(参见前面的部分)。Taradaj 和他的同事[243]还发现,低能量激光射线对压力性溃疡的作用存在波长依赖性,由可见红光(658nm)引起的伤口加速愈合,而不是较长的红外波长(808nm,940nm)。最近发表的关于治疗下肢静脉溃疡[244,245]、麻风性溃疡[246]和压力性溃疡[247]设计良好的临床试验尚未证实其可促进伤口愈合。有学者认为,上述阴性发现是由于影响光疗的生物学效应的因素未被控制造成的[235],并且治疗过程中,未能给予足够高剂量的光能以促进愈合过程[248]。不同的光疗治疗方案可解释临床发现的不一致,因此需要进一步研究。

治疗延迟或不愈合创面的最佳方式选择

在决定是否应该对个体的延迟愈合情况应用某种物理因子时,临床人员应完成对患者的全面评估,以确定伤口未愈的根本原因。尤其要回顾目前的伤口治疗计划,以确定目前的伤口管理计划是否已解决潜在的病因(营养不良、压力过大、持续水肿)。治疗过程中需关注合适的"伤口准备"的重要性,即最优化伤口环境,如用敷料适当控制湿度、管理细菌负荷、清除不需要的坏死或异物等。在应用伤口辅助治疗前,应注意伤口的这些基本需求。在没有充分的创面床准备或没有处理潜在病因的情况下,将会限制物理因子发挥其治疗有效性。

在确诊患者慢性创伤的明确病因后,需在当前的伤口治疗计划中进行适当处理,并且他或她不具有妨碍运用任何物理因子的禁忌证,临床人员此时需开始决定最合适的电疗因子。

各种疗法通过不同的基础机制加速愈合进程。电流与细胞作用有关,这将有益于几乎所有的修复阶段。此外,最近的证据显示,电流也会通过减少细菌和促进伤口区域的循环来间接促进愈合。实验和临床证据表明该种物理因子能运用于修复的所有阶段及所有常见类型的慢性伤口(压力性的、静脉型的、缺血性的和糖尿病引起的)。

超声波已被证实主要通过促进炎症过程来协助伤口清创,并推动愈合进程更快地进入修复的下一阶段。该种治疗方法可能最适用于伴有慢性炎症和明显的蜕皮和/或纤维蛋白的顽固性伤口。这常见于下肢静脉溃疡,临床研究证据支持治疗性超声波对治愈这类伤口的有效性。小腿溃疡常常会在常见的静脉溃疡和其他罕见的炎症性溃疡之间混淆。临床人员应注意确保自己了解潜在的病因,因为超声波的促炎作用肯定会加剧炎性溃疡的临床表现。运用标准技术和设备将超声波应用于溃疡周围皮肤的可行性优势,也可能是一些临床人员选择使用这种物理因子治疗的原因。非接触式超声治疗的相对温和舒适的应用程序,可能是选择该种形式的低频超声波促进清创的基本原理。新证据表明低频接触式超声波可作为清创因子考虑。这种形式的超声波可去除伤口生物膜,使其尤其引人注意。由于治疗过程中需要使用高强度,并且有可能使伤口内容物雾化,因此超声波清创只能由有资质的人员进行。

UVC 已被证明可用于治疗感染或严重细菌繁殖的伤口,因为其对包括耐甲氧西林金黄色葡萄球菌和耐万古霉素在内的多种细菌具有抗菌作用。关于 UVC 可以促进细菌生物负载较小处的伤口愈合过程的理论仍未完善。因此,不建议伤口愈合后组织继续暴露于 UVC 下。

水疗将清除伤口表面污染物并帮助清除松散坏死组织。它也可以软化焦痂,以便于随后的清创。这种形式的机械清创是非选择性的,因此必须小心以确保活性组织勿因过度的压力而受到损伤。在伤口无坏死组织的情况下,继续应用漩涡是不可取的,且可能造成水传播的细菌污染伤口。多篇报告表明,局部应用电流会引起血管舒张以及改善组织供氧。研究显示在缺血伤口周围施加电流,TcPO$_2$ 水平在治疗后30 分钟内显著升高。因此,对于无法行手术修复、不能通过任何其他辅助疗法处理的缺血性伤口,电流可能会有促进作用。电流和超声波的促血管生成作用也可用于改善由于灌注不足而延迟愈合的伤口。

间歇性加压疗法是一种可以与加压绷带或弹力袜联合使用,用以治疗慢性静脉性溃疡的方法。与这些慢性伤口类型相关的静脉功能不全总是导致足部和踝部周围依赖性水肿。气压能迅速减轻下肢水肿,小规模临床试验初步发现,这可能导致静脉溃疡愈合率的增加。

在各种情况下,当使用治疗性物理因子加速慢性伤口愈合时,应使用有效的和可靠的措施监测伤口状态的变化,至少每周一次。慢性伤口经久不愈则表明某个重要的病因可能已经错过,因此需重新评估患者以回顾潜在的病因,并且现有的伤口治疗是必要的。如果用选定的物理因子治疗,几周后发现伤口无明显改善,那么应开始改变刺激参数。如果这种情况继续下去,则应向患者提供另一种治疗方式。

禁忌证

虽然这些治疗性物理因子可能存在潜在的有害影响,但是目前认为这些风险非常小,因为物理因子治疗必须由经过专业培训的医疗人员来操作。然而,特定医疗情况确实会增加物理因子治疗产生不良反应的可能性,因此需要预防或禁用某些或所有的物理因子治疗。表 3-1 列出了各治疗性物理因子常见禁忌证。应当指出的是,对于特殊医疗状况或疾病是否应列为特定物理因子治疗的禁忌证,并未达成共识。最近发表的一篇综述,汇编了关于多种物理因子治疗的禁忌证[249]。这些报告涉及该领域的多位专家达成的共识。

表 3-1 不应使用(禁忌)或应小心处理的医疗状况(谨慎)

疾病或特殊状态	超声波（US）	电刺激（ESTIM）	紫外线（UVC）	低能量激光疗法（LLLT）	热疗（HEAT）	水疗（HYDROTHERAPY）	电磁场（PEMF）	间歇性加压（IPC）
怀孕	C-local	C-local APL	S	C-local	P	P	C	P
循环障碍	P	P	S	S	C-local	P	P	C
感觉障碍	P	P	S	S	C-local	P	S	P
认知或交流障碍	P	P	P	P	C	P	P	C
恶性肿瘤	C-local	C-local	c	C-local	C-local	C-local	C-local	C
皮肤癌恶变史	P	P	C	P	P	P	P	C
伤口感染	P	C-local	S	P	C-local	C	P	C
炎性疾病和溃疡（如前列腺炎、血管炎）	C	C	C	C	C	C	C	C
近期接受放疗的组织	C-local	C-local	C-local	P	C-local	P	C-local	P
出血条件	C	C	P	C	C	C	C	C
活动性深静脉血栓或血栓性静脉炎	C-local	C	P	C-local	C	C	C	C

表 3-1 不应使用(禁忌)或应小心处理的医疗状况(谨慎)(续)

疾病或特殊状态	超声波(US)	电刺激(ESTIM)	紫外线(UVC)	低能量激光疗法(LLLT)	热疗(HEAT)	水疗(HYDROTHERAPY)	电磁场(PEMF)	间歇性加压(IPC)
皮肤病(如湿疹/银屑病)	P	C-local	C	S	C	P	P	P
儿童骨骺	P	P	S	S	S	S	P	S
光过敏	S	S	C	P	S	S	S	S
心力衰竭	S	C-local	P	S	P	C	S	C
高血压	S	S	P	S	S	C	S	C
系统性红斑狼疮/HIV	S	S	C	P	S	P	S	S
移植物/植入物								
新鲜植皮	P	P	C	P	P	C	P	C-local
电子设备	C-local	C-local	S	S	S	S	C	S
金属植入物	S	S	S	S	S	S	S	S
塑料、水泥种植体	P	S	S	S	S	S	S	S
局部区域								
眼部	C	C	C	C	P	Na	P	Na
生殖器官	C	C	C	C	C	P	S	Na
胸腔和心脏	S	P	S	S	S	P	C	Na
颈前、颈动脉窦	C	C	S	P	P	P	C	Na
神经再生部位	P	P	S	S	S	P	P	Na
头部	S	C	S	S	S	P	S	Na

注:C=物理因子治疗在身体任何部位应用时禁忌。
C-local=在作用部位直接应用时禁忌。
P=警惕——物理因子治疗可以应用,但需格外慎重(低强度或谨慎监测)。
S=安全;物理因子治疗可供有资质合格的人员为具有正常风险的人使用。
Na=不适用——在这个条件下没有临床指征使用物理因子治疗。
US:脉冲模式超声波;占空比<50%,通常不会在组织中产生净的热量积聚。
ESTIM:电刺激用于刺激慢性伤口的愈合;以次感觉或感觉水平的刺激在受影响的组织区域应用。
LLLT=低水平激光治疗,包括所有Ⅱ和Ⅲ类激光源和非相干光。
HEAT=包括非接触式常温设备和其他表面的、导电的、对表层组织加热的治疗剂(在皮肤表面下 3cm 以内)。
PEMF=以某一个强度使用非接触线圈电极施加的电磁场既不产生肌肉收缩,也不产生组织愈合。
水疗:在中性温度下通过浸没式水箱或局部灌溉装置使用不造成组织损伤的压力来使用水的治疗方式

总结

1. 在将治疗性物理因子应用于慢性创伤患者之前,需回顾伤口治疗程序,并确保伤口环境得到优化,并充分解决伤口的主要病因。

2. 不同文献中所列出的禁忌证列表差异很大,在使用时应查阅特定设备相关的文献。

3. 当选择某种物理因子治疗以加速慢性伤口愈合时,临床人员应了解伤口愈合过程的主要作用机制。

4. 水疗是指帮助清除慢性伤口坏死组织和表面污染物,当伤口已经清除好时,应该立即停止使用。

5. 在修复的炎性阶段使用脉冲超声波可以加速自然清创并释放化学介质,这些化学介质可以促进组织修复过渡到后续步骤。

6. 相较于其他物理因子疗法,电刺激疗法目前被大量试验设计良好的随机对照临床试验证明其有加速愈合和促进慢性伤口闭合的能力。

7. 北美许多最佳实践和指南建议,电疗法应该被考虑用于治疗慢性压力性溃疡的患者。

8. 气压疗法结合长袜和绷带可以减少慢性静脉溃疡的慢性水肿。

9. 紫外线 C(UVC)可以杀死细菌,并且可能有助于治疗对其他抗菌疗法耐药细菌污染的伤口。

复习题

从下列选项中选择 1~6 问题的答案:
A. 气压疗法
B. 紫外线治疗
C. 激光治疗
D. 电刺激疗法
E. 脉冲超声波
F. 水疗法

1. 什么样的物理因子治疗需要直接将能量释放到伤口创面上?因此,需要事先拆除所有伤口敷料吗?

2. 为了优化向目标结构的能量传递,需要应用哪种物理因子垂直作用于组织表面?

3. 何种物理因子可用于这样的患者,其伤口以及周围皮肤触压痛非常明显?

4. 何种物理因子治疗最适用于治疗
A. 慢性伤口因细菌负荷过多而延迟愈合?
B. 伤口充满坏死组织?
C. 深伤口需要新的组织形成以填补伤口?
D. 患者糖尿病足合并轻度周围血管病变?

5. 物理因子治疗对伤口愈合进程起何种作用?
A. 激活炎症过程?
B. 改善局部血流?
C. 刺激新的组织形成?
D. 提高伤口张力?
E. 减少组织水肿?

6. 何种物理因子具有最佳临床循证证据,支持它临床应用于
A. 慢性压迫性溃疡?
B. 慢性静脉溃疡?

7. 描述一种临床情况,其中患者最有可能受益于使用物理因子治疗来加速伤口闭合。

8. 哪些因素可以改变激光治疗的生物学反应,并应受到监测、控制与记录?

自测题

是非题

1. 通过改善组织氧灌注来促进内皮细胞功能和血管生成促进愈合。

2. 使用水疗灌洗肢体有助于减少伤口表面细菌繁殖。

选择题

3. 下列哪种方式最有可能杀死细菌,在应用于慢性伤口中常见的细菌的体外培养时?

  A. 气压

  B. 激光

  C. 非接触式、非致热超声波(雾)

  D. 水疗法

  E. 紫外线

4. 下列哪种方式有助于通过去除外来的或失活的组织来治愈伤口(清创)?

  A. 电刺激

  B. 激光

  C. 非接触式、非致热超声波(雾)

  D. 水疗法

  E. 紫外线

5. 最高水平的研究证据表明,以下哪种方式治疗可用于脊髓损伤患者的压疮?

  A. 负压疗法

  B. 高压氧治疗

  C. 超声波治疗

  D. 直流电刺激

  E. 激光治疗

6. 哪种生理反应所需要的电刺激或电荷最大?

  A. 亚感觉

  B. 亚运动肌(submotor)(刚好低于产生肌肉收缩所需的水平)

  C. 运动肌(肌肉抽搐)

  D. 有害的或痛苦的刺激

  E. 感觉(针和针感觉)

7. 当使用单极电极设置时,下列哪种变化将促进电信号的更大穿透深度? 选择所有正确的答案。

  A. 增加有效电极的大小

  B. 提高伤口包装材料的导电性

  C. 将分散电极靠近有效电极

  D. 降低电脉冲频率

  E. 增加电信号的强度

8. 下列哪种物理因子需要最长的应用时间(不包括设置和清洁所花费的时间)?

  A. 超声波治疗

  B. 水疗

  C. 紫外线

  D. 激光

  E. 电刺激

9. 下列哪一种机制被认为是电刺激愈合反应的基础?

  A. 趋电性机制(galvanotaxis)

  B. 上皮移行

  C. 成纤维细胞增殖

  D. 杀菌效果

  E. 以上所有

10. 下列哪种物理因子一般不被认为刺激炎症细胞功能(比如噬菌体)?

  A. 超声波治疗

  B. 气压治疗

C. 激光

D. 电刺激

E. 水疗

11. 患者的大脚趾远端有动脉溃疡,该病不是下列哪一项治疗的禁忌证?

A. 超声波治疗

B. 气压治疗

C. 热疗

D. 水疗

E. 电刺激

临床决策练习解析

3-1

当使用单极电极施加电刺激时,预期首先在有源电极下产生感觉刺激,因为在这种较小的电极下电流密度较大。然而,如果活性电极周围的敷料材料的体积大于分散电极的总尺寸,则可以反转①,或者②如果分散电极变得比活性电极小。当皮肤细胞和油脂在长时间使用的自黏电极中积聚或者如果分散电极的一部分从皮肤上提起时,分散电极的有效尺寸可以变得更小。

3-2

研究表明,从伤口表面放置1英寸的紫外线灯直接对伤口施加180秒的治疗可以显著减少伤口中的细菌数量,包括耐甲氧西林金黄色葡萄球菌。你不必根据患者对光线的反应来调整紫外线治疗时间。这种治疗方案包括保护伤口周围的皮肤。因此,由于皮肤色素沉着和厚度,人对光的反应的变化不会影响一个人的紫外线暴露。

3-3

最高水平的研究证据是对不愈合的静脉溃疡使用治疗性超声波。使用凝胶耦合剂和标准的应用技术,超声波可以应用于完整的围术期皮肤。

参考文献

1. Trengove N, Stacey M, MacAuley S, Bennett N, Gibson J, Burslem F, et al. Analysis of acute and chronic wound environments: the role of proteases and their inhibitors. *Wound Repair Regen.* 1999;7(6):442–452.

2. Weston M, Taber C, Casagranda L, Cornwall M. Changes in local blood volume during cold gel pack application to traumatized ankles. *J Orthop Sport Phy Ther.* 1994;19(4):197–199.

3. McMaster WC, Liddle S. Cryotherapy influence on post-traumatic limb edema. *Clin Orthop.* 1980;(150):283–287.

4. Akriotis V, Biggar WD. The effects of hypothermia on neutrophil function in vitro. *J Leukoc Biol.* 1985;37(1):51–61.

5. Kurz A, Sessler K, Lenhardt R. Perioperative normothermia to reduce the incidence of surgical-wound infection and shorten hospitalization. *N Engl J Med.* 1996;334:1209–1215.

6. Rohrer M, Natale A. Effect of hypothermia on the coagulation cascade. *Crit Care Med.* 1992;20(10):1402–1405.

7. Esclamado R, Damiano G, Cummings C. Effect of local hypothermia on early wound repair. *Arch Otolaryngol Head Neck Surg.* 1990;116(7):803–808.

8. Scott E, Leaper D, Clark M, Kelly P. Effects of warming therapy on pressure ulcers—a randomized trial. *AORN J.* 2001;73(5):921–938.

9. Rabkin JM, Hunt TK. Local heat increases blood flow and oxygen tension in wounds. *Arch Surg.* 1987;122(2):221–225.

10. Park H, Phillips T, Kroon C, Murali J, Seah C. Noncontact thermal wound therapy counteracts the effects of chronic wound fluid on cell cycle regulatory proteins. *Wounds.* 2001;13(6):216–222.

11. Xia Z, Sato A, Hughes MA, Cherry GW. Stimulation of fibroblast growth in vitro by intermittent radiant warming. *Wound Repair Regen.* 2000;8(2):138–144.

12. Hughes M, Tang C, Cherry G. Effect of intermittent radiant warming on proliferation of human dermal endothelial cells in vitro. *J Wound Care.* 2003;12:135–137.

13. Price P, Bale S, Crook H, Harding K. The effect of a radiant heat dressing on pressure ulcers. *J Wound Care.* 2000;9(4):201–205.

14. Melling A, Ali B, Scott E, Leaper D. Effects of pre-op warming on the incidence of wound infection after clean surgery: a randomised controlled trial. *Lancet.* 2001;358:876–880.

15. Ellis S, Finn P, Noone M, Leaper D. Eradication of methicillin-resistant Staphylococcus aureus from pressure sores using warming therapy. *Surg Infect.* 2003;4(1):53–55.

16. Petrofsky J, Lawson D, Suh H, Rossi C, Zapata K, Broadwell E, et al. The influence of local versus global heat on the healing of chronic wounds in patients with diabetes. *Diab Technol Ther.* 2007;9(6):535–544.

17. Niederhuber S, Stribley R, Koepke G. Reduction of skin bacterial load with use of the therapeutic whirlpool. *Phys Ther.* 1975;55(5):482–486.

18. Bohannon R. Whirlpool versus whirlpool rinse for removal of bacteria from a venous stasis ulcer. *Phys Ther.* 1982;62(3):304–308.

19. Haynes L, Brown M, Handley B, et al. Comparison of Pulsavac and sterile whirlpool regarding the promotion of tissue granulation [abstract]. *Phys Ther.* 1994;74(suppl):S4.

20. Meeker J. Whirlpool therapy on postoperative pain and surgical wound healing: an exploration. *Patient Educ Couns.* 1998;33(1):39–48.

21. European Pressure Ulcer Advisory Panel. Treatment of pressure ulcers : Quick Reference Guide. Eur Press Ulcer Advis Panel Natl Press Ulcer Advis Panel. 2009;1–47.

22. McCulloch J, Boyd V. The effects of whirlpool and the dependent position on lower extremity volume. *J Orthop Sport Phys Ther.* 1992;16(4):169–173.

23. Ogiwara S. Calf muscle pumping and rest positions during and/or after whirlpool therapy. *J Phys Ther Sci.* 2001;13(2):99–105.

24. Svoboda S, Bice T, Gooden H, Brooks D, Thomas D, Wenke J. Comparison of bulb syringe and pulsed lavage irrigation with use of a bioluminescent musculoskeletal wound model. *J Bone Jt Surg.* 2006;88(10):2167–2174.

25. Owens BD, White DW, Wenke JC. Comparison of irrigation solutions and devices in a contaminated musculoskeletal wound survival model. *J Bone Jt Surg.* 2009; 91(1):92–98.

26. Solomon SL. Host factors in whirlpool-associated *Pseudomonas aeruginosa* skin disease. *Infect Control.* 1985;6(10):402–406.

27. Wheeler C, Rodeheaver G, Thacker J, Edgerton M, Edilich R. Side-effects of high pressure irrigation. *Surg Gynecol Obs.* 1976;143(5):775–778.

28. Vieira AC, Reid B, Cao L, Mannis MJ, Schwab IR, Zhao M. Ionic components of electric current at rat corneal wounds. *PLoS One.* 2011;6(2).

29. Reid B, Song B, McCaig CD, Zhao M. Wound healing in rat cornea: the role of electric currents. *FASEB J.* 2005;19(3):379–386.

30. Reid B, Zhao M. The electrical response to injury: molecular mechanisms and wound healing. *Adv Wound Care.* 2014;3(2):184–201.

31. Torkaman G. Electrical stimulation of wound healing: areview of animal experimental evidence. *Adv Wound Care.* 2014;3(2):202–218.

32. Martin-Granados C, McCaig CD. Harnessing the electric spark of life to cure skin wounds. *Adv Wound Care.* 2014;3(2):127–138.

33. Orida N, Feldman J. Directional protrusive pseudopodial activity and motility in macrophages induced by extracellular electric fields. *Cell Motil.* 1982;2(3):243–255.

34. Reich J, Cazzaniga A, Mertz P, Kerdel F, Eaglstein W. The effect of electrical stimulation on the number of mast cells in healing wounds. *J Am Acad Dermatol.* 1991;25:40–46.

35. Zhuang H, Wang W, Seldes R, Tahernia A, Fan H, Brighton C. Electrical stimulation induces the level of TGF-β1 mRNA in osteoblastic cells by a mechanism involving calcium/calmodulin pathway. *Biochem Biophys Res Commun.* 1997;237(2):225–229.

36. Bourguignon G, Bourguignon L. Electric stimulation of protein and DNA synthesis in human fibroblasts. *FASEB J.* 1987;1(5):398–402.

37. Taylor K, Fish D, Mendel F, Burton H. Effect of electrically induced muscle contractions on posttraumatic edema formation in frog hind limbs. *Phys Ther.* 1992;72(2):127–132.

38. Cook H, Morales M, La Rosa E, Dean J, Donnelly M, McHugh P, et al. Effects of electrical stimulation on lymphatic flow and limb volume in the rat. *Phys Ther.* 1994;74(11):1040–1046.

39. Reed B. Effect of high voltage pulsed electrical stimulation on microvascular permeability to plasma proteins. A possible mechanism in minimizing edema. *Phys Ther.* 1988;68(4):491–495.

40. Griffin J, Newsome L, Stralka S, Wright P. Reduction of chronic posttraumatic hand edema: a comparison of high voltage pulsed current, intermittent pneumatic compression, and placebo treatments. *Phys Ther.* 1990;70(5): 279–286.

41. Alvarez O, Mertz P, Smerbeck R, Eaglstein W. The healing of superficial skin wounds is stimulated by external electrical current. *J Invest Dermatol.* 1983;81(2):144–148.

42. Bach S, Bilgrav K, Gottrup F, Jorgensen T. The effect of electrical current on healing skin incision. An experimental study. *Eur J Surg.* 1991;157(3):171–174.

43. Mertz P, Davis S, Cazzaniga A, Cheng K, Reich J, Eaglstein W. Electrical stimulation: acceleration of soft tissue repair by varying the polarity. *Wounds.* 1993;55(3):153–159.

44. Chu C, McManus A, Mason A, Okerberg C, Pruitt B. Multiple graft harvestings from deep partial-thickness scald wounds healed under the influence of weak direct current. *J Trauma.* 1990;30(8):1044-9-50.

45. Burgess E, Hollinger J, Bennett S, Schmitt J, Buck D, Shannon R, et al. Charged beads enhance cutaneous wound healing in rhesus non-human primates. *Plast Reconstr Surg.* 1998;102(7):2395–2403.

46. Fujita M, Hukuda S, Doida Y. The effect of constant direct electrical current on intrinsic healing in the flexor tendon in vitro. An ultrastructural study of differing attitudes in epitenon cells and tenocytes. *J Hand Surg Br.* 1992;17(1):94–98.

47. Litke D, Dahners L. Effects of different levels of direct current on early ligament healing in a rat model. *J Orthop Res.* 1994;12:683–688.

48. Akai M, Oda H, Shirasaki Y, Tateishi T. Electrical stimulation of ligament healing. An experimental study of the patellar ligament of rabbits. *Clin Orthop.* 1987;(235): 296–301.

49. Nessler J, Mass D. Direct-current electrical stimulation of tendon healing in vitro. *Clin Orthop.* 1987;(217):303–312.

50. Owoeye I, Spielholz N, Nelson A. Low-intensity pulsed

galvanic current and the healing of tenotomized rat Achilles tendons: preliminary report using load-to-break measurements. *Arch Phys Med Rehabil.* 1987;68:415–418.

51. Smith J, Romansky N, Vomero J, Davis R. The effect of electrical stimulation on wound healing in diabetic mice. *J Am Pod Assoc.* 1984;74:71–75.

52. Taşkan I, Özyazgan I, Tercan M, Yildiz Kardaş H, Balkanli S, Saraymen R, et al. A comparative study of the effect of ultrasound and electrostimulation on wound healing in rats. *Plast Reconstr Surg.* 1997;100(4):966–972.

53. Demir H, Balay H, Kirnap M. A comparative study of the effects of electrical stimulation and laser treatment on experimental wound healing in rats. *J Rehabil Res Dev.* 2004;41(2):147–154.

54. Talebi G, Torkaman G, Firoozabadi M, Shariat S. Effect of anodal and cathodal micro-amperage direct current on the skin wound healing: a biomechanical and histological study. *J Biomech.* 2007;40(Suppl 2):662.

55. Cheng N, Van Hoof H, Bockx E, Hoogmartens MJ, Mulier JC, De Dijcker FJ, et al. The Effects of Electric Currents on ATP Generation, Protein Synthesis, and Membrane Transport in Rat Skin. *Clin Orthop.* 1982;(171):264–272.

56. Falanga V, Bourguignon G, Bourguignon L. Electrical stimulation increases the expression of fibroblast receptors for transforming growth factor-beta. *Wound Repair Regen.* 1987;88:488.

57. Dunn M, Doillon C, Berg R, Olson R, Silver F. Wound healing using a collagen matrix: effect of DC electrical stimulation. *J Biomed Mater Res Appl Biomater.* 1988;22 (A2 Suppl):191–206.

58. Erickson C, Nuccitelli R. Embryonic fibroblast motility and orientation can be influenced by physiological electric fields. *J Cell Biol.* 1984;98(1):296–307.

59. Zhao M, Dick A, Forrester J, McCaig C. Electric field-directed cell motility involves up-regulated expression and asymmetric redistribution of the epidermal growth factor receptors and is enhanced by fibronectin and laminin. *Mol Biol Cell.* 1999;10(4):1259–1276.

60. Zhao M, McCaig CD, Agius-Fernandez A, Forrester J V, Araki-Sasaki K. Human corneal epithelial cells reorient and migrate cathodally in a small applied electric field. *Curr Eye Res.* 1997;16(10):973–984.

61. Hinsenkamp M, Jercinovic A, de Graef C, Wilaert F, Heenen M. Effects of low frequency pulsed electrical current on keratinocytes in vitro. *Bioelectromagnetics.* 1997;18(3):250–254.

62. Cooper M, Schliwa M. Electrical and ionic controls of tissue cell locomotion in DC electric fields. *J Neurosci Res.* 1985;13(1–2):223–244.

63. Talebi G, Torkaman G, Firoozabadi M, Shariat S. Effect of anodal and cathodal microamperage direct current electrical stimulation on injury potential and wound size in guinea pigs. *J Rehabil Res Dev.* 2008;45(1): 153–159.

64. Cinar K, Comlekci S, Senol N. Effects of a specially pulsed electric field on an animal model of wound healing. *Lasers Med Sci.* 2009;24(5):735–740.

65. Mehmandoust FG, Torkaman G, Firoozabadi M, Talebi G. Anodal and cathodal pulsed electrical stimulation on skin wound healing in guinea pigs. *J Rehabil Res Dev.* 2007;44(4):611–618.

66. Liebano RE, Machado AFP. Vascular endothelial growth factor release following electrical stimulation in human subjects. *Adv Wound Care.* 2014;3(2):98–103.

67. Zhao M, Bai H, Wang E, Forrester J V, McCaig CD. Electrical stimulation directly induces pre-angiogenic responses in vascular endothelial cells by signaling through VEGF receptors. *J Cell Sci.* 2004;117(Pt 3):397–405.

68. Asadi MR, Torkaman G, Hedayati M, Mofid M. The role of sensory and motor intensity of electrical stimulation on FGF-2 expression, inflammation, vascularization, and mechanical strength of full-thickness wounds. *J Rehabil Res Dev.* 2013;50:489–498.

69. Junger M, Zuder D, Steins A, Hahn M, Klyscz T. Treatment of venous ulcers with low frequency pulsed current (Dermapulse): effects on cutaneous. *Der Hautarzt.* 1997; 18:897–903.

70. Sebastian A, Syed F, Perry D, Balamurugan V, Colthurst J, Chaudhry IH, et al. Acceleration of cutaneous healing by electrical stimulation: degenerate electrical waveform down-regulates inflammation, up-regulates angiogenesis and advances remodeling in temporal punch biopsies in a human volunteer study. *Wound Repair Regen.* 2011; 19(6):693–708.

71. Im M, Lee W, Hoopes J. Effect of electrical stimulation on survival of skin flaps in pigs. *Phys Ther.* 1990;70(1): 37–40.

72. Russo CRA, Leite MT, Gomes HC, Ferreira LM. Transcutaneous electrical nerve stimulation in viability of a random skin flap in nicotine-treated rats. *Ann Plast Surg* 2006;57(6):670–672.

73. Faghri P, Votto J, Hovorka C. Venous hemodynamics of the lower extremities in response to electrical stimulation. *Arch Phys Med Rehabil.* 1998;79(7):842–848.

74. Mohr T, Akers T, Landry R. Effect of high voltage stimulation on edema reduction in the rat hind limb. *Phys Ther.* 1987;67(11):1703–1707.

75. Dodgen P, Johnson B, Baker L. The effects of electrical stimulation on cutaneous oxygen supply in diabetic older adults. *Phys Ther.* 1987;67(9):793.

76. Gilcreast D, Stotts N, Froelicher E, Baker L, Moss K. Effect of electrical stimulation on foot skin perfusion in persons with or at risk for diabetic foot ulcers. *Wound repair Regen.* 1998;6(5):434–441.

77. Gagnier K, Manix N, Baker L, Al E. The effect of electrical stimulation on cutaneous oxygen supply in paraplegics. *Phys Ther.* 1987;68(5):835–839.

78. Mawson A, Siddiqui F, Connolly B, Sharp C, Stewart G, Summer W, et al. Effect of high voltage pulsed galvanic stimulation on sacral transcutaneous oxygen tension levels in the spinal cord injured. *Paraplegia.* 1993;31(5):311–319.

79. Goldman RJ, Brewley BI, Golden MA. Electrotherapy reoxygenates inframalleolar ischemic wounds on diabetic patients: a case series. *Adv Ski Wound Care.* 2002;15(3): 112–120.

80. Goldman R, Rosen M, Brewley B, Golden M. Electrotherapy promotes healing and microcirculation of infrapopliteal ischemic wounds: a prospective pilot study. *Adv Skin Wound Care.* 2003;17(6):284–294.

81. Wolcott L, Wheeler P, Hardwicke H, Rowley B. Accelerated healing of skin ulcers by electrotherapy: preliminary clinical results. *S Afr Med J.* 1969;62:795–801.

82. Rowley B, McKenna J, Chase G, Wolcott L. The influence of electrical current on an infecting micro-organism in wounds. *Ann N Y Acad Sci.* 1974;238:543–551.

83. Daeschlein G, Assadian O, Kloth L, Meinl C, Ney F, Kramer A. Antibacterial activity of positive and negative polarity low-voltage pulsed current (LVPC) on six typical Gram-positive and Gram-negative bacterial pathogens of chronic wounds. *Wound Repir Regen.* 2007;15(3):399–403.

84. Asadi MR, Torkaman G. Bacterial Inhibition by Electrical Stimulation. *Adv Wound Care.* 2014;3(2):91–97.

85. Ong P, Laatsch L, Kloth L. Antibacterial effects of a silver electrode carrying microamperage direct current in vitro. *J Clin Electrophysiol.* 1994;6(1):14–18.

86. Thibodeau E, Handelman S, Marquis R. Inhibition and killing of oral bacteria by silver ions generated with low intensity direct current. *J Dent Res.* 1978;57(9–10):922–926.

87. Huckfeldt R, Flick A, Mikkelson D, Lowe C, Finley P. Wound closure after split-thickness skin grafting is accelerated with the use of continuous direct anodal microcurrent applied to silver nylon wound contact dressings. *J Burn Care Res.* 1990;28(5):703–707.

88. Suh H, Petrofsky J, Fish A, Hernandez V, Mendoza E, Collins K, et al. A new electrode design to improve outcomes in the treatment of chronic healing wounds in diabetes. *Diab Technol Ther.* 2009;11(5):315–322.

89. Suh H, Petrofsky JS, Lo T, Lawson D, Yu T, Pfeifer TM, et al. The combined effect of a three-channel electrode delivery system with local heat on the healing of chronic wounds. *Diab Technol Ther.* 2009;11(10):681–688.

90. Houghton PE. Clinical trials involving biphasic pulsed current, microcurrent, and/or low-intensity direct current. *Adv wound care.* 2014;3(2):166–183.

91. Polak A, Franek A, Taradaj J. High-voltage pulsed current electrical stimulation in wound treatment. *Adv wound care.* 2014;3(2):104–117.

92. Baker LL, Rubayi S, Villar F, Demuth SK. Effect of electrical stimulation waveform on healing of ulcers in human beings with spinal cord injury. *Wound Repair Regen.* 1996;4(1):21–28.

93. Baker LL, Chambers R, DeMuth SK, Villar F. Effects of electrical stimulation on wound healing in patients with diabetic ulcers. *Diab Care.* 1997;20:405–412.

94. Koel G, Houghton PE. Electrostimulation: current status, strength of evidence guidelines, and meta-analysis. *Adv Wound Care.* 2014;3(2):118–126.

95. Kloth L. Proceedings of Symposium on Advanced Wound Care. In: 13th Annual Meeting of the American Association of Wound Care (AAWC) and Medical Research Forum. Dallas; 2000.

96. Houghton P, Kincaid C, Lovell M, Campbell K, Keast D, Woodbury M, et al. Effect of electrical stimulation on chronic leg ulcer size and appearance. *Phys Ther.* 2003;83(1):17–28.

97. Houghton P, Campbell K, Fraser C, Harris C, Keast D, Potter P, et al. Electrical stimulation therapy increases rate of healing of pressure ulcers in community-wwelling people With spinal cord injury. *Arch Phys Med Rehabil.* 2010;91(5):669–678.

98. Peters EJG, Armstrong DG, Wunderlich RP, Bosma J, Stacpoole-Shea S, Lavery LA. The benefit of electrical stimulation to enhance perfusion in persons with diabetes mellitus. *J Foot Ankle Surg.* 1998;37:396–400.

99. Ahmad E. High-voltage pulsed galvanic stimulation: effect of treatment duration on healing of chronic pressure ulcers. *Ann Burns Fire Disasters.* 2008;21(3):124–128.

100. Kaada B. Promoted healing of chronic ulceration by transcutaneous nerve stimulation (TNS). *Vasa.* 1983;12(262):269.

101. Newton R, Karselis T. Skin pH following high voltage pulsed galvanic stimulation. *Phys Ther.* 1983;63:1593–1596.

102. Crowell J, Kusserow B, Nyborg W. Functional changes in white blood cells after microsonation. *Ultrasound Med Biol.* 1997;3(2–3):185–190.

103. Young S, Dyson M. Macrophage responsiveness to therapeutic ultrasound. *Ultrasound Med Biol.* 1990;16(8):809–816.

104. Dyson M, Luke D. Induction of mast cell degranulation in skin by ultrasound. *IEEE Trans UFFC.* 1986;33(2):194–201.

105. Young S, Dyson M. Effect of therapeutic ultrasound on the healing of full-thickness excised skin lesions. *Ultrasonics.* 1990;28(3):175–180.

106. Francis CW, Onundarson PT, Carstensen EL, Blinc A, Meltzer RS, Schwarz K, et al. Enhancement of fibrinolysis in vitro by ultrasound. *J Clin Invest.* 1992;90(5):2063–2068.

107. Suchkova V, Carstensen EL, Francis CW. Ultrasound enhancement of fibrinolysis at frequencies of 27 to 100 kHz. *Ultrasound Med Biol.* 2002;28(3):377–382.

108. Maeshige N, Terashi H, Aoyama M, Torii K, Sugimoto M, Usami M. Effect of ultrasound irradiation on α-SMA and TGF-β1 expression in human dermal fibroblasts. *Kobe J Med Sci.* 2011;56(6):E242-52.

109. Johns L. Nonthermal effects of therapeutic ultrasound: the frequency resonance hypothesis. *J Athletic Train.* 2002;37:293–299.

110. Freitas TP, Gomes M, Fraga DB, Freitas LS, Rezin GT, Santos PM, et al. Effect of therapeutic pulsed ultrasound on lipoperoxidation and fibrogenesis in an animal model of wound healing. *J Surg Res.* 2010;161(1):168–171.

111. Escandon J, Vivas C A, Perez R, Kirsner R, Davis S. A prospective pilot study of ultrasound therapy effectiveness in refractory venous leg ulcers. *Int Wound J.* 2012;9(5):570–578.

112. Hashish I, Harvey W, Harris M. Anti-inflammatory effects of ultrasound therapy: evidence for a major placebo effect. *Br J Rheumatol.* 1986;25:77–81.

113. De Deyne P, Kirsch-Volders M. In vitro effects of therapeutic ultrasound on the nucleus of human fibroblasts. *Phys Ther.* 1995;75:629–634.

114. Al-Karmi A, Dinno M, Stoltz D, Crum L, Matthews J. Calcium and the effects of ultrasound on frog skin. *Ultrasound Med Biol.* 1994;20(1):73–81.

115. Dinno M, Dyson M, Young S, Mortimer A, Hart J, Crum L. The significance of membrane changes in the safe and effective use of therapeutic and diagnostic ultrasound. *Phys Med Biol.* 1989;34(11):1543–1552.

116. Roper JA, Williamson RC, Bally B, Cowell CA, Brooks R, Stephens P, et al. Ultrasonic stimulation of mouse skin reverses the healing delays in diabetes and aging by activation of Rac1. *J Invest Dermatol.* 2015;135(January):1–10.

117. Dyson M, Pond J, Joseph J, Warwick R. The stimulation of tissue regeneration by means of ultrasound. *Clin Sci.*

1968;35:273-285.

118. Jackson B, Schwane J, Starcher B. Effect of ultrasound therapy on the repair of Achilles tendon injuries in rats. Med Sci Sport Exerc. 1991;23(2):171-176.

119. Gan B, Huys S, Sherebrin M, Scilley C. The effects of ultrasound treatment on flexor tendon healing in the chicken limb. J Hand Surg Br. 1995;20(6):809-14.

120. Stevenson J, Pang C, Lindsay W, Zuker R. Functional, mechanical, and biochemical assessment of ultrasound therapy on tendon healing in the chicken toe. Plast Reconstr Surg. 1986;77:965-972.

121. Rubin M, Etchison M, Condra K, Franklin T, Snoddy A. Acute effects of ultrasound on skeletal muscle oxygen tension, blood flow and capillary density. J Med Biol. 1990;16:271-277.

122. Dyson M, Woodward B, Pond J. Flow of red blood cells stopped by ultrasound. Nature. 1971;232:572-573.

123. Williams A, Miller D, Gross D. Haemolysis in vivo by therapeutic intensities of ultrasound. Ultrasound Med Biol. 1986;12:501-509.

124. Maxwell L. Therapeutic ultrasound: its effects on the cellular and molecular mechanisms of inflammation and repair. Physiotherapy. 1992;12:501-509.

125. Ennis W, Lee C, Meneses P. A biochemical approach to wound healing through the use of modalities. Clin Dermatol. 2007;25(1):63-72.

126. Altland OD, Dalecki D, Suchkova VN, Francis CW. Low-intensity ultrasound increases endothelial cell nitric oxide synthase activity and nitric oxide synthesis. J Thromb Haemost. 2004;2(4):637-643.

127. Franek A, Chmielewska D, Brzezinska-Wcislo L, Slezak A, Blaszczak E. Application of various power densities of ultrasound in the treatment of leg ulcers. Scand J Rehabil Med. 1990;22:195-197.

128. Weichenthal M, Mohr P, Stegmann W, Breitbart EW. Low-frequency ultrasound treatment of chronic venous ulcers. Wound Repair Regen. 1997;5(1):18-22.

129. Peschen M, Weichenthal M, Schopf E, Vanscheidt W. Low-frequency ultrasound treatment of chronic venous leg ulcers in an outpatient therapy. Acta Derm Venereol (Stockh). 1997;77(4):311-314.

130. Gibbons GW, Orgill DP, Serena TE, Novoung A, O'Connell JB, Li WW, et al. A prospective, randomized, controlled trial comparing the effects of noncontact, low-frequency ultrasound to standard care in healing venous leg ulcers. Ostomy Wound Manag. 2015;61(1):16-29.

131. Qian Z, Sagers RD, Pitt WG. The effect of ultrasonic frequency upon enhanced killing of P. aeruginosa biofilms. Ann Biomed Eng. 1997;25:69-76.

132. Unger P. Low-frequency, noncontact, nonthermal ultrasound therapy: a review of the literature. Ostomy Wound Manag. 2008;54(1):57-60.

133. Thawer H, Houghton P. Effects of ultrasound delivered through a mist of saline to wounds in mice with diabetes mellitus. J Wound Care. 2004;13(5):171-176.

134. Bolton P, Young S, Dyson M. Macrophage responsiveness to light therapy. A dose response study. Low Lev Laser Ther. 1990;2:101-106.

135. Bouma MG, Buurman WA, Van Den Wildenberg FAJM. Low energy laser irradiation fails to modulate the inflammatory function of human monocytes and endothelial cells. Lasers Surg Med. 1996;19(2):207-215.

136. Ohta A, Abergel R, Uitto J. Laser modulation of human immune system: inhibition of lymphocyte proliferation by a gallium-arsenide laser at low energy. Lasers Surg Med. 1987;7:199-201.

137. Noble P, Shields E, Blecher P, Bentley K. Locomotory characteristics of fibroblasts within a three-dimensional collagen lattice: modulation by a helium/neon soft laser. Lasers Surg Med. 1992;12:669-674.

138. Pourreau-Schneider N, Ahmed A, Soudry M, Jacquemier J, Kopp F, Franquin J, et al. Helium-neon laser treatment transforms fibroblasts into myofibroblasts. Am J Pathol. 1990;137(1):171-178.

139. Skinner S, Gage J, Wilce P, Shaw R. A preliminary study of the effects of laser radiation on collagen metabolism in cell culture. Aust Dent J. 1996;41:188-192.

140. Houreld NN. Shedding light on a new treatment for diabetic wound healing: a review on phototherapy. Sci World J. 2014;2014.

141. Karu T, Ryabykh T, Fedoseyeva G, Puchkova N. Helium-neon laser-induced respiratory burst of phagocytic cells. Lasers Surg Med. 1989;9(6):585-588.

142. Yu H, Chang K, Yu C, Chen J, Chen G. Low-energy helium-neon laser irradiation stimulates interleukin-1 alpha and interleukin-8 release from cultured human keratinocytes. J Invest Dermatol. 1996;107(4):593-596.

143. Enwemeka C. Laser biostimulation of healing wounds: specific effects and mechanisms of action. J Orthop Sport Phy Ther. 1988;9(10):333-338.

144. Young S, Bolton P, Dyson M, Harvey W, Diamantopoulos C. Macrophage responsiveness to light therapy. Lasers Surg Med. 1989;9(5):497-505.

145. Agaiby A, Ghali L, Wilson R, Dyson M. Laser modulation of angiogenic factor production by T-lymphocytes. Lasers Surg Med. 2000;26(4):357-363.

146. Honmura A, Yanase M, Obata J, Haruki E. Therapeutic effect of Ga-Al-As diode laser irradiation on experimentally induced inflammation in rats. Lasers Surg Med. 1992;12(4):441-449.

147. Bisht D, Gupta S, Misra V, Mital V, Sharma P. Effect of low intensity laser radiation on healing of open skin wounds in rats. Indian J Med Res. 1994;100:43-46.

148. Kovacs I, Mester E, Gorog P. Laser-induced stimulation of the vascularization of the healing wound. An ear chamber experiment. Experientia. 1974;30(4):341-343.

149. Braverman B, McCarthy R, Ivankovich A, Forde D, Overfield M, Bapna M. Effect of helium-neon and infrared laser irradiation of wound healing in rabbits. Lasers Surg Med. 1989;9:50-58.

150. Reddy G, Stehno-Bittel L, Enwemeka C. Laser photostimulation of collagen production in healing rabbit Achilles tendons. Lasers Surg Med. 1998;22(5):281-287.

151. Aparecida Da Silva A, Leal-Junior ECP, Alves ACA, Rambo CS, Dos Santos SA, Vieira RP, et al. Wound-healing effects of low-level laser therapy in diabetic rats involve the modulation of MMP-2 and MMP-9 and the redistribution of collagen types I and III. J Cosmet Laser Ther. 2013;15(4):210-216.

152. Leite SN, de Andrade TAM, Masson-Meyers D dos S, Leite MN, Enwemeka CS, Frade MAC. Phototherapy promotes healing of cutaneous wounds in undernourished rats. An

Bras Dermatol. 2014;89(6):899–904.

153. Hall G, Anneroth G, Schennings T, Zetterqvist L, Rydén H. Effect of low level energy laser irradiation on wound healing. An experimental study in rats. *Swed Dent J.* 1994;18(1–2):29–34.

154. Surinchak J, Alago M, Bellamy R, Stuck B, Belkin M. Effects of low-level energy lasers on the healing of full-thickness skin defects. *Lasers Surg Med.* 1983;2: 267–274.

155. Broadley C, Broadley K, Disimone G, Reinisch L, Davidson J. Low-energy helium–neon laser irradiation and the tensile strength of incisional wounds in the rat. *Wound Repair Regen.* 1995;3:512–17.

156. Allendorf JDF, Bessler M, Huang J, Kayton ML, Laird D, Nowygrod R, et al. Helium-neon laser irradiation at fluences of 1, 2, and 4 J/cm² failed to accelerate wound healing as assessed by both wound contracture rate and tensile strength. *Lasers Surg Med.* 1997;20(3):340–345.

157. Saperia D, Glassberg E, Lyons R, AR P, Baneux P, Castel J, et al. Demonstration of elevated type I and type III procollagen mRNA levels in cutaneous wounds treated with helium-neon laser. Proposed mechanism for enhanced wound healing. *Biochem Biophys Res Commun.* 1986;138(3):1123–1128.

158. Hunter J, Leonard L, Wilson R, Snider G, Dixon J. Effects of low energy laser on wound healing in a porcine model. *Lasers Surg Med.* 1984;3:285–290.

159. McCaughan JJ, Bethel B, Johnston T, Janssen W. Effect of low-dose argon irradiation on rate of wound closure. *Lasers Surg Med.* 1985;5(6):607–614.

160. Gomes de Sousa, R., de Nazare Madureira Batista K. Laser therapy in wound healing associated with diabetes mellitus—review. *An Bras Dermatol.* 2016;91(4):489–493.

161. Yin R, Dai T, Avci P, Jorge AES, De Melo WCMA, Vecchio D, et al. Light based anti-infectives: ultraviolet C irradiation, photodynamic therapy, blue light, and beyond. *Curr Opin Pharmacol.* 2013;13(5):731–762.

162. de Sousa NTA, Gomes RC, Santos MF, Brandino HE, Martinez R, de Jesus Guirro RR. Red and infrared laser therapy inhibits in vitro growth of major bacterial species that commonly colonize skin ulcers. *Lasers Med Sci.* 2016;31(3):549–556.

163. Wilson M, Yianni C. Killing of methicillin-resistant Staphylococcus aureus by low-power laser light. *J Med Microbiol.* 1995;42(1):62–66.

164. Nussbaum E, Lilge L, Mazzulli T. Effects of 630, 660, 810, and 905 nm laser irradiation delivering radiant exposure of 1–50 J/cm² on three species of bacteria in vitro. *J Clin Laser Med Surg.* 2002;20(6):325–333.

165. Burke T. Questions and answers about MIRE treatment. *Adv Ski Wound Care.* 2003;(16):369–371.

166. Franzen-Korzendorfer H, Blackinton M, Rone-Adams S, McCulloch J. The effect of monochromatic infrared energy on transcutaneous oxygen measurements and protective sensation: results of a controlled, double-blind, randomized clinical study. *Ostomy Wound Manag.* 2008;54(6):16–31.

167. Saltmarche A. Low level laser therapy for healing acute and chronic wounds—the extendicare experience. *Int Wound J.* 2008;5(2):351–360.

168. Gogia P. Low-energy laser in wound management. In:

Gogia P, ed. *Clinical Wound Management.* Thorofare, NJ: Slack Inc.; 1995. p. 165–172.

169. Rosario R, Mark G, Parrish J, Mihm M. Histological changes produced in skin by equally erythemogenic doses of UV-A, UV-B, UV-C and UV-A with psoralens. *Br J Dermatol.* 1979;101(3):299–308.

170. Sachsenmaier C, Radler-Pohl A, Zinck R, Nordheim A, Herrlich P, Rahmsdorf H. Involvement of growth factor receptors in the mammalian UVC response. *Cell.* 1994;78(6):963–972.

171. Hall J, Mount D. Mechanism of DNA replication and mutagenesis in ultraviolet-irradiated bacteria and mammalian cells. *Prog Nucleic Acid Res Mol Biol.* 1981;25:53–126.

172. High A, High J. Treatment of infected skin wounds using ultra-violet radiation: an in vitro study. *Physiotherapy.* 1983;69(10):359–360.

173. Conner-Kerr T, Sullivan P, Gaillard J, Franklin M, Jones R. The effects of ultraviolet radiation on antibiotic-resistant bacteria in vitro. *Ostomy Wound Manag.* 1998;44(10):50–56.

174. Dai T, Kharkwal GB, Zhao J, Denis TGS, Wu Q, Xia Y, et al. Ultraviolet-C light for treatment of Candida albicans burn infection in mice. *Photochem Photobiol.* 2011;87(2):342–349.

175. Dean SJ, Petty A, Swift S, Mcghee JJ, Sharma A, Shah S, et al. Efficacy and safety assessment of a novel ultraviolet C device for treating corneal bacterial infections. *Clin Exp Ophthalmol.* 2011;39(2):156–163.

176. Gupta A, Avci P, Dai T, Huang Y-Y, Hamblin MR. Ultraviolet radiation in wound care: sterilization and stimulation. *Adv Wound Care.* 2013;2(8):422–437.

177. Thai T, Houghton P, Keast D, Campbell K, Woodbury M. Effect of ultraviolet light C (UVC) on bacterial colonization in chronic wounds. *Ostomy Wound Manag.* 2005;51(10):32–45.

178. Thai T, Houghton P, Campbell K, Keast D, Woodbury M. The role of ultraviolet light C (UVC) in the treatment of chronic wounds with MRSA. *Ostomy Wound Manag.* 2002;48(11):52–60.

179. Mackie R, Elwood J, Hawk J. Links between exposure to ultraviolet radiation and skin cancer. *J R Coll Physicians Lond.* 1987;21(2):91–96.

180. Sterenborg H, van der Putte S, van der Leun J. The dose response relationsip of tumorigenesis by ultraviolet radiation of 254 nm. *Photochem Photobiol.* 1988;47:245–253.

181. Meara OS, Cullum N, Ea N, Jc D, S OM, Na C, et al. Compression for venous leg ulcers. *Cochrane Database Syst Rev.* 2009;11:1–3.

182. Kessler CM, Hirsch DR, Jacobs H, MacDougall R, Goldhaber SZ. Intermittent pneumatic compression in chronic venous insufficiency favorably affects fibrinolytic potential and platelet activation. *Blood Coagul Fibrinolysis.* 1996;7(4):437–446.

183. McCulloch J, Marler K, Neal M, Phifer T. Intermittent pneumatic compression improves venous ulcer healing. *Adv Wound Care.* 1994;7(4):22–24, 26.

184. Carley P, Wainapel S. Electrotherapy for acceleration of wound healing: low intensity direct current. *Arch Phys Med Rehabil.* 1985;66(7):443–446.

185. Kloth L, Feedar J. Acceleration of wound healing with high voltage, monophasic, pulsed current. *Phys Ther.* 1988;68(4):503–508.

186. Feedar J, Kloth L, Gentzkow G. Chronic dermal ulcer

healing enhanced with monophasic pulsed electrical stimulation. *Phys Ther.* 1991;71(9):639–649.

187. Mulder G. Treatment of open-skin wounds with electric stimulation. *Arch Phys Med Rehabil.* 1991;72(6):375–377.

188. Griffin J, Tooms R, Mendius R, Clifft J, Vander Zwaag R, El-Zeky F. Efficacy of high voltage pulsed current for healing of pressure ulcers in patients with spinal cord injury. *Phys Ther.* 1991;71(6):433-442-444.

189. Lundeberg T, Eriksson S, Malm M. Electrical nerve stimulation improves healing of diabetic ulcers. *Ann Plast Sug.* 1992;29:328–331.

190. Wood JM, Evans PE, Al. E. A multicenter study on the use of pulsed low-intensity direct current for healing chronic stage II and stage III decubitus ulcers. *Arch Dermatol.* 1993;129(8):999–1009.

191. Adegoke B, Badmos K. Acceleration of pressure ulcer healing in spinal cord injured patients using interrupted direct current. *Afr J Med Sci.* 2001;30(3):195–197.

192. Adunsky A, Ohry A. Decubitus direct current treatment (DDCT) of pressure ulcers: results of a randomized double-blinded placebo controlled study. *Arch Gerontol Geriatr.* 2005;41(3):261–269.

193. Asbjornsen G, Hernàes B, Molvaer G. The effect of trans-cutaneous electrical nerve stimulation on pressure sores in geriatric patients. *J Clin Exp Gerontol.* 1990;12(4):209–214.

194. Janković A, Binić I. Frequency rhythmic electrical modulation system in the treatment of chronic painful leg ulcers. *Arch Dermatol Res.* 2008;300:377–383.

195. Jercinovic A, Karba R, Vodovnik L, Stefanovska A, Kroselj P, Turk R, et al. Low frequency pulsed current and pressure ulcer healing. *IEEE Trans Rehabil Eng.* 1994;2(4):225–233.

196. Junger M, Arnold A, Zuder D, Hans-Werner S, Heising S. Local therapy and treatment costs of chronic, venous leg ulcers with electrical stimulation (Dermapulse): a prospective, placebo controlled, double blind trial. *Wound Repair Regen.* 2008;16:480–487.

197. Barnes R, Shahin Y, Gohil R, Chetter I. Electrical stimulation vs. standard care for chronic ulcer healing: a systematic review and meta-analysis of randomised controlled trials. *Eur J Clin Invest.* 2014;44(4):429–440.

198. Registered Nurses' Association of Ontario. *Nursing Best Practice Guidelines: Assessment and Management of Pressure Injuries for the Interprofessional Team,* 3rd ed. Toronto, ON: Registered Nurses' Association of Ontario; 2016.

199. Houghton P, Campbell K, CPG Panel. *Canadian Best Practice Guidelines for the Prevention and Management of Pressure Ulcers in People with Spinal Cord Injury.* Mississauga, ON: Katika Integrated Communications Inc; 2013.

200. Dyson M, Suckling J. Stimulation of tissue repair by ultrasound: a survey of the mechanisms involved. *Physiotherapy.* 1978;64:105–108.

201. Roche C, West J. A controlled trial investigating the effect of ultrasound on venous ulcers referred from general practitioners. *Physiotherapy.* 1984;(12):475–477.

202. McDiarmid T, Burns P, Lewith G, Machin D. Ultrasound and the treatment of pressure sores. *Physiotherapy.* 1985;71:66–70.

203. Callam MJ, Harper DR, Dale JJ, Ruckley C V, Prescott RJ. A controlled trial of weekly ultrasound therapy in chronic leg ulceration. *Lancet.* 1987;2(8552):204–206.

204. Lundeberg T, Nordstrom F, Brodda-Jansen G, Eriksson

S V, Kjartansson J, Samuelson U. Pulsed ultrasound does not improve healing of venous ulcers. *Scand J Rehabil Med.* 1990;22(4):195–197.

205. Eriksson S, Lundeberg T, Malm M. A placebo controlled trial of ultrasound therapy in chronic leg ulceration. *Scand J Rehabil Med.* 1991;23(4):211–213.

206. ter Riet G, Kessels A, Knipschild P. A randomized clinical trial of ultrasound in the treatment of pressure ulcers. *Phys Ther.* 1996;76(12):1301–1311.

207. Taradaj J, Franek A, Brzezinska-Wcislo L, Cierpka L, Dolibog P, Chmielewska D, et al. The use of therapeutic ultrasound in venous leg ulcers: a randomized, controlled clinical trial. *Phlebology.* 2008;23(4):178–183.

208. Franek A, Chmielewska D, Brzezinska-Wcislo L, Slezak A, Blaszczak E. Application of various power densities of ultrasound in the treatment of leg ulcers. *J Dermatolog Treat.* 2004;15(6):379–386.

209. Taradaj J, Franek A, Blaszczak E, Polak A, Chmielewska D, Krol P,et al. Using physical modalities in the treatment of venous leg ulcers: a 14-year comparative clinical study. *Wounds.* 2012;24(8):215–226.

210. Taradaj J, Franek A, Cierpka L, Brzezinska-Wcislo L, Blaszczak E, Polak A, et al. Early and long-term results of physical methods in the treatment of venous leg ulcers: randomized controlled trial. *Phlebology.* 2011;26:237–245.

211. Johannsen F, Gam A, Karlsmark T. Ultrasound therapy in chronic leg ulceration: a meta-analysis. *Wound Repair Regen.* 1998;6(2):121–126.

212. Kwan RLC, Cheing GLY, Vong SKS, Lo SK. Electrophysical therapy for managing diabetic foot ulcers: a systematic review. *Int Wound J.* 2013;10(2):121–131.

213. Nelson EA. Venous leg ulcers. Clin Evid (Online). 2011;2011(June):1–73.

214. Chen C, Hou WH, Chan ES, Yeh ML, Lo HL. Phototherapy for treating pressure ulcers. *Cochrane database Syst Rev.* 2014;7:CD009224..

215. Watson JM, Kang'ombe AR, Soares MO, Chuang L, Worthy G, Bland JM, et al. Use of weekly, low dose, high frequency ultrasound for hard to heal venous leg ulcers: the VenUS III randomized controlled trial. *Br Med J.* 2011;342.

216. Cullum NA, Al-Kurdi D, Bell-Syer SE. Therapeutic ultrasound for venous leg ulcers. *Cochrane Database Syst Rev.* 2010;16(6):CD001180.

217. Ennis W, Foremann P, Mozen N, Massey J, Conner-Kerr T, Meneses P. Ultrasound therapy for recalcitrant diabetic foot ulcers: results of a randomized, double-blind, controlled, multicenter study. *Ostomy Wound Manag.* 2005;51(8):24–39.

218. Yao M, Hasturk H, Kantarci A, Gu G, Garcia-Lavin S, Fabbi M, et al. A pilot study evaluating non-contact low-frequency ultrasound and underlying molecular mechanism on diabetic foot ulcers. *Int Wound J.* 2014; 11(6):586–593.

219. Ramundo J, Gray M. Is ultrasonic mist therapy effective for debriding chronic wounds? *J Wound Ostomy Continence Nurs.* 2008;35(6):579–583.

220. Driver VR, Yao M, Miller CJ. Noncontact low-frequency ultrasound therapy in the treatment of chronic wounds: a meta-analysis. *Wound Repair Regen.* 2011;19(4):475–480.

221. Voigt J, Wendelken M, Driver V, Alvarez OM. Low-frequency ultrasound (20-40 kHz) as an adjunctive therapy

for chronic wound healing: A systematic review of the literature and meta-analysis of eight randomized controlled trials. *Int J Low Extrem Wounds*. 2011;10(4):190–199.

222. Waldrop K, Serfass A. Clinical effectiveness of non-contact, low-frequency, non-thermal ultrasound in burn care. *Ostomy Wound Manag*. 2008;54(6):66–69.

223. O'Sullivan-Drombolis D, Houghton P. Pneumatic compression in the treatment of chronic ulcers. *Phys Ther Rev*. 2009;14(2):81–92.

224. Smith P, Sarin S, Hasty J, Scurr JH. Sequential gradient pneumatic compression enhances venous ulcer healing: a randomized trial. *Surgery*. 1990;108(5):871–875.

225. Nikolovska S, Pavlova L, Petrova N, Gocev G. The effect of intermittent compression in the treatment of venous leg ulcers. *Mac Med Rev*. 2002;5:56–59.

226. Nikolovska S, Arsovski A, Damevska K, Gocev G, Pavlova L. Evaluation of two different intermittent pneumatic compression cycle settings in the healing of venous ulcers: a randomized trial. *Med Sci Monit*. 2005;11(7):CR337-43.

227. Nussbaum E, Biemann I, Mustard B. Comparison of ultrasound/ultraviolet-C and laser for treatment of pressure ulcers in patients with spinal cord injury. *Phys Ther*. 1994;74:812–825.

228. Wills E, Anderson T, Beattie B, Scott A. A randomized placebo-controlled trial of ultraviolet light in the treatment of superficial pressure sores. *J Am Geriatr Soc*. 1983;31:131–133.

229. Burger A, Jordaan A, Schoombee G. The bactericidal effect of ultraviolet light on infected pressure sores. *S Afr Med J*. 1985;41(2):55–57.

230. Nussbaum EL, Flett H, Hitzig SL, McGillivray C, Leber D, Morris H, et al. Ultraviolet-c irradiation in the management of pressure ulcers in people with spinal cord injury: a randomized, placebo-controlled trial. *Arch Phys Med Rehabil*. 2013;94(4):650–659.

231. Moore ZEH, Cowman S. Wound cleansing for pressure ulcers (Review). *Cochrane Database Syst Rev*. 2013;(3): CD004983. DOI: 10.1002/14651858.CD004983.pub3.

232. Ho CH, Bensitel T, Wang X, Bogie KM. Pulsatile lavage for the enhancement of pressure ulcer healing: a randomized controlled trial. *Phys Ther*. 2012;92(1):38–48.

233. Kloth L, Berman J, Nett M, Papanek P, Dumit-Minkel S. A randomized controlled clinical trial to evaluate the effects of noncontact normothermic wound therapy on chronic full-thickness pressure ulcers. *Adv Ski Wound Care*. 2002;15(6):270–276.

234. Horwitz L, Burke T, Carnegie D. Augmentation of wound healing using monochromatic infrared energy. Exploration of a new technology for wound management. *Adv Wound Care*. 1999;12(1):35–40.

235. Schindl A, Schindl M, Schindl L. Successful treatment of a persistent radiation ulcer by low power laser therapy. *J Am Acad Dermatol*. 1997;37:646–649.

236. Mester A. Wound healing. *Low Lev Laser Ther*. 1989: 1:7–15.

237. Shuttleworth E, Banfield K. Wound care. light relief, low-power laser therapy. *Nursing Times* 1997(93):74–78.

238. Tchanque-Fossuo CN, Ho D, Dahle SE, Koo E, Li C-S, Isseroff RR, et al. A systematic review of low-level light therapy for treatment of diabetic foot ulcer. *Wound Repair Regen*. 2016;24(2):418–426.

239. Kajagar BM, Godhi AS, Pandit A, Khatri S. Efficacy of low level laser therapy on wound healing in patients with chronic diabetic foot ulcers—a randomised control trial. *Indian J Surg*. 2012;74(5):359–363.

240. Kaviani A, Djavid GE, Ataie-Fashtami L, Fateh M, Ghodsi M, Salami M, et al. A randomized clinical trial on the effect of low-level laser therapy on chronic diabetic foot wound healing: a preliminary report. *Photomed Laser Surg*. 2011;29(2):109–114.

241. Landau Z, Migdal M, Lipovsky A, Lubart R. Visible light-induced healing of diabetic or venous foot ulcers: a placebo-controlled double-blind study. *Photomed Laser Surg*. 2011;29(6):399–404.

242. Minatel DG, Frade MAC, França SC, Enwemeka CS. Phototherapy promotes healing of chronic diabetic leg ulcers that failed to respond to other therapies. *Lasers Surg Med*. 2009;41(6):433–441.

243. Taradaj J, Halski T, Kucharzewski M, Urbanek T, Halska U, Kucio C. Effect of laser irradiation at different wavelengths (940, 808, and 658 nm) on pressure ulcer healing: results from a clinical study. *Evidence-based Complement Altern Med*. 2013;2013. Article ID 960240, 8 pages.

244. Siqueira CPCM, de Paula Ramos S, Gobbi CAA, Shigaki L, Kashimoto RK, Venâncio EJ, et al. Effects of weekly LED therapy at 625 nm on the treatment of chronic lower ulcers. *Lasers Med Sci*. 2014;30(1):367–373.

245. Leclère FM, Puechguiral IR, Rotteleur G, Thomas P, Mordon SR. A prospective randomized study of 980 nm diode laser-assisted venous ulcer healing on 34 patients. *Wound Repair Regen*. 2010;18(6):580–585.

246. Barreto JG, Salgado CG. Clinic-epidemiological evaluation of ulcers in patients with leprosy sequelae and the effect of low level laser therapy on wound healing: a randomized clinical trial BARRETO2010. *BMC Infect Dis*. 2010;10(1471–2334):237.

247. Taly A, Sivaraman Nair K, Murali T, John A. Efficacy of multiwavelength light therapy in the treatment of pressure ulcers in subjects with disorders of the spinal cord: arandomized double-blind controlled trial. *Arch Phys Med Rehabil*. 2004;85(10):1657–1661.

248. Kopera D, Kokol R, Berger C, Haas J. Does the use of low-level laser influence wound healing in chronic venous leg ulcers? *J Wound Care*. 2005;14(8):391–394.

249. Houghton P, Nussbaum E, Hoens A. Electrophysical agents: contraindications and precautions—an evidence-based approach to clinical decision making in physical therapy. *Physiother Can Spec Suppl*. 2010;62:1–80.

（刘勇 邹悦 王婷 译，王于领 审）

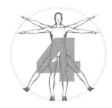

物理因子治疗在疼痛管理中的应用

Craig R. Denegar   William E. Prentice

第4章

认识疼痛

国际疼痛研究协会(International Association for the Study of Pain)将疼痛定义为:"与实际或潜在的组织损伤相关的不愉快感受和情感体验,或对损伤的描述"[1]。疼痛是一种多维度的主观感受,以及对其性质和特征的丰富描述。尽管它具有普遍性,然而疼痛是由人类各种各样的不适组成的,而不是一个单一的实体[2]。疼痛的感知可以根据过去的经历和期望进行主观修正[3]。我们主要是通过改变患者对疼痛的感知来进行治疗[3]。

疼痛是有目的性的。它提示我们的身体出了问题,并且引起保护性回避反应来避免进一步的伤害。它还可以诱发肌肉对受伤部位的保护。持续性疼痛会限制患者的工作、活动和日常生活,它也会限制患者的康复[4]。长时间的痉挛会导致血液循环不足、肌肉萎缩、习惯性失用、有意识或无意识的保护,将导致严重的功能丧失[5]。慢性疼痛本身就会变成一种疾病状态。通常缺乏明确病因的慢性疼痛会导致患者残疾。

大量的文献研究让我们对疼痛的认识以及如何减轻疼痛有了深入的了解。但这些研究也提出并留下了很多新的且尚未被解答的问题。现在我们对所用物理因子的镇痛作用以及疼痛生理学都有了更好的认识。开发了新的物理因子治疗,例如激光、最新改进的透热和经皮神经电刺激方法治疗骨骼肌肉损伤和疼痛[6]。但疼痛治疗的进展不止于此。甚至是最简单的治疗方式,例如热疗和冷疗,它们的镇痛机制都没有得到充分的了解[7]。

控制疼痛对治疗患者来说是非常重要的一环。物理治疗师和运动防护师(athletic trainers)应该与提供镇痛管理或镇痛处方的临床医生共同合作,来达到最佳化管理患者疼痛的效果。临床人员可以从多种具有镇痛作用的治疗因子中做选择[8]。治疗因子的选择应该结合患者的整体治疗方案。一些药物,包括阿片类镇痛药会减弱对一些如经皮神经电刺激的治疗反应。此外,把患者的偏好考虑进去也是非常重要的。如果一个患者不愿意或者不能够执行治疗计划,那应用或者推荐治疗的价值就非常小了。本章节不会对神经生理学、疼痛和疼痛缓解做完整的阐述。一些对人体神经生理学和神经生物学进行广泛讨论的教科书,可作为本章节的补充阅读[7,11]。本章节将会介绍疼痛控制理论,旨在鼓励临床人员在治疗患者时形成自己选择物理因子治疗的标准。理想情况下,能够增加证明对物理因子治疗有改善效果的疼痛治疗案例。

在后面章节中介绍的很多物理因子治疗都具有镇痛作用。它们通常用来减轻疼痛,让患者能够进行治疗性运动。对什么是疼痛的认识、它是怎么影响我们的和对疼痛的感知都会对使用物理因子治疗的临床人员产生影响[8]。

疼痛的分类

急性痛与慢性痛

我们通常将疼痛分为急性痛和慢性痛。急性痛是当发生组织损伤或损伤后出现的疼痛。慢性痛通过症状的持续时间来定义,如疼痛时间持续 6 个月以上[13]。然而,慢性痛问题并不能简单地用时间来定义。30% 的美国人受到慢性痛的困扰[12],都与周围或中枢的疼痛感受传导通路敏化和内源性疼痛控制机制失灵有关。慢性痛会导致持续的疾病过程,如关节炎、癌症或由创伤性损伤造成。慢性痛非常难管理,使用物理因子治疗或非麻醉药物治疗很难让患者感受到明显的疼痛减轻。目前对管理慢性疼痛的担忧在于阿片类物质的过度使用和滥用[10]。

术语持续痛与慢性痛的区别在于,持续痛是一种可以治愈的症状[10,11]。运动员和体力活动活跃的患者中,持续痛是由于肌肉失衡和力的传递在通过运动链时发生了改变。例如,投掷类运动员的持续性肩痛可以通过手法治疗、牵伸、抗阻训练改变胸椎和肩胛骨的力学得到改善。而这种情况仅限于患者的症状持续数周或数月,其与慢性疼痛相关的神经结构和功能尚未发生改变。某些案例中,在患者的治疗方案中加入物理因子治疗,将会加快患者的康复。

慢性疼痛本身被认为是一种健康状况,并给临床人员带来了很大的挑战,本书的议题主要是关于运动员和体力活动多的患者急性和持续痛的管理。因此,从事体力活动较多的患者中,患有骨骼肌肉损伤类急性或持续性疼痛是很常见的,关于这类患者的疼痛感知和管理在本章中均会进行讨论[12]。

牵涉痛

牵涉痛,可以是急性或慢性的,在牵涉痛发生时,所感知疼痛的区域与存在的病理关系不大。例如,脾脏损伤通常会造成左肩的疼痛。这种模式常被称为 Kehr 征,用来鉴别严重的损伤,以安排紧急救治。由于反射模式的改变,牵涉痛在导致疼痛出现的原因消失后持续存在,肌肉受到持续的机械应力,会形成保护或感觉过敏区域,称为**触发点**(trigger point)。

放射痛

神经或神经根受到激惹会造成放射性或根性痛。椎间盘突出导致的腰椎神经根受压或坐骨神经损伤会导致下肢至足部的放射痛。

深部躯体疼痛

深部躯体疼痛是生骨节源性的(sclerotomic),通常与生骨节相关,其脊柱节段连接的一个骨段)。疼痛出现的部位和疾病的部位通常不同。

疼痛的评估

疼痛是一种复杂的现象,由于疼痛的主观性很强,受临床人员和患者的态度和信仰影响,因此难于评估和量化。疼痛难于用言语准确描述,疼痛的量化非常困难[2,9]。

要获得标准的疼痛评估方法仍存在很多问题。截至目前,已经存在一些用于评估疼痛的工具。这些疼痛问卷可以鉴别疼痛的类型、量化疼痛的程度、评价疼痛经历对患者功能水平的影响和评价疼痛对患者心理的影响。

疼痛问卷是非常有用的,它可以促使患者用言语表达疼痛,从而为患者和临床人员认识疼痛经历提供突破口。它评价疼痛和损伤的心理学反应。疼痛情况可以通过改善交流,为临床人员指明合适的诊断测试来辅助评估过程。这些评估也帮助临床人员鉴别何种物理因子治疗更有效,以及何时运用物理因子治疗。最后,这些情况还为监测治疗过程提供了标准的测量[15]。

疼痛评估量表

下面的疼痛描绘方法可用来评估疾病或损伤导致的急性痛或慢性痛。

视觉模拟评分量表

视觉模拟评分量表是一个患者可以完成的非常简单快捷的测试(图 4-1)。这个量表由一条 10cm 长的直线组成,两端的极点代表疼痛感受的范围[14]。一端被定义为"无痛",另外一端为"剧烈疼痛"。患者需要在这条直线上标注出疼痛程度对应的点。标注出的点与"无痛"点之间的距离代表疼痛程度。另外一个类似的表可以用来评价治疗效果,一端为"无疼痛减轻",另外一端为"疼痛完全消失"。这两个表可以每天甚至更频繁地使用来评价治疗前后的疼痛情况变化。

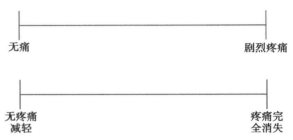

图 4-1 视觉模拟评分量表

疼痛体表图

疼痛体表图可以用来建立疼痛的空间属性。这种二维体表图由患者完成,用来评估疼痛的位置和主观疼痛感受。将几个姿势的简单身体线条图呈现给患者(图 4-2)。在这些体表图上,患者将与其疼痛经历相对应的区域绘制出来或上色。不同的颜色代表不同的感觉,例如,蓝色表示酸痛,黄色是麻木或刺痛,红色是烧灼样痛,绿色是痉挛性疼痛。可以将描述添加至体表图中以增强交流价值。表格可每天填写[16]。

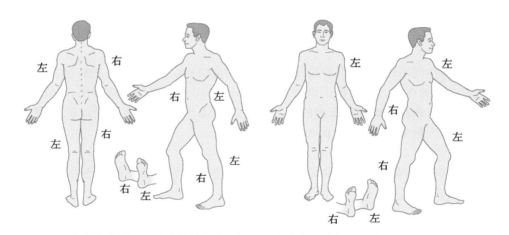

图 4-2 疼痛体表图。通过这样的指令:"请运用所有的图片标注出你疼痛的位置,以及放射痛的位置。用蓝色记号画出或涂上阴影。此图表仅供患者使用。请尽量细致准确。用黄色记号标记出麻木和刺痛的位置。用红色记号标记出烧灼感的区域,绿色记号标记出痉挛性疼痛的位置。请记住:蓝色=疼痛,黄色=麻木或刺痛,红色=烧灼感区域,绿色=痉挛性疼痛。"(惠允自 Melzack R. Concepts of pain measurement. In:Melzack R,ed. Pain measurement and Assessment. New York:Raven Press;1983.[2])

McGill 疼痛问卷

McGill 疼痛问卷(McGill Pain Questionaire,MPQ)是一份用 78 个词汇描述疼痛的工具(图 4-3)。这些词汇被分为 20 组共 4 大类,代表疼痛经历的维度。完成 MPQ 需要 20 分钟,但对于非英文母语的患者会比较困难。MPQ 通常用于腰痛患者,每周用 2~4 次,它可以非常清楚地显示出患者疼痛状态的变化[2,15]。

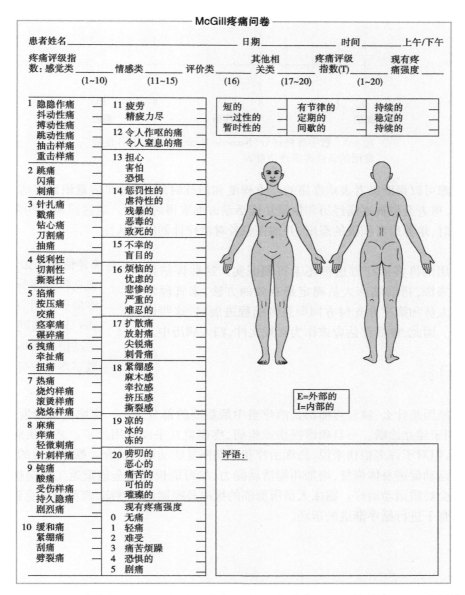

图 4-3　McGill 疼痛问卷。这些描绘词分为 4 个组:感觉类,1~10;情感类,11~15;评价类,16;和其他相关类,17~20。每个词汇的等级值由它在词汇列中的位置决定。等级值的总和就是疼痛评估指数(pain rating index,PRI)。目前的现实疼痛强度(present pain intensity,PPI)评分为 0~5 分

活动模式指标疼痛问卷

　　活动模式指标疼痛问卷(Activity Pattern Indicators Pain Profile)测量患者的生活活动。它是一份包括 64 个问题的自我报告工具,用来评估疼痛相关的功能障碍。该测量工具可以测量如家务、娱乐活动和社会活动行为的频率[10]。

数字疼痛评分

　　最常用的急性疼痛情况评估方法就是数字疼痛评分(numeric pain scale)。患者需要按照 0~10 的等级评估他的疼痛,10 代表他所经历的或能想象的最严重疼痛(图 4-4)。治疗前后都需要评分。当治疗缓解了疼痛时,需要询问患者缓解的程度和持续时间。另外,患者需要估计疼痛在一天当中占比多少,什么活动会加重或减轻疼痛。当疼痛影响睡眠时,患者需要估计前 24 小时内的睡眠时间。此外,还应记录控制疼痛所需药物的剂量。这些信息可以帮助临床人员评估疼痛的变化,选择合适的治疗,更清晰地与患者进行损伤或术后恢复的沟通。

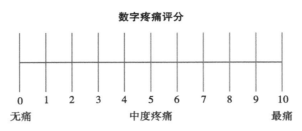

图4-4 数字疼痛评分(Numeric Rating Scale,NRS)是最常用的急性疼痛评估量表

所有的量表都可以帮助患者表达疼痛的严重程度和持续时间,通过评估意识到疼痛的变化。通常在较长的康复期间,患者会忽视疼痛经历和恢复功能活动方面取得的进步。通过回顾这些疼痛量表,安慰患者的焦虑情绪同时,培养患者积极的态度,并加强患者对治疗计划的依从性。

医疗文书

临床人员使用的许多治疗方法都还未得到证实。这些评估量表可以作为数据来源,帮助临床人员确定最有效的方法,来管理常见损伤。在临床人员和第三方支付方回顾患者病程进展时,这些评估可能非常有用。因此,疼痛评估应该作为常规文件,归入病历中。

疼痛评估技术如下:
- 视觉模拟评分量表
- 疼痛体表图
- McGill 疼痛问卷
- 活动模式指标疼痛描绘
- 数字疼痛评分

疼痛管理的目标

不管疼痛的原因是什么,减轻疼痛都是治疗当中最重要的部分之一。疼痛向患者发出寻求帮助的信号,并且通常可用于建立诊断。一旦确诊损伤或疾病,疼痛就几乎没有用处了。某些疾病需要进行药物、手术或制动处理,但对于许多损伤来说,物理治疗和早期恢复活动更为适合。临床人员的目标是鼓励患者通过循序渐进的运动促进身体恢复,增加功能活动能力,尽可能快速安全地重返工作岗位,恢复娱乐和其他活动。但疼痛会妨碍运动治疗。临床人员所面临的挑战是控制急性疼痛,避免患者受到进一步伤害,同时鼓励患者在监督下进行循序渐进的运动。

疼痛感知

疼痛感觉因人而异,就如每个患者描述疼痛经历的术语都会不同一样。临床人员通常会在评估损伤时询问患者疼痛的感受。患者通常用锐痛、钝痛、跳痛、烧灼痛、刺痛、局部痛和全身痛来描述。临床人员有时会难于推断究竟是什么原因导致了特定类型的疼痛。例如,"烧灼痛"通常与神经损伤相关,当然其他损伤也会导致患者认为是烧灼痛。因此,应当谨慎对待患者对疼痛类型的口头描述。

感觉感受器

神经末梢是神经纤维外周结构的止点。它可以是感觉末梢(感受器)或运动末梢(效应器)。感觉末梢可以呈囊状(如游离神经末梢、梅克尔氏小体)或被包覆呈囊状(如克劳泽氏、梅氏小体终球)。

身体中感觉感受器类型较多,临床人员应该知道它们的存在以及激活它们的刺激类型(表4-1)。运用物理因子激活这些感受器可以降低患者对疼痛的感知。

以下是对六种类型的感觉神经末梢的描述:

1. 梅氏小体可以被轻触激活。
2. 帕西尼氏小体对重压有反应。
3. 梅克尔氏小体对重压也有反应,但慢于帕西尼氏小体,也可被毛囊偏转激活。
4. 皮肤中的鲁菲尼小体对触觉、张力和热源敏感;在关节囊和韧带中的鲁菲尼小体对位置变化敏感。

表 4-1 感觉感受器的特征				
感觉感受器的类型	刺激物	具体性质	术语	感受器位置
机械感受器	压力	头发在毛囊中的移动	传入神经纤维	毛囊基部
		轻压	梅氏小体	皮肤
		重压	帕西尼氏小体	皮肤
		触摸	梅克尔氏触觉小体	皮肤
伤害感受器	疼痛	扩张（牵拉）	游离神经末梢	胃肠壁、咽部皮肤
本体感觉感受器	张力	扩张	鲁菲尼小体	皮肤、关节内关节囊、韧带
		长度变化	肌梭	骨骼肌
		张力变化	高尔基肌腱器官	肌肉和肌腱之间
温度感受器	温度变化	冷	克劳泽氏终球	皮肤
		热	鲁菲尼小体	皮肤、关节内关节囊、韧带

注：惠允自 Previte J. human Physiology. New York：McGill-Hill Inc；1983.

5. 克劳泽氏终球是温度感受器，对温度下降和触碰产生反应[17]。

6. 疼痛感受器，也称为**伤害感受器**（nociceptors）或游离神经末梢，对极端的机械能、热能或化学能敏感[4]。它们对有害刺激作出反应，换而言之，对即将到来的或现实存在的组织损伤（如切割伤、烧伤、扭伤等）作出反应。英文词汇 Nociceptive 来源于拉丁语 Nocere，表示伤害，用来暗示疼痛信息。这些感受器对表浅的热和冷、镇痛膏和按摩有反应。

肌肉、关节囊、韧带和肌腱中的本体感受器提供关节位置和肌肉张力的信息。当肌肉收缩或拉长时，肌梭对长度和肌张力变化产生反应。肌肉中的高尔基腱也对长度和肌张力变化产生反应。完整信息请参见表 4-1。

一些感觉感受器对阶段性活动起反应，当刺激增加或减少时产生冲动，但对于持续的刺激并不会产生冲动。它们对持续不变的刺激会发生适应。梅氏小体和帕西尼氏小体就属于这类感受器。

只要刺激存在，张力感受器就会产生冲动。肌梭、游离神经末梢和克劳泽氏终球就是张力感受器的例子。初始的脉冲在受到高频刺激时产生，之后的脉冲在持续受到刺激时产生。

适应是指发生器电位下降以及由于长时间或重复刺激产生的频率降低。如果物理因子被反复长时间使用，感受器会对这些刺激产生适应并减少对刺激的冲动。这种适应现象可在使用例如冰袋和凝胶式敷袋等浅表热疗或冷疗时观察到。

随着刺激的增强，被兴奋的感受器数量增加，脉冲频率也会增加。这在脊髓水平提供了更多的电活动，可以提高物理因子治疗的效果。

认知的影响

疼痛感知和对疼痛经历的反应会受到多种认知过程的影响，这些影响因素包括焦虑、注意力、压力、过去的疼痛经历和文化等[18]。这些疼痛表达的个体因素被大脑皮质高级中枢以未知的方式所介导[3]。它可能会影响感觉的辨别和疼痛的动机情感维度。

许多思维过程通过下行系统调节对疼痛的感知。行为修正、瞬间的激动、快乐、积极情绪、**注意力集中**（针对特定刺激的注意力）、催眠和建议都可能调节疼痛感知。既往经历、文化背景、性格、游戏动机、攻击性、愤怒和害怕都是促进和抑制疼痛感知的因素。强烈的中枢抑制可能会在一段时间内掩盖疼痛伤害[3]。在这段时间内，评估损伤情况非常困难。

抑郁、疼痛和对刺激的敏感性之间存在着联系。但这并不意味着所有抑郁的人都会存在疼痛，或所有存在慢性疼痛的人都会抑郁。有疼痛的患者通常会减少活动，健康状况下降，并报告出现睡眠问题，这些会加重疼痛和抑郁。疼痛影响着患者生活的各个方面,包括工作能力、家庭责任和活动能力。有的患者会产生酒精依赖或药物滥用。药物可以用于调节 5-羟色胺和其他神经调节物质,以减轻疼痛并提升情绪。

虽然人们认识到疼痛可以通过中枢调节被抑制,但重要的是通过中枢机制也可以促进疼痛感知。恐惧症、畏惧、抑郁、焦虑、悲伤和敌意都会导致中枢系统敏化,从而导致患病或受伤患者的疼痛,或导致没有局部病理过程的疼痛。此外,与旧伤相关的疼痛记忆会导致疼痛感知和疼痛反应与当前较轻微的损伤不相符合。药物的滥用还会改变和混淆对疼痛的感知,并进一步使得寻找有效治疗方案,使治疗患者疼痛变得复杂化。

神经的传递

传入神经纤维将感觉感受器发出的脉冲传递到大脑,例如运动神经元等传出神经纤维将大脑脉冲传递到外周[7]。一级或初级传入神经将脉冲从感觉感受器传到脊髓背角(图 4-5)。有 4 种不同类型的一级神经元(表 4-2)。Aα 和 Aβ 是大直径传入神经,具有很高(快)的传导速度;Aδ 和 C 是小直径传入神经,具有很低(慢)的传导速度。

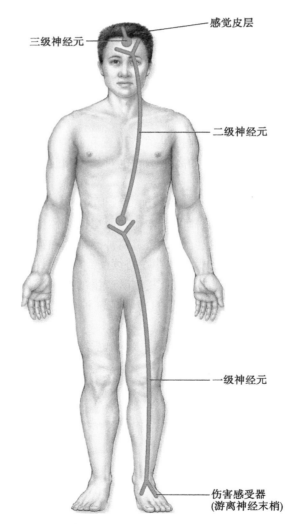

图 4-5 神经传入传递。来自游离神经末梢的感觉(疼痛)信息通过一级、二级和三级神经元传递到大脑的感觉皮层(惠允自 McKinley M, O'Loughlin VD. Human Anatomy, 2nd ed. New York: McGill-Hill, 2008.)

表 4-2 传入神经元的分类

尺寸	类型	分组	亚分组	直径（微米）	传导速度（m/s）	感受器	刺激物
粗	Aα	I	1a	13~22	70~120	本体感觉机械感受器	肌肉速度和长度变化，肌肉快速收缩
	Aα	I	1b			本体感觉机械感受器	由触碰和帕西尼氏小体得到的肌肉长度信息
	Aβ	II	肌肉	8~13	40~70		
	Aβ	II	皮肤			皮肤感受器	触碰，震动，头发感受器
细	Aδ	III	肌肉	1~4	5~15	75%机械感受器和温度感受器	温度变化
	Aδ	III	皮肤			25%伤害机械感受器和温度感受器（热和冷）	有害的机械力和温度（>45℃，<10℃）
	C	IV	肌肉	0.2~1.0	0.2~2.0	50%机械感受器和温度感受器	触碰和温度

二级传入神经纤维将感觉信息从脊髓传递到大脑。它们被归为广动力范围（wide dynamic range）神经元或伤害感受神经元。广动力范围神经元二级传入神经接受 Aβ、Aδ 和 C 纤维的输入。这类传入纤维在较小的受体区域工作，这些区域没有重叠，对于组织损伤时的疼痛定位非常重要。所有二级神经元突触都在到达感觉皮层之前。大部分这些纤维终止于丘脑，其他大部分这类纤维终止于中脑导水管灰质区域或网状结构内的细胞簇。三级神经元将信息从这些区域传递到大脑，包括感觉皮层，在这里信息被整合、翻译并产生作用。

突触传递的促进和抑制

神经元之间的信息传递，靠神经元末端（突触前膜）释放递质，进入突触间隙，附着在下一个神经元（突触后膜）上的受体部位（图 4-6）。过去将所有的突触内活动都归因于如乙酰胆碱等神经递质。当神经递质释放足够量的时候，会导致突触后神经元的去极化。

现在发现，几种不是真正神经元递质的物质可以促进或抑制突触活动。5-羟色胺、去甲肾上腺素、脑啡肽、β-内啡肽、强啡肽、谷氨酸和 P 物质在人体疼痛控制机制中都起到非常重要的作用[20]。

内啡肽是一种内源性（由身体自己产生）阿片类物质。在脊髓背角，内啡肽通过与伤害性一级神经纤维的突触前膜相结合，从而抑制二级伤害性神经纤维的去极化。这可以防止通过二级传入神经去极化促进疼痛信息传播的神经递质释放。脑啡肽是由横跨脊髓薄板或脊髓层的中间神经元（连接突触之间的短神经）释放的。

去甲肾上腺素通过某些神经元的去极化释放，并与突触后膜结合。它存在于神经系统的几个区域，包括脑桥下降束，抑制一级和二级伤害性神经纤维之间的突触传递，从而减少疼痛感觉[20]。

其他内源性阿片可以作为活性镇痛因子。这些神经活性肽被释放到中枢神经系统中，具有类似吗啡的作用，一种阿片类镇痛剂。特定的阿片受体位于战略位点，称为结合位点，以接受这些化合物。β-内啡肽和强啡肽具有很强的镇痛作用，它们都是由中枢神经系统释放，目前机制还不完全清楚。

伤害感受器

伤害感受器是游离神经末梢，是周围疼痛感受器。周围游离神经末梢被分为对化学刺激敏感、对机械刺激敏感、对极端温度敏感和对多种感觉敏感。多觉型游离神经末梢对所有的伤害刺激都敏感。也有一些游离神经末梢是静息的伤害感受器。这些游离神经末梢由于重复或长时间的伤害刺激变得敏感，并且

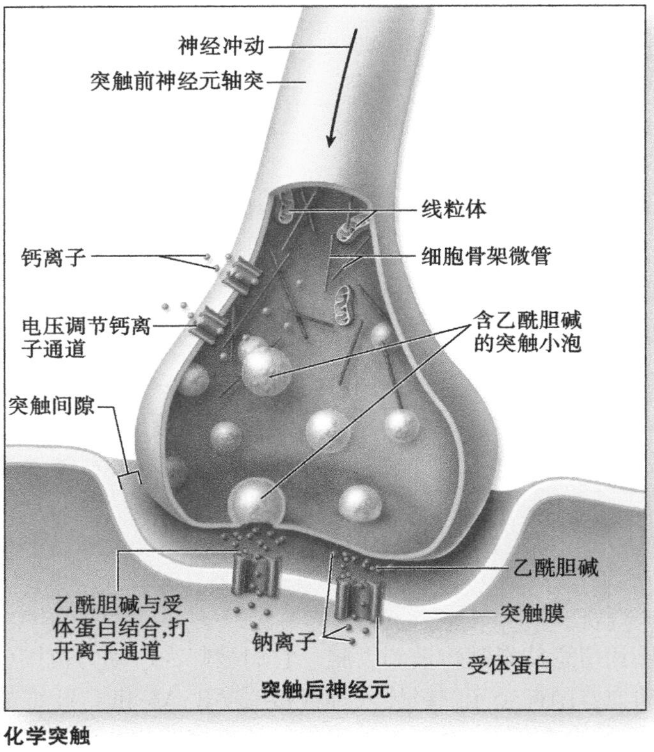

化学突触

图 4-6 突触传递（惠允自 McKinley M,O'Loughlin VD. Human Anatomy,2nd ed. New York:McGill-Hill,2008.）

会增加组织的敏感性。

游离神经末梢的细胞体存在于脊髓附近的背根神经节。肌肉骨骼受损伤后,疼痛由最初释放的四种化学介质(包括 P 物质、前列腺素、缓激肽和白三烯)诱发,这些介质通过降低去极化阈值,使损伤区域的伤害感受器变得敏感。这被称为原发性痛觉过敏,神经对伤害刺激的感觉阈值很低,从而增强了疼痛反应[4]。随后数小时内发生继发性痛觉过敏,化学物质向周围组织扩散,扩大疼痛区域范围,产生超敏反应。肿胀也会增加对机械敏感性和多觉型游离神经末梢的压力,从而增加疼痛信号向感觉皮层的传递。

伤害感受器沿着两条传入神经纤维将电脉冲传到脊髓。Aδ 和 C 纤维传递周围伤害感受器的疼痛和温度觉。多数是 C 纤维,Aδ 纤维的直径更大,传导速度更快。这样的差别导致了两种性质不同类型的疼痛:一种是快速产生、定位良好的急性疼痛;另一种是在受伤后的几小时或数天内出现的弥漫性疼痛。急性疼痛是从皮肤感受器发出,由较大、较快的 Aδ 传入神经元来传导[20]。有刺激存在时才出现的短暂局部性疼痛,如突然不小心被针刺到时的疼痛。弥漫性疼痛多由 C 纤维传入神经元传导,起于表皮组织或深部的韧带和肌肉组织。如前所述,这种痛是揪心的痛、跳痛或烧灼样的疼痛,不局限且与刺激无关。受伤后会有疼痛延迟的反应,疼痛会在伤害刺激物消除后存留一段时间[20]。

各类型的传入神经纤维上行至大脑时有不同的过程。部分 Aδ 和大多数 C 传入神经元通过外层的脊髓背角和突触与二级神经元一起进入脊髓(图 4-7)[20]。大部分伤害二级神经元沿着颅末纤维三条束中的一条上行至更高级中枢:①脊髓丘脑外束;②网状脊髓束;③脊髓丘脑束(中脑导水管周围灰质)-其余部分沿脊髓颈束上行[20]。约 80%的伤害性二级神经元沿着脊髓丘脑侧束上行至高级中枢[20]。约 90%的二级传入神经止于丘脑[20]。如上所述,三级神经元投射到感觉皮层和中枢神经系统的其他中枢(图 4-7)。

这样的神经网络让我们感知到疼痛,同时还整合了既往对疼痛经历的体验和情绪。这些联系也是临床人员用于管理疼痛的部分复杂回路。大部分用于止痛的物理因子都是通过将脉冲直接传入背角,以减缓或阻断沿着 Aδ 和 C 传入神经元的上行通路输入或通过下行机制完成。这些通路在后续章节中会更详细地讨论。

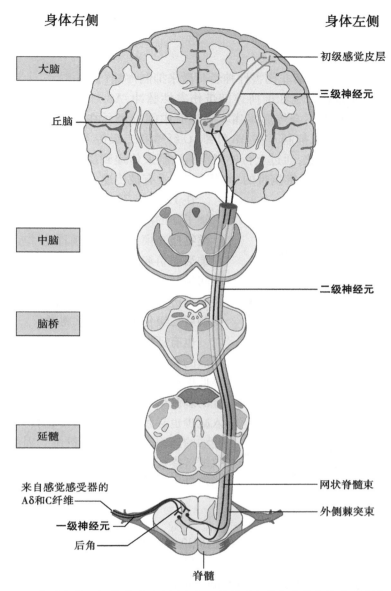

身体右侧　　　　　　　　　　　身体左侧

大脑

中脑

脑桥

延髓

初级感觉皮层

三级神经元

丘脑

二级神经元

网状脊髓束

外侧棘突束

来自感觉感受器的
Aδ和C纤维

一级神经元

后角

脊髓

图 4-7　脊髓中的上行的脊髓丘脑侧束和网状脊髓束将疼痛信息传递到大脑皮质

疼痛控制的神经生理学阐述

刺激皮肤感受器的疼痛控制神经生理学机制还未得到充分阐述[21]。然而,目前的理论为经皮神经电刺激、浅表热和冷、按摩以及针灸和电针的临床应用奠定了基础。

Melzack、Wall[22]和 Castel[23]首先提出了皮肤感受器刺激的镇痛反应概念。这些模型主要呈现了 3 种镇痛机制:

1. 来自上行 Aβ 传入神经的刺激将沿着 Aδ 和 C 传入神经纤维(闸门控制)携带的刺激信息在脊髓水平被截断。

2. 沿着 Aδ 和 C 传入纤维神经传递的脊髓背角下行通路的刺激,阻断了沿着 Aδ 和 C 传入纤维携带的脉冲。

3. Aδ 和 C 传入纤维的刺激引起内源性阿片类物质(β-内啡肽)的释放,导致下行镇痛途径被长期激活。

这些理论或模型不一定是完全互斥的。近期证据表明,疼痛减轻可能是由于背角和中枢神经系统活

疼痛控制机制如下:
- 阻断上行通道(闸门控制)
- 阻断下行通道
- 释放 β-内啡肽和强啡肽

动相结合的结果[25,26]。

疼痛闸门控制理论

闸门控制理论解释了如何只激活非伤害性神经刺激来抑制疼痛(图 4-8)[22]。3 种外周神经纤维与此疼痛控制机制有关:Aδ 纤维和 C 纤维如前所述携带伤害性脉冲,Aβ 纤维携带来自皮肤感受器的感觉信息,但这种信息是非伤害性的,也不会传递疼痛。脑啡肽中间神经元在 Aβ 纤维上行至背角的区域中发现。来自非伤害性 Aβ 纤维的输入抑制了在 Aδ 纤维、C 纤维和二级传入神经之间传递的疼痛信号,有效地"关闭了疼痛传递的闸门"。因此,通过上行外侧脊髓丘脑束传递到皮层中二级神经元传递的唯一信息来自于 Aβ 纤维。小直径 Aδ 和 C 纤维携带的"疼痛信息"没有被传递,也不会到达感觉中枢。

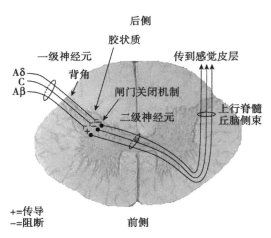

图 4-8 闸门控制理论。Aβ 纤维携带的感觉信息"关闭闸门",胶状质中的 Aδ 和 C 纤维携带的疼痛信息被阻断,不能够传入到皮质感觉中枢

在 19 世纪 70 年代发现并分离了内源性阿片类物质引领了新的疼痛缓解理论出现。Castel 引入了内源性阿片类物质来模拟闸门控制理论[23]。这项工作为增加 Aβ 纤维活动引起的镇痛反应提供了解释:背角中的脑啡肽中间神经元释放。这些神经活性胺通过阻断 Aδ 和 C 纤维中促进性传递物质的释放来抑制突触传递,从而阻止突触后二级传入神经的去极化。

也有证据支持闸门控制理论所提出的感觉刺激减轻疼痛的概念。发生摩擦挫伤时,TENS 或按摩酸痛肌肉会降低疼痛感。对这些治疗的镇痛反应归因于 Aβ 传入纤维的刺激增加。沿着伤害感受性 Aδ 和 C 传入纤维的输入减少也导致疼痛缓解。冷却传入纤维降低了它们传导冲动的速率,特别是无髓纤维。因此,20 分钟的冷敷可有效缓解疼痛是由于活动减少,并不是由于沿着传入通道的活动增加。

下行性疼痛控制

疼痛控制的第二种机制扩展了原始的闸门控制理论,并涉及通过下行系统从大脑更高级中枢传入信息的理论(图 4-9)[26]。情绪(如愤怒、恐惧、压力等)、既往经历、感觉感受器和来自大脑丘脑的其他因素短暂结合,强烈刺激中脑**导水管周围灰质**(periaqueductal gray,PAG)。这种减少疼痛发生的途径是从 PAG 中的细胞向脑干髓质中称为**中缝核**的区域背侧投射。当 PAG 放电时,中缝核也会放电。来自中缝核的 5-羟色胺传出通路沿着脊髓全长投射到背角,在那里它们与位于背角的脑啡肽中间神经元突触相结合[27]。被 5-羟色胺激活的脑啡肽中间神经元突触抑制了感受慢性和/或强烈疼痛的感觉神经元的神经递质物质 P 从 Aδ 和 C 纤维的释放。此外,脑啡肽被释放到脑啡肽中间神经元和二级神经元之间的突触中,该二级神经元抑制来自 Aδ 和 C 纤维的脉冲向二级传入神经元的突触传递,所述二级传入神经元将疼痛信号从脊髓丘脑侧束传递到丘脑(图 4-9)[28]。

目前已证实存在从脑桥向背角投射的第二个下行性去甲肾上腺素能通道[26]。但这些平行通道的意义尚未完全明确。目前也尚未知晓这些去甲肾上腺素能纤维是否直接抑制背角突触或刺激脑啡肽中间神经元。

该模型为短暂且强刺激的镇痛反应提供了生理学解释。针刺镇痛和使用 TENS,如穴位刺激等的镇痛作用,与下行疼痛控制机制有关[29,31]。

临床决策练习 4-1

临床人员对受伤患者运用减轻疼痛的 TENS 治疗后的主观疼痛感兴趣。描述你评估疼痛所需的步骤,并建议选择使用哪个疼痛量表。

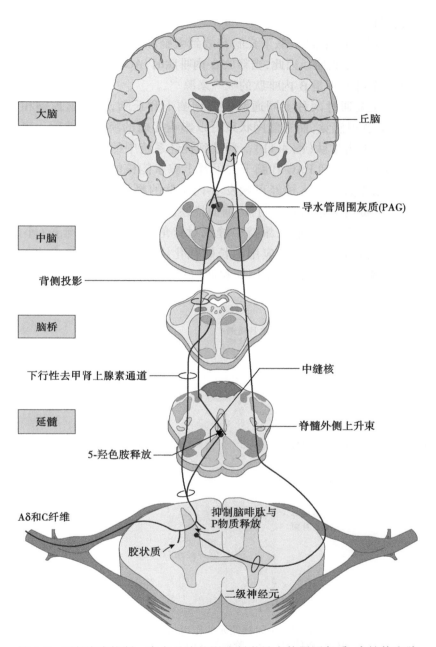

大脑

丘脑

导水管周围灰质(PAG)

中脑

背侧投影

脑桥

下行性去甲肾上腺素通道

中缝核

延髓

脊髓外侧上升束

5-羟色胺释放

Aδ和C纤维

抑制脑啡肽与P物质释放

胶状质

二级神经元

图 4-9　下行疼痛控制。来自丘脑的影响刺激导水管周围灰质、中缝核和脑桥,从而抑制疼痛脉冲通过上升束传递

β-内啡肽和强啡肽在疼痛控制中的作用

有证据表明,对小直径传入神经(Aδ 和 C)的刺激可以促进被称为内啡肽类内源性阿片类物质的释放[7,20,25,29]。β-内啡肽和强啡肽是在中枢和外周神经系统中发现的内源性阿片类神经递质[30]。β-内啡肽和强啡肽释放的调节机制尚未完全阐明。然而,很明显这些内源性物质在用于治疗疼痛患者的某些形式的刺激镇痛反应中起到了作用。

β-内啡肽从垂体前叶释放到血液中,从下丘脑释放到大脑和脊髓中[30]。在垂体前叶中,它与促肾上腺皮质激素(ACTH)共用一种激素原。因此,当释放 β-内啡肽时,ACTH 也会释放[31]。由于 β-内啡肽不易穿过血-脑屏障,因此垂体前叶并不是 β-内啡肽的唯一来源[25]。

如前所述,疼痛信息主要通过两种不同通路传递到脑干和丘脑,即脊髓丘脑和脊髓网状束。脊髓丘脑输入可以影响疼痛的意识感觉,而脊髓网状束可以影响疼痛的唤醒和情感。来自这两个区域的疼痛刺激将刺激下丘脑释放 β-内啡肽(图 4-11)。释放到神经系统中的 β-内啡肽与神经系统中特定的阿片结合位点结合。下丘脑中投射到 PAG 和脑干去甲肾上腺素能核的神经元含有 β-内啡肽。通过电针长时间(20~40 分钟)刺激小直径传入神经可触发 β-内啡肽的释放[29,32]。通过刺激下丘脑,这些神经元释放的 β-内啡肽可能负责启动相同的机制,与前面描述的其他下降疼痛控制机制相同的脊髓中的机制(见图 4-10)[36,41]。β-内啡肽半衰期长,维持中缝核对背角传递的控制,延长(小时)疼痛缓解时间。该机制还为 20 分钟或更长时间的表面热应用和长期强化练习的镇痛反应,提供了有力的合理解释。此外,需要进一步的研究来阐明这些物质在何处和如何释放,以及 β-内啡肽的释放如何影响神经活性和疼痛感知。

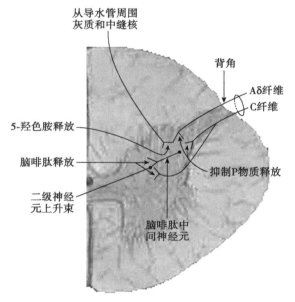

图 4-10 脑啡肽中间神经元的作用是抑制 Aδ 和 C 纤维之间的疼痛传递以及二阶神经元向上行束的传递

强啡肽是一种最近分离出的内源性阿片类物质,见于 PAG、延髓腹侧和背角[25]。已经证实强啡肽是通过强烈的有害的机械电针刺激释放的[32]。已证实存在第二个下行的去甲肾上腺素能通路从脑桥投射到背角(图 4-11)[25]。这条通路与中缝核的路径平行(见图 4-9)可能是由强啡肽介导的,并在背角的突触处释放去甲肾上腺素。有学者认为,去甲肾上腺素的释放直接抑制 Aδ 和 C 纤维和二级传入神经纤维之间的突触传递,其方式类似于脑啡肽。因此,强啡肽可能有助于抑制有害机械刺激的反应[29]。

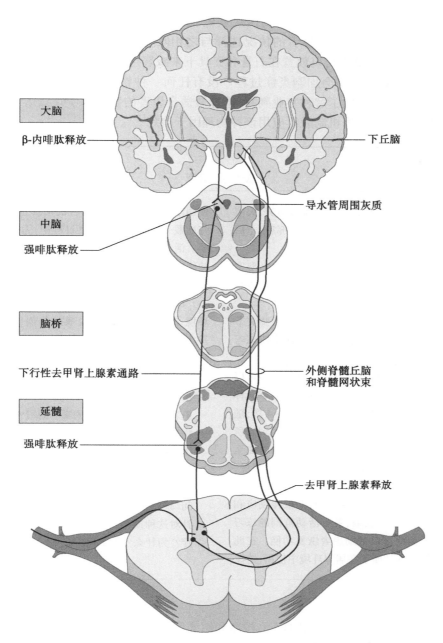

图 4-11 β-内啡肽从下丘脑释放,强啡肽由中脑导水管周围灰质释放,髓质调节

疼痛控制机制总结

身体中不同的疼痛控制机制可能并非相互独立。相反,镇痛是不同机制叠加的结果。同样重要的是要意识到,预先提出的理论只是模型。它们可用于将对疼痛和疼痛缓解的感知形成概念。这些模型将有助于临床人员了解治疗方式的效果,并为治疗方式的应用和建议形成合理的理论基础[6,8,24]。随着更多研究的进行,以及疼痛和神经生理学的奥秘不断解开,新的模型将会出现。临床人员应该采用这些模型以适应新的进展。

疼痛管理

临床人员应该如何治疗疼痛? 首先,必须确定疼痛的来源。不明原因疼痛背后可能隐藏着严重的疾病,若仅对疼痛治疗,这种疼痛治疗反而会耽误疾病的治疗[33]。一旦确诊,许多物理因子可以缓解疼痛[36,38,41,42]。临床人员应该根据每位患者的情况选择与之相匹配的治疗[35]。石膏和支具会阻碍冰敷和湿热的治疗,但 TENS 的电极通常可以放置在石膏和支具下来减轻疼痛。急性创伤后,冰敷可能是首选的治疗。它相对安全、价格低廉且不会加剧炎症过程。没有任何一种物理因子是疼痛控制的"最佳"治疗。临床人员必须根据对治疗方式的了解和专业判断,选择最适合患者的物理因子疗法[34,37]。任何时候临床人员都应该明确物理因子的作用机制后再应用该种物理因子治疗[24]。

案例分析 4-1
急性疼痛管理

背景:Stacey 是一名 21 岁的大学篮球运动员,关节镜下切除左膝撕裂的内侧半月板和松弛的体部后,术后第二天转介到物理治疗。

初步诊断印象:急性损伤和术后第一天的典型案例。她感受非常不适,股四头肌抑制,不愿意屈伸膝关节。

治疗计划:膝关节冰敷 20 分钟,并注意保护膝关节后外侧的腓总神经。冰敷后,鼓励她进行股四头肌练习和足跟滑行训练。

治疗反应:股四头肌控制改善,离开诊所时,她可以做直腿抬高,无伸直滞后的情况。她可以将膝关节从伸直活动至屈曲 50°。回家后,要求她每天冰敷 3~4 次,随时进行前面描述的运动练习。Stacey 在 5 天后回到诊所时,股四头肌控制良好,膝关节能从完全伸直位屈曲至115°。她的康复进程非常顺利,3 周后重返到篮球赛场,为即将到来的赛季做准备。

手术后出现急性疼痛和保护性反应、夹板样反应和神经肌肉抑制。当激活肌肉收缩,关节活动范围的练习安全,运用物理因子治疗可以帮助患者恢复功能。在此案例中,由于其急性表现和便于在居家环境中使用,选择

使用冰敷。TENS 也是适合的治疗选择,可单独使用或与冰敷一起使用。在康复过程中,无痛的活动也非常重要。活动减轻了术后关节僵硬的感觉,让大直径的传入神经纤维输入背角,通过闸门控制机制或刺激脑啡肽中间神经元来缓解疼痛。

康复专业人员采用物理因子为组织愈合创造最佳环境,同时也最大限度地减少与创伤或疾病相关的并发症。

讨论问题:

* 哪些组织受伤/受影响?
* 出现了什么症状?
* 患者表现为损伤愈合的哪一阶段?
* 物理因子治疗的生物生理效应(直接/间接/深度/组织亲和力)是什么?
* 物理因子治疗的适应证/禁忌证是什么?
* 在本案例分析中,物理因子治疗的应用/剂量/持续时间/频率的参数是什么?
* 针对这种损伤或疾病可以使用什么其他物理因子治疗?为什么?怎么用?

通常来说,物理因子可以用于:

1. 刺激大直径传入纤维(Aβ)-运用 TENS、按摩和镇痛膏[40]。
2. 运用冷敷和超声降低疼痛纤维传递速度。
3. 刺激小直径传入纤维(Aδ 和 C)和下行疼痛控制机制,运用穴位按摩、深层按摩、电针或触发点治疗[39]。
4. 运用电针刺激强伤害性感受器,促进释放 β-内啡肽和强啡肽或其他内源性阿片类[41]。

其他有用的疼痛控制策略包括:

1. 鼓励影响疼痛感知的认知过程,如动机、转移注意力、调整焦点、放松技术、积极想法、思维阻断和自我控制。
2. 通过早期正确的治疗和早期活动可以最大限度减少组织损伤。
3. 与患者保持沟通,让患者知道受伤后会发生什么。受伤后会出现疼痛、肿胀、功能障碍和肌肉萎缩。患者对受伤的焦虑会增加他或她对疼痛的感受。通常情况下,被他或她信任的人告知受伤后会发生什么,会减少患者的焦虑并减轻痛苦。
4. 认识所有疼痛,甚至身心疼痛,对患者都是非常重要的。
5. 如果活动不会对患者造成进一步伤害,鼓励指导下运动,将促进血液循环和营养供应,增加代谢活

动,减少僵硬和保护性反应。

临床决策练习 4-2

除了通过使用治疗方式来控制疼痛外,临床人员还应尽一切努力来鼓励可影响患者对疼痛感知的认知过程。什么样的技术可以教给患者,用于调节对疼痛的认知?

临床医生可能选择在患者的治疗中开些口服或注射药物。最常用的药物一般为镇痛药和抗炎药,或两者同时使用。临床人员应熟悉这些药物,并注意患者是否正在服用任何药物。另外,还需与转诊临床人员合作,确保患者正确服用药物也很重要。

临床人员对患者的态度,对治疗是否成功有很大影响。除非临床人员对此有信心,否则患者不会相信治疗的有效性和重要性。临床人员必须在治疗和康复过程中使患者成为参与者而不是被动的旁观者。

案例分析 4-2
慢性疼痛管理

背景:Linda 是一名 31 岁的口腔外科住院医生。她因主诉上背部和颈部疼痛同时伴头痛,被转介至物理治疗。她描述这样的症状两年间间断发作。下班时症状加重,尤其手术日后。症状部位没有外伤史。

体格检查发现头部前伸,圆肩姿势,颈椎脊旁肌和斜方肌痉挛,肩颈部有非常敏感的触发点。

初步诊断印象:症状与筋膜源性疼痛一致,其次与姿势、工作压力和维持姿势的肌肉疲劳有关。

治疗计划:她接受了于触发点处使用神经探针做 TENS 治疗、软组织松解以及日常姿势练习宣教。鼓励她在工作间歇进行姿势练习和放松活动。Linda 复诊时描述,在首诊后的 6 小时内,她的症状几乎完全得到缓解。重复运用触发点刺激,并要求采用最传统的 TENS 参数治疗她最敏感的触发点。可在她工作的外科诊所里接受 TENS 治疗。

治疗反应:Linda 之后又复诊了 2 次。她描述自己遵守了锻炼计划,之后进阶到专注上身耐力的一般健身锻炼计划。她还描述她的症状复发频率和次数都有减少,家用 TENS 让她可以在疼痛变得严重影响活动前被控制住。在接下来的几个月里,Linda 顺利完成了她的住院医生培训,颈部和上背部的疼痛没有给她带来额外的困扰。

筋膜痛或软组织痛有几个原因,其中许多都会有症状。姿势不良、压力、重复微创伤和急性损伤可能共同存在于疼痛模式中,这将让情况变得更加复杂。管理疼痛

的关键在于鉴别诱发因素,并帮助患者解决问题。在这个案例中,Linda 必须改良姿势性肌肉,重建拮抗肌的平衡。她长时间在手术台上站立导致了不良姿势。她也开始意识到她对压力源的反应,并开始使用她熟悉的放松技巧。

通过 4 次物理治疗,我们发现了导致疼痛的原因,并打破了疼痛痉挛循环,使其触发点脱敏,并开始渐进的、无痛范围的运动。疼痛控制对筋膜疼痛的治疗至关重要。运动时的疼痛会使触发点的敏感性增加,促进无效活动,从而出现避痛运动模式。

康复专业人员采用物理因子治疗为组织愈合创造最佳环境,同时最大限度地减少与创伤或疾病相关的并发症。

讨论问题:

- 哪些组织受伤/受影响?
- 出现了什么症状?
- 患者表现为损伤愈合的哪一阶段?
- 物理因子治疗的生物生理效应(直接/间接/深度/组织亲和力)是什么?
- 物理因子治疗的适应证/禁忌证是什么?
- 在本案例分析中,物理因子治疗的应用/剂量/持续时间/频率的参数是什么?
- 针对这种损伤或疾病可以使用什么其他物理因子治疗?为什么?怎么用?

大多数治疗计划的目标是鼓励早期无痛运动。用于控制疼痛的物理因子对促进组织愈合几乎没有作用。应将它们用于减轻受伤或手术后的急性疼痛,或者控制疼痛和肿胀等其他症状,以促进循序渐进的运动。临床人员不应忽视物理因子的作用或渐进运动对恢复患者功能的重要性。

临床决策练习 4-3

患者要求临床人员解释为什么电刺激触发点可以帮助减轻他或她肩部的疼痛。

临床决策练习 4-4

一名患者抱怨肌肉拉伤后腰痛。临床人员计划采用影响上行通路的治疗方法,实际上是"关闭闸门",阻断上行疼痛纤维传导。什么治疗方法是通过闸门控制理论来调节疼痛的?

减少对疼痛的感知既是一门科学,也是一门艺术。选择合适的物理因子、正确的应用及专业宣教都非常重要,将会增强我们对疼痛神经生理学的认识。对于物理因子的使用,我们仍然需要良好的实践经验来支持。鼓励临床人员了解疼痛的神经生理学机制和组织愈合的生理过程,临床人员需始终掌握着最新的科学基础,为患者做出最恰当的物理因子治疗选择和管理疼痛策略。

总结

1. 疼痛是对伤害刺激的反应,受过去的经历和期望等主观因素影响。
2. 疼痛被分为急性或慢性的,表现为许多不同的模式。
3. 治疗过程中,早期疼痛的减轻利于进行运动治疗。
4. 通过治疗方式刺激感觉感受器可以改变患者对疼痛的感知。
5. 疼痛控制的三种机制可以解释物理因子镇痛的效果:
   A. 输入大直径传入纤维调节背角,释放脑啡肽。
   B. 下行传出纤维通过 PAG 区域的纤维刺激调和中缝核。
   C. 通过持久地刺激小直径传入纤维内源性阿片的释放包括 β-内啡肽和强啡肽。
6. 疼痛感知可能受到更高级中枢介导,影响各种认知过程。
7. 控制疼痛的治疗方式选择应基于当前对神经生理学和疼痛心理学的知识。
8. 在确定损伤诊断之前,不应该使用物理因子来控制疼痛。
9. 物理因子的选择应建立在疼痛原因已确定的基础之上。

复习题

1. 疼痛的基本定义是什么?
2. 疼痛的不同类型包括什么?
3. 有哪些不同的评估量表可以帮助临床人员确定疼痛程度?
4. 各种不同感受器的特征分别是什么?
5. 神经系统如何传递疼痛刺激的信息?
6. 闸门控制机制是如何调节疼痛的?
7. 下行性疼痛控制机制是如何调节疼痛的?
8. 什么是阿片类物质,它们在调节疼痛中扮演什么角色?
9. 认知因素如何影响疼痛感受?
10. 临床人员如何在康复计划中调节疼痛?

自测题

是非题
1. 生骨节和放射痛都会造成远离疾病部位的疼痛。
2. 传入神经纤维从大脑传导冲动到周围部位。
3. 5-羟色胺和 β-内啡肽影响突触活动。

选择题

4. 下列哪项不是评估疼痛的方法？
   A. MPQ
   B. 斯内伦(Snellen)试验
   C. 视觉模拟评分量表
   D. 数字疼痛量表

5. 身体内的疼痛感受器被称为_____
   A. 梅氏小体
   B. 克劳泽终球
   C. 帕西尼小体
   D. 伤害感受器

6. 下列哪项在传递疼痛感觉中起作用？
   A. P 物质
   B. 脑啡肽
   C. 强啡肽
   D. 5-羟色胺

7. 下列哪项是 Aδ 纤维的特征？
   A. 大直径纤维
   B. 传导速度慢
   C. 传递短暂,局部疼痛
   D. 以上都是

8. TENS 通过_____初级传入神经纤维的去极化刺激脊髓背角内的脑啡肽中间神经元。
   A. Aα
   B. Aβ
   C. Aδ
   D. C

9. β-内啡肽,一种内源性阿片,通过神经纤维从_____投射到中缝核释放。
   A. 下丘脑
   B. 丘脑
   C. 网状结构
   D. 中脑导水管灰质区域

10. 以下哪些认知过程会影响疼痛感受？
    A. 抑郁
    B. 过去的疼痛经历
    C. A 和 B 都会
    D. A 和 B 都不会

临床决策练习解析

4-1

在进行详细的评估之后,有许多选项可用,包括视觉模拟评分量表、疼痛图表、MPQ、主动模式指标疼痛概况和数字疼痛量表。其中,患者被要求以从 1 到 10 的等级来评定他或她的疼痛,数字疼痛量表是在运动训练环境中最广泛使用的。

4-2

临床人员可以选择使用放松技巧、紧张转移注意力、注意力集中、积极思考、思维停止和自我控制技巧。对疼痛的认知感和控制这种感知的能力是康复的一个方面,临床人员应该非常重视。

4-3

临床人员应该解释说,用电刺激电流刺激触发点会触发大脑中化学物质(β-内啡肽)的释放,这将对调节肩关节疼痛起作用。

4-4

选择的治疗应该提供大量的皮肤输入,这些皮肤输入将沿着 Aβ 纤维传递到脊髓。选择方式可以包括各种类型的热疗或冷疗、电流电刺激、抗刺激剂(镇痛膏)或按摩。

参考文献

1. Sluka K. *Mechanisms and management of pain for the physical therapist*. Philadelphia, PA: Lippincott, Williams & Wilkins, 2016.
2. Melzack R. Concepts of pain measurement. In: Melzack R, ed. *Pain Measurement and Assessment*. New York: Raven Press; 1983.
3. Beissner K, Henderson C, Papaleontiou M. Physical therapists' use of cognitive–behavioral therapy for older adults with chronic pain: a nationwide survey. *Phys Ther.* 2009;89(5):456–469.
4. Deleo J. Basic science of pain. *Am J Bone Joint Surg.* 2006; 88(2):58.
5. Kahanov L, Kato M, Kaminski T. Therapeutic modalities. Therapeutic effect of joint mobilization: joint mechanoreceptors and nociceptors. *Athletic Ther Today.* 2007;12(4):28–31.
6. Fedorczyk J. The role of physical agents in modulating pain. *J Hand Ther.* 1997;10:110–121.
7. Mason P. *Medical Neurobiology*, 1st ed. London: Oxford University Press, 2011.
8. Aronson P. Pain theories—a review for application in athletic training and therapy. *Athletic Ther Today.* 2002;7(4):8–13.
9. Bowsher D. Central pain mechanisms. In: Wells P, Frampton V, Bowsher D, eds. *Pain Management in Physical Therapy.* Norwalk, CT: Appleton & Lange; 1994.
10. Fishman S, Ballantyne J. *Bonica's Management of Pain.* Philadelphia, PA: Lippincott Williams and Wilkins; 2012.
11. Fox S. *Human Physiology.* New York: McGraw-Hill Education; 2015.
12. Treede R, et al. A classification of chronic pain for ICD-11. *Pain.* 2015;156(6):1003–1007.
13. Addison R. Chronic pain syndrome. *Am J Med.* 1985;77:54.
14. Mattacola C, Perrin D, Gansneder B. A comparison of visual analog and graphic rating scales for assessing pain following delayed onset muscle soreness. *J Sport Rehabil.* 1997;6:38–46.
15. Kahl C, Clelean J. Visual analogue scale, numeric pain rating scale and the McGill pain Questionaire: an overview of psychometric properties. *Physical Therapy Reviews.* 2005;10(2): 123–128.
16. Margoles M. The pain chart: spatial properties of pain. Pain measurement and assessment. In: Melzack R, ed. *Pain Measurement and Assessment.* New York: Raven Press; 1983.
17. Saluka K. *Mechanisms and Management of Pain for the Physical Therapist.* Seattle, WA: International Association for the Study of Pain; 2009.
18. Miyazaki T. Pain mechanisms and pain clinic. *Jpn J Clin Sports Med.* 2005;13(2):183.
19. Berne R. *Physiology.* St. Louis, MO: Elsevier Health Sciences; 2004.
20. Jessell T, Kelly D. Pain and analgesia. In: Kandel E, Schwartz J, Jessell T, eds. *Principles of Neural Science.* Norwalk, CT: Appleton & Lange; 2012.
21. Wolf S. Neurophysiologic mechanisms in pain modulation: relevance to TENS. In: Manheimer J, Lampe G, eds. *Sports Medicine Applications of TENS.* Philadelphia, PA: FA Davis Co; 1984.
22. Heinricher M, Fields H. Central nervous system mechanisms of pain modulation. In: *Wall & Melzack's textbook of pain.* Philadelphia, PA: Elsevier Health Sciences, 2013; 125–142.
23. Castel J. *Pain Management: Acupuncture and Transcutaneous Electrical Nerve Stimulation Techniques.* Lake Bluff, IL: Pain Control Services; 1979.
24. Allen RJ. Physical agents used in the management of chronic pain by physical therapists. *Phys Med Rehabil Clin North Am.* 2006;17(2):315–345.
25. Besson J, Dickenson A. Opiate analgesia: The physiology and pharmacology of spinal pain systems. In: Dumont C, ed. *Neuropsychopharmacology: Proceedings of the 7th International Congress of Pharmacology,* Philadelphia, PA: Elsevier, 2013.
26. Kwon M, Murat A. The role of descending inhibitory pathways on chronic pain modulation and clinical implications. *Pain Practice.* 2014;14(7):656–667.
27. Millan MJ. Descending control of pain. *Prog Neurobiol.* 2002;66:355–474.
28. Gebhart G. Descending modulation of pain. *Neurosci Biobehav Rev.* 2004;27:729–737.
29. Moyer D. An exploratory review of the electro-acupuncture literature: Clinical application and endorphin mechanisms. *Acupuncture in Medicine.* 2013;31(4):409–415.
30. Bruehl S, Burns J. What do plasma beta-endorphin levels reveal about endoenous opiod analgesic function. *Experimental and Clinical Pharmacology.* 2012;16(3):370–380.
31. Denegar G, Perrin D, Rogol A. Influence of transcutaneous electrical nerve stimulation on pain, range of motion and serum cortisol concentration in females with induced delayed onset muscle soreness. *J Orthop Sports Phys Ther.* 1989;11:101–103.
32. Zhang R, Lixing L. Mechanisms of acupuncture-

electroacupuncture on persistent pain. *Anesthesiology*. 2014; 120:482–503.

33. Cohen S, Christo P, Moroz L. Pain management in trauma patients. *Am J Phys Med Rehabil*. 2004;83(2):142–161.
34. Curtis N. Understanding and managing pain. *Athletic Ther Today*. 2002;7(4):32.
35. Rajapakse D, Liosso C. Presentation and management of chronic pain. *Archives and Disease in childhood*.
36. Yarnitsky D. Role of endogenous pain modulation in chronic pain mechanisms and treatment. *Pain*. 2015;156:S24–S31.
37. Tesarz J, Schuster A. Pain perception in athletes compared to normally active controls: a systematic review with meta-

analysis. *Pain*. 2012;153(6):1253–1262.
38. Rushton D. Electrical stimulation in the treatment of pain. *Disability and Rehabilitation*. 2004;24(8):407–416.
39. Millan M. Descending control of pain. *Progress in Neurobiology*. 2002;66(6):355–474.
40. Vance C, Dailey D. Using TENS for pain control: the state of the evidence. *Pain Management*. 2014;4(3):197–209.
41. Pomeranz B, Paley D. Electro-acupuncture hypoalgesia is mediated by afferent impulses: an electrophysiological study in mice. *Exp Neurol*. 1979;66:398–402.
42. Gildenberg P. History of electrical neuromodulation for chronic pain. *Pain Medicine*. 2006;7:S7–S13.

词汇表

适应(accommodation):感觉感受器在较长的时间内适应各种刺激。

ACTH:促肾上腺皮质激素。这种激素刺激肾上腺释放糖皮质激素(皮质醇)。

传入神经纤维(afferent):向器官传导神经冲动。

强啡肽(dynorphin):一种内源性阿片类物质。

传出神经纤维(efferent):由器官向外传导神经脉冲。

内源性阿片类物质(endogenous opioids):由人体合成的鸦片样神经活性肽物质。

β-内啡肽(β-endorphin):一种神经激素,其结构和性质与吗啡相似。

内啡肽(endorphins):内源性阿片类物质,具有镇痛作用(如:β-内啡肽)。

脑啡肽(enkephalin):阻止有害刺激从一级传入神经纤维传递到二级传入神经纤维。它抑制 P 物质的释放,并由脑啡肽能神经元产生。

脑啡肽中间神经元(encephalin interneurons):释放脑啡肽的短轴突神经元。它们广泛存在于中枢神经系统中,并在胶质细胞核、中缝大核和导水管周围灰质中都发现它的存在。

聚焦(focusing):将注意力集中在环境中适当的刺激上。

中间神经元(interneurons):神经元完全包含在中枢神经系统中。它们在脊髓外没有投射。在中枢神经系统中有作为中继站的作用。

神经递质(neurotransmitter):在神经元之间传递信息的物质。

伤害感受器(nociceptor):疼痛信息或疼痛刺激信号。

去甲肾上腺素(norepinephrine):一种神经递质。

导水管灰质(periaqueductal gray):中脑结构,在下行束中发挥重要作用,抑制背角中有害输入的突触传递。

中缝核(raphe nucleus):脑干中髓鞘的一部分,通过下行性通路抑制疼痛。

生骨节(sclerotome):由脊髓节段支配的骨骼。

5-羟色胺(serotonin):下行性通路中的神经递质。它在疼痛控制中起着重要的作用。

P 物质(substance P):小直径神经的主要传入神经递质。它从神经元的两端释放。

胶状质(substantia gelatinosa,SG):灰质背角被认为是关闭闸门疼痛刺激的机制。

触发点(trigger point):可触及肌肉带中坚硬的局部深压痛。牵伸时,用手指触诊可触及一条如绳索般紧绷的带状结构,这会引起局部疼痛、部分肌肉的抽搐,患者甚至痛得跳起来。持续施加在触发点上的压力会重现牵涉痛模式。

(张瑞雯 译,王于领 审)

第二部分

电 能 因 子

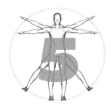

电流和电疗的基本原理

Daniel N. Hooker   William E. Prentice

第 5 章

目标

完成本章学习后,学生应能够:

➤ 定义与电流相关的常用术语。

➤ 鉴别单相、双相以及脉冲电流。

➤ 鉴别直流电(DC)、交流电(AC)和脉冲电流(PC)。

➤ 解释电流如何通过各类生物组织。

➤ 区分串联和并联电路。

➤ 讨论不同的治疗参数,包括波形、电流调制频率、强度、持续时间、极性,以及电极放置等。这些都是使用电刺激时必须要考虑的。

➤ 解释神经、肌肉和非兴奋性细胞对电刺激的生理反应。

➤ 讨论使用电流刺激运动神经以诱发肌肉收缩或刺激感觉神经来改善疼痛的临床目标。

➤ 鉴别在许多现代电疗仪上可选择的不同电流,包括高压电流、TENS 微电流、俄罗斯电流、干扰电、预调制干扰电、低压电和 H 波。

➤ 讨论电流的其他用途,包括骨骼生长刺激、功能性电刺激和经颅电刺激。

➤ 能够在使用电刺激设备时营造一个安全的环境。

本书中探讨的许多物理因子都可将其归类为与电相关的物理因子。这些设备能够获取插座上的电流,并将其转换,从而在人类生物组织中产生特定的、期望的生理效应。

实际上,对于在日常工作中经常使用与电相关的物理因子的临床人员来说,理解电的基本原理也是比较困难的。为了弄懂电流是如何影响生物组织,首先很有必要熟悉一些基本原理和术语,它们描述了电如何产生以及如何在电路中运转[172,180,186]。

电流的成分

所有的物质都是由原子组成的,原子由带正负电荷的粒子组成,这些带电粒子称为**离子**,它们具有电能,因此具备四处移动的能力。它们趋向于从浓度较高的区域转移到浓度较低的区域。电动力能够推动这些粒子从高能级到低能级,从而建立了**电动势**(electrical potentials)。组成物体的离子越多,它的电势能就越大。带正电荷的粒子倾向于向带负电的粒子移动,而带负电荷的粒子倾向于向带正电的粒子移动(图 5-1)[1]。

电子是具有负电荷的、质量非常小的物质颗粒。电子的净移动被称为**电流**。这些电子的运动或流动总是从较高的电位到较低的电位[2]。电子仅沿着所施力的方向流动。这种电子的流动可以比作多米诺效应。

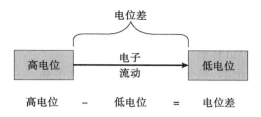

图 5-1 高电位与低电位之间的差值为电位差。电子趋向于从高浓度向低浓度转移。如果有电子的移动，就一定会存在电位差

表示电流流动速度的测量单位是安培。每秒钟 1 库仑（C）或者 6.26×10^{15} 个电子的运动被称作 1 安培（A）。安培表示电子流动的速率，而库仑表示电子流动的数量。在物理因子治疗中，**电流**常常用毫安（安培的千分之一，用 mA 表示）和微安（安培的百万分之一，用 μA 表示）来描述[3]。

除非在两点之间这些带电粒子的浓度存在电位差，否则电子是不会移动的。产生电子流必须施加的电动势被称为**伏特**，定义为两点之间电子数量的差异（电位差）[4]。

由于电路中电子在一处聚集，而通常相应的另一端电子数量不足，这样就构成了电位差，形成**电压**。如果这两处之间有合适的导体连接，那么电位差（在电子数量上）会引起电子从数量多的区域移动至数量少的区域。

来自一般壁装电源插座的商用电流产生 115V 或 220V 的电动势。在损伤康复中所使用的电疗设备可以变更电压。这些可变更电压的电流发生器有时被称为低压设备或者高压设备，虽然在一些较老的教材也提到了产生<150V 的低压电疗设备和产生几百伏的高压电疗设备，但这些并不常用[4]。

只有当存在相对容易的路径时，电子才能在电流中移动。允许电子自由运动的材料称为**导体**。**电导**是一个术语，它定义了电流沿导电介质流动的容易程度，并以西门子（siemens）为单位来测量。铜、金、银、铝等金属和电解质溶液一样，都是电的良导体，因为它们都由大量容易失去的自由电子组成。因此，对电流有很小阻力的材料是良导体。抵抗电流的材料称作**绝缘体**。绝缘体含有相对较少的自由电子，因此对电子流的抵抗更大。空气、木材和玻璃都被认为是绝缘体。特定导体中流动的安培数量取决于施加的电压和材料的导电特性[5]。

导电材料中对电子流动的阻碍被称为**电阻**或**电阻抗**，并以欧姆为单位进行测量。因此，在相同电压下，具有高电阻（**欧姆**）的电路与具有低电阻的电路相比，通过的电流（安培）更少[6]。

电流、电压和电阻之间的数学关系，可以用下面的公式说明：

$$电流 = 电压 / 电阻$$

上述公式是**欧姆定律**的数学表达式，它表示电路中的电流与电压成正比，与电阻成反比[7]。

将水的运动与电的运动进行类比，可能有助于阐明电流、电压和电阻之间的这种关系（表 5-1）。对于水的流动，某种类型的泵必须产生一个力来产生运动。同样，伏特是产生电子流的泵。水的阻力取决于水管的长度、直径和光滑度。电流的阻力取决于导体的阻力。水流的数量用加仑测量，而电流的数量用安培来测量。

表 5-1 电流与水流的类比	
电流	**水流**
伏特	=泵
安培	=加仑
欧姆（导体的属性）	=阻力（管道的长度和距离）

流动的水所产生的能量由两个因素决定：①每个单位时间内流动的加仑数；②在管道中产生的压力。电能或电功率是电压或电动势与流经的电流数量的乘积。电功率以**瓦特**为单位来测量：

$$瓦特 = 电压 \times 安培$$

简单地说，瓦特是指电能被使用的速率。瓦特被定义为在 1V 的压力下产生 1A 电流所需要的电能。

治疗性电流

电疗设备产生 3 种不同类型的电流，当电流被导入生物组织时，能够产生特定的生理变化。这 3 种类型的电流被称为直流电（direct

电流的类型如下：
- 直流电（DC）
- 交流电（AC）
- 脉冲电流（PC）

current,DC)、交流电(alternating current,AC)和脉冲电流(pulsatile current,PC)。

　　直流电或DC,在一些文献中也称为伽伐尼电流,具有不间断的、方向不变的电子单向流动至正极[9] (图5-2a)。在大多数现代直流电设备中,电流极性和电流方向可以转换[8]。

　　在**交流电**或AC中,电子的连续流动是双向的、方向不断变化的,换句话说就是极性不断变换。在交流电中流动的电子总是从负极移动至正极,当极性反转时,其方向也转换(图5-2b)。

　　脉冲电流或PC通常包含3个或更多个脉冲组合在一起,它可以是单向的或者是双向的(图5-2c)。这些脉冲群之间间隔一段短时间,并经过规律性的间歇期后可自我重复。PC被用在干扰电流或者俄罗斯电流中[10,11]。

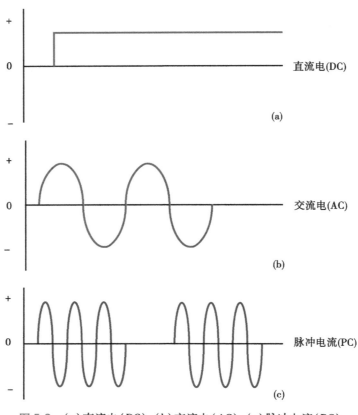

图5-2　(a)直流电(DC);(b)交流电(AC);(c)脉冲电流(PC)

治疗性电流发生器

　　过去描述治疗性电流的术语存在很多混乱[12,175]。所有治疗性电流发生器,无论它们是否通过放置在皮肤上的电极输送直流电、交流电或脉冲电流,基本上都是经皮电刺激器。它们中的大部分用于刺激周围神经,正确的名称为**经皮神经电神经刺激器**(transcutaneous electrical nerve stimulators,TENS)。有时也使用**神经肌肉电刺激器**(neuromuscular electrical stimulator,NMES)或**肌肉电刺激器**(electrical muscle stimulator,EMS),然而,这些术语仅限于在电流直接用于刺激周围神经受损情况下的失神经支配肌肉时才适用。**微电流神经电刺激器**(microcurrent electrical nerve stimulator,MENS)使用的电流强度太小,不足以兴奋周围神经。**低强度刺激器**(low-intensity stimulator,LIS)也被用来指代MENS[10,13,14]。目前MENS和LIS大多被简称为微电流。

临床决策练习5-1

　　一个学生问临床指导老师,TENS与NMES设备有什么区别,该老师应如何回答?

电流发生器输送给患者的电流类型和电流发生器自身运作电源(即墙壁插座或电池)的电流类型之间没有关系,即产生治疗性电流的发生器可以由交流电或直流电驱动。插入标准电源插座的电疗设备使用的是交流电,商用交流电改变电流方向的频率是 120 次/s,换句话说,就是每秒钟内产生 60 个完整的周期。在 1 秒钟内产生的周期个数称为**频率**,并以赫兹(hertz,Hz)、每秒脉冲数(pulses per second,pps)或每秒周期数(cycles per second,cps)表示。产生这种电子流动方向交替变化的电动势的电压被设定为标准的 115V 或 220V。因此商用电流的频率是 60Hz,其伴随电压是 115V 或 220V。

其他电疗设备由只产生直流电的电池驱动,范围在 1.5V~9V 之间,当然,由电池驱动的电疗设备也可变更其电流类型。

电路

电流从电源通过各种元件再返回到电源的路径称为**电路**[15]。在闭合电路中电子流动,而在开放电路中电流停止。电子电路通常不是由单个元件构成的。它们通常包含几种具有不同电阻的分支或组件。如果每个电阻和电路中施加的电压都已知,那每个分支中的电流就可以很容易地计算出来[16]。

随着微电子工业的发展,电路可能非常复杂。然而,所有的电路都有几个基本的组成部分;产生电压的电源,传送电流的传导介质。最后,由这一电流驱动的某个组件或一群组件,对电子的流动提供阻力[16]。

串联和并联电路

提供电流阻抗的组件可以通过两种不同的模式——**串联电路**或**并联电路**,进行彼此的连接。这两者之间的主要区别在于,在串联电路中,电流只有一条路径从一个终端到另一个终端。在并联电路中,有两条或多条路线,供电流在两个终端之间传递。

在串联电路中,组件被首尾放置(图 5-3)。串联电路中电流的安培数在该电路中的任何点都完全相同。电路中电流的总电阻等于电路中所有组件电阻的总和:

$$R_T = R_1 + R_2 + R_3$$

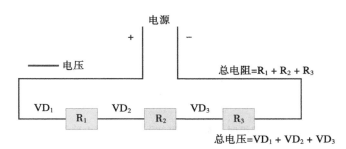

图 5-3 在串联电路中,组件端对端首尾放置。电路中电流的总电阻等于电路中所有组件电阻之和。在每个组件处电压均有降低,使得电路中各组件电压降低之和等于总电压

电流通过电阻器需电能驱动,电能以热的形式耗散。因此,在每个组件处电压均降低,使得电路总电压等于每个组件电压降低的总和。

$$V_T = VD_1 + VD_2 + VD_3$$

在并联电路中,组件并排放置,两端连接在一起(图 5-4),并联电路中的每个电阻器接收相同的电压。通过每个组件的电流取决于它的电阻。因此,总电压将与每个组件的电压完全相同:

$$V_T = V_1 = V_2 = V_3$$

每个增加到并联电路中的附加电阻实际上降低了总电阻。添加替代路径,无论其对电流阻力如何,都

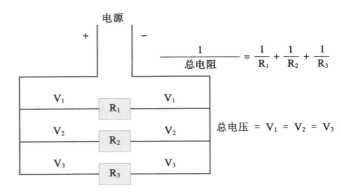

图 5-4 在并联电路中,组件并排放置,两端连接在一起。每个通道的电流都与该通道的电阻成反比。总电压等于各组件电压

可以增强电流从一点到另一点的能力。一般来说,电流会选择阻力最小的路径。根据欧姆定律确定并联电路总电阻的公式是:

$$1/R_T = 1/R_1 + 1/R_2 + 1/R_3$$

因此,串联电路中电阻组件具有较大的电阻和较小的电流,而并联电路中的电阻组件具有较小的电阻和较大的电流。

电刺激器一般使用串联和并联电路的某种组合[17]。例如,为了引起肌肉收缩,与电刺激器相连的电极被放置在皮肤上(图 5-5)。流经这些电极的电流必须直接通过皮肤和皮下脂肪。电刺激器中电流的总电阻等于各个电极的电阻之和。通过皮肤的电流通路基本上是串联电路。

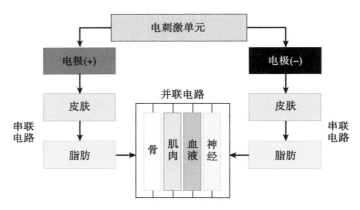

图 5-5 电流通过人体组织时存在的电路实际上是串联电路和并联电路的组合

当通过皮肤和脂肪后,电流与骨、结缔组织、血液、肌肉等不同类型的生物组织接触。电流可通过不同的路径到达需要刺激的肌肉。通过这些组织的总电流是通过每种不同类型组织的电流之和,因为电流有可能通过其他组织传播,所以总电阻实际上会减小。因此,在这种典型的治疗性物理因子的应用中,并联电路和串联电路同时存在,以产生所期望的生理效应。

电流通过生物组织

如上所述,电流倾向于选择电阻最小的路径,或者换句话说是选择最佳导体材料[18]。人体内不同类型组织的导电性是不同的。通常,含水量最高、相应的离子含量最高的组织是最佳的导电体。

皮肤有不同的层次,各层含水量不同,通常电流最主要阻抗来源于皮肤,我们认为它是一种绝缘体。为减少电阻抗而进行的皮肤准备是使用电诊断设备时首要考虑的问题,而皮肤准备对电疗设备也是非常重要的,因为皮肤的阻抗越大,刺激皮下神经和肌肉所需的电压就越高。皮肤的化学变化会增大皮肤对某些电流的阻抗,因此,皮肤对直流电的阻抗通常要高于双向电流[19]。

　　血液是由大量的水和离子组成的生物组织,因此是所有组织中最好的导电体。肌肉由大约 75% 的水组成,其收缩依赖于离子的运动。它倾向于在纵向上比横向上更有效地传递电脉冲。肌腱比肌肉致密得多,含有相对少的水分,被认为是不良导体。脂肪仅含有大约 14% 的水,被认为是一种不良导体。周围神经的电导率约为肌肉的 6 倍。然而,神经一般被脂肪和纤维鞘所包裹,它们都被认为是不良导体。骨组织非常致密,仅含大约 5% 的水,被认为是最差的生物导电体。临床人员必须意识到电流会刺激多种生物组织。要想获得预期的组织反应,选择适当的治疗参数是至关重要的[20]。

选择适当的治疗参数

　　为了简化临床人员的治疗选择,设备制造商已经为每种类型的电流创建了预设的治疗方案。临床人员可以选择预设的治疗方案,或者手动改变一些治疗参数,包括波形、电流调制、频率、强度、持续时间和极性,也必须选择电极的尺寸大小和电极的放置位置。

波形

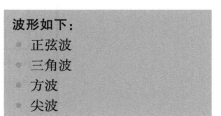

　　波形这一术语是指治疗性电刺激器所产生电流的形状、方向、**振幅**、**持续时间**和脉冲频率的图形表示,可被一种称为示波器的仪器所显示。

波形形状

　　电流可显示为正弦波、矩形波、方波或尖波,这取决于电疗设备产生电流的能力(图 5-6)。波形形状可以是单相的、双相的或多相的。

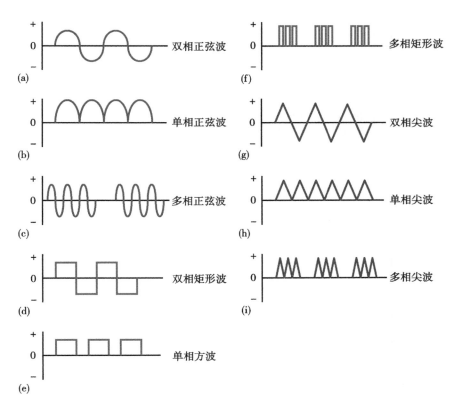

图 5-6　AC、DC 或 PC 电流的波形可以是正弦波、矩形波、方波或尖波

脉冲与相位和电流方向

在示波器上,单个波形被称为**脉冲**。脉冲可以包含一个或多个**相位**,相位是指一段时间内在基线上方或下方的那部分脉冲。直流电是单向的,只有一个相位(图 5-7a)。因此,直流电的波形被认为是单相的。它产生的波形只有一个脉冲和相位,并且是一致的(图 5-7a)。因为直流电是单向的,所以总是朝着一个方向流动,要么正极方向,要么负极方向。对于直流电,术语脉冲持续时间和相位持续时间仅表示电流持续的时间。

相反,交流电产生双相的波形,这意味着在每个单独的**周期**中有两个独立的相位(周期用于描述双向电流,而脉冲用于描述单相电流)。电流是双向的,在每个周期中可以转向或者是转换极性。双相波形可以是对称的或不对称的[11]。双相对称波形在两个方向上都有相同的形状和大小(图 5-7b)。相反,双相非对称波形的每个相位都有不同的形状(图 5-8a)。非对称波形可以是平衡或不平衡的。如果相位平衡,

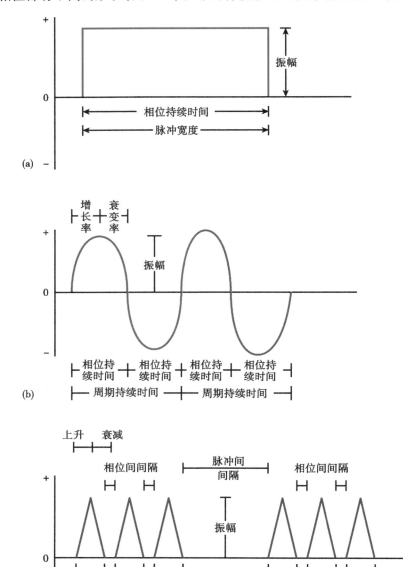

图 5-7 (a)单相电流、(b)双相电流和(c)多相电流的特性

则每个方向的净电荷相等。如果相位不平衡,则一个相
位具有比另一个更多的净电荷,那么就会发生离子的运
动(图 5-8b)。

多相波是电流的代表波形,它是以一系列短时间(毫
秒)脉冲传导,多相波可以是单相或双相的。每个脉冲持
续的时间称为相位持续时间,有时单个脉冲可能会被相
位间**间隔中断**。脉冲持续时间是所有相位加上间期的总
和。脉冲电流的两个相位之间总是有一个短暂的没有电
流的时期,这个时期称为**脉冲间间隔**(图 5-7c)。

脉冲振幅

每个脉冲的振幅反映了电流的强度,最大振幅是指
每个相位的尖端或最高点(图 5-7)。振幅以安培、微安或
毫安为单位测量。振幅与电压和电流强度成正比。电压
以伏特、微伏或毫伏为单位测量。振幅越大,峰值电压或强度越大。然而,峰值振幅不应与传递到组织的
电流总量混淆。

对于产生短持续时间脉冲的电疗仪,由于其具有电流幅度为零的长脉冲间隔,所产生的总电流与峰值
电流幅度相比较低。因此,总电流(平均值)或单位时间内的电流量是相对较低的,在一些干扰电流(inter-
ferential currents,IFC)中,可低至 2mA,高达 100mA。可以通过增加脉冲持续时间、频率或两者的某种组合
来增加总电流量(图 5-9)。

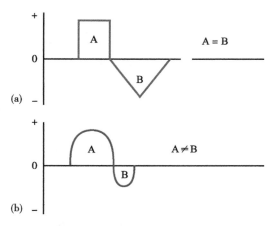

图 5-8　不对称波形:(a)均衡不对称电流;(b)非
均衡不对称电流

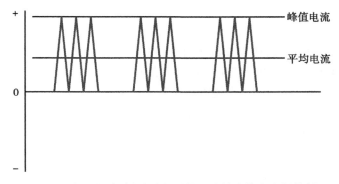

图 5-9　由于长脉冲间间隔,平均电流较峰值电流幅值低

临床决策练习 5-2

一名长曲棍球运动员右侧股四头肌肌群被拉伤。临床人员已经决定使用电刺激器来诱发肌肉收缩,并当运动员担心
会有电击时,向其解释电刺激是怎样来诱发肌肉收缩的。临床人员应如何解释才可使患者安心?

脉冲放电

术语**脉冲放电**是指每个脉冲(以库仑或微库仑为单位测量)向患者输送的总电量。对于单相波形,
相位放电和脉冲放电是相同的,并且总是大于零。对于双相波形,脉冲放电等于相位放电之和,如果脉
冲是对称的,则净脉冲放电为零。在非对称脉冲中,净脉冲放电大于零,根据定义可以称之为单相
波形[10]。

脉冲上升速率和衰减时间

振幅的**上升速率**,或上升时间,是指脉冲在每个相位中达到其最大振幅的速度。反之,**衰减时间**是指
脉冲从振幅峰值到 0V 的时间。由于存在**适应现象**,上升速率在生理上很重要,因为对于已经受过恒定水
平去极化的纤维,在相同的强度或振幅下它将不再兴奋。上升和衰减的速率通常很短,从纳秒(十亿分之
一秒)到毫秒(千分之一秒)(图 5-6):

振幅=电压=电流强度

通过观察不同的波形,可以明显地看出,对于两相、单相和多相波形,正弦波在振幅上具有逐渐增大和逐渐减小的趋势(图 5-6a~c)。矩形波的振幅几乎瞬时增加,在一段时间内保持平稳,然后突然下降(图 5-6d~f)。尖波在振幅上有快速的增加和减小(图 5-6g~i)。当它们达到最大振幅或强度时,这些波形的形状与神经组织的兴奋性直接相关。幅度增加或上升的速度越快,电流激发神经组织的能力就越大。

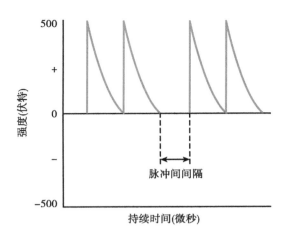

图 5-10 大部分直流电疗仪可产生具有短持续时间和高振幅的双尖峰脉冲波

许多高压直流电使用持续时间非常短(170 微秒)的双峰尖峰脉冲。其峰值振幅高达 500V(图 5-10)。结合高峰强度与短相持续时间,会产生非常舒适的电流类型,同时这也是一种刺激感觉、运动和疼痛纤维的有效手段。

脉冲持续时间

每个脉冲的**持续时间**表示电流在一个周期中持续的时间长度。对于单相波形,相位持续时间与脉冲持续时间相同,是指从相位开始到结束的时间。对于双相波形,脉冲持续时间是由两个相位持续时间决定的。在一些电疗设备中,持续时间是由制造商预设好的。有些设备则具备调节持续时间的功能,相位持续时间可能短至几微秒,也可为持续数分钟的长时间直流电。

在脉冲电流以及直流电、交流电的某些情况,电流会断开一段时间。脉冲持续时间加上脉冲间歇期称为**脉冲周期**(图 5-7)。

脉冲频率

脉冲频率表示每秒钟内的脉冲数或周期数。每个单独的脉冲代表振幅的上升和下降。当任一波形的频率增加,振幅趋向于迅速增大和减小。肌肉和神经系统的反应取决于脉冲之间的时间长度以及脉冲或波形如何被调制[22]。不论电流是交流电、直流电还是脉冲电流,<50pps 的脉冲速率时,肌肉会产生单个的抽动样收缩,当达到或超过 50pps 时,肌肉就会产生强直样收缩。

目前临床上已经将频率范围标记为低、中或高频,关于如何对这些频率范围进行分类尚存争议[10]。一般来说,所有刺激电流都是低频率的,并且每秒传送一个至数千个脉冲。目前已研发出许多所谓频率为 1 000~10 000pps 的中频电流。然而,这些所谓的中频脉冲实际上是由频率为 1~200pps 的脉冲组相结合的脉冲电流。由于神经细胞膜存在绝对不应期的限制,这些调制的脉冲只能在 1~200pps 范围内产生生理效应。另外,高频电流的频率高于 10 000pps。因此许多设备制造商关于中频电流的声明是不准确的[10]。

电流调制

各种波形的生理作用在很大程度上取决于电流调制。**调制**是指在一系列脉冲或周期中电流的幅度、持续时间或频率的任何变更。

电流调制的类型:
连续
脉冲
差频
电涌

连续调制

通过连续调制,电流的振幅在几秒钟或几分钟内保持不变,这是由通断时间比率决定的。连续调制通常与长脉冲持续时间相关(图 5-11a)。直流电通常是单向的,而且总是在一个方向上。在讨论对电流的生理反应时,有人提出正离子和负离子分别被吸引到不同的电极处,这样就形成了极性相反的电极。带电离子在一段时间内积累,形成可能有治疗价值的酸性或碱性环境。这种治疗方法被称为**直流电疗法**(medical galvanism)。**离子导入技术**也使用连续的单相电流将离子传送到组织中(见第 6 章)。如果振幅大到足以产生肌肉收缩,那么只有当电流接通或断开时才会发生肌肉收缩反应。因此,对于连续的直流电流,在电流接通和断开时,肌肉都会发生收缩反应。

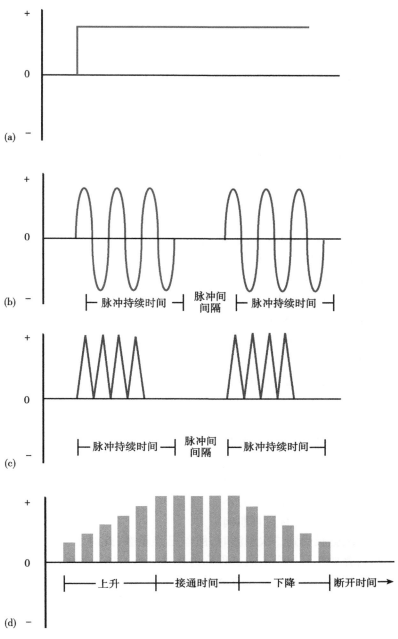

图 5-11　电流调制可以是:(a)连续电流;(b)脉冲调制的交流电流;(c)脉冲调制的脉动电流;(d)电涌上升和/或电涌下降调制

临床决策练习 5-3

临床人员对产生强直性肌肉收缩感兴趣。什么样的治疗参数可用于调节、产生这种收缩?

脉冲调制

　　当脉冲或交流电流短时间(毫秒)接通,然后又短时间(毫秒)断开,并重复循环(图 5-11b 和 c)时,会发生脉冲调制(burst modulation)。系列脉冲组合为脉动电流。这些组合脉冲在文献中通常被称为**脉冲**,也被称为数据包、包络线或脉冲序列[23]。每个脉冲序列之间的中断称为**脉冲序列间隔**。脉冲序列间隔间期太短,不能对肌肉收缩上产生任何效应。因此,脉冲序列的生理效应与单各个脉冲相同[10]。一些设备允许临床人员改变脉冲序列持续时间和/或间隔时间。

差频调制

　　当具有不同频率的两路干扰交流电通过不同的通道传送到同一台电疗设备的两对不同的电极时,将产生差频调制(beat modulation)(图5-33)。这两对电极是交错排列或呈三叶草状图案排列,这样两个电路就会相互干扰。这种干扰模式产生的拍频等于两路交流电流的频率差。例如,一路电流可以具有4 000Hz的固定频率,而另一路则设置成4 100Hz,从而产生100拍/s的拍频。这种波束调制产生的交流电被称为 *IFC* 和/或预调制的干扰电流,这部分内容将在本章后面讨论。

电涌调制

在**电涌**调制(ramping modulation)中,电流幅度将逐渐增加或上升到一些预设的最大值,且在强度上还可能减小或下降(图5-11d)。上升时间通常预设为接通时间的1/3。下降选项在所有设备上都不可调节。大多数现代的刺激器允许临床人员设置接通和断开时间在1~10秒之间。电涌调制在临床上用于引发肌肉收缩,因其可以实现肌肉收缩强度的逐渐增大,通常被认为是一种非常舒适的电流。

频率

为了理解电刺激肌肉收缩,我们必须考虑多种刺激而不是简单的直流电反应。恒定的直流电不会刺激到运动神经。神经在电流的影响下复极化,除非电流强度突然发生变化,否则不会重新极化。如果持续的直流电是唯一可用的电流模式,那么只有当电流强度上升到刺激阈值时,才能引发肌肉收缩。一旦膜复极化,需要改变电流强度来促使再一次去极化和收缩(图5-12)。

频率表示电刺激器在1秒内产生的脉冲或周期的个数,称为每秒周期数(cycles per second, cps)、每秒脉冲数(pulses per second, pps)或赫兹(Hz)。频率可以决定肌肉收缩的类型。肌纤维的缩短量和允许肌纤维恢复的量是频率的作用结果。一旦膜被复极化,单个肌纤维的机械收缩就会再次受到刺激的影响。只有细胞膜处于绝对不应期:收缩机制在不同的时间序列上运行,且肌肉

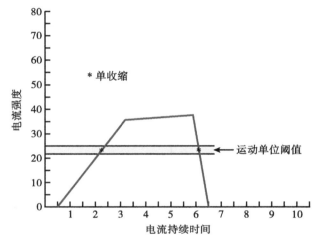

图 5-12　直流电对运动单位的影响

刚刚开始收缩,那么当肌肉细胞膜受到二次刺激时,肌丝已经重叠,此时二次刺激将加剧肌肉纤维机械性缩短。像这样,将一个收缩叠加在另一个上的过程称为**收缩叠加**。随着每秒收缩次数的增加,单个的抽动收缩反应不能被区分,就达到肌肉纤维的**强直收缩**(图5-13)。肌肉纤维在强直收缩时产生的张力要比单个收缩时的张力大得多[185]。这种肌纤维强直严格地说是刺激电流频率的作用,它不依赖于电流的强

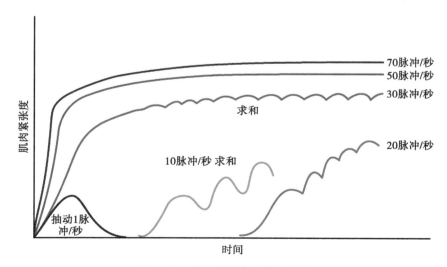

图 5-13　收缩的募集和强直收缩

度[24,25]。一般来说,较高的频率由于其总和效应,常常被用来增加肌肉的张力,而较低的频率常常被用于产生肌肉泵效应和减轻水肿。

强度

增加电刺激的强度,可以使电流进入深层组织中。附加神经纤维的去极化通过两种方法完成:在刺激范围内较高阈值的纤维被较高强度的刺激去极化;具有相同阈值但结构更深的纤维被向深层扩散的电流去极化。高电压电流相比低电压电流可穿透更深的组织,在刺激深层肌肉组织时可能效果会更好。这是高电压电流和低电压电流之间最显著的区别之一。

持续时间

我们还可以通过使用同样强度的电流,但是延长刺激时间(持续时间)来刺激更多的神经纤维,以实现适宜的刺激,从而使膜去极化。由于电流可以持续较长的时间,更多的神经纤维会对相同强度的刺激产生反应[2,24,26]。这种方法要求刺激器具有可调节持续时间的功能。

极性

在任何电流下,具有较多电子数的电极称为负极或**阴极**。另一个具有相对较少电子数的电极,被称为正极或**阳极**。负极吸引正离子,正极吸引负离子和电子。对于双相波,电极会在每一个电流周期中改变极性。

- 负极:阴极
- 正极:阳极
- 肌肉收缩:阴极主电极
- 阴极:远端
- 阳极:近端

对于直流电,临床人员可以选择一个电极为负极,一个电极为正极,并且在治疗期间,电极将提供对应的极性效应。极性效应被认为有 3 个特征:①化学效应;②兴奋的易化;③电流的方向[2,24,25,27-29]。

化学效应只在持续时间长的电流中发生。

临床决策练习 5-4

临床人员使用电刺激器引发股直肌收缩。刺激电极放置在肌肉的运动点上,参考电极置于肢体对侧。为了达到该肌肉的去极化阈值,可以对电极的放置和/或电流参数进行什么改变?

化学效应

每个电极下的 pH 值变化、反射性血管扩张以及促进带相反电荷的离子运动通过皮肤进入组织的能力(离子导入)都被认为是化学效应。负极下具有组织刺激效应。为了产生这些效应,需要更长的脉冲持续时间(>1 分钟)[27,29-31]。强度在 5~10mA 范围时,在阳极和阴极下可出现抑菌作用,而强度在 1mA 或更低时,阴极出现最大抑菌效果[32]。另一项研究发现,治疗时间超过 30 分钟的高压脉冲电流具有抑菌作用[33]。

可兴奋组织的兴奋易化

当期望的结果是肌肉收缩时,有效电极的极性应该是阴极,因为细胞膜在阴极更容易去极化。然而,在阳极下的电流密度可以迅速增加,足以产生去极化效应。使用阳极作为有效电极并没那么有效,因为它需要更多的电流强度来产生动作电位。这可能会使患者治疗时的舒适度降低。在要求引起肌肉收缩或引起感觉神经刺激的治疗方案中,应该由患者的舒适度来决定选择阳极或者阴极。在这种情况下阴极通常是最舒适的[2,25,34]。

电流方向

在一些治疗方案中,电流的方向也是重要的。一般而言,阴极放置在远端,而阳极放置在近端,这种做法试图在重复人体中电流的自然发生模式[27,35]。

电流的方向也会影响组织的含水量和胶体的移动(细胞内的悬浮液体)。这些现象都没有很好的文献记载和了解,在围绕这些概念设计临床治疗之前需要进一步的研究[2,36,37]。

电流通过电极进入组织内,当极性效应发生在电极附近,其真实性可以被证实。在实验室的物理环境中,极性效应发生在离电极非常近的地方。为了引起这些效应,电流必须通过介质流动。如果待治疗的组织位于两个电极之间的中心,那么治疗结果就不能归属于极性效应[27]。临床上,极性效应是离子导入、刺激运动点或周围神经以及对非兴奋性细胞的生物刺激效应中的重要考虑因素。

电流密度

在神经或肌肉上的**电流密度**(每立方体积的电流量)必须足够高以引起去极化。电极与皮肤接触的地方电流密度最高,且随着电流渗入到较深的组织而减弱(图 5-14)[2,24]。如果在电极和神经之间存在很厚的脂肪层,那么电能的密度就不足以引起去极化(图 5-15)。

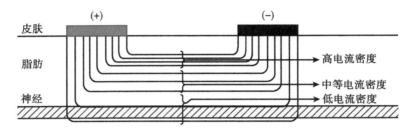

图 5-14 相同尺寸的电极靠近放置时的电流密度

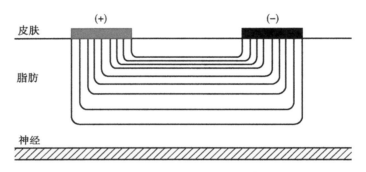

图 5-15 相同尺寸的电极在脂肪层很厚的身体部位靠近放置,电流到达不了神经的位置

如果电极较近排列在一起,则最高电流密度的区域相对较浅(图 5-16a)。如果电极间隔得较远,电流密度在较深的组织中会更高一些,包括神经和肌肉组织(图 5-16b)。

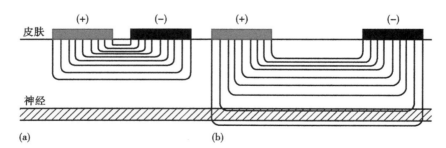

图 5-16 (a)电极相互靠近使表浅组织中产生高密度电流;(b)增加电极间的距离,可以提高深层组织中的电流密度

电极的尺寸也会改变电流密度。当一个电极相对于另一个电极的尺寸减小时,在较小电极下面的电流密度增加。电极越大,电流扩散的区域越大,电流密度越小(图 5-17)[2,8,24,25,38]。

在远离治疗区域的地方使用大(分散)电极,同时将小(活性)电极尽可能靠近神经或肌肉运动点放置,这样在小电极处将产生最大的效果。大电极将电流分散在大的区域;小电极将电流集中在运动点的区

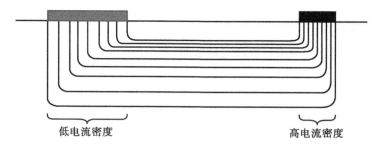

低电流密度　　　　　　　　　　　　　高电流密度

图 5-17　小电极或有效电极下的电流密度最大

域(图 5-17)。

　　电极的尺寸和放置位置是临床人员控制的关键因素,对结果有很大的影响。如果被刺激的神经结构附近具有高密度电流,我们就可以使用最少的电流实现更确定的效果。电极位置可能是电疗效果不佳的最大原因之一。

电极放置

　　当使用任何一种治疗方案来刺激感觉或运动神经时,一些指南将帮助临床人员选择合适的电极放置部位。电极应该放置在临床人员认为最有效的位置,然后反复试验移动电极,直到达到特定的治疗目标。可以使用以下模式:

　　1. 电极可以放置在疼痛区域上或其周围。

　　2. 电极可以放置在与疼痛区域相对应的特定皮节、肌节或骨节。

　　3. 电极可以放置在靠近疼痛区的脊髓节段。

　　4. 刺激支配疼痛区域的周围神经时,可以将电极放置在神经走行表浅且容易被刺激到的位置。

　　5. 血管结构包含神经组织以及离子溶液,离子溶液将传输电刺激电流,且表浅的血管结构最容易被放置在其上的电极刺激到。

　　6. 电极可以放置在触发点或穴位上[39]。

　　7. 电极应该放置在肌肉的运动点上,或者至少放置在肌腹上,在这些位点上可以诱发肌肉收缩。

　　8. 针刺点和触发点都已被简便地绘制和说明。针刺和触发区的参考文献被列入附录 A 中。临床人员应该系统地尝试刺激这些所列出的、对特定的区域和类型疼痛有效的点。如果有效,患者的疼痛将会减轻。也可以通过使用欧姆计点定位器确定皮肤阻力降低的区域,从而来识别这些点。

　　9. 将上述放置方法组合使用或使用双侧电极组合放置也可以起效[28,40,41]。

　　10. 在同样的治疗区域中,采用尺寸相同的两个电极进行电极的双极应用,如图 5-18a 所示。由于电极的尺寸相同,所以每个电极下的电流密度基本相同。因此,每个电极下的生理效应应该是相同的。然而,如果一个电极被放置于运动点上,而另一个不是,那么放在运动点上的电极只需要较低的电流幅度就可以引发肌肉收缩。

　　11. 电极的单极应用是指采用一个或者多个小的活性电极放置在治疗区域,另一个较大的辅助电极

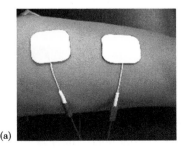
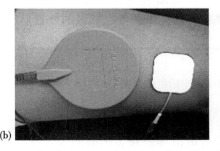
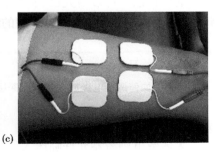

(a)　　　　　　　　　　　(b)　　　　　　　　　　　(c)

图 5-18　电极放置:(a)双极法;(b)单极法;(c)四极法

放置在身体的其他部位(图 5-18b)。此时在较小的或有效电极下具有较高的电流密度,因此有效电极下很有可能会出现期望的生理反应。

12. 电极的四极应用是指使用两组双极法电极放置,每组都来自于电刺激器上完全独立的通道(图 5-18c)。

13. 交叉模式用于干扰电和预调制的干扰电(IFC),利用电极的交叉放置以使来自每组电极的电信号在体内某点相加并且强度叠加。电极通常以十字交错的方式排列在预刺激点周围(图 5-19)。如果想要刺激一个特定的表浅区域,电极应该相对靠近地排列。电极的放置应使待治疗区域位于电极定位的中心。如果疼痛是局部的(例如肩关节疼痛),并且疼痛部位位于较深的关节内或者肌肉区域,那么应将电极分散放置,以使电流更具穿透力。

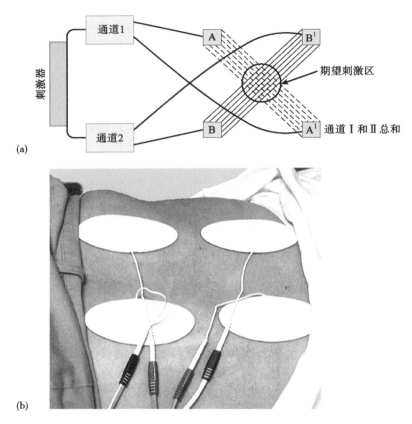

图 5-19 (a)电流从 A 流至 A^1,B 流至 B^1,当电流穿过刺激区域时,两路电流在强度上相加;(b)典型的电极交叉模式

临床人员不应局限于任何一种方法,而是应该评估每个患者的电极放置。感觉或运动刺激的有效性与正确的电极放置密切相关。如同所有反复试验法一样,系统的、有计划的研究总是优于"散弹枪"式漫无目的的做法。许多研究已经验证了一些常见临床问题的最佳电极定位方法,这些可以作为开始时的治疗点[42]。如果治疗没有达到预期的结果,则应重新考虑电极的放置。

临床决策练习 5-5

临床人员如何调整电极放置以增加深层组织中的电流密度?

通/断时间比

大多数电刺激器允许临床人员设置电流接通和关闭时间的比率。电流接通与断开时间的比率越低,患者接收到的总电流就越少。在一些设备上,这个通/断时间比被称为*工作周期*(*duty cycle*)。

人体对电流的生理学反应

电流对每一个经过的细胞和组织都有影响[43,44]。反应的类型和程度取决于组织的类型及其反应特性(如在正常压力下如何正常发挥功能或发生改变)以及所施加的电流的性质(电流类型、强度、持续时间、电压和密度)。组织应以类似于其正常发挥功能的方式对电能发生反应[38]。

电流通过身体各种组织的效应可能是热的、化学的或生理学的[45]。所有电流均可引起导电组织温度的升高[46]。人体组织具有不同程度的阻力,而那些电阻较高的组织应该在电流通过时升温更多。如前所述,用于刺激神经和肌肉的电流具有相对低的电流平均值,从而产生很小的热效应。

临床上,临床人员通过使用电流影响运动和感觉神经,从而产生肌肉收缩或干扰痛觉传导。该功能在很大程度上取决于根据本章所确定的原则选择适当的治疗参数[46]。

电流也被用于产生化学效应。大多数生物组织含有带负电荷的离子和带正电荷的离子。连续的直流电流会引起这些带电粒子向其极性相反的电极迁移,产生特定的生理学变化。

直接和间接的生理学效应

对电刺激的生理学效应可被划分为直接和间接效应。直接效应总是发生在电流流经的路径以及电极下区域。间接效应发生在远离电流流经的区域,通常是电流刺激产生正常生理事件的结果[8,47]。

如果期望从刺激中获得某种效果,必须建立以实现特定生理反应作为治疗目的的目标。这些反应可分为两类基本的生理学反应:兴奋性的和非兴奋性的。

兴奋性反应是最明显的,也是以往治疗中最常用的方法。临床上,我们耗费很多时间去尝试获得神经细胞的兴奋性。患者感知到的兴奋性反应包括触电感、肌肉收缩、电刺痛。生理学上,随着电流刺激强度的逐渐增加,神经会按照上述顺序感知到这些影响。神经几乎没有辨别能力。只有当足够强大的电能使神经膜去极化时,他们才能辨别出来。他们几乎不关注波形的不同形状和极性。对神经细胞来说,电就是电,就像处理高级生物体的所有事情一样,对相同刺激的反应范围很广,这取决于环境和系统因素。

所有感知都是接收到神经被电流刺激信号的大脑活动产物。这进一步扩大了因电刺激产生的系统效应的范围。

刺激事件会改变人体感知。随着电流强度的增加和/或电流持续时间的增加,会有更多的神经细胞被激发。随着刺激强度的增加和刺激事件的发生,我们可以做出电刺激相关的某些质量判定。电流是否适宜? 刺激强度是弱还是强? 通过多方面的个体化反应进行刺激电流的质量判定,对治疗的收益具有显著性的影响。

神经对电流的反应

神经和肌肉都是易兴奋的组织。这种兴奋性取决于细胞膜的**压敏渗透性**。神经或肌肉细胞膜调节细胞内部与细胞外部环境之间的带电离子的交换。这种压敏渗透性产生了细胞膜内外离子的不均衡分布,这又反过来造成了细胞内外电荷之间的电势差。这样细胞膜被认为是极化状态。细胞膜内外的电势差称作**静息电位**,因为细胞试图维持这种电化学梯度作为其正常的稳态环境[43]。

依赖细胞膜建立的电化学梯度,其细胞外可扩散的正离子浓度大于细胞内。利用神经细胞膜上钠泵的持续活性,神经细胞从细胞膜内向膜外持续转运 Na^+,而电压依赖的钾通道允许 K^+ 转运入细胞内。这就维持了细胞膜内 K^+ 的高浓度。细胞膜内外总的电荷差异,造成了静息水平为 $-70 \sim -90mV$ 的电梯度(图 5-20)。正如 Guyton 所解释的:"这种电位差与离子在两个方向上扩散的趋势差异是相符的"[32]。膜电位的发生需要 2 个条件:①膜必须是半透性的,允许一种带电离子比带相反电荷的离子更容易通过通道扩散;②细胞膜一侧扩散离子的浓度必须大于另一侧[32,43]。

静息膜电位的产生,是因为细胞就像离子电池,其细胞内外离子的浓度由细胞壁内可调控的 Na^+-K^+ 泵维持。神经和肌肉细胞膜除了产生和维持静息电位外也可以发生兴奋[32,48]。

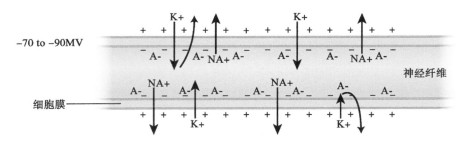

图 5-20 神经细胞膜的主动转运机制,维持静息膜电位

为了在神经组织中传递冲动,静息膜电位必须降低到阈值水平以下,然后膜的渗透性才可能发生变化。渗透性的改变产生了一个**动作电位**,该电位将沿着神经从刺激的位置向两个方向传递冲动。这个由化学、电、热或机械刺激产生的动作电位总是能产生相同的结果,即**膜去极化**。

并不是所有的刺激都可有效地产生动作电位和去极化。为了成为有效的兴奋剂,电刺激必须具有足够的强度,并且持续足够长的时间以达到或超过膜的基本兴奋阈值。电刺激必须改变细胞膜,从而促使大量离子跨越细胞膜,超越主动转运泵维持静息电位的能力。强度的刺激使得细胞膜去极化,而导致动作电位的产生[2,32]。

去极化

当带电的离子穿过阳极和阴极下方的神经纤维膜时,发生细胞膜去极化。阴极通常是去极化的部位(图5-21a)。随着带负电离子浓度的增加,膜的电压电位变低并达到其去极化的阈值(图5-21b)。阳极使神经细胞膜电位更正向,增加了去极化所需的阈值(图5-21c)。该例中的阴极成为作用电极(有源电极);阳极变成无效电极(分散)。在其他情况下,阳极和阴极可以相互切换成为作用电极或无效电极的角色[2,8,24]。不同的组织中,超越细胞膜主动泵维持静息电位能力所需要的离子数量不同。

去极化传播神经兴奋和冲动沿着神经纤维传递后,存在一段短暂的时期,在此期间神经纤维无法对新的刺激作出反应。这称为**绝对不应期**,持续约 0.5 微秒。随着神经细胞膜的复极化,神经兴奋性逐渐恢复。随后神经恢复再次接受刺激的能力。根据纤维类型的不同,神经纤维可能的最大放电次数可达 1 000 次/s[2,24,32,49]。

去极化区域和相邻非激活区域之间的电位差导致了两个区域之间微小电流的流动。这就形成了一个完整的局部电路,且促使从去极化位点往不同方向沿着整条纤维重复该过程,从而实现去极化自我传播。细胞释放的能量使得冲动的强度在其沿着纤维传播时保持一致[2,24,32,49]。此过程如图 5-22 所示。

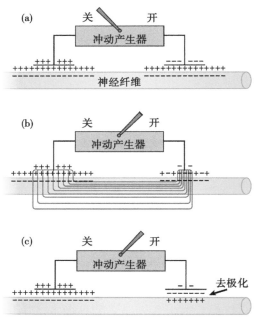

图 5-21 (a~c)神经细胞膜的去极化

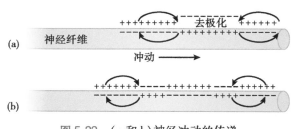

图 5-22 (a 和 b)神经冲动的传递

去极化效应 当神经冲动到达其效应器官时,无论是另一个神经细胞还是肌肉,神经冲动通过运动终板或突触在两者之间传递。在这个交界处,一种神经递质物质从神经细胞释放出来。如果效应器官是肌肉,这种神经递质物质会使相邻可兴奋的肌肉收缩,引发单个肌肉收缩(图 5-23)[2,24]。这种由电刺激引起的肌肉收缩与自主活动的肌肉收缩一样。

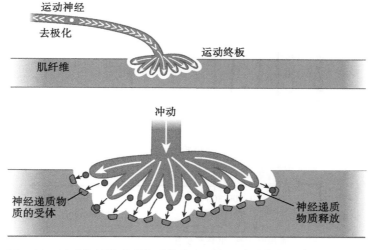

图 5-23 运动终板处递质物质传递过程的电冲动变化。当被激活,肌肉细胞膜会发生去极化,进而产生收缩

强度-时间曲线

强度-时间(*strength-duration*,SD)曲线是特定神经纤维去极化阈值的图示(图 5-24)。电流必须足量才能使神经发生去极化。如图所示,电流持续时间和电流强度之间存在非线性关系,其中较短时间的刺激需要增加强度以达到神经去极化的阈值。**基强度(rheobase)**指的是在给定的持续电流刺激情况下引起可观察到的组织反应(比如肌肉收缩)所需的特定电流强度。**时值(chronaxie)**指的是在 2 倍于基强度的电流下,可产生组织兴奋所需的特定时长或持续时间。

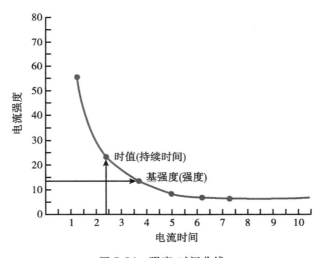

图 5-24 强度-时间曲线

不同大小和类型的神经纤维具有不同的去极化阈值,因此具有不同的 SD 曲线(图 5-25)。Aβ 纤维需要最少量的电流即达到去极化的阈值,其次是运动神经纤维、Aδ 纤维,最后是 C 纤维。曲线基本上是对称的,但达到细胞膜兴奋阈值所需的电流强度因不同的神经纤维类型而不同[2,32,41,50]。通过逐渐增加电流强度和/或电流持续时间的过程中,首先,身体最先出现由于 Aβ 纤维的去极化引起的针刺感,随后是运动神经纤维去极化时的肌肉收缩,最后是 Aδ 纤维以及后来的 C 纤维去极化引起的疼痛感。

设备制造商根据 SD 曲线来选择其预设脉冲持续时间,以有效地使神经纤维去极化。

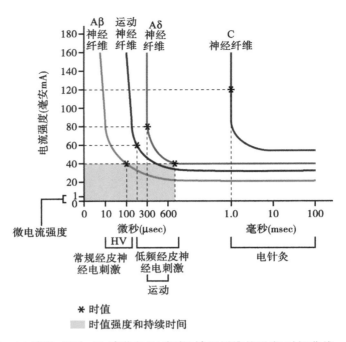

图 5-25 Aβ 感觉、运动、Aδ 感觉和 C（疼痛）神经纤维的强度-时间曲线。沿着横轴下方显示的是几种电刺激的持续时间。相应的电流强度对于产生使神经纤维去极化的刺激非常必要。微电流强度很低，使得神经纤维不会发生去极化。该电流穿过其他身体组织以产生效应

肌肉对电流的反应

再次强调，通常肌肉在其运动神经发生去极化时相应地产生收缩。临床上应用电刺激诱导肌肉收缩，大多采用刺激其运动神经的方法。然而，在无肌肉失神经支配的情况下，电刺激可能使肌细胞膜，而不是运动神经，发生去极化，从而引起肌肉收缩。这将产生与自然刺激相同的肌肉收缩。

全或无响应（all-or-none response）是对神经或肌肉组织进行电刺激时的另一个相关的重要概念。一旦电刺激达到去极化的阈值，神经或肌肉膜就会发生去极化，并引发神经冲动或肌肉收缩的传播。此时，无论所使用的刺激强度是否增加，该反应都保持不变。刺激引起去极化（全部）或者不引起去极化（无）。该反应没有出现等级化，单个神经或肌纤维的反应要么最大，要么不存在[2,24,25]。而这种全或无现象并不意味着肌肉纤维缩短和整体肌肉活动不会受到刺激电流的强度、每秒脉冲或持续时间的影响。电流参数的调整可引起肌纤维缩短和整体肌肉活动的变化。

失神经支配的电刺激

电流可用于**失神经支配的肌肉**以产生肌肉收缩。失神经支配的肌肉失去了其周围神经的支配。电刺激失神经肌肉的主要目的是帮助减少神经再生期间肌肉萎缩的程度。失神经支配后，肌纤维会经历一系列渐进性解剖学、生物化学和生理学变化，进而导致个体肌纤维的大小以及肌肉直径和重量的减小。因此，肌肉可以产生的张力会减少，肌肉收缩所需的时间也会增加[51,52]。这些退行性变化会持续进展，直到肌肉被病变部位再生的神经轴突重新支配。如果 2 年内没有发生神经再支配，通常认为纤维结缔组织将取代肌肉的收缩性成分，肌肉将不再能恢复其功能[52,174,177]。

文献回顾表明，大多数研究支持对失神经支配的肌肉使用电刺激。这些研究通常显示电刺激可以延迟肌肉萎缩，最小化肌肉质量和收缩力度的减少，以及适当的电刺激可维持肌肉纤维大小[53-55]。电刺激肌肉收缩可能会控制水肿和静脉淤滞，从而延缓肌纤维纤维化和变性[52]。然而，目前研究普遍认为电刺激对神经再生或肌肉再神经支配的影响很小或没有影响。

一些研究表明，用于改善失神经支配肌肉的电刺激实际上可能会干扰神经再支配，从而延迟功能恢

复[56,57]。这些研究提出,肌肉收缩会破坏再生的神经肌肉接头从而减缓神经再支配,且电刺激可能会使失神经肌肉受到创伤,因其比正常肌肉对创伤更敏感[52,56,58,178]。

失神经支配的肌肉的治疗参数如下：

1. 不对称,双相波电流,脉宽<1 毫秒,用于前 2 周[59]。
2. 2 周后,干扰方波直流电和进阶性指数波直流电,每个电流的脉冲时间>10 毫秒,或者正弦波交流电,频率低于 10Hz 可产生肌肉收缩[52]。脉冲的时长应该在可引起肌肉收缩的情况下尽可能短[60]。
3. 电流的波形应该具备脉冲持续时间等于或大于失神经支配肌肉的时值的特征。
4. 合适脉冲时长的电流幅度应该要足够大以刺激时值延长的失神经支配肌肉,同时产生肌肉纤维中等强度收缩。
5. 刺激的间隔应该为 1:4 或 5(15~40mA)长于刺激时间(大约 3~6 秒),使肌肉疲劳程度得以最小化[60]。
6. 单相或双相波都可选用,用小直径主动电极放置在肌肉最敏感的活跃点。这可能不是运动点,因为肌肉失去了正常的神经支配。
7. 电刺激应该在失神经后立即开始,每天 3 次电刺激治疗,其中包括 3 组治疗,每组重复 5~20 次,强度可根据肌肉的疲劳程度调整[52]。
8. 收缩需要产生肌肉张力,因此关节可能需要被固定,或者可采取终末端活动范围处的等张性收缩。

电流对非兴奋细胞的生物刺激效应

电流可对非兴奋性细胞的功能产生影响,该影响将按照和它细胞类型和组织功能一致的方式响应电流刺激。我们已经讨论了电刺激如何引起神经组织和肌肉组织可兴奋细胞的去极化。适当频率和电流强度的电刺激可能激活非兴奋性细胞上的受体位点,并且引起与自然发生的化学分子刺激相同的细胞变化。细胞通过将大量化学反应结合到生命过程中而起作用。可以想象,适当的电信号可以产生更多特定酶活性的位点,从而改变或刺激细胞功能[15]。

细胞似乎对稳定的直流电梯度有响应。细胞向一极移动或生长,而远离另一极。直流电产生的电场可能有助于促进受伤或发育组织的愈合过程和再生能力[15,59]。

细胞也会对特定频率的电流有响应。细胞可以选择性地响应某些频率并且对其他频率不响应。一些研究人员声称合成蛋白质的特定基因可以通过某种形状的电脉冲激活。该频率可根据细胞状态,以某些方式改变。这种现象被称为细胞的"**频率窗口**"选择性。

总的来说,我们看到小振幅直流电是人体生长和修复的方式所固有的。临床上如果我们可以复制一些这种相同的信号,我们就可能成功地以最有效的方式使用电疗。

电刺激的临床应用

实质上,电刺激可以用于刺激运动神经以诱导肌肉收缩或作用于感觉神经来调控疼痛。

针对运动神经的治疗性电刺激

作用于运动神经的电刺激可引发肌肉收缩,从而提供很多治疗性效益：
1. 肌肉训练。
2. 肌肉泵收缩。
3. 延缓肌肉萎缩。
4. 肌肉力量增强。

在选择和判断治疗参数时应该考虑肌肉疲劳。以下是会对肌肉疲劳产生影响的因素：
1. 强度结合脉冲刺激的幅度强度和脉冲持续时间。
2. 每秒脉冲或脉冲次数。

3. 输出(开)时间。

4. 暂停输出(关)时间。

案例分析 5-1

电刺激:增强失神经支配肌肉力量

背景:3 天前,一名 22 岁的女性在一次车祸中发生了左膝内侧副韧带(MCL)的 Ⅱ 级扭伤,正在接受 3 周的石膏固定治疗。她无法产生股四头肌自主等长收缩的最大力量。对石膏进行修改后,可以在股神经和股内侧肌的运动点上放置电极。在膝关节伸展位下我们不限制其股四头肌的收缩力量。

初步诊断印象:左膝 Ⅱ 级 MCL 扭伤,无法产生伸膝肌的最大等长收缩力量。

治疗方案:开始每周 5 天的电刺激治疗计划。选择多相波形,2 500Hz 载波,有效频率为 50Hz(10 毫秒开,10 毫秒关)。刺激器设置为电流上升时间 6 秒,电流保持在特定幅度 10 秒,然后在没有斜率的情况下降至零;休息时间为 50 秒,有效占空比为 1:5(10 秒开,50 秒关)。每个治疗环节以舒适的刺激幅度重复 10 次,然后是三组,每组重复 10 次最大耐受程度的电流强度刺激。组间休息 2 分钟。在 10 秒的输出时间内,电流幅度调节到患者能够耐受的最大量。鼓励患者在电流刺激时收缩股四头肌群。

治疗反应:患者对电刺激的耐受性在第一周逐渐增加,然后达到平台期;这个平台期在接下来的 2 周内保持不变。在移除石膏后,左大腿未发现可测量或可见的萎缩。患者开始了一系列康复训练计划,包括主动关节活动训练、力量训练和功能性活动,在去除石膏后 3 周恢复到完全无痛全范围活动。

讨论问题:

- 哪些组织受伤/受影响?
- 出现了什么症状?
- 患者表现为损伤愈合的哪一阶段?
- 物理因子治疗的生物生理效应(直接/间接/深度/组织亲和力)是什么?
- 物理因子治疗的适应证/禁忌证是什么?
- 在本案例分析中,物理因子治疗的应用/剂量/持续时间/频率的参数是什么?
- 针对这种损伤或疾病可以使用什么其他物理因子治疗? 为什么? 怎么用?

康复专业人员应用物理因子治疗创造最佳的组织修复环境,同时尽量减轻与创伤或疾病相关的症状。

肌肉力量可以通过改变刺激强度以募集更多或更少的运动单位而改变。它还可以通过高频脉冲或脉冲速率来增加收缩的总和质量而改变。力量越大,对肌肉的要求越高,肌肉血流的闭塞越多,疲劳程度越高。如果不要求大的肌肉力量,那么电刺激的强度和频率可调整到期望水平,但疲劳仍是一个需要考虑的因素。为了最大限度地减少用力收缩相关的疲劳,最低频率和较高强度的组合可保持力量持续,减少疲劳[61]。

如果想要产生更大的肌肉力量,则需使用更高的频率和强度。为了尽可能降低肌肉疲劳,每收缩 10 秒,收缩间隔应该至少休息 60 秒。可变频的刺激方案中,先使用高频刺激然后再进行低频的刺激也有助于最小化重复性功能性电刺激(functional electrical stimulation,FES)引起的肌肉疲劳[61]。

在较高扭矩下,神经肌肉诱导的收缩和患者从电流或收缩强度中感知的疼痛相关。这点经常是限制下述治疗方案成功的因素。每个患者都需要监督,并相信医务人员,以最有效地依从治疗,达到治疗目标[61,62]。

当使用电刺激引发肌肉收缩时,刺激运动点可以引起最佳的肌肉收缩效果。要找到肌肉的运动点,应使用探针电极来刺激肌肉。刺激应从运动点大致预期位置开始(有关运动点的图,请参阅附录 A)。电流强度应增加至可观察到收缩为止,然后电流强度应该保持在该水平。应该四周移动探头,直到找到该电流强度的最优可见收缩,这就是运动点[23,63]。选择这个位置进行刺激后,可以在影响大量运动神经纤维的区域增加电流强度,从而使得电刺激引起的肌肉反应达到最大程度。

肌肉训练手术后或损伤后的肌肉抑制是肌肉训练的主要适应证[181]。如果神经肌肉调控机制没有受损,那么中枢神经系统对该肌肉的抑制通常是肌肉失去控制的一个因素。长时间未使用的神经突触发生萎缩,从理论上来讲,是这种感觉运动异化的来源。通过电流刺激运动神经,人为地增加了失活突触的使用机会,有助于恢复系统的正常平衡,因为上传的感觉信息将被重新整合到患者的运动控制模式中。通常可以通过电刺激一块肌肉来迫使该肌肉收缩。肌肉被动性收缩会导致肌肉的感觉输入增加。患者感觉到肌肉收缩,看到肌肉收缩,以及可尝试复制这种肌肉反应[24,50,64,65,182]。此时电刺激的目标是重新建立控制而不是增强肌力。

肌肉训练的方案中没有列出更有效促使治疗的特定参数,但是我们有必要了解在促进肌肉训练治疗方案中列出的标准。

肌肉训练的治疗参数如下:

1. 电流强度必须适合肌肉收缩,且对患者来说是舒适的。
2. 每个周期的脉冲时间应该尽可能地接近该运动神经元对应的时值(300~600 微秒)。
3. 每秒钟脉冲应该足够高,以产生强直性收缩(35~55pps),但需要调整以最小化肌肉疲劳。高频脉冲比中频脉冲更容易产生疲劳。
4. 开/关循环应该基于设备本身和利于患者恢复肌肉控制两方面考虑。电流的上升或下降需要更长时间,所以有效电流持续在 2~3 秒。休息时间可以是 1:1(收缩:恢复),也可以是 1:4 或 1:5,取决于临床人员的偏好或患者的注意力持续时间和疲劳程度。
5. 必须使用间断电流或冲击(surged current)电流。
6. 患者应能感觉到和看到肌肉收缩,然后,患者应配合电流诱导进行主动随意肌收缩。
7. 总的治疗时间应该在 15 分钟左右,但是每天可以重复几次。
8. 高伏特脉冲或中频交流电可能是最有效的[24,64,66]。

案例分析 5-2
电刺激:失神经支配肌肉的再教育

背景:一名 16 岁的男人昨天在关节镜下进行了右膝部分内侧半月板切除术。今天,他将开始用拐杖行走,在可耐受的情况下开始负重。医院的政策规定,患者必须能够主动收缩股四头肌后,才指导其使用拐杖步行。然而患者无法产生股四头肌的主动收缩。患者的疼痛和肿胀很轻微。治疗师指导患者训练了 15 分钟后,其仍然无法收缩股四头肌。

初步诊断印象:右膝关节镜手术后状态,股四头肌控制受抑制。

治疗方案:使用脉冲式单相波的电刺激治疗。将阴极(主动、负极)置于股内侧肌的运动点上,并将阳极(被动、正极)置于大腿后部。频率设定为 40pps。使用不间断(1:0)的占空比,将振幅设定为产生可见肌肉收缩的水平,但低于疼痛阈值。在确定刺激幅度后,调整占空比为提供 15 秒的刺激,然后休息 15 秒;电流没有上升,因此有效工作周期为 1:1。鼓励患者在前 5 次刺激期间收缩股四头肌,随后要求患者在电刺激传递前预收缩股四头肌。

治疗反应:在 20 次重复刺激后,患者能够在电刺激前启动股四头肌收缩。电刺激暂停,然后患者能够继续自主收缩股四头肌。然后可指导他拄拐步行,开始常规术后康复治疗。

讨论的问题:

- 哪些组织受伤/受影响?
- 出现了什么症状?
- 患者表现为损伤愈合的哪一阶段?
- 物理因子治疗的生物生理效应(直接/间接/深度/组织亲和力)是什么?
- 物理因子治疗的适应证/禁忌证是什么?
- 在本案例分析中,物理因子治疗的应用/剂量/持续时间/频率的参数是什么?
- 针对这种损伤或疾病可以使用什么其他物理因子治疗?为什么?怎么用?
- 为什么患者在手术后无法收缩股四头肌?
- 为什么股四头肌收缩的能力是拐杖行走的先决条件?
- 自主/随意肌肉收缩和诱发(刺激)收缩之间的差异(通路和生理学)是什么?
- 电刺激如何帮助患者恢复自主收缩肌肉的能力?
- 有什么可行的替代方法来协助这个案例?
- 如果肌肉对电刺激没有响应,您会怀疑什么?
- 为什么电刺激的幅度要低于疼痛阈?

康复专业人员应用物理因子治疗创造最佳的组织修复环境,同时尽量减轻与创伤或疾病相关的症状。

案例分析 5-3

电刺激：失神经支配肌肉训练

背景：由于一次摩托车事故导致肱骨开放性骨折，一名 23 岁的男性发生左侧桡神经的桑德兰（Sunderland）V 级病变。意外发生在 2 年前。首次神经损伤修复不成功；因为没有神经再生的证据，1 年前完成了腓肠神经移植术。同样，无神经再生、支配的证据；因此把桡侧腕屈肌（flexor carpi radialis，FCR）的远端附着点转移到第三掌骨底部的后部，以提供手腕伸展功能。肌腱转移术在 3 周前完成。而后手腕和前臂被制动直至昨天，患者被转往康复治疗。外科医生允许让患者开始温和的 FCR 收缩。

初步诊断印象：肌腱转移术后，缺乏自动控制能力。

治疗方案：使用脉冲双相波，开始电刺激治疗。使用双极电极装置，其中一个电极位于 FCR 的运动点上，另一个电极位于 FCR 上方约 4cm 的远端。脉冲速率设置为 40pps，有效占空比设置为 5∶5（5 秒开启、5 秒关闭），上升 2 秒，斜坡下降 2 秒（因此总时间为电流输出为 7 秒，刺激间隔为 7 秒）。调节电流幅度以实现 FCR 的可扪及的收缩，但没有手腕动作，治疗时间设定为 12 分钟，以实现大约 50 次收缩。

治疗反应：每天治疗，持续 3 周，电流幅度和重复次数逐渐增加。此时，患者能够不依赖电刺激来启动腕部伸展动作，并且出院进行居家训练计划。

讨论的问题：

- 哪些组织受伤/受影响？

- 出现了什么症状？
- 患者表现为损伤愈合的哪一阶段？
- 物理因子治疗的生物生理效应（直接/间接/深度/组织亲和力）是什么？
- 物理因子治疗的适应证/禁忌证是什么？
- 在本案例分析中，物理因子治疗的应用/剂量/持续时间/频率的参数是什么？
- 针对这种损伤或疾病可以使用什么其他物理因子治疗？为什么？怎么用？
- 桑德兰（Sunderland）V 级外周神经损伤涉及哪些结构？
- 腓肠神经移植物涉及什么？外科医生试图实现什么目标？
- 哪些因素导致首次桡神经修复和腓肠神经移植的失败？
- 为什么外科医生在初次修复后等待将近一年后进行腓肠神经移植并在腓肠神经移植后近一年才进行肌腱转移？
- 在没有指总伸肌功能的情况下，手腕的伸展是否真的可以增加患者的功能？为什么可以或者为什么不可以？

康复专业人员应用物理因子治疗创造最佳的组织修复环境，同时尽量减轻与创伤或疾病相关的症状。

肌肉泵收缩 电刺激诱导的肌肉收缩可用于复制常规肌肉收缩，将体液和血液通过静脉和淋巴通道泵回心脏来帮助刺激循环[67,183]。关于水肿形成的讨论将在第 15 章中涵盖。使用感觉阈值水平的电刺激，可以控制动物模型中扭伤和挫伤的水肿的发生率达到最小化。

电刺激诱导受累肢体肌肉收缩有助于重建正确的循环模式，同时保护受伤部位[68-71]。

肌肉泵收缩减轻水肿的治疗参数如下：

1. 电流的强度必须足够高，以提供一个强大的、舒适的肌肉收缩。
2. 脉冲应尽可能接近被刺激运动神经的时值（300~600 微秒）。
3. 每秒钟脉冲应该在刚开始出现肌强直的范围（35~50pps）。
4. 必须使用间断电流或冲击（surged current）电流。
5. 收缩时间 5~10 秒。
6. 休息时间 5~10 秒。
7. 被治疗的部位应该抬高。
8. 如果没有禁忌证，可以鼓励患者同时主动活动受损部位。
9. 治疗时间为 20~30 分钟。治疗应每天重复 2~5 次。
10. 高伏特（压）电刺激或中频交流电可能是最有效的[13,36,72-74]。
11. 除了电疗以外，还可以使用冰敷来达到最佳效果[36,75]。

延缓肌萎缩 对患者进行电刺激诱发肌肉收缩一个常见的原因就是预防或延缓肌肉萎缩。损伤会影响正常肌肉运动，通过替代性的电刺激诱导的肌肉收缩可维持肌肉组织的完整性。肌肉受伤后通常导

致肌肉自主活动减少、肌肉无力。这种减少的自主激活可能与临床损伤有关,其特征是周围未受伤的肌肉中运动神经元池出现反射性抑制,称为关节源性肌肉抑制(arthrogenic muscle inhibition,AMI)[187]。AMI 降低了肌肉在收缩过程中募集运动神经元的能力,从而限制了它产生力量的潜力。有人建议,在进行康复运动训练前,应该先处理反射性抑制的现象,可通过着重消除受累肌肉的抑制后,再进行力量强化训练,从而为正常功能模式创造更优的神经环境[187]。经皮神经电刺激(TENS)已被证明可以去除抑制运动神经元池的兴奋性和增加意志性激活。电刺激重现了与正常随意肌肉收缩相关的物理和化学事件,并有助于维持正常的肌肉功能。在设计康复计划时,临床人员应该尝试复制与正常运动程序相关的肌肉收缩[188]。

延缓肌肉萎缩的治疗参数如下:

1. 电流强度在患者可以容忍范围内应尽可能高,在治疗过程中,电流强度还能适当升高,这是因为身体的部分感官在逐步适应调节电刺激强度。肌收缩应该能够使肢体在抗重力范围内达到肌肉正常最大随意等长收缩(maximum voluntary isometric contraction,MVIC)的 25% 以上。
2. 脉冲持续时长应该进行预设。如果可调,则应尽可能设置为接近被刺激的运动神经的时值(300~600 毫秒)。
3. 每秒的脉冲次数应该设定在可以使得肌强直的范围内(50~85pps)。
4. 必须使用间断电流或冲击(surged current)电流。
5. 刺激时间应该在 6~15 秒。
6. 放松时间应该至少 1 分钟。
7. 肌肉应该给予一些阻力,通过增加重量或者外部阻力(如固定关节)来提供重力或者外部阻力,从而实现等长收缩。
8. 患者可以配合电刺激而随意收缩,但这不是这个治疗肌萎缩成功的必要条件。
9. 总治疗时间应为 15~20 分钟,或应有足够的时间使得至少产生 10 次收缩。一些方案使用了 3 组(每组 10 次)收缩并取得成效。这种治疗可以每天重复 2 次。一些使用电池供电而不是线路供电的方式可以长时间重复进行,可能是因为诱发的肌肉收缩力较低。
10. 应使用高伏特(压)电刺激或中频交流电[50,65,76-78]。

增强肌力在各种骨骼肌肉损伤的康复过程中,神经肌肉电刺激与自主运动相结合,以增加肌肉力量和功能表现[79-85]。电刺激不仅具有如前所述的去除肌肉抑制的潜力,而且还能激活更多比例的对更高力量水平至关重要的 Ⅱ 型肌肉纤维(快肌纤维),从而提高功能性表现[79-85]。

增强肌力的治疗参数如下:

1. 电流强度应该足够高,使肌肉产生最大随意等长收缩(MVIC)的 60%。
2. 脉冲持续时间应尽可能将其设置为接近被刺激的运动神经的时值(300~600 微秒)。一般来说,较长的脉冲持续时间可以刺激更多的神经。
3. 每秒的脉冲应该设定在可以使得肌强直的范围内(70~85pps)。
4. 使用间断电流或冲击(surged current)电流,且电流波峰渐渐升高的波形是最有效的。
5. 刺激时间应该在 10~15 秒。
6. 休息时间应该在 50 秒~2 分钟。
7. 阻力通常是通过固定肢体来提供的。然后给肌肉一个相当于 25%~100% 最大随意等长收缩的刺激强度。产生的刺激越大,效果越好。
8. 患者可以配合电刺激而随意收缩,但这不是这个增加肌力成功的必要条件。
9. 总的治疗时间应该至少包括 10 次收缩。3 组(每组 10 次)收缩的主动抗阻训练方案也是有效的。电刺激至少每周 3 次。一般来说,肌力会随着治疗而增加,同时电流强度也需要相应增加以跟上当前肌肉最大的自发性收缩强度。
10. 选择高电压或中频的俄罗斯(Russian)电流[50,61,62,64,65,76-78,86]。

临床决策练习 5-6

临床人员在腘绳肌拉伤后使用电刺激来增强肌肉力量。哪些治疗参数可能最有效地增强肌力?

案例分析 5-4

电刺激:失神经支配肌肉的肌力增强

背景:2 周前,一名 33 岁的女性在滑雪时出现左侧前交叉韧带(anterior cruciate ligament,ACL)的分离性断裂。3 天前,她接受了关节镜辅助下的关节内自体髌韧带移植重建 ACL 手术。她现在腋拐支撑下可耐受负重,正在使用可拆卸的支具,已确认可加速康复的指征。

初步诊断印象:ACL 重建术后。

治疗方案:除了常规用于控制术后疼痛和肿胀的主动肌力训练和关节活动训练及物理因子治疗外,同时启动强化肌力的电刺激治疗。移除支具,患者坐在等速测试和训练装置上,左膝屈曲 65°,装置设定为 0°/s(等长)。使用脉冲式多相电刺激器,其中电极放置在股内侧肌和股外侧肌的运动点上。刺激器产生 2 500Hz 的载波,有效频率为 50Hz(10 毫秒开,10 毫秒关)。选择 2 秒斜升,然后选择 2 秒斜降设置,总占空比为 10∶50[开启 14 秒(译者注:原文是否有错,开启 10 秒才正确?),关闭 50 秒],并在每 3 次刺激时将电流幅度调整到最大可耐受量。给予 15 个治疗周期,然后患者休息 5 分钟;重复 2 次,每个疗程总共收缩 45 次。患者每周治疗 3 个疗程,共 5 周。

治疗反应:在 5 周的治疗期间,记录了电刺激时产生的力出现线性增加以及出现最大等长的力量。患者的步态和关节活动范围得到改善,并且在治疗结束时出院回家,进行家居训练计划。

讨论问题:

- 哪些组织受伤/受影响?
- 出现了什么症状?
- 患者表现为损伤愈合的哪一阶段?
- 物理因子治疗的生物生理效应(直接/间接/深度/组织亲和力)是什么?
- 物理因子治疗的适应证/禁忌证是什么?
- 在本案例分析中,物理因子治疗的应用/剂量/持续时间/频率的参数是什么?
- 针对这种损伤或疾病可以使用什么其他物理因子治疗? 为什么? 怎么用?
- 为什么要在膝关节屈曲 65°时进行股四头肌的训练? 什么生物力学因素有利于在这个关节角度而不是在完全伸膝角度进行训练?
- 电刺激对韧带重建的愈合率有何影响? 对患者功能的恢复有什么影响?

康复专业人员应用物理因子治疗创造最佳的组织修复环境,同时尽量减轻与创伤或疾病相关的症状。

案例分析 5-5

电刺激:疼痛调节

背景:12 周前,一名 47 岁的男子在一次建筑施工事故中右脚发生闭合性挤压伤。X 线片显示无骨折,体格检查表明神经血管结构完好无损。在急诊室,他的右腿装上了气动固定装置,并为其提供腋拐。告知患者,在其家庭医生允许之前,应避免右脚负重。6 周前,移除了固定装置,患者开始进行进阶性负重并自行足部运动训练。现在患者足部和腿部出现进行性加重的烧灼痛,伴有肢体肿胀和触觉极度过敏的情况。患者拒绝用负重,并且右脚没有穿袜子和鞋子。

初步诊断印象:I 型复杂区域疼痛综合征(complex regional pain syndrome,CRPS)(又名反射性交感神经营养不良)。

治疗方案:对右腿进行脉冲双相电刺激,电极放置在前室和后室上方。频率为 2pps,幅度高于患者的疼痛阈值但低于疼痛耐受值;引起强烈的肌肉抽搐反应。电流刺激是不间断模式(占空比为 1∶0),持续 60 秒。当电流关闭时,治疗师用手轻轻刷患者的脚。在初始疗程,该过程总共重复 10 次,并且指示患者在家中尝试轻刷刺激的过程。

治疗反应:在首次治疗的最初 60 秒电流后,患者能够耐受 5 秒的轻触。在第 10 周刺激后,患者能够耐受 45 秒的中度触摸。每周重复治疗 3 天,持续 2 周,此时患者能够耐受穿袜子和鞋子,可部分负重,并在家居计划中继续脱敏的过程。

讨论问题:

- 哪些组织受伤/受影响?
- 出现了什么症状?
- 患者表现为损伤愈合的哪一阶段?
- 物理因子治疗的生物生理效应(直接/间接/深度/组织亲和力)是什么?
- 物理因子治疗的适应证/禁忌证是什么?
- 在本案例分析中,物理因子治疗的应用/剂量/持续时间/频率的参数是什么?
- 针对这种损伤或疾病可以使用什么其他物理因子治疗? 为什么? 怎么用?
- 什么是 I 型 CRPS?
- I 型 CRPS 和 II 型 CRPS 之间有什么区别?
- 为什么为该患者选择了低频 TENS? 其他形式的 TENS(例如,常规的,超刺激型)有效吗? 为什么或者为什么不?
- 该患者的 CRPS 是否可能预防? 怎么样预防?

康复专业人员应用物理因子治疗创造最佳的组织修复环境,同时尽量减轻与创伤或疾病相关的症状。

非收缩性刺激对水肿的影响

生物组织内的离子运动是电疗文献中的基本理论。

自 1987 年以来,大量大鼠和青蛙模型的研究有助于更清楚地发现电刺激对水肿的形成和减少的影响[7,21,68-70,87]。前面讨论的肌肉泵理论似乎是影响这个问题的最可行的方法[28]。最近的大多数研究着重于在感觉水平的电刺激上。早期的理论支持,使用感觉水平的直流电作为驱动力,使得组织间隙空间中的带电的血浆蛋白离子往带相反电荷的电极方向移动。此外,一些早期基础的研究表明,电刺激可降低毛细血管通透性,后者可能是水肿形成的主要原因。Taylor[67]证实,用感觉水平的高压电刺激治疗的大鼠中淋巴摄取标记白蛋白增加。然而,肢体的体积没有显著减少。他们假设,在水肿区域引入电场,促进了带电的蛋白质运动进入淋巴通道。当淋巴管道的体积增加时,淋巴管中平滑肌的收缩率也增加。他们还假设,感觉神经元的刺激可能间接激活了自主神经系统。这可能导致肾上腺素能物质的释放,从而也会增加淋巴组织中平滑肌收缩的速度。

另一个提出的机制是对受损区域中的局部神经血管成分的微放大(microamp)刺激,可能引起血管收缩并降低毛细血管壁的渗透性,从而限制血浆蛋白迁移到组织间隙中。这将延缓血浆蛋白的积累和水肿渗出物的相关流体动力学。在一项关于组胺刺激的血浆蛋白质泄漏的实验中,用小剂量电流治疗的动物产生的泄漏较少[67]。潜在的机制是毛细血管壁的孔径减小,毛细血管中的血液汇集减少,这可能由激素、神经性、机械性或电化学因素所引发。

已经在实验室动物中证明,如果急性损伤后立即使用高压脉冲电流刺激,可有效地抑制水肿的形成。在水肿形成的活跃期,如果能够坚持在整个疗程持续治疗,效果最为显著[68]。

控制水肿的治疗参数如下:

1. 电流强度为 30~50V 或比产生可见肌肉收缩所需的强度低 10% 是最有效的。
2. 高压设备上的预设的短周期电流较有效。
3. 高脉冲频率(120pps)是最有效的。
4. 间断单相电流是最有效的。双相电流会使得水肿加重。
5. 动物实验表明,用阴极远端电极处理的动物水肿有显著的治疗效果;而阳极处理后,水肿无变化。
6. 受伤后的治疗时间:最好的结果是在受伤后立即开始治疗。24 小时后才开始治疗对新渗出的水肿液有效,但对已有水肿液无影响。
7. 30 分钟的对水肿体积的降低效果较好,作用可持续 4~5 小时。
8. 使用水浸入式电极方法是有效的,但使用表面电极无效!
9. 使用高压电机的脉冲电刺激对水肿有效,而低压的电机则无效[8,18,33,75,88-98]。

针对感觉神经的治疗性电刺激

闸门控制理论当某个区域有疼痛时,对外周感觉神经 Aβ 纤维提供最大的皮肤感觉刺激,通常会"关闭闸门",以阻挡疼痛传入冲动上传到脊髓水平的 Aδ 和 C 纤维。只要施加电刺激,疼痛的感知就会减弱。对感觉神经的电刺激将唤起闸门控制机制并降低对痛苦刺激的认识[2,35,40,42,46,76,78,99-104]。这被认为是常规的治疗,高频率或感觉水平的 TENS 治疗,也是最常用的 TENS 治疗方案。强度只需设定为足以引起刺痛感,但不足以引起肌肉收缩。电刺激开启时,疼痛缓解持续;即使刺激停止,疼痛通常也会减轻。通常来说,患者可把电极贴好并保留一整天,大概按 30 分钟的间隔开启电刺激。

常规经皮神经电刺激(闸门控制)的治疗参数如下:

1. 电流强度应该调整至耐受,但不应导致肌肉收缩——在这个前提下越高越好。
2. 脉冲持续时间(脉冲宽度)应为 75~150 微秒或最大值。
3. 每秒的脉冲次数应该是 80~125pps,或者在机器上尽可能高。
4. 应采用经皮电刺激波形(最常见的是非对称双相波,但也可以是对称双相波,单相波少见)。
5. 刺激应为连续波。
6. 治疗总时间应与疼痛波动一致,这个过程应该一直刺激直到不再疼痛,然后关闭,直到疼痛再次开始时再开机治疗。
7. 如果治疗是成功的,你会在前 30 分钟的治疗即获得疼痛的缓解。
8. 如果不成功,但你认为这是理论和临床使用最适用的方法,那么改变电极的放置,再试一次。如果还是不成功的,那么其他理论方法可能会提供更多的帮助。
9. 任何能提供这种电流的刺激器都是可以接受的。便携式机器更适合 24 小时疼痛控制(见图 5-21)[40,42,105]。

下行性疼痛控制理论对传递疼痛的较小的外周神经 Aδ 和 C 纤维的强烈电刺激可引起中脑、脑桥和髓质的刺激。反过来,这会导致脑啡肽通过下行神经元释放,从而阻断脊髓水平的疼痛冲动(见图 3-9)[48]。与过去的疼痛感知和经验相关的来自皮质的认知输入也有助于这种下行性调节机制的控制。这种类型的治疗被称为**低频**或**运动水平**的 TENS 治疗。将强度设定得足够高以同时引起刺痛感和肌肉收缩。与传统的 TENS(15~60 分钟)相比,运动水平的 TENS 缓解疼痛的作用预计需要更长的时间,但其疼痛缓解持续的时间也可能更长(>1 小时)。

低频或运动水平的经皮神经电刺激的治疗参数如下:

1. 电流强度应该高到足以引起肌肉收缩。
2. 脉冲持续时间应为 100~600 毫秒。
3. 每秒脉冲次数应该<20pps。
4. 刺激时间应为 30 秒~1 分钟。
5. 刺激应该应用于那些容易引起运动反应的点,如运动点、穴位和触发点。
6. 所使用的位置的选择和数量根据治疗的部分不同而不同,但没必要在疼痛区域之外治疗。
7. 如果治疗成功,疼痛将在 15~60 分钟内缓解,缓解时间可能超过 1 小时。
8. 如果这种处理不成功,可以通过扩大治疗范围来尝试不同的电极设置方法。

内源性阿片类疼痛控制理论对感觉神经的电刺激可以刺激脑垂体和下丘脑中的 β-内啡肽和强啡肽释放到脑脊液中。引起 β-内啡肽、强啡肽以及最后脑啡肽的释放以及它们与某些神经细胞相结合的机制仍不明了。可以肯定的是,将有害电流施加到靠近疼痛部位的区域或者穴位或触发点(包括疼痛区域局部或远端),都可引起疼痛感知的减少或消除[48,76,94,106-112]。

为了利用超刺激镇痛和引起 β-内啡肽的释放,必须使用点式的刺激装置[109]。此方法使用的是大的分散垫和小垫或手持式探针点电极。将点电极置于所选择的部位,并且增加强度直到患者有感觉。然后探针围绕该区域移动,并请患者报告其所感知到的强度的相对变化。当找到其最大强度感知的位置时,电流强度增加到有害刺激但可忍受的水平[113]。这与前面所说的找运动点非常相似[48,114]。

β-内啡肽刺激对深度疼痛或类似于过度使用性损伤的慢性疼痛有更好的缓解作用。脉冲的强度是脉冲持续时间和幅度的函数。舒适度是患者依从性的一个非常重要的决定因素,因而也决定了整体治疗是否成功。更大的脉冲宽度往往会导致更痛苦的感受。由于脉冲强度较高,因此 TENS 的刺激可能比较不易耐受。

可以使用伤害性(noxious)点刺激和经皮电神经刺激的组合。使用经皮电神经刺激应该尽可能调至使患者感到舒适,强烈的点刺激应分期使用。定期使用强点刺激可以在一段时间内最大限度地缓解疼痛,并且可以在整体疼痛抑制方面获益。每天进行强烈的点刺激可能最终对中枢神经系统造成偏倚,并降低这类型刺激的有效性[26]。

"伤害水平"(noxious-level)的经皮神经电刺激的治疗参数如下:

1. 电流强度应该达到"伤害水平",可有肌肉收缩。
2. 脉冲持续时间应为 100~1 000 毫秒。
3. 每秒脉冲应该在 1~5pps。
4. 应该使用高压脉冲电流。
5. 刺激时间应为 30~45 秒。
6. 刺激应作用于触发点或穴位。
7. 所使用的部位的选择和电极数量因人而异。
8. 高压脉冲电流或低频、高强度的仪器疗效最好[48,102,103]。
9. 如果治疗有效,在治疗结束时可以感受到。镇痛作用可持续数小时(6~7 小时)。
10. 如果治疗无效,尝试增加刺激部位的数量。在身体的另一侧增加同样的电刺激点,增加耳穴,并在同一侧肢体增加更多的治疗部位。

临床决策练习 5-7

临床人员正在治疗上斜方肌肌筋膜的触发点。他决定使用点刺激器来调节疼痛,请问哪种治疗技术可能最有效?

临床所应用的电刺激电流

多年来,科技的进步使电刺激设备制造商能够提供更精密的设备,使临床人员在选择最合适的电流类型和治疗参数以达到特定治疗目标时能够有更灵活的选择[179]。最新的电刺激装置能够输出多种类型的电流,包括高压电流、经皮神经电流、微电流、俄罗斯电流、干扰电流、调制干扰和低压电流(图 5-26)。表 5-2 列出了不同类型电流的禁忌证和适应证。下面将介绍这些不同类别电流的细节。

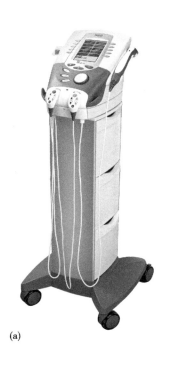

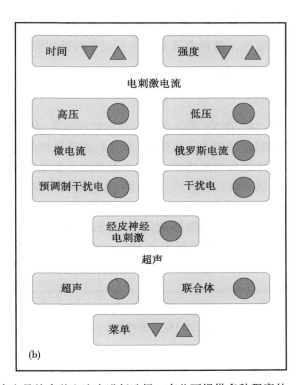

图 5-26 大多数电刺激装置允许临床人员从多种电流中进行选择。有些可提供多种程序的选择。(a)电刺激和超声波装置的结合;(b)电流选项的控制面板

表 5-2　电刺激的适应证和禁忌证	
适应证	
急性、亚急性和慢性疼痛	骨折愈合
刺激失神经肌肉	肌腱愈合
肌萎缩	韧带愈合
增强肌力	神经再生刺激
肌肉训练	周围神经系统功能改变
肌肉收缩	改变膜渗透性
抑制水肿形成	合成蛋白质
减少肌肉痉挛	刺激成纤维细胞和成骨细胞
减少肌肉僵硬	组织再生
加速愈合过程	增强肌肉收缩促进循环
伤口愈合	
禁忌证	
佩戴心脏起搏器	怀孕
感染	肌肉收缩会加重病情的肌骨疾病
恶性肿瘤	

高伏特(电压)电

　　高伏特电流被广泛应用于各种临床方面:引起肌肉收缩,疼痛控制和抑制水肿。虽然高电压电流是最常用于引起肌肉收缩的,但其他类型的电流——俄罗斯电流、干扰电流、调制干扰电流、双相电流等也可以使用。虽然高压电流可以用来控制疼痛,但我们通常不选择它。

　　许多产生高电压电流的设备是不可携带的。因此,对于长期止痛,TENS 将是一个很好的选择。严格按照设备规定使用现有的仪器,可以提高治疗的效率和有效性。高压电流是一种有很长的脉冲间隔的双峰脉冲波形(见图 5-7)。

经皮神经电刺激

　　大多数便携式的 TENS 都会产生不对称双相电流(图 5-27)。经皮神经电刺激与疼痛控制密切相关。临床上,通过刺激感觉神经,可以改变患者对来自受伤部位的疼痛刺激的感觉。TENS 设备由一个电信号发生器、一个电池和一组电极组成。该设备较小、较专业,并且电机可以提供一系列可变电流强度、脉速和脉宽的刺激。为了理解电刺激如何最大限度地影响痛觉,我们有必要先了解痛觉。阀门控制理论、下行控制理论和内源性阿片类疼痛控制理论是减轻疼痛现象的理论基础。这些理论在第 4 章中有详细的介绍。

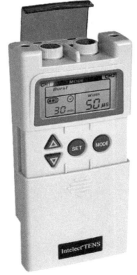

图 5-27　便携式 TENS 设备

临床决策练习 5-8

对于肱二头肌酸痛如何利用传统 TENS 进行治疗?

微电流

　　产生不能被感知到的微弱电刺激的刺激器最初被称为微电流神经肌肉电刺激器(microcurrent electrical neuromuscular stimulators,MENS)。然而,刺激通路不是平常的神经通路,这些机器不是用来刺激肌肉收缩的。

因此,这种类型的电机后来被称为微电流电刺激器(microcurrent electrical stimulator,MES),低强度刺激(low-intensity stimulation,LIS)是另一个目前使用的术语。对现有文献的综述表明,术语"微电流"是指这种电流最广泛使用的术语。

需要强调最重要的一点是,微电流与前面讨论过的电流没有明显的不同。这些电流仍然有方向,也有双相和单相波形、振幅(强度)、脉冲持续时间和频率。这种电流和其他电流的区别是刺激的强度 ≤ 1 000μA(1mA),而标准低电压的强度可到毫安范围[115]。

电机可以产生各种波形,从校正的单相到双相方波,从频率 0.3Hz 到 50Hz。脉冲持续时间也不同,频率可以从 1 毫秒到 500 毫秒。这些参数随着频率的变化而变化,或者可以在使用前预设。这些器件中有许多是用阻抗敏感性电压制成的,这种电压使电流与阻抗相适应,以保持电流恒定不变[116]。

如果电机可以调整强度,使强度增加到 1 000μA 以上,电流就会变得如前文中描述的那样。如果电流激发了感觉或运动神经的动作电位,对该组织的结果将与前文描述的由其他电流引起的感觉或肌肉收缩相同。

大多数关于微电流、无感觉刺激器的文献,都是由对刺激骨折和皮肤伤口愈合过程感兴趣的研究人员提出的。随后的研究旨在确定微电流的工作原理。微电流的最佳应用领域是在长骨骨折延迟愈合或不愈合的情况下刺激骨的生长。大多数的研究是使用植入电极而不是表面电极进行的,大多数使用的是低强度直流电(low-intensity direct current,LIDC),在骨折部位放置负极[8,86,117]。我们不能把这个治疗推广到所有疾病,否则会有危险。这些应用旨在模拟在损伤和愈合过程中产生正常电场[38,91]。目前,人们对这些电性变化知之甚少,在受伤或伤口愈合中增加额外电流作用于正常肌电活动的效果仍在研究中。

微电流产生的效应如下:
• 镇痛
• 骨折愈合
• 伤口愈合
• 韧带和肌腱愈合

微电流刺激已被用于两大方面:

1. 疼痛部位的止痛[184]。
2. 对愈合过程的生物刺激,用于增强愈合过程或加速愈合阶段[73,173]。

案例分析 5-6
电刺激:镇痛

背景:一名 52 岁的女性,因椎间盘突出,S_1 神经根受损,在 $L_5 \sim S_1$ 行半椎板切除术和椎间盘切除术后 9 个月 L_5 和 S_1 没有融合。手术减轻了周围的疼痛,虚弱和感觉丧失,但腰骶部和臀部仍有持续性疼痛,妨碍了患者的康复治疗效果。

初步诊断印象:脊柱后段手术伴持续性术后疼痛;没有神经损伤。

治疗方案:患者在运动前已接受热敷治疗;治疗方案中加入传统 TENS 的治疗。电极置于 $L_{3\sim4}$ 间和大转子上方。选择双向脉冲波,脉冲率为 60pps,幅值在感觉阈值和运动阈值之间,治疗周期为 1 : 0(连续的)。刺激在 10 分钟产生热效应,并且热量在治疗运动中、运动后 30 分钟都保持不变。

治疗反应:患者在运动过程中疼痛症状减少了 60%;这使患者能够进行更大范围和更好效果的锻炼。8 周后,TENS 的效果开始降低,但疼痛已经减轻到可以控制的程度,所以患者可以在不使用 TENS 的情况下继续进行康复治疗。

讨论问题:

• 哪些组织受伤/受影响?

• 出现了什么症状?
• 患者表现为损伤愈合的哪一阶段?
• 物理因子治疗的生物生理效应(直接/间接/深度/组织亲和力)是什么?
• 物理因子治疗的适应证/禁忌证是什么?
• 在本案例分析中,物理因子治疗的应用/剂量/持续时间/频率的参数是什么?
• 针对这种损伤或疾病可以使用什么其他物理因子治疗? 为什么? 怎么用?
• 为什么使用 TENS?
• 对于这个患者来说,低频 TENS 有什么优点和缺点?
• 传统 TENS 的作用机制是什么?
• 为什么 TENS 的效果会随着时间的推移而降低?
• 你认为患者的疼痛是慢性的还是急性的? 为什么? 根据疼痛的性质,是否有不同的最佳电刺激方式来缓解疼痛?

康复专业人员应用物理因子治疗创造最佳的组织修复环境,同时尽量减轻与创伤或疾病相关的症状。

微电流镇痛作用

微电流产生的镇痛机制不适用于目前的理论框架,因为感觉神经刺激是电刺激止痛的 3 个模型的必要组成部分。在最好的情况下,微电流可以创造或改变神经组织的恒定直流电电流,它可能在某个角度使得疼痛刺激的传导发生了偏倚。LIS 也可能使神经细胞膜更容易接受神经递质,从而阻断传输。确切的机制还没有明确。研究并没有表明微电流对于治疗疼痛的有效性[118,119]。研究中的共识和分歧导致临床人员在设计有效方案时为了安全和疗效考虑而有所限制。大多数研究使用了延迟发作性肌肉酸痛(delayed onset muscle soreness,DOMS)或冷诱导的疼痛模型,结果显示微电流治疗和安慰剂治疗没有区别[54,73,89,103,104,120-130]。

对愈合过程的生物促进作用

促进伤口愈合低强度直流电被用于治疗血液循环不畅的皮肤溃疡。治疗后的溃疡与未治疗的皮肤溃疡相比,其愈合速度加快。一些实验在伤口使用阳极端的电刺激并取得疗效。高压刺激也以类似于所提出的负-正模型的方式被使用。可以调整电流强度,从而产生微电流。

微电流刺激愈合的机制尚不清楚,但由于细胞被激活,增加了其正常的增殖、迁移、运动、DNA 合成和胶原合成。当伤口受到刺激时,生长因子的受体也有显著的增加[30,50,100,131-138]。电刺激后,细胞电位梯度增加[54]。第 3 章详细介绍了电刺激电流在伤口愈合中的应用。

促进伤口愈合的治疗参数如下:

1. 电流强度:正常皮肤用 200~400μA,失神经的皮肤用 400~800μA。
2. 可以使用长脉冲间期或连续不间断的电流。
3. 使用最大脉冲频率。
4. 最好用单相直流电。可以使用微电流刺激器,但其他可以把强度调整到感觉阈以下的电机也可以用。电池供电的便携式设备是最方便的。
5. 治疗时间为 2 小时,然后休息 4 小时。
6. 每天进行 2~3 次治疗。
7. 前 3 天,负极放置于创面,正极放在伤口附近 25cm 处。
8. 3 天后治疗极性调转,阳极放于伤口区域。
9. 如果存在感染,负极应留在伤口处,直到感染迹象消失。感染消除后,负极在伤口上保留 3 天。
10. 如果一段时间后治疗效果达到了平台期,则再将阴极放回创面处治疗 3 天。

骨折愈合的促进感觉阈下的直流电可能可辅助治疗骨折,尤其是骨折不愈合。施加一个单相电流在骨折部位可以加速骨折愈合。在没有侵入性技术的情况下让电流进入骨质区域是很困难的[43,46,48,58,86,139-141]。

Kahn[142]研究表明,用标准的 TENS 装置治疗 6 个月后,可以促进发生骨不连的骨折愈合。这些资料是根据个案研究得来的。目前并没有广泛的 TENS 治疗骨折愈合的证据。

促进骨折愈合的治疗参数如下:

1. 电流强度为患者的感觉阈。
2. 脉冲持续时间是仪器允许的最长时间(100~200 毫秒)。
3. 每秒脉冲频率设置为仪器允许的最低频率(5~10pps)。
4. 使用标准单相或双相电流。
5. 治疗时间从 30 分钟~1 小时。每天 3~4 次。
6. 在离骨折部位附近(骨折远端的方向)放置负极,在固定装置的近端放置正极。
7. 如果使用四片电极,则使用前文所述的干扰电放置。
8. 结果每个月重新评估一次[142]。

促进肌腱和韧带的愈合电刺激对肌腱或韧带愈合的生物促进作用的研究较少。研究发现组织会在受到压力的情况下产生应力改变的电动势。根据 Wolff 定律,这些电位帮助机体向组织发出信号,使其在压

力作用下生长。

一项对狗的髌腱部分断裂的研究中,研究者使用 20mA 的阴极电刺激,8 周后该肌腱恢复到了正常强度的 92%[143]。

肌腱在体外培养基中受到刺激生长,可表现为纤维细胞活性增加、肌腱细胞增殖和胶原合成。与对照组相比,受刺激的肌腱在损伤部位的组织修复速度也明显加快[144]。Litke 和 Dahners[56]研究了用电刺激治疗大鼠内侧副韧带(medial collateral ligament,MCL)损伤。治疗组在断裂力度、僵硬、能量吸收和松弛等方面均有统计学改善。

从前面的章节中可以看出,微电流是临床人员的得力助手,只不过它还没有经过临床验证。微电流并不是做得越多越好。因为会产生以下效果:①细胞会对电流敏感;②需要选择正确的极性;③正确的电流量才能使细胞在愈合过程中变得更加活跃。

如果疗效不明显,可以减小电流量或者调整正负极。弱的刺激可以增加生理学活动,而过强的刺激反而减弱了生物学效应。

目前使用的大多数发生器都能传导微电流。打开机器,但不要将强度增加到阈值。可以通过改变电极的大小和放置位置来改变电流密度和电流强度,以保持电流在微安培的范围。在更多的研究报告结果出来之前,临床人员应持怀疑态度。因为现有的使用方案还没有很好地建立,所以在使用中也缺乏安全性。

俄罗斯电流(Russian Current)(中频电流发生器)

这类发生器是在加拿大和美国开发的,当时俄罗斯科学家 Yadou M. Kots[145]举办了一场关于使用肌肉电刺激增强肌力的研讨会。这次展示之后开发的刺激器被称为**俄罗斯电流**发生器。这些刺激器不断发展,目前可产生中频(2 000~10 000Hz)脉冲双相波形。脉冲可以从 50 微秒到 250 微秒不等。相位持续时间是脉冲持续时间的 1/2,即 25~125 微秒[146]。随着脉冲频率的增加,脉冲持续时间减小[45,91,147]。

俄罗斯电流产生两种基本波形:一种是正弦波,另一种是有固定脉冲间隔的方波。正弦波产生于具有50%开/关时间的组合模式。根据 SD 曲线数据,为了获得与刺激持续时间减少相同的刺激效果,必须增加刺激强度。这种电流间期对应的电流强度可能会让人感到疼痛。

为了使电流强度可耐受,它以 50 脉冲/s 和间隔为 10 毫秒的形式产生电流。这稍微减少了总电流,但是峰值电流强度也足以很好地刺激肌肉(图 5-28)。如果电流没有组合效应,则输出的总电流将等于图 5-29 中的淡阴影区域。当产生组合效应时,总电流将减小。在这种情况下,总电流将等于图 5-30 中的深色阴影区域。这使患者能够承受更大的电流强度。影响患者舒适度的另一个因素是频率对组织阻抗的影响。高频电流减少了电流流动的阻力,使得这种波形比较舒适,患者对电流强度可以产生更高的耐受性。随着强度的增加,更多的运动神经受到刺激,因而收缩幅度增加[80]。因为这是一种快速振荡的双相电流,一旦神经重新极化,它就会再次受到刺激,产生新的电流,最大程度地收缩肌肉[23,148]。俄罗斯电流的主要临床应用是增加肌力。

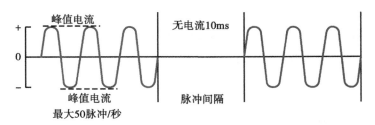

图 5-28 俄罗斯电流与多相交流电波形和 10 毫秒脉冲间隔

频率(每秒的脉冲,或每秒的脉冲)是一个可控的变量,可使肌肉痉挛而不是逐渐增加的收缩。逐渐增加的脉冲可阻碍肌肉的放松,从而更快地收缩(见图 5-13)[25]。

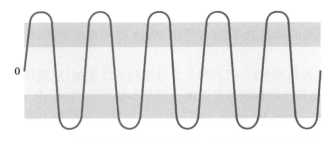

图 5-29　无脉冲间隔的俄罗斯电流。浅色面积等于总电流

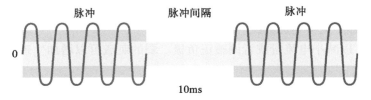

图 5-30　有脉冲间隔的俄罗斯电流。深色面积等于总电流,浅色面积代表无脉冲间隔的总电流

干扰电

干扰电的研究和使用主要在欧洲,这个概念由一位奥地利科学家 Ho Nemec 介绍并建议使用。电流波形的理论和行为是基础物理学的一部分。其中,最容易理解的是连续正弦波。

只有一个电路时,电流表现如前所述。如果用示波器,它看起来像图 5-31 中的发生器 1。如果另一台电机被放在同一位置,电流可能互相干扰。这种干扰可以是叠加的,也就是说,电波的振幅可以被合并增加(图 5-31)。这两个波完全相同,如果它们同时产生,就会结合。这被称为**建设性干扰**。

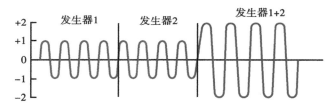

图 5-31　发生器 1 的正弦波和发生器 2 的正弦波产生建设性干扰模式

如果这些波的产生不同步,发生器 1 从正方向开始,同时发生器 2 从负方向开始,然后其中一个波会抵消另一个波,这被称为**破坏性干扰**。波形叠加的总和振幅是 0(图 5-32)。

更复杂的是,假设一个发电机的频率稍慢或稍快,并且发电机同时产生电流。最初,电波将被建设性地相加;但是,因为这两个频率不同,它们会逐渐脱离相位,形成破坏性的干扰。当看声波时,我们在这种现象中可以听到不同的节拍。我们在描述这种行为时借用了节拍(beat)这个词。当任何波形不协调,但在同一位置相干扰时,波形会产生节拍(beat)效应。波的混合是由波的建设性和破坏性干涉模式引起的,称为外差(heterodyne)(图 5-33)[91,149]。

在示波器上,外差效应可看到一个循环,上升和下降的波形[150]。根据每个电流的不同,这种外差波的峰值或拍频有规律地出现。如果干扰电的一台电机产生的每秒脉冲数为 4 080pps。第二电机输出每秒脉冲数为 4 080pps。则,拍频为 80pps:

$$4\ 080\text{pps} - 4\ 000\text{pps} = 80\text{pps 节拍频率}$$

在电流中,这个拍频实际上是波形的刺激频率,因为破坏性干扰抵消了波的其他部分的影响。强

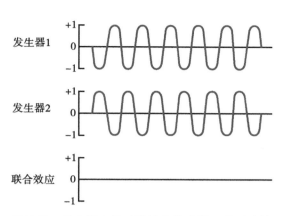

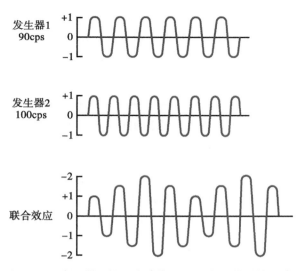

图 5-32 发生器 1 的正弦波和发生器 2 的正弦波产生破坏性干扰模式

图 5-33 发生器 1 的正弦波为 90cps，发生器 2 的正弦波为 100cps，显示干扰的外差或拍频模式

度（振幅）将根据这个峰值产生的感觉来设定[91]。当使用一个波来干扰当前的治疗波时，临床人员应该选择一个所需拍频的频率，其中，肌肉收缩：20～50pps，传统 TENS 治疗 50～120pps，内源性镇静疼痛调节：1pps。

当电极呈方形排列且干扰电在均匀介质中传递时，会出现可预测的干扰模式。在这个模式中，产生的电场类似四瓣花（four-petaled flower）的形状，花朵的中心点为两个电流的交叉点，花瓣落在电力线之间。最强干扰效应发生在中心点附近，随着磁场向花瓣移动，磁场逐渐减弱（图 5-34）[91]。因为身体不是均匀的介质，我们不能预测干扰模式的准确位置；必须依靠患者的感觉进行判断。如果患者有特定部位的疼痛，较容易找到准确的刺激位置。临床人员移动电极放置的部位，直到患者感觉刺激的部位和有症状的部位一致[91,149]。当患者局部疼痛定位较差时，准确定位刺激部位较为困难。请参阅"电极放置"一节中针对移动电极的作用的讨论。工程师们增加了发电机的功能，研发了扫描式干扰电，在治疗时使花瓣的电力线在周围移动，扩大有效的治疗范围。在观察电场时可以看到，额外的技术和另一套电极可创造一种三维效应，即**立体动态干扰电**[91,149]。

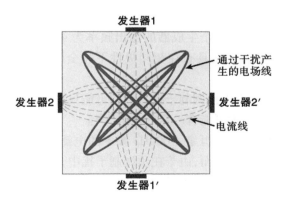

图 5-34 均质介质中，正方形排列电极的对线和干扰模式

所有这些改变和调整在设计时都是为了提高在组织中传播的外差效应。但是，由于干扰电由循环电流模式控制，在治疗中电流通过治疗部位时可能逐渐减小。虽然干扰电的机器看起来较复杂，但与传统的 TENS 治疗相比，缺乏通用性[25,151]。

Nikolova[152] 使用干扰电解决各种临床问题，并发现它可以有效地治疗疼痛（如关节扭伤伴肿胀、活动受限和疼痛、神经炎、骨折延迟愈合和假性关节）[103]。这些结果得到其他研究人员的支持，但研究人员在治疗不同的临床问题时所使用的治疗方案稍有不同。为了在干扰电治疗中取得理想的效果,临床人员必须全面掌握现有的治疗方案及使用该治疗技术相关的知识。

案例分析 5-7
电刺激-肿胀控制

　　背景:43 岁,女性,业余跑步爱好者,Ⅱ级踝关节扭伤(内翻应力),损伤后约 4 小时开始治疗。患者在拐杖辅助下可以接触负重模式行走,无严重的疼痛,非急性期。阳性体征局限于踝关节,表现为 3+/4 肿胀,活动范围明显受限,前距腓和跟腓韧带压痛。韧带稳定性正常。

　　初步诊断印象:Ⅱ级踝关节扭伤,肿胀明显。

　　治疗计划:除了治疗性训练外,还可以选择电刺激辅助减轻肿胀。单相脉冲波形,阴极(负极)置于踝关节前外侧,阳极置于小腿后部。脉冲频率 120pps,电流强度为感觉阈和运动阈之间,30min/d。

　　治疗反应:初次治疗后肿胀减少约 30%,但第二天又恢复原样。在接下来的 5 天,治疗后肿胀明显减少,但第二天又倒退 50%。治疗 7 天后停止电刺激。治疗第一天开始渐进式康复治疗计划,患者在治疗 3 周后恢复全部活动。

讨论问题
- 哪些组织受伤/受影响?
- 出现了什么症状?
- 患者表现为损伤愈合的哪一阶段?
- 物理因子治疗的生物生理效应(直接/间接/深度/组织亲和力)是什么?
- 物理因子治疗的适应证/禁忌证是什么?
- 在本案例分析中,物理因子治疗的应用/剂量/持续时间/频率的参数是什么?
- 针对这种损伤或疾病可以使用什么其他物理因子治疗?为什么?怎么用?
- 电刺激是控制患者脚踝肿胀的最有效方法吗?什么方法可能更加有效?
- 肿胀如何影响损伤组织的愈合?
- 肿胀如何影响患者执行治疗性训练的能力?
- 肿胀的生理机制是什么?如何解决肿胀?
- 为什么术语选用"肿胀"而不是"水肿"或"积液"?

　　康复专业人员应用物理因子治疗创造最佳的组织修复环境,同时尽量减轻与创伤或疾病相关的症状。

临床决策练习 5-9

当使用干扰电治疗腰部防卫性肌肉痉挛时,电极如何放置?

预调制干扰电

　　近年来开发了干扰效应的第二种方法,被称为预调制干扰电。预调制干扰电在大多数新式的电刺激装置上都可以使用。在预调制模式中,两个生成器的输出频率为 4 000Hz。但是,每个生成器都可以在单元内独立预调制或脉冲频率[153]。该单元具有在相同极性下完全同步这些脉冲的能力,同时产生预调制干扰[155]。

　　能够进行预调制的装置不一定产生预调制干扰。它们可能只提供双极(2 个电极)刺激的预调制。虽然两者都产生干扰效应,但预调制技术可能有一定的优势[155]。

　　真正的干扰电设备能提供不间断的、恒定 4 000Hz 频率的电流作用于组织。这会引起电极下的部位感觉麻木,使患者认为电流强度减小。然而,由于在预调制干扰中,电流是在单元内部形成脉冲,所以不会引起麻木,而且在实际治疗频率下有更大的治疗区域[155]。

低压电流

医学直流电疗法(medical galvanism)

　　连续低压单相电流的应用导致多种生理变化,可用于治疗。治疗效果与极性、血管舒缩反应、正极附近的酸性反应和负极的碱性反应有关。临床人员必须注意电流变化的损伤效应。酸性或碱性改变会引起严重的皮肤反应。只有低压连续直流电会引起这种反应,在高压脉冲刺激中不会发生。高压脉冲发生器的脉冲持续时间太短,无法引起这些化学变化[31]。

低压电流也会引起皮肤的血管舒缩反应,增加两电极之间的血流量。这种类型直流电的有效性通常归因于增加治疗区域的血流量[2]。

离子导入

多年来,直流电用于将离子透过皮肤导入体内以治疗皮肤感染或产生抗激惹的效果。第 6 章将详细讨论离子导入。

连续单相电流治疗的注意事项

皮肤烧伤是所有连续单相电流治疗的最大危险。烧伤的原因是某一部位的电流密度过高,通常是金属直接接触皮肤或主动电极电流强度过高。这两个问题都会导致接触区的电流密度过高[25,114]。

低压电流的治疗方案如下:

1. 电流强度应根据患者的耐受性而定;当患者适应后可适当增加。强度应在毫安范围内调整。
2. 应使用连续单相电流。
3. 每秒钟脉冲应为 0。
4. 选择低压单相电流刺激器。
5. 治疗时间介于 15~50 分钟之间。
6. 将大小相同的电极置于浸泡过盐水后轻轻挤压过的纱布上。
7. 皮肤无破损[25,114,142]。

H 波刺激

H-Wave® 是一种治疗淋巴水肿、肿胀和疼痛的电刺激设备。H 波专门用于直接刺激淋巴管内小的平滑肌纤维,以加强淋巴回流,促进代谢废物的清除,从而使液体转移,水肿减轻,组织供氧改善[200]。H 波是一种双极指数衰减波,采用长时间(固定为 16 毫秒)的低脉冲振幅(<10mA)、低频(2~60Hz),以刺激肌肉收缩和调节疼痛(图 5-35)。一项 meta 分析的结果表明,H 波在缓解疼痛方面具有中等至较强的治疗效果[200]。

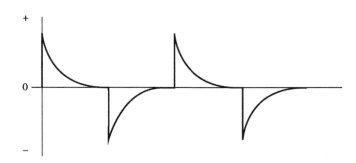

图 5-35　H 波双极指数衰减波形

深部振动疗法(HIVAMAT)

深部振动®疗法自 2007 年起源于德国。Hivamat® 200 [Histological(HI)Variable(VA)Manual(MA)Technique(T)]是一种频率在 5~200Hz 之间的交流电设备(AC)。双向电流在组织中产生静电场。最初的 Hivamat® 200,临床人员和患者都需要与设备相连接;一个电极连接临床人员的前臂,另一个手持金属电极连接患者。临床人员戴乙烯基绝缘手套使其成为绝缘介质,作为其中一个电极。Hivamat® 200 在干燥的皮肤上治疗效果最佳,在治疗部位使用粉体可以提高治疗效果。治疗中,临床人员双手在患者皮肤上移动,为底层组织提供深层组织按摩(图 5-36a)。临床人员的手和患者皮肤之间的静电场是产生治疗效果的基础。由于电流是交流电,两个电极之间的极性快速变化。当临床人员的电极(手)是阴极时,正离子被吸引到该电极。当电极变为正极,正离子被排斥,使组织中带电离子产生振荡。当临床人员的手在皮肤上移动时,这种振荡导致被治疗组织的节律性变形或振动。新型的 Hivamat® 200 Evident 仍然有手持的钛合金的患者电极,但使用敷贴装置(类似于超声波探头)取代临床人员的手作为第二个电极(图 5-36b)。

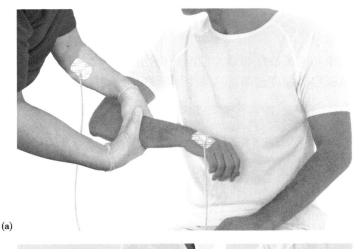

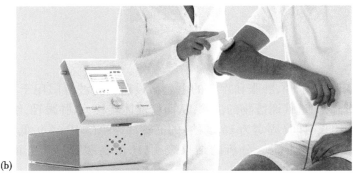

图 5-36 HIVAMAT。(a)最初,深部振动疗法使用手作为电极;
(b)Hivamat® 200 Evident 使用探头电极代替治疗师的手

深部振动疗法已被证明可以有效改善伤口愈合、炎症、疼痛,促进淋巴水肿吸收[201]。也有报道用于肌肉骨骼损伤,但关于其有效性的研究较少[201]。深部振动疗法的作用机制是促进组织液流动,增强淋巴引流,从而减轻炎症[202]。另外,刺激机械感受器细胞有助于减轻疼痛[202]。

对于急性损伤,早期治疗应使用高频(80~200Hz)以实现表面效应和温和振动,中频(25~80Hz)用于产生更剧烈的振动和治疗疼痛,低频(2~25Hz)提供深部振动以治疗淋巴水肿。

骨生长刺激仪

一般而言,在常规治疗下骨折可以正常愈合。偶尔,风险因素的增加或并发症会阻碍愈合过程。延迟愈合指骨折愈合过程减慢。当骨折部位没有明显的愈合进展且随时间没有任何变化时,我们认为发生了骨不连。无明显愈合迹象的合理时间是 3 个月内。研究表明,电流可以刺激骨骼生长,加快愈合过程[154]。

目前有几种可应用的骨生长电刺激仪。这些设备试图产生与骨骼中正常存在的电磁场类似的磁场。无创的刺激仪由线圈或电极组成,放置在靠近骨折部位的皮肤上。无创性骨生长刺激仪通过在骨折任一端放置小电极,在靶点内产生微弱的双相电流[155]。每天治疗 24 小时,直到骨折开始愈合或治疗 9 个月。第二种类型的无创性骨生长刺激仪是将治疗线圈直接放置在皮肤上,通电后产生脉冲电磁场。每天治疗 6~8 小时,持续 3~6 个月。这也是使用超声波的非侵入性刺激仪。

侵入型刺激仪包括经皮型和植入型两种。经皮型刺激仪包括穿过皮肤插入到骨骼中的电极线,而植入型刺激仪包括放置在皮肤下或骨折部位附近肌肉的发生器。植入型设备需要经手术植入和取出。侵入型设备使用直流电[155]。植入型设备通常在植入后可工作 6~9 个月。虽然在治疗结束后,电流发生器可以经第二次手术取出,但电极不一定去除。侵入型骨生长刺激仪仅用于脊柱融合手术,不用于四肢骨。

功能性电刺激(Functional Electrical Stimulation,FES)

自 20 世纪 80 年代中旬以来,研究人员尝试使用计算机控制的电流刺激周围神经系统,以在功能性活动中提供动态辅助,如行走或上肢功能活动[156]。其主要用于持续脊髓损伤或脑卒中的患者,FES 利用由微处理器控制的多通道电刺激按照预编程的协同序列来募集肌肉,使患者能完成特定的功能运动模式[113,156]。尽管这种技术已被有效地应用在多种功能障碍的短期管理中,但实际使用中仍有许多需要考虑的问题,这可能会阻碍或限制 FES 在患者中长期、独立的使用[157]。

目前,大多数的 FES 治疗采用表面电极,这些电极难以黏附在皮肤上且较难保持定位在适当的刺激点上[158]。为了使 FES 每天都对患者有用,电极和刺激器本身可能需要直接植入肌肉或神经[159]。目前正在进行研究以实现这一目标,但迄今还没有开发出可被广泛接受的系统。

现有的 FES 计算机控制系统也需要进一步的改进以对患者有效且安全。控制系统必须使用预设的激活程序,使患者可以执行特定的任务,或必须有某种类型的反馈系统从受刺激的神经肌肉系统中采集信号,使计算机可以进行适当的动作矫正以确保患者的安全。"闭环"反馈控制系统的开发,将使计算机能够补偿不均匀的用力或调整运动速度和频率,这是对该领域研究人员的一个重大挑战[160]。

虽然多通道微处理器可能被预先编程以执行各种特定的运动模式,但如何激活这些程序是 FES 系统开发的另一个障碍。足底开关或拐杖开关可用于触发预期的反应,但脊髓损伤或脑卒中患者实际能够使用的开关数量会受到限制[113]。一些上肢控制装置使用对侧肩部的运动来触发反应。计算机识别的口头命令也被用在多种功能任务中控制肌肉的刺激[157]。

目前,FES 仅能够在少量疾病中长期独立使用[157,176]。当然,随着新技术的不断研发,持续的临床研究将使 FES 对各种患者越来越实用。未来 FES 将为患者和临床人员提供更多令人兴奋的可能性。

FES 的临床应用

FES 的临床应用非常广泛[161]。最初,FES 用于脑卒中后足下垂的治疗,辅助其踝背伸。后来发现,FES 用于站立期稳定性较好但摆动期屈曲不充分的不完全性脊髓损伤患者更加有效[157]。

FES 能使患者在水平地面上站立、转移和行走,甚至能够使患者在密切监护下使用助行器或拐杖登上支撑面有限的楼梯[107,162-166]。脊髓损伤患者可使用计算机控制的 FES 进行功率自行车运动,以提高心肺耐力和体适能[167,168]。

使用多通道电刺激控制上肢肌肉可以使截瘫患者在功能性抓握中使用患侧手和前臂的肌肉。FES 也可以有效改善偏瘫患者肩关节半脱位[157]。

经颅电刺激

目前非侵入式的脑部经颅电刺激被用于慢性疼痛的治疗。迄今为止,正在应用的有 4 种不同类型的脑部刺激:经颅直流电刺激(transcranial direct current stimulation,tDCS)、经颅电刺激治疗(cranial electrotherapy stimulation,CES)、重复经颅磁刺激(repetitive transcranial magnetic stimulation,rTMS)和降阻非侵入式皮层电刺激(reduced impedance non-invasive cortical electrostimulation,RINCE)。这些治疗的预期结果是调节涉及疼痛处理的大脑区域的活动来减轻疼痛[196]。

经颅直流电刺激(tDCS)使用面积较大的电极直接覆盖在头皮上方的目标脑部区域,传递<2mA 的持续直流电到皮质。CES 通过使用剪裁好的贴在患者耳垂的电极来产生低强度(<2mA)的电流。与 tDCS 类似,RINCE 使用覆盖在头皮上的电极和特定的刺激频率,使其有更深的皮层穿透性和调制低频皮层活动。

重复经颅磁刺激(rTMS)通过作用于头皮上的线圈,利用快速变化的磁场诱发电流从而刺激大脑皮质[196]。

一项最新的 meta 分析显示,只有低或极低质量的证据表明 tDCS、rTMS、CES 和 RINCE 对慢性疼痛的治疗无效,并因此不推荐在日常临床治疗中使用[196]。

电刺激的安慰剂效应

我们为患者提供的所有治疗中,都会产生重要的安慰剂效应。安慰剂效应是帮助我们达到最佳治疗效果的基本的和极其重要的工具。我们对患者的态度和对治疗的介绍是至关重要的。当临床人员对患者的问题表现出真诚的关怀时,患者会加强自己康复的信念和动机。

这种感知的变化受认知和情感水平上许多因素的影响。当这些因素起作用时,在愈合过程中会发生真正的生理变化。临床人员不应故意欺骗患者进行假治疗,但应使用这样的治疗使患者对疾病的感知和治疗的有效性达到最好的效果。

如果患者对其缓解疾病的能力有强烈的信心,治疗效果会更好。为了达到最佳疗效,患者需要密切参与治疗。我们必须教育、鼓励患者,使患者能够变得更好。指导患者在治疗过程中获得感受控制和自我决策的能力,减轻损伤的压力,提高患者的康复能力。在压力大的情况下,任何控制措施都会减轻压力,从而改善疾病抵抗或损伤恢复的因素,改善治疗结果[26]。

电刺激治疗临床应用效果的最新最佳循证依据

接下来的内容直接引用最新的临床随机对照试验、Cochrane 系统评价数据库(Cochrane Database of Systematic Reviews)和 PubMed 上关于电刺激治疗有效性的系统综述。

- "用 TENS 治疗慢性下腰痛可以明显减轻疼痛。TENS 的应用可以减少止痛药的使用,应将其纳入慢性腰痛的治疗设备之中"[189]。
- "TENS 减轻成年人急性疼痛的效果强于安慰剂 TENS(无电流),可作为成年人急性疼痛的独立治疗手段"[190]。
- "经皮电刺激减轻疼痛的有效性尚不确定。由于受一些有质量问题的试验的影响,最新的系统评价认为疗效是不确定的"[191]。
- "这篇系统评价认为 TENS 和针刺样 TENS 对疼痛控制的效果均优于安慰剂效应"[192]。
- "使用电刺激促进骨折愈合的患者,疼痛明显减轻,影像学上骨折不愈合或骨折长期不愈合的比例较低。少量试验认为电刺激对功能性结果没有影响"[193]。
- "这篇综述认为无论选择哪种波形或者参数,最近的研究都不支持急性外踝扭伤的患者使用电刺激消肿、减轻疼痛、改善功能活动,其效果并不优于不使用电刺激"[194]。
- "Meta 分析显示功能性电刺激能有效改善脑卒中患者各方面的日常活动表现"[195]。
- "可获得的证据表明低频率 rTMS,作用于前额叶的 rTMS,CES 和 tDCS 对治疗慢性疼痛无明显效果"[196]。
- "目前还不能确定电疗因子对颈痛的有效性和临床作用。因为证据质量较低或非常低,我们还不能准确判断其有效性"[197]。
- "电针疗法可以减轻膝骨关节炎患者的疼痛,从各方面综合地改善膝骨关节炎,提高膝骨关节炎患者的生活质量"[198]。
- "作为一种辅助治疗手段,干扰电和阳性对照组、空白对照组相比,在治疗 3 个月后能更有效地减轻患者的疼痛。然而,干扰电的止痛效果是否优于其他治疗仍不确定"[199]。

电疗设备使用中的安全性

在临床工作中,用电安全是临床专业人员最关注的问题。经常有患者因涡流治疗时的电路问题导致触电的报道。采取一些基本的预防措施、熟悉配电系统、使用地线可以避免这类事故。

典型的电路由电源、将电能传导到电阻的导体或一系列驱动元件、将电能传导回电源的导体组成。

电能由发电设备通过 2 200V 的高压电线输出。能量通过转换器降低，从墙面插座以 220V 或 120V 的电压、60Hz 的频率输出。插座输出的电压是交流电，即其中一极（火线或通电线）相对于中性极而言是正极或负极。理论上说，中性极的电压是零。实际上，中性极的电压约为 10V。因此，地球的电压为零，而火线和中性线都有一定的电压。这两者的电压均足以导致生理性损伤。

两脚插头只有两个引线，且都有电压。因此电子设备没有真性接地。"真性接地"的字面意思是电路与地球或地面连接，能够接受较大的电荷而不自己充电。地面会不断地接受电荷直到电势能被中和。因此，存在潜在危险的电荷（如漏电）几乎立刻被地面中和。如果一个人与一个短路且没有地线的设备接触，电流会通过人体传导到地面。

使用两脚插头的电子设备通常依靠外壳或电源的底盘接地，但这并不是真性接地。因此，当个体触摸这些设备的外壳时，可能会发生电击。使用三角插头时，第三根插头直接接地到地球，理论上所有的多余电能都会被中和。

迄今为止，治疗设备引起损伤的最常见原因是设备损坏、故障或电源线短路。若发生此类问题，设备的外壳就会带电。换句话说，即为漏电，如果设备没有真性接地可能会发生电击（图 5-37）。

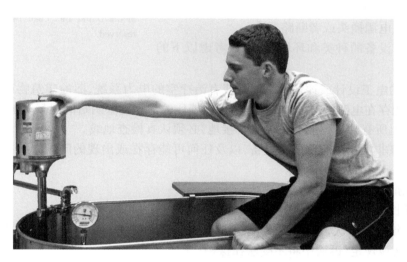

图 5-37　若治疗设备没有真性接地，可能会有发生电击的风险。这是涡流治疗的主要问题

电击的强度是引起潜在的健康危险的关键因素（表 5-3）。强度 ≤1mA 的电流产生的电击不能被感觉到，被称为微电击。强度 >1mA 电流引起的电击称为强电击。1~15mA 的电流会产生针刺感或可能引起肌肉收缩。15~100mA 的电流会导致非常痛苦的电击。100~200mA 的电流会导致心肌纤颤或者呼吸骤停。电流强度 >200mA 会引起快速的组织灼烧或者损伤[170]。

表 5-3　不同强度电击的生理效应

强度（mA）	生理效应
0~1	极细微的、感觉不到的
2~15	刺痛感、肌肉收缩
16~100	痛苦的电击感
101~200	心搏或呼吸骤停
>200	立刻出现组织灼伤或损坏

大部分电疗设备(如肌肉刺激器、超声波、透热疗法)通常在干燥环境下使用。所有的新电疗设备都是三角插头,因此会接地到地球。然而,在湿润或潮湿的环境,三角插头可能无法提供充分的防电击保护。众所周知,人体含水量高,导电性好。如果身体是湿的或者站在水中,人体对电流的阻力更小。因此,如果发生短路,在潮湿环境中的电击强度将高达5倍。涡流和浴缸的潜在危险是显而易见的。涡流的地线将所有的漏电从有故障的发动机或电源线传导到地面上。然而,涡流中的个体实际上是电路的一部分,与电路中的其他组成部分有着相同的电流水平。因此,无论设备接地多么良好,仍有少量电流可能有潜在的危害。所以,1981 年 the National Electrical Code 要求所有使用涡流或浴缸的医用设备安装**接地故障断路器**(ground-fault interruptors, GFI)(图 5-38)。此类设备不断地对比涡轮机墙面插座输出电量与回流电量,如果检测到任何漏电,接地故障断路器会在四十分之一秒内自动中断电流,从而切断电流、减少电击的风险[171]。这些设备可以安装在电源插头或者断路器中。

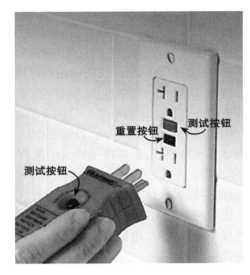

图 5-38 典型的接地故障断路器(GFI)。最初发表在 *The Family Handyman*。Copyright 2007 by RDA Enthusiast Brands, a division of Trusted Media Brand Inc. Used by permission. All rights reserved.

除了所使用电疗设备的种类和环境,还应该考虑以下的安全措施:

1. 应该由专业的电工设计或评估整个建筑或者治疗室的电力系统,旧的建筑物或为适应治疗设备需要改建过的建筑可能存在电路问题(如将涡流槽放在锁住的常年潮湿阴暗的混凝土地面的房间内)。

2. 不能认为墙上所有的三角插头已经自动接地,必须认真检查地线。

3. 临床人员应该非常熟悉所使用的设备,以及任何可能存在或出现的问题。所有有故障的设备应该立即停止临床使用。

4. 不能通过拉扯电线拔出插头。

5. 禁止使用延长线或多个适配器。

6. 设备应该每年检测一次,且要符合国家电气法规(National Electrical Code)的要求。如果诊所或者运动训练室没有遵从该规定,诉讼中将不受法律保护。

7. 使用电疗设备时,要始终牢记电疗中存在导致受伤或死亡的潜在危险。

临床决策练习 5-10

在水疗区安装涡流槽时,临床人员必须始终关注电击的可能性。采取什么措施可以降低电击的可能性?

总结

1. 电子以电流的形式沿着传导介质移动。

2. 伏特是产生电子运动的电势能,安倍是一种显示电流流动速率的测量单位。

3. 欧姆定律显示了电压和电阻的关系。电流与电压成正比,与电阻成反比。

4. 电疗设备产生的电流有 3 种:直流电(DC)、交流电(AC)和脉冲电流(PC),当它们被导入生物组织后,能产生特定的生理变化。

5. 关于治疗性电流的术语仍存在混淆,但所有治疗性电流发生器都是经皮电流发生器,无论使用直流电、交流电或脉冲电流均通过贴在皮肤上的电极片传导。

6. "脉冲"与波形的意思相近,表示电疗设备所产生电流的形状、方向、振幅、持续时间和脉冲频率的图示,如示波器所显示的图形。

7. 调制是指对脉冲(或脉冲丛)的强度或者持续时间的任何改变,可以是持续的、间断的、突发的或者倾斜的。

8. 串联电路和并联电路的主要区别在于:串联电路中电流从一端到另一端的通路只有一个,而在并联电路中有两条或多条的通路可供电流通过。

9. 当电流通过人体组织时,所经过的电路实际上是并联电路和串联电路的结合。

10. 电流通过生物组织可能会产出化学的、热的、生理的效应。

11. 当电疗系统作用于肌肉或者神经组织时,若电流有合适的强度、持续时间和波形,达到组织的兴奋阈,将会使组织细胞膜去极化。

12. 肌肉和神经组织的反应是"全或无"变化,两者之间没有分级。

13. 肌肉收缩会随着电流的改变而改变。随着电刺激频率的增加,肌肉会产生更大的张力,这是肌纤维通过渐进式机械性缩短所产生的收缩集合。增加电流强度会增大电流作用范围,以及增加被电流激活的运动单位的数量。增加电流的持续时间也可以使更多的运动单位被激活。

14. 非兴奋性细胞和组织会对感觉阈下电流产生反应,改善受损的细胞功能。

15. 最新的电刺激装置能够产生多种类型的电流,包括高压电流、经皮神经电刺激、微电流、俄罗斯电流、干扰电、预调制干扰电、低压电流、H 波。

16. 使用高压电流刺激肌肉收缩的主要临床作用是肌肉训练、肌肉收缩产生的肌肉泵作用、减轻肿胀、预防或者延缓肌肉萎缩、增加肌肉力量。

17. TENS 通常用于刺激感觉神经纤维和调节疼痛。通过调整不同的电流参数,TENS 通过阀门控制、下行机制、内源性镇痛机制等调节疼痛。

18. 微电流主要利用感觉阈下电流在骨和软组织愈合中达到生物促进作用。

19. 俄罗斯电流使用中频的双相波,主要用于增加肌肉力量。

20. 干扰电和预调制干扰电依赖两个独立发电机所产生的电流的综合效应,主要用于疼痛管理。

21. 低压电流是连续的单向电流。主要作用包括极性效应(酸性或碱性)、增加血流量、抑菌效应(通过负极)以及愈合过程中细胞构成要素的迁移与排列。

22. 骨生长刺激、功能性电刺激和经颅电刺激都是电刺激的最新应用。

23. 在使用电疗设备时,用电安全是非常重要的。医生有责任确保所有电疗设备符合国家电气法规。

复习题

1. 以下关于电的术语如何定义:电位差、安倍、伏特、欧姆和瓦?

2. 欧姆定律的数学表达式是什么? 它代表什么?

3. 三种不同类型的电流是什么?

4. 什么是经皮电刺激器,它和 TENS 有什么关系?

5. 电刺激产生器可以产生哪几种类型的波形?

6. 不同波形的脉冲特性是什么?

7. 如何调制电流?

8. 串联电路和并联电路的区别是什么?

9. 电流如何通过各种类型的生物组织?

10. 使用电刺激电流会产生什么样的生理反应?

11. 肌肉和神经在电刺激下会去极化,解释去极化的概念。

12. 强度-时间曲线的意义是什么?

13. 如何应用电刺激电流刺激失神经肌肉?

14. 电刺激非兴奋性的细胞和组织,会产生什么效应?

15. 在使用电刺激电流进行治疗时,必须考虑哪些治疗参数?

16. 电刺激肌肉收缩有哪些不同的治疗作用?

17. 如何使用电刺激调节疼痛?

18. 低压直流电有哪些临床应用?

19. 微电流有哪些不同的生理效应?

20. 与预调制干扰电或其他类型的电刺激电流相比,使用干扰电的优势是什么?

21. 使用电疗时,临床人员可以采取哪些措施确保患者的安全?

自测题

是非题

1. 电子倾向于从低浓度的区域流向高浓度的区域。

2. 绝缘体能抵抗电流。

3. 电压越大,振幅越大。

4. 阴极是直流电中的负电荷电极。

5. 时值指在最长的时间范围内组织被兴奋所需的最小电流强度。

6. 主动电极是电流密度最大的电极。

选择题

7. 质量很小的带负电荷的粒子是
   A. 离子
   B. 电子
   C. 中子
   D. 质子

8. 测量产生电子运动所需的力的单位是什么?
   A. 安培
   B. 库仑
   C. 伏特
   D. 瓦

9. 在_____的电流中,电子流动的方向不断改变。
   A. 交流电
   B. 直流电
   C. 脉冲电
   D. 伽伐尼电

10. 电流逐渐增长到最大幅度,称为
    A. 脉冲
    B. 斜坡
    C. 调制
    D. 直流电

11. 在_____电路中,电子只朝一个方向移动。
    A. 直流电
    B. 并联的
    C. 电阻器
    D. 串联的

12. 电流导致的生理反应包括

    A. 热效应
    B. 化学效应
    C. 生理反应
    D. 以上所有

13. 在医疗设备中,所有涡流和浴缸必须有
    A. GFI
    B. 三脚插头
    C. 绝缘电线
    D. 防水电机

14. 在绝对不应期,细胞不能
    A. 去极化
    B. 产生动作电位
    C. 产生肌肉收缩
    D. 以上皆是

15. 细胞中负责通过离子、电子或小分子信号传递信息到其他细胞的是
    A. 驻极体
    B. 缝隙连接
    C. 偶极子
    D. 细胞泵膜

16. 为了_____深层组织的电流密度,两电极必须放置得_____
    A. 增加,更近
    B. 增加,更远
    C. 减小,更近
    D. 减小,更远

17. 电刺激能释放脑啡肽和内啡肽来减轻疼痛。这种疼痛控制的方法叫
    A. 闸门控制理论
    B. 中心偏移理论
    C. 阿片制剂疼痛控制理论
    D. 安慰剂效应

18. 两个电流整合,振幅减小,这称为
    A. 破坏性干扰
    B. 相长干涉
    C. 外差电流
    D. 无差拍电流

19. 以下哪个电流是脉冲双相波,在脉冲中产生,用于刺激肌肉收缩?
    A. LIS
    B. 电离子透入疗法
    C. 干扰电
    D. 俄罗斯电流

20. 增加电极间的血流量是以下哪种治疗所产生的效应?
    A. 干扰电
    B. 功能性电刺激
    C. LIS
    D. 直流电疗法

临床决策练习解析

5-1

对于所有的目的,TENS 和 NMES 在生理效应上都是可以互换的,它们均可以刺激周围运动和感觉神经系统。

5-2

临床人员应该清楚地知道,即使发电机输出的是高压电流,但输出的电流强度非常小,都是在毫安范围内;因此输出到患者的总电能是非常小的。这对于准确地向患者解释电刺激的感觉是非常重要的,尤其是第一次进行电刺激治疗的患者。

5-3

临床人员可以先简单地增加电流强度至产生肌肉收缩,然后再调整频率至大约 50pulses/s。无论使用的电流是双相波、单相波或者 PC,都将产生强直收缩。

5-4

使用较小的电极片可以增加主动电极下的电流密度。增加电流强度、电流持续时间或两者同时增加可以引起去极化。

5-5

减小主动电极的大小可以增加电极下的电流密度。主动电极可以放置得更远。可以增加电流强度,也可以进一步增加电流持续时间。

5-6

应该使用中频的 AC 刺激器。频率设置为 20～30Hz,使用中断式或者骤增式调制。刺激时间约 20 秒,休息时间 20 秒。大部分这类刺激器的脉冲持续时间是预设好的。电流强度应增加到诱发明显的肌肉收缩,下肢能产生抗重力活动。应指导患者刺激的同时进行自主肌肉收缩。

5-7

触发点或者穴位治疗时,临床人员应使用频率为 1～5Hz 的直流电,脉冲持续时间 100～1 000 毫秒。刺激强度增加到能产生肌肉收缩,然后继续增加至有轻微疼痛。并在这个强度下刺激 45 秒。

5-8

传统 TENS 治疗的目的是提供尽可能多的皮肤感觉输入。因此,频率和脉冲持续时间均应该设置到治疗设备允许的最高程度。治疗强度应增加到引发肌肉收缩,然后再慢慢减小到患者仅有麻刺感。若使用便携式设备,必要时可以连续治疗数小时或直到疼痛减轻。

5-9

四个电极应以正方形排列,目标肌肉位于正方形的中心,从而使电场线在正方形的中心相交叉时产生最大的干扰。

5-10

国家电气规范(National Electrical Code)要求所有涡流必须安装 GFI 以自动切断电流。另外,临床人员应不允许患者自己开关涡流。当患者已经接触水时,这一点更加重要。在水疗区,不允许使用延长线或多个适配器。

参考文献

1. Licht S. *Therapeutic Electricity and Ultraviolet Radiation.* Vol IV. 2nd ed. Baltimore, MD: Waverly; 1969.
2. Watkins A. *A Manual of Electrotherapy.* 3rd ed. Philadelphia, PA: Lea & Febiger; 1968.
3. Valkenberg V. *Basic Electricity.* Clifton Park, NY: Delmar Learning; 1995.
4. Chamishion R. *Basic Medical Electronics.* Boston, MA: Little, Brown and Company; 1964.
5. Stillwell G. *Therapeutic Electricity and Ultraviolet Radiation.* 3rd ed. Baltimore, MD: Williams & Wilkins; 1983.

6. Bergueld P. *Electromedical Instrumentation: A Guide for Medical Personnel.* Cambridge: Cambridge University Press; 1980.

7. Thornton RM, Mendel FC, Fish DR. Effects of electrical stimulation on edema formation in different strains of rats. *Phys Ther.* 1998;78(4):386–394.

8. Alon G, DeDomeico G. *High Voltage Stimulation: An Integrated Approach to Clinical Electrotherapy.* Chattanooga, TN: Chattanooga Corp; 1987.

9. Shriber W. *A Manual of Electrotherapy.* 4th ed. Philadelphia, PA: Lea & Febiger; 1975.

10. Alon G. Principles of electrical stimulation. In: Nelson R, Currier D, eds. *Clinical Electrotherapy.* Norwalk, CT: Appleton & Lange; 1999.

11. DeDomenico G. *Basic Guidelines for Interferential Therapy.* Sydney, Australia: Theramed; 1981.

12. Holcomb WR. A practical guide to electrical therapy. *J Sport Rehabil.* 1997;6(3):272–282.

13. Myklebust B, Robinson A. Instrumentation. In: Snyder-Mackler L, Robinson A, eds. *Clinical Electrophysiology, Electrotherapy and Electrotherapy and Electrophysiologic Testing.* Baltimore, MD: Lippincott Williams & Wilkins; 2007.

14. Robinson A. Basic concepts and terminology in electricity. In: Snyder-Mackler L, Robinson A, eds. *Clinical Electro-physiology, Electrotherapy and Electro-physiologic Testing.* Baltimore, MD: Lippincott Williams & Wilkins; 2007.

15. Carlos J. Clinical electrotherapy part I: physiology and basic concepts. *Phys Ther.* 1998;6(4):44.

16. Cohen H, Brunilik J. *Manual of Electroneuromyography.* 2nd ed. New York: Harper & Row; 1976.

17. Griffin J, Karselis T. *Physical Agents for Physical Therapists.* Springfield, IL: Charles C Thomas; 1988.

18. Taylor K, Mendel FC, Fish DR. Effect of high-voltage pulsed current and alternating current on macromolecular leakage in cheek pouch microcirculation. *Phys Ther.* 1997;77(12):1729–1740.

19. Kitchen S, Bazin S. *Electrotherapy: Evidence-based Practice.* Wernersville, PA: Harcourt Health Sciences; 2001.

20. Kahn I. *Principles and Practice of Electrotherapy.* Philadelphia: Elsevier Health Sciences; 2001.

21. Wolf S. *Electrotherapy: Clinics in Physical Therapy.* Vol 2. New York: Churchill Livingstone; 1981.

22. Nalty T, Sabbahi M. *Electrotherapy Clinical Procedures Manual.* New York: McGraw-Hill; 2001.

23. McLoda TA, Carmack JA. Optimal burst duration during a facilitated quadriceps femoris contraction. *J Athletic Train.* 2000;35(2):145–150.

24. Benton L, Baker L, Bowman B. *Functional Electrical Stimulation: A Practical Clinical Guide.* Downey, CA: Rancho Los Amigos Hospital; 1981.

25. Nelson R, Currier D. *Clinical Electrotherapy.* Norwalk, CT: Appleton & Lange; 1999.

26. Howson D. *Report on Neuromuscular Reeducation.* Minneapolis, MN: Medical General; 1978.

27. Becker R, Selden G. *The Body Electric.* New York: Harper Collins; 1998.

28. Maurer C. The effectiveness of microelectrical neural stimulation on exercise-induced muscle trauma [abstract R200]. *Phys Ther.* 1992;725:574.

29. Randall B, Imig C, Hines HM. Effect of electrical stimulation upon blood flow and temperature of skeletal muscles. *Arch Phys Med.* 1952;33:73–78.

30. Gault W, Gatens P. Use of low-intensity direct current in management of ischemic skin ulcers. *Phys Ther.* 1976;56:265–269.

31. Newton R, Karselis T. Skin pH following high voltage pulsed galvanic stimulation. *Phys Ther.* 1983;63:1593–1596.

32. Guyton A. *Textbook of Medical Physiology.* Philadelphia, PA, PA: WB Saunders; 2005.

33. Kincaid C, Lavoie K. Inhibition of bacterial growth in vitro following stimulation with high voltage monophasic pulsed current. *Phys Ther.* 1989;69:651–655.

34. Delitto A. A study of discomfort with electrical stimulation. *Phys Ther.* 1992;72:410–424.

35. Melzack R. Prolonged relief of pain by brief, intense transcutaneous electrical stimulation. *Pain.* 1975;1(4):357–373.

36. Mohr T, Akers T, Landry R. Effect of high voltage stimulation on edema reduction in the rat hind limb. *Phys Ther.* 1987;67:1703–1707.

37. Reed B. Effect of high voltage pulsed electrical stimulation on microvascular permeability to plasma proteins: a possible mechanism in minimizing edema. *Phys Ther.* 1988;68:491–495.

38. Alon G. High voltage stimulation: effects of electrode size on basic excitatory responses. *Phys Ther.* 1985;65:890.

39. Travell J, Simon D. *Myofascial Pain and Dysfunction: The Trigger Point Manual.* Baltimore, MD: Williams & Wilkins; 1998.

40. Lampe G. A clinical approach to transcutaneous electrical nerve stimulation in the treatment of chronic and acute pain, Minneapolis, July 1978. *Conference presenation.*

41. Wolf S. *Electrotherapy.* New York: Churchill Livingstone; 1981.

42. Lampe G. Introduction to the use of transcutaneous electrical nerve stimulation devices. *Phys Ther.* 1978;58:1450–1454.

43. Charman R. Bioelectricity and electrotherapy—towards a new paradigm? Part 1, the cell. *Physiotherapy.* 1990;76:452–491; Charman R. Part 2, cellular reception and emission of electromagnetic signals. *Physiotherapy.* 1990;76:502–518; Charman R. Part 3, bioelectric potentials and tissue currents. *Physiotherapy.* 1990;76:643–654; Charman R. Part 4, strain generated potentials in bone and connective tissue. *Physiotherapy.* 1990;76:725–730; Charman R. Part 5, exogenous currents and fields—experimental and clinical applications. *Physiotherapy.* 1990;76:743–750.

44. Selkowitz D. High frequency electrical stimulation in muscle strengthening. *Am J Sport Med.* 198;17:103–111.

45. Charman R. Bioelectricity and electrotherapy—towards a new paradigm. Part 6, environmental current and fields—the natural background. *Physiotherapy.* 1991;77:8–13; Charman R. Part 7, environmental currents and fields—man made. *Physiotherapy.* 1991;77:129–140; Charman R. Part 8, grounds for a new paradigm? *Physiotherapy.* 1991;77:211–221.

46. Brighton C. Bioelectric effects on bone and cartilage. *Clin Orthop.* 1977;124:2–4.

47. Clements F. Effect of motor neuromuscular electrical stimulation on microvascular perfusion of stimulated rat

skeletal muscle. *Phys Ther.* 1991;71:397–406.

48. Castel J. *Pain Management with Acupuncture and Transcutaneous Electrical Nerve Stimulation Techniques and Photo Simulation (Laser). Symposium on Pain Management, Walter Reed Army Medical Center;* November 13, 1982.

49. Becker R. The bioelectric factors in amphibian-limb regeneration. *J Bone Joint Surg (Am).* 1961;43-A:643–656.

50. Lomo T, Slater C. Control of acetylcholine sensitivity and synapse formation by muscle activity. *J Physiol.* 1978; 275:391.

51. Clemente F, Barron K. Transcutaneous neuromuscular electrical stimulation effect on the degree of microvascular perfusion in autonomically denervated rat skeletal muscle, *Arch Phys Med Rehabil.* 1996;77(2):155–160.

52. Cummings J. Electrical stimulation of denervated muscle. In: Gersch M, ed. *Electrotherapy in Rehabilitation.* Philadelphia, PA: FA Davis; 1992.

53. Chu C. Weak direct current accelerates split-thickness graft healing on tangentially excised second-degree burns. *J Burn Care Rehabil.* 1991;12:285–1293.

54. Gersch MR. *Electrotherapy in Rehabilitation.* Philadelphia, PA: FA Davis; 2000.

55. Gorgey A, Dudley G. The role of pulse duration and stimulation duration in maximizing the normalized torque during neuromuscular electrical stimulation. *J Orthop Sports Phys Ther.* 2008;38(8):508.

56. Litke D, Dahners L. Effect of different levels of direct current on early ligament healing in a rat model. *J Orthop Relat Res.* 1994;12:683–688.

57. Schimrigk K, Mclaughlen J, Gruniger W. The effect of electrical stimulation on the experimentally denervated rat muscle. *Scand J Rehabil Med.* 1977;9:55.

58. *Instruction Manual for Electrostim.* Promatek: Canada; 1989:180–182.

59. Kosman A, Osborne S, Ivey A. Comparative effectiveness of various electrical currents in preventing muscle atrophy in rat. *Arch Phys Med Rehabil.* 1947;28:7.

60. Thom H. Treatment of paralysis with exponentially progressive current. *Br J Phys Med.* 1957;20:49.

61. Binder-MacLeod S, Snyder-Mackler L. Muscle fatigue: clinical implications for fatigue assessment and neuromuscular electrical stimulation. *Phys Ther.* 1993;73:902–910.

62. Dallmann S. Preference for low versus medium frequency electrical stimulation at constant induced muscle forces [abstract R345]. *Phys Ther.* 1992;725:5107.

63. Unger P. A randomized clinical trial of the effects of HVPC on wound healing [abstract R294]. *Phys Ther.* 1991;715:5118.

64. Currier D, Lehman J, Lightfoot P. Electrical stimulation in exercise of the quadriceps femoris muscle. *Phys Ther.* 1979;59:1508–1512.

65. Eriksson E, Haggmark T. Comparison of isometric muscle training and electrical stimulation supplement, isometric muscle training in the recovery after major knee ligament surgery. *Am J Sports Med.* 1979;7:169–171.

66. DeVahl J. Neuromuscular electrical stimulation (NMES) in rehabilitation. In: Gersh M, ed. *Electrotherapy in Rehabilitation.* Philadelphia, PA: FA Davis; 1992.

67. Taylor K, Mendel F. Effect of high-voltage pulsed current and alternating current on macromolecular leakage in hamster cheek pouch microcirculation. *Phys Ther.*

1997;77(12):1729–1740.

68. Mendel F, Dolan M. Effect of high-voltage pulsed current on recovery after grades I and II lateral ankle sprains. *Journal of Sport Rehabilitation.* 2010;19:399–410.

69. Dolan M, Mychaskiw A, Mendel F. Cool-water immersion and high-voltage electric stimulation curb edema formation in rats. *J Athletic Train.* 2003;38(4):225–230.

70. Dolan M, Mychaskiw A, Mattacola C, Mendel F. Effects of cool-water immersion and high-voltage electric stimulation for 3 continuous hours on acute edema in rats. *J Athletic Train.* 2003;38(3):325–329.

71. Hopkins J, Ingersoll C, Edwards J. Cryotherapy and transcutaneous electric neuromuscular stimulation decrease arthrogenic muscle inhibition of the vastus medialis after knee joint effusion. *J Athletic Train.* 2002;37(1):25–31.

72. Cook T, Barr J. Instrumentation. In: Nelson R, Currier D, eds. *Clinical Electrotherapy.* Norwalk, CT: Appleton & Lange; 1999.

73. Denegar C. The effects of low-volt microamperage stimulation on delayed onset muscle soreness. *J Sport Rehabil.* 1993;1:95–102.

74. Reed A, Robertson V, Low J. *Electrotherapy Explained: Principles and Practices.* Burlington, MA: Elsevier Science and Technology; 2006.

75. Flicker MT. *An Analysis of Cold Intermittent Compression with Simultaneous Treatment of Electrical Stimulation in the Reduction of Postacute Ankle Lymphadema* [unpublished master's thesis]. Chapel Hill, NC: University of North Carolina; May 1993.

76. Salar G. Effect of transcutaneous electrotherapy on CSF B-endorphin content in patients without pain problems. *Pain.* 1981;10:169–172.

77. Selkowitz D. Improvement in isometric strength of the quadriceps femoris muscle after training with electrical stimulation. *Phys Ther.* 1985;65:186–196.

78. Siff M. Applications of electrostimulation in physical conditioning: a review. *J Appl Sport Sci Res.* 1990;4:20–26.

79. Holcomb W, Rubley M, Girouard T. Effect of the simultaneous application of NMES and HVPC on knee extension torque [abstract]. *J Athletic Train.* 2004;39(suppl 2):S–47.

80. Holcomb W, Rubley M, Miller M. The effect of rest intervals on knee-extension torque production with neuromuscular electrical stimulation. *J Sport Rehabil.* 2006;15(2):116.

81. Laufer Y, Ries JD, Leininger PM, Alon G. Quadriceps femoris muscle torques and fatigue generated by neuromuscular electrical stimulation with three different waveforms. *Phys Ther.* 2001;81(7):1307–1316.

82. Lewek M, Stevens J, Snyder-Mackler L. The use of electrical stimulation to increase quadriceps femoris muscle force in an elderly patient following a total knee arthroplasty. *Phys Ther.* 2001;81(8):1565–1571.

83. Valma J, Robertson A, Ward R. Vastus medialis electrical stimulation to improve lower extremity function following a lateral patellar retinacular release. *J Orthop Sports Phys Ther.* 2002;32(9):437–446.

84. Van Lunen B, Caroll C, Gratias K. The clinical effects of cold application on the production of electrically induced involuntary muscle contractions. *J Sport Rehabil.* 2003;12(3):240–248.

85. Windley T. The efficacy of neuromuscular electrical stimulation for muscle-strength augmentation. *Athletic Ther*

Today. 2007;12(1):9.

86. Currier D, Mann R. Muscular strength development by electrical stimulation in healthy individuals. *Phys Ther.* 1983;63:915–921.

87. Karnes JL, Mendel FC, Fish DR. High-voltage pulsed current: its influence on diameters of histamine-dilated arterioles in hamster cheek pouches. *Arch Phys Med Rehabil.* 1995;76(4):381–386.

88. Bettany J. Influence of high voltage pulsed current on edema formation following impact injury. *Phys Ther.* 1990;70:219–224.

89. Brown S. The effect of microcurrent on edema, range of motion, and pain in treatment of lateral ankle sprains [abstract]. *J Orthop Sports Phys Ther.* 1994;19:55.

90. Cosgrove K, Alon G. The electrical effect of two commonly used clinical stimulators on traumatic edema in rats. *Phys Ther.* 1992;72:227–233.

91. Fish D. Effect of anodal high voltage pulsed current on edema formation in frog hind limbs. *Phys Ther.* 1991;71:724–733.

92. Griffin J. Reduction of chronic posttraumatic hand edema: a comparison of high voltage pulsed current, intermittent pneumatic compression, and placebo treatments. *Phys Ther.* 1990;70:279–286.

93. Lea J. The effect of electrical stimulation on edematous rat hind paws [abstract R379]. *Phys Ther.* 1992;725:5116.

94. Mendel F. Influence of high voltage pulsed current on edema formation following impact injury in rats. *Phys Ther.* 1992;72:668–673.

95. Miller BF, Gruben KG, Morgan BJ. Circulatory responses to voluntary and electrically induced muscle contractions in humans. *Phys Ther.* 2000;80(1):53–60.

96. Miller M, Cheatham C, Holcomb W. Subcutaneous tissue thickness alters the effect of NMES. *J Sport Rehabil.* 2008;17(1):68.

97. Mulder G. Treatment of open-skin wounds with electric stimulation. *Arch Phys Med Rehabil.* 1991;72:375–377.

98. Taylor K. Effect of a single 30-minute treatment of high voltage pulsed current on edema formation in frog hind limbs. *Phys Ther.* 1992;72:63–68.

99. Bishop B. Pain: its physiology and rationale for management. *Phys Ther.* 1980;60:13–37.

100. Cheing G, Hui-Chan C. Analgesic effects of transcutaneous electrical nerve stimulation and interferential currents on heat pain in healthy subjects. *J Rehabil Med.* 2003;35(1):15.

101. Laughman R, Youdes J, Garrett T. Strength changes in the normal quadriceps femoris muscle as a result of electrical stimulation. *Phys Ther.* 1983;63:494–499.

102. Melzack R, Stillwell D, Fox E. Trigger points and acupuncture points for pain: correlations and implications. *Pain.* 1977;3(1):3–23.

103. Melzack R. *The Puzzle of Pain.* New York: Basic Books; 1973.

104. Rolle W, Alon G, Nirschl R. Comparison of subliminal and placebo stimulation in the management of elbow epicondylitis [abstract R280]. *Phys Ther.* 1991;715:5114.

105. Marino A, Becker R. Biologic effects of extremely low-frequency electric and magnetic fields: a review. *Phys Chem.* 1977;9:131–143.

106. Clement-Jones V. Increased β-endorphin but not met-enkephalin levels in human cerebrospinal fluid after acupuncture for recurrent pain. *Lancet.* 1980;8:946–948.

107. Evans T, Denegar C. Is transcutaneous electrical nerve stimulation (TENS) effective in relieving trigger point pain? *J Athletic Train.* 2002;37(suppl 2S):S–103.

108. Malezic M, Hesse S. Restoration of gait by functional electrical stimulation in paraplegic patients: a modified programme of treatment. *Paraplegia.* 1995;33(3):126–131.

109. Malizia E. Electroacupuncture and peripheral β-endorphin and ACTH levels. *Lancet.* 1979;8:535–536.

110. Norcross M, Guskiewicz K, Prentice W. The effects of electrical stimulating currents on pain perception, plasma cortisol, and plasma b-endorphin for DOMS [abstract]. *J Athletic Train (Suppl).* 2004;39(2):S–48.

111. Snyder-Mackler L, Garrett M, Roberts M. A comparison of torque generating capabilities of three different electrical stimulating currents. *J Orthop Sports Phys Ther.* 1989;10:297–301.

112. Wolf S. Perspectives on central nervous system responsiveness to transcutaneous electrical nerve stimulation. *Phys Ther.* 1978;58:1443–1449.

113. Denegar C. Influence of transcutaneous electrical nerve stimulation on pain, range of motion, and serum cortisol concentration in females experiencing delayed onset muscle soreness. *J Orthop Sports Phys Ther.* 1989;11:100–103.

114. *Notes on Low Volt Therapy.* White Plains, NY: TECA Corp; 1966.

115. Alon G. "Microcurrent" stimulation: a progress report 1998. *Athletic Ther Today.* 1998;3(6):15.

116. Picker R. Current trends: low volt pulsed microamp stimulation. Parts 1 and 2. *Clin Manage.* 1989;9:11–14, 28–33.

117. Becker R, Bachman C, Friedman H. The direct current control system. *N Y J Med.* 1962;62:1169–1176.

118. Bonacci JA, Higbie EJ. Effects of microcurrent treatment on perceived pain and muscle strength following eccentric exercise. *J Athletic Train.* 1997;32(2):119–123.

119. Tan G, Monga T, Thornby J. Electromedicine: efficacy of microcurrent electrical stimulation on pain severity, psychological distress, and disability. *Am J Pain Manage.* 2000;10(1):35–44.

120. Allen JD, Mattacola CG, Perrin DH. Effect of microcurrent stimulation on delayed-onset muscle soreness: a double-blind comparison. *J Athletic Train.* 1999;34(4):334–337.

121. Ansoleaga E, Wirth V. Microcurrent electrical stimulation may reduce clinically induced DOMS. *J Athletic Train.* 1999;34(2):S–67.

122. Haynie L, Henry L, VanLunen B. Investigation of microcurrent electrical neuromuscular stimulation and high-voltage electrical muscle stimulation on DOMS. *J Athletic Train (Suppl).* 2002;37 (2S):S–102.

123. Hewlett K, Kimura I, Hetzler R. Microcurrent treatment on pain, edema, and decreased muscle force associated with delayed-onset muscle soreness: a double-blind, placebo study [abstract]. *J Athletic Train.* 2004;39(suppl 2):S–48.

124. Jeter J, Valcenta D. The effects of microcurrent electrical nerve stimulation on delayed onset muscle soreness and peak torque deficits in trained weight lifters [abstract PO-R065-M]. *Phys Ther.* 1993;735:5–24.

125. Johnson MI, Penny P, Sajawal MA. Clinical technical note: an examination of the analgesic effects of microcurrent electrical stimulation (MES) on cold-induced pain in healthy subjects. *Physiother Theory Pract.* 1997;13(4):

293-301.

126. Kulig K. Comparison of the effects of high velocity exercise and microcurrent neuromuscular stimulation on delayed onset muscle soreness [abstract R284]. *Phys Ther.* 1991;715:5115.

127. Rapaski D. Microcurrent electrical stimulation: comparison of two protocols in reducing delayed onset muscle soreness [abstract R286]. *Phys Ther.* 1991;715:5116.

128. Ross S, Guskiewicz K. Effect of balance training with and without subsensory electrical stimulation on postural stability of subjects with stable ankles and subjects with functional ankle instability [abstract]. *J Athletic Train.* 2005;40(suppl 2):S-70.

129. Wolcot C. A comparison of the effects of high voltage and microcurrent stimulation on delayed onset muscle soreness [abstract R287]. *Phys Ther.* 1991;715:5116.

130. Young S. Efficacy of interferential current stimulation alone for pain reduction in patients with osteoarthritis of the knee: a randomized placebo control clinical trial [abstract R088]. *Phys Ther.* 1991;715:552.

131. Carley P, Wainapel S. Electrotherapy for the acceleration of wound healing: low-intensity direct current. *Arch Phys Med Rehabil.* 1985;66:443-446.

132. Chreng N, Van Houf H, Bockx E. The effects of electric current on ATP generation, protein synthesis, and membrane transport in rat skin. *Clin Orthop Relat Res.* 1982;171:264-272.

133. Gentzkow G. Electrical stimulation to heal dermal wounds. *J Dermatol Surg Oncol.* 1993;19:753-758.

134. Griffin J. Efficacy of high voltage pulsed current for healing of pressure ulcers in patients with spinal cord injury. *Phys Ther.* 1991;71:433-444.

135. Howson DC. Peripheral neural excitability. *Phys Ther.* 1978;58:1467-1473.

136. Leffmann D. The effect of subliminal transcutaneous electrical stimulation on the rate of wound healing in rats [abstract R166]. *Phys Ther.* 1992;725:567.

137. Weiss D, Kirsner R, Eaglstein W. Electrical stimulation and wound healing. *Arch Dermatol.* 1990;126:222-225.

138. Wood J. A multicenter study on the use of pulsed low-intensity direct current for healing chronic stage II and stage III decubitus ulcers. *Arch Dermatol.* 1993;129:999-1009.

139. Connolly J, Hahn H, Jardon O. The electrical enhancement of periosteal proliferation in normal and delayed fracture healing. *Clin Orthop.* 1977;124:97-105.

140. Pettine K. External electrical stimulation and bracing for treatment of spondylolysis—a case report. *Spine.* 1993;188:436-439.

141. Szabo G, Illes T. Experimental stimulation of osteogenesis induced by bone matrix. *Orthopaedics.* 1991;14:63-67.

142. Kahn J. *Low-voltage Technique.* 4th ed. Syosset, NY: Joseph Kahn; 1983.

143. Stanish W, Gunnlaugson B. Electrical energy and soft tissue injury healing. *Sport Care Fitness.* 1988;8(5):12-14.

144. Nessler J, Mass P. Direct current electrical stimulation of tendon healing in vitro. *Clin Orthop Relat Res.* 1987;217(3):303-312.

145. Ward A, Shkuratova N. Russian electrical stimulation: the early experiments. *Phys Ther.* 2002;82(10):1019-1030.

146. Delitto A. Introduction to "Russian electrical stimulation": putting this into perspective. *Phys Ther.* 2002;82(10):1017-1018.

147. Goodgold J, Eberstein A. *Electrodiagnosis of Neuromuscular Diseases.* Baltimore, MD: Williams & Wilkins; 1980.

148. Comeau M, Brown L, Landrum J. The effects of high volt pulsed current vs. Russian current on the achievable percentage of MVIC [abstract]. *J Athletic Train.* 2004;39(suppl 2):S-47-S-48.

149. Franklin ME. Effect of varying the ratio of electrically induced muscle contraction time to rest time on serum creatine kinase and perceived soreness. *J Orthop Sports Phys Ther.* 1991;13:310-315.

150. Svacina L. Modified interferential technique. *Pain Control.* 1978;4(1):1-2.

151. Snyder S. Opiate receptors and internal opiates. *Sci Am.* 1977;236:44-56.

152. Nikolova L. *Treatment with Interferential Current.* New York: Churchill Livingstone; 1987.

153. Draper D, Knight K. Interferential current therapy: often used but misunderstood. *Athletic Ther Today.* 2006;11(4):29.

154. Driban J. Bone stimulators and microcurrent: clinical bioelectrics. *Athletic Ther Today.* 2004;9(5):22.

155. Reiff, M Interferential Therapy: Tips for effective treatment, http://www.medicalproductsonline.org/inth.html.

156. Larsson L. Functional electrical stimulation. *Scand J Rehabil Ed Suppl.* 1994;30:63-72.

157. Baker L, McNeal D, Benton L. *Neuromuscular Electrical Stimulation.* Downey, CA: Rancho Los Amigos Medical Center; 1993.

158. Heller B, Granat M, Andrews B. Swing-through gait with free-knees produced by surface functional electrical stimulation. *Paraplegia.* 1996;34(1):8-15.

159. Agnew W, McCreery D, Bullara L. Effects of prolonged electrical stimulation of peripheral nerve. In: Agnew W, McCreery D, eds. *Neural Prosthesis: Fundamental Studies.* Englewood Cliffs, NJ: Prentice-Hall; 1990.

160. Yamamoto T, Seireg A. Closing the loop: electrical muscle stimulation and feedback control for smooth limb motion. *Soma.* 1986;4:38.

161. Kumar V, Lau H, Liu J. Clinical applications of functional electrical stimulation. *Ann Acad Med.* 1995;24(3):428-435.

162. Bogataj U, Gros N, Kljajic M. The rehabilitation of gait in patients with hemiplegia: a comparison between conventional therapy and multichannel functional electrical stimulation therapy. *Phys Ther.* 1995;75(6):490-502.

163. Kagaya H, Shimada Y. Restoration and analysis of standing-up in complete paraplegia utilizing functional electrical stimulation. *Arch Phys Med Rehabil.* 1995;76(9):876-881.

164. Kralj A, Badj T, Turk R. Enhancement of gait restoration in spinal cord injured patients by functional electrical stimulation. *Clin Orthop.* 1988;233:34.

165. Mannheimer J, Lampe G. *Clinical Transcutaneous Electrical Nerve Stimulation.* Philadelphia, PA: FA Davis; 1984.

166. Stallard J, Major R. The influence of orthosis stiffness on paraplegic ambulation and its implications for functional electrical stimulation (FES) walking. *Prosthet Orthot Int.* 1995;19(2):108-114.

167. Bradley M. The effect of participating in a functional electrical stimulation exercise program on affect in people with spinal cord injuries. *Arch Phys Med Rehabil.*

1994;75(6):676–679.

168. Triolo RJ, Bogie K. Lower extremity applications of functional neuromuscular stimulation after spinal cord injury. *Top Spinal Cord Inj Rehabil*. 1999;5(1):44–65.

169. Gersh MR. Microcurrent electrical stimulation: putting it in perspective. *Clin Manage*. 1990;9(4):51–54.

170. Myklebust B, Kloth L. Electrodiagnostic and electrotherapeutic instrumentation: characteristics of recording and stimulation systems and principles of safety. In: Gersh MR, ed. *Electrotherapy in Rehabilitation*. Philadelphia, PA: FA Davis; 2001.

171. Porter M, Porter J. Electrical safety in the training room. *Journal of Athletic Training*. 1981;16(4):263–264.

172. American Physical Therapy Association. *Electrotherapeutic Terminology in Physical Therapy: APTA Section on Clinical Electrophysiology*. Alexandria, VA: American Physical Therapy Association; 2000.

173. Chan H, Fung DT. Effects of low-voltage microamperage stimulation on tendon healing in rats. *J Orthop Sports Phys Ther*. 2007;37(7):399.

174. Cole B, Gardiner P. Does electrical stimulation of denervated muscle continued after reinnervation, influence recovery of contractile function. *Exp Neurol*. 1984;85:52.

175. Cromwell L, Arditti M, Weibell F. *Medical Instrumentation for Health Care*. Englewood Cliffs, NJ: Prentice-Hall; 1991.

176. FDA clears restorative therapies functional electrical stimulation. *J Orthop Sports Phys Ther*. 2008;38(3):163.

177. Gutman E, Guttman L. Effect of electrotherapy on denervated and reinnervated muscles in rabbit. *Lancet*. 1942;1:169.

178. Herbison G, Jaweed M, Ditunno J. Acetylcholine sensitivity and fibrillation potentials in electrically stimulated crush-denervated rat skeletal muscle. *Arch Phys Med Rehabil*. 1983;64:217.

179. Holcomb W, Rubley M. Effect of the simultaneous application of NMES and HVPC on knee extension torque. *J Sport Rehabil*. 2007;16(4):307.

180. Kloth L, Cummings J. *Electrotherapeutic Terminology in Physical Therapy*. Alexandria, VA: Section on Clinical Electrophysiology and the American Physical Therapy Association; 1990.

181. Mintken P, Carpenter K. Early neuromuscular electrical stimulation to optimize quadriceps muscle function following total knee arthroplasty: a case report. *J Orthop Sports Phys Ther*. 2007;37(7):364.

182. Petterson S, Snyder-Mackler L. The use of neuromuscular electrical stimulation to improve activation deficits in a patient with chronic quadriceps strength impairments following total knee arthroplasty. *J Orthop Sports Phys Ther*. 2006;36(9):678–685.

183. Taylor K. Effect of electrically induced muscle contraction on post traumatic edema formation in frog hind limbs. *Phys Ther*. 1992;72:127–132.

184. Weber W. The effect of MENS on pain and torque deficits associated with delayed onset muscle soreness [abstract R034]. *Phys Ther*. 1991;715:535.

185. Wilding S, Miller K, Stone M. Increasing electrical stimulation frequency above cramp threshold frequency increases the strength and duration of electrically induced muscle cramps. *J Athletic Train*. 2009;44(suppl):S89.

186. Zbar P, Rockmaker G, Bates D. *Basic Electricity: a Text-Lab Manual*. New York: McGraw-Hill; 2000.

187. Pietrosimone B, Hopkins J, Ingersoll C. Therapeutic modalities: the role of disinhibitory modalities in joint injury rehabilitation. *Athl Ther Today*. 2008;13:2–5.

188. Son SJ, H Kim H. Effects of transcutaneous electrical nerve stimulation on quadriceps function in individuals with experimental knee pain. *Scand J Med Sci Sports*. 2016;26(9):1080–1090.

189. Jauregui J, Cherian J. A meta-analysis of transcutaneous electrical nerve stimulation for low back pain. *Surg Technol Int*. 2016;28:296–302.

190. Johnson M, Paley C. Transcutaneous electrical nerve stimulation for acute pain. *Cochrane Database Syst Rev*. 2015;6:CD006142.

191. Rutjes A, Nüesch E. Transcutaneous electrostimulation for osteoarthritis of the knee. *Cochrane Database Syst Rev*. 2009;(4):CD002823.

192. M. Osiri, V. Welch, L. Transcutaneous electrical nerve stimulation for knee osteoarthritis. *Cochrane Database Syst Rev*. 2000;(4):CD002823.

193. Aleem I. Efficacy of Electrical Stimulators for Bone Healing: A Meta-Analysis of Randomized Sham-Controlled Trials. *Sci Rep*. 2016;6:31724.

194. Feger M, Goetschius J. Electrical stimulation as a treatment intervention to improve function, edema or pain following acute lateral ankle sprains: a systematic review. *Phys Ther Sport*. 2015;16(4);361–369.

195. Howlett O, Lannin N. Functional electrical stimulation improves acrivity after stroke: a systematic review with meta-analysis. *Arch Phys Med Rehabil*. 2015;96(5): 934–943.

196. O'Connell N, Wand B. Non-invasive brain stimulation techniques for chronic pain. *Cochrane Database of Syst Rev*. 2014;4CD008208.

197. Kroeling P, Gross A. Electrotherapy for neck pain. *Cochrane Database of Syst Rev*. 2013;8:CD004251.

198. Shim J, Jung J. Effects of electroacupuncture for knee osteoarthritis: a systematic review and meta-analysis. *Evid Based Complement Alternat Med*. 2016;2016:3485875.

199. Fuentes J, Armijo O. Effectiveness of interferential current therapy in the management of musculoskeletal pain: a systematic review and meta-analysis. *Phys Ther*. 2010;90(9):1219–1238.

200. Blum K, Chen A. The H-Wave device is an effective and safe non-pharmacological analgesic for chronic pain: a meta-analysis. *Advanced Therapy*. 2008;25(7):644–657.

201. O'Brien C, Watson A. Deep Oscillation® Therapy in the treatment of lateral epicondylalgia: a pilot randomized control trial. *J Sports Med Doping Stud*. 2016;6:3

202. Gasbarro V, Bartoletti R, Tsolaki E, Sileno S, Agnati M, et al. Role of Hivamat (Deep Oscillation®) in the treatment for the lymphedema of the limbs. *Eur J Lymphol*. 2006;16:13–15.

拓展阅读资料

Abdel-Moty E, Fishbain D, Goldberg M. Functional electrical stimulation treatment of postradiculopathy associated muscle weakness. *Arch Phys Med Rehabil.* 1994;75(6):680–686.

Akyuz G. Transcutaneous electrical nerve stimulation (TENS) in the treatment of postoperative pain and prevention of paralytic ileus. *Clin Rehabil.* 1993;7(3):218–221.

Allen J, Mattacola C, Perrin D. Microcurrent stimulation effect on delayed onset muscle soreness. *J Athletic Train.* 1996;31:S–47.

Alon G. *High Voltage Stimulation: A Monograph.* Chattanooga, TN: Chattanooga Corporation; 1984.

Alon G. *Electrical Stimulators.* Chattanooga, TN: Chattanooga Corporation; 1985 [video presentation].

Alon G, Allin J, Inbar G. Optimization of pulse duration and pulse charge during TENS. *Aust J Physiother.* 1983;29:195.

Alon G, Bainbridge J, Croson G. High-voltage pulsed direct current effects on peripheral blood flow. *Phys Ther.* 1981; 61:678.

Alon G, Kantor G, Ho H. Effects of electrode size on basic excitatory responses and on selected stimulus parameters. *J Orthop Sports Phys Ther.* 1994;20(1):29–35.

Alon G, Kantor G, Smith GV. Peripheral nerve excitation and plantar flexion force elicited by electrical stimulation in males and females. *J Orthop Sports Phys Ther.* 1999;29(4):208–217.

American Physical Therapy Association. *Electrotherapeutic Terminology in Physical Therapy.* Alexandria, VA: APTA Publications; 2000.

Andersson S. Pain control by sensory stimulation. In: Bonica JJ, Liebeskind JC, Albe-Fessard DG, eds. *Advances in Pain Research and Therapy.* Vol 3. New York: Raven; 1979: 569–584.

Andersson S, Hansson G, Holmgren E. Evaluation of the pain suppression effect of different frequencies of peripheral electrical stimulation in chronic pain conditions. *Acta Orthop Scand.* 1979;47:149.

Arnold P, McVey S. Functional electric stimulation: its efficacy and safety in improving pulmonary function and musculoskeletal fitness. *Arch Phys Med Rehabil.* 1992;73(7): 665–668.

Aubin M, Marks R. The efficacy of short-term treatment with transcutaneous electrical nerve stimulation for osteoarthritic knee pain. *Physiotherapy.* 1995;81(11):669–675.

Baker L. Neuromuscular electrical stimulation in the restoration of purposeful limb movements. In: Wolf SL, ed. *Electrotherapy—Clinics in Physical Therapy.* New York: Churchill Livingstone; 1981.

Baker L, McNeal D, Benton L. *Neuromuscular Electrical Stimulation: A Practical Guide.* Downey, CA: Rancho Los Amigos Medical Center; 2000.

Balogun J, Onilari O. High voltage electrical stimulation in the augmentation of muscle strength: effects of pulse frequency. *Arch Phys Med Rehabil.* 1993;74(9):910–916.

Bending J. TENS relief of discomfort. *Physiotherapy.* 1993; 79(11):773–774.

Benton L, Baker L, Bowman B. *Functional Electrical Stimulation: A Practical Clinical Guide.* 2nd ed. Downey, CA: Professional Staff Association of Rancho Los Amigos Medical Center; 1981.

Berlandt S. Method of determining optimal stimulation sites for transcutaneous nerve stimulation. *Phys Ther.* 1984;64:924.

Binder S. Electrical currents. In: Wolf S, ed. *Electrotherapy.* New York: Churchill Livingstone; 1981.

Binder-Macleod S, McDermond L. Changes in the force–frequency relationship of the human quadriceps femoris muscle following electrically and voluntarily induced fatigue. *Phys Ther.* 1992;72(2):95–104.

Bowman B, Baker L. Effects of waveform parameters on comfort during transcutaneous neuromuscular electrical stimulation. *Ann Biomed Eng.* 1985;13:59–74.

Brown I. *Fundamentals of Electrotherapy, Course Guide.* Madison, WI: University of Wisconsin Press; 1971.

Brown M, Cotter M, Hudlicka O. The effects of long-term stimulation of fast muscles on their ability to withstand fatigue. *J Physiol (Lond).* 1974;238:47.

Brown M, Cotter M, Hudlicka O. Metabolic changes in long-term stimulated fast muscles. In: Howland H, Poortmans JR, eds. *Metabolic Adaptation to Prolonged Physical Exercise.* Basel: Birkhauser; 1975.

Burr H, Harvey S. Bio-electric correlates of wound healing. *Yale J Biol Med.* 1938;11(2):103–107.

Burr H, Taffel M, Harvey S. An electrometric study of the healing wound in man. *Yale J Biol Med.* 1940;12:483.

Butterfield DL, Draper DO, Ricard M. The effect of high-volt pulsed current electrical stimulation on delayed-onset muscle soreness. *J Athletic Train.* 1997;32(1):15–20.

Buxton B, Okasaki E, Hetzler R. Self selection of transcutaneous electrical nerve stimulation parameters for pain relief in injured athletes. *J Athletic Train.* 1994;29(2):178.

Byl N, McKenzie A, West J. Pulsed microamperage stimulation: a controlled study of healing of surgically induced wounds in Yucatan pigs. *Phys Ther.* 1994;74(3):201–211.

Caggiano E, Emrey T, Shirley S. Effects of electrical stimulation or voluntary contraction for strengthening the quadriceps femoris muscles in an aged male population. *J Orthop Sports Phys Ther.* 1994;20(1): 22–28.

Campbell J. A critical appraisal of the electrical output characteristics of ten transcutaneous nerve stimulators. *Clin Phys Physiol Meas.* 1982;3:141.

Carmick J. Clinical use of neuromuscular electrical stimulation for children with cerebral palsy, part 1, lower extremity. *Phys Ther.* 1993;73(8):505–513.

Carmick J. Clinical use of neuromuscular electrical stimulation for children with cerebral palsy, part 2, upper extremity. *Phys Ther.* 1993;73(8):514–522.

Chan C, Chow S. Electroacupuncture in the treatment of post-traumatic sympathetic dystrophy (Sudek's atrophy). *Br J Anesth.* 1981;53:899.

Chase J. Elicitation of periods of inhibition in human muscle by stimulation of cutaneous nerves. *J Bone Joint Surg.* 1972;54:173–177.

Cook H, Morales M, La Rosa E. Effects of electrical stimulation on lymphatic flow and limb volume in the rat. *Phys Ther.* 1994;74(11):1040–1046.

Cooperman A. Use of transcutaneous electrical stimulation in the control of post operative pain. Results of a prospective, randomized, controlled study. *Am J Surg.* 1977;133:185.

Curico F, Berweger R. A clinical evaluation of the pain suppressor TENS, Fairleigh Dickinson University School of Dentistry, 1983. *Curr Opin Orthop.* 1993;4(6):105–109.

Currier D, Mann R. Pain complaint: comparison of electrical stimulation with conventional isometric exercise. *J Orthop Sports Phys Ther.* 1984;5:318.

Currier D, Petrilli C, Threlkeld A. Effect of medium frequency electrical stimulation on local blood circulation to healthy muscle. *Phys Ther.* 1986;66:937.

Currier D, Ray J, Nyland J. Effects of electrical and electromagnetic stimulation after anterior cruciate ligament reconstruction. *J Orthop Sports Phys Ther.* 1993;17(4): 177–184.

DeGirardi C, Seaborne D, Goulet F. The analgesic effect of high voltage galvanic stimulation combined with ultrasound in the treatment of low back pain: a one-group pretest/post-test study. *Physiother Can.* 1984;36:327.

Dimitrijevic M. Mesh-glove. 1. A method for whole-hand electrical stimulation in upper motor neuron dysfunction. *Scand J Rehabil Med.* 1994;26(4):183–186.

Dimitrijevic M. Mesh-glove. 2. Modulation of residual upper limb motor control after stroke with whole-hand electric stimulation. *Scand J Rehabil Med.* 1994;26(4): 187–190.

Dolan M, Mendel F, Fish D. Effects of high voltage pulsed current on recovery following grade I and II lateral ankle sprains. *J Athletic Train.* 2009;44(suppl):S57.

Draper V, Lyle L, Seymour T. EMG biofeedback versus electrical stimulation in the recovery of quadriceps surface EMG. *Clin Kinesiol.* 1997;51(2):28–32.

Eisenberg B, Gilal A. Structural changes in single muscle fibers after stimulation at a low-frequency. *J Gen Physiol.* 1979;74:1.

Eriksson E, Haggmark T, Kiessling KH. Effect of electrical stimulation on human skeletal muscle. *Int J Sports Med.* 1981;2:18.

Ersek R. Transcutaneous electrical neurostimulation—a new modality for controlling pain. *Clin Orthop Relat Res.* 197;128:314.

Faghri P, Glaser R, Figoni S. Functional electrical stimulation leg cycle ergometer exercise: training effects on cardiorespiratory responses of spinal cord injured. *Arch Phys Med Rehabil.* 1992;73(11):1085–1093.

Faghri P, Rodger M, Glaser R. The effects of functional electrical stimulation on shoulder subluxation, arm function recovery, and shoulder pain in hemiplegic stroke patients. *Arch Phys Med Rehabil.* 1994;75(1):73–79.

Ferguson A, Granat M. Evaluation of functional electrical stimulation for an incomplete spinal cord injured patient. *Physiotherapy.* 1992;78(4):253–256.

Finlay C. TENS: an adjunct to analgesia. *Can Nurse.* 1992;88(8): 24–26.

Fleischli JG, Laughlin TJ. Electrical stimulation in wound healing. *J Foot Ankle Surg.* 1997;36(6):457.

Fourie JA, Bowerbank P. Stimulation of bone healing in new fractures of the tibial shaft using interferential currents. *Physiother Res Int.* 1997;2(4):255–268.

Fox F, Melzack R. Transcutaneous electrical stimulation and acupuncture: comparison of treatment for low back pain. *Pain.* 1976;2:141.

Frank C, Schachar N, Dittrich D. Electromagnetic stimulation of ligament healing in rabbits. *Clin Orthop Relat Res.* 1983;175:263.

Gallien P, Brisso R, Eyssette M. Restoration of gait by functional electrical stimulation for spinal cord injured patients. *Paraplegia.* 1995;33(11):660–664.

Garrison S. *Handbook of Physical Medicine and Rehabilitation.* Philadelphia, PA: Lippincott Williams and Wilkins; 2003.

Geddes L. A short history of the electrical stimulation of excitable tissue. *Physiologist.* 1984;27(suppl):1.

Geddes L, Baler L. *Applied Biomedical Instrumentation.* New York: Wiley; 1975.

Gellman H, Waters R, Lewonski K. Histologic comparison of chronic implantation of nerve cuff and epineural electrodes. *Adv Ext Control Hum Extrem.* 1990;12:160–183.

Godfrey C, Jayawardena H, Quance T. Comparison of electrostimulation and isometric exercise in strengthening the quadriceps muscle. *Physiother Can.* 1979;31:265.

Gotlin R, Hershkowitz S. Electrical stimulation effect on extensor lag and length of hospital stay after total knee arthroplasty. *Arch Phys Med Rehabil.* 1994;75(9):957–959.

Gould M, Donnermeyer D, Gammon GG. Transcutaneous muscle stimulation to retard disuse atrophy after open meniscectomy. *Clin Orthop Relat Res.* 1983;178:190.

Granat M. Functional electrical stimulation and hybrid orthosis systems. *Paraplegia.* 1996;34(1):24–29.

Greathouse D, Nitz A, Matullonis D. Effects of electrical stimulation on ultrastructure of rat skeletal muscles. *Phys Ther.* 1984;64:755.

Guffey J, Asmussen M. In vitro bactericidal effects of high voltage pulsed current versus direct current against *Staphylococcus aureus. J Clin Electrophysiol.* 1989;1:5–9.

Gum SL, Reddy GK, Stehno-Bittel L, Enwemeka CS. Combined ultrasound, electrical stimulation, and laser promote collagen synthesis with moderate changes in tendon bio-mechanics. *Am J Phys Med Rehabil.* 1997;76(4): 288–296.

Halback J, Straus D. Comparison of electromyostimulation to isokinetic training in increasing power of the knee extensor mechanism. *J Orthop Sports Phys Ther.* 1980;2:20.

Hamilton M, Anguish B, Koch D. Effects of high-voltage pulsed electrical current on pain, swelling and function following delayed onset muscle soreness. *J Athletic Train.* 2008;43(suppl):S86.

Higgins M, Eaton C. Nontraditional applications of neuromuscular electrical stimulation. *Athletic Ther Today.* 2005; 9(5):6.

Holcomb W, Golestani S, Hill S. AQ comparison of knee extension force production with biphasic versus Russian current. *J Athletic Train.* 1999;34(2):S-17.

Holcomb W, Mangus B, Tandy R. The effect of icing with the Pro-Stim Edema Management System on cutaneous cooling. *J Athletic Train*. 1996;31(2):126–129.

Holcomb W, Rubley M. Periodic increases in neuromuscular electrical stimulation intensity eliminated significant knee extension torque decline. *J Athletic Train*. 2007;42 (suppl):S134.

Houghton PE, Kincaid CB, Lovell M, et al. Effect of electrical stimulation on chronic leg ulcer size and appearance. *Phys Ther*. 2003;83(1):17–28.

Ignelzi R, Nyquist J. Excitability changes in peripheral nerve fibers after repetitive electrical stimulation: implications in pain modulation. *J Neurosurg*. 1979;61:824.

Indergand H, Morgan B. Effects of high frequency transcutaneous electrical stimulation on limb blood flow in healthy humans. *Phys Ther*. 1994;74(4):361–367.

Indergand H, Morgan B. Effect of interference current on forearm vascular resistance in asymptomatic humans. *Phys Ther*. 1995;75(5):306–312.

Johnson MI. The mystique of interferential currents when used to manage pain. *Physiotherapy*. 1999;85(6):294–297.

Johnson MI, Tabasam G. A double-blind placebo controlled investigation into the analgesic effects of inferential currents (IFC) and transcutaneous electrical nerve stimulation (TENS) on cold-induced pain in healthy subjects. *Physiother Theory Pract*. 1999;15(4):217–233.

Jones D, Bigland-Ritchie B, Edwards R. Excitation and frequency and muscle fatigue: mechanical responses during voluntary and stimulated contractions. *Exp Neurol*. 1979;64:401.

Kahn J. *Low-volt Technique*. Syosset, NY: Joseph Kahn; 1983.

Karmel-Ross K, Cooperman D. The effect of electrical stimulation on quadriceps femoris muscle torque in children with spina bifida. *Phys Ther*. 1992;72(10):723–730.

Karnes J. Effects of low-voltage pulsed current on edema formation in frog hind limbs following impact injury. *Phys Ther*. 1992;72:273–278.

Karnes J. Influence of high voltage pulsed current on diameters of arterioles during histamine-induced vasodilation [abstract R341]. *Phys Ther*. 1992;725:S105.

Kim K, Saliba S. Effects of neuromuscular electrical stimulation after anterior cruciate ligament reconstruction on quadriceps strength, function, and patient oriented outcomes: a systematic review. *J Athletic Train*. 2009;44(suppl):S87.

Kono T, Ingersoll CD, Edwards JE. A comparison of acupuncture, TENS, and acupuncture with TENS for pain relief during DOMS. *J Athletic Train*. 1999;34(2):S-67.

Kostov A, Andrews B, Popovic D. Machine learning in control of functional electrical stimulation systems for locomotion. *IEEE Trans Biomed Eng*. 1995;42(6):541–551.

Kramer J, Mendryk S. Electrical stimulation as a strength improvement technique: a review. *J Orthop Sports Phys Ther*. 1982;4:91.

Kues J, Mayhew T. Concentric and eccentric force–velocity relationships during electrically induced submaximal contractions. *Phys Ther*. 1996;76(5):S17.

Lainey C, Walmsley R, Andrew G. Effectiveness of exercise alone versus exercise plus electrical stimulation in strengthening the quadriceps muscle. *Physiother Can*. 1983;35:5.

Lane J. Electrical impedances of superficial limb tissue, epidermis, dermis and muscle sheath. *Ann N Y Acad Sci*. 1974;238:812.

Latash M, Yee M, Orpett C. Combining electrical muscle stimulation with voluntary contraction for studying muscle fatigue. *Arch Phys Med Rehabil*. 1994;75(1):29–35.

LeDoux J, Quinones M. An investigation of the use of percutaneous electrical stimulation in muscle reeducation. *Phys Ther*. 1981;61:678.

Leffman D, Arnall D, Holmgren P. Effect of microamperage stimulation on the rate of wound healing in rats: a histological study. *Phys Ther*. 1994;74(3):195–200.

Levin M, Hui-Chan C. Conventional and acupuncture-like transcutaneous electrical nerve stimulation excite similar afferent fibers. *Arch Phys Med Rehabil*. 1993;74(1):54–60.

Licht S. *Electrodiagnosis and Electromyography*. Vol 1. 3rd ed. Baltimore, MD: Waverly; 1971.

Licht S. History of electrotherapy. In: Stillwell GK, ed. *Therapeutic Electricity and Ultraviolet Radiation*. 3rd ed. Baltimore, MD: Williams & Wilkins; 1983.

Litke D, Dahners L. Effects of different levels of direct current on early ligament healing in a rat model. *J Orthop Res*. 1992;12:683–688.

Livesley E. Effects of electrical neuromuscular stimulation on functional performance in patients with multiple sclerosis. *Physiotherapy*. 1992;78(12):914–917.

Loeser J. Nonpharmacologic approaches to pain relief. In: Ng L, Bonica J, eds. *Pain, Discomfort and Humanitarian Care*. New York: Elsevier; 1980.

Loesor J, Black R, Christman A. A relief of pain by transcutaneous stimulation. *J Neurosurg*. 1975;42:308.

Long D. Cutaneous afferent stimulation for relief of chronic pain. *Clin Neurosurg*. 1974;21:257.

Macdonald A, Coates T. The discovery of transcutaneous spinal electroanalgesia and its relief of chronic pain. *Physiotherapy*. 1995;81(11):653–661.

Mannheimer C, Carlsson C. The analgesic effect of transcutaneous electrical nerve stimulation (TENS) in patients with rheumatoid arthritis. A comparative study of different pulse patterns. *Pain*. 1979;6:329.

Mannheimer C, Lund S, Carlsson C. The effect of transcutaneous electrical nerve stimulation (TENS) on joint pain in patients with rheumatoid arthritis. *Scand J Rheumatol*. 1978;7:13.

Mannheimer J. Electrode placements for transcutaneous electrical nerve stimulation. *Phys Ther*. 1978;58:1455.

Mao W, Ghia J, Scott D. High versus low-intensity acupuncture analgesic for treatment of chronic pain: effects on platelet serotonin. *Pain*. 1980;8:331.

Markov M. Electric current and electromagnetic field effects on soft tissue: implications for wound healing. *Wounds Compen Clin Res Pract*. 1995;7(3):94–110.

Marvie K. A major advance in the control of post-operative knee pain. *Orthopedics*. 1979;2:129.

Massey B, Nelson R, Sharkey B. Effects of high frequency electrical stimulation on the size and strength of skeletal muscle. *J Sports Med Phys Fitness*. 1965;5:136.

Mastbergen P, Lawson N, Meyer R. TENS application does not alter vibratory sensory threshold. *J Athletic Train*. 2009;44(suppl):S90.

Matsunaga T, Shimada Y, Sato K. Muscle fatigue from intermittent stimulation with low and high frequency electrical pulses. *Arch Phys Med Rehabil.* 1999;80(1):48–53.

Mattison J. Transcutaneous electrical nerve stimulation in the management of painful muscle spasm in patients with multiple sclerosis. *Clin Rehabil.* 1993;7(1):45–48.

McMiken D, Todd-Smith M, Thompson C. Strengthening of human quadriceps muscles by cutaneous electrical stimulation. *Scand J Rehabil Med.* 1983;15:25.

McQuain M, Sinaki M, Shibley L. Effect of electrical stimulation on lumbar paraspinal muscles. *Spine.* 1993;18(13):1787–1792.

Merrick MA. Research digest. Unconventional modalities: microcurrent. *Athletic Ther Today.* 1999;4(5):53–54.

Meyer G, Fields H. Causalgia treated by selective large fibre stimulation of peripheral nerve. *Brain.* 1972;95:163.

Meyer R, Lawson N, Niemann A. TENS application alters constant pressure sensory threshold. *J Athletic Train.* 2009; 44(suppl):S88.

Michlovitz S. Ice and high voltage pulsed stimulation in treatment of acute lateral ankle sprains. *J Orthop Sports Phys Ther.* 1988;9:301–304.

Miller K, Knight K. The relationship between the beginning electrical stimulation frequency and a person's true cramp threshold frequency. *J Athletic Train.* 2009;44(suppl):S89.

Milner-Brown H, Stein R. The relation between the surface electromyogram and muscular force. *J Physiol.* 1975;246:549.

Mohr T, Carlson B, Sulentic C. Comparison of isometric exercise and high volt galvanic stimulation on quadriceps, femoris muscle strength. *Phys Ther.* 1985;65:606.

Mostowy D. An application of transcutaneous electrical nerve stimulation to control pain in the elderly. *J Gerontol Nurs.* 1996;22(2):36–38.

Munsat T, McNeal D, Waters R. Preliminary observations on prolonged stimulation of peripheral nerve in man. *Arch Neurol.* 1976;33:608.

Myklebust J, ed. *Neural Stimulation.* Boca Raton, FL: CRC Press; 1985.

Naess K, Storm-Mathison A. Fatigue of sustained tetanic contractions. *Acta Physiol Scand.* 1955;34:351.

Newing A, Tsang K, Thomas K. Concomitant application of ice and electrical stimulation does not improve pain threshold. *J Athletic Train.* 2008;43(suppl):S85.

Newton R. Electrotherapy: selecting wave form parameters. Paper presented at the American Physical Therapy Association Conference; 1981; Washington, DC.

Newton R. *Electrotherapeutic Treatment: Selecting Appropriate Wave Form Characteristics.* Clinton, NJ: Preston; 1984.

Owens J, Malone T. Treatment parameters of high frequency electrical stimulation as established on the Electrostim 180. *J Orthop Sports Phys Ther.* 1983;4:162.

Packman-Braun R. Misconceptions regarding functional electrical stimulation. *Neurol Rep.* 1995;19(3):17–21.

Perroti A, Bay R, Snyder A. The influence of high volt electrical stimulation on edema formation following acute injury: a systematic review of the literature. *J Athletic Train.* 2008;43(suppl):S87.

Pert V. TENS for pain in multiple sclerosis. *Physiotherapy.* 1991;77(3):227–228.

Petrofsky J. Functional electrical stimulation, a two-year study. *J Rehabil.* 1992;58(3):29–34.

Picaza J, Cannon B, Hunter S. Pain suppression by peripheral stimulation, part I. Observations with transcutaneous stimuli. *Surg Neurol.* 1975;4:105.

Pouran D, Faghri M, Rodgers M. The effects of functional electrical stimulation on shoulder subluxation, arm function recovery, and shoulder pain in hemiplegic stroke patients. *Arch Phys Med Rehabil.* 1994;75(1):73–79.

Procacci P, Zoppi M, Maresca M. Transcutaneous electrical stimulation in low back pain: a critical evaluation. *Acupunct Electrother Res.* 1982;7:1.

Rabischong E, Doutrelot P, Ohanna F. Compound motor action potentials and mechanical failure during sustained contractions by electrical stimulation in paraplegic. *Paraplegia.* 1995;33(12):707–714.

Rack P, Westbury D. The effects of length and stimulus rate on tension in the isometric cat soleus muscle. *J Physiol.* 1969;204:443.

Ray R, Samuelson A. Microcurrent versus a placebo for the control of pain and edema. *J Athletic Train.* 1996;31:S–48.

Reddana P, Moortly C, Govidappa S. Pattern of skeletal muscle chemical composition during in vivo electrical stimulations. *Ind J Physiol Pharmacol.* 1981;25:33.

Reismann M. A comparison of electrical stimulators eliciting muscle contraction. *Phys Ther.* 1984;64:751.

Requena B, Ereline J, Gapeyeva H. Posttetanic potentiation in knee extensors after high-frequency submaximal percutaneous electrical stimulation. *J Sport Rehabil.* 2005;14(3):248–257.

Rieb L, Pomeranz B. Alterations in electrical pain thresholds by use of acupuncture-like transcutaneous electrical nerve stimulation in pain-free subjects. *Phys Ther.* 1992; 72(9):658–667.

Rochester L. Influence of electrical stimulation of the tibialis anterior muscle in paraplegic subjects: 1. Contractile properties. *Paraplegia.* 1995;33(8):437–449.

Roeser W, Meeks LW, Venis R, et al. The use of transcutaneous nerve stimulation for pain control in athletic medicine: a preliminary report. *Am J Sports Med.* 1976;4(5):210.

Romero J, Sanford T, Schroeder R. The effects of electrical stimulation of normal quadriceps on strength and girth. *Med Sci Sports Exerc.* 1982;14:194.

Rosch P, Markov M. *Bioelectromagnetic Medicine.* New York: Informa Healthcare; 2004.

Rosenberg M, Vutyid L, Bourbe D. Transcutaneous electrical nerve stimulation for the relief of post-operative pain. *Pain.* 1978;5:129.

Rowley B, McKenna J, Chase G. The influence of electrical current on an infecting microorganism in wounds. *Ann N Y Acad Sci.* 1974;238:543.

Schmitz R, Martin D, Perrin D. The effects of interferential current of perceived pain and serum cortisol in a delayed onset muscle soreness model. *J Athletic Train.* 1994;29 (2):171.

Scott P. *Clayton's Electrotherapy and Actinotherapy.* 5th and 7th ed. Baltimore: Williams & Wilkins; 1965 and 1975.

Seib T, Price R, Reyes M. The quantitative measurement of spasticity: effect of cutaneous electrical stimulation. *Arch Phys Med Rehabil.* 1994;75(7):746–750.

Selkowitz D. Improvement in isometric strength of the quadricep femoris muscle after training with electrical stimulation. *Phys Ther.* 1985;65:186.

Shealey C, Maurer D. Transcutaneous nerve stimulation for control of pain. *Surg Neurol.* 1974;2:45.

Simmonds M, Wessel J, Scudds R. The effect of pain quality on the efficacy of conventional TENS. *Physiotherapy (Can).* 1992;44(3):35–40.

Sjolund B, Eriksson M. The influence of naloxone on analgesia produced by peripheral conditioning stimulation. *Brain Res.* 1979;173:295.

Sjolund B, Terenius L, Eriksson M. Increased cerebrospinal fluid levels of endorphin after electroacupuncture. *Acta Physiol Scand.* 1977;100:382.

Smith B, Betz R, Mulcahey M. Reliability of percutaneous intramuscular electrodes for upper extremity functional neuro-muscular stimulation in adolescents with C5 injury. *Arch Phys Med Rehabil.* 1994;75(9):939–945.

Smith B, Mulcahey M, Betz R. Quantitative comparison of grasp and release abilities with and without functional neuro-muscular stimulation in adolescents with tetraplegia. *Paraplegia.* 1996;34(1):16–23.

Snyder K, Meyer R, Neimann A. Transcutaneous electrical nerve stimulation (TENS) does not alter cold sensory detection threshold. *J Athletic Train.* 2009;44(suppl):S89.

Snyder-Mackler L, Delitto A, Stralka S. Use of electrical stimulation to enhance recovery of quadriceps femoris muscle force production in patients following anterior cruciate ligament reconstruction. *Phys Ther.* 1994;74(10):901–907.

Standish W, Valiant G, Bonen A. The effects of immobilization and of electrical stimulation on muscle glycogen and myofibrillar ATPase. *Can J Appl Sports Sci.* 1982;7:267.

Stone JA. Prevention and rehabilitation. "Russian" electrical stimulation. *Athletic Ther Today.* 1997;2(3):27.

Stone JA. Prevention and rehabilitation. Interferential electrical stimulation. *Athletic Ther Today.* 1997;2(2):27.

Stone JA. Prevention and rehabilitation. Microcurrent electrical stimulation. *Athletic Ther Today.* 1997;2(6):15.

Sunderland S. *Nerves and Nerve Injuries.* Baltimore, MD: Williams & Wilkins; 1968.

Szehi E, David E. The stereodynamic interferential current—a new electrotherapeutic technique. *Electromedica.* 1980;48:13.

Szuminsky N, Albers A, Unger P. Effect of narrow pulsed high voltages on bacterial viability. *Phys Ther.* 1994;74(7):660–667.

Taylor M, Newton R, Personius W. The effects of interferential current stimulation for the treatment of subjects with recurrent jaw pain [abstract]. *Phys Ther.* 1986;66:774.

Taylor P, Hallet M, Flaherty L. Treatment of osteoarthritis of the knee with transcutaneous electrical nerve stimulation. *Pain.* 1981;11:233.

Terezhalmy G, Ross G, Holmes-Johnson E. Transcutaneous electrical nerve stimulation treatment of TMJMPDS patients. *Ear Nose Throat J.* 1982;61:664.

Thorsteinsson G, Stonnington H. The placebo effect of transcutaneous electrical stimulation. *Pain.* 1978;5:31.

Tourville T, Connolly D, Reed B. Effects of sensory level high-volt pulsed electrical current on delayed onset muscle soreness. *J Athletic Train.* 2003;38(suppl 2S):S–33.

Vrbov G, Hudlicka O. *Application of Muscle/Nerve Stimulation in Health and Disease.* New York: Springer; 2008.

Wadsworth H, Chanmugan A. *Electrophysical Agents in Physical Therapy.* Marrickville, Australia: Science Press; 1983.

Walsh D, Foster N, Baxter G. Transcutaneous electrical nerve stimulation parameters to neurophysiological and hypoalgesic effects. *Phys Ther.* 1996;76(5):552.

Walsh D, McAdams E. *TENS: Clinical Applications and Related Theory.* Philadelphia, PA: WB Saunders; 1997.

Ward A. *Electricity Waves and Fields in Therapy.* Marrickville, Australia: Science Press; 1980.

Watson T. *Electrotherapy: Evidence Based Practice.* Philadelphia, PA: Churchill Livingstone; 2008.

Weber M, Servedio F, Woddall W. The effects of three modalities on delayed onset muscle soreness. *J Orthop Sports Phys Ther.* 1994;20(5):236–242.

Wheeler P, Wolcott L, Morris J. Neural considerations in the healing of ulcerated tissue by clinical electrotherapeutic application of weak direct current: findings and theory. In: Reynolds D, Sjoberg A, eds. *Neuroelectric Research.* Springfield, IL: Charles C Thomas; 1971:83–96.

Williams G, Krishrian C, Allen E. Torque-based triggering improves stimulus timing precision in activation tests. *J Athletic Train.* 2009;44(suppl):S88.

Windsor R, Lester J. Electrical stimulation in clinical practice. *Phys Sports Med.* 1993;21(2):85–86, 89–92.

Wolf S, Gersh M, Kutner M. Relationship of selected clinical variables to current delivered during transcutaneous electrical nerve stimulation. *Phys Ther.* 1978;58:1478–1483.

Wolf S, Gersh M, Rao V. Examination of electrode placements and stimulating parameters in treating chronic pain with conventional transcutaneous nerve stimulation (TENS). *Pain.* 1981;11:37.

Wong R, Jette D. Changes in sympathetic tone associated with different forms of transcutaneous electrical nerve stimulation in healthy subjects. *Phys Ther.* 1984;64:478.

Yarkony G, Roth E. Neuromuscular stimulation in spinal cord injury: restoration of functional movement of the extremities, part 1. *Arch Phys Med Rehabil.* 1992;73(1):78–86.

Yarkony G, Roth E, Cybulski J. Neuromuscular stimulation in spinal cord injury II: prevention of secondary complications, part 2. *Arch Phys Med Rehabil.* 1992;73(2):195–200.

Zecca L, Ferrario P, Furia G. Effects of pulsed electromagnetic field on acute and chronic inflammation. *Trans Biol Repair Growth Soc.* 1983;3:72.

词汇表

绝对不应期(absolute refractory period):细胞膜去极化后不能再次去极化的短暂时间(0.5毫秒)。

适应(accommodation):各种刺激持续一段时间后,感受器发生的适应。

动作电位(action potential):神经细胞内外被记录的可引起肌肉收缩的电位变化。

全或无反应(all-or-none response):一旦达到阈值,神经或者肌肉细胞膜会发生相同的去极化,再加大刺激强度,反应也不再增加。

交流电(alternating current):极性或者电流方向呈周期性变化的电流。

安培(ampere):表示电流速率的测量单位。

幅度(amplitude):用偏离基线的波幅高度表示的电流强度。

正极(anode):带正电荷的电极。

双向电流(biphasic current):交流电的另一种叫法,方向发生改变的电流。

脉冲(bursts):3个或3个以上脉冲的组合;也称为脉冲包或封套。

阴极(cathode):带负电荷的电极。

时值(chronaxie):电流强度为基电流的2倍时产生可观察到的组织兴奋所需要的时间。

回路(circuit):通过各种部件产生的电流流回原处的路径。

电导(conductance):电流流经传导介质的导体。

导体(conductors):允许电子自由活动的材料。

相长干涉(constructive interference):两个独立回路的振幅相互叠加时振幅增加。

库仑(coulomb):表示电流中流动的电子数量。

电流密度(current density):每立方米体积内的电流量。

电流(current):电子的流动。

周期(cycle):在双向电流中使用。

衰减时间(decay time):振幅从顶峰到0V所需要的时间。

失神经肌肉(denervated muscle):失去神经支配的肌肉。

去极化(depolarization):细胞膜的静息电位被中和的过程。

破坏性干扰(destructive interference):两个独立回路振幅相互叠加时振幅减少。

直流电(direct current):始终向同一方向(阳极或者阴极)流动的直流电。

持续时间(duration):有时也称为脉宽。表示电流流动的时间长短。

电流(electrical current):电子在传导介质中的净运动。

电阻(electrical impedance):电流在导电体中传递的阻力。

电势(electrical potential):带电粒子在高电势和低电势间的差值。

电子(electron):带有负电荷的、质量很小的基本粒子。

频率窗选择性(frequency window selectivity):细胞反应由特定频率范围的电流所触发。

频率(frequency):每秒内的周期数或脉冲数。

功能性电刺激(functional electrical stimulation):使用多通道电刺激器以预先设定的程序募集肌肉收缩,诱发功能活动。

地线(ground):将电与地面连通的电线。

接地故障断路器(ground-fault interrupters,GFI):可以自动关闭电流从减少电击风险的一种安全装置。

绝缘体(insulators):阻断电流通过的物质。

脉冲间隔(interburst intervals):单个脉冲之间的中断间隔。

相位间间隔(interphase interval):独立脉冲或脉冲丛间的中断间隔。

离子(ion):带有正电或负电的粒子。

离子导入(iontophoresis):使用连续的直流电将离子传递到组织中。

低强度刺激(low-intensity stimulator,LIS):MENS 的另一个电流术语。

强电击(macroshock):漏电电流>1mA 可被感受到的电击。

医学电疗法(medical galvanism):产生可能有治疗价值的酸性或碱性环境。

微电流神经电刺激(microcurrent electrical nerve stimulator,MENS):主要用于促进组织愈合,电流强度较小不引起周围神经兴奋。

微电流(microcurrent):常见于 MENS 或 LIS 的术语。

微电击(microshock):漏电电流<1mA 的难以察觉的电击。

调制(modulation):指电流强度或持续时间的任何变化。

单相电流(monophasic current):直流电的另一个说法,即电流方向始终保持一致。

神经肌肉电刺激(neuromuscular electrical stimulator,NMES):也称肌肉电刺激,用于当肌肉失去神经支配即周围神经失去功能时直接刺激肌肉。

欧姆(ohm):表示电流阻力大小的测量单位。

欧姆定律(ohm's law):电路中的电流大小与电压成正比,和电阻成反比。

并联电路(parallel circuit):在电路的两端之间存在两条或两条以上的路径供电流通过。

相位(phases):脉冲超过或低于基线部分水平的时间段。

脉动电流(pulsatile currents):包含 3 个或 3 个以上的脉冲组合,可以是单向也可以是双向的。

脉冲电荷(pulse charge):每个脉冲发出时传递到患者身上的总电流。

脉冲周期(pulse period):脉冲持续时间与脉冲间歇时间的总和。

脉冲(pulse):一个独立的波形。

电涌(ramping):升压调制的另一种说法,指电流逐渐上升到最大振幅。

上升率(rate of rise):波幅到达最大值时的速率。

电阻(resistance):电流在介质中流动的阻力。

静息电位(resting potential):静息状态下膜内外电势差。

基强度(rheobase):电流持续时间足够长时,产生可观察到的组织反应所必需的特定电流强度。

俄罗斯电流(russian current):由每秒 50 次脉冲的电流束产生的中频(2 000~10 000Hz)脉冲双相波。

串联电路(series circuit):电路中,电流从一端到另一端只有一条通路。

立体动态干扰电流(stereodynamic interference current):3 个独立电流融合产生 1 个独立的电流波形模式。

强直电刺激(tetanization):指肌肉的收缩反应不能再被识别和受刺激的肌纤维达到最大限度缩短。

强直(tetany):肌肉过度兴奋引起抽搐和痉挛的现象。

经皮电刺激(transcutaneous electrical stimulator):所有治疗性电刺激器无论其产生双相、单相还是脉冲电流,均通过电极传递。

经皮神经电刺激器(transcutaneous electrical nerve stimulator,TENS):用于刺激周围神经的经皮电刺激器。

伏特(volt):产生电子运动所必需的电势能。一种测量电能的方法。

电压敏感渗透性(voltage-sensitive permeability):根据离子的电荷,细胞膜对离子的通透性不同。神经和肌肉细胞膜允许负电荷进入膜内,同时主动将带正电荷的离子转运到细胞膜外。

电压(voltage):电路中某一点电子集聚所产生的力,通常与电路中另一点的电子不足相对应。

瓦特(watt):电势能的一种测量方法。(瓦特=伏特×安培)

波形(waveform):电流在示波器中呈现的形状。

实 验 操 作
电刺激:镇痛

描述

　　镇痛电疗法是电疗中最常使用的方法。用于镇痛的电疗通常指经皮神经电刺激或 TENS;然而,所有不使用植入电极或针式电极的电疗都是"经皮"的,其中很多是刺激神经。因此,不应该使用 TENS 这个术语。尽管目前可使用的电刺激器有数百种不同的类型,但本质上而言机体可在 3 个水平受到影响。

　　第一级是脊髓闸门(spinal gate),通过增加直径较大的传入神经元向脊髓的输入而被激活。第二级是指中央偏离机制,较小的传入神经元的强烈输入通过中脑的连接引起负反馈循环。最后,一些种类的电刺激生成内源性阿片肽物质,即内啡肽。

　　虽然刺激器有很多种不同的波形和调制,但是没有证据表明存在"最佳"的波形。对于单个患者而言,无法预测什么类型的电流、电极结构、刺激幅度等可以缓解疼痛。因此,镇痛电疗法在某种程度上是试错的过程。这并不意味着可以随意使用这种治疗;基于临床实践的系统方法是最理想的。

　　镇痛电疗法一般有 3 种刺激类型:传统型、低频型和超刺激型。传统的脉冲频率一般为 10 ~ 100pps,刺激幅度在感觉阈和运动阈之间。低频率刺激的脉冲频率为 1 ~ 5pps,刺激幅度在运动阈和痛阈之间。超刺激一般使用单极 PC,频率为 1 ~ 128pps,刺激幅度达到耐痛阈。它通常指的是点刺激。

生理作用

　　周围神经去极化。

治疗作用

　　抑制痛觉传递。

适应证

　　镇痛电疗法最显而易见的适应证就是疼痛。然而,在电刺激前应该确定疼痛的原因,并必须牢记对疼痛的调节并不是治疗疼痛的病因。

禁忌证

- 怀孕
- 植入电子起搏器(如心脏起搏器、膀胱刺激器)
- 心律失常
- 颈动脉窦区域上方
- 高敏感性(如,对电流有强烈厌恶的患者,或者有特定类型导尿管和分流管的患者)

电刺激:镇痛			
步骤		**评估**	
	1	2	3
1. 检查设备			
a. 准备好用于覆盖的毛巾或被单、导电物质			
b. 检查刺激器、电极、充电电池电缆、绝缘体是否损坏或被磨损等			
c. 确保强度控制键调至零刻度			
2. 询问患者			
a. 确认患者的身份(如果之前未确认)			
b. 确定无禁忌证			
c. 询问既往电疗史,并核对治疗记录			
3. 患者的体位摆放			
a. 将患者置于有良好支撑的舒适体位			
b. 暴露治疗部位			
c. 拉好布帘以保护患者隐私,穿好衣服但留出可达到治疗部位的通道			

电刺激:镇痛(续)			
步骤		评估	
	1	2	3
4. 检查治疗部位			
a. 检查轻触觉			
b. 评估肢体功能(如 ROM,激惹性)			
5a. 应用传统电刺激			
a. 将导电体放置在电极上,作为安全可见的电极用在患者身上			
b. 提醒患者当其有感觉时要告知你。不要告诉患者会有什么感觉;例如,不要说"当你觉得麻麻的或者刺痛时告诉我。"			
c. 调节脉冲频率、脉宽和刺激模式来达到所需要的设置			
d. 打开刺激器,然后缓慢地增加幅度。观察患者的反应而不是看着刺激器			
e. 当患者反映感受到刺激,调整幅度至舒适的水平,但要确保在运动阈以下。如果无法在不引起运动反应下达到感觉阈刺激,则关闭刺激器然后将电极移动到另一个位置			
f. 设置合理的治疗时间并给患者一个信号发出设备。确保患者知道如何使用信号发出设备			
g. 治疗 5 分钟之后再次检查患者情况。如果感觉减弱,调整幅度至合适值			
5b. 应用低频电刺激			
a. 将导电体放置在电极上,作为安全可见的电极用在患者身上			
b. 提醒患者当其有感觉时要告知你。不要告诉患者会有什么感觉;例如,不要说"当你觉得麻麻的或者刺痛时告诉我"			
c. 调节脉冲频率、脉宽和刺激模式来达到所需要的设置			
d. 打开刺激器,然后缓慢地增加幅度。观察患者的反应而不是看着刺激器			
e. 当患者反映感受到刺激,调整幅度至一个在运动阈以上的舒适水平。肌肉收缩应该是抽动,而不是强直收缩			
f. 设置合理的治疗时间并给患者一个信号发出设备。并确保患者知道如何使用信号发出设备			
g. 治疗 5 分钟后再次检查患者情况。如果感觉减弱,调整幅度至合适值			
5c. 应用超刺激			
a. 将导电体放置在"不活跃"的电极上,让患者将电极握在手上。然后将导电剂施加在要刺激的点上			
b. 如果使用电阻定位刺激点,要设置欧姆表的敏感值;设置脉冲频率、极性和刺激时长以达到所需的设置			
c. 在刺激点所在区域缓慢移动"活跃"电极,直到找到最小电阻部位;施加在电极上的压力必须是恒定的			
d. 告知患者当刺激强度达到其能耐受的最大值时要告知治疗人员。激活刺激电流,然后缓慢增加幅度。观察患者的反应而不是看着刺激器			
e. 当患者反映刺激达到其能耐受的最大值时,保持电极上的恒定压力。刺激 2 或 3 次,每次 15~30 秒			
f. 在每个刺激点重复上述步骤			

电刺激:镇痛(续)			
步骤		**评估**	
	1	2	3
6. 完成治疗			
a. 当治疗结束时,将强度控制键调零,将刺激器从患者身上移开;同时将导电体和毛巾移除			
b. 移开用于遮挡的物体;必要时辅助患者穿好衣服			
c. 让患者按照指导进行适当的治疗性训练			
d. 按照标准操作规范清洁治疗部位和设备			
7. 评估治疗效果			
a. 询问患者治疗部位的感受			
b. 观察治疗部位有无不良反应			
c. 按要求进行功能测试			

实 验 操 作

电刺激:肌肉训练

描述

电刺激可能可以用来辅助患者重获正常神经支配肌肉的主动控制能力。有时术后,患者会暂时失去产生肌肉收缩的能力。其中最常见于膝关节手术后的股四头肌。此外,肌腱移植术后的患者,可能会较难募集肌肉产生新的关节运动。

电刺激辅助改善骨骼肌自主控制的机制尚不清楚,术后自主控制能力丧失的原因也不清楚。激活的方法可能是当肌肉产生关节运动时,刺激关节、肌肉和皮肤的本体感受器。

生理作用

周围神经去极化。

治疗效果

恢复骨骼肌的自主控制。

适应证

主要用于术后或跟腱移植后骨骼肌自主控制能力丧失。

禁忌证

- 怀孕
- 植入电子起搏器(如心脏起搏器、膀胱刺激器)
- 心律失常
- 颈动脉窦区域上方
- 高敏感性(如,对电流有强烈厌恶的患者,或者有特定类型导尿管和分流管的患者)

电刺激:肌肉训练			
步骤		**评估**	
	1	2	3
1. 检查设备			
a. 准备好用于覆盖的毛巾或被单,导电物质			
b. 检查刺激器、电极、充电电池电缆、绝缘体是否损坏或被磨损等			
c. 确保强度控制键调至零刻度			
2. 询问患者			
a. 确认患者的身份(如果之前未确认)			

电刺激:肌肉训练(续)			
步骤		**评估**	
	1	2	3
b. 确定无禁忌证			
c. 询问既往电疗史,并核对治疗记录			
3. 患者的体位摆放			
a. 将患者置于有良好支撑的舒适体位			
b. 暴露治疗部位			
c. 拉好布帘以保护患者隐私,穿好衣服但保留可达到治疗部位的通道			
4. 检查治疗部位			
a. 检查轻触觉			
b. 评估肢体功能(如 ROM、激惹性)			
5. 应用电刺激进行再教育			
a. 将导电体放置在电极上,作为安全可见的电极用在患者身上。电极放置的位置取决于想要达到的治疗效果。通常,主动电极的理想放置位置是靶肌肉的运动点或者支配靶肌肉的周围神经干上			
b. 提醒患者当其有感觉时要告知你。不要告诉患者会有什么感觉;例如,不要说"当你觉得麻麻的或者刺痛时告诉我"			
c. 调节脉冲频率、脉宽和刺激模式来达到所需要的设置			
d. 打开刺激器,然后缓慢地增加幅度。观察患者的反应而不是看着刺激器			
e. 当患者反映感受到刺激,调整幅度至运动阈以上的舒适值。鼓励患者尝试在刺激前主动收缩肌肉,同时在刺激时增加力量			
f. 在治疗过程中监测患者的情况			
6. 治疗结束			
a. 当治疗结束或者患者能够控制肌肉收缩时,将强度调零,并将刺激器从患者身上移开;同时将导电体和毛巾移除			
b. 移开用于遮挡的物体;必要时辅助患者穿好衣服			
c. 让患者按照指导进行适当的治疗性训练			
d. 按照标准操作规范清洁治疗部位和设备			
7. 评估治疗效果			
a. 询问患者治疗部位的感受			
b. 观察治疗部位有无不良反应			
c. 按要求进行功能测试			

实 验 操 作

电刺激:增强肌力

描述

电刺激常常单独使用或者配合主动训练来增强骨骼肌的肌力。然而,尚无证据证明,电刺激的单独使用或者配合主动训练增强肌力的效果优于单独进行主动训练。而且,这种肌肉紧张能力(tension-developing capacity)的提高并不能转移到功能性活动中。因此,有时称为"电刺激增加等长收缩的能力"。

生理作用

周围神经去极化。

治疗效果

增加等长收缩的能力。

适应证

主要是肌肉无力。但是电刺激有时也用于在肢体制动时预防失用性肌萎缩

禁忌证

- 怀孕
- 植入电子起搏器(如心脏起搏器、膀胱刺激器)
- 心律失常
- 颈动脉窦区域上方
- 高敏感性(如,对电流有强烈厌恶的患者,或者有特定类型导尿管和分流管的患者)

电刺激:增强肌力			
步骤	评估		
	1	2	3
1. 检查设备			
a. 准备好用于覆盖的毛巾或被单,导电物			
b. 检查刺激器、电极、充电电池电缆、绝缘体是否损坏或被磨损等			
c. 确保强度控制键调至零刻度			
2. 询问患者			
a. 确认患者的身份(如果之前未确认)			
b. 确定无禁忌证			
c. 询问既往电疗史,并核对治疗记录			
3. 患者的体位摆放			
a. 将患者置于有良好支撑的舒适体位			
b. 暴露治疗部位			
c. 拉好布帘以保护患者隐私,穿好衣服但保留可达到治疗部位的通道			
4. 检查治疗部位			
a. 检查轻触觉			
b. 评估肢体功能(如 ROM,激惹性)			
5. 应用电刺激增加肌力			
a. 将导电体放置在电极上,作为安全可见的电极用在患者身上。电极放置的位置取决于想要达到的治疗效果。通常,理想放置位置是主动电极放置在靶肌肉的运动点或者支配靶肌肉的周围神经干上			
b. 提醒患者当其有感觉时要告知你。不要告诉患者会有什么感觉;例如,不要说"当你觉得麻麻的或者刺痛时告诉我"			

电刺激:增强肌力(续)			
步骤	评估		
	1	2	3
c. 调节脉冲频率、脉宽和刺激模式来达到所需要的设置			
d. 打开刺激器,然后缓慢地增加幅度。观察患者的反应而不是看着刺激器			
e. 当患者反映感受到刺激,调整幅度至患者能耐受的最高水平			
f. 设置合理的治疗时间并给患者一个信号发出设备。并确保患者知道如何使用信号发出设备			
g. 治疗 5 分钟之后再次检查患者情况。如果感觉减弱,调整幅度至合适值			
6. 治疗结束			
a. 当治疗结束时,将强度调零,并将刺激器从患者身上移开;同时将导电体和毛巾移除			
b. 移开用于遮挡的物体;必要时辅助患者穿好衣服			
c. 让患者按照指导进行适当的治疗性训练			
d. 按照标准操作规范清洁治疗部位和设备			
7. 评估治疗效果			
a. 询问患者治疗部位的感受			
b. 观察治疗部位有无不良反应			
c. 按图 5-30 所示进行功能测试。俄罗斯电流有脉冲间隔。暗阴影区代表总电流,淡阴影区代表除脉冲间隔外的总电流			

(丛芳　冯蓓蓓　薛晶晶 译,王于领　审)

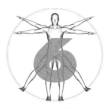

离子导入疗法

James R. Scifers   William E. Prentice

第 6 章

目标

完成本章学习后,学生应能够:

➤ 区分离子导入疗法和超声药物透入疗法。
➤ 解释离子转移的基本机制。
➤ 明确特异性离子导入疗法的应用程序和技术。
➤ 鉴别离子导入疗法中最常用的不同离子。
➤ 选择适合临床应用的离子导入技术。
➤ 明确使用离子导入疗法的注意事项。

　　离子导入疗法(iontophoresis)是一种通过直流电将离子导入人体组织的治疗技术[1]。它最初被称为离子转移,1903 年由 LeDuc 首次将其描述为一种利用电流作为驱动力在细胞膜上运输化学物质的技术[2]。自那以后,离子导入的使用和普及程度也各不相同。不断拓展可通过离子导入使用的药物种类引发了人们对这种治疗方式新的关注。离子导入作为一种治疗技术有以下几个优点,包括:患者无不适感,该治疗是一种无菌性、非侵入性的技术,可以将特定离子导入组织中,已证明其对愈合过程有积极影响[3]。

　　虽然与使用离子导入有关的具体法规因地而异,但临床人员必须认识到大多数用于离子导入的药物需要医生处方才能使用。当患者进行离子导入治疗时,通常患者负责准备处方药,并在治疗时把所需药物带来。临床人员须对当地针对离子药物的法规有所了解,这将影响该机构存储离子导入药物的资质。为该名患者开具的药物不能用于其他患者,因此应避免在所有患者中共享单一处方药物的传统做法。

离子导入与超声波药物导入疗法

　　明确离子导入和超声导入之间的区别是至关重要的,因为这两种技术经常被混淆,有时这两个术语会被错误地互换。的确,这两种技术都被用来将化学物质导入到不同的生物组织中。在第 10 章中将详细讨论超声波药物导入利用超声波形式的声能将整个分子穿过皮肤进入组织,而离子导入则使用电流将离子导入到组织中[97]。

临床决策练习 6-1

医生发给临床人员一张使用局部氢化可的松治疗足底筋膜炎的处方,但没有说明具体应使用超声导入法或者是离子导入法。这时,临床人员应如何决定使用哪一种?

离子转移的基本机制

离子导入的药代动力学

在理想的药物传递体系中,目标是最大限度地发挥药物的治疗效果,尽量减少副作用,同时提高患者的依从性和可接受性[4]。经皮离子导入以恒定的速率提供药物,在治疗时间窗内可使有效血浆浓度维持很长一段时间。治疗时间窗指的是药物的血浆浓度,它应介于治疗效果所需的最低浓度和可能出现不良反应的最高有效浓度之间[4]。离子导入可以促进电荷和高分子化合物的传递,而这些化合物不能通过被动扩散转运,从而不能简单地应用于皮肤来进行有效传递。而离子导入是有效的扩散手段,因为它克服了角质层对带电离子的电阻特性[4]。

与被动用药相比,离子导入减少了吸收滞后时间,同时也提高了药物的投药率。离子导入的一个主要优点是能够同时满足药物的快速释放和持续释放,从而降低了对药物产生耐受性的可能性。离子的释放速率取决于离子的浓度、溶液的 pH 值、溶质的分子大小、电流密度和治疗时间。

看起来离子导入给药的吸收机制与通过其他方法给药的吸收机制相似[4]。然而,与口服给药相比,离子导入给药具有优势,因为药物集中在特定区域,不需要在胃肠道内吸收。此外,经皮给药可能比注射更安全、更可取,因为它减少了感染、皮肤损伤和患者不适的风险。

离子导入治疗的效果取决于所传递的离子,而非用来传递离子的直流电。但这一假设背后尚缺乏证据支持,治疗效果可能是两者共同作用的结果。

离子在溶液中的运动

正如第 5 章所定义的,离子是带正电荷或负电荷的粒子。通过电离过程,即在可溶性化合物如酸、生物碱或盐解离或溶解成离子,并悬浮在溶液中[5]。有离子运动发生的溶液,称为电解液。离子通过形成电流在溶液中移动或迁移。电泳是指离子在溶液中的运动。

在任何时刻,聚集了电子的电极会发生负性放电,这个电极被称为负极或阴极。相反,电子聚集浓度较低的电极则称为正极或阳极。负极排斥负电荷离子,移动向正极,产生酸性反应。带正电荷的离子会趋于向负极移动,远离正极,从而产生碱性反应。

离子在溶液中的移动方式构成离子导入的基础。正极携带正电荷的离子进入组织,负极吸引负电荷离子。一旦它们进入组织,离子就会与体内的带电离子结合,而体内的电解液则会承载并运输这些电子,在活跃电极和离散电极间流动。因此,正确了解离子的极性,并将其与适当的电极极性相匹配,是提供离子导入治疗有效性的关键。

离子穿过组织的运动

离子进入组织的驱动力既取决于电场的强度,也取决于组织对电流的阻抗。电场强度由电流密度决定。活性电极和非活性电极或离散电极之间电流密度的差异产生了一个电位梯度差,从而使离子在电场中迁移。在第 5 章中,活跃电极指两个有较大电流密度电极中的较小电极。而在离子导入疗法中,活性电极指含有药物并将离子导入组织的电极(图 6-1)。电流密度可以通过增加或减小电流强度或改变电极尺寸来改变。然而,在离子导入的情况下,通常离散电极的尺寸已由制造商预先确定,使用者仅可改变活性电极的尺寸。增大活性电极或离散电极的尺寸会降低该电极下的电流密度。建议降低阴极或负极的电流密度,以尽量减少皮肤对负电流的反应。在一个小区域内,正电荷离子的积累会产生碱性反应,这种反应比负电荷离子积累产生的酸性反应更有可能造成组织损伤[92]。因此,在治疗过程中无论哪个是活性电极,都建议负极尺寸应该更大,负极可以是正极尺寸的 2 倍以降低电流密度[5,6]。这对使用人造离子导入电极的临床人员来说是一个挑战,因为这些活跃电极和离散电极大小多数都大致相等。应该指出的是,临床上提供的大多数离子导入疗法的药物都带负电荷。

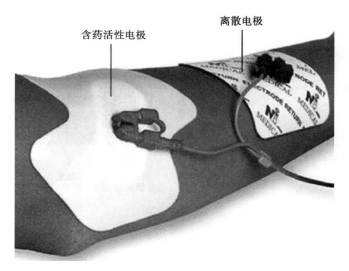

图 6-1 在离子导入疗法中,活性电极是指含有药物的电极

皮肤和脂肪是电流的不良导体,电流阻抗较大。因此在皮肤和脂肪层较厚的区域,产生离子运动需要更高的电流强度,特别是在负极周围,这进一步增加灼伤的风险。然而,汗腺的存在降低了阻抗,从而促进了直流电和离子的流动[93]。汗管和毛囊是离子透过皮肤的主要途径[7,100,101]。在治疗过程中,当皮肤的电解液趋于饱和时,该区域血流量增加,电极下的皮肤阻抗降低[1]。离子导入疗法被认为是一种相对表浅的治疗,药物在 12~24 小时内一般穿透深度不超过 1.5cm,而在治疗期间平均穿透深度仅 1~3mm[101]。

离子通过离子导入进入组织的数量取决于活动电极上电流强度或电流密度、电流流动持续时间和溶液中离子浓度[5,100,101]。所吸收离子数量与电流密度成正比。此外,电流流动的时间越长,转移到组织中的离子数量就越多。因此,离子转移可以通过增加治疗强度和/或持续时间来增强[95]。但随着治疗时间延长,皮肤阻抗降低,从而增加了灼伤的可能性。尽管离子浓度影响离子转移,但当药物浓度超过 1%~2% 时,该浓度并不比低浓度药物更有效[8,9]。

一旦离子通过皮肤后,它们就与血液中的游离离子和自由基重新结合,形成必要的新化合物,从而产生有利的治疗作用[6]。

离子导入设备及治疗技术

> **离子导入发生器:**
> - 产生连续直流电

所需电流类型

传统上将连续直流电用于离子导入,直流电将保证离子的单向流动,而离子的单向流动不能通过双向或交流电流来实现。但一项研究[12]表明,药物也可以通过交流电进行离子导入。高压电流和干扰电都不能用于离子导入,因为电流被中断且电流持续时间太短,无法产生明显的离子运动。但是,应该补充的是,调制脉冲电流的经皮给药研究已经在体内和体外动物实验中成功应用[11-13]。虽然这些研究表明,交流电离子导入降低了电化学灼伤的风险,并随着使用时间的延长增加了药物的释放,但使用交流电导入电离药物仍不是一种常用手段[10]。

离子导入发生器

市面上有多种电流发生器,可产生连续直流电,并专门用于离子导入。应该强调的是,任何可以产生连续直流电流的发生器都可以用于离子导入(图 6-2 和图 6-3)。许多发生器在恒定电压下产生电流,皮肤阻抗逐渐降低,因此电流密度增加,从而增加了灼伤的风险。发生器应通过调整输出电流强度以适应组织阻抗的正常变化,从而向患者提供恒定的电压输出,从而减少灼伤的可能性。为了安全起见,如果皮肤阻

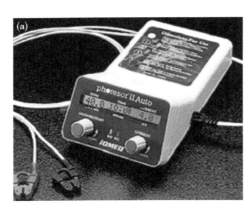

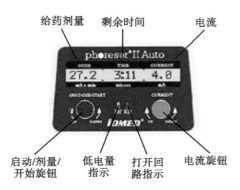

给药剂量　剩余时间　电流

启动/剂量/　低电量　打开回　电流旋钮
开始旋钮　指示　路指示

图 6-2　便携式离子导入设备。(a) Phoresor Ⅱ Auto PM 850 及其控制面板；(b) Phoresor PM 900 是一种简单且便携的设备

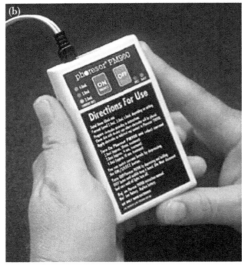

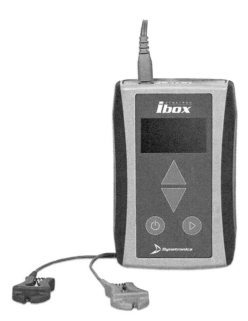

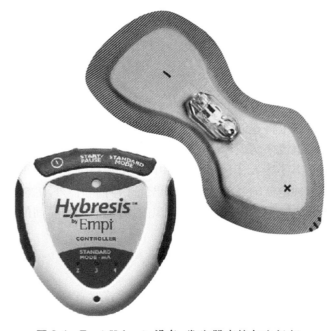

图 6-3　Dynatron iBox 2 离子导入设备(惠允自 Dynatronics)

图 6-4　Empi Hybresis 设备,发生器直接与电极相连(惠允自 DJO Global)

抗降低到一定的预设限度,发生器应自动关闭。

发生器应该将电流强度控制在 0.1~4.0mA 之间[102]。它还应该有一个可调节的计时器,可以设置为 80 分钟或更长时间,以提供 40~80mA 的药物剂量[102]。设备应清楚地标记端子的极性,并且要有极性反转开关。连接电极与端子的导线应绝缘良好,并定期检查是否有破损或损坏。

电流强度

与高强度电流相比,低强度电流似乎更有效[6,14,15]。较高强度的电流往往会减少对组织的有效渗透,可用来导入更高浓度(浓度超过 5%)的药物或物质。使用离子导入贴片时,提倡利用较低强度将药物有效渗透,该贴片可在 4.5~14 小时的治疗时间内提供 0.1~0.5mA 强度的电流(图 6-6)。这种强度在大多数患者中可将药物成功导入。然而,在某些情况下,需要更高的强度来克服治疗初期的皮肤阻抗。在这种情况下,可使用混合便携式电极系统,例如 Hybresis 设备(图 6-4)。该设备在最初的 3 分钟内提供 3.0mA 的治疗强度,以帮助克服皮肤阻抗。随后移开该设备,用离子导入电极片导入强度为 0.7mA 的电流 2 小时。这种结合的方法理论上比单一使用便携设备或贴片的离子导入疗法能导入更多药物。

建议离子导入的电流幅度值在 1~4mA 之间[6,16-18],在开始治疗时,电流强度应缓慢增加,直到患者主诉感到刺痛或有针刺感为止。如果引起疼痛或灼烧感,则提示强度太大,应在治疗开始时降低强度直到皮肤阻抗降低。同样,当在使用无自动停止功能的设备中停止治疗时,电流强度应该在电极断开之前缓慢降低至零。

治疗时间

推荐的治疗时间范围是 10~40 分钟[20]。学者们认为,通过在较长的治疗时间中使用较低强度的方式,可以提高药物向靶组织的传递。在此治疗过程中,患者应舒适并且没有主诉疼痛或可见灼伤迹象。临床人员应在治疗期间每隔 3~5 分钟检查一次患者的皮肤,寻找是否存在皮肤刺激征象。由于皮肤阻抗在治疗过程中通常会降低,因此在治疗过程中可能需要降低电流强度以避免疼痛或灼伤。

应补充的是,药物电极在治疗结束后可在当前治疗部位留置 12~24 小时,以便使药物被动扩散,加强治疗效果[20]。

推荐的最大电流量取决于采用的电极大小[19]。

最大电流(mA)= 最大安全电流(mA/cm²)×电极面积(cm²)

电流的调节幅度通常设置在阴极 $0.5mA/cm^2$ 和阳极 $1.0mA/cm^2$ 之间。理想状态下,阴极一般比离散电极大两倍。

用药剂量

治疗期间的离子导入剂量以 mA-min 表示。mA-min 是电流和时间的函数。总给药量(mA-min)= 电流×治疗时间。例如:

40 个 mA-min 剂量=4.0mA 电流×10 分钟治疗时间

或

40 个 mA-min 剂量=2.0mA 电流×20 分钟治疗时间

典型的离子导入疗法给药剂量为 40mA-min,但根据药物的不同,可在 0~80mA-min 之间变化。最近的研究多以 80mA-min 为给药剂量进行实验[104,105]。

电极

连续直流电必须通过某种电极传递至患者。临床人员可以使用许多不同的电极,从其他电刺激器"借"来的电极比专为离子导入而制造的一次性电极更常用、更经济,随用随取[16,21](图 6-5)。

传统电极由锡、铜、铅、铝或白金制成,背面是橡胶,用海绵、毛巾或纱布完全覆盖后与皮肤接触。导入到组织中的电解质溶液浸泡吸水性材料。若离子包含在药膏中,在贴上电极之前,应先将药膏涂抹至目标治疗区域的皮肤上,再用浸过水或盐水的吸水性材料覆盖。

市面上生产的电极与大多数离子导入系统同步销售。这些电极上有一个小腔,可在其中加入电离溶液,然后用一种半透膜覆盖。电极可自行附着在皮肤上(图 6-6a)。这种电极消除了过去离子导入电极制备时而伴随的"杂乱无章"的现象。有些电极内已含有可用的电离溶液,但大多数需要临床人员在治疗前选择并将所需的药物应用到活性电极上。这种电极需要将药物注入电极腔内(图 6-6b)。重要的是,临床人员应仔细观察市场中电极的推荐药物用量(以 cc 为单位),以避免药物泄漏,从而损害电极的黏合质量并中断治疗。

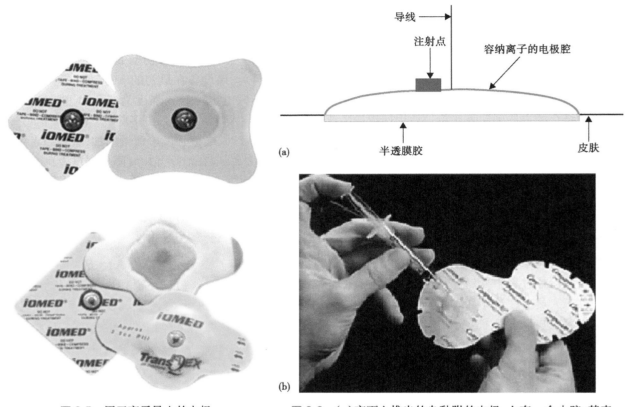

图 6-5　用于离子导入的电极

图 6-6　(a)市面上推出的自黏附的电极,上有一个小腔,其表面覆盖着一种半透膜,其中含有电离溶液;(b)将离子注入腔内

无论使用哪种电极,为了确保与电极的接触面积最大,应在贴附电极前对皮肤进行毛发剃除和清洁。对于存在老茧和硬结组织的部位,如足底表面或肘关节后部,可将皮肤轻微摩擦,以减少皮肤阻抗。然而,应注意不要在清洁过程中过度摩擦皮肤以至擦伤,由于受损的皮肤对电流的抵抗力较低,因此更容易发生灼伤。此外,在对因某些原因而感觉减退的区域进行治疗时,应谨慎使用,因为这也会增加浅表灼伤的风险。一些作者建议预热皮肤,以增加皮肤对离子的渗透性[103]。然而,没有证据支持在离子导入前可应用热疗。

当电极准备好后,其即作为活性电极,用导线连接到电流发生器上,使导线的极性与溶液中离子的极性相同。另一个电极,即离散电极,由水、凝胶或制造商推荐的其他导电材料制成。两个电极必须紧密地贴附在皮肤上,以便两个电极与皮肤均匀接触且压力平均,从而减低灼伤的风险。应注意防止患者在治疗期间在电极上"负重",以降低灼伤的风险。发生器的幅度和强度控制器都应关闭后通过导线将电极连接到发生器上。在治疗结束时,应将强度控制器归零,并在电极与患者分离之前将发生器电源关闭。

电极的大小和形状会引起电流密度的变化,并影响治疗区域的大小[22]。较小的电极具有较高的电流密度,应用于治疗特定的病变。当目标治疗区域不明确时,应使用较大的电极。

目前尚未对活性电极和离散电极的推荐间距形成统一。应隔开至少一个活性电极的直径的距离。有资料建议其间隔不少于 18mm[1]。随着电极间距的增加,表层组织中的电流密度会减小,这可使灼伤风险最小化。

最近开发了一种离子导入贴剂,它使用了一种延长释放时间的电子透皮给药系统(图6-7)。每个自粘贴片都有一枚独立的内置电池,可产生低强度的电流,将离子导入到深层组织。这些离子导入贴片使用的治疗强度为 0.1~0.5mA,治疗时间为 4.5~14 小时,剂量为 80mA-min。一项研究对比了将离子导入贴片运用到传统的"有线"离子导入疗法和安慰剂治疗中。治疗组给予 80mA-min 剂量的地塞米松。研究结果表明,"有线"和"无线"离子导入在膝关节疼痛、触诊点压痛、发力伸膝和从坐到站的疼痛评估等方面没有差异。两种治疗措施都同样有效[105]。

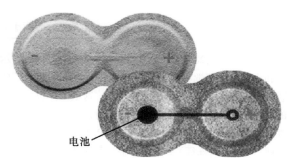

电池

图 6-7 离子膜电极有一个独立的电池,它产生电流,将离子导入皮肤(惠允自 Travanti Pharma Inc.)

当达到处方剂量后,自动停止给药。该贴片为一次性用品。虽然大多数贴片既能传输阳离子也能传输阴离子,但某些品牌的贴片设计为仅能传输阴离子。

离子导入疗法的治疗方案如下:

1. 根据制造商的说明准备电极;确保电极对患者是安全的。电极的位置将因药物而异;负离子药物从阴极导入;阳离子从阳极导入。
2. 提醒患者,当他或她感觉到不适时,要及时告知。但不要告诉患者他会有什么具体感觉;例如不要说:"当你有灼热感或刺痛感时告诉我。"
3. 打开刺激器,慢慢地增加幅度并观察患者的反应,而不是观察刺激器。
4. 当患者主诉刺激开始后,将幅度调整到适当的强度。
5. 在治疗期间持续观察患者。
6. 当提供了足够的药量后,停止治疗。
7. 将活动电极留置 12~24 小时,以便药物继续被动扩散。

案例分析 6-1
离子导入疗法(1)

背景:男性,56 岁,在打网球时摔伤膝部,右侧髌骨下有疼痛感。局部有轻微肿胀,采用冰敷处理并且休息。大约一周后,急性疼痛减轻。但患者随后注意到,在爬楼梯、下蹲和跪姿后,会出现明显的僵硬、局部压痛和疼痛。除了轻微的肿胀和右膝髌腱的轻微触痛,以及在主动膝关节伸展时触诊髌腱会有捻发音外,体格检查其他指标均良好。

初步诊断印象:髌腱炎。

治疗计划:除了休息和局部冰敷,还应用了地塞米松离子导入疗法。使用面积恰当的电极,以阴极(负极)作为导入电极。隔天治疗一次,每次 40mA-min,共治疗 6 次。

治疗反应:初次治疗后症状轻微增加,第二次治疗后症状增加持续约 12 小时。随后,体征和症状开始减少,第五次治疗后患者没有症状。身体活动逐渐增加,4 周后患者恢复了损伤前的功能。

讨论问题
- 哪些组织受伤/受影响?
- 出现了什么症状?
- 患者表现为损伤愈合的哪一阶段?

- 物理因子治疗的生物生理效应(直接/间接/深度/组织亲和力)是什么?
- 物理因子治疗的适应证/禁忌证是什么?
- 在本案例分析中,物理因子治疗的应用/剂量/持续时间/频率的参数是什么?
- 针对这种损伤或疾病可以使用什么其他物理因子治疗?为什么?怎么用?
- 肌腱炎的病理生理学机制是什么?
- 地塞米松的作用机制是什么?
- 地塞米松分子的极性是什么?
- 还有哪些其他药物可以用来治疗该患者的问题?
- 要通过离子导入的分子有哪些必要及典型的特征?
- 与针剂注射相比,离子导入疗法的优点和缺点是什么?
- 如果使用地塞米松对该患者进行离子导入,是否存在潜在的风险?
- 为什么最初症状会加重?

康复专业人员应用物理因子治疗创造最佳的组织修复环境,同时尽量减轻与创伤或疾病相关的症状。

案例分析 6-2
离子导入疗法(2)

背景:女性,28 岁,有 3 周的双侧腕部疼痛及拇指、示指和中指掌侧感觉异常的病史。她在一家汽车制造厂的装配线上工作 2 周后,出现上述症状。这项工作包括双手的重复动作,并且在门上固定密封条时需要经常按压。感觉异常与驾驶,手持手机、吹风机和 iPad 等动作有关。她想通过甩手(闪烁征)来缓解。被动伸腕及手指、手指抗阻屈曲时都会产生疼痛,疼痛是因腕管受压 15 秒导致。患者手腕远端的正中神经 Tinel 征阳性,30 秒的 Phalen 试验呈阳性。手指屈曲时手腕前部有捻发音。

初步诊断印象:屈肌肌腱滑膜炎伴急性腕管综合征。

治疗计划:让患者在夜间使用手休息位夹板,仅对右腕进行离子导入疗法。同时,限制患者日常工作,以避免重复动作和抓握活动。地塞米松由阴极(负极)导入,负极置于腕管上方,正极置于腕部背侧。使用了 40mA-min 的电流,每周 3 次,持续 2 周。

治疗反应:在 2 周的时间里,患者双手的症状都减轻了;然而,她左侧腕部持续存在加压试验阳性,Phalen 试验阳性和 Tinel 征阳性。2 周的过渡期后,她重返装配生产线;然而,疼痛和感觉异常在左手腕部复发。她接受了左侧腕管的手术减压,在 6 周的限制活动期和第二次 2 周的过渡期后可以不受限制地重返工作岗位。

讨论问题

- 哪些组织受伤/受影响?
- 出现了什么症状?
- 患者表现为损伤愈合的哪一阶段?
- 物理因子治疗的生物生理效应(直接/间接/深度/组织亲和力)是什么?
- 物理因子治疗的适应证/禁忌证是什么?
- 在本案例分析中,物理因子治疗的应用/剂量/持续时间/频率的参数是什么?
- 针对这种损伤或疾病可以使用什么其他物理因子治疗?为什么?怎么用?
- Tinel 征的意义是什么?
- Phalen 试验测试的意义是什么?
- 为什么腕管受压症状会复发?
- 为什么患者会在夜间出现感觉异常,而不是在工作期间?
- 患者出现症状的另一个潜在因素是什么?
- 如果患者也有颈部疼痛,你会不会使用另一种不同治疗方法?若是,该方法是什么?为什么?
- 对该患者来说,电生理检查是否合适?通过电生理检查你会有什么发现?
- 地塞米松是治疗这个患者的最佳药物吗?为什么是?为什么不是?
- 治疗该患者使用离子导入疗法时,还有哪些药物是合适的?

康复专业人员应用物理因子治疗创造最佳的组织修复环境,同时尽量减轻与创伤或疾病相关的症状。

选择合适的离子

重要的是,临床人员在特定情况下进行治疗时要知道如何选择最合适的离子。若要使化合物渗透到皮肤中,它必须同时溶于脂肪和水。若要在溶液中保持离子化状态,其必须是水溶性的。然而,人体皮肤对水溶性离子的渗透性相对较小,水溶性离子只溶于水,无法在组织中扩散[24]。仅脂溶性的离子才能渗透至身体组织中[21]。在组织中大部分离子主要沉积在活性电极处,它们在该位置以可溶或不可溶的化合物形式存在。它们可以在该位置积聚,也可以通过循环血液输送,从而产生更多的全身性效应[6]。穿透相对较表浅,通常<1mm[18]。然而,最近的研究显示,对前交叉韧带修复的患者而言,已证明可用离子导入疗法将地塞米松导入其深层组织中[106,107]。这项研究发现,与安慰剂治疗相比,40mA-min 剂量的地塞米松能够成功地到达半腱肌肌腱,这是通过手术切除的组织中存留的药物量来测量的[106,107]。另外关于利多卡因使用的研究表明,当给腓肠肌注射 40mA-min 剂量时,药物作用深度可达 3mm。

临床决策练习 6-2

一名马拉松运动员因足底筋膜炎被转介到你的诊所治疗,使用离子导入酮洛芬。据推测,酮洛芬中离子较小可以比地塞米松中较大的离子更容易导入给患者[120]。同时,发现地塞米松可以使糖尿病患者的血糖水平升高[108]。鉴于这些信息,你认为离子导入治疗会如何影响该患者足跟疼痛及足底筋膜炎相关的症状?在应用离子导入之前,临床人员能做些什么来改善治疗效果?

　　某些离子进入组织时易形成不溶性沉淀物,从而抑制了其穿透能力。特别是包括铁、铜、银和锌[25]等重金属离子。

　　当讨论使用连续低压单相位电流的医学电疗法时(第 5 章),指出负离子在正极下积累形成盐酸而产生酸性反应。组织会由于蛋白质的密度增加而变硬。此外,一些负离子能产生镇痛作用(水杨酸盐)。负极下的正离子积累会形成氢氧化钠产生碱性反应。正离子是硬化剂,因此,它们通过降低蛋白质密度而使组织软化。这可用于治疗瘢痕或粘连,通常用乙酸等正离子来治疗[108]。

　　在离子导入中,当使用药物或离子溶液时,单相电流通过氯化钠或水杨酸钠溶液会使其电离,其中带正电的钠离子向负极移动,带负电荷的氯离子或水杨酸离子向正极移动。这些离子会在电极上发生二次化学反应。它们在负极处形成氢氧化钠,在正电极处形成盐酸,这可以说是一种极性效应,因为它只发生在电极下。生理效应包括正极下组织硬化和负极下组织软化。

　　表 6-1,Kahn 编制修改了一份清单,列出了最常与离子导入一起使用的离子[96]。用于抗炎或麻醉作用的药物(地塞米松和利多卡因)是物理治疗中使用离子导入的最常见的药物[109]。

表 6-1　推荐临床人员使用的离子
阳离子
抗生素:硫酸庆大霉素(8mg/ml),用于治疗化脓性线粒体炎。
巴洛芬:0.5%～2%水溶液,用于治疗肌肉痉挛。
钙(+):提取自氯化钙(2%～5%水溶液),可降低周围神经和骨骼肌的兴奋性,用于治疗肌肉痉挛。
铜(+):铜(+),从硫酸铜晶体的 2%水溶液中提取;含杀菌剂,止血剂,适用于鼻内情况,例如过敏性鼻炎或“花粉病”,鼻窦炎,以及足癣或“脚气”。
透明质酸酶(+):在透明质酸酶水溶液中提取的;用于局部水肿。
利多卡因(+):由 4%～5%的利多卡因软膏制成,通过阻断周围神经兴奋性来局部麻醉/镇痛,可促进组织愈合,用于治疗软组织内炎症,尤其是急性炎症(如滑囊炎、肌腱炎、三叉神经痛、颞下颌关节疼痛)。
锂(+):由锂的氯化物或碳酸盐的 2%水溶液提取;离子交换对痛风和高尿酸血症有效。
镁(+):提取自硫酸镁(“泻盐”)2%的水溶液;是一种可降低肌肉膜的兴奋性,降低神经肌肉接头处活性的优良的肌肉松弛剂,也是良好的血管扩张剂,有温和的镇痛作,用于治疗肌肉痉挛和肌肉炎症。
乙酰甲胆碱(+):常见的乙酰胆碱衍生物,0.25%软膏;强力血管扩张剂,良好的肌肉松弛剂和止痛剂。用于治疗椎间盘源性下腰部神经根病及交感神经反射性营养不良。
普里科林(+):氯化苯并唑啉 2%水溶液;有报告称对无痛性溃疡有效。
盐酸托拉唑啉(+):2%水溶液,可促进组织愈合。用于治疗溃疡和开放性伤口。
锌(+):来自 20%的氧化锌软膏;一种治疗所必需的微量元素,特别是对开放性病变、溃疡和某些皮肤病有效。
阴离子
醋酸盐(−):提取自 2%～5%醋酸盐水溶液中,对钙化性肌腱炎和骨化性肌炎效果显著。
氯(−):提取自氯化钠 2%的水溶液;良好的硬化剂。适用于瘢痕组织、瘢痕瘤和灼伤。
柠檬酸盐(−):提取自 2%的柠檬酸钾水溶液;报道表明有治疗类风湿关节炎的疗效。
地塞米松(−):来自迪卡多龙;用于治疗肌肉骨骼炎症疾病。
双氯芬酸钠(−):一种用于治疗肌肉骨骼炎症的止痛药。
肾上腺素(−):用作血管扩张剂。
盐酸阿芬太尼(−):提取自枸橼酸芬太尼;用作止痛剂。
加巴喷丁(−):用于治疗神经瘤,如足部的 Morton 神经瘤。
氢化可的松(−):0.5%软膏,类固醇类抗炎药,用于治疗肌肉骨骼炎症。
碘(−):从 4.7%软膏中提取;是一种优良的硬化剂、杀菌剂以及抗血管扩张剂。成功应用于粘连性滑囊炎(“冻结肩”)、其他软组织损伤、瘢痕等。
酮洛芬(−):由酮洛芬钠制成,是一种极好的抗高血压药物,用于治疗肌肉骨骼肌炎症。
萘普生(−):来自萘普生钠,一种非甾体抗炎剂,用于治疗肌肉骨骼炎症。
钾(−):提取自碘化钾,一种优秀的硬化剂,用于治疗瘢痕组织。
水杨酸盐(−):提取自地衣酸甲酯 4.8%软膏;一般用作减充血剂、硬化剂、抗感染剂。如果不需要碘,则可从地衣酸盐(10%三乙醇胺水杨酸)或 2%的地衣酸钠粉末水溶液中提取。成功地用于冻结肩、瘢痕组织、疣和其他粘连或水肿情况,主要起止痛和抗感染作用。
正负兼备的离子
林格液(+/−):极性交替使用来治疗开放性压疮。
自来水(+/−):通常以交替极性给药,有时与溴化甘美仑合用,以抑制手心、脚底和腋下的出汗,以治疗多汗症。

临床人员应注意,使用离子导入疗法治疗肌腱病会有潜在的不良影响。最近的一项将地塞米松离子导入的研究发现,该项治疗会影响肌腱愈合和增加肌腱断裂风险[110]。该研究探究了地塞米松对人体干细胞增殖和分化的影响,发现低浓度地塞米松促进细胞增殖,高浓度抑制细胞增殖。临床上,任何剂量的地塞米松导入都会导致肌腱组织被脂肪和软骨所替代,导致肌腱变得脆弱,容易断裂[110]。这一发现与以往有关可注射皮质类固醇的研究结果相同,虽然这项研究只关注于地塞米松的使用,但其结果或许可以推广到通过离子导入其他抗炎药物中。

离子导入的临床应用

文献中列举了一系列离子导入疗法的适应证和应用条件[27,99]。临床上,离子导入最常用于治疗炎症性肌肉骨骼疾病,包括肌腱炎、腱鞘炎、滑囊炎和筋膜炎[3]。它还可用于镇痛作用、瘢痕修复、伤口愈合,以及治疗神经瘤、水肿、钙盐沉积和多汗症[96]。已发表的研究中,多为病例报告,证实离子导入疗法治疗各种疾病的临床疗效[28,29,98,111]。表 6-2 列举了使用离子导入治疗各种疾病的相关研究。

表 6-2 可离子导入的疾病	
疾病	**治疗中使用的离子**
炎症	
Bertolucci(1982)[16]	氢化可的松、水杨酸盐
Kahn(1986)[26]	地塞米松
Chantraine et al(1986)[30]	
Harris(1982)[18]	
Hasson(1991)[31]	
Hasson et al(1992)[32]	
Delacerda(1982)[17]	
Glass et al(1980)[33]	
Zawislak et al(1966)[34]	
McEntaffer et al(1996)[35]	
Gurney et al(2005)[36]	
Hamann(2006)[37]	
Banta(1995)[38]	
Petelenz et al(1992)[39]	
Panus et al(1999)[40]	非固醇类抗炎药
镇痛	
Evans et al(2001)[41]	
Schaeffer et al(1971)[42]	利多卡因、镁
Russo et al(1980)[43]	
Gangarosa(1993)[44]	
Gangarosa(1974)[91]	
Abell and Morgan(1974)[45]	
Shrivastava and Sing(1977)[46]	
Grice et al(1972)[47]	
Hill(1976)[48]	
Stolman(1987)[49]	
真菌	
Kahn(1991)[50]	铜
Haggard et al(1939)[7]	
皮肤开放性损伤	
Cornwall(1981)[51]	银

表 6-2　可离子导入的疾病（续）	
疾病	治疗中使用的离子
Jenkinson et al（1974）[23]	
Balogun et al（1990）[52]	
疱疹	
Gangarosa et al（1989）[90]	
过敏性鼻炎	
Kahn（1991）[50]	铜
Garzione（1978）[22]	
Pellecchia et al（1994）[53]	
Reid et al（1993）[54]	
Schultz（2002）[55]	
Yarrobino et al（2006）[56]	
Pasero et al（2006）[57]	
痉挛	
Kahn（1975）[58]	钙、镁
Kahn（1985）[59]	
局部缺血	
Kahn（1991）[50]	镁、乙酰甲胆碱、碘
水肿	
Kahn（1991）[50]	镁、乙酰甲胆碱
Boone（1969）[60]	氢化可的松、水杨酸盐
Magistro（1964）[61]	
Schwartz（1955）[62]	
钙盐沉积	
Ciccone（2003）[63]	
Weider（1992）[64]	醋酸盐
Kahn（1982）[65]	
Kahn（1996）[94]	
Psaki and Carol（1995）[66]	
Kahn（1996）（1997）[67]	
Perron and Malouin（1997）[68]	
Tygiel（2003）[69]	
Gard（2004）[70]	
Bringman et al（2003）[71]	
Leduc et al（2003）[72]	
瘢痕组织	
Tannenbaum（1980）[73]	氯、碘、水杨酸盐
Kahn（1985）[59]	
多汗症	
Kahn（1985）[6]	自来水
Levit（1968）[74]	
Gillick et al（2004）[75]	
痛风	
Kahn（1982）[65]	锂
灼伤	
Rapperport（1965）[76]	抗生素

表6-2 可离子导入的疾病(续)	
疾病	治疗中使用的离子
Rigano et al(1992)[77]	
Driscoll et al(1999)[78]	
反射性交感神经营养不良	
Bonezzi et al(1994)[79]	胍乙啶
肱骨外上髁炎	
Demirtas and Oner(1998)[80]	水杨酸钠
	双氯芬酸钠
Runeson et al(2002)[114]	地塞米松
Nirschl et al(2003)[88]	地塞米松
Baskut(2003)[81]	萘普生
足底筋膜炎	
Gudeman et al(1997)[82]	地塞米松
Gulick(2000)[83]	乙酸
Cleland et al(2009)[115]	地塞米松
Osborne and Allison(2006)[84]	
髌腱炎	
Huggard et al(1999)[85]	地塞米松
Rigby et al(2015)[105]	地塞米松
肩袖	
Preckshot(1999)[86]	地塞米松
	利多卡因
足底疣	
Soroko et al(2002)[87]	
腕管综合征	
Amirjani et al(2009)[116]	地塞米松
Gokoglu et al(2005)[117]	地塞米松
Karatay et al(2009)[118]	地塞米松
跟腱炎	
Neeter et al(2003)[119]	地塞米松
触发点	
Evans et al(2001)[112]	利多卡因

临床决策练习6-3

一名曲棍球运动员将要进行她首次跟腱炎的离子导入治疗。地塞米松处方剂量为40mA-min。临床人员在首次治疗期间,如何最大限度地减少对该药物发生不良反应的概率? 临床人员可以做什么来加强治疗,以增加对靶组织的药物导入?

临床决策练习6-4

临床人员拿到医生开具的地塞米松(一种抗炎药)来治疗外侧上髁炎的处方。在准备接受治疗的过程中,对于患者来说,有哪些重要的考量因素和治疗参数?

治疗的适应证及禁忌证

如果临床人员:①对当前需要治疗的疾病有很好的了解;②使用最恰当的离子达到治疗目标;③应用

合适的治疗参数、患者准备及设备设置,那么使用离子导入疗法技术对患者进行治疗时,大部分潜在问题都是可避免的。临床人员治疗操作不当往往是导致离子导入疗法产生不良反应的主要原因[89]。适应证和禁忌证的清单见表 6-3。

表 6-3 离子导入的适应证和禁忌证	
适应证	
炎症	真菌感染
痛觉缺失	开放性皮损
肌肉痉挛/扳机点	疱疹
紫癜	过敏性鼻炎
水肿	痛风
钙化	灼伤
瘢痕组织	反射性交感神经萎缩症
多汗症	
禁忌证	
皮肤敏感	对金属过敏(锌、铜、镁)
阿司匹林(水杨酸盐)过敏	对海鲜(碘)过敏
胃炎或活动性胃溃疡(氢化可的松)	对药物离子过敏
哮喘(乙酰甲胆碱)	与患者服用的其他药物会产生相互作用

离子过敏反应

离子过敏反应很少发生,一旦发生可能产生严重后果。在开始离子导入治疗前,临床人员应该定期询问患者是否有已知的药物过敏史。在治疗过程中,临床人员应密切观察患者,关注皮肤局部或全身异常反应。

对阿司匹林过敏的患者在使用水杨酸盐时可能会有反应。氢化可的松可能对胃炎或活动性胃溃疡患者会产生负面影响。哮喘患者应避免用甲环酮。对金属过敏的患者不应使用铜、锌或镁离子。碘离子导入不能用于对海鲜过敏或对静脉肾盂造影有不良反应的人群[6]。

化学灼伤的处理

离子导入疗法最常见的问题是化学灼伤,它通常是由直流电本身造成的,而不是由治疗中使用的离子造成[19]。通过组织的连续直流电会引起离子的迁移,从而改变皮肤正常 pH 值。皮肤正常 pH 在 3~4 之间。在酸性反应中,pH<3,而在碱性反应中,pH>5。虽然发生在正负两种电极下都可能发生化学灼伤,但最常见的原因是阴极上氢氧化钠积聚。碱性反应导致局部组织硬化。阴极下的皮肤变红是离子导入治疗后常见的现象。然而,灼伤可通过在整个干预过程中监测治疗强度,同时仔细观察患者对治疗的反馈而避免。在治疗过程中,临床人员应该通过视诊、问诊和检查每个电极下的皮肤状况来评估患者对治疗的反应。起初,灼伤的皮肤看起来是粉红色且隆起高于皮肤表面,但几个小时后将变成灰白色、有渗出的伤口[6]。通过增加阴极相对于阳极的尺寸来降低电流密度,也有助于减少化学灼伤的可能性。

热灼伤可能是由于电极与皮肤接触不良而产生的皮肤对电流的阻抗过高所致。当电极不够湿润、充满离子溶液的纱布或纸巾中有褶皱或电极与电极之间有间隙时,就会导致接触不良。患者不应该将身体压在电极上做治疗,因为这很可能导致电极下的组织缺血(循环下降)。建议化学灼伤和热灼伤都应使用无菌衣和抗生素治疗[6]。

临床决策练习 6-5

在接受离子导入治疗后第二天,一名患者来到诊所,有一片泛红而柔嫩的皮肤。很明显,这种疗法造成了轻微的灼伤。在接下来的离子导入治疗中,临床人员应做些什么来降低再次发生的可能性?

离子导入临床应用效果的最新最佳循证依据

以下是直接引自两篇系统综述和荟萃分析的引文,重点介绍了离子导入疗法作为一种治疗技术的有效性。

- 本系统综述和荟萃分析的重点是证明离子导入疗法促进局部药物透皮导入来治疗炎症性功能障碍的作用。结果表明,有定量证据证明离子导入疗法对治疗疼痛的效果,但由于在离子导入研究中缺乏可靠的研究设计,因此很难确保所观察到的改善是由离子导入疗法技术所引起[121]。
- 能证明使用离子导入疗法来导入各种抗炎药物来治疗炎性肌肉骨骼疾病的直接证据有限;因此,需要更多、更好设计的研究来验证这种治疗方法的有效性[122]。

总结

1. 离子导入疗法是一种通过直流电将离子导入人体组织的治疗技术。
2. 离子在溶液中移动的方式构成了离子导入的基础。带正电荷的离子从正极进入组织,带负电荷离子由负极进入。
3. 使离子移动穿过组织的力既取决于电场的强度,也取决于组织对电流的阻抗。
4. 经由离子导入进入组织的离子数量取决于活性电极上的电流强度或电流密度、电流流动的持续时间和溶液中离子的浓度。
5. 离子导入必须使用连续的直流电,从而才能保证离子的均匀流动,这种流动是使用双向电流或交流电时无法实现。
6. 电极可以是可重复使用的,也可以是商业化生产的、预准备好的自黏式电极,但都必须牢固地贴附于皮肤。
7. 重要的是,临床人员要知道如何选择最合适的离子来对特定疾病情况进行治疗。
8. 临床上,离子导入可用于治疗炎症性肌肉骨骼疾病,还可用于镇痛、瘢痕修饰和促进伤口愈合,并可用于治疗神经性疾病、水肿、钙化和多汗症等。
9. 与离子导入有关的一个最常见问题是化学灼伤,通常这是由于直流电本身所致,而非由用于治疗的离子所致。

复习题

1. 什么是离子导入疗法？如何使用？
2. 离子导入疗法和超声导入疗法的区别是什么？
3. 离子在溶液中如何移动？
4. 在离子导入过程中,是什么决定了导入组织的离子数量？
5. 离子导入疗法为什么必须使用连续直流电？
6. 什么类型的电极可以用于离子导入疗法,应该如何应用？
7. 在选择合适的离子进行离子导入治疗时,应考虑哪些特性？
8. 离子导入疗法有哪些临床用途？
9. 使用离子导入时必须采取哪些预防措施？

自测题

是非题
1. 电离是离子在溶液中的运动。

2. 离散电极含有离子。

3. pH>5 为碱性。

选择题

4. 离子导入时产生哪种电流？

 A. 双相

 B. 连续单相

 C. 多相

 D. 脉动

5. 推荐的离子导入电流幅度是多少？

 A. 1~4mA

 B. 5~10mA

 C. 10~100mA

 D. 100~150mA

6. 化学灼伤通常与离子导入有关，可归因于

 A. 过敏反应

 B. 电极接触差

 C. 药物

 D. 氢氧化钠在阴极的积累

7. 下列哪一种不是用来治疗炎症的离子？

 A. 氢化可的松

 B. 酮洛芬

 C. 利多卡因

 D. 地塞米松

8. 皮肤阻抗在治疗过程中通常会降低，应减少什么来避免疼痛和灼伤

 A. 电流强度

 B. 电极尺寸

 C. 治疗时间

 D. 离子剂量

9. 如果脂肪和皮肤过厚可能导致什么问题？

 A. 离子吸收降低

 B. 离子吸收增加

 C. 电阻降低

 D. 电阻增加

10. 以下哪项是离子导入的禁忌证？

 A. 炎症

 B. 镇痛

 C. 多汗症

 D. 肌肉痉挛

临床决策练习解析

6-1

如果氢化可的松出现在欧氏乳膏制剂或溶液中，临床人员应使用超声导入乳膏制剂来导入分子。离子导入疗法更适用于离子分散在溶液中且可被电流携带到组织中的情况。

6-2

在这种情况下,药物的选择应该比离子导入治疗参数选择的影响要小。电流强度和持续时间比所使用的药物对积极治疗的结果更有预测性。重要的是清洁并清理活性电极所覆盖区域的皮肤,以最大限度地增加药物的释放。

6-3

最安全的选择是减少治疗强度,同时延长治疗时间。例如,正常剂量可在 4mA 下给药 10 分钟。在更安全的 2mA 下给药 20 分钟也能导入相同的剂量,在更安全的强度下提供相同的剂量。此外,在 1mA 并超过 40 分钟的设定可能会更有效。

6-4

地塞米松应置于负极下,因为它是负电荷离子。电流强度应设定在 1~4mA 之间。治疗时间应在 10~40 分钟之间。临床人员应该每 3~5 分钟检查一次皮肤是否有反应。

6-5

通过增加阴极相对于阳极的尺寸,可以降低电流密度。此外,增加电极间距将减少电流强度,从而最大程度减少化学灼伤的可能。

参考文献

1. Costello C, Jeske A. Iontophoresis: applications in transdermal medication delivery. *Phys Ther.* 1995;75(6):554–563.
2. LeDuc S. *Electric Ions and Their Use in Medicine.* Liverpool: Rebman; 1903.
3. Federici P. Injury management update. Treating iliotibial band friction syndrome using iontophoresis. *Athletic Ther Today.* 1997;2(5):22–23.
4. Singh P, Mailbach H. Transdermal iontophoresis: pharmacokinetic considerations. *Clin Pharmacokinet.* 1994;26: 327–334.
5. Cummings J. Iontophoresis. In: Nelson RM, Currier DP, eds. *Clinical Electrotherapy.* Norwalk, CT: Appleton & Lange; 1991.
6. Kahn J. Tap-water iontophoresis for hyperhidrosis. Reprinted in *Medical Group News;* August 1973.
7. Haggard H, Strauss M. Fungus infections of hand and feet treated by copper iontophoresis. *JAMA.* 1939;112:1229.
8. Murray W, Levine L. The iontophoresis of C2 esterified glucocorticoids: preliminary report. *Phys Ther.* 1963;43:579.
9. O'Malley E, Oester Y. Influence of some physical chemical factors on iontophoresis using radioisotopes. *Arch Phys Med Rehabil.* 1955;36:310.
10. Howard J, Drake T. Effects of alternating current iontophoresis on drug delivery. *Arch Phys Med Rehabil.* 1995;76(5):463–466.
11. Bagniefski T, Burnette R. A comparison of pulsed and continuous current iontophoresis. *J Control Release.* 1990;11: 113–122.
12. Sabbahi M, Costello C. A method for reducing skin irritation from iontophoresis. *Phys Ther.* 1994;74:S156.
13. Su M, Srinivasan V. Quantitative in vivo iontophoretic studies. *J Pharm Sci.* 1994;83:12–17.
14. Jacobson S, Stephen R. *Development of a New Drug Delivery System (Iontophoresis).* Salt Lake City, UT: University of Utah; 1980.
15. Mandleco C. *Research: Iontophoresis.* Salt Lake City, UT: Institute for Biomedical Engineering, University of Utah; 1978.
16. Bertolucci L. Introduction of anti-inflammatory drugs by iontophoreses: a double-blind study. *J Orthop Sports Phys Ther.* 1982;4(2):103.
17. Delacerda F. A comparative study of three methods of treatment for shoulder girdle myofascial syndrome. *J Orthop Sports Phys Ther.* 1982;4(1):51–54.
18. Harris P. Iontophoresis: clinical research in musculo-skeletal inflammatory conditions. *J Orthop Sports Phys Ther.* 1982;4(2):109–112.
19. Molitor H. Pharmacologic aspects of drug administration by ion transfer. *The Merck Report:* 22–29; January 1943.
20. Anderson C, Morris R. Effects of iontophoresis current magnitude and duration on dexamethasone deposition and localized drug retention. *Phys Ther.* 2003;83(2): 161–170.
21. Harris R. Iontophoresis. In: Stillwell K, ed. *Therapeutic Electricity and Ultraviolet Radiation.* Baltimore, MD: Williams & Wilkins; 1983.
22. Garzione J. Salicylate iontophoresis as an alternative treatment for persistent thigh pain following hip surgery. *Phys Ther.* 1978;58(5):570–571.
23. Jenkinson D, McEwan J. The potential use of iontophoresis in the treatment of skin disorders. *Arch Phys Med Rehabil.* 1974;94(1):8–12.
24. Boone D. Applications of iontophoresis. In: Wolf S, ed. *Electrotherapy.* New York: Churchill Livingstone; 1981.
25. Gadsby P. Visualization of the barrier layer through iontophoresis of ferric ions. *Med Instrum.* 1979;13:281.
26. Kahn J. Iontophoresis with hydrocortisone for Peyronie's disease. *JAPTA.* 1981;62(7):995.
27. Banga A, Panus. P. Clinical applications of iontophoretic devices in rehabilitation medicine. *Crit Rev Phys Rehabil Med.* 1998;10(2):147–179.
28. Glick E, Snyder-Mackler L. Iontophoresis. In: Snyder-Mackler L, Robinson A, eds. *Clinical Electrophysiology and Electrophysiologic Testing.* Baltimore, MD: Lippincott Williams & Wilkins; 2007.

29. Smutok M, Mayo M. Failure to detect dexamethasone phosphate in the local venous blood postcathodic iontophoresis in humans. *J Orthop Sports Phys Ther.* 2002;32(9):461–468.

30. Chantraine A, Lundy J. Is cortisone iontophoresis possible? *Arch Phys Med Rehabil.* 1986;67:380.

31. Hasson S. Exercise training and dexamethasone iontophoresis in rheumatoid arthritis: a case study. *Physiotherapy Canada.* 1991;43:11.

32. Hasson S, Wible C. Dexamethasone iontophoresis: effect on delayed muscle soreness and muscle function. *Can J Sport Sci.* 1992;17:8–13.

33. Glass J, Stephen R. The quantity and distribution of radiolabeled dexamethasone delivered to tissues by iontophoresis. *Int J Dermatol.* 1980;19:519.

34. Zawislak D, Rau C. The effects of dexamethasone iontophoresis on acute inflammation using a sports model of treatment. *Phys Ther.* 1966;76(5):5–17.

35. McEntaffer D, Sailor M. The effects of stretching and iontophoretically delivered dexamethasone on plantar fasciitis. *Phys Ther.* 1996;76(5):S68.

36. Gurney B, Wischer D. The absorption of dexamethasone sodium phosphate into connective tissue of humans using iontophoresis [abstract]. *J Orthop Sports Phys Ther.* 2005;35(1):24.

37. Hamann H. Effectiveness of iontophoresis of anti-inflammatory medications in the treatment of common musculoskeletal inflammatory conditions: a systematic review. *Phys Ther Rev.* 2006;11(3):190–194.

38. Banta C. A prospective nonrandomized study of iontophoresis, wrist splinting, and anti-inflammatory medication in the treatment of early mild carpal tunnel syndrome. *J Orthop Sports Phys Ther.* 1995;21(2):120.

39. Petelenz T, Buttke J. Iontophoresis of dexamethasone: laboratory studies. *J Control Release.* 1992;20:55–66.

40. Panus PC, Ferslew K. Ketoprofen tissue permeation in swine following cathodic iontopho-resis. *Phys Ther.* 1999;79(1):40–49.

41. Evans T, Kunkle J. The immediate effects of lidocaine iontophoresis on trigger-point-pain. *J Sport Rehabil.* 2001;10(4):287.

42. Schaeffer M, Bixler D. The effectiveness of iontophoresis in reducing cervical hypersensitivity. *J Peridontol.* 1971;42:695.

43. Russo J, Lipman A. Lidocane anesthesia: comparison of iontophoresis, injection and swabbing. *Am J Hosp Pharm.* 1980;37:843–847.

44. Gangarosa L. Iontophoresis in pain control. *Pain Digest.* 1993;3:162–174.

45. Abell E, Morgan K. Treatment of idiopathic hyperhidrosis by glycopyrronium bromide and tap water iontophoresis. *Br J Dermatol.* 1974;91:87.

46. Shrivastava S, Sing G. Tap water iontophoresis in palm and plantar hyperhidrosis. *Br J Dermatol.* 1977;96:189.

47. Grice K, Sattar H. Treatment of idiopathic hyperhidrosis with iontophoresis of tap water and poldine methosulphate. *Br J Dermatol.* 1972;86:72.

48. Hill B. Poldine iontophoresis in the treatment of palmar and plantar hyperhidrosis. *Aust J Dermatol.* 1976;17:92.

49. Stolman L. Treatment of excess sweating of the palms by iontophoresis. *Arch Dermatol.* 1987;123:893.

50. Kahn J. *Practices and Principles of Electrotherapy.* New York: Churchill Livingstone; 1991.

51. Cornwall M. Zinc oxide iontophoresis for ischemic skin ulcers. *Phys Ther.* 1981;61(3):359.

52. Balogun J, Abidoye A. Zinc iontophoresis in the management of bacterial colonized wounds: a case report. *Physiother Can.* 1990;42(3):147–151.

53. Pellecchia G, Hamel H. Treatment of infra-patellar tendinitis: a combination of modalities and transverse friction massage versus iontophoresis. *J Sport Rehabil.* 1994;3(2):135–145.

54. Reid K, Sicard-Rosenbaum L. Iontophoresis with normal saline versus dexamethasone and lidocaine in the treatment of patients with internal disc derangement of the temporomandibular joint. *Phys Ther.* 1993;73(6):S20.

55. Schultz A. Safety, tolerability, and efficacy of iontophoresis with lidocaine for dermal anesthesia in ED pediatric patients. *J Emerg Nurs.* 2002;28(4):289–296.

56. Yarrobino T, Kalbfleisch J. Lidocaine iontophoresis mediates analgesia in lateral epicondylalgia treatment. *Physiother Res Int.* 2006;11(3):152.

57. Pasero C. Pain care. Lidocaine iontophoresis for dermal procedure analgesia. *J Perianesth Nurs.* 2006;21(1):48–52.

58. Kahn J. Calcium iontophoresis in suspected myopathy. *JAPTA.* 1975;55(4):276.

59. Kahn J. *Clinical Electrotherapy.* 4th ed. Syosset, NY: J. Kahn; 1985.

60. Boone D. Hyaluronidase iontophoresis. *J Am Phys Ther Assoc.* 1969;49:139–145.

61. Magistro C. Hyaluronidase by iontophoresis in the treatment of edema: a preliminary clinical report. *Phys Ther.* 1964;44:169.

62. Schwartz M. The use of hyaluronidase by iontophoresis in the treatment of lymphedema. *Arch Intern Med.* 1955;95:662.

63. Ciccone C. Does acetic acid iontophoresis accelerate the resorption of calcium deposits in calcific tendinitis of the shoulder? *Phys Ther.* 2003;83(1):68–74.

64. Weider D. Treatment of traumatic myositis ossificans with acetic acid iontophoresis. *Phys Ther.* 1992;72(2):133–137.

65. Kahn J. A case report: lithium iontophoresis for gouty arthritis. *J Orthop Sports Phys Ther.* 1982;4:113.

66. Psaki C, Carol J. Acetic acid ionization: a study to determine the absorptive effects upon calcified tendinitis of the shoulder. *Phys Ther Rev.* 1955;35:84.

67. Kahn J. Acetic acid iontophoresis for calcium deposits. *JAPTA.* 1977;57(6):658.

68. Perron M, Malouin F. Acetic acid iontophoresis and ultrasound for the treatment of calcifying tendinitis of the shoulder: a randomized control trial. *Arch Phys Med Rehabil.* 1997;78(4):379–384.

69. Rygiel P. Response to "Does acetic acid iontophoresis accelerate the resorption of calcium deposits in calcific tendinitis of the shoulder?" *Phys Ther.* 2003;83(7):667–670.

70. Gard K. Treatment of traumatic myositis ossificans in a hockey player using acetic acid iontophoresis [abstract]. *J Orthop Sports Phys Ther.* 2004;34(1):A18.

71. Bringman D, Carver J. The effects of acetic acid iontophoresis on a heel spur: a single-subject design study [poster session]. *J Orthop Sports Phys Ther.* 2003;33(2):A-27.

72. Leduc B, Caya J. Treatment of calcifying tendinitis of the shoulder by acetic acid iontophoresis: a double-blind randomized controlled trial. *Arch Phys Med Rehabil.* 2003;84(10):1523–1527.

73. Tannenbaum M. Iodine iontophoresis in reduction of scar tissue. *Phys Ther.* 1980;60(6):792.

74. Levit R. Simple device for treatment of hyperhidrosis by iontophoresis. *Arch Dermatol.* 1968;98:505–507.

75. Gillick B, Kloth L. Management of postsurgical hyperhidrosis with direct current and tap water. *Phys Ther.* 2004;84(3):262.

76. Rapperport A. Iontophoresis—a method of antibiotic administration in the burn patient. *Plast Reconstr Surg.* 1965;36(5):547–552.

77. Rigano W, Yanik M. Antibiotic iontophoresis in the management of burned ears. *J Burn Care Rehabil.* 1992;13(4):407–409.

78. Driscoll JB, Plunkett K. The effect of potassium iodide iontophoresis on range of motion and scar maturation following burn injury. *Phys Ther Case Rep.* 1999;2(1):13–18.

79. Bonezzi C, Miotti D. Electromotive administration of guanethidine for treatment of reflex sympathetic dystrophy. *J Pain Symptom Manage.* 1994;9(1):39–43.

80. Demirtas R, Oner C. The treatment of lateral epicondylitis by iontophoresis of sodium salicylate and sodium diclofenac. *Clin Rehabil.* 1998;12(1):23–29.

81. Baskurt F. Comparison of effects of phonophoresis and iontophoresis of naproxen in the treatment of lateral epicondylitis. *Clin Rehabil.* 2003;17(1):96–100.

82. Gudeman S, Eisele S. Treatment of plantar fasciitis by iontophoresis of 0.4% dexamethasone: a randomized, double-blind, placebo-controlled study. *Am J Sports Med.* 1997;25(3):312–316.

83. Gulick D. Effects of acetic acid iontophoresis on heel spur reabsorption. *Phys Ther Case Rep.* 2000;3(2):64–70.

84. Osborne H, Allison G. Treatment of plantar fasciitis by LowDye taping and iontophoresis: short term results of a double blinded, randomised, placebo controlled clinical trial of dexamethasone and acetic acid. *Br J Sports Med.* 2006;40(6):545–549.

85. Huggard C, Kimura I. Clinical efficacy of dexamethasone iontophoresis in the treatment of patellar tendinitis in college athletes: a double blind study. *J Athletic Train.* 1999;34(2):S-70.

86. Preckshot J. Iontophoresis with lidocaine and dexamethasone for treating rotator cuff injury in a hockey player. *Int J Pharm Compounding.* 1999;3(6):441.

87. Soroko Y, Repking M. Treatment of plantar verrucae using 2% sodium salicylate iontophoresis. *Phys Ther.* 2002;82(12):1184–1191.

88. Nirschl R. Iontophoretic administration of dexamethasone sodium phosphate for acute epicondylitis: a randomized, double-blind, placebo-controlled study. *Am J Sports Med.* 2003;31(2):189–195.

89. Warden G. Electrical safety in iontophoresis. *Rehab Manage Interdisciplinary J Rehabil.* 2007;20(2):20, 22–23.

90. Gangarosa L, Payne L. Iontophoretic treatment of herpetic whitlow. *Arch Phys Med Rehabil.* 1989;70(4):336–340.

91. Gangarosa L. Iontophoresis for surface local anesthesia. *J Am Dent Assoc.* 1974;88:125.

92. Guffey J, Rutherford M. Skin pH changes associated with iontophoresis. *J Orthop Sports Phys Ther.* 1999;29(11):656–660.

93. Johnson C, Shuster S. The patency of sweat ducts in normal looking skin. *Br J Dermatol.* 1970;83:367.

94. Kahn J. Acetic acid iontophoresis. *Phys Ther.* 1996;76(5):S68.

95. Kahn J. Iontophoresis: practice tips. *Clin Manage.* 1981;2(4):37.

96. Kahn J. Non-steroid iontophoresis. *Clin Manage Phys Ther.* 1987;7(1):14–15.

97. Roberts D. Transdermal drug delivery using ion-tophoresis and phonophoresis. *Orthop Nurs.* 1999;18(3):50–54.

98. Sakurai T. Iontophoretic administration of prostaglandin E1 in peripheral arterial occlusive disease. *Ann Pharmacother.* 2003;37(5):747.

99. Van Herp G. Iontophoresis: a review of the literature. *N Z J Physiother.* 1997;25(2):16–17.

100. Banga A, Bose S. Iontophoresis and electroporation: Comparisons and contrasts. *Int J Pharmaceutics.* 1999;179(1):1–19.

101. Anderson C, Morris R. Effects of iontophoresis current magnitude and duration on dexamethasone deposition and localized drug retention. *Physical Therapy.* 2003;83(2):161–170.

102. Rothstein JM, et al. *The Rehabilitation Specialists Handbook.* Philadelphia, PA: FA Davis; 1998.

103. Belanger AY. *Therapeutic Electrophysical Agents: Evidence Behind Practice.* Philadelphia, PA: Lippincott Williams and Wilkins, 2010.

104. Glaviano N, Selkow N. No difference between doses in skin anesthesia after lidocaine delivered via iontophoresis. *J Sport Rehab.* 2011;20(2):187–197.

105. Rigby J, Mortensen B. Wireless versus wired iontophoresis for treating patellar tendonopathy: a randomized clinical trial. *J Athl Train.* 2015;50(11):1165–1173.

106. Gurney A, Wascher D. Absorption of dexamethasone sodium phosphate in human connective tissue using iontophoresis. *Am J Sports Med.* 2008;36(4):753.

107. Gurney B, Wascher D. The effect of skin thickness and time in the absorption of dexamethasone in human tendons using iontophoresis. *J Orth Sports Phys Ther.* 2008;38(5):238.

108. Scifers J, Lewandowski J. Iontophoresis. *Athl Train Sports Health Care.* 2013;5(3):103–105.

109. Cameron M. *Physical Agents in Rehabilitation: From Research to Practice.* 2nd ed. St. Louis, MO: Elsevier Science; 2003.

110. Zhang J, Keenan C. The effects of dexamethasone on human patellar tendon stem cells: implications for dexamethasone treatment of tendon injury. *J Orthop Res.* 2013;31(1):105–110.

111. Brown C, Lauber C. Evidence-based guidelines for utilization of dexamethasone iontophoresis. *Int J of Athletic Ther and Train.* 2011;16(4):33–36.

112. Evans T, Kunkle J. The immediate effects of lidocaine iontophoresis on trigger point pain. *J Sports Rehab.* 2001;10:287–297.

113. Coglianese M, Draper D. Microdialysis and delivery of iontophoresis-driven lidocaine into the human gastrocnemius muscle. *J Athl Train.* 2011;46(3):270–276.

114. Runeson L, Haker E. Iontophoresis with cortisone in the treatment of lateral epicondylagia (tennis elbow): a double-blind study. *Scand J Med Sci Sports*. 2002;12:136–142.
115. Cleland J, Abbott J. Manual physical therapy and exercise versus electropysical agents and exercise in the management of plantar heel pain: a multicenter randomized clinical trial. *J Orthop Sports Phys Ther*. 2009;39:573–585.
116. Amirjani N, Ashworth N. Corticosteroid iontophoresis to treat carpal tunnel syndrome: a double-blind randomized controlled trial. *Muscle Nerve*. 2009;39:627–633.
117. Gokoglu F, Fndkoglu G. Evaluation of iontophoresis and local corticosteroid injection in the treatment of carpal tunnel syndrome. *Am J Phys Med Rehabil*. 2005;84:92–96.
118. Karatay S, Aygul R. The comparison of phonophoresis, iontophoresis and local steroid injection in carpal tunnel syndrome treatment. *Joint Bone Spine*. 2009;76:719–721.
119. Neeter C, Thomee R. Iontophoresis with or without dexamethasone in the treatment of acute Achilles tendon pain. *Scand J Med Sci Sport*. 2003;13:376–382.
120. Panus P, Ferslew K. Ketoprofen tissue permeation in swine following cathodic iontophoresis. *Phys Ther*. 1999;79(1):40–49.
121. Clijsen R, Taeymans J. The effects of iontophoresis in the treatment of musculoskeletal disorders: a systematic review and meta-analysis. *Drug Delivery Letter*. 2012;2(12):1–14.
122. Hamann H, Hodges M. Effectiveness of iontophoresis of anti-inflammatory medications in the treatment of common musculoskeletal inflammatory conditions: a systematic review. *Phys Ther Rev*. 2006;11(3):190–194

拓展阅读资料

Abramowitsch D, Neoussikine B. *Treatment by Ion Transfer*. New York: Grune & Stratton; 1946.

Abramson D. Physiologic and clinical basis for histamine by ion transfer. *Arch Phys Med Rehabil*. 1967;48:583–592.

Agostinucci J, Powers W. Motoneuron excitability modulation after desensitization of the skin by iontophoresis of lidocaine hydrochloride. *Arch Phys Med Rehabil*. 1992;73(2):190–194.

Akins D, Meisenheimer I, Dobson R. Efficacy of the Drionic unit in the treatment of hyperhidrosis *J Am Acad Dermatol*. 1987;16:828.

Barton C, Webster K. Evaluation of the scope and quality of systematic reviews on nonpharmacological conservative treatment for patellofemoral pain syndrome. *J Orthop Sports Phys Ther*. 2008;38(9):529.

Beam J. Topical silver for infected wounds. *J Athletic Train*. 2009;44(5):531.

Brumett A, Comeau M. Local anesthesia of the tympanic membrane by iontophoresis. *Trans Am Acad Otolaryngol*. 1974;78:453.

Chein Y, Banga A. Iontophoretic (transdermal) delivery of drugs: overview of historical development. *J Pharm Sci*. 1989;78:353–354.

Comeau M. Local anesthesia of the ear by iontophoresis. *Arch Otolaryngol*. 1973;98:114–120.

Comeau M. Anesthesia of the human tympanic membrane by iontophoresis of a local anesthetic. *Laryngoscope*. 1978;88:277–285.

Dellagatta E, Thompson E. Changes in skin resistance produced by continuous direct current stimulation utilizing methyl nicotinate. *Phys Ther*. 1994;74(5):S12.

Doyle A, Cheatham C. The effects of dexamethasone iontophoresis on an acute muscle injury of the biceps brachii. *J Athletic Train*. 2007;42(suppl):S133.

Falcone A, Spadaro J. Inhibitory effects of electrically activated silver material on cutaneous wound bacteria. *Plast Reconstr Surg*. 1986;77:455.

Fay M. Indications and applications for iontophoresis. *Today's OR Nurse*. 1989;11(4):10–16, 29–31.

Gangarosa L, Park N, Fong B. Conductivity of drugs used for iontophoresis. *J Pharm Sci*. 1978;67:1439–1443.

Glaviano N, Selkow N, Saliba E. No difference in skin anaesthesia with lidocaine delivered with high or standard doses of iontophoresis. *J Athletic Train*. 2009;44(suppl):S87.

Gordon A. Sodium salicylate iontophoresis in the treatment of plantar warts. *Phys Ther Rev*. 1969;49:869–870.

Haggard H, Strauss M, Greenberg L. Copper, electrically injected, cures fungus diseases. Reprinted in *Science Newsletter*; May 6, 1939.

Henley J. Transcutaneous drug delivery: iontophoresis, phonophoresis. *Phys Med Rehabil*. 1991;2:139.

Jarvis C, Voita D. Low voltage skin burns. *Pediatrics*. 1971;48:831.

Kahn J. Iontophoresis and ultrasound for post-surgical TMJ trismus and paresthesia. *JAPTA*. 1982;60(3):307.

Kahn J. Iontophoresis in clinical practice. *Stimulus (APTA-SCE)*. 1983;8(3):58.

Kahn J. Phoresor adaptation. *Clin Manage Phys Ther*. 1985;5(4):50–51.

Kahn J. *Iontophoresis* [video tape]. Pittsburgh: AREN; 1988.

LaForest N, Confrancisco C. Antibiotic iontophoresis in the treatment of ear chondritis. *JAPTA*. 1978;58:32.

Langley P. Iontophoresis to aid in releasing tendon adhesions. *Phys Ther*. 1984;64(9):1395.

Lemming M, Cole R, Howland W. Low voltage direct current burns. *JAMA*. 1970;214:1681.

Lininger M, Miller M, Michael T. An exploratory study of ketoprofen drug concentrations in swine tissue using ultrasound with pluronic lecithin isopropyl palmatate coupling medium. *J Athletic Train*. 2008;43(suppl):S83.

McFadden E. Iontophoresis for pain management. *J Pediatr Nurs*. 1995;10(5):331.

Nightingale A. *Physics and Electronics in Physical Medicine*. London: F. Bell; 1959.

Nimmo W. Novel delivery systems: electrotransport. *J Pain Symptom Manage*. 1992;7(3):160–162.

Panus P, Campbell J, Kulkami S. Transdermal iontophoretic delivery of ketoprofen through human cadaver skin and in humans. *Phys Ther*. 1996;76(5):S67.

Phipps J, Padmanabhan R, Lattin G. Iontophoretic delivery of model inorganic and drug ions. *J Pharm Sci*. 1989;78:365–369.

Puttemans F, Massart D, Gilles F. Iontophoreses: mechanism of action studied by potentiometry and x-ray fluorescence. *Arch Phys Med Rehabil*. 1982;63:176–180.

Rawat S, Vengurlekar S, Rakesh B, Jain S, Srikarti G. Transdermal delivery by iontophoresis. *Indian J Pharm Sci*. 2008;70(1):5-10.

Saliba S, Mistry D, Perrin D. Phonophoresis and the absorption of dexamethasone in the presence of an occlusive dressing. *J Athletic Train*. 2007;42(3):349.

Sawyer C. Cystic fibrosis of the pancreas: a study of sweat electrolyte levels in thirty-six families using pilocarpine iontophoresis. *South Med J*. 1966;59:197–202.

Shapiro B. Insulin iontophoresis in cystic fibrosis. *Soc Exp Biol Med*. 1975;149:592–593.

Shriber W. *A Manual of Electrotherapy*. 4th ed. Philadelphia: Lea & Febiger; 1975.

Sisler H. Iontophoresis local anesthesia for conjunctival surgery. *Ann Ophthalmol*. 1978;10:597.

Stillwell G. Electrotherapy. In: Kottke F, Stillwell G, Lehman J, eds. *Handbook of Physical Medical and Rehabilitation*. Philadelphia: WB Saunders; 1982.

Teeter C, McKeon P, Saliba E. Effect of duration and amplitude of direct current while lidocaine is delivered by iontophoresis. *J Athletic Train*. 2008;43(suppl):S86.

Tregear R. The permeability of mammalian skin to ions. *J Invest Dermatol*. 1966;46:16–23.

Trubatch J, Van Harrevel A. Spread of iontophoretically injected ions in a tissue. *J Theor Biol*. 1972;36:355.

Waud D. Iontophoretic applications of drugs. *J Appl Physiol*. 1967;28:128.

Zankel H, Cress R, Kamin H. Iontophoreses studies with radioactive tracer. *Arch Phys Med Rehabil*. 1959;40:193–196.

词汇表

酸性反应（acidic reaction）：负离子在正极下积累产生盐酸。

活性电极（active electrode）：将离子导入组织的电极。

碱性反应（alkaline reaction）：正离子在负极下积累产生氢氧化钠。

电解质（electrolytes）：发生离子运动的溶液。

电泳（electrophoresis）：离子在溶液中的运动。

离子化（ionization）：可溶性化合物如酸、碱、盐溶解并电离成离子并分散在溶液中的这一过程。

离子（ions）：带正负电荷的粒子。

离子导入疗法（iontophoresis）：一种通过直流电将离子导入人体组织的治疗技术。

治疗时间窗（therapeutic window）：指药物的血浆浓度，应介于治疗效果所需的最低浓度和可能出现不良反应的最大有效浓度之间。

实 验 操 作
离子导入疗法

描述

离子导入是指使用非侵入性手段即直流电将各种药物导入皮下组织。虽然有许多药物可以使用，但各种皮质类固醇和局部麻醉药是最常用的药物。

除了直流电之外，不能使用任何形式的电流来实现药物的导入；由于脉冲电荷非常低，这种被误称为"高压直流电流刺激器"的设备由于脉冲电流非常低而无法对药物进行导入。由于直流电有可能导致电灼伤，建议电流幅值保持在 0.7mA·cm² 以下。

许多不同种类的电极都可用于离子导入。最基本的方法是使用鳄鱼夹将导线连接到锡或铝导体上，并在电极和患者皮肤之间衬垫浸透药物的纱布。更常用的是制造商开发的自黏电极。

药物必须是离子形式，否则直流电不能将药物导入。许多药物都以电离形式和悬浊液形式存在。有疑问可查阅 PDR。

生理效应

取决于药物。

治疗作用

取决于药物；通常为消炎和局部镇痛。

适应证

主要的适应证是控制炎症和/或疼痛。

禁忌证

- 怀孕
- 植入带电起搏装置(例如心脏起搏器、膀胱刺激

器)
- 心律失常
- 颈动脉窦区
- 过敏(即对电流极度敏感,或者有导管或引流管)
- 治疗中与所使用药物相关的其他问题

电刺激:离子导入疗法			
步骤		**评分**	
	1	2	3
1. 检查用品			
a. 覆盖用的毛巾或床单			
b. 检查刺激器、电极和充电电池的导线和绝缘材料的破损			
c. 强度控制器归零			
2. 患者问诊			
a. 核实患者的身份(如果尚未核实)			
b. 核实没有禁忌证,包括对在离子导入时使用的药物过敏			
c. 询问是否曾接受过电疗			
3. 患者体位			
a. 将患者置于支撑良好、舒适的体位下			
b. 暴露治疗部位			
c. 给患者盖上衣物,但能接触身体。不要让患者在电极上负重			
4. 检查待治疗部位			
a. 检查轻触觉			
b. 评估肢体功能(如关节活动度、兴奋性)			
5. 离子导入刺激器的使用			
a. 根据制造商的说明准备电极,将电极固定在患者身上。电极位置将因药物的不同而不同;阴离子药物在阴极上导入,阳离子在阳极上导入			
b. 提醒患者,当他或她有感觉时,要通知你。不要告诉患者他或她会有什么感受;例如,不要说:"当你感到灼热或刺痛时,请告诉我。"			
c. 打开刺激器,慢慢增加幅度,过程中注意观察患者的反应而非刺激器			
d. 当患者感受到刺激后,将幅度调整到适当的强度			
e. 在治疗过程中持续观察患者			
6. 完成治疗			
a. 治疗时间结束后,关闭发生器并将强度控制按钮归零;移除离散电极。将活性电极保留 12~24 个小时			
b. 移除覆盖物;根据患者需要协助穿衣			
c. 让患者按指示进行适当的治疗性活动			
d. 按照正常规程清洁治疗区域和设备			
7. 评估治疗效果			
a. 询问患者治疗区域感觉			
b. 观察治疗区域是否有不良反应			
c. 按指示进行功能测试			

(廖麟荣 廖曼霞 译,廖麟荣 王于领 审)

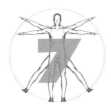

生物反馈
William E. Prentice

第7章

运动控制和反馈

人体运动控制系统通过中枢神经系统与身体其他部分及环境的相互作用来实现有目的和协调的人体运动[1]。运动控制需要多系统的综合协调,包括视觉、本体感觉、触觉、前庭觉、中枢神经系统及肌肉系统等。不协调的运动模式可能会造成损伤,而损伤可能会干扰运动控制系统的正常功能,造成肌张力增高、肌肉抑制或协调下降。因此,患者对运动的精细调整有助于减少肌肉骨骼损伤,并防止某些类型的损伤。

反馈这个术语并不陌生,因为临床人员在讲授运动治疗或运动模式时常使用该词。运用反馈可以帮助患者在受伤后重新获得可能已经失去或忘记的运动控制[2]。反馈包括与运动本身相关的感觉信息,以及与目的或目标有关的行动结果的信息。反馈包含运动固有的内在信息,包括动觉、视觉、皮肤、前庭和听觉信号,统称为响应产生的反馈。然而,它也包含外部的信息或对结果的认知,即该结果是以口头、机械及电子等不同方式来呈现,借此来预示一些运动表现的结果。人类的运动是通过前馈和反馈控制来不断调节的。前馈控制是指控制器通过感知外部环境并在产生运动行为前已做出反应,而反馈控制是控制器根据过去的结果来改变其未来的行为。因此,从时间上来讲,反馈是持续的,发生在任何运动或活动任务之前、期间和之后。测量设备提供的关于生物功能的即时信息的反馈都被称为生物反馈[3]。

生物反馈的角色

生物反馈最大的优点在于,患者可以有机会在运动方面做出恰当细微的改变,这种改变可以立即被关注或得到回馈奖励,从而最终实现更大的运动改变或运动改善,生物反馈的目的是训练患者在无测量设备的情况下,感知这些变化,以便能够独立练习。因此,患者在康复早期应学会自己独立完成任务,而不是完全依赖临床人员,这样做将帮助患者建立信心,增强自我效能感。使用生物反馈治疗手段是较有效的,特别是针对那些无法感知正确运动下的初始的细微反应,或可能对自己的运动行为方式无正确认识的患者。希望患者在康复早期察觉其康复功能有轻微改善的迹象后,能从中获得动力,并因此能减轻无助感,在一定程度上减缓与受伤有关的心理压力[3]。

为了处理反馈信息,患者会利用一系列复杂的相关反馈回路,其中包括非常复杂的解剖和神经生理学内容[4]。本书不会深入讨论这些内容,重点是介绍如何将生物反馈技术更好地融入治疗计划。

生物反馈设备

生物反馈设备旨在监测一些生理活动,并量化和使用这些信息[5]。在康复过程中提供生物反馈有不同的方法,其中有些几乎不需要设备,有些需要临床物理因子治疗设备,另一些则需要实验室检查。焦虑和压力反应会加剧受伤后的慢性疼痛和重返赛场的恐惧心理。情绪性的压力会表现出神经系统和循环系统的改变,导致心率、呼吸速度、血压、血流量和皮肤传导性的变化。患者了解这些潜在的指标后,焦虑对其影响可能会减小。

对运动和姿势的矫正可以通过视觉和运动生物反馈来完成,比如通过对肢体的监测(如直接通过 PNF 技术强化,或间接通过镜像、视频或实时超声)或听觉反馈(来自临床人员或者电测角器、加速度计、压力传感器等电子传感器)来进行。视觉和运动反馈已证实能减少非接触性前交叉韧带(ACL)损伤的风险。此外,在脊柱稳定性训练中,可以使用放置在治疗床和腰椎之间的压力气囊(pressure cuff)来提供生物反馈,以了解脊柱的活动度。如果患者在完成动作时看到压力计有波动,提示患者可能没有充分控制脊柱的稳定。

肌肉力量与功能也可以通过生物反馈来改变。如果临床人员需要增强膝关节镜手术后患者股四头肌的肌力,可用手指推动股四头肌各头,感受肌肉的坚硬程度,以间接估计肌肉力量。如果临床人员和患者看到手指陷入肌肉,其可能会鼓励患者以更大的强度来锻炼肌肉。同样,肌电生物反馈使用表浅的电极来检测肌肉的张力。这种反馈可以用来增加或降低肌张力,并监测肌肉单独或与其他肌群协同工作的能力。这些生物反馈单元并不能直接测量出生理活动本身,而是记录下与生理活动高度相关的一些方面。因此,生物反馈读数可以作为监测生理过程的便捷指标,但这不能和生理过程本身相混淆[5]。

用于提供生物反馈的设备包括:记录外周皮肤温度,并显示血管收缩或扩张程度的设备;手指光穿透设备(光体积描记器),该设备也可以测量血管收缩和血管舒张;记录皮肤电导活动,显示汗腺活动的设备;测量肌电活动,并显示肌肉收缩时电活动数量的设备。

还有其他类型的生物反馈设备单元,包括脑电图仪(electroencephalographs,EEGs)、压力传感器和电测角仪。

临床决策练习 7-1

在患者完成前交叉韧带(ACL)重建术后的第 1 天,临床人员开始对其进行康复治疗。患者在激活股内侧肌(vastus medialis oblique,VMO)活动时存在困难。然而不巧的是,医院里的一个生物反馈设备坏了。此时,临床人员该如何来帮助患者恢复对股内侧肌的任意控制?

周围皮肤温度

周围皮肤温度是外周血管直径的间接测量指标。随着血管的扩张,更多的血液被输送到特定的区域,借此提高了该区域的温度,由此手指和脚趾周围组织会迅速变暖或冷却,这种变化是显而易见的。皮肤温度的变化似乎与情感状态有关,在感到紧张或恐惧时温度会降低。温度的变化通常用华氏度来衡量[5]。

手指光穿透技术

外周血管收缩的程度也可以通过光体积描记器间接进行测量。该设备可以监测到这一过程的光量。该光量穿过手指或脚趾,从骨骼处反射出来,然后穿过软组织回传到光传感器上。当某一特定区域的血容量增加时,传感器检测到的光量就会减少,从而提示血容量的变化。由于没有标准化的计量单位,该设备只能检测到血容量的改变。这类设备最常用来监测脉搏[6]。

> **生物反馈设备测量:**
> * 周围皮肤温度
> * 手指光穿透技术
> * 皮肤导电活动
> * 肌电活动

皮肤电传导活动

汗腺活动通常是通过确定皮肤电激活来间接测定的,即通常所指的"皮肤电反应(galvanic skin response)"。由于汗水中含有能增加导电性的盐组分,出汗的皮肤会比干燥的皮肤导电性更好。测量时通常在手掌、手掌表面或手指的掌侧表面的皮肤上(有更多的汗腺)施加非常小的电压,来测量以微欧姆为单位的电阻。皮肤导电速率测量是一种客观评价心理生理唤醒程度的技术,并广泛应用于测谎方面[5]。

肌电生物反馈

肌电图(electromyography, EMG)是收集肌肉产生的电活动来进行辅助诊断的临床技术(第 8 章)[32]。此项技术涉及在肌

> **肌电生物反馈:**
> * 测量肌肉的电活动,而不是肌肉收缩。

电图实验室进行的电诊断检查,包括使用表面电极或针式电极测量到的肌肉电活动以及一系列的神经传导活动。肌电图以图表的形式反映与肌肉活动相关的电流。肌电图广泛应用于不同神经肌肉障碍的诊断,但不能作为治疗方法。本章讨论的小型便携式肌电图生物反馈设备也能测量肌肉的电活动,实际上这是一类小型肌电描记器。肌电生物反馈是临床上最常用的生物反馈模式[37]。肌肉收缩是由构成肌肉的单个肌纤维的同步收缩而引起的。单个肌肉纤维由神经支配,其共同构成一个运动单位。运动单位的轴突将动作电位传导到神经肌肉接头处,并在此释放神经递质(乙酰胆碱)(图 7-1)。由于神经递质会结合到肌细胞膜上的受体点,因此沿着肌纤维两端便会发生去极化现象,并导致离子移动,由此产生肌纤维周围的化学梯度。通过近距离地放置电极来探测电位差的变化或探测与去极化有关的电压变化。

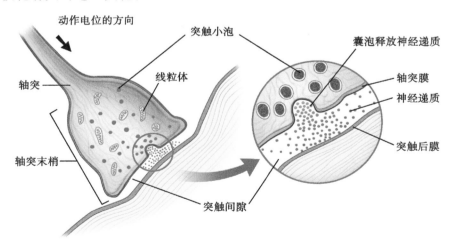

图 7-1 神经纤维向神经肌肉接头传导冲动,乙酰胆碱与肌细胞膜上的受体点在神经肌肉接点处相结合,诱发肌纤维去极化,导致离子发生移动,由此产生肌纤维周围的电化学梯度(惠允自 Van de Graaff KE. *Human Anatomy*, 6th ed. New York: McGraw-Hill, 2002.)

运动单位募集

肌张力的大小取决于活跃的运动单位数量。随着运动单位募集的数量和放电频率的增加,肌肉张力也随之增加。

案例分析 7-1
生 物 反 馈

背景:女性,10 岁,在学校跳绳时导致左髌骨半脱位。使用固定器、间歇性冰敷和休息 7 天等治疗措施后,其疼痛和局部渗出症状得到了缓解。患者自述膝关节轻微肿胀,无疼痛,但膝关节有僵硬及无力感的症状。2 周后儿科医生要求对患者进行股四头肌的康复治疗。在对其进行体格检查时,发现除存在关节活动度受限(10°~110°)和无法启动和维持股四头肌群的有效等长收缩活动外,无其他明显症状。

初步诊断印象:继发于损伤和制动的股四头肌抑制。

治疗计划:除了进行治疗性训练外(膝关节的静态牵伸和辅助主动关节活动度训练),生物反馈也用于股四头肌治疗。用股内侧肌作为靶肌肉,对皮肤进行清洁,按照肌纤维走行方向放置电极。检测中选择了略高于患者的最大听觉能力和视觉反馈能力的微伏阈值。鼓励患者进行了股四头肌等长收缩练习,持续时长为 6~10 秒,旨在最大程度获取所选定的阈值水平的反馈值。提高阈值,并重复该过程。

治疗反应:在最初的康复疗程中,患者提高了几个阈值水平,与未受累肢端的活动能力相比,患者重新获得了启动和维持股四头肌等长收缩的能力。随后,该患者很快过渡到以强调膝关节终末端稳定性为主的动态训练和功能性闭链训练中。几周后,该患者开始了不受限制的户外活动。

讨论问题
- 哪些组织受伤/受影响?
- 出现了什么症状?
- 患者表现为损伤愈合的哪一阶段?
- 物理因子治疗的生物生理效应(直接/间接/深度/组织亲和力)是什么?
- 物理因子治疗的适应证/禁忌证是什么?
- 在本案例分析中,物理因子治疗的应用/剂量/持续时间/频率的参数是什么?
- 针对这种损伤或疾病可以使用什么其他物理因子治疗? 为什么? 怎么用?

康复专业人员应用物理因子治疗创造最佳的组织修复环境,同时尽量减轻与创伤或疾病相关的症状。

运动单位募集的模式根据特定运动神经元的固有特性、活动中所需的力和收缩速度而改变。较小的运动单位首先被招募,但对张力的产生帮助有限。由于较大的运动单位可以募集到更多的肌肉纤维,因此能产生更大张力。

运动单位的募集是基于活动中所需的力而不是基于肌肉收缩的类型。运动单位的放电率和募集速率取决于所需外力。收缩速度对运动单位的募集也有影响,即快速收缩倾向于兴奋较大的运动单位,抑制较小的运动单位。

另一个影响运动单位募集的因素是肌肉收缩模式。尽管离心收缩比向心收缩能产生更大的肌肉力量,但在离心收缩过程中肌电活动却是减弱的[42]。所以,只能比较相同收缩模式的肌电图值(向心与向心相比或离心与离心相比)。如果用肌电图生物反馈监测患者的等张训练,即使设备显示了更大的数值,也不能据此推测向心阶段能产生更大的力量[42]。

电活动的测量

尽管生物反馈可用于测定肌肉活动,但不是直接用于测量肌肉收缩,而是测量与肌肉收缩相关的电活动。离子的跨膜运动产生肌膜的去极化,使得极性反转,随后复极化。膜活动的不同阶段产生三相电信号[7]。肌电活动可以用伏或者更精确的微伏来测定($1V = 1\,000\,000\mu V$)。

电活动的测量是以标准的定量单位来进行的。监测电活动的变化是有用的,但变化不能被量化。测量优于监测在于使用了客观量化,因此在不同的人、地点和设备都能进行比较。测量的过程和步骤是可重复的。

然而,生物反馈设备目前还没有一致的标准化测量度量值,每个品牌的生物反馈设备有自己的参考标准。不同品牌的生物反馈设备对于相同程度的肌肉收缩有不同的读数。因此,只有当所有读数都来自同一设备时,生物反馈读数才能进行比较[5]。

　　生物反馈设备通过电极接收肌肉收缩过程中产生的少量电能,之后将这部分电能与皮肤上的其他外来电活动分离或过滤并放大。被放大的活动转化为对用户有意义的信息。大多数生物反馈单元使用表面电极。图 7-2 是生物反馈设备各个组成部分的图表。

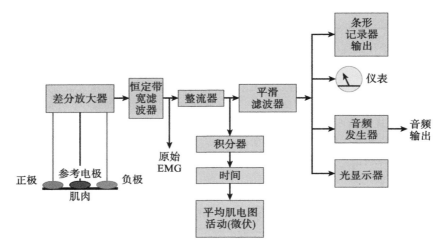

图 7-2　典型生物反馈设备的结构

肌电活动的分离和放大

　　一旦电极检测到电活动,在电活动被放大并随后具体化之前,必须消除外来电活动或噪声。这是通过使用两个有源电极和一个接地或参考电极的双极分布,创建三条从皮肤到生物反馈单元的独立路径来实现的(图 7-3)。有源电极应该彼此靠近放置,而参考电极可以放置在身体的任何地方。通常,在生物反馈中,参考电极放置在两个有源电极之间。

原始电活动可能为:
- 校正的
- 平滑的
- 整合的

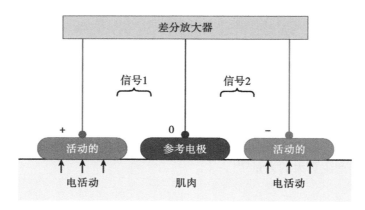

图 7-3　差分放大器监测来自有源电极的两个分离信号并放大差异,消除外来噪声

　　有源电极从电极下方的肌肉中活跃的运动单位捕获电活动。每个有源电极检测到的小电压的大小相对于参考电极不同,从而产生两个独立的信号。然后这两个信号被反馈送到**差分放大器**(differential amplifier),差分放大器用一个有源电极的信号减去另一个有源电极的信号,抵消或排除来自有源电极的两个信号共有的成分,从而放大信号之间的差异。差分放大器使用参考电极来比较两个有源或记录电极的信号(图 7-3)。

身体会接收一些由电力线、电动机、光、电器等产生的外来电活动,这些电活动最终被皮肤上的表面电极检测到。假设两个有源电极均等地检测到这个外来的"噪声",差分放大器将从一个有源电极检测到的噪声中减去另一个有源电极检测到的,只留下有源电极之间的真正差异。差分放大器消除有源电极之间共同噪声的能力称为**共模抑制比**(common mode rejection ratio,CMRR)。

通过使用滤波器,外部噪声可以进一步降低,滤波器本质上使放大器对一些输入频率更敏感,而对其他频率不敏感。因此,放大器只接收在特定频率范围或带宽内肌肉电活动产生的频率信号。一般来说,带宽越宽,噪声读数越高。

临床人员非常注重测量肌肉内的电活动。未被生物反馈设备消除的过多的外部噪声将掩盖真正的电活动,并且将显著降低数据的可靠性。

将肌电活动转化为有用的信息

经过放大和过滤后的信号表示被监测的肌肉内电活动,这被称为"原始"活动。**原始 EMG**(raw EMG)是交流电压,因此方向或极性不断反转(图 7-4a),其振幅增加到峰值,然后减小。生物反馈测量电活动总体的增加和减少。测量时,向负极偏移的必须对称调整为向正极偏移;否则,它们偏移总和会彼此抵消(图 7-4b)。这个过程称为**校正**(rectification),本质上是产生脉冲直流电流。

肌电信号的处理

校正后的信号可以平滑化和整合。平滑信号意味着消除峰值和谷值或消除随着电信号变化而产生的高频波动(图 7-4c)。一旦信号被平滑,就可以通过测量曲线下特定时间段的面积来对信号进行整合。整合是肌电图活动量化的基础(图 7-4d)。

> **原始电活动可能为:**
> - 校正的
> - 平滑的
> - 整合的

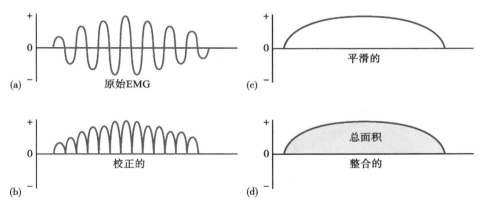

(a) 原始EMG
(b) 校正的
(c) 平滑的
(d) 总面积 整合的

图 7-4 处理电信号包括采取原始电活动、校正、平滑和整合,让信息能够以有意义的形式呈现

生物反馈设备及治疗技术

> **生物反馈:**
> - 信息可能为视觉上的、听觉上的或者两者。

在尝试准备和使用生物反馈设备治疗患者之前,临床人员必须了解生物反馈单元如何监测和记录肌肉中产生的电活动(图 7-5)。具体的治疗方案包括皮肤准备、电极的使用、反馈或输出模式的选择以及灵敏度的设置,这些都已在前面讨论过。一旦这些操作完成,临床人员应该根据治疗目标让患者以一个舒适的方式坐着、躺着或站着[30]。一般来说,临床人员应从简单的任务开始,逐步增加活动的难度,教导患者如何正确使用生物反馈设备,并简要地解释测量的数据。在大多数情况下,建议临床人员将生物反馈设备运用在自己身上,然后向患者演示在治疗期间要做什么[8]。

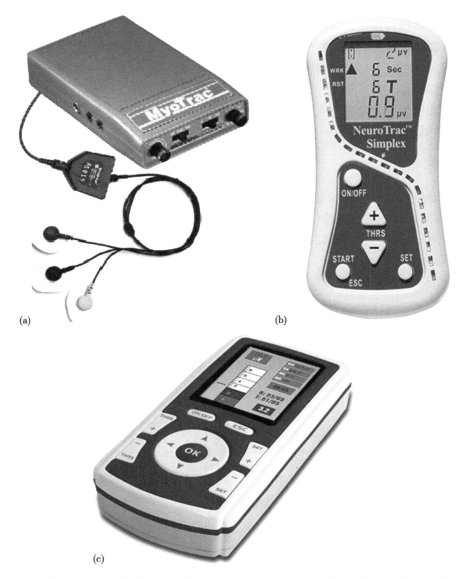

(a)

(b)

(c)

图 7-5　生物反馈设备。(a) Myotrac；(b) NeuroTrac Simplex (目前美国没有)；
(c) EMG Retrainer [惠允自 (b) Verity 医疗公司, (c) Nu-Tek]

生物反馈的治疗方案 (肌肉训练) 如下:

1. 调整设备至可以接收任何活动 (MUAPs) 的最低阈值 (μV)。
2. 调整视听反馈。
3. 使患者收缩目标肌肉以产生最大的视听反馈。
4. 必要时通过轻拍和抚摸目标肌肉或拮抗肌收缩来促进目标肌肉收缩。
5. 如果达到所选阈值的最大反馈, 增加阈值并重复收缩。
6. 将肌肉或肢体放到其他位置。
7. 每次训练持续肌肉收缩 10 ~ 15 分钟或直到获得最大程度的肌肉激活。

生物反馈的治疗方案(肌肉放松)如下:

1. 调整设备到能获取最大活动(MUAPs)的灵敏域(μV)。
2. 调整视听反馈。
3. 使患者放松目标肌肉以产生最小的视听反馈。
4. 必要时通过轻拍和抚摸目标肌肉或拮抗肌收缩来促进目标肌肉放松。
5. 如果达到所选阈值的最小反馈时,降低阈值并再次尝试放松。
6. 将肌肉或肢体放到其他功能位。
7. 每次训练持续放松肌肉 10~15 分钟或者以肌肉松弛为准。

电极

生物反馈常使用皮肤表面电极,也可以使用能够高度精确地测量局部电活动的细线式留置电极。然而,这些电极必须经皮插入,不太适用于临床应用。

各种类型的表面电极均可用于生物反馈设备(图 7-6)。电极通常由不锈钢或镀镍黄铜制成,并将其嵌入塑料支架中,这些较便宜的电极在肌电图生物反馈应用中是有效的。由金或银/氯化银制造的昂贵电极也在使用[9]。

电极的大小可以从直径 4mm(用于记录小肌肉的活动)到 12.5mm(用于较大肌肉群),增大电极的直径不会增加信号幅度[8]。

无论电极是否是一次性的,都需要某种含盐量高的导电凝胶、乳膏或乳液与皮肤建

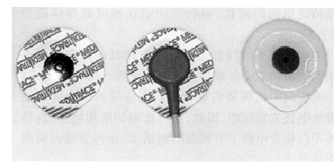

图 7-6 各种可用于生物反馈设备的表面电极

立导电性良好的连接。带有适量凝胶和黏合环的一次性电极能很容易地与皮肤连接。非一次性电极需要采用双面黏合环,然后必须加入足够的导电凝胶,使电极贴于皮肤之前与黏合环的表面齐平。

案例分析 7-2

生 物 反 馈

背景:男性,19 岁,在足球训练时右膝扭伤。当即出现疼痛、渗液、关节僵硬及腘绳肌痉挛等症状导致伸膝受限。初期治疗包括制动、间歇性冰敷、抬高,受伤后 24 小时休息。康复介入及时,患者向诊所反应仍有疼痛和轻微肿胀,以及由于腘绳肌保护性肌痉挛限制了主动和被动的全范围伸膝。

初步诊断印象:继发于损伤的腘绳肌痉挛。

治疗计划:运动治疗、PNF 收缩-放松技术先应用于膝关节肌肉组织(主要是腘绳肌);生物反馈也先应用于腘绳肌。将半膜肌/半腱肌作为靶肌肉,清洁皮肤,按照肌纤维走行方向放置电极。选择患者当前肌肉痉挛活动水平的微伏阈值并给予连续听觉反馈。鼓励患者等长收缩腘绳肌,然后有意识地放松肌肉,试图降低听觉反馈水平。当所选择的微伏水平出现无听觉反馈时,降低阈值并重复该过程。然后鼓励患者主动和被动地伸膝。

治疗反应:在初期康复训练后,与未受累侧肢体相比,患者已经能够降低阈值水平,"放松"腘绳肌以达到主动和被动地全范围伸膝。他很快过渡到以强调膝关节终末端稳定性为主的动态训练和功能性闭链训练。

几周后他返回足球活动中。

问题讨论

- 哪些组织受伤/受影响?
- 出现了什么症状?
- 患者表现为损伤愈合的哪一阶段?
- 物理因子治疗的生物生理效应(直接/间接/深度/组织亲和力)是什么?
- 物理因子治疗的适应证/禁忌证是什么?
- 在本案例分析中,物理因子治疗的应用/剂量/持续时间/频率的参数是什么?
- 针对这种损伤或疾病可以使用什么其他物理因子治疗?为什么?怎么用?

讨论问题

- 生物反馈是如何在患者康复进程中起效的?
- 治疗阶段性的目标是什么?
- 你将会在这名患者身上使用多长时间的生物反馈?
- 描述你将会怎样将生物反馈与 PNF 技术结合?

康复专业人员应用物理因子治疗创造最佳的组织修复环境,同时尽量减轻与创伤或疾病相关的症状。

皮肤准备

在粘贴表面电极之前,必须适当地清除皮肤表面的油污、死皮及过多的毛发以减少皮肤电阻,建议使用酒精棉进行擦洗[9]。但是,如果皮肤被过度清洁而变得易受刺激,可能会干扰生物反馈记录。

一些表面电极固定在电线上,而其他表面电极可以拆卸。一些生物反馈设备包括 3 个电极,这些电极预先放置在魔术贴带上,以便于附着在皮肤上。

电极放置

为使记录的外部电活动最小化,电极应尽可能近地放置在被监测的肌肉周围。为了避免皮肤运动改变电极在特定肌肉的定位,电极应固定在相应的身体部位(图 7-7)[9]。

电极应该平行放置于肌纤维方向以确保它能够更好地监测肌肉活动并减少外来电活动的干扰。

电极间距也需要慎重考虑。电信号的采集区域通常等于电极放置间距,因此,当电极间的距离增加时,信号将不仅包含电极下方肌肉的电活动,也包含邻近肌肉的电活动[7]。

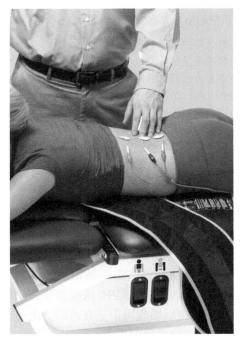

图 7-7　生物反馈设备通过一系列电极连接到收缩肌肉上方的皮肤上(惠允自 DJO Global)

临床决策练习 7-2

临床人员要正确地放置电极位置,需要考虑的最重要的 3 个因素是什么?

信息的显示

综上,将校正的、平滑的和整合的信号进行显示是必要的。生物反馈设备通常提供与电活动程度相关的视觉或听觉反馈。一些生物反馈设备可以根据选择的输出模式同时提供视觉和听觉两种反馈。

视觉反馈

原始活动通常在示波器上直观显示。在大多数生物反馈设备中,电活动被整合呈现为一条穿过监视器的直线,表现为一盏灯或一系列的灯光开启或关闭,或表现为随输入整合信号改变的柱状图。一些更新的生物反馈设备已经与视频游戏相结合作为它们视觉反馈系统的一部分。电极直接附着于皮肤上采集肌肉收缩产生的电活动。如果生物反馈设备使用某种类型的仪表,它可以用客观单位校准,如微伏或简单给出一些相对的测量尺度[9]。

仪表也可以是模拟的或数字的。模拟仪表有连续范围和指示特定范围内的电活动水平指针。数字仪表只显示数字,它们简单易读,但数字仪表的缺点是它更难以确定在给定范围内信号下降的位置。

听觉反馈

在一些生物反馈设备中,原始活动可以被听到,即听觉反馈。多数生物反馈设备能产生音调的听觉反馈——嗡嗡、哔哔或滴滴声。音调升高或者滴滴声频率增大时说明电活动水平增大,这可能对需要加强肌肉收缩的患者最有用。相反地,音调或频率降低说明电活动减少,这对需要放松的患者最有用。

灵敏度设置

在许多生物反馈设备中,信号灵敏度或者信号增益(single gain)可以由临床人员设置,如果选择高增益,生物反馈设备将会对肌肉活动信号有很高的灵敏性。灵敏度可以被设置为 1μV、10μV 或 100μV。1μV 的设定可探测最小量的电活动,因此具有最高的信号增益。高灵敏度水平应该被用于放松训练中;相对较低的灵敏度水平在肌肉训练中更有用,此时患者可能产生几百微伏肌电图活动。总而言之,灵敏度范围通常应该被设定为在休息时不引出反馈的最低水平。

生物反馈的临床应用

对大多数临床问题而言,生物反馈是有效的治疗方法。生物反馈主要用于肌肉训练,包括重获神经肌肉控制、增强肌力、缓解肌肉痉挛、减少防卫性肌痉挛(muscle guarding)或缓解疼痛。表 7-1 列出了生物反馈使用的适应证和禁忌证。

肌肉训练

肌肉训练的目的是提供能够重建神经肌肉控制或促进肌肉、肌群收缩能力的反馈。它也用于恢复正常的主动肌/拮抗肌收缩和姿势控制再训练。运动治疗期间的肌电图生物反馈可通过增加皮质运动兴奋性和大脑运动皮层内的神经重建来减少关节损伤的关节肌肉抑制[36]。生物反馈用于说明与肌肉收缩相关的电活动[10]。

当生物反馈被用来引出肌肉收缩时,灵敏度应根据患者目标肌肉能产生的最大强度来设定,然后调整增益

表 7-1　生物反馈的适应证和禁忌证
适应证
肌肉训练
重获神经肌肉控制
增加肌肉的等长和等张肌力
缓解肌肉痉挛
减少防卫性肌痉挛
缓解疼痛
心理放松
禁忌证
任何肌肉收缩可能使症状加剧的肌肉骨骼疾病

以便帮助患者达到 2/3 的最大强度肌肉收缩(有显示)。如果患者不能产生肌肉收缩,临床人员应该尝试通过抚摸或者轻拍目标肌肉或让患者在收缩时看着目标肌群来帮助目标肌肉收缩。还可将有源电极移动到对侧肢体并让患者"练习"希望在对侧实现的肌肉收缩。

临床决策练习 7-3

临床上有由不同制造商生产的两个生物反馈设备。在整个康复过程中,某临床人员一直使用同一个设备对受伤的患者进行肌肉强化。那个设备突然坏了,他被迫使用另一个。这种情况下,可以将两个设备进行直接对比吗?

训练中,在临床人员和患者的共同监测下,患者应最大限度地等长收缩目标肌肉 6~10 秒,收缩的同时视觉或听觉反馈强度应为最大。在每次收缩之间,患者应完全放松肌肉,使得反馈模式在开始另一次收缩之前回到基线或归零。5~10 分钟是单块肌肉或某一肌群训练的最佳时长,因为训练时间过长肌肉会产生疲劳和乏力,这两者都不利于最佳学习[11]。

随着电活动的增加,患者应该培养快速激活运动单元的能力。这可以通过将灵敏度设置为等长收缩最大强度的 60%~80% 并指导患者在给定时间段(如 10 秒或 30 秒)内尽可能多地达到该水平来实现。同样,两次收缩间必须完全放松。

治疗必须与患者功能相关,即在对生物反馈治疗关注的同时,不能忽视灵活性和肌肉力量[11]。临床人员应该让患者进行功能性运动的同时观察身体力学和相关的电活动,然后给出如何引出正常反应的建议[12]。生物反馈对于徒手肌肉测试表现不佳的患者非常有用。如果患者只能引出轻微或零级肌肉收缩,则应该使用生物反馈。尽管生物反馈能够增强健康肌肉的力量,但对于更强的肌肉,我们应该采用抗阻运动而不是生物反馈[11,13]。虽然肌电图生物反馈可以被应用在身体所有的浅层肌肉上,但也有几项临床试验研究了不同膝关节病症中其对股四头肌的应用[38,39]。与慢性非手术病症,如髌股关节疼痛或骨关节炎相比,肌电图生物反馈更适用于膝关节镜术后(ACL 重建或半月板切除术)后的肌肉训练(ACL 重建或半月板切除术)。肌电图生物反馈在慢性膝关节病症中的临床应用仍然是合理的,因为反对其使用的证据量相对较小。

防卫性肌痉挛的放松

在临床中,患者的肌肉由于疼痛或害怕运动而发生的保护性反应,被称为**防卫性肌痉挛**(muscle guarding)。

防卫性肌痉挛必须与中枢神经系统缺陷引起的神经肌肉问题即临床所称的肌肉痉挛区分开。临床人员通过使用生物反馈,让患者有意识地减少电活动从而诱导肌肉放松来治疗防卫性肌痉挛[11]。

由于防卫性肌痉挛最常见于因害怕肌肉活动引起疼痛,所以治疗最重要的目的应是缓解疼痛,而缓解疼痛最好的方式是使用其他方法,如冰刺激或电刺激。因为生物反馈引起的放松有助于椎体的分离,减轻疼痛,因此肌电图生物反馈在配合颈椎牵引时有效[44]。

生物反馈治疗应有计划,使得患者在第一次治疗时就感受到治疗的有效性。患者在之后的治疗过程中尝试逐渐减少甚至屏蔽视觉和听觉的反馈。最初,让患者处于舒适放松的体位对减少防卫性肌痉挛是至关重要的,因此,选择一个高灵敏度的设置就可以轻松检测到肌肉的任何电活动。

在放松训练过程中,临床人员应给予患者口头指令,以加强单个肌肉、肌群或身体节段的放松。例如,对于单个肌肉或小肌群,应指示患者收缩,然后放松某一特定肌肉或想象肌肉内部一种放热的感觉;对于大肌群,使用心理意象或深呼吸练习可能比较有效。

随着放松训练的进行,电极之间的间距应该增加,灵敏度的设置应该由低到高。这两种变化都需要患者放松更多的肌肉,从而获得更大程度的放松,之后患者必须在可能不太舒适的不同体位下运用这种新学会的放松方式。同样,其目的是在功能性活动中消除防卫性肌痉挛[11]。

临床决策练习 7-4

膝关节术后,临床人员正在使用生物反馈设备用于腘绳肌的肌肉训练。患者想知道生物反馈设备将如何测量他的肌肉收缩。临床人员应该如何回应?

临床决策练习 7-5

临床人员想使用生物反馈设备帮助下背部挫伤的患者缓解防卫性肌痉挛。临床人员应该使用高灵敏度设置还是低灵敏度设置,为什么?

临床决策练习 7-6

患者下背部腰段椎体韧带拉伤伴有防卫性肌痉挛。应该采取什么样的方式来缓解或消除这种防卫性肌痉挛?

减轻疼痛

本书讨论的物理因子治疗方法很多都是为了减轻或缓解疼痛。正如在"防卫性肌痉挛的放松"这一节中提到,生物反馈可以用来放松运动过程中因害怕疼痛而引起的肌肉紧张。如果肌肉可以被放松,那么随着"疼痛-防卫-疼痛"循环的打破,疼痛可能减轻。实验已证明生物反馈治疗可以减轻头痛和腰痛[12,14-18]。疼痛的调节通常与想象疗法和渐进式放松训练结合在一起。

治疗神经疾病

生物反馈被认为是治疗脑卒中后偏瘫、脊髓损伤、痉挛、脑瘫、面瘫、尿失禁和盆底功能障碍等多种神经疾病的有效技术[19-29,33-35,43]。

生物反馈临床应用效果的最新最佳循证依据

以下观点直接引用最近发表在 Cochrane 系统评价数据库和 PubMed 的关于生物反馈作为一种治疗技

术其有效性的系统评价和 meta 分析。

- "在患有膝骨关节炎的人群中,肌电图生物反馈的治疗效果最好。与安慰剂和单纯的运动干预相比,肌电图生物反馈的治疗效果是最强的,但尚无确切证据显示肌电图生物反馈有利于增加股四头肌的肌力"[38]。
- "当与髌股关节疼痛或急性坐骨神经痛患者的运动训练联合治疗时,肌电生物反馈与认知行为治疗和放松技术的治疗效果相当,疼痛没有进一步减轻。肌电生物反馈在促进患者主动参与从而可能激励患者在建立和实现康复目标方面发挥积极作用"[40]。
- "由此得出结论,生物反馈治疗无论是作为独立的还是辅助干预手段都可以在短期和长期内改善与疼痛相关的各种结局"[41]。

总结

1. 生物反馈是一种使用电子或机电设施通过听觉或视觉信号来精确地测量、处理和反馈强化信息的治疗步骤。

2. 生物反馈最大的优势可能在于它为患者提供了一个机会,让他们能在行为上做出正确的小的改变,这些小的改变会立即被关注并回馈奖励,这样最终就可以达到行为上的更大的改变或改善。

3. 有几种不同类型的生物反馈方法可用于康复治疗,其中生物反馈是临床应用最广泛的一种。

4. 生物反馈设备测量到的肌纤维去极化产生的电活动可作为肌肉收缩质量的指标。

5. 生物反馈设备通过有源电极接收肌肉收缩过程中产生的少量电能,然后通过差分放大器分离或过滤外来电能,然后进行处理并转换为对用户有意义的某种信息。

6. 生物反馈信息可以通过光或仪表直观地显示,也可以通过音调、哔哔声、嗡嗡声或滴答声等听觉显示。

7. 高灵敏度设置应该使用在放松训练中,而相对较低的灵敏度设置在肌肉训练中更有用。

8. 临床应用中,生物反馈通常用于肌肉训练、防卫性肌痉挛或减轻疼痛。

复习题

1. 什么是生物反馈?生物反馈在损伤康复中如何使用?
2. 临床人员可使用的生物反馈设备的类型有哪些?
3. 生物反馈如何测量肌肉收缩所产生的电活动?
4. 粘贴生物反馈电极的注意事项是什么?
5. 电极被生物反馈设备放大、处理和转换成有意义的信息时,其电活动是如何获得的?
6. 使用视觉和听觉反馈的优点和缺点分别是什么?
7. 灵敏度设置在放松训练和肌肉训练中应该如何改变?
8. 康复治疗中生物反馈最常见的用途是什么?

自测题

是非题
1. 生物反馈设备测量生理过程。
2. 参考电极不带有电荷。
3. 高信号增益表示生物反馈设备对肌肉活动的灵敏性低。
选择题
4. 一些生物反馈设备测量外周皮肤温度,它们也可以测量以下哪些?

A. 手指光穿透

B. 皮肤电导活动

C. 肌电活动

D. 以上都可以

5. 生物反馈电极应该尽可能地靠近目标肌肉,放置时应该与肌肉_____?

A. 垂直

B. 平行

C. 倾斜

D. 以上都不对

6. 生物反馈设备消除有源电极之间的共同噪声的原理是什么?

A. CMRR

B. 过滤

C. 校正

D. 整合

7. 原始 EMG 必须转化为视频或音频格式,转换的顺序是什么?

A. 整合,校正,平滑

B. 平滑,校正,整合

C. 校正,平滑,整合

D. 校正,整合,平滑

8. 在肌肉训练中使用生物反馈的目的是引起_____。

A. 抽搐反应

B. 肌肉收缩

C. 疼痛减轻

D. 放松

9. 为避免疲劳和乏力,单个肌肉的平均生物反馈周期是多长?

A. 1~2 分钟

B. 2~5 分钟

C. 5~10 分钟

D. 10~15 分钟

10. 使用生物反馈放松防卫性肌痉挛时,需要考虑以下哪些因素?

A. 疼痛

B. 心理意象

C. 忧虑

D. 以上均是

临床决策练习解析

7-1

临床人员可以充当生物反馈设备的替代。当患者试图收缩肌肉时,指示其注视收缩的肌肉,可作为视觉反馈。临床人员可以通过轻拍或抚摸肌肉来促进收缩。与肌肉保持身体接触的同时,临床人员可以通过言语反馈让患者知道肌肉何时收缩。

7-2

电极应尽可能靠近肌肉放置,以减少"噪声"。它们应平行于肌纤维的方向放置。电极间距应尽可能减少以监测特定肌肉的活动,如果间距太大,可能监测到解剖位置相近的其他肌肉的电活动。

7-3

生物反馈设备目前还没有普遍接受或标准化的测量量表。不同的机器可能会对相同收缩强度的肌肉给出不同的读数。每个制造商都对其特定的设备有自己的参考标准。因此,不同的设备提供的信息是无法比较的。

7-4

生物反馈设备不能直接测量肌肉收缩,只测量肌肉收缩有关的电活动。因此,患者须知电活动可以推断肌肉收缩的质量,但不能测量特定肌肉的收缩强度。

7-5

当治疗目标是放松时,临床人员应将生物反馈设备的信号增益调至高灵敏度设置,而低灵敏度设置应用于肌肉训练。

7-6

热疗、冷疗和电刺激有助于减轻防卫性肌痉挛。建议首先使用电刺激来打破疼痛防卫循环。一旦疼痛缓解,生物反馈设备可以用来帮助患者学会放松腰部肌肉和在运动时保持放松。

参考文献

1. Latash M, Levin M. Motor control theories and applications. *Medicina (Kaunas)*. 2010:46(6):382–392.
2. Draper V. Electromyographic feedback and recovery in quadriceps femoris muscle function following anterior cruciate ligament reconstruction. *Phys Ther*. 1990;70:25.
3. Miller N. Biomedical foundations for biofeedback as a part of behavioral medicine. In: Basmajian J, ed. *Biofeedback: Principles and Practice for Clinicians*. Baltimore: Williams & Wilkins; 1989.
4. Wolf S, Binder-Macleod S. Electromyographic feedback in the physical therapy clinic. In: Basmajian JV, ed. *Biofeedback: Principles and Practice for Clinicians*. Baltimore, MD: Williams & Wilkins; 1989.
5. Peek C. A primer of biofeedback instrumentation. In: Schwartz M, ed. *Biofeedback: A Practitioner's Guide*. New York: Guilford Press; 2005.
6. Jennings J, Tahmoush A, Redmond D. Non-invasive measurement of peripheral vascular activity. In: Martin I, Venables PH, eds. *Techniques in Psychophysiology*. New York: Wiley; 1980.
7. Basmajian J. Description and analysis of EMG signal. In: Basmajian J, Deluca C, eds. *Muscles Alive. Their Functions Revealed by Electromyography*. Baltimore, MD: Williams & Wilkins; 1985.
8. LeCraw D, Wolf S. Electromyographic biofeedback (EMGBF) for neuromuscular relaxation and re-education. In: Gersh M, ed. *Electrotherapy in Rehabilitation*. Philadelphia, PA: FA Davis Company; 1992.
9. Wolf S. Treatment of neuromuscular problems, treatment of musculoskeletal problems. In: Sandweiss J, ed. *Biofeedback: Review Seminars*. Los Angeles, CA: University of California; 1982.
10. Fogel E. Biofeedback-assisted musculoskeletal therapy and neuromuscular reeducation. In: Schwartz MS, ed. *Biofeedback: A Practitioner's Guide*. New York: Guilford Press; 2005.
11. Krebs D. Neuromuscular re-education and gait training. In: Schwartz M, ed. *Biofeedback: A Practitioner's Guide*. New York: Guilford Press; 2005.
12. Bush C, Ditto B, Feuerstein M. Controlled evaluation of paraspinal EMG biofeedback in the treatment of chronic low back pain. *Health Psychol*. 1985;4:307–321.
13. Croce R. The effects of EMG biofeedback on strength acquisition. *Biofeedback Self Regul*. 1986;9:395.
14. Arena J, Bruno G, Hannah S. A comparison of frontal electromyographic biofeedback training, trapezius electromyographic biofeedback training, and progressive muscle relaxation therapy in the treatment of tension headache. *Headache*. 1995;35(7):411–419.
15. Budzynski D. Biofeedback strategies in headache treatment. In: Basmajian J, ed. *Biofeedback: Principles and Practice for Clinicians*. Baltimore, MD: Williams & Wilkins; 1989.
16. Chapman S. A review and clinical perspective on the use of EMG and thermal biofeedback for chronic headaches. *Pain*. 1986;27:1.
17. Nouwen A, Bush C. The relationship between paraspinal EMG and chronic low back pain. *Pain*. 1984;20:109–123.
18. Studkey S, Jacobs A, Goldfarb J. EMG biofeedback training, relaxation training, and placebo for the relief of chronic back pain. *Percept Mot Skills*. 1986;63:1023.
19. Amato A, Hermomeyer C, Kleinman K. Use of electromyographic feedback to increase control of spastic muscles. *Phys Ther*. 1973;53:1063.
20. Asato H, Twiggs D, Ellison S. EMG biofeedback training for a mentally retarded individual with cerebral palsy. *Phys Ther*. 1981;61:1447–1451.
21. Boucher A, Wang S. Effectiveness of a surface electromyographic biofeedback-triggered neuromuscular stimulation on knee rehabilitation: a single case design. *J Orthop Sports Phys Ther*. 2006;36(1):A31.
22. Brucker B, Bulaeva N. Biofeedback effect on electromyography responses in patients with spinal cord injury. *Arch Phys Med Rehabil*. 1996;77(2):133–137.
23. Engardt M. Term effects of auditory feedback training on relearned symmetrical body weight distribution in stroke patients. A follow-up study. *Scand J Rehabil Med*. 1994;26(2):65–69.

24. Klose K, Needham B, Schmidt D. An assessment of the contribution of electromyographic biofeedback as a therapy in the physical training of spinal cord injured persons. *Arch Phys Med Rehabil*. 1993;74(5):453–456.

25. Moreland J, Thompson M. Efficacy of EMG biofeedback compared with conventional physical therapy for upper extremity function in patients following stroke: a research overview and meta-analysis. *Phys Ther*. 1994;74(6):534–543.

26. Regenos E, Wolf S. Involuntary single motor unit discharges in spastic muscles during EMG biofeedback training. *Arch Phys Med Rehabil*. 1979;60:72–73.

27. Schleenbaker R, Mainous A. Electromyographic biofeedback for neuromuscular reeducation in the hemiplegic stroke patient: a meta-analysis. *Arch Phys Med Rehabil*. 1993;74(12):1301–1304.

28. Sugar E, Firlit C. Urodynamic feedback: a new therapeutic approach for childhood incontinence/infection. *J Urol*. 1982;128:1253.

29. Whitehead W. Treatment of fecal incontinence in children with spina bifida: comparison of biofeedback and behavior modification. *Arch Phys Med Rehabil*. 1986;67:218.

30. Davlin CD, Holcomb WR, Guadagnoli MA. The effect of hip position and electromyographic biofeedback training on the vastus medialis oblique: vastus lateralis ratio. *J Athletic Train*. 1999;34(4):342–349.

31. Draper V, Lyle L, Seymour T. EMG biofeedback versus electrical stimulation in the recovery of quadriceps surface EMG. *Clin Kinesiol*. 1997;51(2):28–32.

32. Linsay KA. Electromyographic biofeedback. *Athletic Ther Today*. 1997;2(4):49.

33. Moreland JD, Thomson MA, Fuoco AR. Electromyographic biofeedback to improve lower extremity function after stroke: a meta-analysis. *Arch Phys Med Rehabil*. 1998;79(2):134–140.

34. Shinopulos NM, Jacobson J. Relationship between health promotion lifestyle profiles and patient outcomes of biofeedback therapy for urinary incontinence. *Urol Nurs*. 1999;19(4):249–253.

35. Wolf S, Binder-Macleod S. Neurophysiological factors in electromyographic feedback for neuromotor disturbances. In: Basmajian JV, ed. *Biofeedback: Principles and Practice for Clinicians*. Baltimore, MD: Williams & Wilkins; 1989.

36. Pietrosimone B, McCleod M. Immediate increases in quadriceps corticomotor excitability during and electromyographic biofeedback intervention. *J Electromyogr Kinesiol*. 2015;25(2):316–322.

37. Griggins O, Persson U. Biofeedback in rehabilitation. *J Neurol Rehabil*. 2013;10:60.

38. Lepley A, Gribble P, Pietrosimone B. Effects of electromyographic feedback on quadriceps strength: a systematic review. *J Strength Cond Res*. 2012;26(3):873–882.

39. Draper, V. Electromyographic biofeedback and recovery of quadriceps femoris muscle function following anterior cruciate ligament reconstruction. *Phys Ther*. 1990;70:11–17.

40. Angoules A. Effectiveness of electromyographic feedback in the treatment of musculoskeletal pain. *Orthopedics*. 2008;31:10.

41. Sielski R, Rief W. Efficacy of biofeedback in chronic back pain: a meta analysis. *Int J Behav Med*. 2016;24(1):25–41.

42. Komi P, Kaneko M, Aura O. EMG activity of the leg extensor muscles with special reference to mechanical efficiency in concentric and eccentric exercise. *Int J Sports Med*. 1987;8:22–29, Suppl.

43. Bassotti G, Christolini F. Biofeedback for pelvic floor dysfunction in constipation. *BMJ*. 2004;328(7436):393–396.

44. Lee M, Wong M. Design and assessment of an adaptive intermittent cervical traction modality with EMG biofeedback. *J Biomech Eng*. 1996;118(4):597–600.

拓展阅读资料

Angoules A, Balakatounis K. Effectiveness of electromyographic biofeedback in the treatment of musculoskeletal pain. *Orthopedics*. 2008;31(10):980–984.

Baker M, Hudson J, Wolf S. "Feedback" cane to improve the hemiplegic patient's gait: suggestion from the field. *Phys Ther*. 1979;59:170.

Baker M, Regenos E, Wolf S. Developing strategies for biofeedback: applications in neurologically handicapped patients. *Phys Ther*. 1977;57:402–408.

Balliet R, Levy B, Blood K. Upper extremity sensory feedback therapy in chronic cerebrovascular accident patients with impaired expressive aphasia and auditory comprehension. *Arch Phys Med Rehabil*. 1986;67:304.

Basmajian J. Learned control of single motor units. In: Schwartz GE, Beatty J, eds. *Biofeedback: Theory and Research*. New York: Academic Press; 1977.

Basmajian J. Biofeedback in rehabilitation: a review of principles and practice. *Arch Phys Med Rehabil*. 1981;62:469.

Basmajian J. *Biofeedback: Principles and Practice for Clinicians*. Baltimore, MD: Williams & Wilkins; 1989.

Basmajian J, Blumenthal R. Electroplacement in electromyographic biofeedback. In: Basmajian JV, ed. *Biofeedback: Principles and Practice for Clinicians*. 3rd ed. Baltimore, MD: Williams & Wilkins; 1989.

Basmajian J, Kukulka CG, Narayan MC, et al. Biofeedback treatment of foot drop after stroke compared with standard rehabilitation technique: effects on voluntary control and strength. *Arch Phys Med Rehabil*. 1975;56:231–236.

Basmajian J, Regenos E, Baker M. Rehabilitating stroke patients with biofeedback. *Geriatrics*. 1977;32:85.

Basmajian J, Samson J. Special review: standardization of methods in single motor unit training. *Am J Phys Med*. 1973;52:250–256.

Beal M, Diefenbach G, Allen A. Electromyographic biofeedback in the treatment of voluntary posterior instability of the shoulder. *Am J Sports Med*. 1987;15:175.

Bernat S, Wooldridge P, Marecki M. Biofeedback-assisted relaxation to reduce stress in labor. *J Obstet Gynecol Neonatal Nurs*. 1992;(4):295–303.

Biedermann H. Comments on the reliability of muscle activity comparisons in EMG biofeedback research with back pain patients. *Biofeedback Self Regul.* 1984;9:451–458.

Biedermann H, McGhie A, Monga T. Perceived and actual control in EMG treatment of back pain. *Behav Res Ther.* 1987;25:137–147.

Boucher AM, Wang S. Effectiveness of surface EMG biofeedback triggered neuromuscular stimulation on knee joint rehabilitation: a single case design [poster session]. *J Orthop Sports Phys Ther.* 2006;36(1):A31.

Bowman B, Baker L, Waters R. Positional feedback and electrical stimulation. An automated treatment for the hemiplegic wrist. *Arch Phys Med Rehabil.* 1979;60:497.

Brudny J, Grynbaum B, Korein J. Spasmodic torticollis: treatment by feedback display of EMG. *Arch Phys Med Rehabil.* 1974;55:403–408.

Burke R. Motor unit recruitment: what are the critical factors? In: Desmedt J, ed. *Progress in Clinical Neurophysiology.* Vol 9. Basel: Karger; 1981.

Burnside I, Tobias H, Bursill D. Electromyographic feedback in the rehabilitation of stroke patients: a controlled trial. *Arch Phys Med Rehabil.* 1982;63:217.

Burnside I, Tobias H, Bursill D. Electromyographic feedback in the remobilization of stroke patients: a controlled trial. *Arch Phys Med Rehabil.* 1983;63:1393.

Carlsson S. Treatment of temporo-mandibular joint syndrome with biofeedback training. *J Am Dent Assoc.* 1975;91:602–605.

Christie D, Dewitt R, Kaltenbach P. Using EMG biofeedback to signal hyperactive children when to relax. *Except Child.* 1984;50:547–548.

Cox R, Matyas T. Myoelectric and force feedback in the facilitation of isometric strength training: a controlled comparison. *Psychophysiology.* 1983;20:35–44.

Crow J, Lincoln N, De Weerdt N. The effectiveness of EMG biofeedback in the treatment of arm function after stroke. *Intern Disabil Stud.* 1989;11(4):155–160.

Cummings M, Wilson V, Bird E. Flexibility development in sprinters using EMG biofeedback and relaxation training. *Biofeedback Self Regul.* 1984;9:395–405.

Debacher G. Feedback goniometers for rehabilitation. In: Basmajian J, ed. *Biofeedback: Principles and Practice for Clinicians.* Baltimore, MD: Williams & Wilkins; 1983.

Deluca C. Apparatus, detection, and recording techniques. In: Basmajian J, Deluca C, eds. *Muscles Alive: Their Functions Revealed by Electromyography.* Baltimore, MD: Williams & Wilkins; 1985.

Draper V. Electromyographic biofeedback and recovery of quadriceps femoris muscle function following anterior cruciate ligament reconstruction. *Phys Ther.* 1990;70(1):11–17.

Draper V, Ballard L. Electrical stimulation versus electromyographic biofeedback in the recovery of quadriceps femoris muscle function following anterior cruciate ligament surgery. *Phys Ther.* 1991;71(6):455–464.

Dursun N. Electromyographic biofeedback-controlled exercise versus conservative care for patellofemoral pain syndrome. *Arch Phys Med and Rehabil.* 2001;82(12):1692–1695.

English A, Wolf S. The motor unit: anatomy and physiology. *Phys Ther.* 1982;62:1763.

Fagerson TL, Krebs DE. Biofeedback. In: O'Sullivan SB, Schmit TJ, eds. *Physical Rehabilitation: Assessment and Treatment.* Philadelphia, PA: FA Davis Company; 2001.

Fauquier T. Biofeedback. *Phys Ther Prod.* 2008;19(7):18.

Fields R. Electromyographically triggered electric muscle stimulation for chronic hemiplegia. *Arch Phys Med Rehabil.* 1987;68:407–414.

Flom R, Quast J, Boller J. Biofeedback training to overcome poststroke footdrop. *Geriatrics.* 1976;31:47–51.

Flor H, Haag G, Turk D. Long-term efficacy of EMG biofeedback for chronic rheumatic back pain. *Pain.* 1986;27:195–202.

Flor H, Haag G, Turk DC, et al. Efficacy of EMG biofeedback, pseudotherapy, and conventional medical treatment for chronic rheumatic back pain. *Pain.* 1983;17:21–31.

Gaarder K, Montgomery P. *Clinical Biofeedback: A Procedural Manual.* Baltimore, MD: Williams & Wilkins; 1977.

Gallego J, Perez de la Sota A, Vardon G. Electromyographic feedback for learning to activate thoracic inspiratory muscles. *Am J Phys Med Rehabil.* 1991;70(4):186–190.

Glazer H. Biofeedback vs electrophysiology. *Rehab Manage Interdisciplinary J Rehabil.* 2005;18(9):32–34.

Goodgold J, Eberstein A. *Electrodiagnosis of Neuromuscular Diseases.* Baltimore, MD: Williams & Wilkins; 1972.

Green E, Walters E, Green A. Feedback technology for deep relaxation. *Psychophysiology.* 1969;6:371–377.

Hijzen T, Slangen J, van Houweligen H. Subjective, clinical and EMG effects of biofeedback and splint treatment. *J Oral Rehabil.* 1986;13:529–539.

Hirasawa Y, Uchiza Y, Kusswetter W. EMG biofeedback therapy for rupture of the extensor pollicis longus tendon. *Arch Orthop Trauma Surg.* 1986;104:342.

Holtermann A, Mork P. The use of EMG biofeedback for learning of selective activation of intra-muscular parts within the serratus anterior muscle: a novel approach for rehabilitation of scapular muscle imbalance. *J Electromyogr Kinesiol.* 2010;20(2):359.

Honer L, Mohr T, Roth R. Electromyographic biofeedback to dissociate an upper extremity synergy pattern: a case report. *Phys Ther.* 1982;62:299–303.

Horowitz S. Biofeedback applications: a survey of clinical research. *Altern Complement Ther.* 2006;12(6):275–281.

Howard P. Use of EMG biofeedback to reeducate the rotator cuff in a case of shoulder impingement. *J Orthop Sports Phys Ther.* 1996;23(1):79.

Ince L, Leon M. Biofeedback treatment of upper extremity dysfunction in Guillain–Barre syndrome. *Arch Phys Med Rehabil.* 1986;67:30–33.

Ince L, Leon M, Christidis D. Experimental foundations of EMG biofeedback with the upper extremity: a review of the literature. *Biofeedback Self Regul.* 1984;9:371–383.

Ince L, Leon M, Christidis D. EMG biofeedback with upper extremity musculature for relaxation training: a critical review of the literature. *J Behav Ther Exp Psychiatry.* 1985;16:133–137.

Inglis J, Donald M, Monga T. Electromyographic biofeedback and physical therapy of the hemiplegic upper limb. *Arch*

Phys Med Rehabil. 1984;65:755–759.

Johnson H, Garton W. Muscle reeducation in hemiplegia by use of electromyographic device. *Arch Phys Med Rehabil.* 1973;54:322–323.

Johnson H, Hockersmith V. Therapeutic electromyography in chronic back pain. In: Basmajian JV, ed. *Biofeedback: Principles and Practice for Clinicians.* 2nd ed. Baltimore, MD: Williams & Wilkins; 1983.

Johnson R, Lee K. Myofeedback: a new method of teaching breathing exercise to emphysematous patients. *J Am Phys Ther Assoc.* 1976;56:826–829.

Kasman G. Long-term rehab. Using surface electromyography: a multidisciplinary tool, sEMG can be a valuable asset to the rehab professional's muscle assessment arsenal. *Rehab Manage.* 2002;14(9):56–59, 76.

Kelly J, Baker M, Wolf S. Procedures for EMG biofeedback training in involved upper extremities of hemiplegic patients. *Phys Ther.* 1979;59:1500.

King A, Ahles T, Martin J. EMG biofeedback-controlled exercise in chronic arthritic knee pain. *Arch Phys Med Rehabil.* 1984;65:341–343.

King T. Biofeedback: a survey regarding current clinical use and content in occupational therapy educational curricula. *Occup Ther J Res.* 1992;12(1):50–58.

Kleppe D, Groendijk H, Huijing P. Single motor unit control in the human mm. abductor pollicis brevis and mylohyoideus in relation to the number of muscle spindles. *Electromyogr Clin Neurophysiol.* 1982;22:21–25.

Krebs D. Biofeedback in neuromuscular reeducation and gait training. In: Schwartz M, ed. *Biofeedback: A Practitioner's Guide.* New York: Guilford Press; 1987.

Large R. Prediction of treatment response in pain patients: the illness self-concept repertory grid and EMG feedback. *Pain.* 1985;21:279–287.

Large R, Lamb A. Electromyographic (EMG) feedback in chronic musculoskeletal pain: a controlled trial. *Pain.* 1983;17:167–177.

Lourençao M, Battistella L. Effect of biofeedback accompanying occupational therapy and functional electrical stimulation in hemiplegic patients. *Int J Rehabil Res.* 2008;31(1):33–41.

Lucca J, Recchiuti S. Effect of electromyographic biofeedback on an isometric strengthening program. *Phys Ther.* 1983;63:200–203.

Madeleine P, Vedsted P. Effects of electromyographic and mechanomyographic biofeedback on upper trapezius muscle activity during standardized computer work. *Ergonomics.* 2006;49(10):921–933.

Mandel A, Nymark J, Balmer S. Electromyographic versus rhythmic positional biofeedback in computerized gait retraining with stroke patients. *Arch Phys Med Rehabil.* 1990;71(9):649–654.

Marinacci A, Horande M. Electromyogram in neuromuscular reeducation. *Bull Los Angeles Neurol Soc.* 1960;25:57–67.

Mims H. Electromyography in clinical practice. *South Med J.* 1956;49:804.

Morasky R, Reynolds C, Clarke G. Using biofeedback to reduce left arm extensor EMG of string players during musical performance. *Biofeedback Self Regul.* 1981;6:565–572.

Morris M, Matyas T, Bach T. Electrogoniometric feedback: its

effect on genu recurvatum in stroke. *Arch Phys Med Rehabil.* 1992;73(12):1147–1154.

Mulder T, Hulstijn W. Delayed sensory feedback in the learning of a novel motor task. *Psychol Res.* 1985;47:203–209.

Mulder T, Hulstijn W, van der Meer J. EMG feedback and the restoration of motor control. A controlled group study of 12 hemiparetic patients. *Am J Phys Med.* 1986;65:173–188.

Nafpliotis H. EMG feedback to improve ankle dorsiflexion, wrist extension and hand grasp. *Phys Ther.* 1976;56:821–825.

Ng G, Zhang, A. Biofeedback exercise improved the EMG activity ratio of the medial and lateral vasti muscles in subjects with patellofemoral pain syndrome. *J Electromyogr Kinesiol.* 2008;18(1):128.

Nord S. Muscle learning therapy—efficacy of a biofeedback based protocol in treating work-related upper extremity disorders. *J Occup Rehabil.* 2001;11(1):23–31.

Nouwen A. EMG biofeedback used to reduce standing levels of paraspinal muscle tension in chronic low back pain. *Pain.* 1983;17:353–360.

Pages I. Comparative analysis of biofeedback and physical therapy for treatment of urinary stress incontinence in women. *Am J Phys Med Rehabil.* 2001;80(7):494–502.

Pataky Z, De León Rodriguez D. Biofeedback training for partial weight bearing in patients after total hip arthroplasty. *Arch Phys Med Rehabil.* 2009;90(8):1435–1438.

Peper E, TylovaH. *Biofeedback Mastery: An Experiential Teaching and Self-Training Manual.* Wheat Ridge, CO: Association for Applied Psychology & Biofeedback; 2009.

Petrofsky JS. The use of electromyogram biofeedback to reduce Trendelenburg gait. *Eur J Appl Physiol.* 2001;85(5):135–140.

Poppen R, Maurer J. Electromyographic analysis of relaxed postures. *Biofeedback Self Regul.* 1982;7:491–498.

Pulliam CB. Biofeedback 2003: its role in pain management. *Crit Rev Rehabil Med.* 2003;15(1):65–82.

Russell G, Woolbridge C. Correction of a habitual head tilt using biofeedback techniques—a case study. *Physiother Can.* 1975;27:181–184.

Saunders J, Cox D, Teates C. Thermal biofeedback in the treatment of intermittent claudication in diabetes: a case study. *Biofeedback Self Regul.* 1994;19(4):337–345.

Schulte F. Exercise evaluation via EMG-biofeedback training. *Isokinet Exerc Sci.* 2008;16(3):174.

Smith D, Newman D. Basic elements of biofeedback therapy for pelvic muscle rehabilitation. *Urol Nurs.* 1994;14(3):130–135.

Soderback I, Bengtsson I, Ginsburg E. Video feedback in occupational therapy: its effect in patients with neglect syndrome. *Arch Phys Med Rehabil.* 1992;73(12):1140–1146.

Sousa K, Orfale A. Assessment of a biofeedback program to treat chronic low back pain. *J Musculoskelet Pain.* 2009;17(4):369–377.

Swaan D, van Wiergen P, Fokkema S. Auditory electromyographic feedback therapy to inhibit undesired motor activity. *Arch Phys Med Rehabil.* 1974;55:251.

Winchester P. Effects of feedback stimulation training and cyclical electrical stimulation on knee extension in hemiparetic patients. *Phys Ther.* 1983;63:1097.

Wolf S. Essential considerations in the use of EMG biofeedback.

Phys Ther. 1978;58:25.

Wolf S. EMG biofeedback application in physical rehabilitation: an overview. *Physiother Can.* 1979;31:65.

Wolf S. Electromyographic biofeedback in exercise programs. *Phys Sports Med.* 1980;8:61–69.

Wolf S. Fallacies of clinical EMG measures from patients with musculoskeletal and neuromuscular disorders. Paper presented at: 14th Annual Meeting of the Biofeedback Society of America; 1983; Denver, CO.

Wolf S. Biofeedback. In: Currier DP, Nelson RM, eds. *Clinical Electrotherapy.* 2nd ed. Norwalk, CT: Appleton & Lange; 1991.

Wolf S, Baker M, Kelly J. EMG biofeedback in stroke: effect of patient characteristics. *Arch Phys Med Rehabil.* 1979;60: 96–102.

Wolf S, Baker M, Kelly J. EMG biofeedback in stroke: a 1-year follow-up on the effect of patient characteristics. *Arch Phys Med Rehabil.* 1980;61:351–355.

Wolf S, Binder-Macleod S. Electromyographic biofeedback applications to the hemiplegic patient. Changes in lower extremity neuromuscular and functional status. *Phys Ther.* 1983;63:1404–1413.

Wolf S, Binder-Macleod S. Electromyographic biofeedback applications to the hemiplegic patient: changes in upper extremity neuromuscular and functional status. *Phys Ther.* 1983;63:1393.

Wolf S, Edwards D, Shutter L. Concurrent assessment of muscle activity (CAMA): a procedural approach to assess treatment goals. *Phys Ther.* 1986;66:218.

Wolf S, Hudson J. Feedback signal based upon force and time delay: modification of the Krusen limb load monitor: suggestion from the field. *Phys Ther.* 1980;60:1289.

Wolf S, LeCraw D, Barton L. A comparison of motor copy and targeted feedback training techniques for restitution of upper extremity function among neurologic patients. *Phys Ther.* 1989;69:719.

Wolf S, Nacht M, Kelly J. EMG feedback training during dynamic movement for low back pain patients. *Behav Ther.* 1982;13:395.

Wolf S, Regenos E, Basmajian J. Developing strategies for biofeedback applications in neurologically handicapped patients. *Phys Ther.* 1977;57:402–408.

Yip S, Ng G. Biofeedback supplementation to physiotherapy exercise programme for rehabilitation of patellofemoral pain syndrome: a randomized controlled pilot study. *Clin Rehabil.* 2006;20(12):1050.

Wong AMK, Lee M, Chang WH, Tang F. Clinical trial of a cervical traction modality with electromyographic biofeedback. *Am J Phys Med Rehabil.* 1997;76(1):19–25.

Young M. Electromyographic biofeedback use in the treatment of voluntary posterior dislocation of the shoulder: a case study. *J Orthop Sports Phys Ther.* 1994;20(3): 173–175.

Zhang Q, Ng G. EMG analysis of vastus medialis obliquus/vastus lateralis activities in subjects with patellofemoral pain syndrome before and after a home exercise program. *J Phys Ther Sci.* 2007;19(2):131.

词汇表

活跃电极（active electrode）：一种直接附着在肌肉上方的皮肤，能接收肌肉收缩产生的电活动的电极。

带宽（bandwidth）：一种特定的频率范围，在此范围内，放大器将接收到肌肉中由电活动产生的信号。

生物反馈（biofeedback）：一些测量设备提供的关于特定生物功能的信息。

双极分布（bipolar arrangement）：两个活跃的记录电极彼此靠近放置。

共模抑制比（common mode rejection ratio，CMRR）：差分放大器消除有源电极之间的共同噪声的能力。

差分放大器（differential amplifier）：一种从有源电极上监测两个独立的信号并放大差异，从而消除外来噪声的装置。

肌电生物反馈（electromyographic biofeedback）：一种利用电子或机电设备通过听觉或视觉信号来精确测量、处理和反馈强化信息的治疗方法。

过滤器（filters）：有助于降低外部噪声的设备，实质上使放大器对某些输入频率更敏感，对其他频率更不敏感。

整合（integration）：一种肌电图信号处理技术，用于测量一段特定时间内曲线下面积，从而形成肌电图活动量化的基础。

防卫性肌肉痉挛（muscle guarding）：由于疼痛或对运动的恐惧而发生的肌肉保护性反应。

噪声（noise）：由肌肉收缩以外的任何来源产生的无关的电活动。

原始 EMG（raw EMG）：可以在处理信号之前显示和/或记录由肌肉收缩产生的电活动的形式。

校正（rectification）：一种信号处理技术，它改变波形从负极到正极的偏转，本质上是产生脉冲直流电。

参考电极(reference electrode):也称为接地电极,用作比较活跃电极记录的电活动的参考点。

信号增益(signal gain):确定信号灵敏度。如果选择高增益,则生物反馈单元对肌肉活动信号具有高灵敏度。

平滑化(smoothing):一种肌电图信号处理技术,可消除因电信号变化而产生的高频波动。

实 验 操 作
生 物 反 馈

描述

生物反馈利用人体自身产生的运动单位动作电位(motor unit action potential,MUAP)。这些信号被表面电极记录下来,放大,然后处理并转换成音频或视觉信号,实现监测各种心理生理过程并识别适当的反应。

生理效应

- 提高运动单位激活水平
- 降低运动单位激活水平

治疗效果

- 提高肌肉活动水平(肌肉训练)
- 降低肌肉活动水平(减少痉挛)

- 全身肌肉放松

适应证

生物反馈主要被治疗师用作在受伤、固定或手术后对肌肉功能进行再教育的辅助手段,或作为识别可能干扰运动员恢复的不必要的肌肉活动水平(痉挛)的辅助手段。有时,生物反馈被用作评估身体一般神经肌肉状态的工具,以帮助放松,减少疼痛和焦虑。

禁忌证

- 电极部位的耦合凝胶或胶黏剂可能造成皮肤刺激。

生物反馈			
步骤	**评估**		
	1	2	3
1. 检查设备			
a. 获取生物反馈装置,耦合凝胶和胶带			
b. 确保设备中的电池是新的			
2. 询问患者			
a. 确认患者身份并检查之前的治疗记录			
b. 确认没有禁忌证			
3. 患者体位			
a. 将患者置于支撑良好、舒适的位置			
b. 选择并暴露适当的肌肉或肌群以进行监测			
c. 在患者身上盖上消毒巾或衣物,但需暴露目标肌肉或肌群			
4. 选择合适的电极			
5. 准备电极位置			
用酒精或肥皂和水清洁皮肤表面			
6. 电极放置			
用胶带或保鲜膜固定			
7. 向患者解释操作流程			

生物反馈（续）			
步骤	评估		
	1	2	3
8. 开始指定的程序			
a. 肌肉训练			
ⅰ. 将单位调整到可以获取任何活动（MUAP）的最低阈值（μV）			
ⅱ. 调整音频和视觉反馈			
ⅲ. 让患者收缩目标肌肉以产生最大的音频和视觉反馈			
ⅳ. 在必要时通过轻拍、抚摸或与肌肉相反的收缩来促进目标肌肉收缩			
ⅴ. 当针对所选阈值获得最大反馈时，提高阈值并再次尝试			
ⅵ. 将肌肉或肢体移动到其他位置			
ⅶ. 每次训练持续肌肉收缩 10~15 分钟，或直至获得最大肌肉激活			
b. 抑制痉挛			
ⅰ. 将单位调整到可以获取最大活动（MUAP）的敏感度阈值（μV）			
ⅱ. 调整音频和视觉反馈			
ⅲ. 让患者放松目标肌肉，以产生最低的音频或视觉反馈			
ⅳ. 在必要时通过轻拍、抚摸或与肌肉相反的收缩来促进目标肌肉收缩			
ⅴ. 当针对所选阈值获得最小反馈时，降低阈值并再次尝试放松			
ⅵ. 将肌肉或肢体移动到其他位置			
ⅶ. 每次训练持续放松肌肉 10~15 分钟，或直至获得肌肉放松			
ⅷ. 完成治疗			
9. 取下电极			
a. 彻底清洁电极部位			
b. 记录本次训练结果			
c. 评估治疗效果			
10. 指导患者进行任何指定的运动			
11. 清洁后将设备送回存放处			

（高强 译，廖麟荣 审）

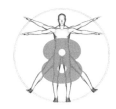

电生理评估和检测原理

John Halle David Greathouse

第 8 章

目标

完成本章学习后,学生应当能够:

➤ 定义和描述临床电生理检测[神经传导和肌电图(electromyographic,EMG)研究]的解剖学和生理学基础。

➤ 针对患有神经肌肉功能障碍的患者,评估进行临床电生理学检测(神经传导和肌电图研究)的适当性,并描述该测试提供的具体附加信息(如果被要求)。

➤ 描述以下每个设备在常规电生理测试中的基本作用:电极(针、参比电极和接地电极)、差分放大器、示波器、音讯扬声器、刺激器、电生理处理单元和打印机。

➤ 讨论为什么神经传导研究(nerve conduction studies,NCS)评估神经内的感觉和运动纤维,从这些测试中获得信息,以及为何感觉功能研究通常以微伏测量,而运动功能研究通常以毫伏为单位进行评估。

➤ 解释 NCS 中潜伏期、形状、振幅和神经传导速度(nerve conduction velocity,NCV)的作用。在此解释中,比较和对比正常和异常发现提供的信息。

➤ 描述生理上的"中枢传导研究"(F 波)和这部分检查提供的信息。

➤ H 波(霍夫曼反射)只能在上肢和下肢的选定部位引出。解释为什么这项测试不能普遍应用,确定该测试适用的特定区域,并讨论它为临床电生理学家提供的其他信息。

➤ 识别那些神经传导评估的类型,特别适用于影响神经肌肉接头的病症,例如重症肌无力和肌无力综合征(Lambert-Eaton 综合征)。针对这些病症,描述预期的神经生理学结果。

➤ 列出并描述本章概述的肌电图研究(针刺评估)的 4 个基本组成部分。在描述中,识别从每个组件获得的信息类型。

➤ 虽然病理状态通常表现髓鞘和轴突都受到损害,但损伤模式通常主要是脱髓鞘或轴突。比较和对比伴随主要是轴突病症(如神经根病)的主要脱髓鞘病症(例如卡压综合征、腕管综合征)的电生理学结果。

➤ 比较和对比前初级支(anterior primary rami,APR)和后初级支(posterior primary rami,PPR)。在您的讨论中包括 APR 和 PPR 的解剖学和功能的差异。此外,讨论对疑似神经根病患者进行椎旁肌(paravertebral muscles,PVM)的针刺肌电图检查的重要性。

➤ 描述与正尖波(positive sharp waves,PSWs)和颤动电位相关的特定电生理参数,并讨论这些异常自发电位在生理上代表什么。

➤ 针对怀疑患有肌病(如皮肌炎或肌萎缩症)的患者,描述如果确诊该肌肉疾病将存在的电生理学发现的类型。

➤ 从单个运动单元获得的 EMG 提供关于结构状态的间接信息,例如轴突、神经肌肉接头和神经支配肌肉纤维。认识到单个运动单位肌电图的形状存在固有的变异性,描述在相位方面异常发现的构成,相位增加的普遍性,以及其他波形变化的含义,如新生电位。

➤ 列出并讨论与电生理测试相关的 4 个潜在限制。

➤ 解释躯体感觉诱发电位(somatosensory evoked potential,SEP)测试的目的以及这种测试形式可以提供的额外资料。

➤ 探讨常规电生理检查对卡压神经病变、神经病变和多发性神经病的相对敏感性和特异性。

➤ 给出电生理学测试结果(神经传导和肌电图研究),描述这些信息如何用于帮助诊断,定制治疗计划和指导患者的预后。

概述

当患者的体征和症状表明涉及神经、神经肌肉接头或肌纤维的功能障碍时,患者被转诊至电生理专家(electrophysiologic specialist,ES)。由于神经生理学测试直接评估这部分外围神经系统(peripheral nervous system,PNS)及其组成部分是如何起作用的,因此功能受到了强调。可用于说明神经传导研究(nerveconduction studies,NCS;电生理检查的一部分)的比喻如下:每个人都有过在家里转动水龙头,然后到软管的另一端挤压喷嘴的经验,无论出于何种原因,没有适量的水或适当的压力,从喷嘴喷水洗车。当发生这种情况时,个人会沿着软管向后看以确定水龙头是否有问题,或者软管是否有扭结或撕裂,或者是否有其他问题限制了水的流动。通常,沿着神经在一个点开始动作电位(action potential,AP),然后评估与其传导相关的参数,例如速度[神经传导速度(nerveconduction velocity,NCV)]或大小(幅度),允许 ES 直接确定神经和构成神经的轴突的功能。如果测试还涉及神经肌肉接头和肌肉纤维,则可以对它们的工作方式进行类似的测定。其他程序,例如在检查的肌电图(electromyographic,EMG)部分期间使用针电极,允许 ES 对个体肌纤维的功能做出判断,并将任何观察到的异常与已知的特定疾病匹配。通过这种类型的结构功能的直接测量,例如神经和构成神经的轴突,神经肌肉接头和肌肉纤维,获得关于这些组分中的每一种的元素的完整性的信息。这种类型的测试可能足以独立并识别患者的功能障碍,或者可以与其他诊断程序协作使用以进行诊断。与电生理学测试相关联的常用程序是 X 射线或磁共振成像(magnetic resonance imaging,MRI),使用这些程序可以提供要识别结构的"图片"。因此,电生理测试评估功能,并且诸如 MRIs 的其他程序在某时可以对该区域中的结构进行成像。通过协作使用这些评估特定结构不同方面的评估方法,通常可以进行精确诊断。

大多数电生理测试是转诊的结果,要求提供关于如上所述神经肌肉结构的功能的额外信息。在需要进一步澄清的情况下,进行电生理检查并进行全面的体格检查。应重视体格检查,它是电生理检查前获得的关键因素,因为它构成了在神经肌肉问题的电生理检测过程中进行的后续评估的基础。因此,电生理测试所起的作用有点类似于常规被要求的 MRI 检查或一些有助于形成医学诊断的程序。电生理检测可能提供客观的结果,用于证实或驳斥从最初的主观和身体检查中得出的假设。当进行全面的体格检查时,这种形式的检查通常可以清楚地识别特定的神经肌肉问题,并提供与麻木或虚弱等问题相关机制的见解[1-3]。此外,最初的体格检查和详细的病史决定了将在电生理检查期间评估的关键要素。在某种程度上,根据病史和体格检查提供的结果,每个电生理评估都根据被评估个体的需求进行定制。

上文提到的电生理测试通常包括 3 个程序的组合:①NCS;②EMG;③躯体感觉诱发电位(somatosensory evoked potentials,SEPs)[2]。NCS 主要评估外围神经、神经肌肉接头以及被检查的神经支配的集体肌纤维的功能。这些研究着眼于传导速度和产生的集体 AP 的大小等因素,以确定上述结构的健康状况[4,5]。

肌电图检查通过使用特定肌肉的小量规针电极来评估肌肉的电活动并且根据少量肌纤维样本监测肌肉 AP。虽然稍后将提供更多细节,但这部分电生理检查监测静息时和自主收缩时的各种状态下的肌肉,并评估位于针尖附近的肌纤维的整体功能[6,7]。从形状、大小、持续时间以及肌肉 AP 生成的存在或缺失,可以对支配这些肌纤维的神经和肌肉本身的健康或功能障碍做出判断[8,9]。NCS 和 EMG 测试的结合是直接评估 PNS 及其组成部分的好方法。虽然这是一种很好的 PNS 评估工具,但上面列出的两种程序对评估大脑和脊髓或中枢神经系统(central nervous system,CNS)的效用有限[10]。由于并非所有的病理都只局限于 PNS,因此 SEPs 的第三个程序有评估 CNS 的能力,例如脊髓内的特定束[11-13]。除了专门的电生理检测外,绝大多数电生理检测仅限于前面提到的两个程序,即 NCS 和 EMG。大多数电生理评估仅限于 PNS 和运动单元的组成部分,其包括前角细胞和位于传入神经元和传出神经元之间的一个或多个突触,其是 CNS 在技术上的一部分[14,15]。

电生理学测试设备和设置

在获得患者病史并进行身体评估后,构建电生理检查以评估任何可疑的神经肌肉功能障碍区域。为了进行这部分检查,需要专门的设备,以便客观评估神经、神经肌肉接头、肌肉纤维和与 PNS 相关的其他部分。此类型系统的基本要素是:电极(与患者连接),差分放大器(用于增强信号),监视生成信号的方法(示波器用于查看信号和/或扬声器以听到信号),某种类型的处理单元(通常是具有文字处理能力的计算机或笔记本电脑),以及引发患者反应的方式(在静息和自主收缩期间,刺激电极能够刺激患者,针电极能插入肌肉并在插入时受到监测)[16]。然后将这个"系统"与打印机结合起来,以便生成报告,并且如果需要,可以记录特定发现的例子并将其放入患者的记录中(图 8-1)。

电极

从患者的角度来看,这是他们在 NCV 研究期间实际接触到的设备的一部分(图 8-2)。有 3 个电极连

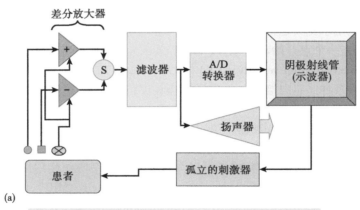

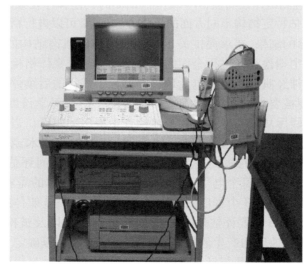

图 8-1 典型电生理评估系统的组成部分。(a)示意图;(b)患者使用的电生理系统的照片

接到患者：

　　1. 主动（拾取）电极。

　　2. 参比电极。

　　3. 接地电极-滤除背景噪声（图 8-2a）。

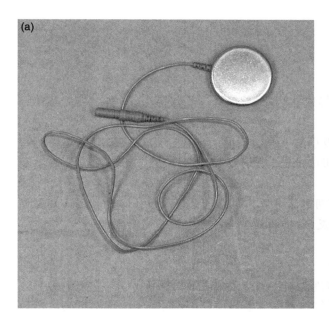

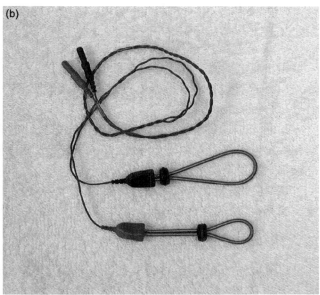

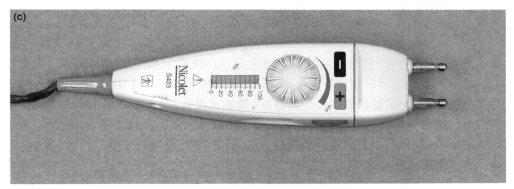

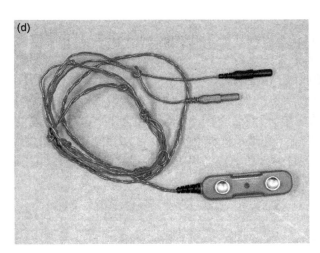

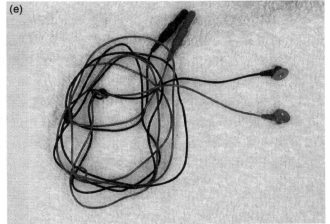

图 8-2　在电生理测试期间使用的一些电极类型的示例。(a)接地电极；(b)感觉环状电极；(c)刺激电极（探针）；(d)条状电极；(e)盘状电极

电极通常可以重复使用,将银/氯化银触点通过电极凝胶与患者连接,所述电极凝胶能降低穿过皮肤的阻力并且被粘贴到适当位置,或者是预凝胶的一次性电极,并且是自粘的。在任何一种情况下,皮肤必须清洁并且使用没有任何会对电信号传递产生障碍的药剂(例如洗手液)。

用于 NCV 研究的特定类型的电极(图 8-2)是:

1. 感觉环状电极(图 8-2b)。

2. 刺激电极(图 8-2c)。

3. 条状电极(图 8-2d)。

4. 夹子电极。

用于肌电图研究的特定类型的电极是:

1. 单极针电极一种细线电极,通常涂有聚四氟乙烯或其他材料,以隔离除保持活动的尖端(能够传导信号)之外的所有区域。

2. 同心或同轴针状电极这通常产生比单极针电极小的 AP。这种针有时被称为"双极电极";因为主动和参比电极都内置在一个单针中;这些同心针状电极中的针的量规大于单极电极。在本章中,所有参考文献都是针对单极电极。

注意:可能存在一些混合和匹配,因为单极电极可用作深部肌肉的主动电极或用作深部神经的刺激电极。因此,不能认为通过设计电极仅具有一种功能-相反,它们的描述应基于它们的使用方式。

放大器

将电极插入放大器,接收一个非常小的信号并放大它。第一个放大器称为前置放大器,它是电极引线插入的单元。然后将该信号发送到作为基本单元一部分的主放大器(用于转换低电压电位到更高电压信号)。前置放大器在功能上是"差分放大器";这将减去主动和参比电极共有的信号部分。

视觉反馈(示波器)

通过使用示波器监视(查看)信号。这显示了诱发电位(AP 在肌肉表面或神经节段上移动的形式),或由单独收缩肌纤维产生的运动单位动作电位(motor unit action potentials,MUAP)。由于产生的信号的大小根据测试的类型变化,因此示波器能够改变其增益(灵敏度设置)并改变信号的扫描速度。这种调整信号垂直和水平方面的能力允许评估者以最佳方式查看引出信号的类型。除了显示信号外,现代示波器(与基本单元链接)还能够存储信号以进行更详细的检查,或计算与信号相关的给定特性,例如对小信号求和和平均以创建一个更明确的信号响应。

听觉反馈(扬声器)

在 EMG 的部分检查期间,扬声器还用于监视信号,以使患者和评估者都受益。对于患者,扬声器发出的声音可以直接反馈出他们是否放松。在检查期间,患者需要完全放松,当"听到"扬声器安静时,表明自己完全放松。还有一些时候,他们被要求轻微或强烈地收缩,并且重复,声音的大小向患者直接"生物反馈"他们执行这些任务的表现。另一方面,评估者以上述所有方式使用声音,并使用它来识别特定的发现。虽然只是为了说明一个或两个例子并且没有提供完整的总结,但声音可用于识别静止时的自发电生理电位,例如正尖波(positive sharp waves,PSWs;肌纤维过敏的指示和暗示失神经情况)[17],或医疗文书并非所有的运动单位都在最大意志收缩期间爆发(表明该特定肌肉中运动单位的损失)。因此,将这种形式的声学监测添加到评估中可以更好地表征信号并增强识别异常发现的能力。

测试单位

上面列出的项目(电极、放大器、示波器和扬声器)都与某种类型的主单元连接,主单元具有执行特定测试所需的硬件和软件。虽然这个主题有很多变化,但两种基本类型的单元是在一个设施中使用的轮子上的独立工作站或可以轻松前往许多地方的便携式笔记本电脑单元。在这两种情况下,计算机屏幕在检查期间用作示波器,然后用作生成报告的文字处理器屏幕。无论设备大小以及它是相对固定还是便携,它仍然能够执行此类测试所需的大部分评估。与任何设备的情况一样,更昂贵的专用工作站可能具有一些在专业实践中有用的附加设置,或者增加为特定类型的电生理测试收集资料的能力。话虽如此,所有这些单元整合了电极信号、放大器和滤波器等的操作,以提供监视患者产生的信号的手段。

引发动作电位

当所有设备就位并连接在患者身上时,需要引出一个可以作出判断的反应。对于评估的神经传导部分,一个动作电位 AP 由具有触发器(通断开关)的刺激电极启动。刺激电极还有两个探针:一个是主动探针或阴极,另一个是被动探针或正极。阴极是放置在神经通路上的负极。正极是刺激器的阳极并具有刺激,也沿着神经通路放置但远离主动电极。电流在两极之间流动。在功能上,阴极使神经去极化,同时正极区域中的组织变得超极化[18-20]。

该掌上型刺激电极沿着神经的走向放置,阴极朝向先前连接的主动拾取电极,触发器被启动,产生单相位方波刺激。这种刺激的目的是在被评估的神经的静息膜电位中产生突然和快速的改变,并使该神经的所有轴突达到阈值(如产生一个 AP)[21]。对于大多数程序,调整刺激强度直到很明显已经产生了超大刺激。需要超大刺激来确保外围神经中包含的所有轴突被刺激,以便获得既可重复又代表该外围神经的能力的结果[21]。

在这一点上应该注意,当向患者引入外部电刺激时,产生 AP 的方式与那些主动收缩产生的 AP 不同。通常,当 CNS 启动自主收缩时,我们从小到大募集运动单位及其相关轴突。这已经被称为 Henneman 尺寸原理[22-25],基本上是应用奥姆电动势定律=电流乘以电阻。简单地说,较小的细胞体及其较小直径的轴突比大轴突具有更高的阻力。将其粗略地比作两根吸管的直径和通过吸管吸入浓稠液体时产生的阻力。与直径较大的吸管相比,小直径吸管会产生更大的阻力(更难吸入液体)。将这种粗略模拟应用于神经直径,电流最容易通过大直径轴突(阻力最小)[26]。因此,较小的细胞体具有较小直径轴突和较高电阻,将经历更大的电动势(电压)变化并且更容易达到阈值。这是由于上面的等式表明电流乘以相对较高的电阻(与一个较大的细胞体和电阻较小的轴突相比)将具有更大的电压变化。因此,在自主收缩期间首先启动小运动神经元,例如与 I 型肌纤维或慢收缩肌纤维相关的运动神经元[22]。

这不是在外部施加电流时发生的情况,例如在神经传导测试中使用的掌上型刺激电极。在这种情况下,假设所有轴突处于相同的深度,电流简单地沿着阻力最小的路径向下流动,即较大直径的轴突。虽然这不完全准确,因为位于神经周围的轴突可能暴露于稍高的电流水平,但是此原则大部分都适用[21,26]。因此,在外部刺激下,电流首先流向最大的轴突,导致它们去极化,立刻从最大的轴突到最小的轴突进行整体募集。完全启动外围神经并实现与给一条特定神经相关的所有轴突的刺激的唯一方法是超大程度地刺激神经。这通过增加刺激强度来验证,直到复合 AP 在较高水平的刺激下不会变大。由此产生的信号应该是可再现的并且代表该神经传导的综合能力。这种刺激水平被称为超大刺激,并且它是用于需要刺激部位的大多数程序的水平。另外,应该注意的是,基于诸如介入脂肪组织、结缔组织、肌肉组织等问题,该水平将因个体而异。因此,需要针对评估的每个患者将刺激电极调节到适当的水平。

当在 EMG 检查的部分期间监测来自患者的反应时,不使用电刺激。这是因为肌电图检查的目的是单独地评估肌纤维,然后在休息状态和从轻度到最大的自主收缩期间共同评估。由于这种焦点,不需要外部刺激。相反,将参比盘状电极放置在感兴趣的肌肉上或附近,并将小量规针插入肌肉中。差分放大器检测穿过针尖附近的肌纤维的任何 AP,并将该信号传送到示波器和声学扬声器。这可以评估当针头插入、休息时以及在自主收缩的不同状态期间肌肉的状态。为了确保有代表性的样本,并且由于在针尖周围评估的肌肉区域非常小,针在静止时肌肉轻轻移动多次(针的可变移动次数,范围从 4~12 或者更多)。这取决于一些因素,诸如当针对肌肉的不同部分进行采样时尽量减少患者的不适,以及从业者得到的评估回馈)[27-28]。针移动的目的是当肌肉放松时从各种肌纤维收集信息,以评估是否有任何异常的电活动表明存在去神经支配或其他类型的问题。静息时的正常反应是与针移动相关的电压的短暂变化,其在 230~300 毫秒内恢复到休息状态[28-30]。快速恢复正常休息状态的失败或在插入期间,或在检查时自主收缩部分没有期待的活动是可能存在某种类型功能障碍的标志。有关典型肌电图评估(插入、休息和自主收缩)每个阶段的预期内容的详细说明,请参阅"肌电图检查"部分。

生成一个记录

与此类系统相关的最后一件设备是打印机。打印机提供了一种方法,通过该方法可以将生成的报告记录在纸上并放入患者的记录中。根据各个制造商使用的算法,一些生成的报告简单地提供所收集数据的数字摘要,而其他报告则将代表性波形输出到打印机集成到报告中,无论给特定的制造商生成何种形式,打印机都提供硬拷贝机制,可以放置在患者的记录中,并且是与转介的医疗保健提供者进行沟通的主要方式。

外周神经系统的评估

NCS 和 EMG 的两个主要检查程序是评估 PNS 的组成部分。为了提供一个共同的参考点,一个典型的脊神经将被用作讨论 PNS 的模型(图 8-3)。

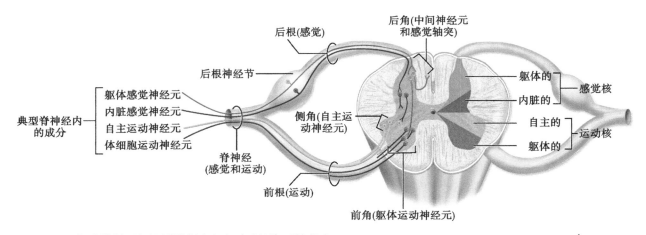

图 8-3　脊髓横断面与识别的根和初级支(经许可转载自 McKinley M,O'Loughlin VD. Human Anatomy,2nd ed. New York:Mc Graw-Hill,2008.)

整个神经系统被人工地分为两个主要组成部分:①由脑和脊髓组成的 CNS;②由所有其他部分组成的 PNS[14]。这是一个人工设计,因为这两个部分无缝地协同工作,为个人提供整体神经功能。虽然在概念上和描述上都很有用,但事实上这是一种分类方案,当在检查外围神经的运动组成部分时,在这两个系统之间没有明确的边界可以看到。

这些运动轴突的细胞体位于脊髓的腹角内,并且是 CNS31 的组成部分(图 8-3)[31]。这种 α 运动神经元细胞体直接影响沿着 PNS 的运动轴突走行的 AP 的产生。两个例子说明了如何通过 NCS 和 EMG 测试来评估 CNS 的这个特定部分(前角细胞)。首先,如果前角细胞患病并死亡,与其相关的运动轴突也会死亡。在这种情况下,该轴突将不能传导信号,并且如果这已发生在大量前角细胞中,则在外部施加的刺激之后评估的复合运动 AP 的大小(振幅)将减小。其次,EMG 评估还能够通过与失去正常的神经支配的肌纤维相关的异常自发电位来识别前角细胞损失。这些异常自发电位的存在可能发生在前角细胞损失少于复合运动单位动作电位(compound motor unit action potential,CMAP)所需的下降幅度,因此 EMG 对于这种类型的问题更为敏感。在任何情况下,这两个例子说明尽管 NCS 和 EMG 程序最常被描述为能够仅测试 PNS,但是 CNS 的特定组成部分,例如 α 运动神经元也可以被评估。

需要引入另外两个术语,因为它们与周围神经的功能直接相关,而这些神经是用电诊断测试进行评估[1]。首先是脱髓鞘,它与由施万细胞(Schwann cells)合成的髓鞘的某些类型的损伤有关。有髓神经通过跳跃式(节点到节点)传导以比无髓神经更快的速率传导 AP。当髓磷脂受损时,无论致病原因如何,AP

沿轴突行进的速度都会降低。因此,在传入和传出轴突中,脱髓鞘导致传导速度减慢。可能具有显著脱髓鞘成分的两种病症是长期糖尿病和腕管综合征。第二个主要类型的问题是轴突病(轴突丧失神经病变过程)。当潜在的轴突库的一部分不再起作用时,发现轴突病变。在这种情况下,传导速度在很大程度上保持不变,因为剩余的轴突正常传导。受影响的是由去极化神经支配的肌纤维的同步去极化总和的幅度和肌纤维的肌纤维膜的稳定性。肌肉膜的稳定性降低是最早的发现,针刺 EMG 的异常自发电活动在前一段中描述。在发生显著的轴突丧失后,在对运动或感觉神经的刺激的反应中将观察到较小的感觉神经动作电位(sensory nerve action potential,SNAP)或 CMAP 幅度。先前提到的前角细胞的丧失以及随后的轴突丧失是轴突病的一个例子。正如在后续部分中将看到的,所遇到的许多功能障碍将具有脱髓鞘组分,轴突病变的特征或两者的某种组合。

脊神经和神经肌肉接头的解剖学

从外围开始并向近端走行,典型的脊神经由以下元素组成(图 8-4):①专门的感觉受体,其作为移动探头将一种类型的能量(如触觉、温度、疼痛等)转换成一个感觉 AP;②CNS 内至少有一个连接传入神经元和传出神经元的突触;③位于脊髓前(腹)角的 α 运动神经元及其各自在 PNS 中的轴突;④神经肌肉接头;⑤被检测的神经支配的肌纤维[31]。

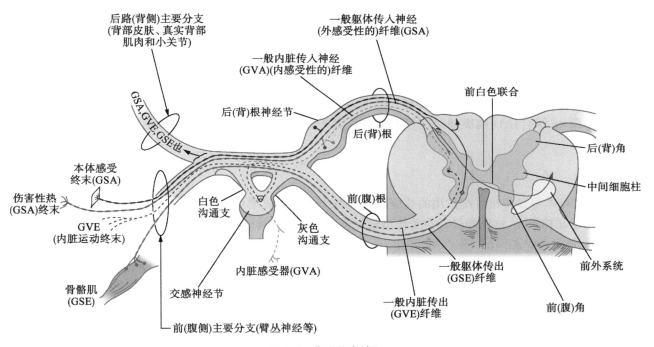

图 8-4 典型的脊神经

感觉神经元在功能上是专门的感觉受体和传入轴突或一级神经元的组合,其细胞体位于后(背侧)根神经节,因此它们将被一起考虑[32]。细胞体类型是假单极神经元,它投射到 CNS 中第一个突触的位置。这里的一个关键点是这种传入神经元是一个细胞,通常有长度超过 1m 的轴突,细胞体代表细胞的代谢中心。如果神经在其长度的任意地方有任何问题,传入神经元的最远端通常会首先出现存在问题的迹象。

感觉受体和轴突的大小

与这种受体神经元相关的特定感觉受体对于 NCS/EMG 评估并不重要,除了一些与大直径轴突相关的受体(如肌梭具有 Ⅰa 和 Ⅱ组纤维,两者都是大而快速的传导),特定模式(如轻触)的丧失通常是将患者带入诊所的原因。然而,传入轴突的大小很重要,因为当外部刺激引起电信号时,从一点到另一点测量的时间仅代表最快传导的纤维。大直径轴突是优先影响该时间测量的轴突,并且在人类中脉冲传导的速度变化很大,从无髓纤维的约 0.3m/s 的慢速到有髓的大纤维 60~70m/s 的速度[33-35]。另外,还有一些神经,如前臂的浅表桡神经和腿部的腓肠神经,主要是感觉神经[它们也可能含有少量的内脏运动纤维(自主神经系统),特别是交感神经系统(sympathetic nervous system,SNS)纤维,但这些在功能上被忽略了]。因此,可以通过电生理学测试直接评估这些传入轴突的完整性。

突触

反射弧所需的第二部分是在 CNS 内出现的至少一个突触,其通过 α 运动神经元将传入 AP 连接到传出 AP。该突触的功能可以通过称为 H 反射的程序来评估(稍后将更详细地讨论)。

Alpha 运动神经元

具有轴突的 α 运动神经元负责从脊髓向外周投射运动信号。α 运动神经元的大小不同,最大的神经元进入与 II 组或快速抽搐纤维相关的外来(骨骼)肌纤维。相反,最小的 α 运动神经元是那些进入 I 组或缓慢抽搐纤维的神经元[23,36]。与传入轴突的情况一样,由于外部刺激而进行的任何时间测量仅测量最快的导电纤维,因此优先偏向供应快速抽搐纤维的轴突。

神经肌肉接头

神经肌肉接头是指将传出的 AP 与其支配的肌纤维连接起来的空间。这是一个化学门控通道,有许多对乙酰胆碱(acetylcholine,ACh)的释放敏感的受体,这些受体嵌入膜内,有许多褶皱以增加其表面积[37]。随着 AP 向传出神经元的传导,ACh 被释放到神经肌肉接头中,如果数量充足,神经递质将与受体结合,并且门将打开从而开始沿着肌纤维传导 AP。通常,响应于传出 AP 的 ACh 的"数量"释放足以实现肌纤维上门控的打开和运动 AP 的传导。然而,当存在诸如重症肌无力(后突触问题)和肌无力综合征(Lambert-Eaton 综合征)(前突触问题)的情况时,其中神经肌肉接头可能与患者正在经历的虚弱的原因有关[38,39]。

肌肉纤维

肌肉纤维本身是传出纤维作用的效应器官。当个体自主收缩肌肉时,从中枢神经系统发出信号并启动一群 α 运动神经元,这些神经元沿着传出轴突传递 AP,穿过神经肌肉接头,引起骨骼肌收缩。当受到外部刺激时,该过程是相同的,除了 AP 开始于施加刺激的神经位点,并且 AP 在两个方向上远离该位点(如果在轴突正常传导的方向上的是顺向传导,和如果在与正常 AP 传导相反的方向上的是逆向传导)[40,41]。如前所述,由于电流遵循阻力最小的路径传导,最大的轴突首先被启动,响应电刺激的第一个肌纤维是快速抽搐纤维[23]。通常,神经的外部启动是以超大量度地进行,以试图启动由外周神经支配的所有肌纤维。当实现超大刺激时,可以对启动的整个肌纤维群进行判断。

脊神经的组成部分

虽然典型的脊神经及其相关组成部分为检查通过电生理检测可以和不可合理评估的内容提供了良好的起点,但仍需要一些解释。首先,图 8-4 中所示的典型脊神经似乎具有直接通过进入或直接通过离开至周边的传入和传出纤维,而不与其他神经混合。这可能大致是由胸腔肋间神经所代表的简单节段神经的情况。对于几乎所有其他传入和传出纤维,它们通过一个丛(或混合)整合,如臂部、颈椎、腰椎或骶丛的情况。检测员需要了解被评估的轴突的实际路径,以便能够对可能发生问题的位置做出潜在的判断。另外,典型的脊神经显示出两个向外围走行的主要分支,即前(腹侧)初级支和后(背侧)初级支。前初级支(anterior primary rami,APR)提供绝大部分的四肢和前体壁的肌肉和皮肤感觉区域,并且他们的轴突在各种丛中融合在一起。另一方面,后初级支(posteriorprimary rami,PPR)供应三种结构:①背部皮肤;②真正的背部肌肉[竖脊肌(erector spinae)、横膈肌(transversospinalis)、横突棘肌(interspinalis)、椎间肌(intertransversarii)、和肋提肌(levator costarum)〕;③小平面(椎骨关节突的)关节[15]。为了评估 APR 和 PPR 以及一些受神经支配的结构,需要评估代表这两个区域的肌肉。其次,图 8-3b 中绘制的典型脊神经取自胸椎位置的脊髓。因此,与突触前交感神经元相关的细胞体在脊髓的中间外侧细胞柱中是明显的,并且交感神经链神经节也存在于 APR 附近。这提示着外围神经包含一些自主神经(如 SNS 纤维)成分,并且许多损伤通过身体表现反映出来,例如出汗改变或肤色变化[42,43]。在四肢的外围神经中没有发现副交感神经系统纤维[15]。虽然这些自主神经纤维几乎是每个外围神经的一部分,但目前还没有一种很好的方法来选择性地评估这些特定纤维的功能。因此,目前典型的电生理学测试中无法评估自主神经系统。这是一个研究领域,将来有可能量化部分自主神经系统的功能[44-47]。

在结构上,有些需要考虑到的典型脊神经的其他组成部分,从图 8-3 并不容易看出。所有神经都位于皮肤下方,无论是在皮下组织(一些皮神经)或是在更深层次。由于神经的物理位置,对穿过神经的 AP 的任何刺激或检测都必须穿过皮肤和区域内的所有脂肪[15]。由于脂肪是一种相当好的绝缘体,这会对容易的刺激或诱发反应的识别构成一个潜在的障碍。另外,构成外围神经的轴突的集合被组织成束。从轴突水平开始,围绕一个特定的轴突的结缔组织被称为神经内膜(endoneurium)。组合在一起的轴突组成一个束(fasciculus),即下一个较大的层次,其中包围该束的结缔组织被称为神经束膜(perineurium)[48]。最后,束的集合被组合在一起并被更多的结缔组织包围,称为神经外膜(epineurium)。这些结缔组织层中的每一个都有助于提供外围神经的力量强度,但是它们也对我们感兴趣的轴突的直接电评估产生额外的障碍。

测试程序

临床人员了解了设备和相关的解剖结构,就开始电生理评估。这部分检查没有特别的顺序,一些临床人员倾向于在将针电极插入选定肌肉的 EMG 评估之前收集 NCS 资料。其他临床人员更愿意首先从 EMG 中进行判断,并使用它来帮助他们决定进行哪些其余的检查。实际上,不同的病症都会建议一个使首先执行特别有利的元素,因此临床人员可以调整测试的顺序以优化评估的时间和患者所接触的每个测试的元素的数量。认识到测试顺序是随意选择,基本程序的概述将从 NCS 开始,然后涵盖 EMG 评估。在此之后,将提供对采用频率较低的 SEP 测试的简要概述。

肢体温度和年龄的注意事项

执行这些电生理测试的检查员还需要了解影响所得结果的其他因素。其中最重要的两个是被检查肢体的温度和年龄。大量研究表明,所研究区域的温度与 AP 的速度之间存在负相关关系(inverse corelation)[49,50]。冷肢体将比正常温度肢体的传导电脉冲更慢。为了控制该变量,在检查期间应监测皮肤温度,如果温度下降得太低,在继续检查之前应使温度升高。对于上肢,手的表面温度应至少为 30℃,最好是 32℃[51]。对于脚,温度应至少为 30℃,尽管这些值在电生理实验室之间有所不同[21,52]。为了促进达到这种类型测试的最佳环境,房间也应保持在至少 25℃的温度[52]。由于温度对获得有效结果的重要性,评估时的肢体温度应该在任何已发表的报告中有说明。此外,年轻人(16 岁以下)或年龄超过 50 岁人的 AP的速度可能不同于 18~50 岁之间的成年人[21,52]。大多数神经在 4 岁时成熟,但也存在不同情况,PNS 的某些组成部分在大约 14~16 岁之前可能不完全成熟。不完全成熟的神经通常比预期传导得慢,并且为这个较年轻的年龄组构建的规范性表格考虑了这个因素。另一方面,年龄超过 40 岁的人开始看到 NCV 略有减慢。到 50 岁时,从 40 岁开始每 10 年减速 1 或 2m/s 就足以为 50 岁以上的人提供一套单独的规范性数据[21,52]。在 70 岁以后,减速变得更加明显[21,52]。由于老化和 NCV 之间存在负相关关系,因此在进行此类测试时也需要考虑老化过程。

神经传导研究

通常在 NCS 标签下进行和分组的测试组群包括以下内容:①感觉神经研究;②运动神经研究;③反射研究(霍夫曼反射和中枢传导研究);④重复性刺激测试。这些测试有一个共同特征,都是刺激神经产生诱发电位,然后在其他位置拾取反应。通过提供已知的刺激,并且知道诸如刺激点之间的距离和反应发生所需的时间之类的其他因素,可以测量诸如传导速度和感觉或运动神经 AP 的大小之类的因素。

感觉神经研究

　　感觉 NCS 的一般前提是检查者沿外围神经引入 AP 并在第二个位置拾取 AP。AP 从刺激点向两个方向行进。在感觉测试中,如果将主动记录电极放置在刺激点近端,则传导是顺向的(在感觉纤维通常传导 AP 的方向上,传入纤维朝向 CNS 传导)。相反,如果主动记录电极沿着神经放置在刺激点的远端,则传导是逆向的(与感觉纤维通常传导 AP 的方向相反)。在一些情况下,逆向产生的 AP 将比通过顺向获得的 AP 更大或更容易引发。顺向延迟可能略短于逆向延迟;然而,Dumitru 和 Zwarts[52,53] 指出,如果主动电极和导向电极之间的距离相距 4cm,则逆向和顺向潜伏期是等效的。因为这两种方法都有优势,所以两者都是临床电生理学家常用的选择,方向通常在书写报告中注明。

　　典型的感觉 NCS 设置如图 8-5 所示,针对腕部正中神经的第二指(示指)的顺向生成的 AP[54]。在这种情况下,刺激环电极已被放置在跨越神经路径的示指上,阴极(负责神经去极化的负极)放置在近端,正极放置在远端。在阴极近端的特定距离处,对于这种类型的研究来说通常为 14cm,主动电极沿着神经路径定位在手腕的皮肤上。类似地,参比电极沿着神经路径放置,在主动电极近端几厘米处。接地电极位于相同的肢体上,通常位于刺激点和拾取点之间的肢体的相对侧。回想一下,在电极定位之前皮肤必须是清洁的,并且传导凝胶用于最大化刺激部位的传导。

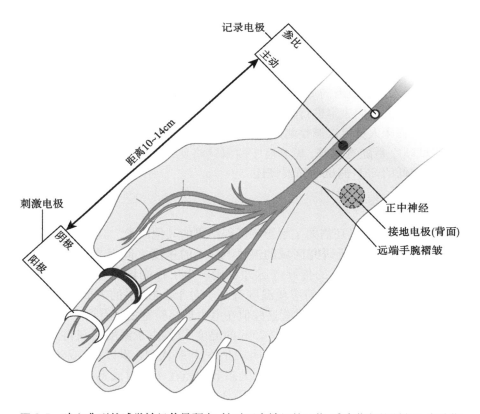

图 8-5　建立典型的感觉神经传导研究,针对正中神经的二指-手腕节段的顺向生成动作电位(From Nestor DE,Nelson RM. Performing Motor and Sensory Neuronal Conduction Studies in Adult Humans-A NIOSH Technical Manual. DHHS(NIOSH)publication no. 89. Morgantown, WV: Division of Safety Research, National Institute for Occupational Safety and Health;1987.)

　　如果是可重复使用的金属电极,并且它们被粘贴到位,导电凝胶也用于其他电极。如果使用一次性电极,则自粘凝胶将电极固定在被测试的肢体上。回想一下,也可以在肢体上放置其他探针,例如前面讨论的表面温度探针,以监测和记录测试时肢体的温度。

当检查者触发或启动刺激电极时,产生单个短暂的单相位方波。这种"电击"导致被检查的外周神经集合中包含的轴突出现突然和快速的改变,导致这些纤维中的一些或全部被去极化超过阈值点。如果刺激强度不足以启动所有轴突,就会生成次最大 SNAP。因为诸如电位大小的因素反映了启动的轴突数量,所以不寻求次最大 SNAP。在足够的刺激强度下,所研究的神经内的所有轴突都将被启动,并且将获得超大 SNAP。因为每个 AP 都是"全或无";沿着外围神经走行的所有 AP 的总响应创建了该神经功能的代表性图像。沿着神经路径被监测的信号不涉及神经肌肉接头或神经支配的肌肉,因此 SNAP 主要是反映感觉轴突的贡献,因为它们是最大和最快的传导纤维[45]。

与 SNAP 相关联测量的具体参数如下(图 8-6):①电位的幅度或大小,以微伏测量;②AP 的形状,通常是双向的,在基线的每一侧都有相位;③潜伏期,或者是从刺激到预定距离的响应所花费的时间,以毫秒为单位;④NCV,神经传导 AP 的速度,以 m/s 为单位测量(请注意,潜伏期和 NCV 都基于相同的信息,潜伏期反映了给定距离上的时间测量值,NCV 反映了速度。如果知道一个,则可以计算另一个)。

临床决策　练习 8-1

当评估尺神经的远端时,注意到 SNAP 幅度减小和潜伏期略有延长。观察这项测试的学生提出了一个问题:"这一发现是否仅仅涉及尺神经,或者这个问题是否可能来自更近端的位置,如内侧束?"如何使用 NCS 的部分检查在电生理学上解释这个问题?

振幅反映了在由于皮肤、皮下组织(脂肪)和结缔组织元素而存在一些阻力的环境中评估外围神经中的总 APs。对于感觉纤维,它定义为从负相(negative phase)峰值到正相(positive phase)峰值的距离(见图 8-6)。按照惯例,电生理学家将等电位基线以下的偏转称为正偏转,而高于该基线的偏转被认为是负偏转。虽然与二维图上的典型 y 轴的构造相比,这种正相和负相符号是相反的,但它是使用的标准。换一种说法是从峰值(负偏转的顶部)到波谷(正偏转的峰值)测量振幅。SNAP 的幅度大小为检查者提供关于该区段内轴突功能的信息。相对大幅度的 SNAP 是好的,并且可获得的图表给出了被评估的各种感觉神经的最小标准值。如果 SNAP 的振幅小于这些值,或者不能引发 SNAP,则表明在该神经节段内轴突存在某种类型的损害。这些振幅值是用示波器使用相当大的增益获得的,并且以微伏测量,因为与以毫伏测量的 CMAP 相比,从 SNAP 获得的电位很小(转换时,1 000μV = 1mV)。

形状在讨论潜伏期之前,有必要通过描述为具有一个或多个正相和负相电位的波形来阐明上述段落中的含义。对于 SNAP,该相位仅意味着当集体去极化波形沿着神经向下传导时,已经达到阈值的各个轴

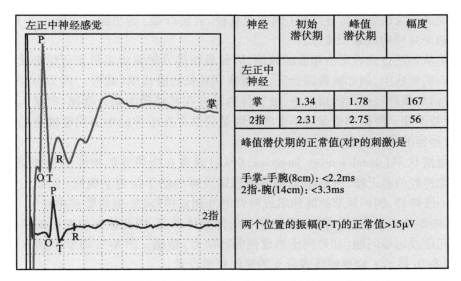

图 8-6　感觉神经动作电位(SNAP)相关参数。包括:振幅:以微伏测量,从峰到底部;潜伏期:测量从刺激开始到负电位峰值;形状:双相 biphasic 电位,典型的是初始为负相,然后是正相(小正相位在这种情况)

突沿着它们的长度传导 AP。由于这些轴突在类型(有髓和无髓)和大小(大轴突比相似结构的小直径轴突传导得更快)方面存在不同,因此累积波形代表外围神经中所有轴突的贡献总和。回想一下,AP 被拾取的位置具有两个电极,分别是一个主动电极[有时称为电极-1(E1)]和一个参比电极[有时称为电极-2(E2)]。参比电极插入差分放大器的反相埠,这样它接收的任何信号都将被反相,然后加到主动电极检测的信号上[55]。一个电极电位与另一个电极电位的函数相减(反相和相加与减法相同)在静止时表现为平坦的基线,并且在刺激时通常表现为双相电位。在任何刺激之前,主动电极和参比电极都在测量静止神经并且基本上处于相同的电压水平,产生零伏的基线。传导刺激的瞬间,主动和参比电极下的神经的静息电位依旧不受影响,并且等电位线保持平坦或不变。然而,随着时间的推移,这个引出的波形将沿着神经传导,并且前缘(最快传导的轴突)将开始在主动电极附近去极化。此时,在主动电极和参考电极记录的电位之间将观察到电位差。随着集体波形继续沿神经的长度前进,将有更多轴突的 Aps 到达主动电极并导致电位差异。由于在示波器上测得的 SNAP 是主动电极和参比电极之间的差值(差分放大器放大了电位差),并且参比电极测量的累积波形具有轻微的时间延迟,因为它进一步沿着神经传导,产生一个双相电位。这种双相电位简单地反映了主动电极和参比电极之间的电位差,因为累积波形沿着神经路径在它们下面移动。通常,与 SNAP 相关的初始偏转是负偏转,然后是正偏转-这两个相位因此产生双相电位。一旦诱发波形移过超过评估任意电位差的两个电极,就要重新建立零电位差的静息基线。由于特定的神经的 AP 在神经内的持续时间约为 0.5 毫秒,而在皮肤表面约为 2.0~3.0 毫秒,因此这是 SNAP 的典型持续时间[55]。

由于该 SNAP 同时评估在主动电极和参考电极处测量的内容,因此可以通过将电极引线反转到差分放大器中来反转波形。虽然这会违反常规,因为测量通常是在 SNAP 的负偏转峰值处进行测量(参见"潜伏期"部分),这里已经提到说明偏转不是固定的,只是反映了潜在的电位差异在两个电极位置之间。出于完整性考虑,还应注意任何一个位置(主动或参考电极)的电位变化实际上在神经内的生理层面都是三相的。观察到的双相电位是差分放大器的结果,它测量暂时分开的等效电压的变化[55]。因此,如果参考电极没有直接沿着被评估的神经路径放置并且两个电极没有测量等效电压变化,则可能存在一些具有三相形态的 SNAP 波形,通常为正-负-正相。

潜伏期与 SNAP 相关的潜伏期测量是指从刺激到负响应峰值的时间,在预定距离上,以毫秒为单位(见图 8-6)。对于许多常见的临床病症,例如腕部或腕远端慢性末梢正中神经病变(腕管综合征),这可能是临床上显著问题的最敏感和最早的指标[45,56]。因为潜伏期测量是在给定时间内,无论个体的大小如何,它都基于已知的距离,并且表格中提供了规范值。

获得的潜伏期值仅反映最快传导纤维(例如大直径、有髓纤维)的功能。回想一下上面的讨论,被检查的神经的所有轴突共同构成累积波形。

由于潜伏期是从刺激点到波形负相位的峰值,因此最快传导轴突将是负责评估潜伏期的轴突。在以神经脱髓鞘为代表的疾病中,例如腕管综合征,会观察到延长的潜伏期(减慢),因为会涉及大的有髓鞘轴突。另一方面,在诸如颈神经根病的情况下,被选择的轴突在其路径的某处受损,但是大多数轴突保持完整,潜伏期值将保持不变。潜伏期值保持不变的原因是仍然存在于神经中的完整轴突的传导速度与以往一样快,这维持着神经的整体速度。

这些远端感觉潜伏期(distal sensory latencies,DSLs)通常在所研究的神经的最外周(或远端)获得。DSL 可以涉及感觉神经的若干段,例如手掌到手腕段以及神经的手指到手腕段(例如正中神经)。或者,DSL 可以仅涉及一段神经,例如腿部的腓肠肌或前臂的外侧皮神经(外侧前臂皮神经)。在任何一种情况下,由于神经的远端距离处于在后(背侧)根神经节的细胞体最远,因此该区段对影响多个轴突的整个神经元功能的近端问题或远端问题(如外周压迫或微循环缺血)敏感。图 8-7a 显示了第五指(小指)腕部顺向刺激设置,而图 8-7b 显示了桡神经浅表分支的逆向刺激设置。

神经传导速度虽然用感觉神经纤维进行的最常见的程序是刚刚描述的 DSL 测定,有时会寻找到感觉 NCV。可以采用这种情况的一个例子是,如果检查者想要测试神经特定节段的传导速度,例如尺神经在肱骨内侧上髁下通过的位置(通常用运动神经研究完成,但是可以用感觉潜伏期完成)。这里的过程类似

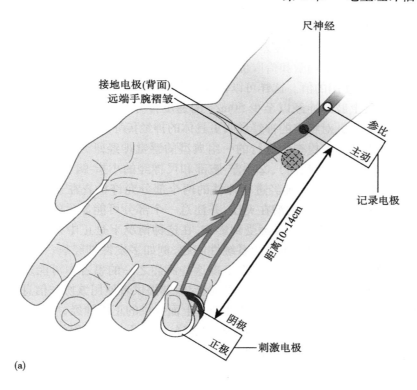

(a)

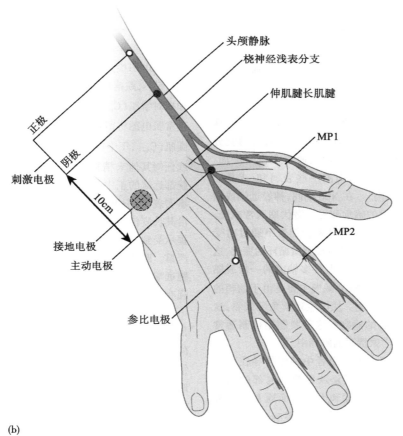

(b)

图 8-7 （a）小指-腕尺侧顺行刺激装置；（b）桡神经浅表分支的逆向刺激
设置（转自 Nestor DE，Nelson RM. Performing Motor and Sensory Neuronal
Conduction Studies in Adult Humans-A NIOSH Technical Manual. DHHS
（NIOSH）publication no. 89. Morgantown，WV：Division of Safety Research，
National Institute for Occupational Safety and Health；1987.）

于前面描述的设置,其中刺激电极,主动电极和参比电极沿着神经的路径定位,并且接地电极连于肢体上。刺激与之前讨论的相同。这里唯一的功能差异在于,不是使用已经开发了规范性潜伏期的预定距离,而是检查者创建适当的设置,然后测量刺激和拾取位置之间的距离。然后将该距离用作分子,并且从负刺激到刺激的峰值的时间是分母中使用的值。这样可以创建一个速度(以 m/s 为单位),可以与外围神经的已知值进行比较。通常情况下,上肢的神经以至少 50m/s 的速度传导,下肢的神经以 40m/s 或更高的速度传导[51,57,58]。如果需要,例表可针对特定的神经说明更具体的神经传导的速度[58]。

为了说明的目的,在上肢筛查检查中进行的一组典型的感觉神经研究可能包括以下内容:①手掌-手腕节段和正中神经的第 2 指-手腕(顺向);②手掌-腕部和尺神经的小指-腕关节(反向);③前臂至桡神经浅表的腕部(逆向)。用正中神经和尺神经进行评估的两个部分允许检查在正中神经通过腕横韧带下方的位置或尺神经横穿 Guyon 管的部位的潜在夹压,并注意一个部分可能显示的任何其他差异。对于单个问题,例如腕管综合征,预计只会有一个神经受到影响,在这种情况下是正中神经。然而,如果所有 SNAP 都具有延长的潜伏期,那么可能会出现更多的系统性问题,例如多发性神经病。应当注意,这里包括诊断标签,例如腕管综合征和多发性神经病,作为在呈现这些病症之一的患者中可能发现的内容的说明性示例。就其性质而言,神经生理学检查提供协作信息,医疗保健提供者使用该协作信息来协调患者的护理以进行诊断,但是这种类型的评估本身并不是诊断性的。上面提供的正中神经,尺神经和浅表桡神经 SNAPs 的例子就是选择的例子。正如在整个讨论中所强调的那样,评估人员将利用他们的专业知识和经验,根据患者的病情选择合适的 SNAP 和其他检查部分。

案例分析 8-1
电生理学测试

诊断及转诊原因:

腕部或腕部远端的末梢正中神经病变(腕管综合征)。

背景:

在临床检查期间,患有这种病症的患者通常会出现拇指、示指、中指、无名指和半边小指(正中神经感觉分布)的手掌一面的感觉改变,其症状通常在夜间增加。它们也可能具有鱼际隆起肌肉的一些衰弱和/或萎缩(受正中神经支配的肌肉)。在 NCS 期间,神经远端或横过手腕(正中神经)节段的感觉和运动潜伏期通常减慢。减慢通常是由于正中神经在横过腕骨韧带下通过时受压。压迫的影响是多方面的,导致轴突微循环的变化,这些轴突共同形成了神经、炎症以及许多轴突的一段脱髓鞘[28,43,77,92]。因此,该段的 NCV 减慢主要是由于髓鞘的丧失和正常有利传导的中断。从电生理学角度来看,这是主要以脱髓鞘为特征的病症。这种脱髓鞘机制通常会反映在临床电生理学家撰写的解释中。

虽然在患有腕管综合征的患者中神经传导在受压区域内减慢是典型的发现,但是从手腕到肘部的正中神经部分在进行的 AP 的速度和大小方面通常是正常的。这表明正中神经的近端节段不受影响。因此,通过识别 NCV 发生变化的位置并证明神经的其他部分正常传导,临床电生理学家提供了对病变定位有价值的信息。还可以注意到振幅减小可能与中度至重度受压相关。

测试程序和发现:

肌电图检查可能会发现肌肉中的阳性结果(颤动电位,PSWs,跌落单位等),如 APB($C_8 \sim T_1$,正中神经支配)和拇对掌肌($C_8 \sim T_1$,正中神经支配)。在进一步评估时,正常肌电图将留意第一骨间背侧肌(也是 $C_8 \sim T_1$),旋前圆肌($C_{6\sim7}$,正中神经支配),以及由腕部近端的正中神经或任何其他末梢神经根支配的其他肌肉。观察到仅由腕部远端的正中神经支配的被挑选的肌肉的变化这一事实表明,正中神经内的一些轴突已被损坏至 AP 不再沿其长度传导的位置。这些发现与轴突病变一致,并且提示受到的压迫比仅发生神经传导速度改变的压迫更严重。既然体格检查,NCS 和 EMG 的结果都说明腕部或腕远端的正中神经节段,以及该节段支配的肌肉受限,强有力地证明这是患者问题的根源。其他研究结果进一步证实了这一点,例如第一背侧骨间肌的正常肌电图包含类似于鱼际肌肉的 $C_8 \sim T_1$ 神经根,然而这是正常的,因为它来源于尺神经不能通过腕横韧带。其他研究结果是前臂的正常正中 NCV 和旋前圆肌中发现的正常肌电图。这些发现有助于描述问题并排除可能同时存在患者表现的其他可能性结果。

对这些结果的电生理学描述可能类似于"腕部或腕远端慢性中度正中神经病变(脱髓鞘>轴突病变),与腕管综合征的转诊咨询一致"。已经开发了两种分类系统,用于描述在腕部和腕远端的单发性正中神经病变患者的电生理学表现的程度[59]。Blan 描述的第一个系统

案例分析 8-1(续)

电生理学测试

严格基于从 NCS 数据获得的数据。由 Greathouse 等人[60]描述的第二个系统利用 NCS 数据和从 EMG 检查的针头部分获得的数据。这两个系统的目的是为转诊医生提供对患者当前状况的更实际的评估,便于确定下一步骤和预后。在上述个案中强调脱髓鞘,因为在这个案例中减慢是主要发现,经常遇到没有或最小的 EMG 变化。此外,当参照其他特殊试验或程序进行观察时,研究结果通常以不具有诊断性的方式编写,而是提供给卫生保健专业人员,他们利用这些信息负责协调患者的护理并需要作出诊断。

讨论的问题

- 对于腕部或腕远端患有末梢正中神经病变的患者(腕管综合征),在以下参数中会有哪些改变?为什么会在生理上观察到这些?

  (a) DSL

  (b) SNAP 的幅度

  (c) DML

  (d) 复合运动单位动作电位(CMAP)的幅度

  (e) EMG 变化

- 在阅读同一患者的报告时,正中神经的中心传导研究(F 波)略有延长。这在患者的背景下意味着什么?可能影响这种反射值的因素是什么?

- 霍夫曼的反射(H 波)是否适合 APB 肌肉?为什么或者为什么不?

- 肢体温度对神经传导潜伏期和 NCV 值的影响是什么?

- 腕管综合征通常被描述为压迫性神经病。从生理学的角度来看,这种压迫会影响哪些结构?这对神经功能能有何影响?

- 与典型的腕管综合征病例相关的压迫是否具有与脱髓鞘病症或轴突病变最一致的电生理学发现?为什么?

- 拇长屈肌、旋前圆肌和 APB 受正中神经支配。假设存在中度~重度腕管综合征,这些受正中神经支配的肌肉中的哪一个会表现出肌电图的变化?为什么?

- 重复性神经刺激程序通常用于评估具有末梢正中神经病变(腕管综合征)的个体吗?为什么或为什么不?如果不合适,何时这种特殊类型的测试程序是合适的?

- 对于末梢正中神经病变(腕管综合征)的患者,其记录了神经传导减慢(延长的潜伏期),在 APB 和拇对掌肌中,纤颤电位和 PSW 的结果可以提供哪些额外信息?

感觉神经研究的其他变化

比较研究在确定单神经病是否存在时进行比较研究的目的是在保持特异性的同时提高 NCS 研究的灵敏度,例如腕或腕远端的正中单神经病变或腕管综合征。在评估疑似腕或腕远端的正中单神经病变的患者时,病史和体格检查结果可能会引导您判断为腕管或其末端的正中神经受损。然而,当进行运动和感觉 NCS 研究,特别是远程运动潜伏期(DMLs)和 DSLs 时,这些值是正常的。为了提高 NCS 检查的灵敏度,可以进行比较研究。在这种情况下,异常比较研究将提示正中神经受损。

临床决策练习 8-2

当进行电生理检查的 NCS 部分时,注意到最初数个 DSL 处于临界或略微延长。优先得出被检查的神经有某种类型的神经功能障碍的结论,确定哪些测试参数是必须检查的和正确的?

确定手腕或手腕远端正中单神经病变的比较研究可能包括:

1. 在同一只手中比较无名指(D4)正中神经 DSL 和 D4 尺神经骨 DSL。当两个测量的距离相等时,D4 正中神经和尺神经 DSL 之间的正常差异<0.6 毫秒。该比较研究的敏感性为 77%~82%[1]。

2. 在同一只手中比较第一手指(D1)正中神经 DSL 和 D1 桡神经 DSL。当两个测量的距离相等时,D1 正中神经和桡神经 DSL 之间的正常差异<0.5 毫秒。该比较研究的敏感性为 69%~74%。

3. 在同一只手中比较正中神经掌侧 DSL 和尺神经掌侧 DSL。正中神经和尺神经掌侧 DSL 之间的正常差异<0.5 毫秒,当两次测量的距离相等,通常为 8cm。该比较研究的敏感性为 61%[1]。

4. 在同一只手中比较正中神经手指(D2)DSL 和尺神经手指(D5)DSL。当两个测量的距离相等(通常为 14cm)时,正中神经和尺神经手指 DSL 之间的正常差异<0.5 毫秒[1]。

虽然上面对感觉神经研究(通常是 DSLs)进行了严格的比较研究,这些研究涉及正中神经,其他的比较研究也可做于其他神经上,或可用涉及 DMLs 的技巧。涉及 DML 的比较研究的一个例子是在同一手中比较正中神经 DML 与尺神经 DML(参见"运动神经研究"部分)。正中神经和尺神经 DML 之间的正常差异<1.0 毫秒,当两个测量的距离相等时,通常为 8cm[1]。也可以比较所涉及的手和未涉及的手的 DML 或 DSL 值进行比较研究(如右正中神经 DML 与左正中神经 DML 相比)。Van Dijk 等人[61]指出,两项或多项比较研究必须是异常的,才能确定早期单神经病变。

临床决策练习 8-3

电生理学家正试图评估大腿后侧皮神经的 DSL(lateral cutaneous nerve of the thigh,LCNT;旧名称:外侧股骨皮神经)。一种常见的抗逆转技术是在髂前棘内侧 1~2cm,在神经穿过腹股沟韧带处刺激神经。拾取和参比电极通常沿着神经路径在刺激部位远端 2~14cm 处定位。特别是在超重的个体中,无法对这种相当深的神经进行充分的刺激并不罕见。电生理学家可以做些什么来增加他或她刺激这些感觉神经的机会?

近神经刺激技术与任何评估技术的情况一样,对于技术上不易获得的情况,还有其他方法可以获得 SNAP 提供的信息。例如,一些神经更深地位于体内[如大腿的外侧皮神经(lateral cutaneous nerve of the thigh,LCNT)]并且可能需要通过放置在神经附近的针电极来刺激。这被称为"近神经"刺激技术。当这样做时,可以考虑其他因素,例如 SNAP 的上升时间,其被定义为从波形偏离基线到负电位峰值的时间。该线的斜率用于确定针与深层神经的接近程度,可能期待得到最陡的斜率[57]。虽然获得的 SNAP 的基本前提与之前描述的相似,但对其完整的描述以及在进行更高级研究时可以使用的其他更专业的技术超出了本文的范围。有关这些专业程序的更多信息,感兴趣的读者可参考优秀的电诊断文本 Dumitru 等[1]、Kimura[2] 和 Oh[62]。

运动神经研究

NCS 的第二个主要部分是评估神经、神经肌肉接头和由可用轴突支配的肌纤维的组合功能。由于几个因素,在相同的距离下,这些运动 NCS 的潜伏期通常比 SNAP 的稍长。首先,这里记录的 AP 必须穿过神经肌肉接头,这需要花费很少的时间,大约 0.5~1.0 毫秒[63]。然后,AP 必须在肌纤维上扩散,这相对较慢,在顺序为 3~5m/s[64,65]。这是因为绝对最快的传导轴突是传导感觉的(如与肌梭相关的 Ⅰa 轴突),而大的运动轴突的功能性传导速度很快,它们并不像最大的感觉纤维那么快[66,67]。因此,距离为 8cm 的典型 DSL 潜伏期为 2.2 毫秒(正中神经),但距离为 8cm 的相同 DML 约为 4.2 毫秒[51]。

感觉电位和运动电位之间的另一个明显差异是获得的反应的大小。正如前面提到的,从运动神经研究中获得的运动反应相对较大,以毫伏为单位。将其与以微伏测量的典型 SNAP 反应进行比较,其中正常反应的幅度可能仅为 5μV 或 10μV。因此,运动反应可能很容易比使用 SNAP 获得的反应大 1 000 倍,在进行运动神经研究时需要在示波器上进行不同的灵敏度设置。尺寸差异是由于被触发的反应启动了在所有肌纤维表面上移动的累积 APs,称为 CMAP[17]。

第三个基本差异是可以直接或间接评估的各种结构。虽然感觉神经研究允许对神经传入纤维的一部分进行评估,但运动神经研究可用于评估神经的传出纤维功能、神经肌肉接头、神经支配的肌纤维以及整个长度的神经的整体状态或典型的反射弧(删节列表)。检查神经全长或反射弧的最后两项分别通过中心传导研究(F 波)和霍夫曼反射进行测试。在讨论了基本运动神经研究中寻求的主要因素后,本节末尾将介绍这两个程序。

获得 CMAP 的前提类似于引发 SNAP 时所做的事情。沿着神经路径放置刺激电极仍然会产生刺激,阴极和阳极沿着神经的路径定位,阴极位于远端(如最接近被刺激的肌肉)。在进行运动神经研究时也使用接地电极,并将其置于同一肢体上以最小化背景噪声。这里的关键区别在于,主动(拾取)电极理想地放置在运动点上方的皮肤上,即神经进入肌肉并且通常位于肌肉中心附近的部位。参比电极放置在距离它几厘米的区域中,该区域通常不会像活动部位那样导电[17]。如图 8-7 所示,这种设置使手刺激器的阴极与主动电极相互对齐,相应的正极和参比电极远离组件的中央[58]。与 SNAP 的情况一样,主动电极与差分放大器的非反相埠耦合,参比电极连接到反相埠。由于差分放大器,在充分刺激后在示波器上观察到的获得的 CMAP(图 8-8)是两个电极之间的电压差(如主动-参比)[58]。

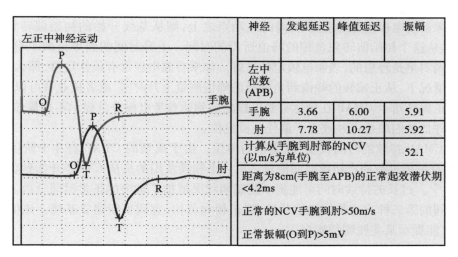

神经	发起延迟	峰值延迟	振幅
左中位数(APB)			
手腕	3.66	6.00	5.91
肘	7.78	10.27	5.92
计算从手腕到肘部的NCV(以m/s为单位)			52.1
距离为8cm(手腕至APB)的正常起效潜伏期<4.2ms			
正常的NCV手腕到肘>50m/s			
正常振幅(O到P)>5mV			

图 8-8　复合运动单位动作电位(CMAP),参数为:(a)起始潜伏期:从刺激到 CMAP 负相的起始;(b)幅度:从 CMAP(P)负相的起始(O)到峰值,以毫伏为单位测量;(c)形状:具有初始负相的典型双相形状(在此反映)(转自 Nestor DE, Nelson RM. Performing Motro and Sensory Neuronal Conduction Studies in Adult Humans-A NIOSH Technical Manual. DHHS(NIOSH) publication no. 89. Morgantown, WV: Division of Safety Research, National Institute for Occupational Safety and Health; 1987.)

使用类似于 SNAP 所使用的超大刺激,所有被研究中的神经支配的肌纤维应该被启动,并且在主动电极下应该发生肌肉收缩。由此获得的 CMAP 将在示波器上提供由去极化神经支配的肌纤维的同步去极化的代表性图像。另外,该 CMAP 反映了所研究的神经中包含的运动轴突的状态总和,神经肌肉接头和受神经支配的全体肌纤维。与诱发运动电位相关的特定元素是:①潜伏期:以从刺激时间到 AP 初始发作的毫秒数来衡量;②振幅:以毫伏为单位测量,代表从起始到高峰评估的所有被募集的肌纤维总和;③上升时间:以毫秒为单位,表示从初始偏转"上升"到负峰值所需的时间;④持续时间:以毫秒为单位,反映从初始离开基线到重新建立基线所需的时间;⑤形状:通常是双相的;⑥沿着被调查的神经的长度计算 NCV。

临床决策练习 8-4

在 NCS 的运动部分,预期的复合运动单位动作电位(CMAP)将具有"负"初始偏转。如果观察到的偏转处于"正"方向,可以做什么?

潜伏期是一个特别有价值的变量,因为它提供了主动电极下被神经支配的肌肉的传出轴突传导速度的信息。它被定义为从已知距离的刺激到初始偏离基线的时间,如果电极被正确定位,则应该在负相方向上。因为这通常是通过位于所研究的神经远端的肌肉来完成的,所以这些潜伏期被称为 DML。对于所研究的每条神经,存在具有预定距离和最大正常 DML 值的规范图表。例如,正中神经 DML 的设置如图 8-10 所示。在这种情况下,手刺激器的主动电极和阴极之间的距离是 8cm,在解剖学的神经路径上沿着连接两点的直线测量。在距离为 8cm 处测量时,正中神经的正常 DML<4.2 毫秒[55]。如果潜伏期长于此值,并假设手的温度适当,则表明神经传导速度比正常慢。这种类型的潜伏期延长通常发生在一些脱髓鞘的区域。

振幅 CMAP 的振幅的测量通常从基线到负偏转的峰值,并以毫伏为单位。如前所述,这是一个比 SNAP 大得多的偏转,可以相对清晰地识别离开基线的出发点。当讨论潜伏期和计算 NCV 时,这将变得很重要,因为 CMAP 的真正初始(从基线的偏离)是计算这些值时使用的点,而不是用于 SNAP 计算的负电位的峰值。对于在上肢进行的许多运动神经研究,预计振幅值为 5mV 或更大[10]。在下肢,CMAP 的振幅通常略小,正常振幅预计超过 2mV[10]。小于上述参考值时表明技术差(如主动电极未正确定位在肌肉的运动点上)或者缺乏支配肌肉的轴突,因此募集较少的肌肉纤维(注意:某些从业者使用振幅的替代方法,他们计算从峰值到峰值的振幅[58])。

上升时间如果活动电极理想地置于肌肉的运动点之上,则从基线开始的初始偏转将是负值[58]。此时,上升时间就是从这个初始偏转到负相的峰值所需的时间。上升时间的斜率反映了有源电极和 AP 源之间的距离。陡峭斜率是理想的,表明电极定位良好。如果有源电极没有最佳定位,那么初始偏转可以是正方向。在这种情况下,从正偏转的峰值到负偏转的峰值测量上升时间,或者从业者可以重新定位有源记录电极。该初始正偏转指示 CMAP 在到达有源电极之前到达参考电极并且提示不是最佳技术。上升时间有助于临床人员评估他们的技术并致力于最佳电极定位。

持续时间是 CMAP 持续的时间长度,以毫秒为单位。由于典型的 CMAP 有 2 个阶段,即负相和正相(见图 8-9),因此有可能进行两次持续时间测量。第一个和最常用的是从 CMAP 开始到负峰值的时间,直到再次达到基线[58]。过长的持续时间可能提示脱髓鞘状况增加了轴突的正常时间分散。弥补周围神经。可以计算持续时间的第二种方式是从初始开始,到正相和负相,直到重新建立基线。该值使用频率较低,但如果过长,则可能提示某些脱髓鞘病症。

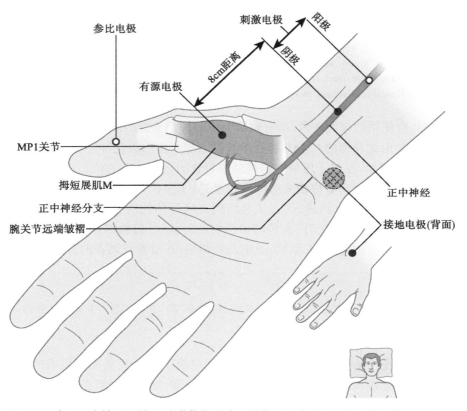

图 8-9 建立正中神经远端运动潜伏期研究(刺激电极在手腕近端,阴极位于远端)。主动信号电极位于拇短外展肌的腹部上方,参考电极位于指间关节。接地电极位于手腕的尺侧

形状 CMAP 的形状通常是双相的,如图 8-9 所示。如前所述,所获得的形状提供的信息有助于检查者确保采用良好的技术。如果获得的电位的形状具有初始正偏转,则应在进行运动神经研究之前重新排列电极。

神经传导速度虽然 DML 值提供关于神经的一个预定区段的信息,但它们不提供关于整条神经状态的信息。例如,如果注意到正中神经的延长 DML,在拇短外展肌(abductor pollicis brevis,APB)的肌腹上有活动电极,阴极刺激该点近端 8cm(图 8-10),它只表示这部分神经不能正常传导。它没有为检查者提供关于

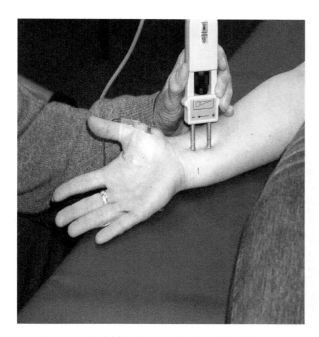

图 8-10　正中神经检查时离 DML 的距离为 8cm

刺激点附近正中神经判断所需的信息。

　　为了对神经的更近端部分做出判断,将有源电极留在原位并使刺激电极向近侧移动。图 8-11 中的插图显示了在肘部肘窝中刺激的正中神经的设置。在肘窝进行的第二次刺激(第一次是获得的初始 DML)提供了双相电位,表示 CMAP 沿正中神经向 DML 刺激部位移动所需的时间,加上它沿着神经的远端 8cm 向下行进时间,穿过神经肌肉接头,并引起 APB 肌纤维的同步去极化(最初的 DML 时间)。通过测量在获得 DML 时使用的刺激的初始点期间与阴极的距离到该第二刺激的阴极点,获得已知距离[这种运动神经传导速度(MNCV)评估技术必须针对每个人进行,因为根据一个人的体型和形态特征,前臂的长度会有很大差异]。从新获得的潜伏期中减去最初的 DML 提供 CMAP 从肘窝到 DML 刺激部位所需的时间。这为检查者提供了已知的距离和已知的时间,这允许计算神经的第二段上的 NCV,在这种情况下是前臂。由于 NCV 以 m/s

秒为单位测量,因此两个获得的距离和时间变量的比率计算如下:NCV = 距离(以毫米为单位)/时间(以毫秒为单位)。注意,通过减去先前刺激的时间和距离,在这种情况下为 DML,由此获得的神经传导值反映了最后检查的神经的特定节段的 NCV。因此,记录的 NCV 值反映了从肘窝到腕部的传导速度。还要注意,与 SNAP 的情况一样,获得的 NCV 值仅反映神经中包含的最快传导运动轴突。使用当前的 EMG 设备,MNCV 的计算由计算机程序确定。

　　图 8-11 展示了从肘窝到腕关节神经节段的 NCV(神经传导速度)可以计算,其他神经节段的传导速度也可以计算。例如:如果沿手臂正中神经的走行进行第三次刺激,第三个 CMAP(复合运动单元动作)潜伏期也可以得到。通过从第三个 CMAP 潜伏期减去肘窝的 CMAP 潜伏期(第二个刺激),可以得到一个反映 CMAP 从刺激处传导到肘窝的毫秒时间。通过测量该距离,可以计算该段的 NCV。这可以通过腋窝刺激再次完成,并在 Erb 点或锁骨上刺激再次完成。Erb 点位于锁骨中段的后方,是一个相当强的部位,超大刺激旨在激活臂丛神经。Erb 点或锁骨上刺激部位也用于其他不便于直接刺激的神经测试技术中,如胸长神经、肩胛上神经、腋神经、肌皮神经和近端桡神经[68]。

　　这种从特定神经增量段获取的 NCV 的能力,在许多方面是相当有价值的。首先,上肢的传出(运动)轴突的整体速度比下肢的速度快。在上肢的值通常超过 50m/s,下肢 40m/s[10,15]。上肢和下肢之间这些差异的原因包括下肢的温度,神经长度和传导速度之间的反比关系,更可能为远端的轴突逐渐变细[21]。通过将获得的 NCV 与这些一般值进行比较,可以评估该神经段的整体状态。在某点处出现严重压迫的情况下,该压迫点远端 NCV 可以正常,但通过压迫点的 NCV 会减慢,然后在压迫点的近端的 NCV 也会恢复正常[69]。这可能发生在正中神经上,例如,如果正中神经通过旋前圆肌的两个头部受到显著的压迫/限制。通过识别具有异常传导速度的这个部分,提供了患者正在经历的问题机制的信息。这种逐段评估常用于评估尺神经在肘管内通过易于受压时的功能。其次,可以观察到从远端到近端发生的 NCV 的正常变化。神经近端有较大的直径,并且越远端变得越小。此外,手臂的温度通常高于手腕处测量的体温。因此理论上可以预期,对神经进行更近端的评估可以观察到 NCV 通常会增加。这是通常所发现的,在上肢的所有节段传导至少 50m/s,但是更近端的节段传导 AP 的速度甚至更快。

　　潜伏期与 NCV 比较潜伏期和 NCV 直接相关,虽然两者在第一处的理想特性是不同的。期望的潜伏期是短的(时间测量),而期望的 NCV 是快速的(速度)。如前所述,潜伏期用于已知距离,通常是正在研究的运动神经远端段(DML),并与标准值图表进行比较(如运动神经远端段和振幅)。潜伏期可以比喻为汽车驾驶员从"里程标记 1"到达"里程标记 2"需要多长的时间。由于这是一个已知的距离,如果我们预

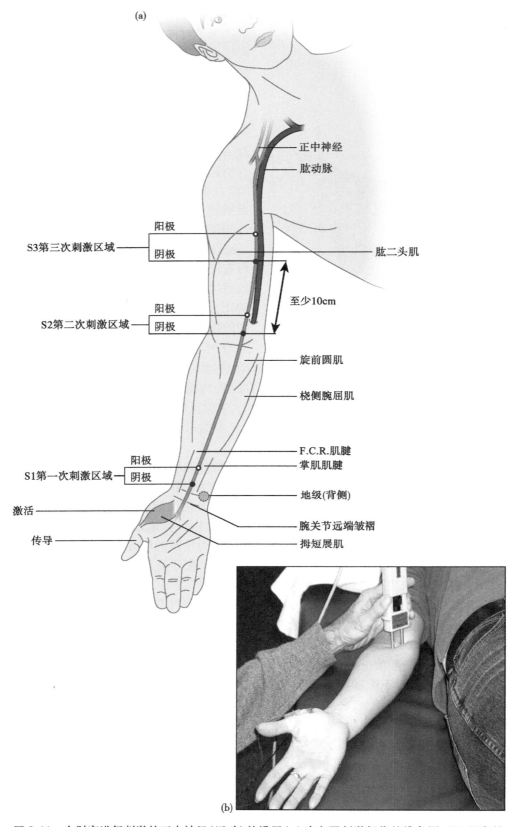

(a)

正中神经
肱动脉

阳极
S3第三次刺激区域
阴极

肱二头肌

至少10cm

阳极
S2第二次刺激区域
阴极

旋前圆肌

桡侧腕屈肌

F.C.R.肌腱
掌肌肌腱

阳极
S1第一次刺激区域
阴极

地级(背侧)

激活

传导

腕关节远端皱褶

拇短展肌

(b)

图 8-11　在肘窝进行刺激的正中神经(运动)的设置(a)确定了刺激部位的线条图;(b)程序的照片(From Nestor DE, Nelson RM. Performing Motor and Sensory Neuronal Conduction Studies in Adult Humans-A NIOSH Technical Manual. DHHS (NIOSH) publication no. 89. Morgantown, WV: Division of Safety Research, National Institute for Occupational Safety and Health; 1987.)

期汽车以至少 60 英里/h 的速度在高速公路上行驶,那么这个距离的预期"潜伏期"时间值将是 60 秒。时间不到 60 秒会很好,表明是一辆快车。>60 秒的是慢车,为了讨论起见,慢车将被认为是异常的。类似地,当测量 AP 从一个点到第二点所需的时间时,在已知距离处,已经获得了正常潜伏期,组成了电生理实验室使用的"正常值表"的一部分。潜伏期短于正常值表中的是好的,因为它们表明 AP 沿轴突复合束下行的速度相当快。然而,值得注意的是 DML 通常比 DSL 长得多,因为除了 AP 沿轴突向下移动(所有用 DSL 评估的),DML 还反映了跨神经肌肉接头的传输时间和 AP 沿肌纤维下行的时间。由于在神经肌肉接头处释放乙酰胆碱需要大约 1 毫秒,并且沿着肌纤维的 AP 的速度比沿轴突慢,所获得的 DML 值比相同长度的 DSL 长。

传导速度通常用于接近 DML 获得的初始刺激点的神经段,并与正常值表中确定的上肢和下肢已知正常传导速度进行比较。计算神经传导速度有几个原因。第一,肢体的长度是不同的,所以不管肢体长度如何,通过确定"速度",可以对个体进行比较。其次,由于它们是通过减去 DML 而获得的,因此消除了神经肌肉接头和 AP 沿肌纤维的贡献。第三,这种类型的评估允许检查肢体远端的神经段,允许识别潜在的传导阻滞或其他异常的位置。总的来说,这种类型的评估精确计算 AP 横跨目标所有段运动神经的速度。

潜伏期和 NCV 的对比讨论,应当注意并没有哪一个更准确,而是它们都使用基本相同的信息来以稍微不同的方式看待神经功能问题。虽然从理论上讲,对于用 DML 测量的节段计算 NCV 是可能的,但是由于神经肌肉接头的原因和肌纤维 AP 传导速度的减慢,NCV 并不常规地进行,因为存在固有的不准确性。相反,当获得 NCV 时对被刺激神经的每个部分自动计算潜伏期,因为肢体具有不同的长度,所以获得的潜伏期不是直接可比的。相反,DML 被彼此减去以获得时间度量在 NCV 计算中使用。需要识别的关键点是,期望的状态是短的延迟和快速的传导速度,并且两个变量测量相同的实体,但是以不同的单元来表示以便于通信。

其他运动神经传导过程

中枢传导研究 NCS 测试中的中心传导研究也被称为 F 波[70-72]。在功能上,这是一种 AP 通过传出轴突向近端(逆行)传递到前角细胞的水平,然后沿着相同的传出轴突"反弹",导致神经肌肉纤维的二次收缩。之所以使用"二次收缩"这个术语是因为,当产生远端部位的刺激时,最初直接激活来自肌肉的运动神经轴突远端段,从而产生 CMAP。这个 CMAP 被称为"M 波":虽然 M 波与刺激紧密相关,但是 F 波在时间上出现得非常晚,因为 AP 必须逆行地将传出轴突向上传递到阿尔法运动神经元的水平,并且沿着传出轴突的正交方向向下传递,为了引出第二个 CMAP。因此,F 波的一个优点是它代表了整个神经在研究过程中的整体传导状态。

产生 F 波的技术基本上与用于产生 DML 的技术相同,只是手持式刺激器的阴极和阳极的位置颠倒。在这种情况下,阴极被放置在被研究的神经的近端,使得诱发电位直接进入脊髓的水平而不经过阳极(阳极现在被放置在阴极的远端)。F 波的振幅一般很小,只有由直接刺激产生的 M 波的大小的 1%～5%[73]。此外,F 波具有显著的变异性,虽然它可以从上肢和下肢的许多肌肉诱发,但它可能不是普遍存在的。典型地,仍然使用超大刺激,引出合理数量的 F 波(例如 10～12),并且获得的最短潜伏期被记录为 F 波潜伏期值。正常值为上肢<32 毫秒,下肢<58 毫秒,对于身高不超过 6 英尺(72 英寸)的个体<71 毫秒。对于身高超过 6 英尺的人来说,计算 F 波潜伏期的标准值和/或方法是可用的[74]。除了检查整个神经长度上的传导状态外,长时间的 F 波常常与 NCV 减慢等其他发现相配合,而 NCV 减慢的部分可能指示脱髓鞘状态[75-77]。此外,该技术可用于识别神经丛问题(丛病)或近端神经行为功能障碍。

霍夫曼反射 霍夫曼的反射,或称 H 波,是一种病理性的异常反射弧,这个反射只存在于少数特定的肌肉中。这种反射的诱发动作电位通过传入轴突(直立传导)近端到达脊髓节段水平,这种化合物 AP 导致神经递质在一个或多个突触之间传递,最终到达前角细胞,引发一个正向传导,从而产生 CMAP。H 波和肌肉伸展反射(muscle stretch reflex,MSR)的过程是一样的,通过传入轴突到脊髓,穿过脊髓到运动神经元,然后通过传出神经元到远端去极化肌肉纤维。这是一个非常稳定的反射,可以是沿着神经问题的敏感指标,如骶 1 神经根病[78]。如同 F 波的情况一样,最初的 M 波发生的时间接近于刺激的时间,而 H 波发生的时间较晚,因为它的过程要长得多。与同一肌肉的 M 波(如比目鱼肌)的最大振幅相比,H 波的振幅更小,潜伏期更长,最佳刺激强度更低。在观察比目鱼肌的 CMAP 或 M 波直接反应之前,H 反射的大小通常会达到峰值。在当前强度进一步增加导致不断增加 M 响应但稳步降低 H 反射振幅[79]。已经确定,24%~100%的运动神经元池可能参与 H 反射。这表明,H 反射大,受多种因素的影响,包括在研究中肌肉的轻微自愿收缩和/或中枢促进作用的超强烈影响[79]。H 波的振幅比 M 波小得多,最佳刺激强度也低得多。H 波最大的缺点是,它只能在有限的肌肉群中可靠地发出,主要是小腿肌肉[73],而很少在桡侧屈肌中发出[80]。除了腿部肌肉外,这一过程不经常使用,但它可以提供有价值的合作信息,与选择的条件,如上述 S_1 神经根病变。

案例分析 8-2
电生理检查

诊断和转介原因:

累及 C_5 神经根的神经根型颈椎病。

检测程序和结果:

在这个个案中,临床检查和肌电图将是检查中最有价值的部分。神经传导的减慢可能不会被观察到,因为容易测量的神经节段不会受到 $C_{4~5}$ 椎间孔的限制。然而,临床检查可能有不强的证据显示,皮片的感官模式变更或改变反射(例如,肱二头肌反射主要是 C_5)。此外,肌电图检查还将对跨越许多不同神经的具有 CS 功能的肌肉进行取样,如肌电图显示肱二头肌(肌皮神经:$C_{5~6}$),三角肌(腋窝神经:$C_{5~6}$),锁骨部分胸大肌(胸外侧神经:$C_{5~7}$),冈上肌肌肉(肩胛上神经:$C_{5~6}$)和中颈段脊髓(背侧主支),则与 C_5 或 C_6 根水平密切相关。当这与旋前圆肌(正中神经:$C_{6~7}$)、桡侧长腕伸肌(桡神经:$C_{6~7}$)和其他有 C_6 但无 C_5 贡献的肌肉的正常发现相结合时,C_5 神经根水平成为患者出现问题的最可能原因。颈椎椎旁肌的阳性结果表明,病理过程是近端的,也包括后(背侧)主支。正常的神经传导速度表明,在被观察到的神经中,并没有一种名为外周神经的神经受到压迫。总的来说,这些发现强烈暗示神经根受压,特别是 C_5 根水平,是引起上述症状的原因。在这种情况下,电生理检查描述的结果可能类似于轴索病影响 C_5 神经根支配的颈部肌肉,这与所查阅的颈部的神经根性疾病相一致。注意:在这种情况下,潜在的脱髓鞘尚未被处理,因为在电生理检查中没有显示出脱髓鞘的征象。

问题讨论:

• 对于颈椎神经根病患者,如果有 NCV 的变化,通常会发现什么?

• 由于电生理检查是基于极好的体格检查,那么对于 C_6 神经根病患者来说,什么样的运动、感觉、反射和特殊测试检查可能是明显的?

• 在没有任何体格检查结果的情况下(如上文问题 2 所提及的),电生理检查可以反映病理变化吗?

• 如果怀疑 C_5 型颈神经根病,下列哪一块肌肉可能显示阳性表现?(对于每一块肌肉所表现出的阳性或阴性反应,都能为你的答案提供一个理由)

  1. 中颈椎棘突旁肌

  2. 下颈椎棘突旁肌

  3. 冈上肌

  4. 三角肌

  5. 肱桡肌

  6. 指伸肌

  7. 旋前圆肌

  8. 尺侧腕屈肌

  9. 拇指对掌肌

  10. 第一背侧骨间肌

• 在棘突旁肌所做的 EMG 的阳性结果中有哪些信息是通过对肢体肌肉 EMG 检查而得不到的?

• 如果观察到收缩程度低的运动单位是非常小(<300μV)并且非常短的持续时间(如 3 毫秒),那么可能涉及到什么样的一般病理?为什么?

• 1+PSWs 与 4+PSWs 的临床意义是什么?

• NCS/EMG 检查的临床结果如何有助于确认诊断,帮助制订适当的治疗计划和指导患者预后?

• 为什么 SEP 检查会被包括在电生理测试中?

重复性的神经刺激重复性神经刺激用于评估可能影响神经肌肉连接处的情况,如重症肌无力和肌无力综合征(Lambert-Eaton 综合征),重症肌无力是突触后受体的问题,限制了乙酰胆碱的结合能力。当乙酰胆碱通过传出轴突的远端释放,而不与突触后受体相互作用时,大部分神经递质在与少数存在可能导致去极化的受体结合之前会被重新吸收。在重复神经刺激下,量子的含量会比初始刺激时减少约 50%[81]。合理的乙酰胆碱与其受体数量的减少,会导致 CMAP 反应的振幅随着刺激而降低。会有严格的操作规范需要遵循[81],例如:刺激比率和刺激后表现。对于 Lambert-Eaton 综合征,其突触前中钙通道有问题,重复

刺激往往导致 CMAP 振幅反应增加。观察到的递增反应是由于在重复刺激后,更多的钙进入神经元的远端,导致更多的乙酰胆碱释放,改进了 CMAPs。这两个例子虽然简化了很多,但说明了如何利用重复刺激来帮助确定神经肌肉连接处可疑问题的性质。

附加的神经传导技术有一些其他的技术与程序被使用于检查 NCS,比如先前提到的近神经刺激技术,或刺激电极的"微动"(inching)技术,在周围神经上移动很短的距离,试图确定问题的具体位置。这些技术和其他更高级的程序超出了 NCS 概述的范围。感兴趣的读者可以参考 Dumitru et al[1]、Kimura[2] 和 Oh[62] 关于这个主题的优秀论文。

通过感觉与运动神经传导对上肢神经检查的一个例子

在讨论下一个主要检查步骤之前,需提出一个上肢通用的 NCS 检查的例子。以下 NCS 可作为可疑腕管综合征或肘管综合征患者的完整电生理检查的一部分。以下可能是将会被选择的测试类型:

1. 感觉神经的研究
   (a) 正中神经的 DSL(手掌-手腕)
   (b) 尺神经的 DSL(手掌-手腕和第五指)
   (c) 浅支桡神经的 DSL(前臂-手腕)
2. 运动神经研究
   (a) 正中神经
   - 正中神经的 DML(腕-APB)
   - 正中神经的 NCV(肘-腕部分)(前臂)
   - 正中神经的 F 波
   (b) 尺神经
   - 尺神经的 DML
   - 尺神经的 NCV(如前臂和肘部)
3. 尺神经的 F 波

以上所述的感觉和运动神经研究为检查者提供了一些关于上肢三大主要神经的功能的信息:正中神经、尺神经、桡神经。在早期问题上,DSL 研究通常比运动研究更敏感,它提供了远端传入神经轴突所传导的数据[2,56,62]。DML 研究提供关于远端传出神经轴突状态的等价信息,来传导和另外测试神经肌肉连接处和神经所支配的肌肉纤维。测量正中神经和尺神经的特定节段的神经传导速度,以及通过 F 波测量神经的总长度。所有受影响的数据都需要与正常值、已知传导速度、预期振幅等进行比较。每个临床电生理实验室应制定 NCS 测量的正常值的表格。基于这种评估,测试者可以添加其他专门的测试来更详细地查看给定的区域,或进行 EMG 的部分检查(本文提供了一些案例研究,以说明通过上述 NCS 测试获得的数据如何用于多因素临床结论)。

肌电图检查

肌电图检查包括将无菌针头电极插入肌肉中,向测试者提供关于肌肉组织自发电活动的信息[82]。此过程的一般设置如图 8-12 所示,包含了在神经传导研究中用于监测 APs 的相同基本元素。在被检测的肢体上使用接地电极,还有有源电极与参考电极。这种设置的两个关键区别是,有源电极是放置在肌肉中的针电极,没有外部提供的电刺激。所有监测到的活动都来自于静止的肌肉,或是由于针的插入,针的运动,或患者的自发性活动。针电极通常涂有特氟纶等材料,以隔离针的所有部分,除了尖端,并尽量减少插入时的不适感。活动的尖端检测少数位于大约 0.5mm 的非绝缘区域内的肌肉纤维[79]。据估计,在任何时候,1~12 条肌纤维的电活动都可以通过针电极上的这个活动区域来评估[79]。因此,有必要在检查肌肉的过程中稍微移动针头,让潜在肌肉纤维群可以被观察到。由于插入针,轻微移动针,并要求患者收缩肌肉带来了不适感,所以这部分检查虽然是典型的,但并不总是,这是根据神经传导研究所形成的。与患者良好的沟通在检查和评估过程中寻求合作是至关重要的。

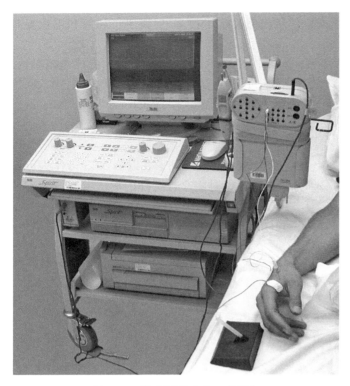

图 8-12 肌电图检查的一般设备

在提供一个基本的肌电图检查之前,解释为什么要进行这部分检查是有利的。直接观察肌肉纤维自发性的活动可以提供大量与神经肌肉传出部分有关的信息,从前角细胞到肌肉纤维本身。例如,如果前角细胞受损,那么与该结构相关的轴突会死亡,与该轴突相关的肌肉纤维失去作用。这就造成一种情况,在移动针过程中和休息时,肌肉纤维和肌肉纤维膜是"易激的",并且容易产生异常的自发电活动(如 PSWs 和纤颤电位)。另一个潜在的诱捕部位是神经根所存在的椎间孔。如果神经根在这个区域受压,那么通过这个区域的轴突会受损,再次造成异常的自发电活动。检测神经根受压在哪个特定水平,是通过对各种肌肉进行采样来完成的,注意哪些肌肉有异常电活动,并将其与神经根水平相关联。例如,发现由不同神经支配的区域,如右旋前圆肌(正中神经,$C_{6~7}$)、桡侧腕短伸肌(后骨间神经的桡侧,$C_{7~8}$)、肱三头肌(桡神经,$C_{7~8}$)、尺侧腕屈肌(尺神经,$C_{7~8}$),在 C_7 神经根区域可以找到相应的共同的表现。

如果测试正常的手内在肌(正中神经和尺神经,$C_8 \sim T_1$)、肱二头肌(肌皮神经,$C_{5~6}$)、三角肌(腋神经,$C_{5~6}$)、冈上肌(肩胛上神经,$C_{5~6}$),实验表明 C_5、C_6、C_8 和 T_1 神经根水平与其有关。这种发现最可能的原因是神经根在 C_7 椎间孔受压。最后需要测试下颈椎棘旁肌,从而对 C_7 神经根后(背)支支配的肌肉进行取样(回顾"脊神经和神经肌肉连接处的解剖"——图 8-3 和 8-4)。如果颈椎椎旁肌肉(paravertebral muscles,PVM)也表明了不正常电信号且对应相应的体格检查,这强烈表明了问题是发生在靠近后(背)和前(腹)支分出处,臂丛神经及后背的肌肉。这是证明 C_7 颈椎病的一个强有力证据。实际上,肌电图检查是电生理检查中检测神经根疾病最有用的部分,它是一种有价值的辅助手段,可以配合 MRI 或其他专门的影像学检查。神经肌肉问题的第三个潜在部位是肌肉本身,如杜氏营养不良性(Duchenne)肌肉萎缩。由于肌肉纤维本身受到疾病的影响,所产生的电势在大小和持续时间等方面都不同寻常。这些信息在有经验的临床人员手中可以用来帮助诊断潜在的病理。

以上所提供的 3 个例子并不意味着这是可以通过肌电图来识别疾病的范围,而是提供了问题在传出神经肌肉链中的位置。虽然这里提供了 3 个简单的例子,但实际上有数百种情况以不同的方式表现出来,在肌电图检查中有明显的迹象。要在患者问题和疾病的发病机制之间建立联系,不仅需要高超的技能、丰富的经验,还需要对解剖学和疾病的病理生理学有很好的了解。EMG 检查可以评估的问题范围非常广泛,超出了本章所提供的范围。如前所述,针对任何一个患者的特定方法将由医生根据患者在体检和病史中的特殊发现所定制。要认识定制的检查和特定病理的范围,对于大多数 EMG 检查中使用这部分检查的基本方法有一些共同的元素。下面提供的通用 EMG 信息,会涉及评估肌肉时通用检查的要素。如果有兴趣的读者想知道更多关于专业技术或修改后的检查方法的细节,请参阅由 Dumitru 等[1]、Kimura[2] 和 Oh[62] 撰写的关于这个主题的优秀文本。

肌电图检查流程

常规的肌电图检查没有固定的格式,也没有固定数量的肌肉需要检查。关于要检查的远端和近端肌肉,应该检查肌肉数量,以及是否应该评估棘旁肌(由后支支配)是根据临床人员的经验和保险公司愿意赔偿的程度[83]。对每一个肌肉评估有以下 4 个步骤，第一步是插入，由于插入肌电图针电极会产生自发电活动[84]。另外，轻微移动针电极，以取样不同区域和不同深度的肌肉，以评估肌肉膜的刺激性，并寻找异常的自发电活动。第二步是识别肌肉静止时任何异常自发电势，正常的肌肉在静止时是电静的，如果发现任何自发的电活动，就记录下来。第三步是观察自发性收缩时肌肉纤维情况。患者被要求收缩肌肉，我们先会在一个非常低的水平观察单个运动单元，然后随着强度的增加，由检查较小的 Ⅰ 型肌肉纤维募集到检查较大的 Ⅱ 型肌肉纤维的募集。最后，在示波器显示屏上展现一个正常肌肉的收缩。综合以上 3 个步骤，对肌电图检查进行总结，这是第四步也是最后一步。下面对这 4 个步骤进行更详细的说明。

临床决策练习 8-5

一位临床人员完成了电生理学检查的肌电图部分，并计划报告发现的问题位于神经根的水平。需要什么样的肌电图才能判断这个位置接近于神经根？

针电极插入式肌电图

针电极插入式肌电图可评估一个肌纤维样本对于针电极插入与在静息肌肉之间移开针电极的电反应。当一个针电极被放置在一个肌肉之间或被移开，在示波器屏幕上可观察到持续 50~230 毫秒（有些可达到 300 毫秒）的电活动，这取决于在这个运动中针头穿透的深度。一个小的针头运动可能产生一个更短的电活动，然而一个更大的针头运动趋向于产生一个更长的电活动[27-29,84]。由于针头通常对肌肉 AP 的取样少于 12 根肌肉纤维，它需要被移开去提供被检查肌肉的代表性样本。一种推荐的方法是将针头移到"小盒子的四角"，然后重复 3 次，用每串样本来评估不同深度的肌肉[28,79]。每次针头移动后，肌肉的电活动都会被评估。这提供了来自 12 个肌肉样本的数据，并且增加了识别异常电活动（如果存在的话）的可能性。另一个被提倡的将检查时针头部位的不适感最小化的方案是将针在肌肉部位移动一小步，每一步都是 0.5~1.0mm[28]。将针保持直线插入可能更容易使患者耐受。当观察到异常自发电活动在停止针运动后持续超过 300 毫秒时，这是不正常的，并且该活动的特殊特征会被描述[28]。此外，如果针头运动没有观察到电活动，这也被认为是不正常的。与针电极插入和针头运动相关的异常增加的电活动与去神经支配、肌强直失调和一些肌源性疾病（肌炎）有关[84,85]。当观察到电活动减少时，这提示慢性肌肉变化和肌肉易发生脂肪或纤维变性。在这种情况下，可能会有一种不正常的感觉或对针的运动的阻力，如针像正在一袋沙子上移动。这些例子旨在说明，插入针头时，除了正常插入活动外，还可以观察到电活动的增加或减少。此外，随着针头在放松肌肉中的运动，在超过正常肌肉纤维活动的 230 毫秒反射时，还可以观察到其他异常自发电活动。

一些比较常见的在静止时异常自发电活动的例子如下。

颤电位 这表示与单个肌肉纤维自发收缩有关的电活动。由于单个肌肉纤维的收缩太小，无法被感知或观察到，因此评估这种情况的唯一方法是通过针电极插入式肌电图检查。原纤颤电位的来源是由于单个肌肉纤维失去轴突神经支配而引起的膜不稳定性，这些肌肉纤维共同构成一个运动单元。这些去神经化的纤维变得易激惹，作为一种刺激促进另一个轴突再神经化的反应，开始使它们的静息膜电位开始向阈值水平振荡[55]。当达到这个阈值水平时，单条肌纤维会自发燃烧，或纤维颤动。这些纤颤电位具有一个特征形状，具有初始正偏转（正电位），通常为 2~3 个阶段，并且持续时间非常短，只有几毫秒（<5 毫秒）。此外，它们还会发出一种特有的高音调声音，通过扬声器就能听到这种声音，这种声音被描述为"雨落在铁皮屋顶上"。这些电位的振幅从几百微伏到超过 1mV 不等，急性去神经支配时的纤颤电位振幅比慢性去神经支配时更突出[73]。图 8-13a 为典型的纤颤电位。

正峰波（positivesharp waves，PSWs）PSWs 是双相的、正的，然后是负的，电位记录静息肌肉对针运动的反应。这些电位，就像前面描述的纤颤电位一样，是肌肉去神经化的代表。这些 PSWs 的基本病因被认为与纤颤电位相似，因为它们表明了由轴突神经支配丧失引起的膜不稳定性[73]。这些 PSWs 的真正来源还没有被清楚地确定，但很明显这些电位代表了一种不稳定的肌纤维膜。这些电位的形状特点是，带有最初的正向的偏转和两个时相，普通的放电频率为 1~50Hz，振幅从 $100\mu V$ 到 $1\,000\mu V$，持续时间从几毫秒到

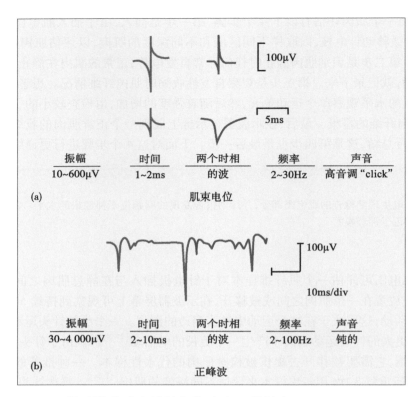

图 8-13　图示说明：（a）纤颤电位；（b）正峰波（From Nestor DE, Nelson RM. Performing Motor and Sensory Neuronal Conduction Studies in Adult Humans-A NIOSH Technical Manual. DHHS（NIOSH）publication no. 89. Morgantown, WV：Division of Safety Research, National Institute for Occupational Safety and Health；1987.）

100 毫秒[55]。在扬声器系统上放大时，这些电位听起来就像沉闷的砰砰声或扑通声。这些电位常与纤颤电位混合在一起，并伴有各种病理状态，从去神经到多肌炎、进行性肌营养不良和运动神经元疾病。图 8-13b 提供了一个 PSWs 与纤颤电位混合的例子。

纤颤电位分级和 PSWs 在患者的记录中，通过使用梅奥（Mayo）诊所使用的记法，可以量化纤颤电位和/或 PSWs 的存在[86,87]：①0 表示这两个电位中的任何一个都不存在；②1+表示被量化的电位在被检测的 12 个区域中至少有 2 个持续 1 秒以上；③2+表示这些电位中的一个或两个在许多但不是所有的区域持续超过 1 秒；④3+表示在所有区域观察到一个或两个电位，但电位是间歇性的；⑤4+表示所有检测区域连续观察到异常电活动。从预后的角度来看，1+的发现比 3+或 4+的纤颤电位和/或 PSWs 轻，这表明更广泛或严重的病理。

肌强直放电这些是由上述纤颤电位和 PSWs 变化而来，肌强直放电代表类似 PSWs 的持续电位运行。不同之处在于，在像摩托车、俯冲轰炸机或电锯这样的扩音器中，电位会涨落[87,88]。这种类型的电位会在以下条件中被观察到，如肌强直、肌强直发育不良、先天性肌强直和高血钾型周期性瘫痪[87,88]。肌强直放电有一个最初的正向的偏转和两个阶段，频率 20～100Hz，振幅 10～1 000μV，很短的时间，约 2～5 毫秒[87,83]。

其他电位上面提到的三种电位（纤颤电位、PSWs 和肌强直放电）并不是针插入和移动时观察到的异常电活动的唯一类型，但它们是最常见的。其他类型的异常电位，如复杂的重复放电和肌细胞放电可以在不同的患者情况下看到。以上的电位可以说明在患者的记录中可能观察到的更为常见的异常表现，这些异常表现具有显著的肌电图结果。有关更多信息，请参阅 Dumitru 等[1]、Kimura[2] 和 Oh[62] 关于这个主题的 EMG 文章。

静息电位将针电极插入肌肉，并且肌肉处于静止状态，等电位线应保持稳定并且扬声器应保持静音。

此静息电位在正常肌肉中也可能有例外,如神经肌肉连接处(微细终板电位)的 ACh 量子的随机释放或神经肌肉连接处(终板电位)自发的非增殖电位的检测。虽然这些是正常肌肉中发现的例外情况,但它们相对容易通过大小、形状和声音识别,并通过将针头移动到一个新的位置来消除。肌肉静止时可能出现电性沉默的例外情况包括"针式插入式电采肌电图"一节中之前讨论过的所有电位(纤颤电位、PSWs、肌强直放电、复杂的重复放电等),以及自发性收缩(肌束电位)。

肌束电位是与一组肌肉纤维或所有肌肉纤维的随机自发激活有关的电位,这些肌肉纤维或所有肌肉纤维都起源于运动单元。每个人都有过类似的经历,比如在一天结束的时候,当一个人感到疲劳的时候,他的眼皮会"抽动"。这通常被认为是由于运动神经元异常放电,导致由运动单元支配的所有肌肉纤维收缩。由于一个单一的运动神经元支配多达几千条肌肉纤维,如腿部比目鱼肌[2,87],这些收缩可以被个人感觉到,也可以被临床人员观察到。在病理状态下,其病因尚不清楚,已证实肌束电位可能来源于前角细胞、周围神经或末梢神经膜[89]。一般的经验法则是,肌肉自发性收缩是通过他们保持的连接被知道的。换句话说,因为每个人在特别疲劳或压力大的时候都会经历神经肌肉痉挛,所以他们本身并不是神经肌肉疾病的病征。正常肌肉和与疾病相关的肌束在视觉上看起来是相同的。然而,当它们出现了临床表现如萎缩和不明原因的力量丧失时,与它们相关的"连接"就不那么理想了,注意它们的正常外观的重要性就大大增加了。寻找肌束形成电位的临床人员通常会在一到几分钟内观察静止的肌肉,并计算观察到的肌束形成电位的数量。异常肌束电位按 1+~4+分级。1+表明,在两个样本中观察到肌束电位,发生率在 2~10 次/min 之间。4+意味着这些电位在所有取样区域都被观察到,肌束电位分布以超过 60/min 的速度发生[90]。2+和 3+级仅仅是表示这两个等级之间的结果的等级。这为诊断提供了更多的信息,因为异常的肌束电位与前角细胞疾病、代谢紊乱以及其他疾病如原发性肌肉萎缩和脊髓空洞症有关[79]。

主动活动下一步的评估是让患者开始主动收缩。最初,一个非常轻微的收缩将会激活几个运动单位。这种轻微的收缩为检查者提供了主动激活的单个运动单位的肌肉纤维活动总和所需的信息。回顾以前关于运动神经元正常募集模式的讨论,即支配慢肌(Ⅰ型)纤维的最小运动神经元将被最早募集[68]。随着自主激活水平的提高,将募集较大的运动单元。检查者正在寻找运动单位的募集秩序以说明这种由小到大的模式,并准确描述在每个肌肉检查中至少 12 个运动单位的特征。通常用于描述一个运动单元的要素如下:①形状:通常有 2~3 个阶段(等电基线以上及以下区域);②振幅:正常范围为 300~5 000μV(5mV,一些正常的固有手部肌肉振幅在 10 000μV 范围内),与早期招募的 Ⅰ 型纤维相关联的运动单元具有较小的振幅;③持续时间:表示从可能偏离基线的趋势到重新确定基准所需的时间,通常变化在 3~15 毫秒之间;④运动单元的声音:一个附近放置有针电极的健康的运动单元将伴有一个尖锐、清脆的声音。前 3 个特征通常以首字母缩写 SAD(形状、幅度和持续时间)来表示。

形状图 8-14 显示了一个普通的运动单位动作电位(MUAP)和一个具有较多相位(多相电位)的运动单位动作电位。一个普通的运动单位动作电位通常有 2~3 个阶段。一个多相电位有 5 个或 5 个以上的相位。发生于基线一侧的相位是 AP 的一部分。因此,两相电位可能具有初始正偏转和负偏转,正偏转于电势返回基线时结束,而负偏转是波形向上扫至峰值,再返回到完成第二阶段的基线。

多相电位通常出现在失神经组织和正处于再生过程中的组织[87]。虽然多相电位的存在可能是失神经的协同作用,但仅仅基于观察这些电位的解释是有问题的,因为事实表明正常肌肉具有 12%~35% 的多相电位[55]。尽管如此,低振幅和长时程多相电位可能暗示初生电位(源自拉丁语,意为出生),这些电位是在肌肉恢复神经支配的早期状态观察到的[73]。识别有异常相数的电位有助于了解肌肉组织中发生的情况。

转折点在于与相位主题相关的一个问题。转向是指运动单位动作电位没有持续到遇到基线点的那一部分(正方向或负方向)的方向变化(图 8-14)。典型的正常运动单位动作电位没有转向,但波形方向的这些小变化随着年龄的增长而增加[91]。没有其他发现的转向并不代表病理学。如果在患者的记录中这些最小偏移量是明显的,那么应被归类为转向[73]。

振幅是指运动单位动作电位的大小,即从峰值到峰值[92](见图 8-14)。正常运动单位动作电位为 300~5 000μV(5mV)[93-97],远端肌肉偶尔出现较大幅度,可达 10mV。Ⅰ 型(慢肌纤维)运动单位动作电位的振幅应在 300~1 000μV 之间,而 Ⅱ 型(快肌纤维)运动单位动作电位的幅度通常在 1 000~5 000μV 之间。振幅大小偏离正常值范围可能是病理过程中的线索。例如,许多低于正常值的运动单位动作电位(300μV 或更低)经常出现在患有肌病的患者身上[84,94,95]。此外,在早期轴突再生过程中可能存在小幅度运动单位,表明正在从神经损伤中恢复。另一方面,极大幅度的 MUAP 是轴突已经发生这一神经病理过程的标志。例如,在前角细胞疾病患者中,轴突正在死亡,肌肉纤维正在失去神经支配。在这个周期的早期,失神经的肌肉纤维会从相对健康的神经元中吸引轴突芽,从而产生一个超过其典型肌纤维的运动单位。这种"巨型运动单元"的振幅将超过正常范围,从而提供存在神经病变过程的协作信息。运动单位动作电位的振幅通常会为检查者提供有关运动单元各方面的基本状态的重要信息。

持续时间 MUAP 的持续时间是从潜在值开始到重新建立正常基线的时间长度,以毫秒表示(见图 8-14)。普通的 MUAP 持续时间为 3~15 毫秒。持续时间偏离正常值范围提供了更多关于运动单元状态的重要信息。持续时间少于 3 毫秒是肌疾病过程的暗示,也是最一致的运动单位形态参数[98](回顾上段所述,疾病过程的

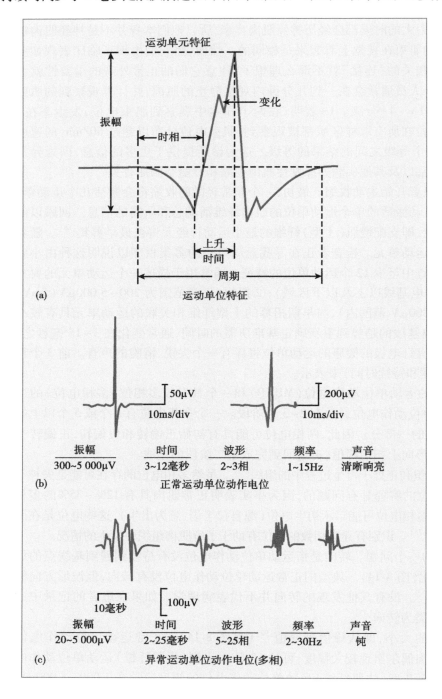

图 8-14 运动单位。(a)运动单位特征;(b)正常运动单位动作电位;(c)异常运动单位动作电位(多相)(转自 Nestor DE, Nelson RM. Performing Motor and Sensory Neuronal Conduction Studies in Adult Humans-A NIOSH Technical Manual. DHHS (NIOSH) publication no. 89. Morgantown, WV: Division of Safety Research, National Institute for Occupational Safety and Health;1987.)

小振幅通常也<300μV)。另一方面,超过 15 毫秒的持续时间暗示着神经病变的过程。当考虑到之前讨论过的伴随轴突丢失的几个元素时,就可以看出这一点。当肌肉纤维失去神经支配,从健康的轴突中寻找轴突芽时,新配置的运动单元有更多的肌肉纤维被支配(巨大的运动单位)。除了有一个增强的振幅,这一新的运动单位也将倾向于有更多的相位(如多相),导致一个更长的持久潜力超过 15 毫秒。就这样,检查人员就可以利用 MUAP 外观的这个元素来推断患者问题的机械原因。

声音扬声器系统发出的声音是帮助检查人员对正在发生的事情及其技术作出判断的重要工具。为观察对于 MUAP 的形状、幅度和持续时间,检验员试图将针头定位到被描述的运动单元附近。这是通过聆听发出的声音和移动针头来发出尖锐、清晰的声音来辅助的。如果声音是钝的,那么 MUAP 是远处的,并且检查者应该努力将针重新定位到更接近正在评估的 MUAP 的位置。

收缩水平对于单个 MUAP 而言,对上述形状、振幅、持续时间和声音的描述都是在相当低的收缩水平上进行的。由于其他因素,如从小到大有秩序地募集 MUAP,射击率和整体能力等因素,患者被指示要增加收缩的程度,当出现近最大收缩时,观察到更多的 MUAP。首次募集的 MUAP 的发射频率约为 2~3Hz,稳定的发射频率约为 5~7Hz。第一批募集的小型运动单元将提高他们的射击率并伴有越来越高的自主收缩程度。此外,随着收缩程度的继续增加,将募集更多的运动单元。因此,在一个时间点,可以观察到几个 MUAP,一个发射在 5Hz,第二个在 10Hz,第三个在 15Hz[87-89]。当多个 MUAP 被募集时,它们的射击率可能会增加到 20Hz。这里的关键点是,招募集工作应是有序和循序渐进的。如果初始募集中只观察到大运动单元的募集,并且它们的发射速度明显超过 10Hz,这就意味着 MUAP 已经失去神经支配,而肌肉正试图通过增加对剩余纤维的需求来进行补偿(如更快地发射和募集与前面描述的第二类纤维相关的单位)。这种 Ⅰ 型和 Ⅱ 型运动单位的潜在损失可能在肌肉强烈收缩时得到证实,如果示波器上表达的干扰图案不相对统一和完整的(图 8-15 为正常干扰模式的一个例子)。强烈的肌肉收缩是所有可用 MUAP 的总和,这通常充满示波器屏幕,产生正常的干扰模式。随着观察到的运动单元快速发射,如果干扰图少的胜过饱满的,它被描述为只表示单个单元,或部分屏幕填充。运动单位的缺失和由此产生的不太理想的屏幕填充可能是神经性疾病的征兆[84]。

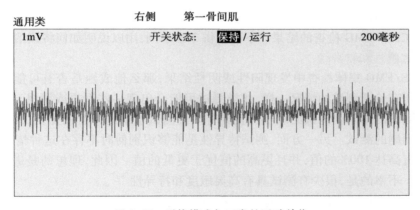

图 8-15 干扰模式与正常的运动单位

总结检查的自主收缩部分,将要求患者收缩最低,将收缩水平从轻微增强到强,然后放松。最小的收缩可以识别上面列出的 MUAP 特征。收缩水平的增加可以检查招募顺序,最大单元的总振幅,以及实现完全平滑收缩的能力(例如,完全屏幕填充或正常干涉模式)。最后,患者需要放松,并且应该监测肌肉,直到重新建立正常的休息状态。

检查者有权利决定在检查中应评估的肌肉数量,虽然在某些情况下,这由于报销问题而受到限制,但检查员的任务是确保用 EMG 对足够的肌肉进行采样,以便能够回答患者带入诊所的问题,并且可以合理地解释。这通常需要选择跨越感兴趣的神经水平的肌肉样本(如针对上肢问题的 C_5~T_1,其中可能怀疑一些肱神经丛或其衍生元素-这包括神经根、干、股、束、支)和指定神经分支的终端元素。此外,如果怀疑神经根受到撞击,检查应该包括后部(背侧)主要肌肉的样本,其提供背部的真实肌肉(例如竖脊肌、横膈肌和其他肌肉)[15]。请参阅本节介绍的上肢可能显示的一个示例。

案例分析 8-3
电生理检查

背景:

一名 43 岁的汽车制造厂工作者在 6 周前注意到他的左肩突然疼痛和无力。他的工作涉及大量的高于头顶的工作。在过去 3 周内,他一直接受肩峰撞击综合征的治疗而没有缓解症状,工业医学医生要求他进行一项检查以排除肩胛上神经损伤。

体格检查:

尽管当他向左旋转时确实有一些左侧中枢性疼痛,但是患者具有完整的颈部运动范围。他拇指的轻触感觉略有下降,并且在外展时有明显的无力。他的左肱二头肌反射消失,所有其他上肢反射都是 2+/4。

检查结果:

左正中神经 DML 延长,并且左手腕上的正中神经感觉 NCV 减慢。前臂左正中神经的 MNCV 以及手掌节段的左正中神经感觉传导速度在既定的正常范围内,所有尺骨运动和感觉值都是如此。正中神经和尺神经 F 波潜伏期在既定的正常范围内。对于针头肌电图,在三角肌、肱二头肌、肱桡肌、前锯肌和中脊椎棘突旁肌中观察到急性去神经支配(用 3+/4 原纤维和 PSW 增加插入活

性)的证据。大菱形肌、肱三头肌、伸肌腱、尺侧腕屈肌、第一背侧骨间肌和对侧肌肉表现出正常的电活动。

影像学诊断:

C_6 神经根的急性轴索病变,在左手腕远端或左手腕的正中神经病变。

后续回访:

患者被转诊给有颈椎 MRI 的神经外科医生。MRI 显示 C_{5-6} 椎间盘大量突出,压迫 C_6 神经根。患者接受了融合椎间盘切除术,12 周后恢复工作。然而,患者无法忍受他在受伤前工作的线上不断的高于头顶的工作,因此他被转移到装配线的另一个区域。

问题讨论:

- 正中神经异常的意义何在?
- 如果转诊医生的初步印象(肩胛上神经病变)是正确的,研究会揭示什么?
- 还有什么肌肉会失神经支配?
- 为什么对大菱形肌的研究有助于将病变定位到 C_6 神经根?手术后 16 周,您希望在重复肌电图上找到什么?

从 EMG 检查中获取信息(综合性信息)如前所述,根据所有进行的临床电生理检查的合作结果得出结论。从身体检查和任何临床异常发现的肌肉无力、感觉改变、反射改变、萎缩或任何其他不寻常的表现开始,分析和综合 NCS 和 EMG 检查的结果。下面提供 2 个示例,用以说明如何将该信息拉到一起。

NCS/EMG 试验的敏感性和特异性

如果患者在 NCS/EMG 集体检查中发现阳性或阴性结果,那么他或她是否有可能通过此检查确定或排除问题? 与几乎所有诊断测试的情况一样,此类测试可能会出现一些误报或漏报。灵敏度和特异性值通常用于解释诊断测试的结果。测试灵敏度代表具有阳性测试结果的患者的比例,因此敏感测试是在实际存在问题时识别问题的测试。另一方面,测试特异性是能够识别何时不存在这种情况[99]。这些测量中的每一个都可以具有高达 100% 的值,并且更高的值优于更低的值。因此,理想的是进行具有高水平灵敏度和特异性的测试。不幸的是,很少有测试具有高灵敏度和特异性[99]。

敏感性和特异性值还取决于所研究的身体区域和所进行的测试类型。这些值因测试的区域和类型而异,因为电生理技术在某些区域比在其他区域更好地工作,并且在特定条件下更具特异性和/或更敏感。例如,对于远端正中神经,复合电生理测量的灵敏度介于 49% 和 84% 之间[2,100-102]。与正中神经相关的特异性值通常更好,产生的值为 95% 或更高[56,84,102],用于各种电诊断测试。当研究更容易通过检查的 EMG 部分识别的其他病症(如神经根病)时,研究表明 EMG 单独的敏感性是有限的,尽管特异性仍然相对较高[6,80,103]。对于腰椎神经根病和神经丛疾病根据所用的诊断标准,获得了 77%~100% 的特异性范围[104]。对于其他慢性炎症性脱髓鞘性多发性神经病(chronic inflammatorydemyelinating polyneuropathies,CIDP),其敏感性和特异性值相对较好。例如,在 Koski 等[90]的一项研究中,检查了 117 名患者,结合临床标准,如发病时间和一个或多个肢体的无力,加上一些异常的运动和感觉潜伏期和/或神经传导速度,结果敏感性为 83%(95% 置信区间为 69%~93%),特异性为 97%(95% 置信区间为 89%~99%)。许多其他使用各种 CIDP 标准的研究表明,敏感性范围为 54%~100%,特异性范围为 48%~100%[105-108]。

请注意,上面报告的值不仅仅基于一个发现,而是基于完整的电生理检查中出现的共同图片。因为敏

感性和特异性在各种条件下被检查,所以范围的发现并不令人惊讶,并且用于进行临床判断的标准可能明显不同。意识到电生理检查是基于精准的体格检查,当有更多的临床发现(如异常病史、无力、感觉改变和MSR 的变化)时,异常发现的患者的百分比也会增加。在最近的一项研究中,90% 有 3 个临床症状的受试者发现异常肌电图,59% 有两个体征,只有 10% 有一个体征[109]。在另一份检查腕管综合征 19 个独立参数的敏感性和特异性的报告中,9 个参数的集体存在使得该问题的电诊断具有 97% 的特异性。虽然这些是非常好的灵敏度和特异性值,但它们并不完美,并且已经报道了假阳性的电生理学结果。如果只检查一个部分而不是电生理检查的共同发现,则灵敏度和特异性的结果可能看起来明显不同。例如,在腕管综合征患者中,感觉 NCS 比运动 NC 更常发生异常。或者,检查的某些方面,例如中枢传导研究(F 波)本身,可以具有高灵敏度但低特异性,并且当单独考虑时几乎没有价值[110]。因此,上述发现强调了与电生理检测相关的两个关键要素:①基于物理治疗检查,NCS 和 EMG 研究中的共同发现,这些程序可以产生高灵敏度和特异性;②通过电生理检查确定的结果在体检中发现异常的患者中会更高[111]。存在多余的风险,重要的是要认识到这种类型的测试是基于准确率和完整的物理治疗检查。

与 NCS/EMG 流程相关的限制

电生理检测比某些形式的医学检测具有优势,因为所采用的方法允许直接评估神经的功能状态,并在一定程度上评估神经肌肉突触和肌纤维。这与识别结构而非功能的其他检查(例如 MRIs 和 X 线)形成对比。虽然电生理测试的功能方法是描述临床检查或其他测试程序(例如 MRI)所提出的问题的重要辅助检查,但是此检查像所有的其他检查一样具有明显的局限性。以下简略列表确定了医疗从业人员为患者进行电诊断测试或解释获得的结果时应考虑的一些限制:

1. 电生理检查本身并不是诊断性的,但它提供的信息是负责监督患者治疗的临床人员在作出医疗诊断时可以考虑的。

2. 不是所有神经和肌肉都适合进行电生理检查。当试图从没有表面位置或在具有大量脂肪的个体中发现的神经获得神经传导值时存在显著的技术困难。因此,并非所有人都能获得所有电生理检查。这也适用于选择性肌肉,其中执行肌电图的风险可能超过潜在的益处。例如,获得内部肋间肌的 EMG 可能是技术上可行的,但是针刺穿壁层胸膜并产生气胸的风险太大。因此,这些检查不是常规执行的。

3. 如"NCS/EMG 检查的敏感性和特异性"一节所述,NCS/EMG 检查的结果并不完美。而是反映了在某个时刻采样的肌肉的功能状态以及单独执行和解释电生理检查的能力。因此,检查结果需要根据形成患者病情的适当情况而进行的所有检查来考虑。

4. 如上所述,有一些技术陷阱可能会让没有经验的电生理检查员感到困惑。Dumitru 和 Zwarts 在他们的文章中这样说道:"缺乏医学培训,缺乏电生理仪器操作的专业知识,无法准确收集电诊断数据,这是潜在误诊的处方,因此也可能是对患者的伤害。这可能是最常见的电诊断医学检查的陷阱"[53]。

5. 到目前为止所讨论的所有的检查仅限于基本上评估 PNS,直接涉及 PNS 的突触(包括在 H 反射的情况下脊髓的节段水平的一些)和肌纤维。因此,通常执行的电生理测试提供有助于进行诊断的协作信息,并且所获得的信息主要限于 PNS。有一些特殊测试,例如下面讨论的 SEPs,可用于评估 CNS 的某些元素。此外,近年来电生理检测的使用已扩大到包括术中监测(intraoperative monitoring,IOM)[112,113]。

体感诱发电位

在迄今为止概述的检查中,可以在一个部位直接检测并在另一个部位接收到信号的神经元件是脊髓远端的传出(运动)或传入(感觉)纤维。获得的潜伏期和放大率构成了之前描述的运动和感觉 NCS 的基础。在目前概述的程序中,唯一可以通过在一个部位的刺激直接检测并在另一个部位接收到信号的神经元件是脊髓远端的传出(运动)或传入(感觉)纤维。获得的延迟和振幅组成了之前描述的运动和感觉NCS 的基础。另一方面,SEPs 可以通过这种刺激和拾取的形式来扩展可以评估的结构。在脊髓的不同位置有不同的拾取点(腰骶部和颈部),脑干的一部分,以及皮质结构(丘脑和中央沟),这些其他结构也可以被评估。这里需要注意的是,这个技术评估的是脊髓和脑干通向皮质的感觉束。因此,SEPs 只反射感觉神经元和沿着它运动的 AP。在中枢神经系统中传递感觉信息的两条主要途径是前外侧系统(对脊髓丘脑、脊髓脑室和脊髓膜的单个束的复合参考）带着疼痛、温度、粗糙触摸和脊柱系统的方式，带有两点辨别、轻触、振动和本体感觉的模式[114,115]。

虽然设备和具体设置超出了本文的范围，但是 SEPs 的基本前提。刺激器是用于生成 AP，包括最大的、在周围神经中的神经轴突髓鞘[11]，这种刺激强度通常通过增加强度来调整，直到在邻近的肌肉组织中发现抽搐反应，并使用比观察到的抽搐发作略大的强度。据信这种强度的刺激会被这些大的有髓轴突吸收，因为外部施加的电流会优先流向它们，因为它们的内阻降低（根据欧姆定律，电流将沿电阻最小的路径流动，如本章前面所述），当引出 SNAP 时，AP 进入脊髓，通过前外侧系统或背柱系统向上传到丘脑。这是一个需要咨询该领域专家的领域。如果从神经末梢到皮质的多神经元通路是健康的，就会产生特征性的正或负偏转电位。这些信息可以用来判断中枢神经系统（脊髓和大脑）中的感觉神经元是正常传导的。然而，如果有一个问题在一个特定的脊髓、脑干或皮层，预期的偏转潜力可能小于正常或无法获得，可能有一个长时间的延迟（例如，放缓），或展示一些其他类型的不同寻常的特性。这个基本类型的评估可以用来检查前外侧系统如脊髓空洞症和脊柱系统条件列在多发性硬化症等疾病[36]。在这些许多其他条件下，获得的信息可以与其他医学测试（如磁共振成像、实验室测试等）结合使用，以尝试定位病变并对患者的症状作出解释。

在这个非常简短的概述中还需要提出其他几点。首先，因为只有感觉纤维束参与，而且通常由表面电极（硬膜外针电极可用于腰骶区）采集到 AP，任何一个获得的电势的大小都太小而无法观测。为了纠正这个潜在的限制，我们给出了大量的刺激，并将它们平均起来。这里的理论是，时间锁定现象将自己建立，而随机噪声将抵消在数据平均处理过程中。根据潜伏期的不同，刺激的数量可能从 200～4 000 不等，平均在一起。刺激的速度通常为 1～4 次/s。使用现代计算机，平均和后续处理可以提供一套积极和消极的潜力，可以解释这些类型的研究专家。第二，可以在头皮、脑干、颈部或其他区域放置大量的拾取电极，并且可以同时记录。当需要绘制皮层图时，电极被放置在 16～32 个位置进行监测。对于大多数临床程序，在事先建立的头皮部位放置 2～4 个电极通常就足够了。执行这些程序的临床人员有一个适用于不同大小头骨的通用系统，并允许对可疑病理区域进行评估。上述描述意味着，许多类型的术语，用来描述和位置的电位及其相关的延迟和振幅是混乱的。这是一个需要咨询该领域专家的领域。第三，因为感觉系统在到达皮层之前穿过神经轴，如果进行单边监测，对末端的刺激将对颅骨对侧部位进行评估。在今天的现代计算机系统中，除了单边评估外，还可以进行双边刺激和监测。第四，最常见的刺激部位是上肢腕部正中神经和下肢踝关节胫骨神经。其他常用的神经包括尺神经、腓总神经和阴部神经。第五，获得 SEPs 的稳定性与刺激部位有关，上肢诱发的 APs 比下肢诱发的 APs 反应更稳定。还有一个高度相关，优化获得延迟与个体的身高。这是可以预料到的，因为高的个体有一个长束路径从外围到皮质和这将创建一个更长的延迟反应。此外，体温会影响潜伏期，因为随着温度的升高，神经的传导速度会加快。另外，进行这些测试的测试者在对所获得的结果做出判断时需要考虑这些因素和其他因素。

手术室内的电生理检查

一个明确的专业实践，因近年来手术室发展的需要，在使用电生理学测试建立测试程序和技术获取数据等方面的水平有所提高（例如：电脑变得更快，信号质量更精确）。20 世纪 70 年代初，为了将脊柱手术中瘫痪的发生率降到最低，对躯体本体感觉通路的检查首次被引入到手术室。在 20 世纪 90 年代，随着运动诱发电位的提高，肌间质膜的扩张呈指数级增长，这使得评估运动脊髓通路和相关结构成为可能。此监测现在被用于多种手术，包括颅骨切除术、脊髓肿瘤切除，手术涉及与神经密切相关的结构，如喉返神经、脊髓栓系、椎弓根螺钉放置，以及对运动障碍如帕金森病的脑深部刺激[112]。此类 IOM 的目的是在手术过程中快速识别问题，以便将任何潜在的神经损伤的严重性降到最低或消除[112,113]。这种类型的术中测试的效用在颈椎的案例研究证明，自由-运行 EMG 在计划手术的手术证明，一个观察刺激 C$_{5~6}$ 没有消退。这些信息被用于将手术扩展到椎间孔开窗减压，确实消除了观察到的刺激，并在术后和 3 个月随访时立即进行了正常的神经系统检查[116]。

对于 SEPs 和 IOM 的简要描述表明，虽然本章前面描述的最常用的 NCS/EMG 程序主要是评估 PNS，但有一些方法可以检查脊髓、脑干、丘脑和大脑皮质中较难进入的区域。SEPs 对感觉纤维起作用,运动诱发电位可用于评估部分主动运动系统和 IOM 期间。这些技术并不是在所有的电生理学实验室中都能实现的,它们需要对此类测试有丰富经验的从业者。尽管如此,这些辅助技术适用于从肠、膀胱、性功能障碍到中枢神经系统引起的糖尿病、腓骨肌萎缩症、亚急性合并退行性病变和选择外科干预措施等类型的患者[11]。因此,SEPs 和 IOM 等技术是电生理测试程序,可作为患者接受评估和护理的一部分。

其他电生理学的测试程序

电生理测试是一个专业领域。本章概述的 NCS/EMG 测试是常规测试,具有一定的教育和经验,易于理解。上述 SEP 和许多其他形式的测试可以在电生理学实验室中进行,如果没有在这一领域的大量时间、教育和经验,它们就无法进行解释。因此,虽然有许多其他的程序如单纤维技术、运动诱发电位、IOM[117,118],和磁刺激的中枢神经系统和 PNS,仅举几个例子,他们超出了本章的范围。(感兴趣的读者请参阅 Dumitru[1]、Kimura[2] 和 Oh[62] 撰写的优秀文本。在本章提供的描述的目的是简单地提供一般信息关于基本 NCS 和 EMG 程序,以及它们提供的临床信息类型。)

需要 NCS/EMG 检查

如果需要进行 NCS/EMG 检查,建议如下:
1. 应基于全面的体格检查。
2. 突出强调具体的临床结果,并提出一个有效假设。

NCS 和 EMG 检查适用于一些需要临床检查或影像学研究以外的,涉及他们的神经肌肉系统状态信息的患者。因为要将 NCS/EMG 检查发现的信息与临床检查和影像学检查一起分析,所以这些信息应同时提供以便咨询。本章强调的一个要点是,NCS/EMG 检查是以全面的体格检查为基础的。因此,接诊的临床医生最好能够获得一个良好的主观(病史)检查结果和完成一个全面的客观(体格)检查,并应根据病史和体格检查的具体结果制定有效假设。这一有效假设或参考诊断将有助于临床电生理学家发展和实施 NCS 和 EMG 检查。在体格检查完全正常的情况下,电生理检查所揭示的任何额外的信息都是个别现象而非普遍情形。

在体格检查完全正常的情况下,将患者送去进行一种筛选神经肌肉系统的 NCS/EMG 检查是不合适的。这是因为检查费用相对较高,插入针式电极和电击带来一些不适和风险,并且在没有体检发现的患者身上有相对较低的效益。伴随着体征和症状的改变,如感觉变化、虚弱、萎缩、反射变化和乏力,识别异常电生理参数的可能性将显著增加。然后将这些相关信息与以前获得的信息一起使用,以便作出明确的诊断,并为制订合理的治疗方案提供依据。因此,这类评估的咨询应基于良好的体格检查,并尽可能是合理和具体的。

结论

NCS 和 EMG 检查提供了大量有关神经、神经肌肉连头和肌肉功能状态的信息。因此,临床体格检查或其他特殊测试,如 MRI 或 X 线片,都是极好地补充调查结果的辅助方法。与这些测试相关的优点包括:它们是微创的,非常安全的,而且能直接提供结构功能状况的评估信息。限制包括某些方面的检查在技术上是很困难的,检查者需要拥有较高的技能和先进的设备,用典型的 NCS/EMG 进行调查的主要区域是 PNS、突触和肌肉。虽然可以检查神经系统的其他区域,如大脑和脊髓,但是这超出了除最专业从业者以外的所有从业者的能力范围,因此这些检查没有被频繁使用。这些测试的结果通常提供给转诊来源,并用语言描述从电生理上观察到的内容。然后,这些信息为医疗从业人员提供了可以发展诊断的补充信息。

电生理测试是一个专业领域,需要先进的教学和临床经验。虽然编写本章是为了提供这个过程的基本知识,但并不是为了提供执行这些步骤所需的信息。希望基础神经生理学所提供的信息和通用 NCS/

EMG 使用步骤的概述,能够阐明这些方法的应用。

总结

1. 电生理测试是良好的体格检查的延伸,通常包括:
    (a) 神经功能评估(完整性、速度和获得电位的大小)。
    (b) EMG(使用针头评估肌肉动作电位)和更小的频率。
    (c) 能够评估某些 CNS 成分的 SEPs。

2. 需要专门的设备来进行电生理评估。所涉及的基本内容包括:
    (a) 将设备与患者结合以获得电信号的电极。
    (b) 促进电压电位的正常较小自然变化的放大器。
    (c) 观察反应的示波器。
    (d) 量化反应的计算机。
    (e) 提供电流以引起反应的刺激器。
    (f) 允许对反应进行音频评估的扩音器。
    (g) 记录调查结果的打印机。
    根据所进行的测试,这些设备和可能的其他设备将用于测试神经系统特定部分的完整性。

3. 典型的 NCS 和 EMG 评估主要侧重于评估 PNS、神经肌肉突触和肌纤维的功能。除了这些外周的结构外,还可以评估位于脊髓前角灰质中的前角细胞的功能,其实,前角细胞在技术上是 CNS 的一部分。[如第 1 条所述,如果需要更多的 CNS 评估,则需要使用其他技术(如 SEP)进行专门测试。]

4. 并非所有的神经都以相等的速度传导,它们所处的环境会影响它们的功能。NCV 测试评估最快的传导纤维,通常这些纤维在上肢的传导速度快于下肢。此外,神经功能的速度还受到其他因素的影响,如温度(冷的神经传导速度较慢)和年龄(未成年人和老年人的神经通常比成年人的传导速度慢)。

5. NCS 的典型要素是:
    (a) 感觉神经研究,评估信号通过已知距离或潜伏期所需的时间。这是在评估神经部分最快的传导感觉纤维,小信号通常是用微伏测量的。除了潜伏期之外,还评估 SNAP 的大小(振幅)、形状和 NCV。
    (b) 运动神经研究,评估最快传导的运动轴突通过神经肌肉接头、越过接头和激活神经支配的肌肉纤维的能力。因为这是许多肌肉纤维的组合信号,而且用微伏测量,所以运动电位的反应远远大于感觉电位的反应。这些研究需要评估的一些因素包括潜伏期、振幅、上升时间、持续时间、形状和 NCV。

• 也可以进行其他补充测试,如中枢传导研究和 H 波,他们评估神经沿着自身整条长度的完整性,直到脊髓和背部的水平。

6. EMG 评估包括将某种类型的小直径无菌针式电极(这些是多种多样的)插入肌肉并获得信号。在静息肌肉的插入、检查或随意收缩期间的异常反应会被注意到,并与患者的主诉和体格检查相关。这部分检查对广泛多种的病变是非常有用的,包括那些导致轴突功能异常(轴突病)或影响肌肉功能的疾病(肌病)。

7. NCS/EMG 评估是对前角细胞、PNS、神经肌肉接头和神经支配的肌肉纤维等问题的合理的敏感性测试和特异性测试。当体格检查提供不止一个临床发现时,敏感性和特异性就会提高。虽然是合理的测试,但是这些评价步骤并不完美,并且假阳性的电生理结果已经被报告了。

8. 电生理检查是体格检查的重要辅助手段,但是并不适合所有的神经和肌肉。有些神经和肌肉在技术上很难进行常规评估(如靠近肺部的肋间神经和肌肉)。电生理检查本身并不是诊断性的,它用以确定主观体格检查期间评估的信息,并在进行医学诊断时,为医疗从业人员提供监督患者健康状况的信息。

9. 电生理测试是一个需要大量训练、解剖和生理知识以及经验的专业领域。

复习题

1. 成为 NCS/EMG 评估首选测试者的患者的特点是什么？

2. 在检查典型的电生理评估（NCS/EMG）的部分时，哪一部分的检查和结果提示主要是由于髓鞘的损失造成的问题？

3. 在检查典型的电生理评估（NCS/EMG）的部分时，哪一部分的检查和结果表明主要是由于轴突的损伤（轴突病）造成的问题？

4. 在 NCS 的背景下，与运动神经研究相比，感觉神经研究背后的一般原则是什么？

5. 传导速度的两个测量值是潜伏期和 NCV。这两个变量是如何相关的，它们有什么不同？ 它们是基于什么的？

6. 如果患者有神经肌肉接头的可疑问题，将如何调节 NCS/EMG 检查，以解决神经肌肉系统的这一特定区域的问题？

7. 如何比较受神经支配的正常肌肉的患者和肌病的患者 MUAP 持续时间、形状和大小？

8. 关于功能改变和潜在疾病过程，以下检查结果表明什么？
   （a）PSWs
   （b）纤维性颤动
   （c）肌束挛缩
   （d）不均匀和完全的干扰模式（减少的运动单元）
   （e）肌强直放电

9. 在肌肉的随意收缩过程中，通常预期的运动单元的招募顺序是什么？ 为什么？

10. 如本章所述，与电生理测试相关的 5 个限制是什么？

自测题

是非题

1. 重症肌无力和兰伯特-伊顿综合征都是突触后功能障碍的例子。

2. 束颤电位的定义是运动神经元和所有由运动神经元支配的肌肉纤维的自发放电。

3. H 反射在生理上相当于 MSR。在刺激之后，AP 通过最近的传入轴突进到脊髓，在那里，合成电位进入脊髓的背角，通过至少一个突触，然后通过传出轴突进到适当的远端肌肉。

选择题

4. 以下哪项最能代表患者病史和体格检查在电生理检测方面的作用？
   A. 电生理检测本身是对神经功能的客观评估（不需要病史或体格检查）。
   B. 病史可以帮助处理诸如遗传特征的电位等项目，但是没有迫切需要进行体格检查。
   C. 如果获得了实验室测试和前期的评估结果（如 MRIs），花时间进行询问病史和身体检查是多余的。
   D. 电生理检测是以健全的病史和体格检查为基础的。

5. 如果尺神经浅支在腕尺管受到压迫，预期会有以下哪种情况？
   A. 远端到 D5 的潜伏期延长
   B. 运动纤维的传导速度加快
   C. 尺侧 SNAP 的振幅增大
   D. ADM 和第一个 DI 的募集下降

6. 正常的混合神经（运动和感觉）在上肢的平常最小 NCV 速度是多少？
   A. 40m/s

    B. 50m/s

    C. 60m/s

    D. 70m/s

7. 通过同一距离(例如 8cm),将 DSLs 与 DMLs 进行比较时,预期会有什么?

    A. DSL>DML

    B. DML>DSL

    C. DSL=DML

    D. 它在身体的各个区域都是变化的——没有上面表达的一致关系。

8. 在检查有潜在神经肌肉接头障碍的患者时,重复刺激结果最有可能是以下哪一个?

    A. 重复刺激振幅等于重症肌无力的单刺激振幅。

    B. 重复刺激后,兰伯特-伊顿综合征的 NCV 有望减少。

    C. 重复刺激后,重症肌无力的 NCV 有望增加。

    D. 与伊顿-兰伯特综合征的单刺激振幅相比,重复刺激幅度会增加。

9. 从刺激(刺激伪迹)到复合运动单元动作电位(CMAP)开始的时间间隔称为

    A. 振幅

    B. 上升时间

    C. DML

    D. 神经传导速度

10. EMG 用以记录和研究肌肉的电活动。通常在 EMG 评估期间执行的第一个步骤是研究?

    A. 最小活动的随意收缩

    B. 针极插入活动电位

    C. 静息状态肌肉

    D. 自发性活动电位

11. 多相 MUAP 被定义为有多少相?

    A. >3

    B. >5

    C. >7

    D. >9

临床决策练习思路

8-1

    上面列出的结果可能仅区分出尺神经,但是这一结果也可能是更大内容的一部分。电生理测试允许评估很多神经,超出了通常在上肢或下肢筛查的那些内容。在这种情况下,电生理学家可以添加一个或多个其他的神经评估。在这种情况下,一个理想的评估是前臂的内侧皮神经,该神经从脊髓内侧发出。如果它还表明了减少的 SNAP 振幅和/或延长的潜伏期,这将提供额外的证据,该证据涉及内侧脊髓(神经丛病)或其他一些位于近端的问题。然后,EMG 的部分评估还可以检查受内侧脊髓神经支配的额外肌肉,如胸大肌的胸肋部分(胸内侧神经,$C_8 \sim T_1$),APB(正中神经,$C_8 \sim T_1$),或拇长屈肌(AIN,$C_8 \sim T_1$),以获取有助于诊断的其他数据。

8-2

    评估四肢远端部分的皮肤温度是至关重要的,因为皮肤下的神经床的温度与 NCV 成反比。如果皮肤温度低于最佳温度(如手的温度不足 32℃),受评估的神经将传导得更慢,获得的潜伏期会更长。当所获得的温度处于不理想的情况下,临床医生需要使用适当的加热方法加热远端,或至少采用校正系数(见 Dumitru、Kimura、Oh 的参考文本),以适应神经传导参数的不理想温度的影响。

8-3

诱发 LCNT 在技术上是一个挑战,但是可以做如下几件事,以增加诱发神经的机会。首先,使用刺激电极,确保受刺激的区域是干净的,并消除皮肤上的油或洗液产生的任何阻力。这很容易通过擦拭酒精来完成。然后,确保刺激电极压紧,在获得最大刺激强度后而没有好的效果,可能有必要增加所使用的刺激的脉冲宽度。脉冲宽度的增加在功能上使更多的电流进入被刺激的区域,这有助于轴突达到阈值。如果这些措施都不成功,则可以将针头中的导线连接到刺激器上,并将针头插入 LCNT 附近的皮肤。这里可以使用作为主动电极的针式电极(近神经刺激),当针慢慢进入,同时触发刺激器,电生理学家可以评估反应,并努力寻找针电极最佳响应的理想深度。

从前面的讨论中应该注意两点。首先,即使使用了针式刺激电极,也会有一些人没有获得清晰的 SNAP,超重或肥胖的人尤其如此。其次,这种近神经针刺激技术可以在身体的其他部位使用,在这些地方,直接使用一台表面刺激器刺激神经是一个挑战。此外,如果症状是单侧的,则必须对对侧(无症状的) LCNT 进行检测。

8-4

通常情况下,初始偏转的正偏转或不太理想的"上升时间"表明,信号电极没有定位在肌肉的运动点上。取下电极并重新定位信号电极和/或参考电极通常可以解决问题。这在某种程度上可能是一个"试错"过程,但是令人满意的 CMAP 初始偏转通常在一两次试验中就可以找到。还应该注意一些条件,如马丁-格鲁伯吻合术中表达的正常变异,会导致最初的正偏转。在这种情况下,重新定位主动电极和/或参考电极不能解决初始阳性偏转。

8-5

神经根病的水平通常通过以下方法来确定,检查所有失神经支配的肌肉或其他变异的 EMG 活动的肌肉的神经根,和寻求一个或两个常见的与被识别的结果一致的神经根水平。对于所有的四肢肌肉和大多数源于中轴骨的肌肉,利于那些神经命名的典型脊神经分支是前(腹侧)初级支。为了确定该位置靠近神经根,理想的情况下,在后(背侧)初级支支配的椎旁肌群区域也可以发现 EMG 结果。当由 APR 和 PPR 支配的肌肉表现出相同类型的异常 EMG 时,这就意味着是神经根的问题,因为这种分支出现在椎间孔神经根附近。

参考文献

1. Dumitru D, Amato A, Zwarts M. *Electrodiagnostic Medicine*. 2nd ed. Philadelphia, PA: Hanley & Belfus; 2002.
2. Kimura J. *Electrodiagnosis in Diseases of Nerve and Muscle: Principles and Practice*. 4th ed. New York: Oxford University Press; 2013.
3. Redmond M, Rivner M. False positive electrodiagnostic tests in carpal tunnel syndrome. *Muscle Nerve*. 1988;11:511–518.
4. Bahrami M, Rayegani S, Zare A. Studying nerve conduction velocity and latency of accessory nerve motor potential in normal persons. *Electromyogr Clin Neurophysiol*. 2004;44:11–14.
5. Shakir A, Micklesen P, Robinson L. Which motor nerve conduction study is best in ulnar neuropathy at the elbow? *Muscle Nerve*. 2004;29:585–590.
6. Blijham P, Hengstman G, Ter Laak H, Van Engelen B, Zwarts M. Muscle-fiber conduction velocity and electromyography as diagnostic tools in patients with suspected inflammatory myopathy: a prospective study. *Muscle Nerve*. 2004;29:46–50.
7. Dobner J, Nitz A. Postmeniscectomy tourniquet palsy and functional sequelae. *Am J Sports Med*. 1982;10:211–214.
8. Boon A, Harper C. Needle EMG of abductor hallucis and peroneus tertius in normal subjects. *Muscle Nerve*. 2003;27:752–756.
9. Ulas U, Cengiz B, Alanoglu E, Ozdag M, Odabasi Z, Vural O. Comparison of sensitivities of macro EMG and concentric needle EMG in L4 radiculopathy. *Neurol Sci*. 203;24:258–260.
10. Dumitru D, Amato A, Zwarts M. Nerve conduction studies. In: Dumitru D, Amato A, Zwarts M, eds. *Electrodiagnostic Medicine*. 2nd ed. Philadelphia, PA: Hanley & Belfus; 2002:159–223.
11. Kimura J, ed. Somatosensory evoked potential. In: *Electrodiagnosis in Diseases of Nerve and Muscle: Principles and Practice*. 4th ed. New York, NY: Oxford University Press; 2013:477–510.
12. Oh S, ed. Somatosensory evoked potentials in peripheral nerve lesions. In: *Clinical Electromyograph—Nerve Conduction Studies*. 2nd ed. Baltimore, MD: Williams & Wilkins; 1993:447–478.
13. Storm S, Kraft G. The clinical use of dermatomal somatosensory evoked potentials in lumbosacral spinal stenosis. *Phys Med Rehabil Clin N Am*. 2004;15:107–115.
14. Amaral D. The anatomical organization of the central nervous system. In: Kandel E, Schwartz J, Jessell T, eds. *Prin-

ciples of Neural Science. 4th ed. New York: McGraw-Hill; 2000:317–336.

15. Moore KL, Dalley AF, Agur AMR. *Clinically Oriented Anatomy.* 7th ed. Philadelphia, PA: Lippincott Williams & Wilkins; 2014.

16. Dumitru D. Instrumentation. In: Dumitru D, Amato A, Zwarts M, eds. *Electrodiagnostic Medicine.* 2nd ed. Philadelphia, PA: Hanley & Belfus; 2002:69–97.

17. Dumitru D, Stegeman D, Zwarts M. Electrical sources and volume conduction. In: Dumitru D, Amato A, Zwarts M, eds. *Electrodiagnostic Medicine.* 2nd ed. Philadelphia, PA: Hanley & Belfus; 2002:27–53.

18. Howard FJ. The electromyogram and conduction velocity studies in peripheral nerve trauma. *Clin Neurosurg.* 1970;17:63–75.

19. Stevens J. AAEM minimonograph #26: the electrodiagnosis of carpal tunnel syndrome. *Muscle Nerve.* 1998;20:1477–1486.

20. Wilbourn A. Sensory nerve conduction studies. *J Clin Neurophysiol.* 1994;11:584–601.

21. Kimura J, ed. Principles of nerve conduction studies. In: *Electrodiagnosis in Diseases of Nerve and Muscle: Principles and Practice.* New York, NY: Oxford University Press; 2013:74–92.

22. Bawa P, Binder M, Ruenzel P, Henneman E. Recruitment order of motoneurons in stretch reflexes is highly correlated with their axonal conduction velocity. *J Neurophysiol.* 1984;52:410–420.

23. Clamann H, Henneman E. Electrical measurement of axon diameter and its use in relating motoneuron size to critical firing level. *J Neurophysiol.* 1976;39:844–851.

24. Davidoff R. Skeletal muscle tone and the misunderstood stretch reflex. *Neurology.* 1992;42:951–963.

25. Knaflitz M, Merletti R, De Luca C. Inference of motor unit recruitment order in voluntary and electrically elicited contractions. *J Appl Physiol.* 1990;68:1657–1667.

26. Brocker DT, Grill WM. Principles of electrical stimulation of neural tissue. *Handb Clin Neurol.* 2013;116:3–18.

27. Rubin D. Needle electromyography: basic concepts and patterns of abnormalities. *Neurol Clin.* 2012;30:429–456.

28. Preston D, Shapiro B. Needle electromyography: fundamentals, normal and abnormal patterns. *Nerol Clin N Am.* 2002;20:361–369.

29. Dumitru D, King J, Stegeman D. Normal needle electromyographic insertional activity morphology: a clinical and simulation study. *Muscle Nerve.* 1998;21:910–920.

30. Wiechers D, Stow R, Johnson E. Electromyographic insertional activity mechanically provoked in the biceps brachii. *Arch Phys Med Rehabil.* 1977;58:573–578.

31. Haines D, Mihailoff G, Yezierski R. The spinal cord. In: Haines D, ed. *Fundamental Neuroscience.* New York: Churchill Livingstone; 1997:129–141.

32. Aidley D, ed. The organization of sensory receptors. In: *The Physiology of Excitable Cells.* New York: Cambridge University Press; 1998:346–365.

33. Aidley D, ed. Electrical properties of the nerve axon. In: *The Physiology of Excitable Cells.* New York: Cambridge University Press; 1989:30–53.

34. Dumitru D, ed. Nerve and muscle anatomy and physiology. In: *Electrodiagnostic Medicine.* Philadelphia, PA: Hanley & Belfus; 1995:3–28.

35. Waxman SG, Foster RE. Ionic channel distribution and heterogeneity of the axon membrane in myelinated fibers. *Brain Res Rev.* 1980;2:205–234.

36. Kawamura Y, Okazaki H, O'Brien P, Dych P. Lumbar motoneurons of man: 1) number and diameter histogram of alpha and gamma axons of ventral root. *J Neuropathol Exp Neurol.* 1977;36:853–860.

37. Kandel E, Siegelbaum S. Signaling at the nerve–muscle synapse: directly gated transmission. In: Kandel E, Schwartz J, Jessell T, eds. *Principles of Neural Science.* 4th ed. New York: McGraw-Hill; 2000:187–206.

38. Richman D, Agius M. Treatment of autoimmune myasthenia gravis. *Neurology.* 2003;61:1652–1661.

39. Takamori M, Komai K, Iwasa K. Antibodies to calcium channel and synaptotagmin in Lambert–Eaton myasthenic syndrome. *Am J Med Sci.* 2000;318:204–208.

40. Ellenberg M, Gardin H, Hyman S, Chodoroff G. Orthodromic vs. antidromic latencies. *Arch Phys Med Rehabil.* 1991;72:431–432.

41. Seror P. The medial antebrachial cutaneous nerve: antidromic and orthodromic conduction studies. *Muscle Nerve.* 2002;26:421–423.

42. Hassantash S, Afrakhteh M, Maier R. Causalgia: a meta-analysis of the literature. *Arch Surg.* 2003;138:1226–1231.

43. Naftel J, Hardy S. Visceral motor pathways. In: Haines D, ed. *Fundamental Neuroscience.* New York: Churchill Livingstone; 1997:417–430.

44. Burke D. Microneurography, impulse conduction, and paresthesias. *Muscle Nerve.* 1993;16:1025–1032.

45. Hanson P, Deltombe T. Preliminary study of large and small peripheral nerve fibers in Charcot–Marie–Tooth disease, type I. *Am J Phys Med Rehabil.* 1998;77:45–48.

46. Prout B. Independence of the galvanic skin reflex from the vasoconstrictor reflex in man. *J Neurol Neurosurg Psychiatr.* 1967;30:319–324.

47. Torebjork E. Human microneurography and intraneural microstimulation in the study of neuropathic pain. *Muscle Nerve.* 1883;18:1483.

48. Ross M, Kaye G, Pawlina W, eds. Nerve tissue. In: *Histology: A Text and Atlas.* 4th ed. Baltimore, MD: Lippincott Williams & Wilkins; 2003:282–325.

49. Halle J, Scoville C, Greathouse D. Ultrasound's effect on the conduction latency of the superficial radial nerve in man. *Phys Ther.* 1981;61:345–350.

50. Rutkove S. Effects of temperature on neuromuscular electro-physiology. *Muscle Nerve.* 2001;24:867–882.

51. Greathouse DG, Halle JS. *Neural Conduction Study Guidelines—Laboratory Values.* Fort Campbell, Clarksville, TN, Electrophysiology Laboratory, Blanchfield Army Community Hospital; 2004.

52. Oh S, ed. Physiological factors affecting nerve conduction. In: *Clinical Electromyography—Nerve Conduction Studies.* 3rd ed. Philadelphia, PA: Lippincott Williams & Wilkins; 2003:327–344.

53. Dumitru D, Zwarts M. Electrodiagnostic medicine pitfalls. In: Dumitru D, Amato A, Zwarts M, eds. *Electrodiagnostic Medicine.* 2nd ed. Philadelphia, PA: Hanley & Belfus; 2002:541–577.

54. Nestor DE, Nelson RM. *Performing Motor and Sensory Neuronal Conduction Studies in Adult Humans—A NIOSH Technical Manual.* DHHS (NIOSH) publication no. 89-XXX.

Morgantown, WV: Division of Safety Research, National Institute for Occupational Safety and Health; 1987.

55. Dumitru D, ed. Volume conduction. In: *Electrodiagnostic Medicine*. Philadelphia, PA: Hanley & Belfus; 1995:29–64.

56. Dumitru D, Zwarts M. Focal peripheral neuropathies. In: Dumitru D, Amato A, Zwarts M, eds. *Electrodiagnostic Medicine*. 2nd ed. Philadelphia, PA: Hanley & Belfus; 2002:1043–1126.

57. Ayotte K, Boswell L, Hansen D. A comparison of orthodromic and antidromic sensory neural conduction latencies and amplitudes for the palmar branch of the median and ulnar nerves in healthy subjects. *J Clin Electrophysiol*. 1992;4:12–18.

58. Dumitru D, ed. Nerve conduction studies. In: *Electrodiagnostic Medicine*. Philadelphia, PA: Hanley & Belfus; 1995:111–176.

59. Bland JD. A neurophysiological grading scale for carpal tunnel syndrome. *Muscle Nerve*. 2000;23(8):1280–1283.

60. Greathouse DG, Ernst G, Halle JS, Shaffer SW. GEHS neurophysiological classification system for patients with carpal tunnel syndrome. *US Army Med Dep J*. 2016: Jan–Mar:60–67.

61. Van Dijk JG, Tjon-a-Tsien A, van der Kamp W. CMAP variability as a function of electrode site and size. *Muscle Nerve*. 1995;18(1):68–73.

62. Oh S. *Clinical Electromyography—Nerve Conduction Studies*. 3rd ed. Philadelphia, PA: Lippincott Williams & Wilkins; 2003.

63. Aidley D, ed. Neuromuscular transmission. In: *The Physiology of Excitable Cells*. 3rd ed. New York: Cambridge University Press; 1989:110–138.

64. Dumitru D, Gitter A. Nerve and muscle anatomy and physiology. In: Dumitru D, Amato A, Zwarts M, eds. *Electrodiagnostic Medicine*. 2nd ed. Philadelphia, PA: Hanley & Belfus; 2002:3–26.

65. Guyton A. *Textbook of Medical Physiology*. 8th ed. Philadelphia, PA: WB Saunders; 1991:38–50.

66. Brown P. The electrochemical basis of neuronal integration. In: Haines D, ed. *Fundamental Neuroscience*. New York: Churchill Livingstone; 1997:31–50.

67. Dumitru D, Robinson L, Zwarts M. Somatosensory evoked potentials. In: Dumitru D, Amato A, Zwarts M, eds. *Electrodiagnostic Medicine*. 2nd ed. Philadelphia, PA: Hanley & Belfus; 2002:357–414.

68. Dumitru D, ed. Special nerve conduction techniques. In: *Electrodiagnostic Medicine*. Philadelphia, PA: Hanley & Belfus; 1995:177–209.

69. Lungborg G, Dahlin L. Pathophysiology of nerve compression. In: Szabo R, ed. *Nerve Compression Syndromes: Diagnosis and Treatment*. Thorofare, NJ: Slack Incorporated; 1989:15–39.

70. Dumitru D, ed. Special nerve conduction techniques. In: *Electrodiagnostic Medicine*. Philadelphia, PA: Hanley & Belfus; 2002:225–256.

71. Kimura J, ed. The F wave and the A wave. In: *Electrodiagnosis in Diseases of Nerve and Muscle: Principles and Practice*. 4th ed. New York, NY: Oxford University Press; 2013:149–179.

72. Magladery J, McDougal DJ. Electrophysiological studies of nerve and reflex activity in normal man. *Bull Johns Hopkins Hosp*. 1950;86:265–290.

73. Dumitru D, ed. AAEM glossary of terms. In: *Electrodiagnostic Medicine*. Philadelphia, PA: Hanley & Belfus; 1995:1172–1208.

74. Fisher M. F response latency determination. *Muscle Nerve*. 1982;5:730–734.

75. Kimura J, Butzer J. F-wave conduction velocity in Guillain Barre syndrome: assessment of nerve segment between axilla and spinal cord. *Arch Neurol*. 1975;32:524–529.

76. Kimura J, Yamada T, Stevland N. Distal slowing of motor nerve conduction velocity in diabetic polyneuropathy. *J Neurol Sci*. 1979;42:291–302.

77. Kimura J. Proximal versus distal slowing of motor nerve conduction velocity in the Guillain–Barre syndrome. *Ann Neurol*. 1978;3:344–350.

78. Troni W. The value and limits of the H reflex as a diagnostic tool in S1 root compression. *Electromyogr Clin Neurophysiol*. 1883;23:471–480.

79. Dumitru D. Needle electromyography. In: *Electrodiagnostic Medicine*. Philadelphia, PA: Hanley & Belfus; 1995: 211–248.

80. Wainner R, Fritz J, Irrgang J, Boninger M, Delitto A, Allison S. Reliability and diagnostic accuracy of the clinical examination and patient self-report measures for cervical radiculopathy. *Spine*. 2003;28:52–62.

81. Dumitru D, ed. Neuromuscular junction disorders. In: *Electrodiagnostic Medicine*. Philadelphia, PA: Hanley & Belfus; 1995:929–1030.

82. Goodgold J, Eberstein A. The normal electromyogram. In: Goodgold J, Eberstein A, eds. *Electrodiagnosis of Neuromuscular Diseases*. Baltimore, MD: Williams & Wilkins; 1972:60–73.

83. Mayo clinic. *Mayo Clinic EMG Laboratory Procedure Manual*. Rochester, MN: Mayo Clinic; 1992.

84. Kimura J, ed. Types of Electromyographic Abnormalities. In: *Electrodiagnosis in Diseases of Nerve and Muscle: Principles and Practice*. 4th ed. New York, NY: Oxford University Press; 2013:361–392.

85. Wiechers D. Mechanically provoked insertional activity before and after nerve section in rats. *Arch Phys Med Rehabil*. 1977;58:402–405.

86. Daube JA. *AAEM Minimonograph #11: Needle Examination in Electromyography*. Rochester, MN: AAEM; 1979.

87. Dumitru D, ed. Needle electromyography. In: Dumitru D, Amato A, Zwarts M, eds. *Electrodiagnostic Medicine*. Philadelphia, PA: Hanley & Belfus; 2002:257–291.

88. Brumlik J, Drechsler B, Vannin T. The myotonic discharge in various neurological syndromes: a neurophysiologic analysis. *Electromyography*. 1970;10:369–383.

89. Dorfman L, Howard J, McGill K. Motor unit firing rates and firing variability in the detection of neuromuscular disorders. *Electroencephalogr Clin Neurophysiol*. 1989;73:215–224.

90. Koski CL, Baumgarten M, Magder LS, et al. Derivation and validation of diagnostic criteria for chronic inflammatory demyelinating polyneuropathy. *J Neurol Sci*. 2009; 15;277(1–2):1–8.

91. Howard J, McGill K, Dorfman L. Age effects on properties of motor unit action potentials: ADEMG analysis. *Ann Neurol*. 1988;24:207–213.

92. Nandedkar S, Stalberg E, Sanders D. Quantitative EMG. In: Dumitru D, Amato A, Zwarts M, eds. *Electrodiagnostic Medicine*. 2nd ed. Philadelphia, PA: Hanley & Belfus;

2002:293–356.

93. Finsterer J, Fuglsang-Frederiksen A. Concentric-needle versus macro EMG. II. Detection of neuromuscular disorders. *Clin Neurophysiol.* 2001;112:853–860.

94. Goodgold J, Eberstein A. Myopathy. In: Goodgold J, Eberstein A, eds. *Electrodiagnosis of Neuromuscular Diseases.* Baltimore, MD: Williams & Wilkins; 1972:116–138.

95. LaHoda F, Russ A, Issel W, eds. Electromyography. In: *EMG Primer.* Berlin, GE: Springer-Verlag; 1974:16.

96. Nelson R, Nestor D. Electrophysiological evaluation: an overview. In: Nelson R, Currier D, eds. *Clinical Electrotherapy.* Norwalk, CT: Appleton & Lange; 1991:331–384.

97. Nelson R, Shedlock M, Kaczmarek C, Gahrs J, MacLaughlin H. Comparison of motor unit action potentials using monopolar vs. concentric needle electrodes in the middle deltoid and abductor digiti minimi muscles. *Electromyogr Clin Neurophysiol.* 2003;43:459–464.

98. Dumitru D, Amato A. Introduction to myopathies and muscle tissue's reaction to injury. In: Dumitru D, Amato A, Zwarts M, eds. *Electrodiagnostic Medicine.* 3rd ed. Philadelphia, PA: Hanley & Belfus; 2002:1229–1264.

99. Fritz J, Wainner R. Examining diagnostic tests: an evidence-based perspective. *Phys Ther.* 2001;81:1546–1564.

100. American Association of Electrodiagnostic Medicine. Practice parameter for electrodiagnostic studies in carpal tunnel syndrome: summary statement. *Muscle Nerve.* 1993;16:1390–1391.

101. Jablecki C, Andary M, So Y. Literature review of the usefulness of nerve conduction studies and electromyography for the evaluation of patients with carpal tunnel syndrome. *Muscle Nerve.* 1993;16:1392–1414.

102. Robinson LR, Micklesen PJ, Wang L. Strategies for analyzing nerve conduction data: superiority of a summary index over single tests. *Muscle Nerve.* 1998;21:1166–1171.

103. Dillingham T. Electrodiagnostic approach to patients with suspected radiculopathy. *Phys Med Rehabil Clin N Am.* 2003;14:567–588.

104. Tong HC, Haig AJ, Yamakawa KS, Miner JA. Specificity of needle electromyography for lumbar radiculopathy and plexopathy in 55- to 79-year-old asymptomatic subjects. *Am J Phys Med Rehabil.* 2006;85(11):908–912.

105. De Sousa EA, Chin RL, Sander HW, Latov N, Brannagan TH 3rd. Demyelinating findings in typical and atypical chronic inflammatory demyelinating polyneuropathy: sensitivity and specificity. *J Clin Neuromuscul Dis.* 2009;10(4):163–169.

106. Isose S, Kiwabara S, Kokubun N, et al. Utility of the distal compound muscle action potential duration for diagnosis of demyelinating neuropathies. *J Peripher Nerv Syst.* 2009;14(3):151–158.

107. Rajabally YA, Narasimhan M. The value of sensory electrophysiology in chronic inflammatory demyelinating polyneuropathy. *Clin Neurophysiol.* 2007;118(9):1999–2004.

108. Rajabally YA, Nicholas G, Pieret F, Bouche P, Van den Bergh PY. Validity of diagnostic criteria for chronic inflammatory demyelinating polyneuropathy: a multicentre European study. *J Neurol Neurosurg Psychiatry.* 2009;80(12):1364–1368.

109. Miller T, Pardo R, Yaworski R. Clinical utility of reflex studies in assessing cervical radiculopathy. *Muscle Nerve.* 1999;22:1075–1079.

110. Kuntzer T. Carpal tunnel syndrome in 100 patients: sensitivity, specificity on multi-neurophysiological procedures and estimation of axonal loss of motor, sensory and sympathetic median nerve fibers. *J Neurol Sci.* 1994;20:221–229.

111. Nardin R, Patel M, Gudas T, Rutkove S, Raynor E. Electromyography and magnetic resonance imaging in the evaluation of radiculopathy. *Muscle Nerve.* 1999;22:149–150.

112. Erwin CW, Erwin AC. Up and down the spinal cord: intraoperative monitoring of sensory and motor spinal cord pathways. *J Clin Neurophysiol.* 1993;10(4):425–436.

113. Toleikis JR. Intraoperative monitoring using somatosensory evoked potentials: a position statement by the American Society of Neurophysiological Monitoring. *J Clin Monit Comput.* 2005;19(3): 241–258.

114. Warren S, Capra N, Yezierski R. The somatosensory system II: nondiscriminative touch, temperature, and nociception. In: Haines D, ed. *Fundamental Neuroscience.* New York: Churchill Livingstone; 1997:237–254.

115. Warren S, Yezierski R, Capra N. The somatosensory system I: discriminative touch and position sense. In: Haines D, ed. *Fundamental Neuroscience.* New York: Churchill Livingstone; 1997:219–236.

116. Chappuis JL, Johnson G. Using intraoperative electrophysiologic monitoring as a diagnostic tool for determining levels to decompress in the cervical spine: a case report. *J Spinal Disord Tech.* 2007;20(5):403–407.

117. Lopez J. The use of evoked potentials in intraoperative neurophysiologic monitoring. *Phys Med Rehabil Clin N Am.* 2004;15:63–84.

118. Slimp J. Electrophysiologic intraoperative monitoring for spine procedures. *Phys Med Rehabil Clin N Am.* 2004;15:85–105.

词汇表

传入（afferent）：来自神经元的轴突携带信号进入脊髓（感觉纤维）。

振幅（amplitude）：电位的大小。在感觉神经评估中，这代表通过那条神经的一个点的动作电位的总和。在运动神经评估中，这代表在信号电极下穿过集体肌肉纤维的动作电位的总和。运动振幅通常比感觉动作电位大得多。

前（腹侧）初级支[anterior（ventral）primary rami]：混合脊髓神经的分支，从脊髓发出，同时携带运动轴突和感觉轴突。前初级支是构成各种神经丛的纤维来源，并被命名为外周神经。

逆向的（antidromic）：与正常相反的方向传导的电信号。例如，对于感觉神经元，逆向的传导将通往外周。

轴突病变（axonopathy）：涉及轴突的疾病或病理。

双向（biphasic）：具有两个阶段的神经电位。

复合运动单元动作电位（compound motor unit action potential，CMAP）：在调查研究中刺激支配肌肉的神经所产生的动作电位。这个 CMAP 表示在信号电极下穿过所有肌肉纤维的集体动作电位。

脱髓鞘（demyelination）：覆盖有髓神经的髓鞘损伤或切除。这导致沿单个轴突和集体神经的电信号转导减慢或受阻。

差分放大器（differential amplifier）：穿过神经或肌肉纤维的动作电位很小，需要放大才能看到、听到和测量。差分放大器提高了信号强度，并减去了主动电极和参考电极共有的部分信号。

远端运动潜伏期（distal motor latency，DML）：从刺激运动神经到在适当的受神经支配的肌肉纤维运动上采集的动作电位所需的时间。请注意，这种动作电位会一直延伸到神经的远端，穿过神经肌肉接头，并诱发正在接受检查的肌肉收缩。由于这是一个潜伏期的数值，因此将时间与正常值表格的已知测量距离进行比较。

远端感觉潜伏期（distal sensory latency，DSL）：从外周感觉神经的刺激到采集所需的时间，以毫秒为单位。由于这是一个潜伏期的数值，因此将时间与正常值表格的已知测量距离进行比较。

持续时间（duration）：复合运动单元动作电位持续存在的时间长度（以毫秒为单位）。

传出（efferent）：来自神经元的轴突携带信号离开脊髓（运动纤维）。

电生理研究（electromyographic studies）：针式电极的部分检查通常涉及 4 个步骤：针插入、观察静止时的电活动、观察从最小到最大收缩的随意收缩期间的电活动以及信息整合。

Erb 点（Erb's point）：一个刺激点，在那里臂丛神经可以被激活。刺激点位于锁骨上的中部。

F 波（中枢传导研究）[F-wave（central conduction study）]：一种电刺激的动作电位，逆行传导到脊髓（前角细胞），然后顺行传导，以引起正在被调查的肌肉的二次收缩。这项中枢传导研究提供了一种从刺激点到脊髓再返回的整个循环的方法。通过得到潜伏期的值，可以做出临床判断。

束电位（fasciculation potential）：与一组肌肉纤维或所有来自运动单元的肌肉纤维的随机和自发激活相关的电位。这些电位足够大，可以感觉到，比如一个人累了的"眼皮抽搐"。原因可能像疲劳的原因一样不具有说服力，也可能预示着一个严重的问题。

束颤电位（fibrillation potential）：代表与单个肌肉纤维的自发收缩相关的电活动。

Henneman 尺寸原则（Henneman size principle）：骨骼肌由几百个不同大小的运动单元组成。脊髓中枢神经系统的随意募集是有序进行的，募集从小到大的不同规模的单位。在功能上，在募集更容易疲劳的快肌纤维相关的较大的运动神经元之前，先募集与慢肌、高耐力肌肉纤维相关的较小的神经元。

霍夫曼反射（H 波）[Hoffman's reflex（H-wave）]：一种电刺激反射，是正常反射电弧的生理上的例子（通过传入神经元进入脊髓并通过传出运动神经元离开）。这种反射只能在少数肌肉（如小腿肌肉）引起，但在 S_1 神经根病等情况下具有临床效用。

潜伏期（latency）：在预定的距离内从刺激到反应所花费的时间，以毫秒为单位。

肌源性疾病（myopathic）：一种后天或先天性疾病，临床上表现为局灶性或弥漫性肌肉无力。肌病过程的特点是电生理的短暂和低振幅运动动作电位。

肌强直放电（myotonic discharges）：持续运行的电位，有起有落，听起来如"俯冲轰炸机"的扩音器。视觉上，这些类似于一个或两个束颤电位和正向尖波。这些放电是在强直性肌营养不良等病变下发现的。

神经传导研究（nerve conduction studies）：对评估神经传导电信号能力的研究。这些研究的方法是评估神经内的感觉纤维、神经的特定部分（感觉或运动纤维）、神经肌肉接头和正在调查的受神经支配的肌肉纤维的综合作用。

神经传导速度（nerve conduction velocity，NCV）：动作电位沿着外周神经移动的速度，以 m/s 为单位（距离/潜伏期＝NCV）。这些只测量最快的传导纤维，因为测量反应是在信号电极上动作电位的第一次到达。

神经肌肉接头（neuromuscular junction）：神经纤维的远端与它所支配的肌肉纤维之间的连接点。在接头的位置上通过神经递质乙酰胆碱进行通信。

正常值（normative values）：神经传导值表（潜伏期、振幅、持续时间、神经传导速度等）被认为是正常的。由于各电生理实验室之间的技术可能略有不同,因此应为每个临床电生理实验室开发正常值。

顺行传导(orthodromic):在正常方向上传导的电信号。例如,对于感觉神经元,是向脊髓传导。

多发性神经病(polyneuropathy):任何影响多个外周神经的疾病(糖尿病性脊髓炎)。

正向尖波(positive sharp wave):通常是双相的电位,具有正的然后是负的电位,往往与正向尖波混合在一起。这些电位代表肌肉失神经支配。

后(背侧)初级支[posterior(dorsal) primary rami]:混合脊髓神经的分支,从脊髓发出,同时携带运动轴突和感觉轴突。后初级支供应 3 个结构:①脊柱的小关节;②背部深(真实)肌肉;③背部的覆盖皮肤。

神经根病(radiculopathy):神经根的挤压。因为它位于椎间孔,所以最常发生,但是有许多潜在的卡压原因,如关节炎的变化或椎间盘突出症。

重复刺激试验(repetitive stimulation testing):用于评估各种病变影响神经肌肉接头的步骤。这种技术最常用于评估的两种病变是重症肌无力和肌无力综合征。

敏感性(sensitivity):有阳性检测结果的患者比例。敏感性测试确定一个问题是否实际存在。

感觉神经动作电位(sensory nerve action potential,SNAP):放置在神经某一部位上的信号电极所获得的动作电位,对该神经在另一个部位的外部电刺激做出反应。获得的电位代表了所有神经轴突受刺激的集体反应。

特异性(specificity):一个测试确定病变是否存在的能力。

自发性活动(spontaneous activity):在针式电极调查期间静止的电活动,患者没有任何随意参与。由于休息时的正常反应是电静息,所以自发性活动通常提示病理。

随意活动(voluntary):在针式电极调查下,患者故意收缩肌肉所产生的电活动。这可能是从最小收缩到一个强大的收缩,其中前者可以评估到单个的运动单位,后者可引起示波器荧光屏充盈。

实 验 操 作
临床电生理测试

概述

临床电生理试验(clinical electrophysiologic testing,CEPT)涉及 NCS 和 EMG。NCS 包括运动和感觉研究以及后期反应波(F 波和 H 反应)。EMG 要求使用针式电极,因为表面电极(用于生物反馈和运动学研究)无法检测单个肌肉纤维,甚至无法检测孤立的运动单元。

适应证

CEPT 的适应证包括虚弱、麻木、肌肉牵伸反应减弱或缺失以及疼痛。CEPT 经常补充影像学研究(如 MRI、脊髓摄影),从而评估外围神经肌肉系统的功能。

禁忌证

● CEPT 没有具体的禁忌证。

临床电生理测试			
正中神经运动 NCS 的操作步骤	评估		
	1	2	3
1. 收集设备(肌电图机、卷尺、酒精湿巾、标记皮肤的笔、电极、胶带、纸巾)			
2. 准备受试者			
a. 受试者仰卧于治疗台上,并在解剖位置对肢体进行测试			
b. 使用酒精垫,用力摩擦拇短屈肌的区域,第一 MCP 关节的桡侧面和手背			
c. 用酒精垫干燥准备的区域			
d. 使用笔,在拇短屈肌的腹部标记皮肤(在第一掌骨基部和第一 MCP 关节之间的中点);这将是主动记录电极(Ra)的位置			
e. 使用卷尺,沿着正中神经的走行测量 Ra 近端 8cm 的地方,并标记此位置(桡侧腕屈肌肌腱和掌长肌肌腱之间)			

临床电生理测试（续）			
正中神经运动 NCS 的操作步骤		**评估**	
	1	2	3
f. 确保接地电极固定在手的后侧,Ra 固定在拇短展肌的上方,参考记录电极（Rr）固定在第一个 MCP 关节的桡侧。如果使用可重复使用的电极,请在皮肤和电极之间使用导电凝胶,并使用胶带固定电极。如果使用一次性电极,请不要使用导电凝胶或胶带			
3. 准备设备			
a. 打开肌电图机;等待热身			
b. 如果有,请选择运动神经传导研究的方案。如果方案不可用,请将增益设置为 $5\,000\mu V$/部分,将扫描速度设置为 2 或 5 毫秒/部分,低通滤波器设置为 10Hz,高通滤波器设置为 10 000Hz,刺激和脉冲宽度设置为 $100\mu s$			
4. 获得远端反应			
a. 核实刺激振幅为零			
b. 将导电凝胶涂在刺激器上			
c. 将带有阴极的刺激器放置在靠近 Ra 的 7cm 的标记上,阳极定向到阴极的近端。没有必要把阳极从正中神经上移开			
d. 稍微调起刺激器强度,刺激神经。继续以较小的增量增加强度,直到受试者报告感知到了刺激,并且可以看到运动反应			
e. 继续增加刺激的振幅以便刺激神经,直到在屏幕上观察到的 M 波（CMAP）不再增加振幅。存储这个反应（通常是通过抑制脚踏开关来完成的）			
5. 获得近端反应			
a. 确定肘部正中神经的位置（位于肱二头肌肌腱的内侧）			
b. 使用与手腕刺激相同的刺激强度来刺激肘部的正中神经。稍微增加振幅,并观察 CMAP 振幅任何更进一步的增加。阴极应保持远离阳极			
c. 存储近端反应			
6. 计算前臂的 NCV			
a. 测量手腕和肘部刺激部位之间的距离（以毫米为单位）			
b. 从肘部到 APB 的潜伏期中减去从手腕到 APB 的潜伏期			
c. 以毫米为单位的距离,除以以毫秒为单位的潜伏期,从而获取速度（以 m/s 为单位）			
7. 评估 F 波			
a. 将增益更改为 $200\mu V$ 每部分,将扫描速度更改为 5 毫秒每部分（所有其他设置保持不变）			
b. 将刺激振幅降低到零,并将刺激器的阴极置于手腕上的刺激部位,并将阳极放在远端			
c. 像上面一样缓慢地增加刺激幅度,观察屏幕上的反应以获得第二次反应,潜伏期约为 25 毫秒。这种延迟反应是 F 波,它跟随 M 波			
d. 存储反应			
e. 保持刺激振幅不变,刺激神经至少 10 次,记录每个反应			
f. 以最短的延迟,测量从刺激到 F 波开始的潜伏期。此最小的潜伏期适用于 F 波的值			
8. 完成活动			
a. 卸下所有电极;去除受试者身上的任何导电凝胶			
b. 将远端潜伏期、CMAP 振幅、前臂 NCV 和 F 波潜伏期与正常值进行比较			
c. 解释结果			

临床电生理测试			
正中神经运动 NCS 的操作步骤		评估	
	1	2	3
1. 收集设备（肌电图机、卷尺、酒精湿巾、标记皮肤的笔、电极、胶带、纸巾）			
2. 准备受试者			
a. 受试者仰卧于治疗台上，并在解剖位置对肢体进行测试			
b. 使用酒精垫，用力摩擦第三指骨（D3，中指）和掌中区域的掌侧表面			
c. 用酒精垫干燥准备的区域			
d. 使用笔，标记 MP 关节折痕的远端的 D3 的掌侧皮肤。这将是主动记录电极（Ra）的位置			
e. 使用卷尺，沿着正中神经的走行测量 Ra 近端 7cm 的地方，并标记此位置（中掌区）。继续在沿正中神经的另一个 Ra 近端 7cm 的地方标记（近端的腕管）			
f. 确保接地电极固定在手的后侧，将 Ra 固定在 D3 上，以及参考记录电极（Rr）固定在 Ra 的远端 3cm 处。如果使用可重复使用的电极，请在皮肤和电极之间使用导电凝胶，并使用胶带固定电极。如果使用一次性电极，请不要使用导电凝胶或胶带			
3. 准备设备			
a. 打开肌电图机；等待热身			
b. 如果有，请选择感觉神经传导研究的方案。如果方案不可用，请将增益设置为 $20\mu V$ 每部分，将扫描速度设置为 2 毫秒每部分，低通滤波器设置为 10Hz，高通滤波器设置为 2 000Hz，刺激和脉冲宽度设置为 $100\mu s$			
4. 获得远端反应			
a. 核实刺激振幅为零			
b. 将导电凝胶涂在刺激器上			
c. 将带有阴极的刺激器放置在靠近 Ra 的 7cm 的标记上，阳极定向到阴极的近端。没有必要把阳极放离正中神经			
d. 稍微调起刺激器强度，刺激神经。继续以较小的增量增加强度，并且可以在屏幕上看到反应（SNAP）			
e. 继续增加刺激的振幅以便刺激神经，直到在屏幕上观察到的 SNAP 不再增加振幅，或直到刺激伪迹开始使反应模糊。阳极围绕着阴极旋转可能帮助减少刺激伪迹。存储这个反应（通常是通过抑制脚踏开关来完成的）			
5. 获得近端反应			
a. 确定肘部正中神经的位置（位于桡侧腕屈肌和掌长肌腱之间）			
b. 使用与手腕刺激相同的刺激强度来刺激肘部的正中神经。稍微增加振幅，并观察 SNAP 振幅任何更进一步的增加。阴极应保持远离阳极			
c. 存储近端反应			
6. 计算掌部和手腕上的 NCV			
a. 将 70mm 除以测量到 SNAP 负值部分峰值的潜伏期；从而获得正中神经掌部的以 m/s 为单位 NCV			
b. 将 70mm 除以刺激部位之间的潜伏期的差值，从而获得正中神经腕部的以 m/s 为单位 NCV			
c. 以毫米为单位的距离，除以以毫秒为单位的潜伏期，从而获取速度（以 m/s 为单位）			
7. 完成活动			
a. 卸下所有电极；去除主体上的任何导电凝胶			
b. 将 NCV 和 SNAP 的振幅值与正常值进行比较			
c. 解释结果			

（朱毅 汤炳煌 林武剑 译，朱玉连 王于领 审）

第三部分

热 能 因 子

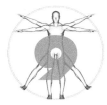

冷疗和热疗
William E. Prentice

第9章

目标

完成本章学习后,学生应能够:

➤ 解释为什么冷疗和热疗属于热能因子治疗。
➤ 区别热疗和冷疗的生理效应。
➤ 描述热疗和冷疗治疗技术。
➤ 将冷疗和热疗的适应证、禁忌证进行分类。
➤ 针对特定的临床诊断,能选择最有效的能量传导治疗方法。
➤ 解释临床人员如何应用传导能量治疗方法缓解疼痛。

本章中讨论的热疗和冷疗,可能是所有物理因子治疗中最常用的。正如第一章中所提到的,在波长和频率方面,红外线波段在电磁光谱中位于光谱的透热和可见光之间。电磁能和与红外波段有关的传导热能之间的关系仍有疑惑。传统上,认为**红外线**作为一种物理因子治疗,基本作用机制是发射红外线增加组织温度[1,2]。温热的物体可发射红外线。但是从这些物体中发射出的红外线能量是很微弱的。这些通过热能传导的物理因子,描述为**传导热能物理因子**治疗更恰当。这种传导热能物理因子治疗可被用于产生对局部或浅表组织的一般性加热或者冷却。

传导热能物理因子治疗中根据使组织温度下降或使组织温度升高的作用,被分为**冷疗**和**热疗**。冷疗法包括冰按摩、冷凝胶敷袋、冰袋、冷水涡流浴、冰水浸泡、冷喷剂、低温运动疗法(cryokinetics)、全身或局部冷疗。热疗法包括温水涡流浴、温水凝胶敷袋、蜡浴、干热(微粒)治疗(fluidotherapy)和热敷贴。

可见光红外线和非可见光红外线灯都被归类为电磁能因子。由这些物理因子发射出的能量波长和频率类似于其他热疗和冷疗因子,但红外灯使用完全不同的能量类型使组织温度升高,作用机制与其他类型冷热疗完全不同。它们的能量传递机制是通过电磁辐射,这也解释了为什么它们是被划分为电磁能因子。然而,当它们被用于增加浅表温度时,其波长和频率类似于其他的冷疗和热疗,本章也将进行讨论。

热能传导的机制

冷疗和热疗因子都具有易应用和便利的特点,为临床人员针对机体损伤提供了必要的基础治疗工具。热被定义为机体内分子的内在振动。热传递可通过三种机制:**传导**、**对流**和**辐射**。热传递的第四种机制是**转换**,将在第 10 章超声波治疗部分提到。当机体与热源或冷源直接接触时,发生热传导。因为温度差,热能直接从一个热源传导到另一个上。当热量从热源通过一种机体表面如空气或水等介质时,根据流动介质的温度,出现热量散失或热量增加,发生对流。当热能通过一些介质(如空气)从高温源发射到低温的介质时,发生辐射。热传递的三种过程可能会使机体的热量增加或丧失。本章中提到的冷疗和热疗因子,应用这三种热传递的方法,使组织温度升高或下降。表 9-1 总结了不同因子热传导的机制。

表 9-1	不同因子热传递的机制		
传导	对流	辐射	转换
冰按摩	热水涡流浴	红外灯	超声波
冷袋	冷水涡流浴	激光	透热疗法
水凝胶敷袋	干热（微粒）治疗	紫外线*	
冷喷剂	全身或局部冷疗		
冰水浸泡			
冷热水交替浴**			
冷/加压设备			
冷动疗法			
石蜡浴			

注：*：紫外线不产生组织温度变化，但是能量从紫外线源辐射到体表。
　　**：冷热水交替浴如果使用热水或冷水涡流浴，也伴有对流

冷疗和热疗因子的合理使用

如前文所述，热疗是以加热为目的的治疗技术。热疗使用的目的是使组织温度升高。组织损伤后组织愈合的急性期使用冷或冷疗效果更佳，其目的是使组织降温。冷疗也可以在组织修复阶段继续使用[3]。本部分包括的热疗和冷疗，是基于电磁波谱进行分类的。用于冷疗和热疗方法中的"**水疗**"，则是将水作为介质进行组织温度的交换。

虽然本章主要提及冷疗和热疗因子的应用及其生理效应，也会讨论其他产生相似生理反应的因子（如透热疗法和超声波）。特别是本章中讲到的热疗和冷疗的作用，也可以在其他物理因子中应用，改变组织温度。

冷疗和热疗可成功地用于损伤和创伤的治疗[4]。临床人员必须掌握损伤机制和特定的病理，了解热和冷因子的生理作用，制订一致的治疗计划。传导能量因子可以将热能传递至患者，但热能也可能来自于患者。多数情况下，它们是简单、有效和经济的。临床人员通过比较不同的物理因子，选择和使用最恰当的技术，保证患者的治疗质量。

热能因子的临床使用

热和冷的生理效应很少来自于红外能量的直接吸收。热量传递到深层组织一般通过传导，浅表热因子作用仅限于 2 厘米的深度。因此，热能因子产生直接浅表效应，直接影响皮肤层的皮肤血管及皮肤神经受体[6]。

皮肤能量吸收增加，皮下肌肉和脂肪层循环减少。类似地，皮肤层对冷的吸收将使通过该区域相似的机制减少血流[5]。

因此，如果治疗的基本目的是增加组织温度，同时增加深层组织的血流，选择透热疗法或超声波治疗更明智，因为它们产生的能量可以渗透皮肤组织，直接由深层组织吸收。如果治疗的基本目的是降低组织温度，减少受伤区域血流，唯一可产生此效应的治疗因子是浅表冰疗或冷疗。

热能因子最有效的应用可能是止痛或减少组织受伤相关的疼痛感觉。这些因子刺激皮肤神经受体。通过第 4 章中提到的一种疼痛调控机制（更像是闸门控制理论），通过热或冷过度刺激 Aβ 神经纤维来减轻疼痛感。在康复的理念中，减轻疼痛以促进运动治疗是一种常用方法。正如第 2 章中强调的，物理因子最好与运动治疗相结合。当然，这也是在任何治疗方案中选择热能因子时首先要考虑的。

关节受损常导致肌肉自主激活的下降，造成肌肉萎缩。这种自主激活的降低可能与临床功能障碍有关，即受损关节周边的未受损肌肉内的运动神经池反射抑制，这也称为关节源性肌肉抑制（arthrogenic muscle inhibition，AMI)[177]。当肌肉收缩时，AMI降低肌肉募集运动神经的能力，限制了肌肉产生肌力的潜能。有研究者认为，从事康复运动前，利用反射性抑制可解决肌肉抑制的问题，创造一个对于正常的功能节律更优的神经环境[177]。用于减少或移除关节源性肌肉抑制的治疗性干预称为去抑制因子，它们被认为可减少抑制[179]。研究已表明，浅表热作用于具有关节源性肌肉抑制的个体，并不减弱关节源性肌肉抑制，而是通过刺激皮肤感觉传入神经，促进肌肉自主激活和最大肌力[179]。

相反地，浅表冷疗应用于关节可使去除肌肉抑制。研究表明，冷会影响抑制反射机制，使先前抑制的α运动神经节产生兴奋反应，改善肌肉功能[178]。

关于热和冷使用的持续观察和研究为冷热疗法的临床应用提供了有用数据。当正确、高效地应用冷热疗法时，是临床上促进恢复和优化患者健康管理的重要工具。热疗和冷疗是可用于促进健康及帮助损伤后患者恢复工具中的两种。

组织温度改变对循环的影响

热或冷的局部应用是指热能生理效应。主要的生理效应是浅表循环，因为皮肤中的温度感受器和交感神经系统的反应。

皮肤循环有两个主要功能：皮肤组织的营养和从身体内在组织到皮肤的热传导，便于将热量从身体中移除[7]。循环系统由三种主要的血管类型组成：动脉、毛细血管和静脉；血管结构可以使皮肤暖或凉。血管结构有两种类型，皮下静脉丛储存有大量的血液可温暖皮肤，动静脉吻合为动脉和静脉丛之间提供血管交通[8]。血管丛的壁具有强大的平滑肌套，由分泌去甲肾上腺素的交感神经血管收缩神经纤维支配。当收缩时，静脉丛内血流可减少到几乎为零。当最大程度地扩张时，血流快速进入血管丛。动静脉吻合主要分布在手和足的掌面、唇、鼻和耳朵。

当冷直接作用于皮肤时，皮肤血管渐进性收缩，直到温度降到约10℃时，血管收缩达到极限[155]。这种收缩的原因，是从一开始血管敏感性的增加到神经刺激所致，但也可能是由于反射传至脊髓，然后到引起血管反应。然而，冷疗不会降低正常组织的血流到低于基线水平，甚至当肌肉内温度下降7～9℃时，提示7～9℃温度的下降不足以引起血管收缩[157]。当温度低于10℃时，血管开始舒张。这种舒张是由于寒冷对血管本身的直接局部影响引起的，导致血管壁的收缩机制瘫痪或传入血管的神经冲动阻滞[155]。当温度接近0℃时，皮肤血管通常能达到最大血管舒张[156]。

皮肤血管丛由交感神经血管收缩传入神经供应。当循环受到应激时，如运动、出血或焦虑，血管丛的交感刺激使大量的血液进入内部血管。因此，皮肤的皮下静脉作为重要的血液储存器，需要时为其他循环功能提供血液[7]。

在上皮下组织中有三种感受器：冷、温和疼痛感受器。疼痛感受器是自由神经末梢。温度和疼痛刺激通过侧脑脊髓束传导到大脑（见第4章）。神经纤维在不同温度下的反应不同。在33℃时，冷觉和温觉感受器放电最小。冷感受器在10～41℃之间放电。给关节降温，可帮助关节损伤后缺失的神经肌肉功能重建。在37.5～40℃范围内时，关节冷疗否定了由膝关节峰力矩和爆发力代表的运动缺失并伴有最大放电。超过45℃时，温觉感受器开始再次放电，疼痛感受器也被刺激到[158]。传导疼痛感觉的神经纤维对极端温度做出反应。不论是温感受器还是冷感受器，均对温度变化反应迅速；温度改变越迅速，感受器适应越快。在越小的表面，温和冷感受器的数量被认为越少。因此，小幅的温度变化在局部区域很难发觉。大的表面区域刺激量是热信号的总和。这些较大模式的兴奋激活血管舒缩中枢和下丘脑中枢[1,2]。刺激前下丘脑引起皮肤血管扩张，而刺激后下丘脑引起皮肤血管收缩[7,9]。

皮肤血流依赖于交感神经系统的放电。这些交感神经冲动传递到血管，引起皮肤血管收缩，同时传递至肾上腺髓质。去甲肾上腺素和肾上腺素均分泌到血管，引起血管收缩[7]。大多数交感神经收缩反应是通过神经递质进行化学介导的。一般暴露于寒冷引起皮肤血管收缩、颤抖、汗毛直立和肾上腺素分泌增加；引起血管收缩的发生。同时，代谢和产热增加以维持体温[7]。

血流增加为该区域提供额外的氧气，解释了对痉挛肌肉的镇痛和放松作用。可用本体感觉增加的反射机制来解释该效应。位于肌梭的受体末端器官暂时受到热的抑制，而突然冷却往往会激发受体末端器官[1,2]。

组织温度改变对肌肉痉挛的影响

> **冷疗更利于减轻肌肉痉挛。**

有大量研究是关于冷热疗在多种肌肉骨骼疾病治疗中的影响[166]。虽然热作为一种治疗因子已经被长期接受并记载进文献中,但很显然,近期大多数的研究指向了冷疗。普遍认为,冷热疗在减少肌肉痉挛方面的有效性的生理机制位于肌梭、高尔基肌腱器官和伽马系统的水平[10]。

热被认为对骨骼肌的张力有放松作用[11]。局部施加热量通过同时减少肌梭的刺激阈值和降低伽马传出神经放电率来放松整个骨骼系统的肌肉[1]。这表明肌梭很容易被激发。因此,在施加热量时,肌肉休息时肌电图表现静止,但是最轻微的自主或被动运动都可能导致传出神经放电,从而增加肌肉对牵伸的抵抗力。如果情况确实如此,那么通过提高肌梭的阈值减少传入神经冲动对于促进肌肉放松可能是有效的,直到没有运动。

初级和次级神经末梢的放电率,与温度成正比。局部使用冷可减少局部神经活动。环状螺旋、散形终末(位于肌梭中的小纤维检测肌肉位置的变化)和高尔基肌腱器官末端在冷却时都会更慢地放电。随着肌肉张力的增加,冷实际上会降低传入神经兴奋的速度。因此,冷似乎会提高肌梭的阈值刺激,而热量往往会降低肌梭的阈值刺激[12]。虽然随着冷的应用,主要为肌梭传入神经放电率突然增加,但随后肌梭传入神经活动减弱,持续到温度降低[13]。

也有研究在使用热来维持体温时,同时使用局部冷治疗肌肉痉挛[8,14]。局部用冰冷却,虽然维持体温来预防颤抖,导致肌肉痉挛明显减少,但比单独应用热或冷产生更明显的肌肉痉挛。这种效应归因于体温维持,这降低了传出神经的活动,而局部冷却降低了传入神经的活动。如果不保持身体的核心温度,则反射性颤抖导致肌肉张力增加,从而抑制松弛。

当肌肉温度降低时,动作电位(肌纤维放电所需的刺激强度)放电的频率大大降低。当肌肉冷却时,肌梭活动最显著减少,同时维持正常的体温[15]。

一项研究对于冷用于减少肌肉痉挛提出了略微不同的观点,通过使用肌电图观察 15 名具有上运动神经损伤患者,冷对缓解抽搐(增加的肌张力)或痉挛的影响[15]。将痉挛肢体浸入冷水涡流浴中 15 分钟后,观察到肌电活动显著下降,并且在某些情况下完全消失,表明痉挛状态下降。冷被认为会诱发冷冲动的传入神经轰击,从而阻断来自肌肉的疼痛冲动。因此,假设骨骼肌发生松弛时,将伴随着疼痛的消失[16]。尚不确定是否是由于在肌梭水平或脊髓水平运动神经元的兴奋性抑或是 γ 系统的过度活动,引起痉挛状态减轻。然而,可以肯定的是,冷通过减少或调整肌肉内肌梭相关的高敏感脊柱牵伸-反射机制,有效缓解痉挛。

另一个可能对痉挛减轻很重要的因素是因为冷引起神经传导速度的降低[17]。这些变化可能是由于运动和感觉神经传导速度减慢以及皮肤受体的传入放电减少所致。

一些研究调查了冷在多种类型运动后用于治疗肌肉肌腱单元(musculotendinous unit)方面的多种损伤的效果[18-20]。研究均表明,使用冷和运动对治疗因急性肌肉骨骼损伤关节活动受限非常有效。然而,如果有牵伸的指征,研究强调牵伸在增加柔韧性方面比使用热或冷更有效[21,22]。

温度改变对运动表现的影响

许多研究已经探索了组织温度的变化对身体表现能力的影响[23-25]。

尽管在向心和离心扭矩能力的变化程度方面存在不同意见,但研究已经证明了在施加热和冷后的等速测试期间产生扭矩的能力的变化[26-28]。一项研究发现,将冰应用于肌肉后,使相应肌肉的离心收缩力改善,而另一项研究表明,冰有助于促进向心收缩力的增加[29-30]。也许是因为使用冷的过程中和之后,募集额外的运动神经元的能力增加[31]。研究也表明,应用冷敷比热敷之后产生更大的扭矩值[32]。使用冷疗法似乎不会影响峰力矩但可能会增加耐力[33]。冷似乎对肌肉爆发力有一定影响;此外,已经表明,在使用冷之后,垂直跳跃的表现会下降[34-35]。冷水浸泡似乎不会影响关节活动范围[36]。使用冷疗法进行关节冷却有助于恢复因关节渗出引起的神经肌肉障碍,通过否定膝关节峰值扭矩和功率减小所提示的运动障碍[37]。

　　热或冷在肢体的应用对于本体感觉、关节位置觉和平衡作用很小,甚至是没有作用[30,38-49]。因此,组织温度改变对于灵活性和变向能力无效[12,50,51]。试验表明,在热身之前使用冰会对功能性表现产生负面影响,但是主动热身可会减少冰负面影响[52,53]。

冷疗

> 冷疗应用于降低组织温度以及热代谢率。

　　冷疗是指将冷应用于创伤急性期、损伤亚急性期或者是在修复和康复之后减少不适感[54,55]。

组织降温的生理效应

　　大多数时候,冷产生的生理效应与热相反,最直接的影响就是局部温度的下降。在急性损伤时,冷的效用最大[26,56-60]。广泛认同在肌肉骨骼系统损伤后应立刻使用冷疗的方法。表9-2列出了冷疗的适应证和禁忌证。

表 9-2　冷疗的适应证和禁忌证	
适应证(在炎症急性期或亚急性期)	
急性疼痛	急性韧带扭伤
慢性疼痛	急性挫伤
急性水肿(控制出血和水肿)	滑囊炎
肌筋膜触发点	腱鞘炎
防卫性肌痉挛	延迟性肌肉酸痛
肌肉痉挛	降温
急性肌肉拉伤	
禁　忌　证	
循环障碍(如雷诺现象)	开放性伤口或皮肤状况(冷水涡流浴和冷
外周血管疾病	热水交替浴)
对冷高度敏感	感染
皮肤麻木	

　　在急性损伤期使用冷的原理是降低受伤区域的温度,降低代谢率,减少代谢产物和代谢产热[61]。这将有助于受伤组织在缺氧的情况下存活,并减少组织进行性损伤[59,62]。当冷疗法联合加压使用,比单纯冰敷对于受损组织代谢的降低更有效[60]。在受伤后即刻使用,可缓解疼痛,促进局部**血管收缩**,控制出血和水肿[64]。然而,运动前冷却并不会影响离心运动所造成的肌肉损伤程度[66]。当离心肌损伤时血流增加,冰敷不会减少运动后 48 小时的肌肉灌注。因此,与炎症期间相同,当血液增加时,冰敷不减少肌肉灌注[65]。冷疗法也用于炎症的急性期,如滑囊炎、腱鞘炎和肌腱炎,以缓解疼痛和肿胀[2]。

　　冷疗法也可以用来减轻疼痛和伴随它的反射性肌肉痉挛和痉挛状态[60]。它的镇痛作用可能是其最大效益之一[10,13,67,68]。有学者建议,通过使用碎冰持续 5～15 分钟降低皮肤温度低于 13℃,可达到最佳的镇痛水平[63]。虽然冰敷用于镇痛效果有效,但鲜有循证资料支持冰敷用于治疗其他的肌肉骨骼症状[69]。虽然不能完成消除疼痛,但冷疗止痛效果其中一个解释是冷降低了神经传导速度[13,17,60]。也有可能是冷伴有大量的冷冲动刺激中枢疼痛受体区域,通过疼痛调节的闸门控制理论使疼痛冲动消失。利用冰治疗,患者在感觉到刺痛或烧灼痛之后,有不适的冷感觉,然后是疼痛感,最后完全麻木[71]。

　　冷疗法也被证明可有效治疗**肌筋膜疼痛**[16]。这种类型的疼痛来自活动性肌筋膜触发点,具有各种症状,包括主动运动时疼痛和关节活动范围减小。触发点可能由肌肉拉伤或张力引起,这会使局部区域的神

经敏感。触发点处可以触诊到小结节或紧张的肌肉组织[72]。

相对于延迟性肌肉酸痛(delayed-onset muscle soreness, DOMS)而言,冷疗法用于治疗离心运动后造成的急性肌肉疼痛更有效[73,74]。

冷疗法可抑制自由神经末梢和周围神经纤维的兴奋性,以增加疼痛阈值[75]。这对于短期治疗有重要价值。冷疗法的应用可增加痉挛状态、急性创伤状态的自主控制,减少局部肌肉过敏引起的疼痛痉挛[76]。所有积极主动的临床人员发现冷可减少急性创伤相关的防卫性肌痉挛。文献回顾表明,减少防卫性肌痉挛的原因是减少了肌梭的活动[77]。

机体对冷疗的即刻反应是由中枢神经系统介导的局部血管平滑肌收缩,以保留热量[65]。局部血管收缩是造成水肿形成和积聚趋势减少的原因,可能是由于血管内局部静水压力降低[78]。输送到该区域的营养物质和吞噬细胞的量也减少,从而减少了吞噬活性[78]。

人们错误地认为,当局部温度明显降低约 30 分钟时,会出现间歇性血管舒张,持续 4~6 分钟。浅表组织中的血管收缩 15~30 分钟为一个循环,之后又发生血管舒张。这种现象称为**狩猎反应**(hunting response),是指为预防冷刺激导致的局部组织受伤而必需的[79-81]。实际上,狩猎反应已经被接受很多年了,然而,调查者研究的是温度改变而不是循环改变。一些临床人员推断温度变化产生循环变化,这根本不是狩猎反应。狩猎反应更像是测量误差,而不是冷刺激导致的实际血流改变[71,81]。即使确实发生了一些冷诱导的血管舒张,对组织变暖的影响也可以忽略不计[26]。

如果大面积受冷(如整个下肢),下丘脑(大脑中的温度调节中心)将反射性地诱发颤抖,通过增加肌肉收缩产生的热量从而提升核心温度[91]。大面积的冷刺激,也可能引起其他远隔部位的动脉血管收缩,导致血压增加[78]。由于潜在的皮下脂肪组织的低导热性,短时间(<20 分钟)冷敷的应用对于冷却深层组织是无效的[65]。研究已经表明,在受伤后使用冷治疗几天可能对愈合过程有害[58]。

冷疗对于深层组织与血流的关系不一定具有那么大的影响[70]。冷疗不降低血流,因为肌肉内温度下降 7~9℃ 时不发生血管收缩[157]。正电子发射断层扫描是一种成像技术,可用于直接量化对冷反应的局部血流量。使用该技术已经表明,经过 20 分钟的冷疗后,肌肉组织的血流量减少。然而,这种减少仅发生在最表层中,这可能表明冷疗的治疗效果随组织深度的增加而削弱[83]。

有效冷却组织所需的治疗时长取决于皮下组织厚度的差异[84]。皮下组织较厚的患者进行冷疗,应>5 分钟,以产生肌肉内温度的显著下降[85]。对于肌肉骨骼系统的急性和慢性病且瘦的患者,需要更短的冷疗时间,且反应更成功[18,64]。15 分钟的冷疗,增加膝关节僵硬度,减少位置觉敏感性[86]。从以往的文献中可知,冷疗推荐的治疗时间为 5~85 分钟不等[87]。有证据表明,前 10 分钟温度降低,10~20 分钟内降低程度减弱[162]。重复使用,而不是连续使用,冷疗应用 10 分钟已被证明能有效地维持肌肉温度降低而不损害皮肤,同时允许表面皮肤温度恢复正常而肌肉温度仍然较低[163]。

有人提出,选择治疗时间应该基于评估治疗部位上覆脂肪组织的厚度而不是某些任意推荐的治疗时间[88,159]。25 分钟的治疗可能适合皮肤褶皱为 20mm 或更小的患者;然而,需要 40 分钟的应用才能在皮肤褶皱为 20~30mm 之间的患者中产生类似的结果。需要 60 分钟的治疗才能在皮肤褶皱为 30~40mm 之间的患者中产生类似的结果[89]。

普遍认为,冷疗与其他形式的热能相比,更有效达到深层组织。施加到皮肤上的冷敷能够在相当深的程度上显著降低组织的温度。冷疗连续施加 85 分钟,在 7 厘米深度最终温度降低 5℃,6 厘米处降低 9℃,4 厘米处降低 7℃[165]。用湿毛巾包裹的冰在 40 分钟内从 35℃ 降至 28℃,取出冰袋后可长达 30 分钟保持不变[164]。

文献系统综述揭示了在不引起细胞损伤的情况下减少细胞代谢的最佳温度范围为 10~15℃。通过使用湿毛巾施加的融化冰重复 10 分钟,可以最有效地实现这一点[163]。组织温度降低的程度取决于施加于皮肤的冷疗的类型,其施用的持续时间,皮下脂肪的厚度,以及施用它的身体部位[90,163]。使用重复方案,即冷敷 10 分钟后恢复 10 分钟,皮肤温度降至 20℃ 以下需要 63 分钟,降至 15℃ 以下再需要 33 分钟[167]。图 9-1 显示了使用冷水凝胶敷袋治疗与各种组织相关的温度变化[161]。

冷疗的应用可减少细胞的渗透性,降低细胞代谢,减少水肿蓄积,在急性损伤后至少 72 小时内应连续

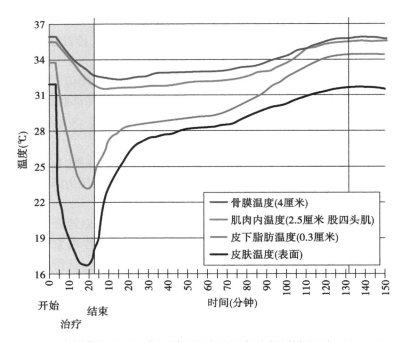

图 9-1 在冰敷应用过程中不同组织内的温度改变（数据源自：Akgun K, et al. Temperature changes in superficial and deep layers with respect to time of cold gel pack application in dogs. Yonsei Medical Journal. 45（4）：711-718.）

给予每小时 5~45 分钟的冷疗[16]。但应注意,避免过于激进的冷疗,以免影响组织的愈合[160]。

冷的生理反应总结于表 9-3 中。

表 9-3 冷和热的生理效应	
热疗的效应	
增加浅表的局部温度	增加代谢废物
增加局部代谢	增加轴突反射的兴奋性
动脉和毛细血管血管舒张	增加肌肉、韧带和囊纤维的弹性
增加加热部位的血流	止痛
增加粒细胞和巨噬细胞	促进水肿形成
增加毛细血管渗透性	降低肌张力
增加淋巴和静脉引流	降低肌肉痉挛
冷疗的效应	
降低局部温度,某些情况下作用较深	减少淋巴和静脉引流
减慢代谢	减少肌肉兴奋性
动脉和毛细血管血管收缩（刚开始时）	减少肌梭的去极化
降低血流（刚开始时）	降低水肿的形成和聚集
降低神经传导速度	强力止痛效果
减少粒细胞和巨噬细胞的传递	

冻伤

冻伤是指身体部位冻结,发生在组织温度低于 0℃ 时。冻伤一开始的症状是针刺感和因充血导致的发红,提示血液循环到浅表组织,接着是皮肤苍白和麻木,提示血管收缩的发生,血液不在浅表组织中循环。

如果按照推荐操作实施冷疗,其发生冻伤的风险是很低的。但是,如果治疗时间超过推荐时间,冷疗因子的温度低于推荐水平,发生冻伤的风险将增加。当然,如果局部循环不佳(如雷诺氏症),也会增加冻伤风险。

如果怀疑有冻伤,应迅速将身体部位从冷源中移开,并浸泡入 38~40℃ 温水中。同时,也建议将患者转介给医生。

冷疗治疗技术

冷疗工具包括冰按摩、商用冷水凝胶敷袋、冰袋、冷涡流浴、水雾冷却喷雾剂、冷热水交替浴、冷-挤压设备、细胞动力学和冰水浸泡。冷疗法将产生 3~4 阶段的感觉。首先,有一种不舒服的感觉,然后是刺痛,接下来是灼热或疼痛,最后是麻木。每个阶段都与神经末梢有关,因为它们由于血流减少和神经传导速度降低而暂时停止功能。这个过程所需的时间各不相同,但有几位学者提出它发生在 5~15 分钟内[18,65,71,76,92-96]。狩猎反应后的 12~15 分钟出现极度冷反应(10℃)[64,79,95,97]。因此,要达到极度止痛效果至少需要 15 分钟[63]。

应用冷疗是安全、简单和实惠的。但是对于冷过敏(荨麻疹、关节疼痛、恶心)、雷诺氏症和一些类风湿疾病的患者,冷疗则是禁忌的[4,7,18,98,99]。

渗透深度取决于冷的施加量和治疗时长,身体通过毛细血管床反射性血管舒张到正常血流的 4 倍,以维持皮肤和皮下组织活性[199]。身体减少流向身体各部分血流的能力,推测通过分流血流量可导致体内热量流失。穿透深度还与冷敷的强度和持续时间以及暴露的身体部分的循环反应有关。如果患者的循环反应正常,则不必担心冻伤。即便如此,在对皮肤直接施加高强度的冷治疗时应谨慎。如果需要更深的渗透,使用冰毛巾、冰袋、冰按摩和冰涡流的冷疗法是最有效的[100]。应告知患者冷疗的 4 个阶段以及他或她将经历的不适。临床人员应解释此过程并告知患者预期结果,其中可能包括疼痛迅速减轻[17,18,82,101]。建议患者在冷疗后不要立即从事需要爆发力表现的活动。然而,在次极量运动之前将冷疗用作镇痛药并不是禁忌,重点是恢复对受损组织的神经肌肉控制[102]。

冰按摩

冰按摩可由临床人员或者患者自己进行,如果患者可以自己够到治疗区域自我实施治疗。最初的治疗,最好由临床人员对患者进行,促进患者获得治疗的所有益处。在定位患者待治疗的身体部位时,应使患者感到舒适。如果可能,应该升高待治疗的身体部位。应用冰块时应考虑舒适的座位和体位。患者的管理应全面才能获得最大的治疗效果。在进行一些类型的牵伸活动情况下,最好提出冰按摩。对于冷却肌肉,冰按摩似乎比冰袋更快起效[103]。

所需要的设备(图 9-2 和图 9-3)

1. 聚苯乙烯泡沫塑料杯　普通的 6~8 盎司(1 盎司 = 0.028kg)聚苯乙烯泡沫塑料杯应装满水并放入冰箱。冷冻后,应去除侧面的所有泡沫聚苯乙烯至接近底部 2.54 厘米。推荐在冰杯中插入压舌板,它可以起到手柄的作用。

2. 冰杯　将杯子装满水,并在杯子中放置木制压舌板。然后将杯子放入冰箱中。冷冻后,纸杯被撕下。现在,压舌板上的冰块已准备好用于按摩。

3. 纸杯　采用与聚苯乙烯泡沫塑料杯相同的技术,但可能需要使用毛巾来隔离临床人员拿着纸杯的手。

4. 冷疗杯　市面销售的可重复使用的塑料杯是冰按摩的理想选择。

5. 毛巾　用于定位和吸收冰按摩应用区域融化的水。

治疗取决于待治疗的区域,较理想的体位是侧躺、俯卧、仰卧、屈膝仰卧(hooklying)或者坐位。当患者可以舒适地够到自己要治疗的区域时,应该进行自我治疗。以圆形图案进行冰按摩,后一个圈覆盖前一个圈的 1/2,或以纵向按摩,每个轨迹重叠前一个轨迹的 1/2。应该使用冰直到感觉麻木;圆形和纵向按摩的一致性模式(包括顺序)将在临床应用部分描述。

生理反应冷进展过程通过 4 个阶段:冷、刺痛、烧灼感和麻木感。皮肤发红(红斑)是毛细血管床缺血的结果。一个常见的例子,当一个人在没有手套或合适的鞋子的情况下暴露在外面的严寒中工作,然后返

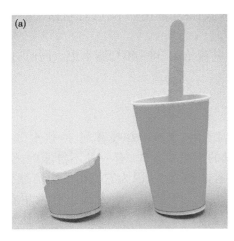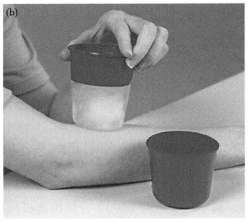

图9-2 （a）水应该在纸杯、聚苯乙烯泡沫塑料杯中冰冻，或插上压舌板以便于做冰按摩；（b）冷疗杯是商业上生产用于做冰按摩的产品

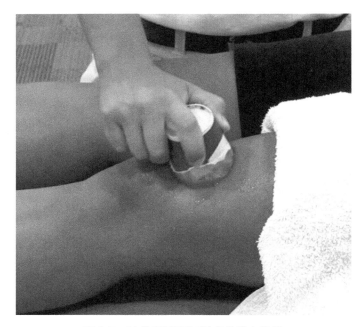

图9-3 冰按摩可以打圈或者纵向按摩

回室内发现脚趾通红。这是试图在该区域汇集血液以防止进一步温度丧失的表现。

注意事项表面区域麻木所需的时间取决于按摩的身体部位。大约时间取决于冰融化的速度。应始终考虑患者的舒适度。如果血液循环充分，则不应该担心冻伤。然而，如果患者患有糖尿病，则肢体，尤其是脚趾可能需要降低温度并调节冷疗的强度和持续时间。

应用在选择用于冰按摩的冷敷器类型之后，患者应处于舒适的体位，并且移除将要治疗部位的衣物。在摆放患者体位之前，应该确定治疗部位。撕掉顶部2/3的冰纸杯或者聚苯乙烯泡沫塑料杯，在杯子底部留下2.54厘米作为临床人员或患者的治疗手柄。临床人员应该将粗糙的冰边缘做光滑处理。冰可以通过打圈或者纵向按摩的方式在患者暴露的皮肤上进行操作，后一个轨迹重叠前一个轨迹。按摩时的稳固加压会增加冰疗后的麻木感[104]。冰按摩应持续到患者感到冷、刺痛、烧灼感或疼痛感4个阶段出现为止。一旦皮肤对轻微的按摩即出现麻木感，冰按摩则可以终止。冷的进展性感觉就是皮肤中的感觉神经纤维的反应。冷和烧灼感之间的区别主要是冷和温神经末梢的退出（感觉缺陷）。一些热障是在冰按摩过程中直接在皮肤水层上形成的，但这允许冰杯在皮肤上平滑移动。从冷疗应用到身体部位感觉麻木所需要的时间，取决于治疗部位的范围，但进展到麻木感一般需要7~10分钟左右。

治疗方案:冰按摩

1. 暴露冰块。
2. 在手上摩擦冰,使冰的边缘光滑。
3. 将冷手置于患者治疗部位前,应该先温暖患者,然后再这么做。
4. 移除你的手2或3秒后,温暖患者待冰疗区域,然后再这么做。
5. 治疗时,将冰块在治疗部位进行画圈运动。以5~7cm/s的速度移动冰块。不能让融化的水流到非治疗的部位。

案例分析 9-1
冷疗:冰按摩

背景资料:一名35岁的男子在13周前一次跌倒后导致右侧腕关节骨折。他接受了闭合复位和石膏治疗12周;1周前拆了石膏。骨折愈合良好,对位良好。除了主动和被动运动外,你还可以按照每隔一天的时间表开始关节松动。尽管组织足够强可以耐受Ⅱ级和Ⅲ级关节松动,但患者经历了如此多的疼痛,以至于你只能局限于Ⅰ级关节松动。为了增加患者对关节松动的耐受性,你决定在实施关节松动前进行冰按摩。

初步诊断印象:继发于骨折和制动的运动受限。

治疗方案:对手腕的前部和后部施加冰按摩,直到患者有麻木感。治疗持续时间约为9分钟。冰按摩结束后即刻,使用关节松动术以提高手腕的关节活动范围。

治疗反应:冰按摩后,患者对更高强度的关节松动术耐受性增加约5分钟。随着附属运动的恢复,主动关节活动范围也得到了改善。6个疗程后,关节松动术停止。患者继续进行主动和被动关节活动训练,并增加了力量训练。移除石膏后10周,患者在各方向的关节活动范围基本达到正常值的90%,患者出院转至家庭训练计划。

讨论问题

- 哪些组织受伤/受影响?
- 出现了什么症状?
- 患者表现为损伤愈合的哪一阶段?
- 物理因子治疗的生物生理效应(直接/间接/深度/组织亲和力)是什么?
- 物理因子治疗的适应证/禁忌证是什么?
- 在本案例分析中,物理因子治疗的应用/剂量/持续时间/频率的参数是什么?
- 针对这种损伤或疾病可以使用什么其他物理因子治疗? 为什么? 怎么用?
- 还可以使用哪些其他的技术管理关节松动术过程中的疼痛?
- 缓解疼痛的生理机制是什么?
- 为什么有必要在冰按摩后立即开始关节松动术?
- 冰按摩对要松动的组织特性有何影响? 是否有其他治疗会产生相反的效果?

康复专业人员应用物理因子治疗创造最佳的组织修复环境,同时尽量减轻与创伤或疾病相关的症状。

商用(冷)凝胶敷袋

(冷)凝胶敷袋(图9-4)应用于肌肉骨骼损伤急性期。

所需要的设备

1. 凝胶冷敷袋　必须冷却至15℃。它需要塑料衬里或保护性毛巾放置在身体治疗部位。石油馏分凝胶是塑料袋设计中包含的物质。

2. 湿冷毛巾　毛巾可以浸入冰水中并在皮肤表面塑形,或者可以用冰包装并保留在原位。商业冷敷袋应放在湿毛巾上面。

3. 塑料袋　水凝胶应放入袋中。袋子中的空气应抽空。然后可以在身体治疗部位塑形塑料袋。

4. 干毛巾　为了预防冷水凝胶迅速失去热量,毛巾被用作覆盖物以隔热包装。

治疗最佳体位是侧躺、俯卧、仰卧、钩状卧或坐位,取决于待治疗的部位。在治疗期间患者必须保持静止以保持冷敷袋的适当定位。冷敷袋必须在皮肤上塑形。冷敷袋应该被覆一层毛巾,以限制冷的丢失。应该设置闹钟或者利用其他方式记录时间。治疗时间应为20分钟。

生理反应发生红斑。冷疗进展通过4个阶段进行。

注意事项

身体部位应该被遮盖,防止不必要的暴露。

对冷疗的生理反应即刻出现。

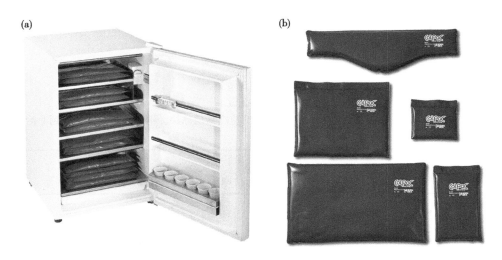

图 9-4 商用冷敷袋。(a)储存在冰箱中;(b)具有各种形状(惠允自 DJO Global)

患者应始终保持舒适。

除非血液循环不充分,应不用担心冻伤问题,治疗时间不超过 20 分钟。

患者不应该躺在冷敷袋上。

应用患者摆放于暴露的治疗部位的体位,并用毛巾覆盖以保护衣物。商业冷敷袋应放置在湿毛巾上以加强冷转移到身体部位。如果损伤是急性或亚急性的,应抬高身体部位以减少单由重力引起肿胀[105]。将冷敷包置于关节位置,应除去所有空气并确保冷敷袋直接置于湿毛巾上。冷的进展与冰按摩相同,但不会那么快,因为皮肤和冷敷袋之间放置了毛巾[72]。麻木感所需的治疗时间一般约为 20 分钟。舒适且适当地摆放患者体位的重要性是显而易见的。在冷疗后检查局部感觉是很重要的。同样地,如果循环完好无损,冻伤也不应该成为被关心的问题。如果担心肿胀,可以在冷敷袋下施加湿加压(弹性)绑带。睡眠时抬高是关键的辅助疗法。

治疗方案:冷凝胶敷袋

1. 用毛巾包裹冷敷袋,在冷敷袋和患者之间提供 6~8 层毛巾。如果使用商用冷敷袋,请至少使用一层毛巾以保持覆盖物清洁。
2. 先告知患者你将把冷敷袋放在身体部位进行治疗,然后再开始治疗。
3. 为适当的治疗时间设置定时器,并给患者一个可以发出信号的设备。
4. 在前 5 分钟治疗后,通过询问患者感觉以及目测冷敷袋治疗区域的皮肤反应。如果该区域有斑点,则可能需要额外的毛巾。每 5 分钟再口头重复检查一次。每 5 分钟进行一次目测检查也是合适的。

冰袋

与冷水凝胶敷袋一样,冰袋常用于损伤急性期,以及在运动损伤后预防额外水肿(图 9-5)。似乎冰袋可能比商业凝胶敷袋更能降低肌间温度[90]。

所需要的设备

1. 小塑料袋 可以使用蔬菜或面包袋。
2. 刨冰机 片状冰或碎冰比立方冰更容易塑形。
3. 绑缚胶带将塑料冰袋固定到位并施加压力。治疗部位应抬高。

治疗患者的体位取决于要治疗的部位。患者在治疗期间必须保持静止。必须将袋子放在皮肤上。袋子应使用绑缚胶带或弹性绷带固定到位。应被覆毛巾,以减少冷的散失。应设置定时器,否则应记录时间。恢复 10 分钟后重复应用冰 10 分钟,似乎有助于维持降低的肌肉温度而不引起皮肤损伤,皮肤和表面温度可以恢复正常,而更深的肌肉温度仍然很低[163]。

生理反应冷疗进展经过 4 个阶段。出现红斑。

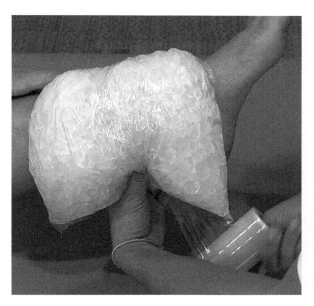

图 9-5　利用绑缚胶带将冰袋塑性置于受伤部位

注意事项治疗部位应该遮盖,以避免不必要的暴露。

对寒冷的生理反应即刻出现。

患者始终保持舒适。

除非血液循环不充足,应不用担心冻伤问题。

患者不应该躺在冰袋上面。

应用冰袋的应用类似于使用商业冷水凝胶敷袋;在治疗区域内放置足够大的塑料袋,袋内装有片状或者立方冰块。塑料袋可直接置于皮肤上,并通过绑缚胶带或湿润或干燥的弹性带固定。在降低肌肉内组织温度时,使用弹性带加压,比绑缚胶带更有效[107]。已经证明,将冷敷袋包得越紧,其肌肉内温度越低[106,108,163]。然而,在治疗期间,以便于患者放松,患者的舒适性是最重要的。临床人员可能想要向冰中添加盐以促进冰的融化以产生更冷的淤浆混合物。研究已经表明,冰袋中含有的规律融化的冰可降低皮肤和肌肉内部 1 厘米的温度,而商业冰袋(Wet-Ice,Flex-I-Cold)则不具备这些特性。在降低表面温度时,湿冰优于立方冰或碎冰,而立方冰和湿冰在降低肌肉内温度时优于碎冰[81]。应在冰袋上放置一条毛巾以减少周围环境的温暖效应,从而促进冷的应用。正常的生理反应进展是冷,刺痛,烧灼感,最后是麻木感,此时可以终止治疗。由于片状冰袋的柔韧性,它可以适用于身体各个部位。如果使用立方冰而不是碎冰,它仍然可以模制,但它不能这么容易地保持其位置,需要通过弹性带或毛巾固定。

治疗方案:冰袋

1. 提醒患者你将要放置冰袋的身体部位,然后再开始治疗。
2. 为适当的治疗时间设置定时器(通常是 20 分钟),并给患者一个可以发出信号的设备。确保患者了解如何使用信号设备。
3. 在最初的 2 分钟后,仔细检查患者的反应,然后每 5 分钟检查一次。如果患者报告任何异常感觉,请对患者进行视诊检查。如果出现斑块或者磨损,或者在最初的 4 分钟内皮肤颜色变为完全不同,应停止治疗。

临床决策练习 9-1

临床人员正在进行踝扭伤的急性复位,并已经用弹性带在踝关节周围加压。已经将压碎的冰袋施加到踝关节两侧,并抬高肢体。请问冰袋的放置时间应该是多久?

冷水涡流浴

冷水涡流浴用于运动损伤后急性期有冷疗需求的部位(图 9-6)。

所需要的设备

1. 涡流池　适当大小的涡流浴池必须盛满冷水或冰,温度低于 10~15℃。临床人员应该使用片状冰并确保冰完全融化,因为如果身体部位在池中,冰块可能成为致伤的抛射体(projectile)。

2. 制冰机　片状冰比立方体更快地降低水温。

3. 毛巾　需要足够的毛巾垫涡流浴上的身体部位,并在治疗后进行干燥。

4. 区域内适当的设置　必须在治疗前放置好椅子,涡流浴池和涡流浴池中的长凳。

治疗温度应设定在 10~15℃。待治疗的身体部位必须浸没。对于全身浸泡,水温应设定在 18.33~26.66℃。

生理反应冷疗进展经过 4 个阶段。红斑出现。

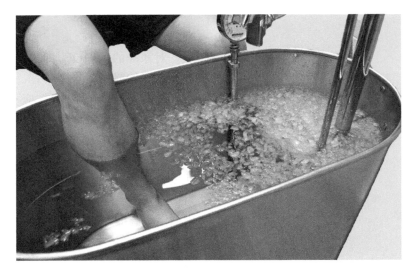

图 9-6 在开启之前应该将冰融化在冷涡流浴池中

注意事项注意：即使在损伤后即刻应用冷疗可以有助于控制水肿,但在损伤的急性期和亚急性期应尽量避免重力依赖的体位[80,109-111]。研究已表明处于重力依赖体位超过 20 分钟,将引起踝关节体积显著增加。但是,如果同时使用足够强度的高压脉冲电流来产生肌肉收缩,则踝关节体积的增加会被最小化[112]。在处理前应将冷湿压缩或弹性绷带放置到位。待治疗的身体部位应完全浸入。冷涡流浴允许在治疗期间进行运动锻炼。应始终考虑患者的舒适度。除非血液循环不充分,否则冻伤不应成为问题。由氯丁橡胶制成的鞋头可用于涡流浴中的患者,使患者更舒适[113]。

应用和注意事项在确定接地故障断路器(ground fault interrupter,GFI)正常工作后,应将该元件开启。在光滑的地板上站立或行走时,特别是进出涡流浴池时,应提醒患者注意安全。患者应位于涡流浴区域,并应提供适当的衬垫以使患者感到舒适。定时器应设置所需的时间,具体取决于待治疗的身体部位大小。治疗应持续至身体部位感觉到麻木(约 15 分钟)。麻木是皮肤(皮肤或体表)的反应。除非个体有循环缺陷或患有糖尿病,否则冻伤不应成为问题。治疗时长将在 7～15 分钟之间,以允许完整的循环反应。注意重力依赖体位可能造成已经肿胀的部位进行性肿胀[80]。这是冷疗技巧中最重要的冷疗应用。因此,最开始的 2 次或 3 次治疗应该在医生的监督下进行。对于保证冷强度的几个原因之一,是由于漩涡的对流效应使身体不能在皮肤上形成热障碍(水的绝缘层)。对于在治疗后 30 分钟维持持续的温度下降,冷涡流浴较冰袋更有效[114]。更多的益处包括水流的按摩和振动效果。对皮肤表面的检查和四肢水肿的评估需要将治疗部位从涡流浴中移出。如果使用全身浸泡,应注意涡流的强度和持续时间以及保护生殖器免受直接水流的影响。在身体恢复温暖和恢复感觉后,可以重复应用。如果在实践前进行冷敷,则应该在预防性绷带使用前。研究表明,反射性血管舒张持续 2 小时[161]。患者可以运动然后返回诊所并接受额外治疗,而不会因愈合过程中血管和毛细血管功能不全引起的充血而产生额外水肿。增加的心率和血压与冷敷有关。有条件的患者在冷敷后不应该出现头晕问题,但将患者从移出涡流区时应该小心。

涡流浴的安全与维护前面已经讨论过使用冷热涡流浴的安全考量。与此同样重要的是保持临床环境中涡流的清洁度。几个人在涡流浴清洁之间使用涡流浴并不罕见。当然不推荐这种做法,事实上这与许多州的大多数卫生监管机构的标准相悖。

建议每次治疗后排出并清洗涡流,以尽量减少传播真菌,病毒或细菌感染的潜在风险,特别是那些有开放性伤口的人。涡流容器和喷嘴的微生物培养应该每周进行,将细菌的生长控制住。通过在涡轮机上方填充水槽,添加商业抗生素溶液、消毒剂或氯漂白剂,然后运行涡轮机至少 1 分钟来清洁涡流。涡轮和排水过滤器应被擦洗,并彻底冲洗。应每天清洁涡流的外表面。为检查和控制细菌和真菌的生长,应每月进行一次涡流水质培养。

治疗方案:冷涡流浴

1. 开启涡轮,调节通风以及水泵出的方向。
2. 指导患者远离涡轮的所有部分。
3. 先用毛巾垫住边缘,提醒患者水是冷的,然后将身体部位放入水中。
4. 每2分钟询问和观察患者的反应。提醒患者告诉你,治疗区域是否开始受伤或感觉是否缺失。

临床决策练习9-2

在踝扭伤后2天,医生决定将患者置于冷涡流浴中让患者进行运动训练。在本治疗计划的这个时点,开始训练计划真的是最好的方案吗?

案例分析9-2
水疗:冷涡流浴

背景:一名32岁的女性在12周前在左手过伸位跌倒,出现桡骨远端粉碎性骨折及舟状骨非粉碎性骨折。她采用了闭合减压和外固定术(纤维玻璃石膏)治疗8周,然后夹板治疗4周。她被转介进行康复治疗,治疗内容包括关节松动、力量训练和关节活动范围训练。桡骨显示放射性影像愈合,没有无菌性坏死的证据。她的前臂远端、手腕和手仍然肿胀明显,在休息时伴有明显的疼痛。她不能耐受手腕的轻微按压,实施关节松动非常困难,尝试主动关节活动时产生剧烈疼痛。

初步诊断印象:创伤后疼痛和肿胀,制动后疼痛和活动受限。

治疗方案:在一个小的肢体水疗池中装满冰和水,使水温达到17℃。将患者的左上肢浸入水中直至前臂中部水平,并使用涡轮将水引导至手腕和手上。在最初的5分钟内,指导患者轻轻主动地移动手腕和手。在接下来的5分钟内,治疗师对患者进行被动的关节活动训练;在被动关节活动之后,进行5分钟的关节松动术。在涡流浴中总治疗时间为15分钟。接着她被指导进行家居运动计划,以增加关节活动度和力量。

治疗反应:患者接受冷涡流浴每周3天共3周的治疗,肿胀已经减弱到最小水平。她的关节活动范围达到右手腕和右手的50%。在9次治疗后,暂停了冷涡流浴治疗,并使用其他的物理因子治疗促进功能恢复。在接下来的12次治疗后,患者出院进阶到家庭训练计划,这时左手腕和左手的活动度和力量达到右手腕和右手的80%。

讨论问题
- 哪些组织受伤/受影响?
- 出现了什么症状?
- 患者表现为损伤愈合的哪一阶段?
- 物理因子治疗的生物生理效应(直接/间接/深度/组织亲和力)是什么?
- 物理因子治疗的适应证/禁忌证是什么?
- 在本案例分析中,物理因子治疗的应用/剂量/持续时间/频率的参数是什么?
- 针对这种损伤或疾病可以使用什么其他物理因子治疗?为什么?怎么用?
- 什么是无菌性坏死?是否有特定区域更易出现?哪些区域?这种疾病的发生机制是什么?
- 缩写"FOOSH"代表什么?对于经历过"FOOSH"的患者,你预期会发生哪些类型的损伤?
- 如果冷涡流浴对于达到治疗目标是有帮助的,为什么在9次治疗后要停止冷涡流浴?为什么选择冷涡流浴用于该患者?
- 对于减轻软组织肿胀,应用涡流浴有哪些缺点和优点?
- 如果患者同时合并心血管疾病(如心力衰竭、外周血管疾病),理想的治疗方法是否不同?为什么或为什么不?
- 涡轮驱动水对于患者忍受过度牵伸有何作用?其作用机制是什么?

康复专业人员应用物理因子治疗创造最佳的组织修复环境,同时尽量减轻与创伤或疾病相关的症状。

冷疗喷雾剂

冷疗喷雾剂(Vapocoolant spray),如氟甲烷(Flouri-Methane),不能提供足够深度的渗透,但可作为缓解防卫性肌痉挛的额外手段。在生理学上,这是通过刺激 Aβ 纤维涉及闸门控制理论来实现的。冷疗喷雾剂的主要作用是减少继发于直接创伤的疼痛防卫过程。然而,它不会减少出血,因为它作用于浅表神经末梢减少痉挛,通过刺激 Aβ 纤维减少疼痛弧(疼痛范围)。冷疗喷雾对治疗肌筋膜触发点是一种非常有效的技术[115]。关于使用冷疗喷雾剂的注意事项包括保护患者的脸部免受烟雾的影响,并以锐角而不是垂直的角度喷洒皮肤[115]。当需要通过冷疗牵伸肌筋膜触发点时,可使用冷疗喷雾剂。

所需要的设备

1. 氟甲烷
2. 毛巾
3. 衬垫

治疗

先喷涂待治疗区域,然后进行拉伸。

将降低痉挛。

治疗应从远端至近端。

应使用快速喷射或冲击运动。

冷却应该是浅表的;不应该发生结霜。

冷喷雾剂可与穴位按压结合使用。

治疗时间应根据身体部位设定。

生理反应

肌肉痉挛减轻。

促进高尔基腱器官反应。

抑制肌梭反应。

刺激肌肉骨骼结构。

注意事项

急性期和亚急性期都应当出现积极反应。

房间应通风良好以免积留烟雾。

全过程中应考虑患者的舒适度。

应用氟甲烷的应用是其他冷喷雾剂应用的典型应用(图 9-7)。以下的操作程序专门适用于氟甲烷,但它们概述了所有冷喷雾的操作程序、适应证和注意事项。使用任何冷喷雾剂时,临床人员应遵循制造商的使用说明。

氟甲烷是一种典型的水雾冷却剂,作为一种诱导剂,可阻断痉挛过程中肌肉的疼痛冲动。当与"喷雾-牵伸"技术结合使用时,氟甲烷可以打破疼痛周期,使肌肉拉伸到正常长度(无痛状态)。"喷雾-牵伸"技术的应用是一个治疗步骤,包括 3 个阶段:评估、喷雾和牵伸。当操作者掌握了所有阶段并能以适当的顺序应用时,更能发挥"喷雾和牵伸"的治疗价值。

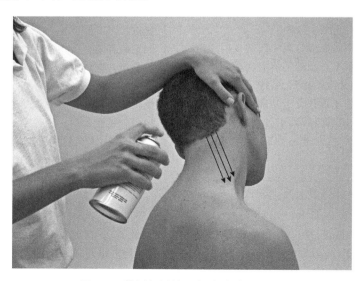

图 9-7 使用氟甲烷进行喷雾-牵伸技术

评价在评估阶段,疼痛的原因被认为是活动肌筋膜触发点的局部痉挛。对肌肉痉挛施加"喷雾和牵伸"的方法与应用到触发点略有不同。触发点是肌肉中具有深度高敏感局部的点,其引起牵涉性疼痛模式。有了触发点,疼痛的来源很少是疼痛的部位。触发点的检测可以通过对肌肉进行拍打触诊,当触到激惹的触发点,肌肉可能"跳起"。在肌肉痉挛的情况下,疼痛的来源和部位是相同的。触发点也可以使用超声波和电刺激进行有效治疗[116]。

喷雾

在使用氟甲烷时应留意以下步骤:

1. 患者需处于舒适的体位。

2. 如果喷雾接近面部,应注意覆盖患者的眼睛、鼻子和嘴。

3. 保持喷雾罐或者喷雾瓶(颠倒)距离治疗表面 30.48~45.72cm,允许喷雾的高速气流以锐角正对皮肤。

4. 只在一个方向上应用喷雾——而不是来回进行——以 10cm/s 的速度。仅在一个方向上进行 3 次或 4 次喷雾就足以治疗触发点或克服疼痛的肌肉痉挛。皮肤不能被冻伤。以下情况可能但不常见,即氟甲烷的强冷(15℃)可以冻结皮肤,导致冻伤和浅表组织坏死。发生这种情况的可能性,比使用氯乙烷时的可能性低。在治疗触发点的情况下,应该先从触发点再到牵涉痛区域施加喷雾。如果没有触发点,则喷雾应用于受影响的肌肉到它的周边。喷雾应均匀喷射。大约 2~4 次平行喷射,但不重叠,喷雾的喷射应该足以覆盖受损肌肉的皮肤区域。

牵伸 静态牵伸应该在开始喷雾时开始,从起始点到附着点(单一的肌肉痉挛),或者当触发点存在时从触发点到牵涉痛。喷雾和牵伸直到肌肉达到最大或正常静止长度。你将感觉到关节活动范围的渐进性增加。在任何的治疗疗程中,为达到治疗效果,喷雾和牵伸需要 2 次或 4 次喷雾的使用。患者可在任何 1 天内进行多次治疗。

前面叙述的喷雾和牵伸治疗技术必须被看作一个整体。操作者应该每天花费大量的时间练习直到熟练掌握这项技术。

成分 氟甲烷(Fluori-Methane)是两种氯氟烃——即 15%二氯二氟甲烷和 85%三氯一氟甲烷的组合。该组合不易燃并且在室温下只有从倒置的容器中具有足够的挥发性以排出内容物。氟甲烷应放在琥珀色密封分装瓶瓶中,减少气流从校准喷嘴中喷出。

适应证 氟甲烷(Fluori-Methane)是一种水雾冷却喷雾剂,常应用于肌筋膜疼痛、运动受限和肌肉痉挛。可能对喷雾和牵伸技术有反应的临床状况包括腰痛(由肌肉痉挛引起)、急性颈部僵硬、斜颈、肩部急性滑囊炎、与骨关节炎相关的肌肉痉挛、踝关节扭伤、腘绳肌紧张、咬肌痉挛、特定类型的头痛以及触发点引起牵涉痛。

注意事项联邦法律禁止在没有处方的情况下配药。虽然氟甲烷可以安全地应用于局部皮肤,但应注意尽量减少吸入,特别是当它被喷射在头部或颈部时。氟甲烷不适用于局部麻醉,不应出现结霜。冷冻偶尔会改变色素沉着。

临床决策练习 9-3

一名组装工人被诊断出患有中斜方肌的肌筋膜触发点。治疗这种情况可以选择哪些传导热能治疗因子?

治疗方案:水雾冷却喷雾剂

1. 将身体的治疗区域置于牵伸状态。
2. 保护患者的眼睛,并确保患者不吸入烟雾。
3. 倒置喷雾剂,喷嘴与皮肤保持 30°角度,距离皮肤 45 厘米,从远端到近端对皮肤进行喷射。
4. 一个方向喷射仅进行 3~4 次,如果患者可以耐受可施加直接的按压或者牵伸。在皮肤恢复之后,根据需要重复该过程。
5. 治疗过程中,频繁检查患者的反应。

冷热水交替浴

　　冷热水交替浴使用交替的冷热治疗达到特定的温度、时间和持续时间,并已用于治疗性减少水肿、僵硬和疼痛[118,120]。这种技术通常在教科书中描述,并继续在实践中使用,虽然支持其有效性的证据尚不具有说服力[120]。

　　所需要的设备(图 9-8)

　　1. 两个容器。一个容器装冷水($10\sim15℃$),另一个装热水($40\sim41℃$)。涡流浴可用于作为 1 个或者 2 个容器。

　　2. 制冰机。

　　3. 毛巾。

　　4. 椅子。

　　治疗冷热浸入是交替进行的。治疗时间至少 20 分钟。在过去的治疗中,尽管冷与热治疗时间的确切比例是高度可变的,常用的冷热治疗时间比为 3∶1 或 4∶1,根据临床人员的偏好选择冷或热具有较长的治疗时间。

　　治疗提示冷热水交替浴治疗水肿是无效的。一个更好的选择是使用细胞动力学,其在主动肌肉收缩和放松后使用冷,以助于减轻水肿。

　　生理反应冷热水交替浴通过交替血管收缩与血管舒张引起一种泵作用的理论尚无可信度。冷热水交替浴可能仅引起浅表毛细血管反应,这是由于浅表加热不引起深部较大的血管的收缩和舒张[119,120]。由于肢体处于重力依赖体位,一旦受伤部位从交替浴中移出,应评估皮肤感觉和水肿积聚量以确保治疗实际上没有增加水肿量[92]。使用冷热敷袋的交替治疗技术已被证明对深部肌肉温度几乎没有影响[117,118]。因此,尽管临床人员多年来一直使用交替浴,但仍缺乏证据支持其用作临床治疗的有效性[96,120]。

冷疗/加压设备

　　冷疗/加压设备将冷疗和加压联合应用,最常用于急性损伤和术后(图 9-8)。冷疗结合加压治疗某些水肿性疾病已被证实有临床疗效。在第 15 章将详细讨论冷疗/加压设备。

　　所需要的设备冷疗/加压设备可以是固定式或便携式的。

　　使用方法设备中蓄水池的冷水不断循环完成冷却,并通过尼龙袖套在受伤部位加压。

　　注意事项这个简单有效的设备唯一的缺点是袖带里的水必须不断冷却。不过,大多数的冷疗/加压设备都是便携式的,价格低廉且易于使用[26]。

案例分析 9-3

冷疗/加压设备

　　背景:女性,28 岁,在试图从书架上取走盒子时,一整盒复印纸跌落在右前足上,造成钝性损伤。她把情况报告给职业健康诊所,在拍摄 X 线片排除骨折后,她被转到你处接受紧急处理。她的前足明显肿胀并且颜色发生改变。沿各跖骨头处测量的周径比未受伤侧增加了 1 厘米。迅速调整患者位置,将其足部抬高超过心脏水平,然后继续检查。趾骨、趾尖结构均完整未受损,踝关节内侧及外侧韧带无压痛。在尝试评估主动/被动关节活动范围中因患者主诉前足疼痛而中止测试。

　　初步诊断印象:软组织挫伤伴右足急性软组织水肿。

　　治疗方案:应用湿润的棉质长袜子穿至右侧脚踝处,随后使用冷疗/加压脚踝袖套。袖套从冰水池里装满水。冷疗、轻度加压和抬高治疗持续约 20 分钟。在完成

最初的冷疗、加压和抬高治疗后,立即指导患者进行右下肢非负重拄拐行走,白天每小时使用一次冷疗/加压,并注意保持肢体处于抬高位。建议患者第二天一早到诊所复诊。

　　治疗反应:患者能很好地耐受冷加压和抬高,并自述前足疼痛立即缓解。直到第二天早晨回到诊所时,患者注意到前足肿胀未进一步加重。开始着手对脚趾和踝关节进行轻柔的被动和主动辅助活动度训练。尝试借助拐杖负重。在治疗第五天时,治疗项目中增加肌力训练。在治疗期间,患者穿戴加压袜和助行靴。伤后一周,患者穿鞋无任何不适,并恢复到正常工作状态。

　　讨论问题

● 哪些组织受伤/受影响?

案例分析 9-3(续)
冷疗/加压设备

- 出现了什么症状?
- 患者表现为损伤愈合的哪一阶段?
- 物理因子治疗的生物生理效应(直接/间接/深度/组织亲和力)是什么?
- 物理因子治疗的适应证/禁忌证是什么?
- 在本案例分析中,物理因子治疗的应用/剂量/持续时间/频率的参数是什么?
- 针对这种损伤或疾病可以使用什么其他物理因子治疗? 为什么? 怎么用?

需进一步讨论的问题

- 还有什么其他技术可以用来管理疼痛/控制急性水肿?
- 缓解疼痛/控制急性水肿的生理机制是什么?
- 为什么要把足部抬高超过心脏水平?
- 冷疗/加压设备对前足软组织特性可能有什么效果?
  康复专业人员应用物理因子治疗创造最佳的组织修复环境,同时尽量减轻与创伤或疾病相关的症状。

低温运动疗法

低温运动疗法(cryokinetic)是一种将冷疗或冰与运动训练相结合的疗法[26,62]。低温运动疗法的目的是通过降低温度使受伤部位麻木达到镇痛点,然后通过渐进式的主动运动达到正常的关节活动范围。使用低温运动疗法似乎并不能延缓疲劳的发生[121]。

所需要的设备这项疗法使用冰水浸浴、冰袋或冰块按摩。

使用方法这项疗法首先采用冰水浸浴、冰袋或冰块按摩使身体部位麻木。大多数患者会在 12~20 分钟内出现麻木感。如果在 20 分钟内感觉不到麻木,也要进行运动。这种麻木感通常会持续 3~5 分钟,随后使用冰让麻木感重现 3~5 分钟。所有步骤重复5 次。

注意事项运动训练应在麻木期间进行。所选择的运动应该是无痛的,强度要循序渐进,集中于柔韧性和力量训练[122]。运动强度的变化受自然愈合进程和对疼痛感受的个体差异所限制。然而,需鼓励患者不断强化训练。

冰水浸浴

所需要的设备冰桶,方便临床人员使用。

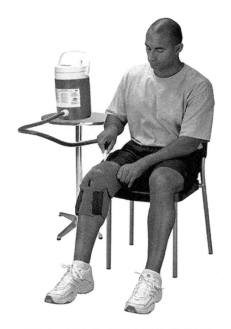

图 9-8 联合冷和压力的冷疗/加压设备(惠允自 DJO Global)

使用方法同样,应该选择一个潮湿的区域(溢出水也没关系的地方),把患者处于舒适体位。水温维持在 10~15.5℃,治疗持续 20 分钟。在达到预期效果前,应像冷热交替浴一样持续浸泡。若整个治疗计划中包含有低温运动疗法,则容器应该足够大以允许身体部分的移动。

注意事项尽管已证实冰水浸浴对控制创伤后肿胀有效[123],但冰水浸浴和冷水涡流相似,身体部位可能受到与重力相关的体位影响。冰水浸浴时的寒冷痛感比应用冷敷时明显。

全身或局部身体冷疗

全身冷疗(whole-body cryotherapy,WBC)是在一个密闭的房间里使用压缩冷空气来冷却包括头部在内的整个身体。局部身体冷疗(partial-body cryotherapy,PBC)是一种让患者单独站在一个小槽内的治疗方法,这个小槽包绕着躯干和下肢,而头部保持在小槽外(图 9-9)。液氮释放到小槽内转化为气体,将温度降至零下 110℃,而患者颈部以下身体部位暴露在小槽内。治疗持续 2~4 分钟。

当身体暴露在液氮中,皮肤会快速冷却,引起外周血管收缩,从而增加静脉回流到心脏。静脉压力

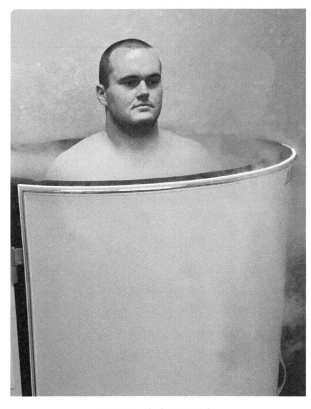

图 9-9   全身冷疗设备

于训练后恢复的证据[170]。

的增加会刺激压力感受器增加副交感神经系统的兴奋性,从而降低心率并增加每搏输出量,以提高心脏效率[174,175]。刺激压力感受器和增加副交感神经系统的兴奋性引起去甲肾上腺素的释放,能产生舒适感(well-being)[175]。全身冷疗降低的是皮肤温度并非身体核心的温度[176]。降低核心温度很危险,它可能导致体温过低。皮温降低12℃时将必然引起神经传导速度减慢,但在全身冷疗时不会发生这种情况[174]。

使用全身或局部身体冷疗的益处包括减轻关节疼痛、缓解疲劳、产生舒适感和减轻肌肉酸痛。运动人群特别感兴趣的是在训练和锻炼后,这种疗法能发挥减轻肌肉酸痛和恢复肌肉力量、耐力和爆发力潜在的积极效应。大多数关于全身冷疗疗效的说法都是道听途说。但是,没有足够的数据证据证实全身冷疗是否减少了自我报告的肌肉酸痛或改善了锻炼后的主观恢复[170]。迄今为止,尚无关于肌肉力量、耐力和爆发力的定量结果来支持全身冷疗或局部身体冷疗有助

温热疗法

组织热疗的生理学效应

亚急性期推荐使用局部浅表热疗(红外线热疗)减轻疼痛。相对于浅表组织中较高的温度,浅表热疗在病变(损伤)部位产生较低的组织温度,用来**镇痛**。热疗也能扩张血管,使末梢毛细血管开放,促进循环。皮肤被交感神经缩血管纤维支配,在其末端分泌去甲肾上腺素(尤其是在足、手、嘴唇、鼻和耳)。在正常体温下,交感缩血管神经保持血管吻合支几乎完全关闭,但当浅表组织受热时,交感神经冲动的数量大大减少,这样,吻合支就会扩张,并允许大量血液流入静脉丛。这会使血流量加倍,从而促进身体散热[7]。

热疗引起的**充血**对损伤有积极影响,这是由于新陈代谢过程中血流量的增加和血液的积聚而产生。出血问题解决前不能使用热疗治疗近期形成的血肿(血栓)。一些临床人员曾经提议应避免在任何治疗模式中应用热疗[26,61,97,99]。

临床决策练习 9-4

患者股四头肌挫伤后约一周。对此,患者仅接受了冷疗和一些轻柔的牵伸练习。临床人员应在什么时候选择将冷疗更换成热疗?

组织的新陈代谢率部分取决于温度。温度每升高1℃,新陈代谢率约提高13%[99]。经证实,当温度降低时,新陈代谢也会相应减缓。

局部加热的主要效应是增加局部代谢率,相应增加了**代谢产物**和额外热量。这两个因素导致了毛细血管内静水压升高,引起了小动脉**血管舒张**和增加了毛细血管血流量[78]。然而,静水压的增加有形成水肿的趋势,这可能会增加修复特定损伤所需的时间[125]。毛细血管血流量的增加对许多类型的损伤都很重要,在这些损伤中常发生轻度或中度炎症,因为它会引起氧气、抗体、白细胞和其他必需的**营养物质**和酶的供应增加,同时代谢物的清除也会加快。随着热强度增加,引起血管扩张和血流量增加,这将扩散到远隔区域,引起未受热区域新陈代谢增加。这被认为是**共同受热血管舒张**(consensual heat vasodilation),在许多局部热疗为禁忌证的疾病中或可起到治疗作用[11]。

热敷的应用能产生镇痛效应,减轻疼痛的强度。镇痛作用是最常用的**适应证**[78]。虽然这种现象潜在的机制尚不明确,但它在某种程度上与调控疼痛的门控理论有关。已证实使用 30 分钟的热敷能减轻疼痛相关的延迟性肌肉酸痛[27]。

热敷被用于治疗肌肉骨骼和神经肌肉疾病及各种类型肌肉疼痛如扭伤、肌紧张、关节(关节相关的)问题和肌肉痉挛[11]。一般认为热有放松效应并减轻骨骼肌的僵硬。它还增加了结缔组织的弹性,降低了结缔组织的黏性,这是急性关节损伤后或长期制动后一个重要考虑的原因。运动前的热身活动对于提高肌肉内温度也很重要[126]。然而,也有证据表明,单独加热而不牵伸对提高柔韧性几乎没有或没有作用[129-130]。使用超声波进行深层加热治疗可能比使用较浅表的热疗技术更能有效地增加关节活动范围[131]。

许多临床人员的经验认为,热疗对损伤本身疗效甚微,但能起到放松作用,从而发挥更多的治疗效应[11]。

热疗技术

热疗仍然是一种治疗疼痛和不适的通用疗法。热疗的应用小结参见表 9-4。该治疗所带来的效益常为患者主观感觉舒适。然而,在伤后早期,热疗会升高毛细血管血压,增加细胞通透性;这会导致额外的肿胀或水肿累积[11,71,82,132,133]。在确定水肿原因之前,任何水肿患者都不应使用任何类型的热疗来进行治疗。浅表热疗似乎对颈部、背部、腰部和骨盆区域的疾病更适合,对冷疗过敏的患者而言,热疗可能是最合适的方法。躯干区域的组织与四肢的组织没有区别,因此,使用热疗或冷疗在身体的所有区域产生的生理反应相同。

热疗的主要目的包括增加血流量,提高肌肉温度,以产生镇痛、增加细胞水平的营养、减轻肿胀、清除代谢物和炎症过程中的其他产物的作用[134,135]。

温水涡流

所需的设备(图 9-10)

1. 涡流浴槽　涡流浴槽尺寸必须与治疗部位相适应。
2. 毛巾　用于衬垫或擦干身体。
3. 椅子。
4. 衬垫　放置于涡流浴槽的池边。

治疗患者舒适体位,使受伤部位浸入在涡流浴槽中。直接的水流应与身体保持 15~20 厘米的距离。用于手臂和手部治疗的温度应保持在 37~45℃。用于腿部治疗的温度应保持在 37~40℃,用于全身治疗的温度应保持在 37~39℃。治疗时间为 15~20 分钟。

注意事项患者的体位应允许受伤部位运动。需要治疗部位的大小将决定是否应用上肢、下肢或全身涡流。

使用方法温水涡流的温度介于 37~45℃之间。在设置上类似于冰水涡流。可在涡流浴中放置适当的衬垫,以保证患者舒适。在确定防高压触电线路(GFI)正常运行后,打开温水涡流装置。计时器应根据需要治疗的身体部位的大小来设置所需的时间量(10~30 分钟)。治疗时间应足够长,以刺激血管扩张,减

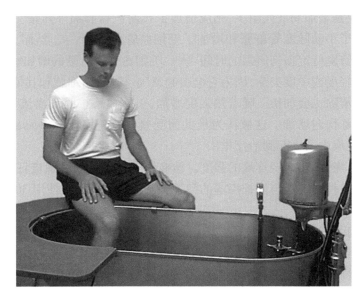

图 9-10　温水涡流

轻肌肉痉挛(约 20 分钟)。此外,治疗亚急性期的损伤时应注意体位[136]。除增加循环和减少痉挛外,温水涡流的好处还包括温水压力产生的按摩和振动效应。身体治疗部位从涡流浴中离开时,需要检查皮肤表面和肢体的围度,以确定温水涡流是否增加了肿胀;即使患者已经过了亚急性期也需要做这一步。当身体部位降温后,可以对治疗部位进行适当的预防性包扎或使用衬垫。如果患者在运动前接受治疗,建议他或她轻柔地做关节活动范围训练,以减轻水肿,增加所有关节的本体感觉(位置觉)。如果患者有肌肉酸痛的症状,建议进行游泳池运动比较合适。涡流有镇静的效果。建议患者在使用涡流之前先洗澡或清洁体表。不允许随意进入涡流浴。

　　温水涡流是一种很好的术后治疗方法,可以增加全身血流量和受伤部位的活动度。由于这是最常见被滥用的物理治疗因子,因此涡流疗法的适应证需要临床人员确定。滥用的一个例子是将患者置于涡流浴中而不花时间来评估特定及期望获得的生理反应。但若在临床中适当地使用,它将是一种很好的辅助疗法。

　　涡流浴槽应经常清洗防止细菌生长。当有任何开放性或感染性伤口的患者使用涡流浴槽后,必须立即排干清洗,同时应使用消毒剂和抗菌剂进行清洗。清洗涡轮浴槽应当特别注意的是将进气阀放入装有消毒液的桶中,再开机。定期监测水箱、排水口和喷嘴中的细菌。

表 9-4　热疗的适应证和禁忌证	
适应证	
亚急性、慢性炎症性疾病	肌肉保护性僵硬(muscle guarding)
亚急性、慢性疼痛	肌肉痉挛
亚急性水肿的消除	亚急性肌肉拉伤
关节活动范围下降	亚急性韧带扭伤
肿胀的消除	亚急性挫伤
肌筋膜触发点	感染
禁忌证	
急性肌肉骨骼疾病	皮肤感觉障碍
循环障碍	开放性伤口或皮肤病(冷水涡流和冷热水
周围血管病	交替浴)

案例分析 9-4

水疗:温水涡流

背景:男性,82 岁,双侧全膝关节置换术后 6 周。他术后在医院接受了力量训练、关节活动范围训练和日常生活活动能力训练。出院时他的关节活动范围双侧是 5°/90°,可依赖助行架独立行走。出院前安排了家庭健康随访;由于管理不当,随访未能完成。两天前,患者又去看骨科,这位骨科医师告知患者双侧屈曲挛缩,双侧膝关节活动受限至 45°/70°。患者提到过度的关节活动范围练习和力量训练。即便双侧髋膝关节屈曲挛缩,患者仍能借助助行器独立行走。术后切口完全愈合,且无渗出。无明显心血管及肺部不适。

初步诊断印象:双膝术后关节活动范围重度受限。

治疗计划:在 38℃ 水温的"低矮式(lowboy)"涡流浴装置中进行 30 分钟的主动、主动助力和被动(牵伸)关节活动范围训练,一周 3 次。最初 10 分钟,患者在指导下主动屈伸膝关节,借助水的浮力尽可能地伸直膝关节。接下来 10 分钟在可承受的关节活动范围终末施以轻柔的压力,最后 10 分钟继续施加更大压力静态牵伸屈伸肌。此外,还进行了全面和针对性的力量练习和步行训练。

治疗反应:经过 8 周的治疗,膝关节活动范围逐渐增加;24 次看诊后,患者出院接受居家治疗。目前其双侧膝关节活动范围是 0°/110°,可用一根手杖独立行走。

讨论问题

- 哪些组织受伤/受影响?
- 出现了什么症状?
- 患者表现为损伤愈合的哪一阶段?
- 物理因子治疗的生物生理效应(直接/间接/深度/组织亲和力)是什么?
- 物理因子治疗的适应证/禁忌证是什么?
- 在本案例分析中,物理因子治疗的应用/剂量/持续时间/频率的参数是什么?
- 针对这种损伤或疾病可以使用什么其他物理因子治疗?为什么?怎么用?
- 如果患者膝关节有明显的积液,那么温水涡流还是物理因子疗法中最佳的选择吗?为什么是或者为什么不是?暴露在温水中会对积液的生理机制产生什么影响?
- 如果患者的切口没有完全愈合,那么他的治疗方法有所改变吗?为什么改变或者为什么不改变?在开放性伤口的情况下,需要考虑涡流的哪些独特功能?
- 为什么选择"低矮式"?对于该患者而言,"低矮式"和"下肢"涡流有什么优缺点?
- 如果患者同时存在心血管疾病(例如心力衰竭或外周血管疾病等),理想的治疗方法是否有所不同?为什么是或者为什么不是?
- 涡轮机驱动的水流对患者耐受激进牵伸的能力有什么影响?这种影响的机制是什么?

商用湿热袋敷疗法

所需的设备(图 9-11)

1. **套装热袋** 这些是石油馏分的帆布袋。恒温箱维持高温 76.6℃,可避免烫伤。套装热袋有三种尺寸:①常规尺寸为 30 厘米×30 厘米,适用于身体的大部分;②双倍尺寸为 60 厘米×60 厘米,适用于背部、腰部和臀部;③15 厘米×45 厘米适用于颈椎。用夹钳或剪刀柄取出热袋。

2. **毛巾** 普通的浴巾和商用双层衬垫毛巾都是需要的。商用双层衬垫毛巾有一个放置热袋的小袋和以交叉式放置成 2.5 厘米厚的毛巾,热袋边缘的标签被折叠进去,毛巾在一侧对折,对侧形成四层(图 9-12)。6 层相当于 2.5 厘米厚的毛巾。根据所需覆盖的体表面积,可能需要更多的毛巾。

治疗按照图 9-13 所示放置 6 层毛巾。应提供足够的毛巾以保护患者防止烫伤[88]。患者的体位应舒适。治疗时间是 15~20 分钟。

生理反应

加速血液循环。

升高肌肉温度。

升高组织温度。

缓解痉挛。

注意事项需要治疗的身体部分的大小决定需要湿热袋的数量。始终关注患者的舒适度。治疗时间应是 15~20 分钟。此外,使用重新加温的湿热袋需要约 20 分钟[137]。

使用方法恰当层数的毛巾和患者体位对于舒适治疗都是必需的。湿热敷袋往往会刺激循环反应。如在红外热疗部分中所讨论的,干热具有迫使血液远离毛细血管床的趋势,从而皮肤不能散热增加了烫伤的可

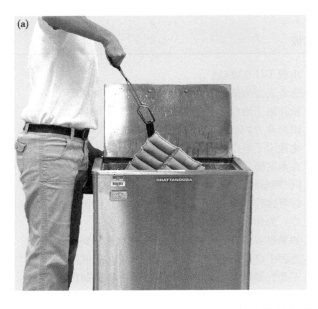
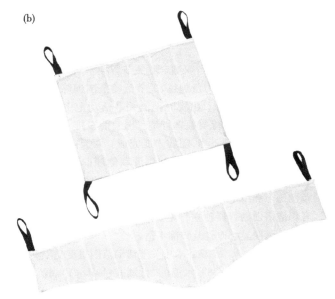

图 9-11　（a）储存在槽里的湿热袋；（b）各种不同尺寸

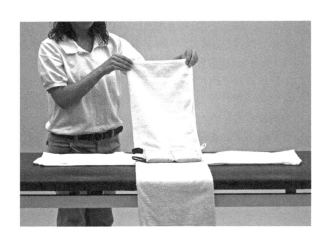
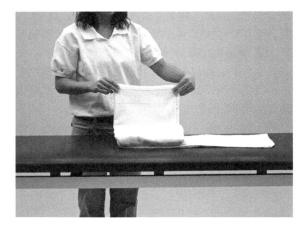

图 9-12　包裹湿热袋技术

能[138]。患者不允许躺在热敷袋上,因为这会增加烧伤的风险。此外,它可能会迫使硅酸盐凝胶通过布套的接缝排出。如果患者不能忍受湿热敷袋的重量,可以采用其他方法。例如,患者可以侧躺着,热敷袋的大部分重量在袋的一侧并且袋子用其他的毛巾或床单包裹在患者身上。最常见的适应证是肌肉痉挛、背部疼痛或作为应用其他治疗方式前的治疗。研究表明,在热敷治疗后 30 分钟可减轻延迟性肌肉酸痛[27]。

案例分析 9-5
热疗:湿热袋敷疗法

　　背景:男性,15 岁,6 周前足球比赛中出现左侧髌骨的横向非粉碎性骨折。采用石膏固定治疗 6 周;昨天去除石膏。膝能完全伸展(膝被石膏固定在完全伸展位)而屈膝只有 20°。髌骨愈合良好并且无压痛,但髌骨活动度严重受限。现每天进行髌股关节松动术,同时结合主动和被动练习。为了增强结缔组织的反应,可以在松动前升高组织的温度。

　　初步诊断印象:骨折和制动后继发性关节活动受限。
　　治疗方案:因为目标组织直接位于皮下,所以你选择使用湿热袋敷疗法。采用颈部尺寸的湿热袋,放置在膝关节周围加热 12 分钟。移除热敷袋后,立即开始关节松动术。在关节松动术之后,进行主动关节活动范围训练和增强力量练习。
　　治疗反应:患者每周进行 3 次治疗,持续 4 周,之后

案例分析 9-5(续)

热疗:湿热袋敷疗法

执行居家练习。他完全恢复主动和被动关节活动范围,髌骨活动度正常,力量已恢复至对侧肢体的80%。

讨论问题

- 哪些组织受伤/受影响?
- 出现了什么症状?
- 患者表现为损伤愈合的哪一阶段?
- 物理因子治疗的生物生理效应(直接/间接/深度/组织亲和力)是什么?

- 物理因子治疗的适应证/禁忌证是什么?
- 在本案例分析中,物理因子治疗的应用/剂量/持续时间/频率的参数是什么?
- 针对这种损伤或疾病可以使用什么其他物理因子治疗?为什么?怎么用?

　　康复专业人员应用物理因子治疗创造最佳的组织修复环境,同时尽量减轻与创伤或疾病相关的症状。

石蜡浴

　　石蜡是一种白色、软状固态蜡,用作润滑剂。虽然操作略有烦琐,但**石蜡浴**是一种简单有效、应用相当广泛的局部加热技术。由于石蜡中的矿物油降低了石蜡的熔点,因此石蜡治疗能提供的热量是水能产生热量的6倍。石蜡和矿物油组合时,比热容较低,石蜡比相同温度的水更能提高患者的耐热能力。

　　石蜡引起烫伤的风险较大。在运动环境中,临床人员应该权衡石蜡浴和温水涡流浴间的利弊。大多数石蜡浴用于治疗手足慢性关节炎。如果患者有慢性手足问题,使用石蜡代替水通常会带来更持久的疼痛缓解。

　　所需的设备

1. 石蜡浴(图 9-13a)
2. 塑料袋和纸巾
3. 毛巾

治疗

浸蜡法　将肢体浸入蜡液中几秒钟,然后取出,待蜡液稍微凝固几秒钟,再浸入蜡液中。重复该过程直到待治疗部位上覆盖6层蜡膜。

蜡袋法　将覆盖石蜡涂层的肢体用塑料袋包裹,并在其周围缠绕几层毛巾作隔热用(图 9-13b)。治疗时间介于 20~30 分钟。

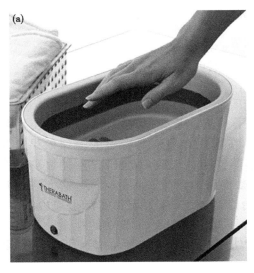
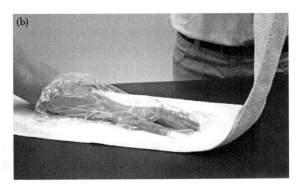

图 9-13 　(a)将手浸入石蜡浴中;(b)浸入石蜡浴后,手应该用塑料袋和毛巾包裹[惠允自(a)WR 医疗电子公司]

生理反应

升高组织温度。

缓解疼痛。

发生过热反应。

注意事项一些设备中配备了恒温箱,可以将温度提升至100℃,从而杀死可能在石蜡中生长的任何细菌。否则温度应设定在52℃。

如果石蜡不干净,应进行更换,最长使用时间不应超过6个月。

使用方法诊所购买的石蜡浴设备应有一个内置的恒温箱。治疗前,应用肥皂、水彻底清洁患者的身体部位,最后用酒精去除任何肥皂残留物。这将防止细菌在石蜡浴底部累积,肥皂残留物将是细菌生长极好的培养基。

石蜡与矿物油的混合比为3.78L矿物油与0.9kg石蜡混合。矿物油会降低石蜡52℃的环境温度(在这个温度下可能发生烫伤)。覆盖6层石蜡膜是非常必要的,第2层在身体部分的最高处,每一后续的层依次比前一层位置低。这一步很重要,因为当肢体浸入到石蜡液中时,如果第2层石蜡容许进入皮肤和第一层石蜡之间,热量就不易消散,患者可能会烫伤。因为热量保留在体内,同时也从石蜡中扩散,治疗部位将出现毛细血管扩张和血液供应增加。临床人员应将患者置于舒适的位置并用纸巾、塑料袋和毛巾包裹石蜡以保持热量。治疗时间大约为20~30分钟。去除石蜡时尤其注意不要污染使用过的部分,这样当它返回时不会影响整个石蜡浴槽。

去除石蜡包括去除毛巾、塑料袋和纸巾,然后使用压舌板能方便地分离石蜡。如果石蜡没有接触地面,则在敞开的石蜡浴槽上去除凝固的石蜡。它返回到剩下的液状石蜡中时将会溶解。用肥皂和水清洁身体部分。如果一位术后患者正在接受治疗,由于矿物油会使皮肤湿润和柔软,发挥了按摩作用。清洁皮肤时,临床人员必须检查皮肤表面是否有烫伤或斑纹。

一个不太安全但可能更有效地提高组织温度的技术是将身体的一部分浸泡在石蜡浴中。治疗开始时,身体治疗部位反复蘸上前面所述的石蜡,直到累积至少6层。接下来将治疗部位放置在石蜡中,直到治疗时间结束。应提示患者不要移动治疗部位,以防止石蜡裂开,并避免接触石蜡设备的底部和侧面。

石蜡浴槽需要管理以防止污染,但它非常适合手部及足部损伤患者的治疗需求。

治疗方案:石蜡浴

1. 指导患者将身体治疗部位浸入石蜡,并确保患者不接触容器底部和加热线圈。
2. 2或3秒后,移开身体治疗部分,保持肢体在石蜡槽上方,这样就不会有石蜡滴到地板上。重新将身体治疗部分浸入,重复直到适当层的石蜡膜形成,或在治疗期间再浸入。
3. 用计时器设置合适的治疗时间,并嘱患者持一信号器,并确保患者会使用这个设备。
4. 开始治疗5分钟后通过询问患者感觉来检查患者的反应。每隔5分钟口头询问一次。

干热(微粒)疗法

干热(微粒)疗法是一种特殊多功能的医用物理因子疗法。干热(微粒)疗法设备使用悬浮气流,产生具有液体性质的干热物理因子疗法(图9-14)。在康复和损伤愈合中的治疗效果是基于它同时具有热、按摩、感觉刺激脱敏、悬浮与压力震荡等不同作用。干热(微粒)疗法能显著提高皮肤表面温度[139]。与水不同的是,干燥的自然介质不会刺激皮肤或产生热冲击[140]。这允许治疗温度远远高于水或石蜡热所传递的温度。即使在非常高的治疗温度下,压力震荡实际上可以减轻水肿。在治疗疼痛、关节活动范围、创伤、急性损伤、肿胀和供血不足上也有临床成功的报道。正常人手部的干热治疗,温度在46.2℃时血流量增加,新陈代谢率增加4倍。这些特性将增加血液流动、镇静和降低血压,并通过加速生化反应促进愈合。

通过对机械感受器和温度感受器的刺激产生对抗激惹作用,降低疼痛敏感性,从而在高温下产生无疼

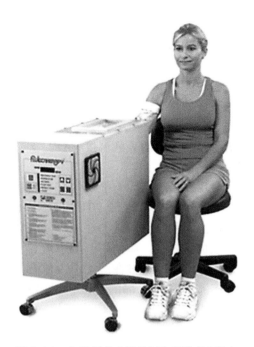

图 9-14 上肢干热(微粒)治疗设备(惠允自 DJO Global)

痛的热感。热疗可加速化学代谢过程,刺激正常的愈合进程。高温可增强组织弹性,降低组织黏滞性,从而改善肌肉骨骼的活动度。长期的热疗和压力波动会刺激血管反应,导致受伤部位的血流量增加。

所需的设备

1. 选择合适的干热(微粒)治疗设备。

2. 毛巾。

治疗

患者舒适体位。

患者应将治疗的身体部位(手或足)放置在干热治疗设备里。

保护性的毛巾必须放置在设备与身体部分连接处。

治疗时间应在 15~20 分钟。

生理反应

升高组织温度。

缓解疼痛。

发生过热反应。

注意事项

干热治疗设备必须保持干净。

所有旋钮必须在治疗后调回到零位。

使用方法患者舒适体位。在设备开启前,被治疗的身体部分应该浸入到介质中。加热时没有热冲击。治疗大约持续 20 分钟。建议温度随身体部位和患者耐受度而变化,变化的范围在 43~53℃。在开始治疗 15 分钟后治疗部位的温度达最大。除非有禁忌证,否则在治疗期间应鼓励主动和被动运动。

如果有开放性损伤或感染,建议使用保护性敷料,防止弄脏或污染进入干热舱入口处的织物。带有夹板、绷带、胶带、钢钉钢板、树脂关节置换或人工肌腱的患者也能使用干热治疗。介质是干净的,不会弄脏衣服。无须去除衣服就能充分感受热和按摩带来的益处。然而,皮肤和介质之间的直接接触能使传热最大化。

在治疗手部、肌肉、脚踝和相对接近皮肤表面的状况时,可以通过表面加热的治疗使局部体温升高。此外,相比超声或微波透热治疗,表面物理因子疗法能治疗更大的身体区域,因此吸收的总热量会更高。干热(微粒)疗法、水疗和石蜡疗法引起温度升高的程度大致相同[4]。

治疗方案:干热(微粒)疗法

1. 关闭搅动,打开设备的袖套部分。

2. 指导患者将需治疗肢体部位插入纤维素颗粒中,提醒他告知温度是否过高。

3. 将套筒固定在身体上,以防止纤维素颗粒被吹出设备,并开始搅动。

4. 在治疗开始 5 分钟后,询问患者的反应。提醒患者如果热感不合适的时候及时告知。

ThermaCare® 敷贴

Therma Care® 热敷贴是用类似于布材料做的,它符合身体形状并提供治疗所需热量(图 9-15)。每一敷贴都配有装有铁、炭、精制食盐和水的小圆盘,当暴露在含氧气的空气中时,敷贴会升温,提供至少 8 小时的持续低热量。ThermaCare® 敷贴已经开启立即开始变暖,大约 30 分钟后可达到治疗温度[117,141,142]。ThermaCare® 敷贴专为颈部、背部和下腹部设计的[143-145]。已证实 ThermaCare® 敷贴可以有效升高肌肉内 2 厘米深度的温度[146-147]。

红外线灯

正如本章前面提到的,不同于前面讨论的所有其他物理因子疗法,红外线灯被认为是一种电磁产能的

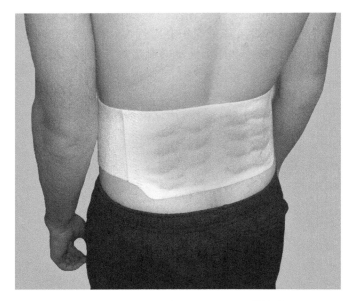

图 9-15　应用在腰部的 ThermaCare® 敷贴

物理因子,而非传导产能的物理因子。当谈到红外线疗法时,临床人员通常会想到红外线灯。红外线灯最大的优点是,即使设备不接触患者也可增加表面组织的温度。然而,辐射热很少使用,因为它穿透皮肤的深度有限,通常在 1mm 内。红外线灯发出的干热比湿热更易升高皮肤的表面温度;然而,湿热可能穿透得更深。

浅表皮肤偶尔会因为强烈的红外辐射烫伤,辐射器变得非常热(2 204℃ , 4 000℉)。可将一块温暖的湿毛巾敷在要治疗的身体部位以增强加热效果。应使用干毛巾覆盖身体其余未治疗部分。通过在湿毛巾内储存热能和减少停滞在身体内部的空气,允许更多的血液与组织交换。使用时应当谨慎,每隔几分钟应检查皮肤是否有红斑。

红外发生器可分为两类:发光发生器和非发光发生器。非发光发生器由一根螺旋线圈组成,线圈上缠绕着一段锥形的非导电材料。电流通过时,导线的电阻将产生热量和暗淡的红光。一个形状合适的辐射器将热量辐射到身体。所有白炽灯、钨丝灯和碳丝灯都属于发光发生器。由于人皮肤的某种独特特性,波长为 12 000A 的红外线比波长更长或更短的波渗透得稍微深些,因此目前还没有制造非发光灯。钨丝和特殊的红色石英源能产生大量的波长为 12 000A 的红外热量。由于皮肤反射所致的皮肤发红是一个严重的问题。

所需的设备

1. 红外线灯(图 9-16)。
2. 干毛巾用来覆盖未被治疗的其余身体部分。
3. 湿毛巾用来覆盖治疗部位。
4. 防高压触电线路(GFI)应与红外线灯一起使用。

治疗

患者应距辐射器 50 厘米。

防护毛巾放置在适当的位置。

治疗时间为 15~20 分钟。

每隔几分钟检查皮肤是否出现红斑。

保护不需要治疗的区域。

生理反应

表层组织温度升高。

疼痛减轻。

皮肤表面变得湿润并出汗。

注意事项应避免全身温度升高,仅损伤需要治疗部位温度上升。当患者不能耐受其他物理因子治疗时产生的压力时(如湿热袋敷疗法),应首先使用红外线灯。应注意避免烫伤。

应用患者置于舒适的体位。湿热用于刺激血液流动,而干热使血液离开该区域。湿的、温暖的毛巾用在治疗的部位。用喷水瓶保持毛巾的湿润。覆盖所有不需治疗的区域。治疗区域与灯的距离应根据治疗时间进行调整:标准公式为 20 英尺(1 英尺 = 0.3

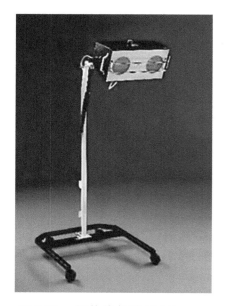

图 9-16　红外线加热灯(Courtesy NOMEQ,Ltd)

米)距离相当于 20 分钟治疗时间。治疗结束,应检查皮肤表面。这种治疗倾于驱使血液流出毛细血管床,仅适用于需要干热而非湿热的浅表疾病。

治疗方案:红外线灯

1. 灯泡与需要治疗的身体部分平行(使能量以 90° 的角度到达身体),并且灯距离身体 50 厘米。测量并记录从灯到被治疗的身体最近部分的距离。
2. 告知患者应该只稍感温暖;如果感觉到热,他应该告诉你。开启红外线灯。
3. 用计时器设置合适的治疗时间,并嘱患者持一信号器,并确保患者会使用这个设备。
4. 开始治疗 5 分钟后通过询问患者感觉来检查患者的反应。每隔 5 分钟口头询问一次。

临床决策练习 9-5

一位排球运动员的腰部竖脊肌出现急性扭伤。临床人员认为,在腰部用冰敷会使患者感到不适,可能会引起受伤肌肉紧张。因此,临床人员选择使用湿热袋敷而不是冰袋。这个临床决策合理吗?

诱导剂

虽然诱导剂不是一种红外治疗因子,但由于感觉类似,常将它们与冰和热联系在一起。诱导剂是局部使用的药膏,通过化学方法刺激皮肤中感觉感受器[148]。诱导剂实际上不会引起温度升高。温度的任何变化都是由于皮肤摩擦造成的。诱导剂中含有四种主要的活性成分,在薄荷油和冬青油中发现的薄荷醇和水杨酸甲酯是最常见的两种,常被混合在一起使用。樟脑是另一种诱导剂,通常与其他两种诱导剂混合,产生一种化学性诱导剂。辣椒素可能是使用前景最好的诱导剂,它是从辣椒中提取的物质。辣椒素是研究最多的并已证实能有效缓解慢性疼痛的物质[149]。在皮肤上使用薄荷止痛膏或辣椒素对肌肉中受体发出的信号具有镇痛作用[150,151]。辣椒素和水杨酸甲酯联合使用有助于减轻疼痛[152]。

诱导剂缓解疼痛的机制尚不明确。可能有多种疼痛控制理论同时作用。使用摩擦能刺激较大的有髓鞘机械感受器,并通过门控理论起作用(见第 4 章)。由于诱导剂产生有害刺激和冷/热感觉,它们也被认为能同时刺激伤害和热感受器。通过施加伤害性刺激和表面热反应,细的 Aδ 和 C 传入纤维被刺激抑制疼痛,这种方式类似于针灸。除了辣椒素外,没有证据显示使用诱导剂后组织温度反应或血流量显著增加。辣椒素被认为是通过刺激痛觉感受器释放和耗尽 P 物质使 C 纤维优先起作用,而 P 物质负责传递疼痛信号。有力的证据表明辣椒素对脊髓丘脑束的突触起作用[153]。与产热的安慰剂软膏相比,一项临床试验显示诱导剂可以减轻疼痛并增加关节活动范围[154]。一些研究人员认为,它的作用类似于冷喷和牵拉技术。有人认为它的作用类似于通过前列腺素产生的非甾体类抗炎药。

使用方法包括按摩、强力刷擦和联合衬垫等。最常用的方法是在受累部位大量按摩,直到诱导剂消失为止。强力刷擦或擦法按摩使用诱导剂,有利于软组织治疗。联合衬垫方法是在垫层上涂抹大量的诱导剂,厚度达 0.63~1.25 厘米,包裹患处。现可使用自黏型制作的诱导剂包。诱导剂不应该与其他含有三乙醇胺水杨酸盐的类似产品混淆,尚未证实后者的有效性。它们不会产生化学性刺激,但应谨慎使用。因为其作用类似于非甾体类抗炎药,对这类药物过敏的人群应谨慎使用。

冷冻疗法和热疗临床应用效果的最新最佳循证依据

以下直接引用最近发表在 Cochrane 系统评价数据库和 PubMed 中搜索到的系统评论和 meta 分析,这些系统评价关注的是冷疗和热疗作为治疗技术的疗效。

- "随机对照研究(RCTs)支持急性肌肉骨骼损伤和延迟性肌肉酸痛(DOMS)后使用冷疗法的证据有限。总的来说,支持局部加热的证据也有限;然而,随机对照研究(RCTs)表明热包裹疗法相比冷疗法更能在短期内减轻疼痛,并且显著地减轻了延迟性肌肉酸痛"[168]。

- "虽然冷热治疗方法能减轻疼痛和肌肉痉挛,但它们对组织代谢、血流量、炎症、水肿和结缔组织延展性有相反的作用。冷疗降低这些效应,而热疗增加了这些效应。连续低温冷疗和热疗是目前流行的应用。两种方法都能显著地缓解疼痛且副作用较小。冷热水交替疗法即在冷疗和热疗之间交替使用,与单独使用冷疗或热疗相比,没有提供额外的治疗益处"[169]。

- "这一系统评价综合提供了有关冷热水交替浴效果的现有证据,这为冷热水交替浴影响表层血流量和皮肤温度提供了微弱证据。现有研究的局限性还不能得出更明确的结论"[120]。

- "目前还没有足够的证据证实在爱好运动的年轻男性中,全身冷冻疗法与运动后被动休息或不使用全身冷冻疗法相比,是否能减轻自我报告的肌肉酸痛或者改善主观恢复程度。没有证据表明在女性或优秀运动员中使用这种干预手段。由于暴露在极端温度下存在潜在的风险,因此缺乏不良事件的证据是很重要的。在这一领域需要更多高质量、报告详尽的研究,并且必须提供关于不良事件的详细报告"[170]。

- "当前证据表明,如果运动员在冷疗后立即恢复运动,他们的运动表现可能会有所下降,这是基于冷疗时间超过 20 分钟的治疗,这可能会超过一些体育比赛使用的时间。在获得更好的证据之前,训练者不宜在冷疗上花费较长时间,或者可以在返回比赛之前进行渐进式热身"[171]。

- "热疗法是发展性和治疗性伸展牵伸技术的有效辅助手段,应该是临床或体育运动中增强 ROM 的治疗方法中的选择。热或冰对其他重要力学特性(如被动刚度)的影响仍然模棱两可,这应成为未来研究的重点"[172]。

- "这篇综述表明冷水浸泡可以有效减轻各种运动后导致的延迟性肌肉酸痛(DOMS),但其机制仍不明确。大量证据支持使用 CWI 对减轻酸痛有积极作用。到目前为止,CWI 是唯一有系统评价支持其有效性的治疗方法"[173]。

- "有少量证据表明,在踝关节扭伤和手术后,冰敷加运动最有效。几乎没有证据表明冰联合加压有任何显著效果。很少有研究来评估冰敷对闭合性软组织损伤是否有效,也没有证据显示治疗的最佳模式或治疗时间。因此,需要更多高质量研究以提供治疗急性软组织损伤的循证指南"[2]。

总结

1. 任何波长和频率范围在电磁光谱中红外区域的能量因子均称为红外因子疗法。由于通过热传导传递能量,因此冷疗和热疗最好归类为热传导疗法。

2. 当任何热传导疗法应用于结缔组织、肌肉和软组织时,将导致组织温度降低或组织温度升高。

3. 热的主要生理学效应是扩张毛细血管、增加血流量、增强代谢活动及放松痉挛肌肉。

4. 冷的主要生理效应是收缩毛细血管、减少血流量、减弱代谢活动、通过减少肌肉痉挛来镇痛。

5. 传导热疗法的穿透深度<1 厘米。因此,其生理效应主要表现在表层并且直接影响皮肤血管和神经感受器。

6. 热疗的例子包括温水涡流、商用湿热袋敷疗法、石蜡浴、ThermaCare®敷贴和干热(微粒)疗法。

7. 冷疗的例子包括冰袋、冰按摩、商用冰袋、冷水涡流、冷喷、冷疗/加压设备、冰水浸泡和全身或部分身体冷疗。

复习题

1. 传导能量因子的定义是什么?
2. 传导能量因子的两种基本临床治疗用途是什么?
3. 传导能量因子对组织的穿透深度是多少?
4. 温度变化对循环有什么影响?
5. 组织温度的变化如何影响肌肉痉挛?

6. 热疗和冷疗的生理学效应是什么？

7. 冷疗、热疗和水疗之间有什么区别？

8. 临床人员可以使用哪些冷疗技术？

9. 临床人员可以使用哪些热疗技术？

自测题

是非题

1. 对肢体施加热或冷会影响平衡、本体感受和运动表现。

2. 冷水涡流应将温度设置在 10~15.5℃。

3. 低温运动疗法是一种结合冷疗和运动的治疗技术。

选择题

4. 以下哪种的热传递机制是通过直接接触来实现的？

    A. 辐射

    B. 对流

    C. 传导

    D. 转化

5. _____可以被用于急性损伤,通过_____温度从而减慢代谢率。

    A. 冷疗,降低

    B. 冷疗,升高

    C. 热疗,降低

    D. 热疗,升高

6. 冷疗应用后感觉变化的 3~4 个阶段依次为：

    A. 刺痛、冷、烫伤/疼痛、麻木

    B. 冷、刺痛、麻木、烫伤/疼痛

    C. 烫伤/疼痛、冷、刺痛、麻木

    D. 冷、刺痛、烫伤/疼痛、麻木

7. 邻近皮肤的隔离水层被称为以下哪一层？

    A. 红斑(erythema)

    B. 热板(thermopane)

    C. 麻木

    D. 炎症

8. 以下哪项不是热疗的作用？

    A. 增加循环

    B. 放松痉挛

    C. 降低细胞代谢

    D. 增加软组织弹性

9. 以下哪项是冷疗的禁忌证？

    A. 急性疼痛

    B. 皮肤麻木

    C. 肌肉痉挛

    D. 急性韧带扭伤

10. 在什么情况下会使用热疗？

    A. 减少关节活动范围

    B. 皮肤麻木

    C. 急性肌肉骨骼损伤

    D. 急性疼痛

临床决策练习解析

9-1

由于弹性包裹物放置在冰袋下面,冷必须通过隔离层才能进入。如果弹性包裹物是湿的,则冷更易传递。只要患者对冷无任何过敏反应,冰块可以在同一位置放置最多 1 小时。

9-2

放置踝关节在依赖体位,涡流漩涡按摩作用和主动运动的联合效应可能会增加肿胀,尤其是在伤后 2 天时,这时候可能患者仍有炎症的症状和体征。建议此时使用冰袋并抬高肢体,进行适当的活动。

9-3

推荐冷喷牵伸技术作为处理肌筋膜触发点的有效方法。使用氟甲烷喷剂,平行于纤维方向喷几下,然后使用冷喷剂后立即牵伸斜方肌中束。

9-4

到第 7 天,加重肿胀的可能性很小。只要患者能够忍受一些接触性疼痛,改用一些形式的热疗可能是安全的。但建议使用超声波或短波透热疗法,因为两者的穿透深度都大于任何红外物理因子。

9-5

临床人员应该选择使用冰袋。注意这是急性损伤。腰部的肌肉拉伤与其他肌肉拉伤没有什么不同,仅因为患者可能不适就做出不恰当的决定并不是明智的做法。

参考文献

1. Lehmann J, DeLateur B. Therapeutic heat. In: Lehmann J, ed. *Therapeutic Heat and Cold.* Baltimore, MD: Williams & Wilkins; 1990.
2. Nanneman D. Thermal modalities: heat and cold. A review of physiologic effects with clinical applications. *AAOHN Journal.* 1991;39(2):70–75.
3. Bleakley C, McDonough S. The use of ice in the treatment of acute soft-tissue injury a systematic review of randomized controlled trials. *Am J Sports Med.* 2004 ;32(1):251–261.
4. Pilcher JJ, Nadler E, Busch C. Effects of hot and cold temperature exposure on performance: a meta-analytic review. *Ergonomics.* 2002 ;45(10):682–698.
5. Abramson D, Tuck S, and Lee S. Vascular basis for pain due to cold. *Arch Phys Med Rehab.* 1966;47:300–305.
6. Mancuso D, and Knight K. Effects of prior skin surface temperature response of the ankle during and after a 30-minute ice pack application. *J Athl Training.* 1992;27:242–249.
7. Guyton A. *Medical Physiology,* 11th ed, Philadelphia, PA: W.B. Saunders; 2005.
8. Dontigny R, and Sheldon K. Simultaneous use of heat and cold in treatment of muscle spasm. *Arch Phys Med Rehab.* 1962;43:235–237.
9. Rocks A. Intrinsic shoulder pain syndrome. *Phys Ther.* 1979;59(2):153–159.
10. Prentice W. An electromyographic analysis of the effectiveness of heat or cold and stretching for inducing relaxation in injured muscle. *J Orthop Sports Phys Ther.* 1982;3(3): 133–146.
11. Fischer E, and Soloman S. Physiologic responses to heat and cold. In Licht, S (ed). *Therapeutic Heat and Cold.* New Haven, CT: Elizabeth Licht; 1972.
12. Eldred E, Lindsley D, and Buchwald J. The effect of cooling on mammalian muscle spindles. *Exp Neurol.* 1960;2: 144–157.
13. Lippold O, Nicholls J, and Redfearn J. A study of the afferent discharge produced by cooling a mammalian muscle spindle. *J Physiol.* 1960;153:218–231.
14. Long B, Seiger C, and Knight K. Holding a moist heat pack to the chest decreases pain perception and has no effect on sensation of pressure during ankle immersion in an ice bath (Abstract). *J Athl Training.* 2005;40(2) suppl:S-35.
15. Miglietta O. Electromyographic characteristics of clonus and influence of cold. *Arch Phys Med Rehab.* 1964; 45:508.
16. Travell J. Rapid relief of acute "stiff neck" by ethyl chloride spray. *Am Med Wom Assoc.* 1949;4(3):89–95.
17. Dejong R, Hershey W, and Wagman I. Nerve conduction velocity during hypothermia in man. *Anesthesiology.* 1966;27:805–810.
18. Grant A. Massage with ice (cryokinetics) in the treatment of painful conditions of the musculoskeletal system. *Arch Phys Med Rehab.* 1964;45:233–238.
19. Knott M, and Barufaldi D. Treatment of whiplash injuries. *Phys Ther.* 1961;41:8.

20. Long B, Cordova M, and Brucker J. Exercise and quadriceps muscle cooling time. *J Athl Training*. 2005;40(4):260.

21. Dufresne T, Jarzabski K, and Simmons D. Comparison of superficial and deep heating agents followed by a passive stretch on increasing the flexibility of the hamstring muscle group. *Phys Ther*. 1994;74(5):S70.

22. Taylor B, Waring C, and Brasher T. The effects of therapeutic application of heat or cold followed by static stretch on hamstring muscle length. *J Orthop Sports Phys Ther*. 1995;21(5): 283–286.

23. Evans T, Ingersoll C, and Knight K. Agility following the application of cold therapy. *J Athl Training*. 1995;30(3):231–234.

24. Hatzel B, Weidner T, and Gehlsen G. Mechanical power and velocity following cryotherapy and ankle taping. *J Athl Training* (suppl.) 2001;36(2S):S-89.

25. Rubley M, Denegar C, and Buckley W. Cryotherapy, sensation and isometric-force variability. *J Athl Training*. 2003;38(2):113–119.

26. Knight K. *Cryotherapy in Sports Injury Management*, Champaign, IL: Human Kinetics, 1995.

27. Sumida K, Greenberg M, and Hill J. Hot gel packs and reduction of delayed-onset muscle soreness 30 minutes after treatment. *J Sport Rehab*. 2003;12(3):221–228.

28. Kimura IF, Gulick DT, and Thompson GT. The effect of cryotherapy on eccentric plantar flexion peak torque and endurance, *J Athl Training*. 1997;32(2):124–126.

29. Cutlaw K, Arnold B, and Perrin D. Effect of cold treatment on concentric and eccentric force velocity relationship of the quads. *J Athl Training*. 1995;30(2):S31.

30. Ruiz D, Myrer J, and Durrant E. Cryotherapy and sequential exercise bouts following cryotherapy on concentric and eccentric strength in the quadriceps. *J Athl Training*. 1993;28(4):320–323.

31. Zankel H. Effect of physical agents on motor conduction velocity of the ulnar nerve. *Arch Phys Med Rehab*. 1966; 47(12):787–792.

32. Clemente F, Frampton R, and Temoshenka A. The effects of hot and cold packs on peak isometric torque generated by the back extensor musculature. *Phys Ther*. 1994;74(5):S70.

33. Thompson G, Kimura I, and Sitler M. Effect of cryotherapy on eccentric and peak torque and endurance. *J Athl Training*. 1994;29(2):180.

34. Gallant S, Knight K, and Ingersoll C. Cryotherapy effects on leg press and vertical jump force production, *J Athl Training*. 1996;31(2):S18.

35. Grecier M, Kendrick Z, and Kimura I. Immediate and delayed effects of cryotherapy on functional power and agility. *J Athl Training*. 1996;31(suppl.):S-32.

36. Comeau MJ, and Potteiger JA. The effects of cold water immersion on parameters of skeletal muscle damage and delayed onset muscle soreness, *J Athl Training*. 2000;35(2):S-46.

37. Hopkins J Ty. Knee joint effusion and cryotherapy alter lower chain kinetics and muscle activity. *J Athl Training*. 2006; 41(2):177.

38. Clarke D. Effect of immersion in hot and cold water upon recovery of muscular strength following fatiguing isometric exercise. *Arch Phys Med Rehab*. 1963;44:565–568.

39. Golestani S, Pyle M, and Threlkeld AJ. Joint position sense in the knee following 30 min of cryotherapy. *J Ath Train*. 1999;34(2):S-68.

40. Jameson A, Kinzey S, and Hallam J. Lower-extremity-joint cryotherapy does not affect vertical ground-reaction forces during landing. *J Sport Rehab*. 2001;10(2):132.

41. LaRiviere J, and Osternig L. The effect of ice immersion on joint position sense. *J Sport Rehab*. 1994;3(1):58–67.

42. Leonard K, Horodyski MB, and Kaminski T. Changes in dynamic postural stability following cryotherapy to the ankle and knee. *J Athl Training*. 1999;34(2):S-68.

43. Paduano R, and Crothers J. The effects of whirlpool treatments and age on a one-leg balance test. *Phys Ther*. 1994;74(5):S70.

44. Rivers D, Kimura I, and Sitler M. The influence of cryotherapy and Aircast bracing on total body balance and proprioception. *J Athl Training*. 1995;30(2):S15.

45. Schnatz A, Kimura I, and Sitler M. Influence of cryotherapy thermotherapy and neoprene ankle sleeve on total body balance and proprioception. *J Athl Training*. 1996; 31(2):S32.

46. Thieme H, Ingersoll C, and Knight K. Cooling does not affect knee proprioception. *J Athl Training*. 1996; 31(1):8–11.

47. Thieme H, Ingersoll C, and Knight K. The effect of cooling on proprioception of the knee. *J Athl Training*. 1993; 28(2):158.

48. Tremblay F, Estaphan L, and Legendre M. Influence of local cooling on proprioceptive acuity in the quadriceps muscle. *J Athl Training*. 2001;36(2):119–123.

49. Whittaker T, Lander J, and Brubaker D. The effect of cryotherapy on selected balance parameters. *J Athl Training*. 1994;29(2):180.

50. Knight K, Ingersoll C, and Trowbridge C. The effects of cooling the ankle, the triceps surae or both on functional agility. *J Athl Training*. 1994;29(2):165.

51. Schuler D, Ingersoll C, and Knight K. Local cold application to foot and ankle, lower leg of both effects on a cutting drill. *J Athl Training*. 1996;31(2):S35.

52. Nosaka K, Sakamoto K, and Newton M. Influence of pre-exercise muscle temperature on responses to eccentric exercise. *J Athl Training*. 2004;39(2):132.

53. Richendollar M, Darby L, and Brown T. Ice bag application, active warm-up, and 3 measures of maximal functional performance. *J Athl Training*. 2006;41(4):364.

54. Behnke R. Cold therapy, *J Athl Training*. 1974;9(4):178–179.

55. Knight K. Effects of hypothermia on inflammation and swelling. *J Ath Train*. 1976;11:7–10.

56. Bierman W, and Friendiander M. The penetrative effect of cold. *Arch Phys Med Rehab*. 1940;21:585–592.

57. Chambers R. Clinical uses of cryotherapy. *Phys Ther*. 1969;49(3):145–149.

58. Griffin J, and Karselis T. *Physical Agents for Physical Therapists*, 2nd ed., Springfield, IL: Charles C Thomas; 1988.

59. Knight K. Ice for immediate care of injuries. *Phys Sports Med*. 1982;10(2):137.

60. Merrick MA, Knight K, and Ingersoll C. The effects of ice and compression wraps on intramuscular temperatures at various depths. *J Athl Training*. 1993;28(3):236–245.

61. Ho S, Illgen R, and Meyer R. Comparison of various icing times in decreasing bone metabolism and blood in the knee. *Am J Sports Med*. 1995;23(1):74–76.

62. Knight K. *Cryotherapy: Theory, Technique and Physiology*, Chattanooga, TN: Chattanooga Corporation; 1985.

63. Bleakley C, Hopkins T. Is it possible to achieve optimal levels of tissue cooling in cryotherapy? *Phys Ther Rev*.

2010;15(4):344–350.

64. McMaster W. A literary review on ice therapy in injuries. *Am J Sports Med.* 1977;5(3):124–126.

65. Selkow N, and Herman D. Bloodflow after exercise-induced muscle damage. *J Athl Ther Train.* 2015;50(4):400–406.

66. Nosaka K, Sakamoto K, and Newton M. Influence of pre-exercise muscle temperature on responses to eccentric exercise. *J Athl Training.* 2004;39(2):132–137.

67. Downer A, and Oestmann E. *Physical Therapy Procedures*, 6th ed, Springfield, IL: Charles C Thomas, 2003.

68. Galvan H, Tritsch A, and Tandy R. Pain perception during repeated ice-bath immersion of the ankle at varied temperatures. *J Sport Rehab.* 2006;15(2):105.

69. Hubbard T, and Denegar C. Does cryotherapy improve outcomes with soft tissue injury? *J Athl Training.* 2004; 39(3):278–279.

70. Lowden B, and Moore R. Determinants and nature of intramuscular temperature changes during cold therapy. *Am J Phys Med.* 1975;54(5):223–233.

71. Knight K, Aquino J, and Johannes S. A reexamination of Lewis' cold induced vasodilation in the finger and the ankle. *J Ath Train* 1980;15:248–250.

72. Travell J, and Simons D. *Myofascial Pain and Dysfunction: The Trigger Point Manual.* Baltimore, MD: Williams & Wilkins; 1998.

73. Clark R, Lephardt S, and Baker C. Cryotherapy and compression treatment protocols in the prevention of delayed onset muscle soreness, *J Athl Training.* 1996;31(2):S33.

74. Mickey C, Bernier J, and Perrin D. Ice and ice with non-thermal ultrasound effects on delayed onset muscle soreness. *J Athl Training.* 1996;31(2):S19.

75. Knutsson E, and Mattson E. Effects of local cooling on monosynaptic reflexes in man. *Scand Rehab Med.* 1969;1:126–132.

76. Basset S, and Lake B. Use of cold applications in management of spasticity. *Phys Ther.* 1958;38(5):333–334.

77. Knutsson E. Topical cryotherapy in spasticity. *Scand Rehab Med.* 1970;2:159–163.

78. Stillwell K. Therapeutic heat and cold. In Krusen F, Kootke F, and Ellwood P (eds). *Handbook of Physical Medicine and Rehabilitation.* Philadelphia, PA: WB Saunders; 1990.

79. Clarke R, Hellon R, and Lind A. Vascular reactions of the human forearm to cold. *Clin Sci.* 1958;17:165–179.

80. Cote D, Prentice W, and Hooker D. A comparison of three treatment procedures for minimizing ankle edema. *Phys Ther.* 1988;68(7):1072–1076.

81. Dykstra J, Hill H, and Miller M. Comparisons of cubed ice, crushed ice, and wetted ice on intramuscular and surface temperature changes. *J Athl Training.* 2009;44(2):136.

82. Baker R, and Bell G. The effect of therapeutic modalities on blood flow in the human calf. *J Orthop Sports Ther.* 1991;13:23.

83. Coulombe B, Swanik C, and Raylman R. Quantification of musculoskeletal blood flow changes in response to cryotherapy using positron emission tomography. *J Athl Training* (suppl.) 2001;36(2S):S-49.

84. Myrer JW, Myrer K, and Measom G. Muscle temperature is affected by overlying adipose when cryotherapy is administered. *J Athl Training.* 2001;36(1):32–36.

85. Myrer KA, Myrer JW, and Measom GJ. Overlying adipose significantly effects intramuscular temperature change during crushed ice pack therapy. *J Athl Training.* 1999;34(2):S-69.

86. Uchio Y, Ochi M, and Fujihara A. Cryotherapy influences joint laxity and position sense of the healthy knee joint. *Arch Phys Med Rehab.* 2003;84(1):131–135.

87. Holcomb W. Duration of cryotherapy application, *Athlet Ther Today* 2005;10(1):60–62.

88. Petrofsky J, and Laymon M. Heat transfer to deep tissue: the effect of body fat and heat modality. *J Med Eng Technol.* 2009;33(5):337–348.

89. Otte J, Merrick M, and Ingersoll C. Subcutaneous adipose tissue thickness changes cooling time during cryotherapy. *J Athl Training* (suppl.) 2001;36(2S):S-91.

90. Merrick MA, Jutte L, and Smith M. Cold modalities with different thermodynamic properties produce different surface and intramuscular temperatures. *J Athl Training.* 2003;38(1):28–33.

91. Palmieri R, Garrison C, and Leonard J. Peripheral ankle cooling and core body temperature. *J Athl Training.* 2006;41(2):185.

92. Bibi KW, Dolan MG, and Harrington K. Effects of hot, cold, contrast therapy whirlpools on non-traumatized ankle volumes. *J Athl Training.* 1999;34(2):S-17.

93. Braswell S, Frazzini M, and Knuth A. Optimal duration of ice massage for skin anesthesia. *Phys Ther.* 1994; 74(5):S156.

94. Hayden C. Cryokinetics in an early treatment program. *J Am Phys Ther Assoc.* 1964;44:11.

95. Moore R, Nicolette R, and Behnke R. The therapeutic use of cold (cryotherapy) in the care of athletic injuries. *J Athl Training.* 1967;2:613.

96. Cochrane DJ. Alternating hot and cold water immersion for athlete recovery: a review. *Phys Ther Sport.* 2004; 5(1):26–32.

97. Knight K, and Londeree B. Comparison of blood flow in the ankle of uninjured subjects during therapeutic applications of heat, cold, and exercise. *Med Sci Sports Exerc.* 1980;12(1):76–80.

98. Curl WW, Smith BP, Marr A, et al. The effect of contusion and cryotherapy on skeletal muscle microcirculation. *J Sports Med Phys Fitness.* 1997;37(4):279–286.

99. Hocutt J, Jaffe R, and Rylander C. Cryotherapy in ankle sprains. *Am J Sports Med.* 1992;10(3):316–319.

100. Tsang KKW, Buxton BP, Guion WK, et al. The effects of cryotherapy applied through various barriers. *J Sport Rehab.* 1997;6(4):343–354.

101. Hedenberg L. Functional improvement of the spastic hemiplegic arm after cooling, *Scand J Rehab Med.* 1970;2: 154–158.

102. Rubley M, Denegar C, and Buckley W. Cryotherapy, sensation, and isometric-force variability. *J Athl Train.* 2003; 38(2):113.

103. Zemke JE, Andersen JC, and Guion K. Intramuscular temperature responses in the human leg to two forms of cryotherapy: Ice massage and icebag, *J Orthop Sports Phys Ther.* 1998;27(4):301–307.

104. Rogers J, Knight K, and Draper D. Increased pressure of application during ice massage results in an increase in calf skin numbing. *J Athl Train* (suppl.) 2001;36(2S):S-90.

105. Weston M, Taber C, and Casagranda L. Changes in local blood volume during cold gel pack application to traumatized ankles. *J Orthop Sports Phys Ther.* 1994;19(4): 197–199.

106. Bender A, Kramer E, and Brucker J. Local ice-bag application and triceps surae muscle temperature during treadmill walking. *J Athl Train.* 2005;40(4):271.

107. Tomchuck D, and Rubley M. The magnitude of tissue cooling during cryotherapy with varied types of compression. *J Athl Train.* 2007;42(suppl.):S66.

108. Serwa J, Rancourt L, and Merrick M. Effect of varying application pressures on skin surface and intramuscular temperatures during cryotherapy. *J Athl Train* (suppl.) 2001;36(2S):S-90.

109. Dolan MG, Mendel FM, and Teprovich JM. Effects of dependent positioning and cold water immersions on nontraumatized ankle volumes. *J Ath Train.* 1999;34(2):S-17.

110. Dolan MG, Thornton RM, and Fish DR. Effects of cold water immersion on edema formation after blunt injury to the hind limbs of rats, *J Ath Train.* 1997;32(3):233–237.

111. Tsang KH, Hertel J, and Denegar C. The effects of gravity dependent positioning following elevation on the volume of the uninjured ankle. *J Athl Train.* 2000;35(2):S-50.

112. McKeon P, Dolan M, and Gandloph J. Effects of dependent positioning cool water immersion CWI and high-voltage electrical stimulation HVES on nontraumatized limb volumes. *J Athl Train* (suppl.) 2003;38(2S): S-35.

113. Misasi S, Morin G, and Kemler D. The effect of a toe cap and bias on perceived pain during cold water immersion. *J Athl Train.* 1995;30(1):149–156.

114. Myrer JW, Measom G, and Fellingham GW. Temperature changes in the human leg during and after two methods of cryotherapy. *J Athl Train.* 1998;33(1):25–29.

115. Travell J. Ethyl chloride spray for painful muscle spasm. *Arch Phys Med Rehab.* 1952;32:291–298.

116. Lee JC, Lin DT, and Hong C. The effectiveness of simultaneous thermotherapy with ultrasound and electrotherapy with combined AC and DC current on the immediate pain relief of myofascial trigger points. *J Musculoskeletal Pain* 1997;5(1):81–90.

117. Mitra A, Draper D, and Hopkins T. Application of the Thermacare knee wrap results in significant increases in muscle and intracapsular temperature (Abstract). *J Athl Train.* 2005;40(2) suppl:S-35.

118. Myrer JW, Measom G, Durrant E, and Fellingham GW. Cold- and hot-pack contrast therapy: subcutaneous and intramuscular temperature change. *J Athl Train.* 1997;32(3): 238–241.

119. Myrer JW, Draper D, and Durrant E. The effect of contrast therapy on intramuscular temperature in the human lower leg. *J Athl Train.* 1994;29(4):318–322.

120. Breger-Stanton D, and Lazaro R. A systematic review of the effectiveneess of contrast baths. *J Hand Ther.* 2009; 22(1):57–70.

121. Campbell H, Cordova M, and Ingersoll C. A cryokinetics protocol does not affect quadriceps muscle fatigue, *J Athl Train* (suppl.) 2003;38 (2S):S-48.

122. Pincivero D, Gieck J, and Saliba E. Rehabilitation of a lateral ankle sprain with cryokinetic and functional progressive exercise. *J Sport Rehab.* 1993;2(3):200–207.

123. Dolan M, Thornton R, and Mendel F. Cold water immersion effects on edema formation following impact injury to hind limbs of rats. *J Athl Train.* 1996;31(2):S48.

124. Knight KL, Rubley MD, and Ingersoll CD. Pain perception is greater during ankle ice immersion than during ice pack application. *J Athl Train.* 2000;35(2):S-45.

125. Kolb P, and Denegar C. Traumatic edema and the lymphatic system. *J Athl Train.* 1983;18:339–341.

126. Sreniawski S, Cordova M, and Ingeroll C. A comparison of hot packs and light or moderate exercise on rectus femoris temperature. *J Athl Train* (suppl.) 2002;37(2S):S-104.

127. Achkar M, Caschetta E, and Brucker J. Hamstring flexibility acute gains and retention are not affected by passive or active tissue warming methods (Abstract). *J Athl Train.* 2005;40(2) suppl:S-90.

128. Burke D, Holt L, and Rasmussen R. The effect of hot or cold water immersion and proprioceptive neuromuscular facilitation on hip joint range of motion. *J Athl Train.* 2001;36(1):16–19.

129. Cosgray N, Lawrance S, and Mestrich J. Effect of heat modalities on hamstring length: a comparison of Pneumatherm, moist heat pack, and a control. *J Orthop Sports Phys Ther.* 2004;34(7):377–384.

130. Sawyer P, Uhl T, and Yates J. Effects of muscle temperature on hamstring flexibility. *J Athl Train* (suppl.) 2002; 37(2S):S-103.

131. Knight CA, Rutledge CR, Cox ME, et al. Effect of superficial heat, deep heat, and active exercise warm-up on the extensibility of the plantar flexors. *Phys Ther.* 2001;81:1206–1214.

132. Clarke D, and Stelmach G. Muscle fatigue and recovery curve parameters at various temperatures. *Res Quart.* 1966; 37(4):468–479.

133. Krause BA, Hopkins JT, and Ingersoll CD. The relationship of ankle temperature during cooling and rewarming to the human soleus H reflex. *J Sport Rehab.* 2000;9(3): 253–262.

134. Taeymans J, Clijsen R, and Clarys P. Physiological effects of local heat application (Abstract). *Isokinet Exerc Sci.* 2004; 12(1):29–30.

135. Kuligowski LA, Lephart SM, and Frank P. Effect of whirlpool therapy on the signs and symptoms of delayed-onset muscle soreness. *J Athl Train.* 1998;33(3):222–228.

136. Ragan BG, Marvar PJ, and Dolan MG. Effects of magnesium sulfate and warm baths on nontraumatized ankle volumes. *J Athl Train.* 2000;35(2):S-43.

137. Kaiser D, Knight K, and Huff J. Hot-pack warming in 4- and 8-pack hydrocollator units. *J Sport Rehab.* 2004; 13(2):103–113.

138. Smith K, Draper D, and Schulthies S. The effect of silicate gel hot packs on human muscle temperature. *J Athl Train.* 1995;30(2):S33.

139. Kelly R, Beehn C, and Hansford A. Effect of fluidotherapy on superficial radial nerve conduction and skin-temperature. *J Orthop Sports Phys Ther.* 2005;35(1):16.

140. Wood C, and Knight K. Dry and moist heat application and the subsequent rise in tissue temperatures (Poster Session). *J Athl Train.* 2004;39(2) suppl:S-91.

141. Draper D, and Trowbridge, C. The Thermacare heatwrap increases skin and paraspinal muscle temperature greater than the Cureheat Patch (Poster Session). *J Athl Train.* 2004;39(2) suppl:S-93.

142. Draper D, and Trowbridge C. Continuous low-level heat therapy: what works, what doesn't. *Athlet Ther Today.* 2003; 8(5):46.

143. Nadler S, Steiner D, and Erasala G. Continuous low-level heat wrap therapy provides more efficacy than ibuprofen

and acetaminophen for acute low back pain (Abstract). *J Orthop Sports Phys Ther*. 2002;32(12):641.

144. Nadler S, Steiner D, and Erasala G. Continuous low-level heatwrap therapy for treating acute nonspecific low back pain. *Arch Phys Med Rehab*. 2003;84(3):329–334.

145. Purvis B, and Del Rossi G. The effect of various therapeutic heating modalities on warmth perception and hamstring flexibility (Abstract). *J Ath Train*. 2005;40(2) suppl:S-89.

146. Trowbridge C, Draper D, and Jutte L. A comparison of the capsicum back plaster, the ABC back plaster and the Therma-Care Heatwrap on paraspinal muscle and skin temperature. *J Athl Train* (suppl.) 2002;37(2S):S-102.

147. Trowbridge C, Draper D, and Feland J. Paraspinal musculature and skin temperature changes: comparing the ThermaCare HeatWrap, the Johnson & Johnson Back Plaster, and the ABC Warme-Pflaster. *J Orthop Sports Phys Ther*. 2004;34(9):549–558.

148. Hill J, and Sumida K. Acute effect of 2 topical counterirritant creams on pain induced by delayed-onset muscle soreness. *J Sport Rehab*. 2002;11(3):202.

149. Hautkappe M, Roizen M, Toledano A, et al. Review of the effectiveness of capsaicin for painful cutaneous disorders and neural dysfunction, *Clin J Pain*. 1998;14(2):97–106.

150. Nelson AJ, Ragan BG, Bell GW, and Iwamoto GA. Capsaicin based analgesic balm decreases the pressor response evoked by muscle afferents. *Med Sci Sports Exerc*. 2004;36(3):444–450.

151. Ragan B, Nelson A, and Bell G. Menthol based analgesic balm attenuates the pressor response evoked by muscle afferents. *J Athl Train* (suppl.) 2003;38(2S):S-34.

152. Ichiyama RM, Ragan BG, Bell GW, and Iwamoto GA. Effects of topical analgesics on the pressor response evoked by group III and IV muscle afferents. *Med Sci Sports Exerc*. 2002;34(9):1440–1445.

153. Chung JM, Lee KH, Hori Y, and Willis WD. Effects of capsaicin applied to a peripheral nerve on the responses of primate spinothalamic tract cells. *Brain Res*. 1985;329(1–2):27–38.

154. Haynes SC, and Perrin DH. Effects of a counterirritant on pain and restricted range of motion associated with delayed onset muscle soreness. *J Sport Rehab*. 1992;1(1):13–18.

155. Davison J, and Short, D. Effects of local cooling and vasodilation on the cutaneous venoarteriolar response. *Clin Auton Res*. 2004;14:385–390.

156. Hall JE. *Guyton and Hall Textbook of Medical Physiology*, 13th ed. Philadelphia, PA: Saunders; 2015.

157. Selkow N, and Day C. Microvascular perfusion and intramuscular temperature of the calf during cooling. *Med Sci Sports Exerc*. 2012;44(5):850–856.

158. Darian-Smith I, and Johnson K. Thermal sensibility and thermal receptors. *J Invest Dermatol*. 1977;69:146–153.

159. Jutte L, and Hawkins J. Skinfold thickness at 8 common cryotherapy sites in various athletic populations. *J Athl Train*. 2012;47(2):170–177.

160. Lundgren C, Muren A. Effect of cold vasoconstriction on wound healing in the rabbitt. *Acta Chir Scand*. 1959;118:1–4.

161. Akgun K, et al. Temperature changes in superficial and deep layers with respect to time of cold gel pack applica-tion in dogs. *Yonsei Med*. 45(4):711–718.

162. Merrick, M Friedman K. Comparing surface, subcutaneous and intramuscular temperature effects of Gebauer Painease and ethyl chloride topical vapocoolant products in human subjects. *J Athl Train*. 2014;49(3):S-48.

163. MacAuley D. Ice therapy: how good is the evidence? *Int J Sports Med*. 2001;22(5):379–384.

164. Hartvicksen K. Ice therapy in spasticity. *Acta Neurolog Scand*. 1962;38:79–84.

165. Hobbs K. Results of intramuscular temperature changes at various levels after the application of ice. *Sport Health*. 1983;1:15.

166. Rivenburgh D. Physical modalities in the treatment of tendon injuries. *Clin Sports Med*. 1992;11:645–659.

167. Ebrall PS, and Moore N. An investigation of the use of infrared telethermography to determine skin temperature changes in the human ankle during cryotherapy. *Chiropractic Sports Medicine*. 1989;3:111–119.

168. Malanga G, and Yan N. Mechanisms and efficacy of heat and cold therapies for musculoskeletal injury. *Postgrad Med*. 2015;127(1):57–65.

169. Nadler S, and Weingand K. The physiologic basis and clinical applications of cryotherapy and thermotherapy for the pain practitioner. *Pain Physician*. 2004;7(3):395–399.

170. Costello J, and Baker P. Whole body cryotherapy (extreme cold air exposure) for preventing and treating muscle soreness after exercise in adults. *Cochrane Database Syst Rev*. 2015;18(9):CD010789. doi: 10.1002/14651858.CD010789.pub2.

171. Bleakley C, and Costello J. Should athletes return to sport after applying ice? A systematic review of the effect of local cooling on functional performance. *Sports Med*. 2012;42(1):69–87.

172. Bleakley C, and Costello J. Do thermal agents affect range of movement ad mechanical properties in soft tissues? A systematic review. *Arch Phys Med Rehabil*. 2013;94(1):149–163.

173. Leeder J, and Gissane C. Cold water immersion and recovery from strenuous exercise: a meta-analysis. *Br J Sports Med*. 2012;46:233–240.

174. Hausswirth C, and Schaal K. Parasympathetic activity and blood catecholamine responses following a single partial-body cryostimulation and a whole-body cryostimulation. *PLoS One*. 2013; 8(8), e72658. doi:10.1371/journal.pone.1024776.

175. Kruger M, and de Marees M. Whole-body cryotherapy's enhancement of acute running performance in well-trained athletes. *J Sports Physiol Perform*. 2015;10(5):605–612.

176. Zalewski P, and Bitner A. Whole-body cryostimulation increases parasympathetic outflow and decreases core body temperature. *J Therm Biol*. 2014;45:75–80.

177. Pietrosimone B, Hart J. Immediate effects of transcutaneous electrical nerve stimulation and focal knee joint cooling on quadriceps activation. *Med Sci Sports Exerc*. 2009;41(6):1175–1181.

178. Hopkins J, and Ingersoll C. Cryotherapy and transcutaneous electric neuromuscular stimulation decrease arthrogenic muscle inhibition of the vastus medialis after knee joint effusion. *J Athl Train*. 2002;37(1):25–31.

179. Warner B, and Kyung-Min K. Lack of effect of superficial heat to the knee on quadriceps function in individuals with quadriceps inhibition. *J Sport Rehabil*. 2013;22:93–99.

拓展阅读资料

Abraham E. Whirlpool therapy for treatment of soft tissue wounds complicated by extremity fractures. *J Trauma.* 1974;4.222.

Abraham W. Heat vs. cold therapy for the treatment of muscle injuries. *J Athl Train.* 1974;9(4):177.

Abramson D, Bell B, and Tuck S. Changes in blood flow, oxygen uptake and tissue temperatures produced by therapeutic physical agents: Effect of indirect or reflex vasodilation. *Am J Phys Med.* 1961;40:5–13.

Abramson D, Chu L, and Tuck S. Effect of tissue temperatures and blood flow on motor nerve conduction velocity. *JAMA.* 1966;198:1082.

Abramson D, Mitchell R, and Tuck S. Changes in blood flow, oxygen uptake and tissue temperatures produced by a topical application of wet heat. *Arch Phys Med Rehab.* 1961;42:305.

Abramson D, Tuck S, and Chu L. Effect of paraffin bath and hot fomentation on local tissue temperature. *Arch Phys Med Rehab.* 1964;45:87.

Abramson D, Tuck S, and Lee S. Comparison of wet and dry heat in raising temperature of tissues. *Arch Phys Med Rehab.* 1967;48:654.

Abramson D, Tuck S, and Zayas A. The effect of altering limb position on blood flow, oxygen uptake and skin temperature. *J Appl Physiol.* 1962;17:191.

Abramson D, Tuck S, and Chu L. Indirect vasodilation in thermotherapy. *Arch Phys Med Rehab.* 1965;46:412.

Abramson D. Physiologic basis for the use of physical agents in peripheral vascular disorders. *Arch Phys Med Rehab.* 1965;46:216.

Airhihenbuwa C, St. Pierre R, and Winchell D. Cold vs. heat therapy: A physician's recommendations for first aid treatment of strain. *Emergency.* 1987;19(1):40–43.

Anlauf J, and Powers M. Cryotherapy does not impair cervical spine extension strength, *J Athl Train.* 2007;42(suppl.):S67.

Anzivino P, Guth K. Delaying triceps surae ice bag application up to 10 minutes influences intramuscular temperatures during exercise. *J Athl Train.* 2007;42(suppl.):S66.

Ascenzi J. *The Need for Decontamination and Disinfection of Hydrotherapy Equipment,* Vol. 1. Surgikos: Asepsis Monograph, 1980.

Austin K. Diseases of immediate type hypersensitivity. In Fauci, A (ed). *Harrison's Principles of Internal Medicine,* 17 ed. New YorkMcGraw-Hill Professional, 2008.

Barnes L. Cryotherapy: Putting injury on ice. *Phys Sports Med.* 1979;7(6):130–136.

Basur R, Shephard, E, and Mouzos G. A cooling method in the treatment of ankle sprains. *Practitioner.* 1976;216:708.

Beasley R, and Kester N. Principles of medical-surgical rehabilitation of the hand, *Med Clin North Am.* 1969;53:645.

Becker N, Demchak T, and Brucker J. The effects of cooling the quadriceps versus the knee joint on concentric and eccentric knee extensor torque (Abstract). *J Athl Train* (suppl.) 2005;40(2):S-36.

Belitsky R, Odam S, and Humbley-Kozey C. Evaluation of the effectiveness of wet ice, dry ice, and cryogen packs in

reducing skin temperature. *Phys Ther.* 1987;67:1080.

Bender A, Kramer E, Brucker J. Local ice bag application does not decrease triceps surae muscle temperature during treadmill walking (Abstract). *J Athl Train.* (suppl.) 2005; 40(2): S-35–S-36.

Benoit T, Martin D, and Perrin D. Effect of clinical application of heat and cold on knee joint laxity. *J Athl Train.* 1995; 30(2):S31.

Benson T, and Copp E. The effects of therapeutic forms of heat and ice on the pain threshold of the normal shoulder. *Rheumatol Rehab.* 1974;13:101.

Berg C, Hart J, and Palmieri-Smith R. Cryotherapy does not affect peroneal reaction following sudden inversion. *J Sport Rehab.* 2007;16(4):285.

Berne R, and Levy M. *Cardiovascularphysiology.* 4 ed, St. Louis: Mosby, 1981.

Bickle R. Swimming pool management. *Physiotherapy.* 1971; 57:475.

Bierman W. Therapeutic use of cold. *JAMA.* 1955;157:1189–1192.

Blum M, and Kolasinski S. Hydrotherapy for arthritis. *Alt Med Alert.* 2007;10(12):136.

Bocobo C. The effect of ice on intra-articular temperature in the knee of the dog. *Am J Phys Med Rehab.* 1991;70:181.

Boes M. Reduction of spasticity by cold. *J Am Phys Ther Assoc.* 1962;42(1):29–32.

Bokulich D, and Demchak T. Comparison of a 30-degree contrast stimulator protocol to ice cup during 30-minute treatments. *J Athl Train.* 2007;42(suppl.):S68.

Boland A. Rehabilitation of the injured athlete. In Strauss, RA (ed). *Physiology,* Philadelphia, PA: WB Saunders; 1979.

Borgmeyer J, Scott B, and Mayhew J. The effects of ice massage on maximum isokinetic-torque production. *J Sport Rehab.* 2004;13(1)1:1–8.

Borrell R, Henley E, and Purvis H. Fluidotherapy: Evaluation of a new heat modality, *Arch Phys Med Rehab.* 1977;58:69.

Borrell R, Parker R, and Henley E. Comparison of in vivo temperatures produced by hydrotherapy, paraffin wax treatment, and fluidotherapy. *Phys Ther.* 1980;60(10):1273–1276.

Boyer T, Fraser R, and Doyle A. The haemodynamic effects of cold immersion. *Clin Sci.* 1980;19:539.

Boyle R, Balisteri F, and Osborne F. The value of the Hubbard tank as a diuretic agent. *Arch Phys Med Rehab.* 1964;45:505.

Brucker J, Knight K, Ricard M. Effects of unilateral ankle ice water immersion on normal walking gait (Abstract). *J Athl Train* (suppl.) 2004;39(2):S-32–S-33.

Brucker J, Matocha M. Delayed quadriceps ice bag application up to 30 minutes does not influence superficial or deep tissue heat removal following exercise in uninjured trained cyclists. *J Athl Train.* 2006;41(suppl.):S43.

Carlson A, Shaffer S, and Mattacola C. A 15-minute ice immersion is effective at reducing plantar sensation for laboratory assessment of induced neuropathy. *J Athl Train.* 2008; 43(suppl.):S85.

Chastain P. The effect of deep heat on isometric strength. *Phys*

Ther. 1978;58:543.

Chesterton L, Foster N, and Ross L. Skin temperature response to cryotherapy. *Arch Phys Med Rehab.* 2002;83(4):543–549.

Clarke K(ed). *Fundamentals of Athletic Training: Physical Therapy Procedures,* Chicago: AMA Press, 1971.

Claus-Walker J. Physiological responses to cold stress in healthy subjects and in subjects with cervical cord injuries. *Arch Phys Med Rehab.* 1974;55:485.

Clements J, Casa D, and Knight JC. Ice-water immersion and cold-water immersion provide similar cooling rates in runners with exercise-induced hyperthermia. *J Athl Train.* 2002;37(2):146–150.

Clendenin M, and Szumski A. Influence of cutaneous ice application on single motor units in humans. *Phys Ther.* 1971;51(2):166–175.

Cobb C, Devries H, and Urban R. Electrical activity in muscle pain. *Am J Phys Med.* 1975;54:80.

Cobbold A, and Lewis O. Blood flow to the knee joint of the dog: effect of heating, cooling and adrenaline. *J Physiol.* 1956;132:379.

Cohen A, Martin G, and Waldin K. The effect of whirlpool bath with and without agitation on the circulation in normal and diseased extremities. *Arch Phys Med Rehab.* 1949;30:212.

Conolly W, Paltos N, and Tooth R. Cold therapy: an improved method. *Med J Aust.* 1972;2:424.

Cook D, Georgouras K. Complications of cutaneous cryotherapy. *Med J Aust.* 1994;161(3):210–213.

Cordray Y, and Krusen E. Use of hydrocollator packs in the treatment of neck and shoulder pains. *Arch Phys Med Rehab.* 1959;39:105.

Covington D, and Bassett F. When cryotherapy injures. *Phys Sports Med.* 1993;21(3):78–79.

Crockford G, Hellon R, and Parkhouse J. Thermal vasomotor response in human skin mediated by local mechanism. *J Physiol.* 1962;161:10.

Crockford G, and Hellon R. Vascular responses of human skin to infrared radiation. *J Physiol.* 1959;149:424.

Culp R, and Taras J. The effect of ice application versus controlled cold therapy on skin temperature when used with postoperative bulky hand and wrist dressings: a preliminary study. *J Hand Ther.* 1995;8(4):249–251.

Currier D, and Kramer J. Sensory nerve conduction: Heating effects of ultrasound and infrared. *Physiotherapy Can.* 1982;34:241.

Dawson W, Kottke P, and Kubicek W. Evaluation of cardiac output, cardiac work, and metabolic rate during hydrotherapy exercise in normal subjects. *Arch Phys Med Rehab.* 1965;46:605.

Day M. Hypersensitive response to ice massage: report of a case. *Phys Ther.* 1974;54:592.

DeLateur B, and Lehmann J. Cryotherapy. In Lehmann, J (ed). *Therapeutic Heat and Cold.* 3rd ed, Baltimore, MD: Williams & Wilkins;1982.

Devries H. Quantitative electromyographic investigation of the spasm theory of muscle pain. *Am J Phys Med.* 1966;45:119.

Draper D, Schulthies S, and Sorvisto P. Temperature changes in deep muscles of humans during ice and ultrasound therapies: an in vivo study. *J Orthop Sports Phys Ther.* 1995;

21(3):153–157.

Drez D, Faust D, and Evans J. Cryotherapy and nerve palsy. *Am J Sports Med.* 1981;9:256.

Drez D. *Therapeutic Modalities for Sports Injuries,* Chicago: Yearbook, 1989.

Edwards H, Harris R, and Hultman E. Effect of temperature on muscle energy metabolism and endurance during successive isometric contractions, sustained to fatigue, of the quadriceps muscle in man. *J Physiol.* 1972;220:335.

Engle J, and Demchak T. The contrast stimulator can effectively raise skin interface temperatures. *J Athl Train.* 2007;42(suppl.):S4133.

Epstein M. Water immersion: modern researchers discover the secrets of an old folk remedy. *Sciences.* 1979;205:12.

Eyring E, and Murray W. The effect of joint position on the pressure of intraarticular effusion, *J Bone Joint Surg.* 1964;46[A](6):1235.

Farry P, and Prentice N. Ice treatment of injured ligaments: an experimental model. *NZ Med J.* 1950;9:12.

Ferguson K, Meyer R, and Evans T. Ice immersion of the hand does not alter vibratory sensory threshold. *J Athl Train* 2008;43(suppl.):S87.

Folkow B, Fox R, and Krog J. Studies on the reactions of the cutaneous vessels to cold exposure. *Acta Physiol Scand.* 1963; 58:342.

Fountain F, Gersten J, and Senger O. Decrease in muscle spasm produced by ultrasound, hot packs and IR. *Arch Phys Med Rehab.* 1960;41:293.

Fox R, and Wyatt H. Cold induced vasodilation in various areas of the body surface in man. *J Physiol.* 1962;162:259.

Fox R. Local cooling in man. *Br Ed Bull.* 1961;17(1):14–18.

French D, and Thompson K. The effects of contrast bathing and compression therapy on muscular performance. *Medic Sci Sports Exercise.* 2008;40(7):1297.

Galvan H, and Tritsch A. Pain perception during repeated ice-bath immersion of the ankle at varied temperatures. *J Sport Rehab.* 2006;15(2):105.

Gammon G, Starr I. Studies on the relief of pain by counterirritation. *J Clin Invest.* 1941;20:13.

Gerig B. The effects of cryotherapy upon ankle proprioception (Abstract). *J Athl Train.* 1990;25:119.

Gieck J. Precautions for hydrotherapeutic devices. *Clin Manage.* 1953;3:44.

Golland A. Basic hydrotherapy. *Physiotherapy.* 1951;67:258.

Green G, Zachazewski J, and Jordan S. A case conference: peroneal nerve palsy induced by cryotherapy. *Phys Sports Med.* 1989;17:63.

Greenberg R. The effects of hot packs and exercise on local blood flow. *Phys Ther.* 1972;52:273.

Guisbert K, and McVey E. A 20-minute cryotherapy application does not increase the vastus medialis obliques H:M ratio in subjects following ACL reconstruction. *J Athl Train.* 2008;43(suppl.):S56.

Halkovich I, Personius W, and Clamann H. Effect of fluorimethane spray on passive hip flexion, *Phys Ther.* 1981;61:185.

Halvorson G. Therapeutic heat and cold for athletic injuries. *Phys Sports Med.* 1990;18:87.

Harb G. The effect of paraffin bath submersion on digital blood flow in patients with Raynaud's syndrome. *Phys Ther.* 1993;73(6): S9.

Harrison R. Tolerance of pool therapy by ankylosing spondylitis patients with low vital capacity. *Physiotherapy.* 1981;67:296.

Hawkins J, and Knight K. Rate of cryotherapy temperature change- a function of adipose thickness or thermocouple depth? *J Athl Train.* 2007;42(suppl.):S65.

Hayes K. Heat and cold in the management of rheumatoid arthritis. *Arth Care Res.* 1993;6(3):156–166.

Head M, and Helms P. Paraffin and sustained stretching in the treatment of burn contractures. *Burns.* 1977;4:136.

Healy W, Seidman J, and Pfeifer B. Cold compressive dressing after total knee arthroplasty. *Clin Orthop Rel Res.* 1994;299: 143–146.

Hellerbrand T, Holutz S, and Eubarik I. Measurement of whirl-pool temperature, pressure and turbulence. *Arch Phys Med Rehab.* 1950;32:17.

Hendier E, Crosbie R, and Hardy J. Measurement of heating of the skin during exposure to infrared radiation. *J Appl Physiol.* 1958;12:177.

Henricksen A, Fredricksson K, and Persson I. The effect of heat and stretching on the range of hip motion. *J Orthop Sports Phys Ther.* 1984;6:110.

Hing W, and White S. Contrast therapy—A systematic review. *Phys Ther Sport.* 2008;9(3):148.

Ho S, Coel M, and Kagawa R. The effects of ice on blood flow and bone metabolism in knees. *Am J Sports Med.* 1994; 22(4):537–540.

Hocutt J, Jaffe R, and Rylander R. Cryotherapy in ankle sprains. *Am J Sports Med.* 1982;10:316.

Holcomb W, Mangus B, Tandy R. The effect of icing with the Pro-Stim Edema Management System on cutaneous cooling. *J Athl Train.* 1996;31(2):126–129.

Holmes G. Hydrotherapy as a means of rehabilitation. *Br J Phys Med.* 1942;5:93.

Hopkins J, Adolph J, and McCaw S. Effects of knee joint effusion and cryotherapy on lower chain function (Abstract). *J Athl Train.* 2004;(suppl.) 39(2):S-32.

Hormuth J, Lemmer J, and Carvassin T. Intramuscular temperature changes in response to post-exercise application of two cold modalities. *J Athl Train.* 2009;44(suppl.):S90.

Horton B, Brown G, and Roth G. Hypersensitiveness to cold with local and systemic manifestations of a histamine-like character: Its amenability to treatment. *JAMA.* 1936;107:1263.

Horvath S, and Hollander L. Intra-articular temperature as a measure of joint reaction. *J Clin Invest.* 1949;28:469.

Hubbard T, Aronson S, and Denegar C. Does cryotherapy hasten return to participation: A systematic review. *J Athl Train.* 2004;39(1):88–94.

Huddleston L, Walusz H, and McLeod M. Ice massage decreases trigger point sensitivity and pain (Abstract). *J Athl Train.* 2005;(suppl.) 40(2): S-95.

Huffman D, Pietrosimone B, Grindstaff T. A menthol counterirritant does not facilitate the quadricps motorneuron pool in healthy subjects. *J Athl Train.* 2008;43(suppl.): S55.

Hunter J, and Mackin E. Edema and bandaging. In Hunter J (ed). *Rehabilitation of the Hand,* 1 ed., St. Louis:Mosby, 1978.

Ingersoll C, Mangus B, and Wolf S. Cold-induced pain: habituation to cold immersion (Abstract), *J Athl Train.* 1990;25:126.

Ingersoll C, and Mangus B. Sensations of cold reexamined: a study using the McGill Pain Questionnaire. *J Athl Train* 1991;26:240.

Jamison C, Merrick M, and Ingersoll C. The effects of post cryotherapy exercise on surface and capsular temperature, *J Athl Train* (suppl.) 2001;36(2S):S-91.

Jessup G. Muscle soreness: Temporary distress of injury? *J Athl Train.* 1950;15(4):260.

Jezdirisky J, Marek I, and Ochonsky P. Effects of local cold and heat therapy on traumatic oedema of the rat hind paw. 1. Effects of cooling on the course of traumatic oedema, *Acta Universitatis Palackianae Olomucensis Facultatis Medicae* 1973;66:155.

Johnson D. Effect of cold submersion on intramuscular temperature of the gastrocnemius muscle. *Phys Ther.* 1979;59: 1238.

Johnson J, and Leider F. Influence of cold bath on maximum handgrip strength, *Percept Mot Skills.* 1977;44:323.

Kaempffe F. Skin surface temperature after cryotherapy to a casted extremity. *J Orthop Sports Phys Ther.* 1989;10(11): 448–450.

Kaul M, Herring S. Superficial heat and cold: How to maximize the benefits. *Phys Sports Med.* 1994;22(12):65–72, 74.

Kawahara T, Kikuchi N, and Stone M. Ice bag application increases threshold frequency of electrically induced muscle cramp (Abstract). *J Athl Train.* 2005;(suppl.) 40(2): S-36.

Kennet J, Hardaker N, and Hobbs S. Cooling efficiency of 4 common cryotherapeutic agents. *J Athl Train.* 2007;42(3):343.

Kerperien V, Coats A, and Comeau M. The effect of cold water immersion on mood states. (Abstract), *J Athl Train.* (suppl.) 2005;40(2):S-35.

Kessler R, and Hertling D. *Management of Common Musculoskeletal Disorders.* Philadelphia, PA: Harper & Row; 1953.

Knight K, Han K, and Rubley M. Comparison of tissue cooling and numbness during application of Cryo5 air cooling, crushed ice packs, ice massage, and ice water immersion. *J Athl Train.* 2002;(suppl.) 37(2S).S-103.

Knight K, Rubley M, and Brucker J. Knee surface temperature changes on uninjured subjects during and following application of three post-operative cryotherapy devices. *J Athl Train* (suppl.) 2001;36(2S).S-90.

Knight K. Ankle rehabilitation with cryotherapy. *Phys Sports Med.* 1979;7(11):133.

Kowal M. Review of physiological effects of cryotherapy. *J Orthop Sports Phys Ther.* 1953;6(2):66–73.

Kramer J, and Mendryk S. Cold in the initial treatment of injuries sustained in physical activity programs. *Can Assoc Health Phys Ed Rec J.* 1979;45(4):27–29, 38–40.

Krause B, Ingersoll C, and Edwards J. Ankle ice immersion facilitates the soleus Hoffman Reflex and muscle response. *J Athl Train* (suppl.) 2003;38(2S):S-48.

Krause B, Ingersoll C, and Edwards J. Ankle joint and triceps surae muscle cooling produce similar changes in the soleus H:M ratio. *J Athl Train.* 2001;(suppl.) 36(2S):S-50.

Krause B. Ankle cryotherapy facilitates peroneus longus motoneuron activity (Abstract). *J Athl Train.* 2004;(suppl.) 39(2):S-32.

Krusen E. Effects of hot packs on peripheral circulation. *Arch Phys Med Rehab.* 195031:145.

Landen B. Heat or cold for the relief of low back pain? *Phys Ther* 1967;47:1126.

Lane L. Localized hypothermia for the relief of pain in musculoskeletal injuries. *Phys Ther.* 1971;51:182.

Lawrence S, Cosgray N, and Martin S. Using heat modalities for therapeutic hamstring flexibility: a comparison of pneumatherm moist heat pack and a control, *J Athl Train.* 2002;(suppl.) 37(2S).S-101.

Lee J, Warren M, and Mason S. Effects of ice on nerve conduction velocity. *Physiotherapy.* 1978;64:2.

Lehmann J, Brurmer G, and Stow R. Pain threshold measurements after therapeutic application of ultrasound, microwaves and infrared. *Arch Phys Med Rehab.* 1958;39:560.

Lehmann J, Silverman J, and Baum B. Temperature distributions in the human thigh produced by infrared, hot pack and microwave applications. *Arch Phys Med Rehab.* 1966; 41:291.

Lehmann J. Effect of therapeutic temperatures on tendon extensibility. *Arch Phys Med Rehab.* 1970;51:481.

Levine M, Kabat H, and Knott M. Relaxation of spasticity by physiological techniques. *Arch Phys Med Rehab.* 1954;35:214.

Levy A, and Marmar E. The role of cold compression dressings in the postoperative treatment of total knee arthroplasty. *Clin Orthop Rel Res.* 1993;(297):174–178.

Long B, Knight K, and Hopkins T. Arthrogenic muscle inhibition occurs with pain and is removed with cryotherapy. *J Athl Train.* 2009;44(suppl.):S57.

Long B, and Hopkins T. Superficial moist heat does not influence soleus function. *J Athl Train.* 2006;41(suppl.):S43.

Long B, and Hopkins T. Superficial moist heat's lack of influence on soleus function. *J Sport Rehab.* 2009;18(3):438.

Long B, Seiger C, and Knight K. Holding a moist heat pack to the chest decreases pain perception and has no effect on sensation of pressure during ankle immersion in an ice bath (Abstract). *J Athl Train.* 2005;(suppl.)40(2):S-35.

Lundgren C, Muren A, and Zederfeldt B. Effect of cold vasoconstriction on wound healing in the rabbit. *Acta Chir Scand.* 1959;118:1.

Magness J, Garrett T, and Erickson D. Swelling of the upper extremity during whirlpool baths. *Arch Phys Med Rehab.* 1970;51:297.

Major T, Schwingharner J, and Winston S. Cutaneous and skeletal muscle vascular responses to hypothermia. *Am J Physiol.* 1981;240 (*Heart Circ Physiol 9*):H868.

Marek I, Jezdinsky J, and Ochonsky P. Effects of local cold and heat therapy on traumatic oedema of the rat hind paw. II. Effects of various kinds of compresses on the course of traumatic oedema. *Acta Universitatis Palackianae Olomucensis Facultafis Medicae.* 1973;66:203.

Matsen F, Questad K, and Matsen A. The effect of local cooling on post fracture swelling, *Clin Orthop.* 1975;109:201.

McDowell J, McFarland E, and Nalli B. Use of cryotherapy for orthopaedic patients, *Orthop Nurs* 1994;13(5):21–30.

McGowen H. Effects of cold application on maximal isometric contraction, *Phys Ther.* 1967;47:185.

McGray R, and Patton N. Pain relief at trigger points: a comparison of moist heat and shortwave diathermy. *J Orthop Sports Phys Ther.* 1984;5:175.

McMaster W, Liddie S, and Waugh T. Laboratory evaluation of various cold therapy modalities. *Am J Sports Med.* 1978;6(5): 291–294.

McMaster W, Liddie S. Cryotherapy influence on posttraumatic limb edema. *Clin Orthop.* 1980;150:283–287.

McMaster W. Cryotherapy. *Phys Sports Med.* 1982;10(11):112–119.

McVey E, and Hertel J. Influences of cryotherapy on motorneuron pool excitability in subjects with chronic ankle instability. *J Athl Train.* 2008;43(suppl.):S55.

Mense S. Effects of temperature on the discharges of muscle spindles and tendon organs. *Pflugers Arch.* 1978;374:159.

Mermel J. The therapeutic use of cold. *J Am Osteopath Assoc.* 1975;74:1146–1157.

Meyer R, Ferguson K. Ice bath immersion of the hand alters continuous pressure sensory threshold. *J Athl Train.* 2008; 43(suppl.):S88.

Michalski W, and Sequin J. The effects of muscle cooling and stretch on muscle spindle secondary endings in the cat. *J Physiol.* 1975;253:341–356.

Michlovitz S. *Thermal Agents in Rehabilitation.* Philadelphia, PA: A Davis; 1995.

Miglietta O. Action of cold on spasticity. *Am J Phys Med.* 1973; 52(4):198–205.

Miller K, and Hawkins J. Variations of skinfold thickness at different locations in college-aged physically active individuals and athletes. *J Athl Train.* 2007;42(suppl.):S68.

Miniello S, Powers M, and Tillman M. Cryotherapy treatment does not impair dynamic stability in healthy females (Abstract). *J Athl Train.* 2004;(suppl.)39(2):S-33.

Moore A, Silvey J, and Brucker J. The effect of intramuscular tissue temperature on hamstring extensibility. *J Athl Train.* 43(suppl.):S87, 2008.

Morris A, Knight K, and Draper D. Moist heat pack re-warming following 10, 20, and 30 min applications (Poster Session). *J Athl Train.* 2004;(suppl.) 39(2):S-93–S-94.

Nelson A, Ragan B, and Bell G. Capsaicin based analgesic balm decreases the pressor response evoked by muscle afferents. *J Athl Train* (suppl.) 2003;38(2S):S-34.

Newton T, Lchnikuhi D. Muscle spindle response to body heating and localized muscle cooling: implications for relief of spasticity. *J Am Phys Ther Assoc.* 1965;45(2).91, 105.

Noonan T, Best T, and Seaber A. Thermal effects on skeletal muscle tensile behavior. *Am J Sports Med.* 1993;21(4):517–522.

Nylin J. The use of water in therapeutics. *Arch Phys Med Rehab.* 1932;13:261.

Oliver R, Johnson D, and Wheelhouse W. Isometric muscle contraction response during recovery from reduced intramuscular temperature. *Arch Phys Med Rehab.* 1979;60:126–129.

Palmeri R, Garrison J. Peripheral joint cooling increases spinal reflex excitability and serum norinepherine. *J Athl Train.* 2006;41(suppl.):S43.

Panus P, Carroll J, and Gilbert R. Gender-dependent responses in humans to dry and wet cryotherapy. *Phys Ther.* 1994; 74(5):S156.

Perkins J, Mao-Chih L, and Nicholas C. Cooling and contraction of smooth muscle. *Am J Physiol.* 1950;163:14.

Petajan H, and Watts N. Effects of cooling on the triceps surae reflex. *Am J Phys Med.* 1962;42:240–251.

Pietrosimone B, Hart J, and Ingersoll C. Focal knee joint cooling facilitates quadriceps motorneuron pool excitability in healthy subjects. *J Athl Train.* 2008;43(suppl.):S55.

Pope C. Physiologic action and therapeutic value of general and local whirlpool baths. *Arch Phys Med Rehab.* 1929;10:498.

Preston D, Irrgang J, Bullock A. Effect of cold and compression on swelling following ACL reconstruction. *J Ath Train.* 1993;28(2):166.

Price R, Lehmann J, Boswell S. Influence of cryotherapy on spasticity at the human ankle. *Arch Phys Med Rehab.* 1993;74(3):300–304.

Price R. Influence of muscle cooling on the vasoelastic response of the human ankle to sinusoidal displacement. *Arch Phys Med Rehab.* 1990;71(10):745–748.

Randall B, Imig C, and Hines H. Effects of some physical therapies on blood flow. *Arch Phys Med Rehab.* 1952;33:73.

Randt G. Hot tub folliculitis. *Phys Sports Med.* 1983;11:75.

Richendollar M, Darby L. Ice bag application, active warm-up, and 3 measures of maximal functional performance. *J Athl Train.* 2006;41(4):364.

Ritzmann S, and Levin W. Cryopathies: a review. *Arch Intern Med.* 1961;107:186.

Roberts P. Hydrotherapy: its history, theory and practice. *Occup Health.* 1981;235:5.

Rubley M, Gruenenfelder A, and Tandy R. Effects of cold and warm bath immersions on postural stability (Abstract), (suppl.) *J Athl Train.* 2004;39(2): S-33.

Schaubel H. Local use of ice after orthopedic procedures. *Am J Surg.* 1946;72:711.

Schultz K. The effect of active exercise during whirlpool on the hand. Unpublished thesis. San Jose, CA: San Jose State University, 1982.

Shelley W, Caro W. Cold erythema: a new hypersensitivity syndrome. *JAMA.* 1962;180:639.

Simonetti A, Miller R, and Gristina J. Efficacy of povidone-iodine in the disinfection of whirlpool baths and hubbard tanks. *Phys Ther.* 1972;52:450.

Skurvydas A, Kamandulis S, and Stanislovaitis A. Leg immersion in warm water, stretch-shortening exercise, and exercise-induced muscle damage. *J Athl Train.* 2008;43(6):592.

Steve L, Goodhart P, and Alexander J. Hydrotherapy burn treatment: use of chloramine-T against resistant microorganisms. *Arch Phys Med Rehab.* 1979;60:301.

Stewart B, and Basmajian J. Exercises in water. In Basmajian J (ed). *Therapeutic Exercise,* 3rd ed, Baltimore, MD: Williams & Wilkins; 1978.

Strandness D. Vascular diseases of the extremities. In Isselbacher K, Adams R, and Braunwald E (eds). *Harrison's Principles of Internal Medicine,* 9th ed., New York: McGraw-Hill, 1980.

Strang A, Merrick M. In vivo exploration of glenohumeral pericapsular temperature during cryotherapy (Poster Session). *J Athl Train* (suppl.) 2004;39(2):S-91.

Streator S, Ingersoll C, and Knight K. The effects of sensory information on the perception of cold-induced pain. *J Ath Train.* 1994;29(2):166.

Taber C, Contryman K, and Fahrenbach J. Measurement of reactive vasodilation during cold gel pack application to non-traumatized ankles. *Phys Ther.* 1992;72:294.

Tamura M, Brucker J. The effect of a nylon shorts barrier on discomfort level and thigh skin temperature during a 20-minute, 1-kg ice bag application. *J Athl Train.* 2007;42(suppl.):S67.

Travell J, and Simons D. *Myofascial Pain and Dysfunction: The Trigger Point Manual.* Baltimore, MD: Williams & Wilkins, 1983.

Tsang K, Morris L, and H and J. Ice bag application may negate the effects of interferential electrical stimulation. *J Athl Train.* 2008;43(suppl.):S84.

Urbscheit N, Johnston R, and Bishop B. Effects of cooling on the ankle jerk and H-response in hemiplegic patients. *Phys Ther.* 1971;51:983.

Usuba M, and Miyanaga Y. Effect of heat in increasing the range of knee motion after the development of a joint contracture: an experiment with an animal model. *Arch Phys Med Rehab.* 2006;87(2).247–253.

Vannetta M, Millis D, and Levine D. The effects of cryotherapy on in-vivo skin and muscle temperature and intramuscular bloodflow (Poster Session). *J Orthop Sports Phys Ther* 2006;36(1):A47.

Wakim K, Porter A, and Krusen K. Influence of physical agents and of certain drugs on intra-articular temperature. *Arch Phys Med Rehab.* 1951;32:714.

Walsh, M. Relationship of band edema to upper extremity position and water temperature during whirlpool treatments in normals. Unpublished thesis. Philadelphia, PA: Temple University; 1983.

Warren G, Lehmann J, and Koblanski N. Heat and stretch procedures: an evaluation using rat tail tendon. *Arch Phys Med Rehab.* 1976;57:122.

Warren G. The use of heat and cold in the treatment of common musculoskeletal disorders. In Hertling D, Kessler R (eds.) *Management of Common Musculoskeletal Disorders, Physical Therapy Principles and Methods,* Philadelphia, PA: Lippincott, Williams & Wilkins; 2005.

Watkins A. *A Manual of Electrotherapy,* 3rd ed., Philadelphia, PA: Lea & Febiger; 1975.

Waylonis G. The physiological effect of ice massage. *Arch Phys Med Rehab.* 1967;48:37–42.

Weinberger A, Lev A. Temperature elevation of connective tissue by physical modalities. *Crit Rev Phys Rehab Med.* 1991; 3:121.

Wessman M, Kottke F. The effect of indirect heating on peripheral blood flow, pulse rate, blood pressure and temperature. *Arch Phys Med Rehab.* 1967;48:567.

Whitelaw G, DeMuth K, and Demos H. The use of the Cryo/Cuff versus ice and elastic wrap in the postoperative care of knee arthroscopy patients. *Am J Knee Surg.* 1995:8(1):28–30.

Whitney S. Physical agents: heat and cold modalities. In Scully R, Barnes M (eds). *Physical Therapy.* Philadelphia, PA: JB Lippincott; 1987.

Whyte H, Reader S. Effectiveness of different forms of heating. *Ann Rheum Dis.* 1951;10:449.

Wickstrom R, Polk C. Effect of whirlpool on the strength endurance of the quadriceps muscle in trained male adolescents. *Am J Phys Med* 1961;40:91.

Wilkerson G. Treatment of inversion ankle sprain through synchronous application of focal compression and cold. *Ath Train.* 1991;26:220.

Wolf S, Basmajian J. Intramuscular temperature changes deep to localized cutaneous cold stimulation. *Phys Ther.* 1973;53(12):1284–1288.

Wolf S, Ledbetter W. Effect of skin cooling on spontaneous EMG activity in triceps surae of the decerebrate cat. *Brain Res.* 1975;91:151–155.

Wright V, Johns R. Physical factors concerned with the stiffness of normal and diseased joints. *Bull Johns Hopkins Hosp.* 1960;106:215.

Wyper D, McNiven D. Effects of some physiotheraputic agents on skeletal muscle blood flow. *Physiotherapy.* 1976; 62:83.

Yackzan L, Adams C, and Francis K. The effects of ice massage in delayed muscle soreness. *Am J Sports Med.* 1984;12(2):159–165.

Zankel H. Effect of physical agents on motor conduction velocity of the ulnar nerve. *Arch Phys Med Rehab.* 1966;47:787 .

Zeiter V. Clinical application of the paraffin bath. *Arch Phys Ther.* 20:469, 1939.

Zislis J. Hydrotherapy. In Krusen F (ed). *Handbook of physical medicine and rehabilitation,* 2nd ed, Philadelphia, PA: WB Saunders; 1990.

词汇表

镇痛（analgesia）：减轻疼痛感。

传导（conduction）：通过直接接触损失或获得热量。

传导热能因子（conductive thermal energy modalities）：通过直接接触，这些因子可以传递能量（不论是冷还是热）。

淤血（congestion）：由于血流量增加或静脉回流受阻导致血管中存在异常量的血液。

交感性受热血管舒张（consensual heat vasodilation）：血管舒张和血流增加扩散远隔区域，引起未加热区域的新陈代谢增加。

对流（convection）：通过水分子在皮肤上的移动损失或获得热量。

转化（conversion）：从一种能量形式转变为另一种。

冷疗（cryotherapy）：用冷来治疗病理损伤或疾病。

水肿（edema）：细胞、组织或腔内液体过多。

红斑（erythema）：皮肤发红。

干热（微粒）疗法（fluidotherapy）：一种干热因子,具有液体特性的悬浮在空气中的细小固体。

狩猎反应（hunting response）：在冷治疗约 15 分钟时,温度会出现反射性升高。狩猎反应与血管收缩和/或血管舒张无关。

水疗（hydrotherapy）：使用水作为传热介质的冷疗和热疗。

充血（hyperemia）：身体某一部分出现血流量增加。

适应证（indication）：确定治疗方案的原因。

炎症（inflammation）：由于毛细血管扩张引起的皮肤发红。

红外线（infrared）：电磁波的一部分与热变化有关;位于可见光红光区域之外。电磁波谱中红外线波长的部分。

代谢产物（metabolites）：新陈代谢或分解代谢产生的废物。

肌筋膜痛（myofascial pain）：与触发点相关的一种牵涉性痛。

营养成分（nutrients）：必需或非必需的食物成分。

石蜡浴（paraffin bath）：一种石蜡和矿物油浸泡混合物,通常用于手和足的治疗,目的是使远端血流量增加、温度升高。

辐射（radiation）：通过某些波的形式释放能量的过程。

隔热层（thermopane）：邻近皮肤的隔离水层。

热疗（thermotherapy）：用热来治疗病理状况或疾病。

血管收缩（vasoconstriction）：血管变窄。

血管舒张（vasodilation）：扩张血管。

实 验 操 作

患 者 体 位

描述

物理因子治疗开始前患者体位是治疗成功非常重要的一个方面。让患者处于对线对位正确及支撑充分的姿势下可以确保肌肉放松并促进静脉回流。恰当的摆位可以让治疗师在执行操作技术时使用最佳的身体力学。

治疗效果

肌肉放松。

促进静脉回流。

患者体位			
步骤	评价		
	1	2	3
1. 检查物品和设备			
a. 枕头			
b. 毛巾			
c. 床单			
2. 询问患者			
a. 确认身份			
b. 确认治疗部位			
3. 患者摆位			
a. 俯卧于治疗床			
ⅰ. 将枕头垫于腹部下方;维持腰椎平直			
ⅱ. 在踝部垫一枕头			
ⅲ. 确保恰当身体对线			
ⅳ. 遮盖患者以维持端庄			
b. 仰卧			
ⅰ. 将枕头垫于头部和膝部下方			
ⅱ. 确保恰当身体对线			
ⅲ. 遮盖患者以维持端庄			
c. 坐位			
ⅰ. 坐于椅子或凳子上向前倾斜			
ⅱ. 用枕头支撑头部和肩部			
ⅲ. 将前臂和手部置于台面			
ⅳ. 确保恰当身体对线			
ⅴ. 遮盖患者以保护隐私			
4. 执行治疗			
5. 完成治疗			
6. 清洁后将设备归还储存			

实 验 操 作

冰 按 摩

描述

冰按摩是将冰块在人体小范围内摩擦直到局部产生表面镇痛作用。冰块的制作是通过将注满水的杯子置于不高于5℃的地方。常推荐使用发泡胶杯,但在治疗中欲将大块的发泡胶杯移除可能不甚方便。可将水注入空的果汁罐后冷冻,有时可用一压舌板作为把手,但压舌板在治疗中有擦伤皮肤的可能。最理想的杯子是蜡纸杯;蜡的隔离作用可以部分保持手部温暖,可将半个杯子整片撕开。移除杯子底部而非上部。此时杯子可作为一漏斗,防止冰块从杯中滑出。

生理学效应

血管收缩。

镇痛。

降低局部新陈代谢。

降低结缔组织延展性。

治疗效应

预防肿胀。

减轻疼痛。

减轻炎症。

用在急性期时使继发性组织损伤最小化。

适应证

冰按摩最初用来缓解为达到治疗性运动效果可能出现的肌肉骨骼源性疼痛;例如,一位有踝关节活动受限的患者,由于疼痛将不能够使用足够的力产生结缔组织重塑作用。冰按摩能减轻疼痛后允许有效牵拉。然而,应避免使结缔组织受到过度应力;冰带来的镇痛作用可能使个体过于激进而产生扭伤或拉伤。

禁忌证

- 正常温度感觉丧失。
- 对寒冷感觉过敏(荨麻疹或血红蛋白尿)。
- 血管痉挛症(如雷诺氏症)。
- 冠心病。
- 高血压。

冰按摩			
过程	评价		
	1	2	3
1. 检查物品和设备			
a. 准备毛巾吸收冰块融化后的水分,冰块,用来遮盖的床单或毛巾			
b. 检查冰箱的温度是否合适			
2. 询问患者			
a. 确认身份(若之前未确认)			
b. 确认是否有禁忌证			
c. 询问既往冷疗情况,检查治疗记录			
3. 患者摆位			
a. 将患者摆位在支撑良好、舒适体位下			
b. 暴露身体治疗部位			
c. 适当遮盖患者身体,但允许接触治疗部位			
4. 检视需要治疗的身体部位			
a. 检查轻触觉			
b. 检查循环状态(搏动及毛细血管充盈)			
c. 确认无开放性伤口或皮疹			

冰按摩(续)			
过程	评价		
	1	2	3
d. 评估身体治疗部位功能(如 ROM 和激惹性)			
5. 使用冰按摩			
a. 拿出冰块			
b. 将冰块置于掌中摩擦以使其边缘平滑			
c. 告知患者你将要把冰冷的手放置于治疗局部,之后将手置于治疗局部			
d. 2~3 秒后将手拿开,告知患者你将要把冰块放置于治疗局部			
e. 在治疗局部以画圈方式移动冰块。注意不要在冰块上施加额外压力。冰块移动速度为 5~7cm/s。不要让冰块融化后的水从治疗局部流出			
f. 每 2 分钟询问患者的反应。在治疗中持续观察治疗局部反应。如果出现水疱或红肿,或观察到皮肤颜色在治疗开始后 4 分钟内变得苍白,立即停止治疗。嘱患者立即告知治疗过程中治疗局部出现的麻木			
6. 完成治疗			
a. 当患者告知治疗部位麻木时,移除冰块并使局部干燥。使用轻触感觉测试来确认麻木			
b. 移除遮盖物,若患者需要,辅助患者穿衣。将未融化的冰块放入水槽中,将纸杯丢入垃圾桶			
c. 让患者完成所需的运动治疗			
d. 根据正常程序清洁治疗部位和设备			
7. 评估治疗效果			
a. 询问患者治疗部位感受			
b. 视诊治疗部位以观察是否有任何副作用(如水疱或红肿)			
c. 按照需要执行功能性测试			
8. 记录处方			

实 验 操 作

冰 袋

描述

可以购买到的冰袋类商品通常在由乙烯基制成的外壳中填充凝胶状物以确保在低温条件下不凝固。有专门为冰袋设计的制冷设备,但亦可将它们置于家用冰箱中。冰箱温度应设置为 0~25℃。有多种尺寸冰袋,包括可以包裹在颈部周围的冰袋。冰袋通常在使用时包裹在湿毛巾中以增加患者的热传导。

生理效应

血管收缩。

表面镇痛。

减低局部新陈代谢。

降低结缔组织延展性。

治疗效应

预防渗出。

减轻疼痛。

减轻炎症。

减轻继发性组织损伤。

适应证

冰袋的主要适应证是软组织损伤的急性期。损伤局部冷却可预防渗出,并辅助渗出在血管床的再吸收。

冰袋还可用来预防在一组治疗性运动完成之后可能出现的炎症或疼痛加重。通常认为冰袋能够产生镇痛作用的深度不如冰按摩能够达到的深度深。

禁忌证

● 正常温度觉缺失。

● 寒冷过敏(荨麻疹或血红蛋白尿)。
● 血管痉挛症(如雷诺氏症)。
● 冠状动脉疾病。
● 高血压。

冰袋			
步骤	评价		
	1	2	3
1. 检查物品和设备			
a. 包裹冰袋用的湿毛巾,冰袋,用来遮盖患者的床单或毛巾			
b. 检查冰箱的温度是否合适			
2. 询问患者			
a. 确认身份(若之前未确认)			
b. 确认是否有禁忌证			
c. 询问既往冷疗情况,检查治疗记录			
3. 患者摆位			
a. 将患者摆位在支撑良好、舒适体位下			
b. 暴露身体治疗部位			
c. 保留患者贴身或保护性衣服,但允许接触治疗部位			
4. 检视需要治疗的身体部位			
a. 检查轻触觉			
b. 检查循环状态(搏动及毛细血管充盈)			
c. 确认无开放性伤口或皮疹			
d. 评估身体治疗部位功能(如 ROM 和激惹性)			
5. 使用冰袋			
a. 将冰袋包裹在湿毛巾中			
b. 告知患者你将要把冰袋放置于治疗局部,之后将冰袋放于治疗局部			
c. 用计时器设定恰当的治疗时间(通常为 20 分钟),给患者一个信号器。确保患者知悉如何使用该信号器			
d. 在治疗开始后 2 分钟时口头询问患者反应,之后每 5 分钟询问一次。若患者报告任何异常感觉,应立刻查看治疗局部。若出现水疱或红肿,或在治疗开始后 4 分钟内皮肤颜色变得苍白,立刻停止治疗			
6. 完成治疗			
a. 治疗时间结束后,移除冰袋并干燥治疗局部			
b. 移除遮盖物,若患者需要,辅助患者穿衣			
c. 让患者完成所需的运动治疗			
d. 根据正常程序清洁治疗局部和设备			
7. 评估治疗效能			
a. 询问患者治疗部位感受			
b. 视诊治疗部位以观察是否有任何副作用(如水疱或红肿)			
c. 按照需要执行功能性测试			

实 验 操 作

冰 袋

描述

冰袋可由 0~5℃ 的碎冰块构成。碎冰可以置于塑料袋中后用湿毛巾包裹,或直接包裹于湿毛巾中。使用塑料袋可以避免冰块融化后冰水流出,但其可能降低来自于患者的热能传导。使用冰袋作为冷敷袋的好处是冰袋可以做成任意尺寸和形状;因此,冰袋可以用于任意身体部位治疗。

生理效应

血管收缩。

表面镇痛。

减低局部新陈代谢。

降低结缔组织延展性。

治疗效应

预防渗出。

减轻疼痛。

减轻炎症。

减轻继发性组织损伤。

适应证

冰袋的主要适应证是软组织损伤的急性期。损伤局部冷却可预防渗出,并辅助渗出在血管床的再吸收。

冰袋还可用来预防在一组治疗性运动完成之后可能出现的炎症或疼痛加重。通常认为冰袋能够产生镇痛作用的深度不如冰按摩能够达到的深度深。

禁忌证

- 正常温度觉缺失。
- 寒冷过敏(荨麻疹或血红蛋白尿)。
- 血管痉挛症(如雷诺氏症)。
- 冠状动脉疾病。
- 高血压。

冰袋			
步骤		**评价**	
	1	2	3
1. 检查物品和设备			
a. 包裹冰的湿毛巾,适量碎冰,用来遮盖患者的床单或毛巾			
b. 检查冰箱的温度是否合适			
2. 询问患者			
a. 确认身份(若之前未确认)			
b. 确认是否有禁忌证			
c. 询问既往冷疗情况,检查治疗记录			
3. 患者摆位			
a. 将患者摆位在支撑良好、舒适体位下			
b. 暴露身体治疗部位			
c. 保留患者贴身或保护性衣服,但允许接触治疗部位			
4. 检视需要治疗的身体部位			
a. 检查轻触觉			
b. 检查循环状态(搏动及毛细血管充盈)			
c. 确认无开放性伤口或皮疹			
d. 评估身体治疗部位功能(如 ROM 和激惹性)			
5. 使用冰袋			

冰袋(续)			
步骤	评价		
	1	2	3
a. 告知患者你将要把冰袋放置于治疗局部,之后将冰袋放于治疗局部			
b. 用计时器设定恰当治疗时间(通常为 20 分钟),给患者一个信号器。确保患者知悉如何使用该信号器			
c. 在治疗开始后 2 分钟时口头询问患者反应,之后每 5 分钟询问一次。若患者报告任何异常感觉,应立刻查看治疗局部。若出现水疱或红肿,或在治疗开始后 4 分钟内皮肤颜色变得苍白,立刻停止治疗			
6. 完成治疗			
a. 治疗时间结束后,移除冰袋并干燥治疗局部			
b. 移除遮盖物,若患者需要,辅助患者穿衣			
c. 将未融化的冰倒入水槽			
d. 让患者完成所需的运动治疗,或使用贴布或加压带			
e. 根据正常程序清洁治疗局部和设备			
7. 评估治疗效能			
a. 询问患者治疗部位感受			
b. 视诊治疗部位以观察是否有任何副作用(如水疱或红肿)			
c. 按照需要执行功能性测试			

实 验 操 作

冷水涡流浴

描述

涡流浴是根据所期待的治疗效果,在水槽中注入特定温度的水。水槽含有涡轮或泵,可以在水中产生对流。若水温低于身体表面温度则可被认为是"冷",通常水温为 10～16℃。水龙头里出来的水并不能达到这个温度,因此常需要加入冰块。碎冰可以快速降低水温,需要保证在涡轮开启前所有冰块都已经融化。使用涡轮可以确保在皮肤附近不产生较暖的水层,因此对组织提供更有效的冷却作用。由于肢体处于重力位置,因此,冷却对减轻软组织肿胀的作用可能被抵消;在治疗中使用压力绷带可能帮助减轻重力的影响。在温水涡流时,患者不应分散注意,并应警告患者不能触碰涡轮的任何部分。

生理效应

血管收缩。

表面镇痛。

减低局部新陈代谢。

降低结缔组织延展性。

治疗效应

预防渗出。

减轻疼痛。

减轻炎症。

减轻继发性组织损伤。

适应证

冷水涡流的主要适应证是对身体较大部位产生治疗性冷却作用,而非冰块或冰袋产生的固定式冷却作用。同样,可用于形状不规则身体局部达到完全接触效果。此外,患者在治疗中可同时进行主动练习,或治疗师在受伤肢体浸入水中后可同时进行关节松动术。

禁忌证

- 正常温度觉缺失。
- 寒冷过敏(荨麻疹或血红蛋白尿)。
- 血管痉挛症(如雷诺氏症)。
- 冠状动脉疾病。
- 高血压。

冷水涡流浴			
步骤	评价		
	1	2	3
1. 检查物品和设备			
a. 用于垫在涡流水槽边缘的毛巾,亦可用于擦干治疗部位			
b. 检查水槽温度,确保在治疗前所有冰块都已融化			
c. 将椅子调至恰当高度后置于涡流槽边			
2. 询问患者			
a. 确认身份(若之前未确认)			
b. 确认是否有禁忌证			
c. 询问既往冷疗情况,检查治疗记录			
3. 患者摆位			
a. 患者坐在椅子上,身体在水槽外			
b. 暴露身体治疗部位			
c. 保留患者贴身或保护性衣服,但允许接触治疗部位			
4. 检视需要治疗的身体部位			
a. 检查轻触觉			
b. 检查循环状态(搏动及毛细血管充盈)			
c. 确认无开放性伤口或皮疹			
d. 评估身体治疗部位功能(如 ROM 和激惹性)			
5. 执行冷水涡流			
a. 用毛巾垫在水槽边缘,告知患者水槽是冷水,随后将治疗部位浸入水中			
b. 指引患者远离涡轮任何部分			
c. 打开涡轮,调节充气、搅动以及泵水的方向			
d. 每2分钟口头询问并查看患者治疗反应。提醒患者如果治疗部位开始受伤或出现感觉丧失的状况要立即告知			
6. 完成治疗			
a. 治疗时间结束后关闭涡轮			
b. 将治疗局部移除水槽,并擦拭干			
c. 如有需要,辅助患者穿衣,并指导患者完成治疗性运动			
d. 根据正常程序清洁治疗局部和设备			
7. 评估治疗效果			
a. 询问患者治疗部位感受			
b. 视诊治疗部位以观察是否有任何副作用(如水疱或红肿)			
c. 按照需要执行功能性测试			

实 验 操 作

冷疗喷雾剂

描述

诸如氟甲烷等的冷疗喷雾剂是液体状,可喷洒在皮肤上。身体产生的热能被沸点较低的液体吸收;因此,这些液体几乎立刻蒸发。其蒸发同时带走身体表面热能,使局部冷却。

氟甲烷是由 85% 的三氯一氟甲烷和 15% 的二氯二氟甲烷混合而成,不易燃且无毒。氯乙烷易燃,因此不推荐使用。

生理效应

表面镇痛。

治疗效应

抑制痛性触发点。

减轻由于肌肉肌腱组织受牵拉而产生的疼痛。

适应证

冷疗喷雾剂可用于大部分触发点和肌肉肌腱组织紧张而产生牵拉的治疗。目前对触发点的理解并不深,但很多疼痛综合征被认为是活动性触发点(active trigger points)。两个相对常用的触发点治疗是深部摩擦按摩(类似用力痛点按压)和触发点局部肌肉牵伸。由于直接按压和牵伸触发点局部较为疼痛,治疗中可在此区域喷涂水雾冷却剂降低痛感。

同样,如果肌肉肌腱扭伤导致关节活动范围丧失,喷雾在受伤肌肉表面皮肤可降低治疗师牵伸时的痛感。注意不要过度牵拉组织,继而产生进一步损伤。

禁忌证

- 正常温度觉缺失。
- 寒冷过敏(荨麻疹或血红蛋白尿)。
- 血管痉挛症(例如雷诺氏症)。

水雾冷却喷雾剂			
步骤	评价		
	1	2	3
1. 检查物品和设备			
a. 冷疗喷雾剂			
b. 毛巾或其他能够遮盖物			
2. 询问患者			
a. 确认身份(若之前未确认)			
b. 确认是否有禁忌证			
c. 询问既往冷疗情况,检查治疗记录			
3. 患者摆位			
a. 将患者摆位在支撑良好、舒适体位下			
b. 暴露身体治疗部位			
c. 保留患者贴身或保护性衣服,但允许接触治疗部位			
4. 检查需要治疗的身体部位			
a. 检查轻触觉			
b. 检查循环状态(搏动及毛细血管充盈)			
c. 确认无开放性伤口或皮疹			
d. 评估身体治疗部位功能(如 ROM 和激惹性)			
5. 使用水雾冷却剂			
a. 将治疗部位摆放在牵伸位下			

水雾冷却喷雾剂(续)			
步骤	**评价**		
	1	2	3
b. 保护患者眼部,确保患者不吸入水雾			
c. 将水雾冷却剂喷头向上,将喷雾剂从垂直方向向皮肤表面倾斜30°,距离皮肤表面约45厘米,由远端向近端喷			
d. 朝一个方向喷仅3~4次,之后使用直接按压或增加牵拉,以患者能够忍耐为度。在皮肤再次热起来后重复此过程			
e. 在治疗中经常检查患者的反应			
6. 完成治疗			
a. 当获得预想的治疗效应(或4次喷雾和患者耐受范围内的牵伸或按压),检查身体治疗局部看是否有副作用			
b. 移除患者身上的遮盖物,若患者需要,可辅助患者穿衣			
c. 若还有其他治疗性运动,指引患者完成			
d. 根据正常程序清洁治疗局部和设备			
7. 评估治疗效果			
a. 询问患者治疗部位感受			
b. 检查治疗部位以观察是否有任何副作用(如水疱或红肿)			
c. 按照需要执行功能性测试			

实 验 操 作

冷热水交替浴

描述

冷热水交替浴包括将受累的肢体局部交替浸入温水和冷水中。常用于腕部、手部或足部、踝部的治疗,若是进行上肢或下肢整体治疗,则可使用两个涡流池。在每种温度的水中浸泡时间和单次治疗中浸入每种温度水中的次数都可变。一种建议的浸泡次序为先在温水中浸泡3分钟,随后浸入冷水中1分钟,以此顺序交替5次(即 3W-1C-3W-1C-3W-1C-3W-1C-3W-1C);然而,一些治疗师建议从温水浸泡开始,并以温水浸泡结束。温水应当为40~41℃,冷水为10~16℃。

治疗效应

减轻疼痛。

适应证

冷热水交替浴常用于恢复的亚急性和慢性阶段。大多数关于冷热水交替浴的信息都并无实证依据;对于治疗效能的记录甚少。

禁忌证

- 正常温度觉缺失。
- 寒冷过敏(荨麻疹或血红蛋白尿)。
- 血管痉挛症(如雷诺氏症)

冷热水交替浴			
步骤	**评价**		
	1	2	3
1. 检查物品和设备			
a. 包括毛巾、容器、冰块、计时器等			
b. 检查每个容器中水温			

冷热水交替浴(续)			
步骤	**评价**		
	1	2	3
2. 询问患者			
a. 确认身份(若之前未确认)			
b. 确认是否有禁忌证			
c. 询问既往热疗或涡流治疗情况,检查治疗记录			
3. 患者摆位			
a. 患者舒适体位坐立			
b. 暴露身体治疗部位			
c. 保留患者贴身或保护性衣服,但允许接触治疗部位			
4. 检视需要治疗的身体部位			
a. 检查轻触觉			
b. 检查循环状态(搏动及毛细血管充盈)			
c. 确认无开放性伤口或皮疹			
d. 评估身体治疗部位功能(如 ROM 和激惹性)			
5. 执行冷热水交替浴			
a. 为定时器设置恰当的时间,帮助患者将需要治疗部分浸入温水中,开始计时			
b. 当计时结束后,为计时器重新设置时间。警告患者冷水可能会感觉非常凉;帮助患者将需要治疗部分完全进入冷水中,开始计时			
c. 重复如上步骤直至治疗完全结束。通常,患者能够自行对浸入时间计时			
d. 每 2 分钟口头询问并查看患者治疗反应。提醒患者如果治疗部位开始受伤或出现感觉丧失的状况要立即告知			
6. 完成治疗			
a. 将治疗局部移出,并擦拭干			
b. 如有需要,辅助患者穿衣,并指导患者完成治疗性运动			
c. 根据正常程序清洁治疗局部和设备			
7. 评估治疗效果			
a. 询问患者治疗部位感受			
b. 视诊治疗部位以观察是否有任何副作用(如水疱或红肿)			
c. 按照需要执行功能性测试			

实 验 操 作

冷疗/加压治疗

描述

    冷疗/加压设备(一种用于加压冷疗设备)包括 3 个部分:一个冰水填充的尼龙套、装有水和冰块的冷却器和连接管。套子根据身体不同部位关节制成,包括踝关节、膝关节和肩关节。冷/压力套的主要优点是贴合每个关节的独特形态,同时提供冷却和加压。

生理效应

    表面镇痛。

    降低局部新陈代谢。

治疗效应

减轻肿胀。

减轻疼痛。

减轻炎症。

适应证

Cryo-Cuff 的主要适应证是在软组织损伤的急性阶段或关节手术后立刻使用。对受损的局部进行冷却和加压可以提供镇痛作用,帮助预防水肿或渗出的进一步发展。冷疗/加压治疗可能能够通过改变毛细血管床的 Starling-Landis 力来缓解肿胀。

冷疗/加压治疗也可用在治疗性运动后以预防炎症或疼痛的加剧。通常认为冷却/加压治疗所能达到的镇痛深度比冰按摩要浅。

禁忌证

- 正常温度觉缺失。
- 寒冷过敏(荨麻疹或血红蛋白尿)。
- 血管痉挛症(如雷诺氏症)。
- 冠状动脉病。
- 高血压。

冷疗/加压治疗			
步骤		**评价**	
	1	2	3
1. 检查物品和设备			
a. 包裹关节的湿毛巾,在冷却器中装入适量冰块,用来遮盖的床单或毛巾			
b. 在冷却器中装入冰块和水,充分融合			
2. 询问患者			
a. 确认身份(若之前未确认)			
b. 确认是否有禁忌证			
c. 询问既往冷疗治疗情况,检查治疗记录			
3. 患者摆位			
a. 将患者置于支撑良好、舒适的位置			
b. 暴露治疗部位			
c. 保留患者贴身或保护性衣服,但允许接触治疗部位			
4. 检视需要治疗的身体部位			
a. 检查轻触觉			
b. 检查循环状态(搏动及毛细血管充盈)			
c. 确认无开放性伤口或皮疹			
d. 评估身体治疗部位功能(如 ROM 和激惹性)			
5. 将空套放置在所需治疗的关节处,系好魔术贴,用连接管将冷却器和套连接			
a. 警告患者冷却/加压设备将要充盈,随后打开冷却空气孔并将冷却器抬高至套子水平以上直到套完全充盈。关闭冷却空气孔。按需抬高关节			
b. 设置定时器(通常约为 15 分钟),并给患者一信号器。确保患者知晓如何使用信号器			
c. 开始治疗后的 2 分钟口头询问并查看患者治疗反应,之后每 5 分钟询问。若患者报告任何非正常感觉,应对治疗局部进行视诊。若出现水疱或红肿,或在治疗开始后 4 分钟内皮肤颜色呈现苍白色,立刻停止治疗。			
d. 如有需要,重新冷却套子中的水。重新连接连接管,打开通气孔,将冷却器向下放置在地面上,将套子中的水完全排空。允许水重新冷却,之后重复套的充盈过程			
6. 完成治疗			
a. 治疗时间结束后,移除冷疗/加压套并用毛巾擦干治疗局部			
b. 移除遮盖物,若患者需要,辅助患者穿衣			

冷疗/加压治疗(续)			
步骤	**评价**		
	1	2	3
c. 若还有其他治疗性运动,指引患者完成			
d. 根据正常程序清洁治疗局部和设备			
7. 评估治疗效能			
a. 询问患者治疗部位感受			
b. 视诊治疗部位以观察是否有任何副作用			
c. 按照需要执行功能性测试			

实 验 操 作

温水涡流浴

描述

涡流浴是根据所期待的治疗效果,在水槽中注入特定温度的水。水槽含有涡轮或泵,可以在水中产生对流。若水温高于身体表面温度则可被认为是"热",通常水温为35~43℃。若全身浸入,为避免干扰温度调节,则不应使用温度高于38℃。使用涡轮可以避免靠近身体表面的水变冷,从而能够产生较一致的温热效应。由于身体局部浸入涡流中,增加了该局部的温度,温水涡流可能会增加软组织的肿胀;即便在非损伤的肢体,在温水涡流后组织液将增加。

生理效应

血管舒张。

降低疼痛感觉。

提高局部新陈代谢。

增加结缔组织可塑性。

降低等长收缩力量(暂时)。

治疗效应

减轻疼痛。

增加软组织延展性。

镇静。

适应证

与热敷袋相比,温水涡流的主要作用是为身体较大区域提供温热治疗效应。热疗有效治疗深度同样也为约1厘米。此外,患者可在治疗过程中进行主动运动,或治疗师可在浸在水中的受伤局部进行关节松动术。一些治疗师在移除石膏后用温水涡流来清洁肢体;与淋浴效果相同,但成本更低。

表层热的主要治疗效果是增加胶原重塑能力。因此,若在活动减少一段时间后出现软组织短缩,加热组织能够带来益处。此外,组织黏滞性下降时,使可达到的关节活动范围中的活动更加容易。

禁忌证

- 正常温度觉缺失。
- 伴有循环障碍的外周血管性疾病。
- 既往肿瘤病史。
- 冠状动脉疾病。

温水涡流浴			
步骤	**评价**		
	1	2	3
1. 检查物品和设备			
a. 用于垫在涡流水槽边缘的毛巾,亦可用于擦干治疗部位			
b. 治疗前检查水槽温度			
c. 将椅子调制恰当高度后置于涡流槽边			
2. 询问患者			

温水涡流浴（续）			
步骤	**评价**		
	1	2	3
a. 确认身份（若之前未确认）			
b. 确认是否有禁忌证			
c. 询问既往热疗或涡流治疗情况,检查治疗记录			
3. 患者摆位			
a. 患者坐在椅子上,身体在水槽外			
b. 暴露身体治疗部位			
c. 保留患者贴身或保护性衣服,但允许接触治疗部位			
4. 检视需要治疗的身体部位			
a. 检查轻触觉			
b. 检查循环状态（搏动及毛细血管充盈）			
c. 确认无开放性伤口或皮疹			
d. 评估身体治疗部位功能（如 ROM 和激惹性）			
5. 执行温水涡流			
a. 用毛巾垫在水槽边缘,询问患者水是否过热,随后将治疗部位浸入温水中			
b. 指引患者远离涡轮任何部分			
c. 打开涡轮,调节充气、搅动以及泵水的方向			
d. 每 2 分钟口头询问并查看患者治疗反应。提醒患者如果治疗部位开始受伤或出现感觉丧失的状况要立即告知			
6. 完成治疗			
a. 治疗时间结束后关闭涡轮			
b. 将治疗局部移除水槽,并擦拭干			
c. 如有需要,辅助患者穿衣,并指导患者完成治疗性运动			
d. 根据正常程序清洁治疗局部和设备			
7. 评估治疗效果			
a. 询问患者治疗部位感受			
b. 视诊治疗部位以观察是否有任何副作用（如水疱或红肿）			
c. 按照需要执行功能性测试			

实 验 操 作

湿 热 敷 袋

描述

市面上的热敷袋（湿热敷袋）常用帆布包覆诸如膨润土等亲水性物质制成。热敷袋装在盛有水的容器中,维持温度约为 71℃。热敷袋被包裹在 6~8 层的干毛巾中以避免患者烫伤;商用热敷袋通常提供四层厚毛巾作为包裹物。使用后,热敷袋应当放入容器中至少 30 分钟以确保重新加热。热敷袋仅提供表面热;最大透热深度仅约 1 厘米,约在使用 10 分钟内达到。

生理效应

血管舒张。

降低疼痛感觉。

提高局部新陈代谢。

增加结缔组织可塑性。

降低等长收缩力量（暂时）。

治疗效应

减轻疼痛。

增加软组织延展性。

适应证

热敷袋的主要作用是对表层组织进行加热。深度超过 1 厘米的组织并不能达到至少 30~40℃ 的治疗作用。因此，若目标组织深度超过 1 厘米（如脊柱关节面关节），热敷袋无治疗作用。热敷袋可对例如膝、腕和踝等其他关节起效。

表层热疗的主要治疗效应是增加胶原的重塑能力。因此，若在活动减少一段时间后出现软组织短缩，加热组织能够带来益处。此外，组织黏滞性下降时，使可达到的关节活动范围中的活动更加容易。为了避免对压力极度敏感性，即便这不是一个常见的问题，热敷袋的重量不能超过患者能够承受的范围。针对这些患者，干热（微粒）治疗或温水涡流可能更加适合。

禁忌证

- 正常温度觉缺失。
- 伴有循环障碍的外周血管性疾病。
- 既往肿瘤病史。

湿热敷袋			
步骤	**评价**		
	1	2	3
1. 检查物品和设备			
a. 用于包裹热敷袋的干毛巾，用于遮盖患者的床单或毛巾，计时器，警示器			
b. 检查容器温度			
2. 询问患者			
a. 确认身份（若之前未确认）			
b. 确认是否有禁忌证			
c. 询问既往热疗或涡流治疗情况，检查治疗记录			
3. 患者摆位			
a. 将患者置于支撑良好的舒适体位下			
b. 暴露身体治疗部位			
c. 保留患者贴身或保护性衣服，但允许接触治疗部位			
4. 检视需要治疗的身体部位			
a. 检查轻触觉			
b. 检查循环状态（搏动及毛细血管充盈）			
c. 确认无开放性伤口或皮疹			
d. 评估身体治疗部位功能（如 ROM 和激惹性）			
5. 使用热敷袋			
a. 在热敷袋和患者之间衬垫 6~8 层毛巾。若使用商用热敷袋包覆物，使用至少 1 层毛巾以保持包覆物清洁			
b. 告知患者你将要将热敷袋放置在其身体上，之后再放置			
c. 设置计时器时间，并给患者一个警示器。确保患者知晓如何使用警示器			
d. 治疗开始 5 分钟后询问患者治疗反应，并检查热敷袋下的治疗区域。若治疗区域出现花斑，则需增加一层毛巾。随后每 5 分钟询问患者。也可每 5 分钟检查治疗局部			
6. 完成治疗			
a. 治疗结束后，移除热敷袋，并用毛巾擦干治疗局部			

湿热敷袋(续)			
步骤	评价		
	1	2	3
b. 移除覆盖物,如有需要,辅助患者穿衣			
c. 如有需要指导患者完成治疗性运动			
d. 根据正常程序清洁治疗局部和设备			
7. 评估治疗效果			
a. 询问患者治疗部位感受			
b. 视诊治疗部位以观察是否有任何副作用			
c. 按照需要执行功能性测试			

实 验 操 作
石 蜡 浴

描述

石蜡浴是将身体局部浸入和移出或浸泡在石蜡和矿物油的混合物中。石蜡和矿物油的比率为 7∶1,此时混合物的熔点为 47.8℃,比热容为 0.65cal/(g・℃),治疗性温度范围为 48~54℃。由于比热容较低,与水相比能够耐受更高的温度。蜡被保存在可控的恒温容器中。

石蜡可以产生表层热,治疗深度约为 1 厘米。然而,由于蜡仅常用于手部和足部,因此透热深度足以对这些关节产生治疗效应。

使用石蜡有两种基本技术,第一种是反复将肢体浸入混合物中,随后用塑料布和毛巾包裹治疗部位。这种方法的优点是可将治疗局部抬高。减轻出现肿胀的潜在风险。第二种方法是将治疗局部浸入蜡水一次后拿出,等待数秒后待其完全干燥,随后在整个治疗时间中将治疗局部浸泡。这种技术的优点是热源恒定,可以更长时间地维持治疗温度。

生理效应

血管舒张。

降低疼痛感觉。

提高局部新陈代谢。

增加结缔组织可塑性。

降低等长收缩力量(暂时)。

治疗效应

减轻疼痛。

增加软组织延展性。

适应证

石蜡浴的主要作用是对表层组织产生治疗性加热作用。特别是针对手和足部制动一段时间后特别有效。热效应产生的结缔组织可塑性增加将提升治疗性运动的效用。

石蜡浴还能缓解由于手和足部关节改变而产生的疼痛。在关节疼痛的急性期和肿胀时,使用石蜡(或任何一种热疗因子)需要特别注意。

禁忌证

● 正常温度觉缺失。

● 伴有循环障碍的外周血管性疾病。

● 既往肿瘤病史。

石蜡浴			
步骤	评价		
	1	2	3
1. 检查物品和设备			
a. 使用塑料袋和毛巾包裹身体、计时器、警示器			
b. 检查容器温度			

石蜡浴（续）			
步骤	评价		
	1	2	3
2. 询问患者			
a. 确认身份（若之前未确认）			
b. 确认是否有禁忌证			
c. 询问既往热疗情况，检查治疗记录			
3. 患者准备			
a. 患者移除治疗部位所佩戴的首饰，清洗后干燥			
b. 向患者解释随后将会将其身体治疗部位浸入石蜡中，在治疗过程中治疗局部不应移动			
4. 检查需要治疗的身体部位			
a. 检查轻触觉			
b. 检查循环状态（搏动及毛细血管充盈）			
c. 确认无开放性伤口或皮疹			
d. 评估身体治疗部位功能（如 ROM 和激惹性）			
5. 使用石蜡			
a. 引导治疗局部浸入石蜡，确保患者不接触容器底部或加热线圈			
b. 2 或 3 秒后，将身体局部移出，维持肢体位于蜡池上方以避免蜡滴在地面上。将治疗局部再次浸入，直至治疗局部已经覆有足够的石蜡，或将治疗局部在治疗全程中浸泡在石蜡中			
c. 设置计时器时间，并给患者一个警示器。确保患者知晓如何使用警示器			
d. 治疗开始 5 分钟后询问患者治疗感受。随后每 5 分钟询问患者			
6. 完成治疗			
a. 治疗结束后，移除毛巾和塑料袋。帮助患者移除石蜡，将石蜡返还回容器中，或根据当地处理程序进行抛弃处理			
b. 患者彻底清洗并干燥治疗局部			
c. 如有需要指导患者完成治疗性运动			
d. 根据正常程序清洁治疗局部和设备			
7. 评估治疗效能			
a. 询问患者治疗部位感受			
b. 视诊治疗部位以观察是否有任何副作用			
c. 按照需要执行功能性测试			

实 验 操 作

红 外 线 灯

描述

红外线灯提供表层（不足 1mm）加热作用。由于穿透深度受限，其并不能将软组织温度升高至治疗水平。因此，它们的主要作用为轻度镇痛，使用非常局限。

生理效应

皮肤血管舒张。
减轻疼痛感受。

治疗效应

减轻疼痛。

禁忌证

- 正常温度觉缺失。
- 伴有循环障碍的外周血管性疾病。
- 既往肿瘤病史。

适应证

红外线灯加热的主要适应证是局部疼痛。升高皮肤温度可能能够在短时间内减低疼痛感受。

红 外 线 灯			
步骤	**评价**		
	1	2	3
1. 检查物品和设备			
a. 用于遮盖的床单或毛巾、计时器、警示器			
b. 检查灯的电源线是否有磨损、灯的整体性、屏蔽等			
2. 询问患者			
a. 确认身份（若之前未确认）			
b. 确认是否有禁忌证			
c. 询问既往热疗情况，检查治疗记录			
3. 患者摆位			
a. 将患者置于支撑良好的舒适体位下			
b. 暴露身体治疗部位，移除治疗部位的首饰等			
c. 保留患者贴身或保护性衣服，但允许接触治疗部位			
4. 检视需要治疗的身体部位			
a. 检查轻触觉			
b. 检查循环状态（搏动及毛细血管充盈）			
c. 确认无开放性伤口或皮疹			
d. 评估身体治疗部位功能（如 ROM 和激惹性）			
5. 使用红外线灯			
a. 摆放灯（如原本与身体治疗部位平行的灯泡应当成角，角度为 45°~60°；能量将从离身体 90 厘米的地方发射出来）。测量并记录灯泡与身体治疗部位最近距离			
b. 知会患者其应当能感觉到轻微温热感；若感觉很热，患者应告知。开启红外灯			
c. 根据恰当的治疗时间设置定时器并给患者一个信号器。确保患者知悉如何使用信号器			
d. 治疗开始后 5 分钟通过询问患者感受并视诊治疗局部观察患者反应。此后每 5 分钟视诊并口头询问			
6. 完成治疗			
a. 治疗结束后，将灯移开；用毛巾擦干治疗区域。将强度调至 0			
b. 移除覆盖物，如有需要，辅助患者穿衣			
c. 如有需要指导患者完成治疗性运动			
d. 根据正常程序清洁治疗局部和设备			
7. 评估治疗效能			
a. 询问患者治疗部位感受。			
b. 视诊治疗部位以观察是否有任何副作用			
c. 按照需要执行功能性测试			

实 验 操 作

干热(微粒)疗法(Fluidotherapy)

描述

干热(微粒)疗法设备是由美国得克萨斯州 Sugarland 的 Henley International 制造。热空气被吹入一个填充有纤维素颗粒的容器中;当被加热时,纤维素类似流体的特征。需要治疗的局部置于纤维素颗粒中,颗粒在容器中循环,升高组织温度,并对皮肤产生力学刺激。设备的温度在 39~48℃ 范围内可调。

用干热(微粒)设备治疗手部和足部有许多优势。热源恒定,组织温度可在整个治疗过程中都维持在治疗水平以上。治疗局部可在治疗过程中运动,可主动进行,或由治疗师被动进行。纤维素颗粒对皮肤的力学刺激可能产生一些麻醉作用,可能降低损伤局部的敏感性。

生理效应

血管舒张。

降低疼痛感觉。

提高局部新陈代谢。

增加结缔组织可塑性。

降低等长收缩力量(暂时)。

治疗效应

减轻疼痛。

增加软组织延展性。

适应证

与热敷袋相比,干热(微粒)疗法的主要适应证是对身体较大的局部产生治疗性加热作用。此外,患者可在治疗中进行主动活动,或治疗师对受损肢体进行关节松动术。

表层热的主要治疗效果是增加胶原重塑能力。因此,若在活动减少一段时间后出现软组织短缩,加热组织能够带来益处。此外,组织黏滞性下降时,使可达到的关节活动范围中的活动更加容易。

禁忌证

- 正常温度觉缺失。
- 伴有循环障碍的外周血管性疾病。
- 既往肿瘤病史。
- 冠状动脉疾病。

干热(微粒)治疗			
步骤		**评价**	
	1	2	3
1. 检查物品和设备			
a. 计时器、警示器等			
b. 治疗前检查干热(微粒)装置温度			
c. 在设备旁摆放高度适合的椅子			
2. 询问患者			
a. 确认身份(若之前未确认)			
b. 确认是否有禁忌证			
c. 询问既往热疗情况,检查治疗记录			
3. 患者摆位			
a. 移除患者治疗部位首饰,彻底清洗并干燥治疗局部			
b. 患者坐在设备旁的椅子上			
c. 暴露治疗部位			
d. 保留患者贴身或保护性衣服,但允许接触治疗部位			

干热（微粒）治疗（续）			
步骤	评价		
	1	2	3
4. 检视需要治疗的身体部位			
a. 检查轻触觉			
b. 检查循环状态（搏动及毛细血管充盈）			
c. 确认无开放性伤口或皮疹			
d. 评估身体治疗部位功能（如 ROM 和激惹性）			
5. 使用干热（微粒）治疗			
a. 当搅动停止时，打开设备的袖套部分			
b. 引导患者将治疗局部置入纤维素颗粒中，提醒患者在感觉过热时一定要报告			
c. 将袖套在身体上裹紧以避免纤维素颗粒漏出，开始搅动			
d. 治疗开始 5 分钟后询问患者治疗反应。提醒患者若觉得热感不适时，随时告知			
e. 指导患者在治疗过程中进行所需要的治疗性运动			
6. 完成治疗			
a. 治疗结束后关闭搅动			
b. 从设备中将治疗局部移出，让患者尽可能多地将纤维素刷掉或甩掉			
c. 辅助患者穿衣，指导患者完成治疗性运动			
d. 根据正常程序清洁治疗局部和设备			
7. 评估治疗效能			
a. 询问患者治疗部位感受			
b. 视诊治疗部位以观察是否有任何副作用（如水疱或红肿）			
c. 按照需要执行功能性测试			

（王亚飞 刘华 王欣 译，王欣 王于领 审）

第四部分

声能因子

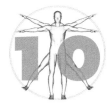

10 超声波疗法

David O. Draper, Leamor Kahanov, William E. Prentice

第 10 章

目标

完成本章学习后,学生应能够:

➤ 分析生物组织中声能的传递与波形、频率、速度和衰减的关系。

➤ 分析形成超声波束所涉及的基本物理学原理。

➤ 比较超声波疗法中的热效应和非热效应,以及如何改良以达到治疗目标。

➤ 评价超声波治疗应用的特定技术,以及如何改良这些技术来达到治疗目标。

➤ 选择最合适、最有效的超声波疗法;解释超声波导入疗法的技术和临床应用。

➤ 明确超声波疗法的禁忌证和注意事项。

➤ 讨论持续超声波仪(sustained acoustic medicine,SAM)的优点。

在医学领域,超声波可用于多种目的,包括诊断、手术和治疗。超声波诊断作为内部结构的成像方法已有 50 多年的历史。历史上,超声波诊断已被用于在怀孕期间对胎儿进行成像。最近,随着设备成本的降低,图像分辨率的显著提高,实时超声波成像和详细的解剖学成像使得超声波诊断已扩展到评估、诊断和治疗肌肉骨骼疾病的各种临床实践中。肌骨超声波诊断可鉴别肌肉、肌腱、韧带、骨骼和关节的病理变化[1]。超声波在组织产生的高温被证明对癌症患者的肿瘤具有杀伤作用。

在临床实践中,超声波是除浅表热、冷和电刺激外应用最广泛的治疗方式之一[2]。超声波需要通过生物介质使机械能波产生的振动进入软组织。尽管仍有一些研究质疑超声波疗法的有效性,但它作为一种热疗因子[188],是不同损伤康复的有效方式,主要用于促进软组织损伤的修复、缓解疼痛[4,177,178,179,197]。

如第 1 章所述,超声波是声能,而非电磁能。超声波被定义为高频、不可被听到声学振动,可产生热或非热的生理效应[5]。超声波传递需要生物介质,通过这种介质,机械能产生的振动可进入软组织。如果临床人员充分了解超声波对生物组织的作用以及产生作用的物理机制,超声波可作为一种非常有效的治疗手段[3]。

超声波是一种产热物理因子

第 9 章中讨论了将热效应作为一种治疗方式。例如热涡流、石蜡浴和热敷都可作为热疗的手段。但是,这些方式穿透的深度浅,最多只有 1~2cm[6]。超声波与传统透热疗法一起,称为"深层热效应因子"(深达 5cm),主要用于提升组织温度[173,174,175]。

> - **超声波**是多种软组织病变的常规治疗方法。
> - 超声波和透热疗法 = 深层热疗因子

假设患者踝背屈不足。通过评估判断由比目鱼肌紧张导致的,作为临床人员,你的想法是使用热疗后进行牵伸。浅层热疗可作为肌肉充分伸展前的准备。但由于比目鱼肌位于腓肠肌下深处,所以表层热疗无法到达治疗范围。

超声波与其他热疗相比其优势在于可提供深层的热作用[7,156]。与硅酸盐凝胶热敷袋和热漩涡的加热效果相比,超声波热作用可到达皮下 3cm 的深层肌肉,10 分钟左右的热敷治疗后温度增加了 0.8℃,同样深度,1MHz 超声波使肌肉在 10 分钟内温度升高接近 4℃[8,9]。在脂肪层下方 1cm 处,4 分钟热漩涡(40.6℃)使温度升高 1.1℃;然而相同深度,同样为 4 分钟,3MHz 超声波强度 1.5W/cm^2,温度增加了 4℃[8,10,11]。

声波能量在生物组织中传递

与在真空传播效率最高的电磁能不同,声能依靠分子碰撞进行传播。振动时传导介质中的分子会产生振动和其他周围分子的最小位移,最终这种"振动波"在整个介质中传播。声波的传播方式类似于投入水池中的石头所产生的波浪。超声波是一种机械波,其中能量是通过生物介质分子的振动来传递的,而生物介质分子是声波传播的媒介[12]。

横波与纵波

两种类型的波可以穿过固体介质:纵向波和横向波。在纵波中,分子位移是沿着波传播的方向。纵波路径中,分子密度较高的区域称为压缩区(分子被挤在一起),分子密度较低的区域称为稀薄区(分子分散在其中)(图 10-1)。这很像使用儿童"弹力玩具"时的挤压和扩散作用。在横波中,分子在垂直于波移动的方向上移位。纵波可在固体和液体中传播,横波只能在固体中传播。因为软组织更接近于液体,所以它主要的传播途径是纵波。然而,当它与骨接触时,会产生横波[12]。

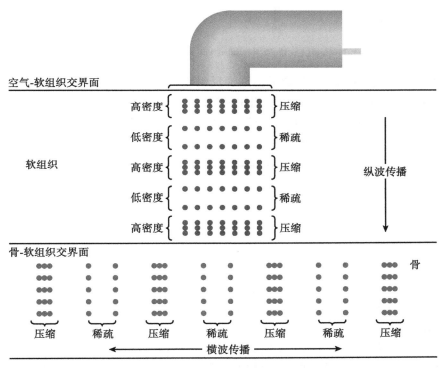

图 10-1 超声波纵波穿过分子高密度(压缩区)和分子低密度(稀疏区)交互的软组织区域。横波主要见于骨骼中

超声波传播频率

可听声的频率范围在 16~20kHz(千赫兹=1 000 周期/s)之间。超声波的频率在 20kHz 以上。超声波疗法的频率范围为 0.75~3MHz(兆赫兹=1 000 000 次/s)。从声源发出的声波频率越高,声音发散得越少,从而产生更为集中的声束。在生物组织中,声波频率越低,穿透的深度越大。声波频率越高,越易被浅

表组织吸收[174]。

速度

振动或声波在传导介质中传播的速度与密度相关。在密度大、质地坚硬的物质传播速度快。1MHz 的频率下，声音以 1 540m/s 的速度穿过软组织，以 4 000m/s 的速度穿过密质骨[13]。

衰减

当超声波通过各种组织时，能量强度会减弱或降低。这种降低是由于组织对能量的吸收或声波的分散造成的反射和折射导致[12]。

超声波在穿透含水量高的组织及蛋白含量高的高密度组织中被吸收，此时产热潜能最大[14]。声波穿透或传递至深层组织的能力取决于超声波的频率以及超声波传播所经过组织的特征。穿透和吸收成反比。频率越高吸收的能量越多，因此传递到深层组织的能量少。水分含量高的组织吸收速率低，而蛋白质含量高的组织吸收速率高。脂肪的吸收率相对较低，而肌肉的吸收率较高。周围神经的吸收速度是肌肉的 2 倍。相对浅表的骨骼比其他任何组织吸收的超声波能量多（表 10-1）。

表 10-1　吸收和穿透深度的关系（1MHz）

介质	吸收	穿透深度	介质	吸收	穿透深度
水	1	1 200	脂肪	390	4
血浆	23	52	骨骼肌	663	2
全血	60	20	外周神经	1 193	1

注：惠允自 Griffin JE. J Am Phys Ther. 1966;46(1):18-26. Reprinted with permission of the American Physical Therapy Association.

当声波遇到不同组织交界面时，一些能量会因为反射或折射而分散。反射的能量取决于两种组织交界面声阻（acoustic impedances）的大小，而深层组织能量的传递刚好相反。声阻可由将组织密度乘以声音在其中传播的速度来确定。如果形成界面的两种组织的声阻相同，那么所有的声能都能被传递而不会产生反射。组织间声阻的差异越大，反射的能量越多，进入下一介质的能量越少（表 10-2）[17]。

表 10-2　各组织界面间的反射百分比[16]

交界面	反射百分比	交界面	反射百分比
软组织/空气	99.9	软组织/脂肪	1.0
水/软组织	0.2	软组织/骨	15~40

换能器探头传到空气中的声音几乎完全反射（见图 1-3）。超声波通过脂肪传播。它在肌肉层被反射和折射。在软组织-骨交界面，几乎所有的声音都被反射。

> 吸收和穿透率成反比关系。

超声波通过不同组织界面声阻时能量发生反射，当反射的能量遇到新的传递能量时，能量的强度就会增加，形成所谓的驻波或"热点"。这种能量的增加有可能造成组织损伤。移动换能器探头或脉冲超声波可以使热点的产生最小化[18]。

超声波疗法的基础物理学

超声波发生器的组成

超声波发生器由通过振荡器电路连接的高频发电机和同轴电缆连接到一种绝缘材质（图 10-2）传感

器的变压器组成。振荡器电路产生特定频率的声束,制造商根据变频器的频率要求进行调整。超声波的控制面板通常具有可以预置的定时器、功率计、强度控制、占空比控制开关、连续或脉冲模式的选择器,根据组织负载调整输出功率,以及在传递过热的情况下自动切断电源。双探头和双频率选择已成为超声波设备的标配(图 10-3)。表 10-3 列出了最理想的超声波发生器的特性。

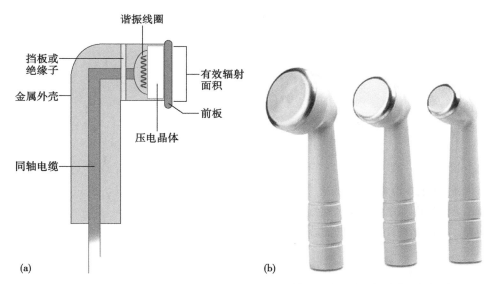

图 10-2 (a)典型超声波换能器探头的结构;(b)不同直径的超声波换能器探头

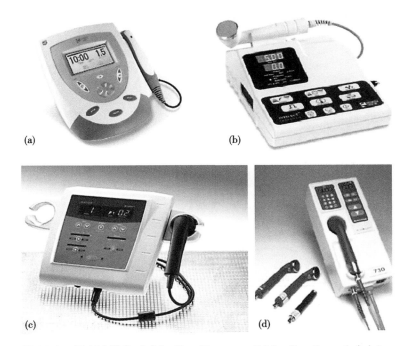

图 10-3 超声波设备:(a)Intellect Transport;(b)Intellect Legend;(c)Accusonic Plus;(d)Sonicator

必须补充的是,一些研究表明不同制造商生产的超声波装置在提高组织温度方面的有效性存在显著差异[19,20]。同样重要的是,要定期测试和重新校准超声波设备,以确保所选择的治疗参数与超声波设备的实际输出相同[21]。

换能器探头

换能器探头也称为声极或探头,需要匹配特定的大小,通常不可互换。换能器探头由一些晶体组成,例如石英,由锆酸铅、钡钛酸盐合成的陶瓷晶体,或厚度约为 2~3mm 的镍钴铁氧体。换能器探头内通过晶体机械形变将电能转换为声能。

表 10-3　"最先进"超声波设备应具备的性能特点
低 BNR(4:1)
高 ERA(与探头尺寸匹配)
多频率(1MHz 和 3MHz)
多种探头尺寸
过热时断开电源的传感装置
绝缘良好可水下使用
联合治疗输出插孔
多脉冲占空比
高质量合成水晶
操作者手放在换能器探头把手位置,自然、放松
耐用的换能器探头表面,如果坠落时可保护晶体
计算机控制计时器,可调整治疗持续时间和强度(正如离子导入疗法,治疗时间根据所使用的剂量进行调整)

压电效应:压电效应能产生机械变形(伸展和收缩)的晶体称为压电晶体。通过压电晶体的双相电流与晶体振动的频率相同时,晶体发生伸展或收缩,形成所谓的压电效应。

压电效应有两种形式(图 10-4),当双相电流通过晶体时,晶体发生伸展或收缩从而产生非直接或逆压电效应。正是这种伸展和收缩使晶体在特定的频率下振动,产生声波传导到组织中[174]。因此,逆压电效应用于产生特定频率的超声波。

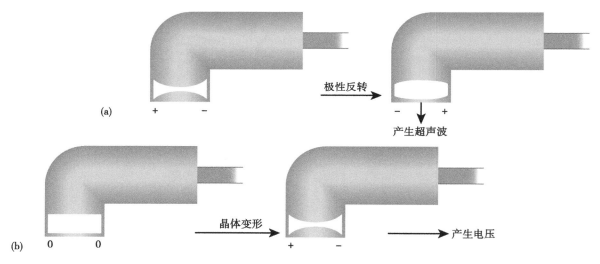

图 10-4　压电效应。(a)逆压电效应中,当交流电改变极性时,晶体会发生伸展和收缩产生超声波能量;(b)直接压电效应中,晶体的机械变形产生电压

电压穿过晶体时发生压缩和膨胀效应,产生直接压电效应,但这与超声波形成无关。

有效辐射面积换能器探头表面实际产生的声波部分称为有效辐射面积(effective radiating area,ERA)。有效辐射面积取决于晶体的表面积,并且能与换能器探头面板的直径相匹配(图 10-5)[3]。有效辐射面积的测量方式是在距离辐射表面 5mm 处扫描换能器探头,记录在换能器探头表面中超过最大输出功率 5% 的所有区域。声波能量聚集在圆柱形光束中,这个光束的直径与探头的直径大致相同[17,174]。有效辐射区域中心部分的能量输出较多,边缘较少。同样,中心区域温度也明显高于边缘区域。

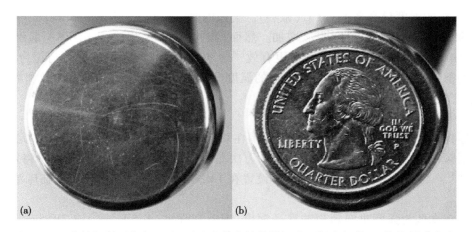

图 10-5 有效辐射面积(ERA)。(a)安装在换能器探头面板内部的 25 美分硬币大小的晶体照片;(b)25 美分硬币放在换能器探头面板上说明晶体比面板小。理想情况下,它们的大小接近

　　由于有效辐射面积小于换能器探头表面,所以换能器探头表面的大小并不代表实际的辐射面积。超声波换能器探头的有效辐射面积和输出功率存在明显的差异性[24]。常见的错误认识是换能器探头表面积大小与超声波输出的辐射表面积相关。这种认识通常是不正确的,特别是对于换能器探头面积较大时如 10cm²。换能器探头表面大而辐射表面积小实际上没有意义,它只能机械地限制较小的耦合范围(见图10-5)。换能器探头有效辐射面积应尽可能与换能器探头尺寸相匹配,并尽可能与身体不同体表表面相近,以便保持最有效的耦合。

　　超声波疗法面积范围的选择应是晶体有效辐射面积的 2~3 倍[25,26]。为了支持这个理论,选择超声波功率为 1.5W/cm²,频率 1MHz,对 10 分钟内人体肌肉中的峰值温度进行记录(图 10-6)。其中 10 位受试者治疗面积为 ERA 的 2 倍,另外 10 名有效辐射面积为 6 倍。2 倍 ERA 组中温度升高了 3.6℃(温热至高

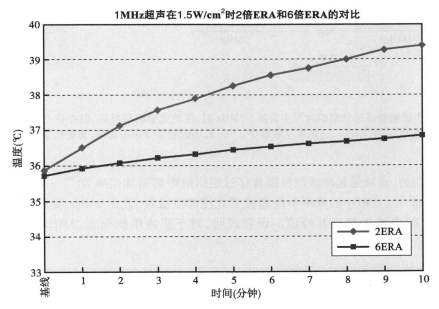

图 10-6 该图说明当换能器探头面积超过 2 倍时超声波在这些加热区域是无效的。2 倍有效辐射面积平均温度增加 3.4℃,且有效辐射面积达 6 倍时温度只增加 1.1℃(惠允自 Chudliegh D,Schulthies SS,Draper DO,and Myrer JW. Muscle temperature rise with 1MHz ultrasound in treatment sizes of 2 and 6 times the effective radiating area of the transducer,Master's Thesis,Brigham Young University;July 1997.)

热),而6倍ERA组的温度只升高了1.1℃(微热)。类似的研究表明,超声波频率3MHz、功率1W/cm² 时,髌韧带在2倍和4倍ERA下的温度明显增加。然而,和4倍ERA相比,2倍ERA温度更高也更为持久[27]。因此,超声波对面积较小的治疗区域更有效[28]。热敷、涡流浴和短波透热与超声波相比,更适合治疗面积较大的部位,例如使整个肩关节复合体的温度升高[160]。需要记住的是,热敷和涡流浴产生浅表热,而短波透热产生深部热。

超声波疗法的频率

压电换能器探头产生的超声波疗法的频率范围在0.75~3.3MHz之间。频率指每秒完成的波周期数。当超声波发生器频率为1MHz时,每秒将发生100万次晶体机械形变;而3MHz时,每秒将发生300万次晶体机械形变[159,164]。当然,可以将发生器的频率设置在1MHz和3MHz之间,以便为临床治疗提供最大的灵活性。

一种错误的观念认为强度决定超声波穿透深度,因此高强度(1.5W/cm² 或2W/cm²)被用于深层加热,而低强度(1W/cm²)用于表面加热。然而,穿透组织的深度是由超声波频率决定,而不是强度[29]。1MHz产生的超声波能量能够穿透表层组织,主要吸收深度在2~5cm(图10-7)[8]。1MHz的频率对于体内脂肪含量高或者想要获得深层部位治疗的患者来说是最有效的,例如比目鱼肌或梨状肌[5]。3MHz频率时,能量多被较浅的组织吸收,其穿透深度达3cm,因此适合部位浅表的治疗如足底筋膜炎、髌腱炎和髁上炎[13,30,165]。

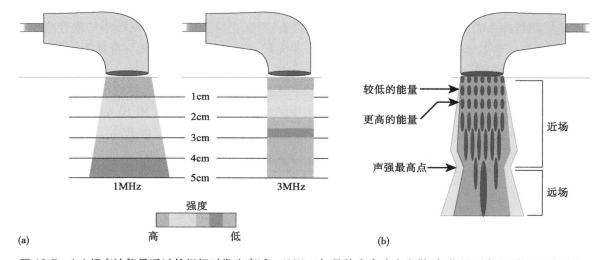

图10-7 (a)超声波能量通过软组织时发生衰减。1MHz时,虽然光束略有发散,但能量可穿透到深层的组织。3MHz时,多作用在组织的浅表层,且光束发散较少。(b)近场的能量分布不均匀,远场能量分布更均匀,但光束较发散

正如前面所提到的,衰减是超声波能量随着穿过组织的距离增加而减少[201]。超声波频率增加,吸收和衰减率也随之增加[31]。3MHz的频率不仅能被更表浅部位吸收,且比1MHz吸收速率快3倍。这种较快的吸收速率使组织更快加热至其峰值。研究表明,对于肌肉组织而言,3MHz加热速率是1MHz的3倍[8]。

临床决策练习 10-1

患者主诉肱骨外上髁疼痛,诊断为网球肘。临床人员考虑选用超声波时,频率应设定为1MHz还是3MHz?哪种方法更为有效?

超声波束

如果声音的波长大于声源,那么声音将向四面八方传播[17]。拿听觉和声音举例,它解释了为什么在你前面或后面的人能听到你的声音。超声波疗法中声音发散性较小,因此需将能量集中在限定区域内(1MHz,

在软组织中以 1 540m/s 的速度,波长为 1.5mm,从长度大于波长且直径约 25mm 的换能器探头发出)[201]。

换能器探头的直径越大,光束就越集中或越准直。换能器探头直径小,光束较发散。此外,1MHz 频率下产生的超声波束比 3MHz 的波束发散性更强(见图 10-7)[201]。

近场/远场 在这个圆柱形光束内,声能的分布是非常不均的,特别是在靠近换能器探头也就是近场区域(图 10-7b)。近场是超声波强度波动的区域。由于超声波是从换能器探头波中发出,从而产生波动。在每个波中都有较高的声波能量,但波之间的声波能量较少。因此,在近场中靠近换能器探头的超声波束会有超声波强度变化。当光束远离换能器探头时,声能变得更加一致。

$$近场长度=换能器探头半径^2/超声波长$$

在近场末端,超声波束内强度最高的位置是最大声强点[17]。换能器探头表面起始的近场长度以及最大声强点可以通过计算来确定[1]。

远场起始于刚好以上超过最大声强点的位置,虽然能量分布更加均匀,但是光束却较发散。

波束不均率 超声波束内强度的变异性由波束不均率(beam nonuniformity ratio,BNR)表示。这个比率是通过测量超声波输出在换能器探头面积上的峰值强度相对于超声波在换能器探头面积上的平均输出的比值来确定的(输出以每平方厘米瓦特计)。例如,BNR 为 4∶1 意味着波束的峰值输出强度为 4W/cm²,平均输出强度为 1W/cm²。

最理想的 BNR 是 1∶1,但在现实中这是不可能做到的,大多数超声波发生器 BNR 通常在 3∶1~6∶1 之间。有的超声波 BNR 高达 8∶1,经证实峰值强度为 8W/cm² 会破坏组织。因此,如果仪器选择强度>1W/cm²,BNR 为 8∶1,患者就存在组织损伤的风险。BNR 越低,输出越均匀,出现能量集中"聚热点(hotspots)"的概率越低。美国食品药品监督管理局要求所有的超声波仪器都要列出 BNR,临床人员都应该知道 BNR 这个单位[5,32]。

与高 BNRs 相关的高峰值强度,是超声波疗法中引起不适或骨膜疼痛的主要原因[33]。因此在 BNR 越高时,一旦发现聚热点,为避免出现组织损伤或空化,此时降低强度显得尤为重要[164]。图 10-8 显示了低 BNR 下换能器探头的高光束均匀性及在 3MHz 输出频率、高 BNR 换能器探头下的典型光束轮廓图。

一些研究者并不认为 BNR 是良好超声波设备应考虑的因素,他们认为 BNR 对治疗质量影响不大。他们的理由是良好的治疗技术比 BNR 更为重要[34]。然而,一些文献表明,仅在患者能耐受且在组织中受热均匀的情况下,温度持续升高的超声波疗法才能发挥效用[20]。有推测认为,从质量差的超声波晶体发散出的光束可能是患者产生疼痛的原因,并可能导致组织加热不均。当使用低 BNR 的超声波设备时,患者的依从性更好。这将鼓励年龄较大的患者重新接受必要的超声波疗法,并允许临床人员可将强度增加到患者感觉局部发热的程度。如果在行超声波治疗期间没有温热感,可能是由于临床人员探头移动太快或强度太低,也可能是由于仪器没有正确校准造成。

振幅、功率和强度

振幅是用来表达波中振动幅度的术语。振幅描述的是压力单元下(N/m²)波传递路径中压力的变化[22]。

功率是光束中超声波能量的总和,用瓦特表示。强度是通过测量单位面积能量传导的速率。由于能量和功率在光束中分布不均匀,所以要将不同类型的强度分别定义。

- 空间平均强度是指整个换能器探头面积中超声波束的平均强度。它可以通过将功率输出(瓦特)除以探头以 cm² 为单位的有效辐射总面积(effective radiating area,ERA)来计算,单位为瓦特每平方厘米(W/cm²)。如果超声波的功率为 6W,换能器探头的 ERA 为 4cm²,那么空间平均强度将为 1.5W/cm²。许多超声波仪器都会显示功率(瓦特)和空间平均强度(W/cm²)。如果输出功率恒定,当换能器探头大小增加时,空间平均强度会降低。

- 随时间的推移,光束中会出现最大的空间峰值强度。射频超声波中,强度可达到 0.25~3.0W/cm²。

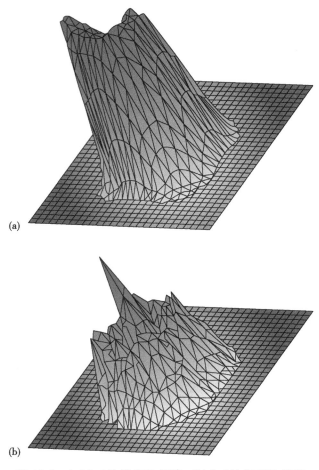

图 10-8　(a)2∶1的低 BNR 图像;(b)6∶1的高 BNR 图像

● 时间峰值强度,也称脉冲平均强度,是在脉冲超声波作用下的最大强度,以 W/cm^2 表示(图 10-10)。

● 时间-平均强度只对于脉冲超声波而言很重要,它是计算占和空两个时相的平均功率。脉冲声波束的占空比为 20%,相应的时间峰值强度为 $2.0W/cm^2$,时间平均强度为 $0.4W/cm^2$。需要注意的是,在不同的仪器设置中,有的设备中强度表示的是时间峰值强度或时间,有的则表示时间平均强度或占和空时的强度(见图 10-10)[6]。

● 空间平均时间峰值(spatial-averaged temporal peak,SATP)强度是声场或特定区域内,时间峰值声强的最大值。SATP 强度仅仅是单个脉冲期间的空间平均值。

在治疗中对于超声波强度的选择尚没有明确的规定,但过度使用可能会损伤组织或加重病情[6]。其中一项建议是使用最低强度的超声波能量,以最高频率将能量传递到特定组织以达到预期治疗效果[6]。一些对于强度选择的指南主要来自临床治疗效果的成功报告,但这些报告多较为主观[6,179]。

需要强调的是每个人对热的耐受性是不同的,因此超声波强度的调整应始终以患者的耐受为主[33]。在治疗开始时,将强度调至患者感到较温热的强度,随后稍微降低强度直到感觉到温热。对于较深层的组织,患者可能感觉不到热量,因此建议参考指导性参

> 组织穿透深度由超声波的频率决定,而非强度。

数[179,197]。在治疗过程中需询问患者的感受,必要时调整强度。该方法只适用于连续性超声波,因为脉冲超声波一般不产生热量。无论何种情况,治疗中都不应产生疼痛。如果患者反映皮肤表面发热,很可能是耦合剂不足,或是压电晶体受损或换能器探头温度过高所致。

超声波治疗更多地取决于温度而不是时间。热疗超声波是利用组织根据接收的热量产生效应从而达到预期的治疗效果。任何强度上的较大调整都必须与治疗时间相对应。治疗过程中改变强度大小并不会

产生最理想的加热状态。

高强度超声波会使温度更快、更高地升高[39]。因此,新一代的超声波发生器可具备随着强度增加而自动减少治疗时间,并随着强度减小而增加治疗时间的能力(见图 10-3)。

还需补充的是,尽管选择的治疗参数相同,不同的超声波设备在治疗过程中产生的强度和输出都有可能不同。因此,治疗效果因不同的超声波设备而有所不同[40]。

脉冲波与连续波超声波治疗对比

几乎所有超声波疗法设备都可以发射连续或脉冲超声波。如果使用连续波超声波,在整个治疗过程中声强保持恒定,产生 100% 的超声波能量(图 10-9)。

> - 3MHZ=表层热
> - 1MHZ=深层热
> - 治疗面积=2~3 倍 ERA
> - 超声波可选择连续式或脉冲式

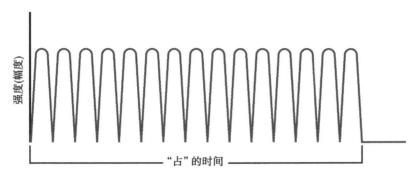

图 10-9 连续超声波中能量是持续产生的

占空比=脉冲时间(通电时间)×100/脉冲周期(通电时间+断电时间)

脉冲超声波的强度会出现周期性中断,在关闭时期没有超声波能量产生(见图 10-10)。当使用脉冲超声波时,输出的平均强度随着时间而减少。在一个脉冲周期内产生超声波的时间百分比(脉冲间期)称为占空比。

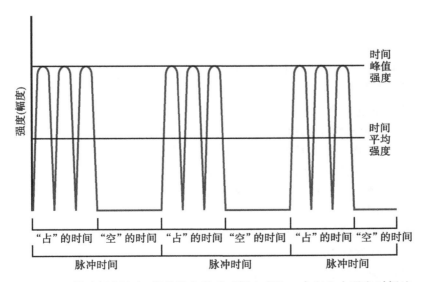

图 10-10 脉冲超声波中,能量仅在启动时期内产生。占空比由通电时间比与脉冲周期之比决定

因此,如果脉冲间期为 1 毫秒,脉冲周期为 5 毫秒,那么占空比为 20%。也就意味着如果使用连续波,传递到组织的总能量仅为传递能量的 20%。大多数超声波发生器的占空比设置在 20% 或 50%。有的设备会提供几个可选的占空比值。占空比有时也会标记为空间比(space ratio)。

当需要产生热效应时,常用连续超声波。而使用脉冲超声波可减少组织平均受热。低强度的脉冲超声波或连续波超声波将产生与软组织愈合相关的非热效应或机械效应[166]。越来越多的研究表明,无论使用脉冲还是连续波超声波,都将伴随着热效应[4,189,190]。

超声波的生理效应

超声波疗法可通过热效应和非热生物物理效应引起明显的细胞、组织和器官临床反应。关于身体不同部位产生的热效应和非热效应存在争议[3,4,12,13,17,18,29,41-44,189,190,198]。超声波对正常和受损的生物组织都有影响。有学者认为,受损组织可能比正常组织对超声波反应更敏感[45]。当应用超声波的热效应时,非热效应也会发生并可能损害正常组织[31]。在条件允许时,应选择适当的治疗参数。另外,在最小热效应的情况下也会产生非热效应。

热效应

超声波在通过组织时发生衰减。衰减主要是由于将超声波吸收的能量转化为热量,还有一定程度上散射和光束折射。传统的超声波主要用于使组织温度升高[16,46-50,206]。身体部位和参数决定热效应的效能,有多种潜在的益处[199,200,207-209]。超声波对组织加热的临床效果与其他加热的治疗形式疗效相似,效果包括[37]:

1. 增加肌腱和关节囊中胶原纤维的延伸性。
2. 缓解关节僵硬。
3. 降低肌痉挛。
4. 疼痛调节(肌筋膜、下背部和复杂性区域性疼痛综合征)。
5. 血流量增加。
6. 轻度的炎症反应可有助于治疗慢性炎症。

有建议指出,要使这些效应作用发挥到最大,组织至少要在 5 分钟内温度提高到 40~45℃[18]。另一些人则认为,温度并非关键,关键是与基线基础相比温度上升了多少[36,37,51]。他们指出,组织温度升高 1℃可促进新陈代谢和愈合,增加 2~3℃可减少疼痛和肌肉痉挛,增加 4℃或更高可增加胶原的可伸展性并降低关节僵硬[25,37,52]。研究表明,温度在 45℃以上可能会对组织造成潜在伤害,但患者通常会在出现这种极端温度之前感到疼痛[8]。

研究表明,在血液供应不良的组织中,频率 1MHz、强度为 1W/cm² 的超声波疗法可使软组织温度升高 0.86℃/min[53]。强度 1W/cm²、频率 3MHz 的超声波可使髌腱温度升高 2℃/min,强度 1W/cm² 时 1MHz 和 3MHz 超声波可使肌肉(相当于血管)温度分别升高 0.2℃和 0.6℃/min[8]。也有研究表明,在开始超声波治疗前,通过预热治疗部位组织的方式会使温度明显升高[54]。

超声波相对于其他非声学加热方式的主要优点是可以作用在如肌腱、肌肉、韧带、关节囊、关节半月板、肌间界面、神经根、骨膜、皮质骨和其他深层肌肉等胶原蛋白含量高的组织,选择性地加热治疗部位,不会引起皮肤或脂肪含量高的组织温度明显升高[55]。超声波通过皮肤和脂肪时几乎没有衰减[56]。

超声波的热效应与频率有关。如前所述,穿透深度与频率成反比。3MHz 的声波中的大部分能量被吸收到 3cm 深的浅表组织中[165]。而 1MHz 能量衰减的更少,渗透到更深的组织,可选择性地加热它们。有建议当需要将组织加热至 3cm 深度时选择 3MHz 频率的超声波。1MHz 频率的治疗不能产生加热身体结构所需的温度(>4℃变化或达到 40℃绝对温度)[57]。

连续波超声波和脉冲超声波都会产热,其程度取决于传导到患者的总电流强度[4,58,189,190]。只要选择最高可用强度,就会引起显著的热效应。无论是脉冲超声波还是连续超声波,当空间平均、时间平均强度在 0.1~0.2W/cm² 范围时,这种较低的强度无法使组织升温,仅发生非热效应[18]。

与本文中讨论的其他加热方式不同,使用超声波过程中热变化和非热变化会同时发生[42]。值得注意的是,身体部位和组织类型也会影响升温效果和非热效应,因此在治疗之前应首先要进行评估[210]。了解非热变化至关重要。

非热效应

超声波治疗的非热效应包括空化和声微流(acoustic microstreaming)(图 10-11)。空化是超声波引起组织液体中压力变化而产生液体蒸汽的气泡膨胀从而爆裂、消失的现象[12,18]。空化分为稳定和不稳定两类。在稳定空化过程中,气泡在多个声波周期重复规律的压力变化下发生膨胀和收缩。在不稳定或暂时空化中,气泡先是产生大幅偏移,之后在仅仅几个周期后爆裂和消失。稳定空化对治疗是有益的,但气泡的破裂会使压力和温度升高,可能导致局部组织损伤。治疗中应避免出现不稳定空化。高强度、低频率的超声波可能会产生不稳定空化,特别是在组织交界面上形成驻波[18]。

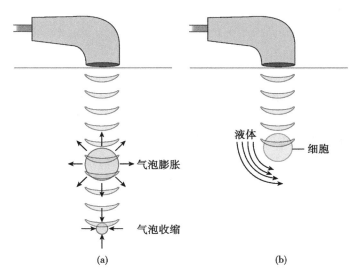

图 10-11 超声波的非热效应。(a)空化是超声波引起组织液体中压力变化而产生液体蒸汽的气泡成长而爆裂、消灭的现象;(b)微流动是超声波场中由于机械压力波引起液体沿着细胞膜边界的单向运动

空化产生导致振动,使气泡周围液体的流动增加。微流是超声波场中由于机械压力波引起液体沿细胞膜边界的单向运动[12,18]。微流产生高黏性应力,通过细胞膜对钠、钙离子的渗透性变化,改变细胞膜的结构和功能,钠、钙离子在愈合过程中起着重要作用。只要细胞膜不被破坏,微流具有加速愈合过程的治疗价值[18]。

一些文献表明,在对损伤组织使用超声波治疗时,非热效应可能与热效应同样重要。经证实,非热效应通过刺激成纤维细胞的活性,对特定的软组织具有重要的治疗修复作用,它能增加蛋白合成、促进组织再生、增加慢性缺血组织的血流量、促进骨愈合和骨不连骨折的修复[45,59,60,202-205]。超声波治疗过程中可能产生免疫应答。超声波与许多损伤修复的生物进程相关。

文献里的许多例子表明,超声波治疗中细胞在非热条件下暴露会改变细胞的功能。据研究,细胞增生后,超声波的非热效应可调节膜的特性,与炎症和损伤修复相关的蛋白质也相应增加[61]。这些数据表明,超声波治疗的非热效应可以改变炎症反应。通过酶蛋白吸收超声波能量而导致酶活性的改变并不是新的发现[61]。然而,有研究指出,超声波可以影响酶的活性和基因调控,这为超声波治疗中非热作用的分子机制提供了足够的依据。频率共振假说描述了两种生物机制,吸收超声波能量后改变蛋白质的功能。首先,蛋白质对机械能的吸收可产生短暂的构象转移(改变蛋白质的三维结构),并改变蛋白质的功能活性。第二,波的共振或剪切特性(或两者兼有)使多分子复合体分离,从而破坏复合体的功能[61]。

● 理想 BNR = 1∶1

选用 0.1~0.2W/cm² 空间平均时间平均强度的连续超声波,可以使空化和微流的非热效应最大化,同时使热效应最小化。在占空比 20% 的情况下,通过脉冲 1.0W/cm² 的更高时间峰值强度,使时间平均强度为 0.2W/cm²,也可以达到这个范围。

超声波治疗技术

超声波治疗的原理和理论已经过证实和检验。然而,如何最有效地应用超声波仍存在争议,目前的建议多基于临床人员的经验。尽管文献中有大量的实验和临床报告,但治疗过程和参数多变,文献中许多结论也存在相互矛盾的情况[6]。

治疗的频次

目前普遍认为,疾病急性期需要进行持续治疗,而慢性病治疗时间长但治疗频次相对较低[6]。损伤后应尽早进行超声波治疗,最好是在损伤后几个小时内,48 小时内对治疗过程影响最大[62-64]。急性症状可以在 6~8 天内连续使用低强度或脉冲超声波治疗,直到如疼痛和肿胀等急性症状消除。对于慢性问题,当急性症状消失后,治疗可隔天 1 次[65]。超声波治疗应连续进行,直到症状有改善。假设治疗参数选择正确,设备正常运转,若在 3~4 次治疗后无改善,应停止超声波治疗或调整治疗参数(例如占空比和频率)。需明确的是,目前尚缺少关于治疗频次和休息之间关系的直接证据[210]。

人们经常会有这样一个疑问,可以进行多少次超声波治疗?大多数关于治疗次数的研究都是动物研究,以此假设人类可能会出现同样的负面影响。如果正确选用(高质量)参数,校准超声波仪器后可每天治疗连续数周。在过去,通常建议将超声波治疗控制在 14 次,但尚缺乏科学证据支持。治疗超过 14 次时,会减少红细胞和白细胞的数量。在 14 次治疗后,一些作者建议在随后 2 周内不要再次使用超声波[5]。然而,事实上只要超声波治疗有效,可以每天使用。

连续治疗时间

过去,物理因子教科书在介绍治疗时间时相当模糊,而且建议的持续时间太短[33,66]。通常建议的时间范围在 5~10 分钟之间;然而,这些时间可能远远不够。时间的选择取决于几个因素:治疗部位面积大小、强度(W/cm^2)、频率和预期升高的温度。如前所述,为了使组织获得良好疗效,需要增加特定的温度。临床人员必须在设置治疗时间前先设定预期的治疗效果(图 10-12)。目前尚缺乏研究能够确定在不同强度的超声波治疗时,要将组织温度提高到设定目标所需要的时间。同样,很少有数据可以说明超声波强度对达到预期温度的影响[67]。

超声波治疗部位建议选择 ERA 的 2~3 倍(大约是探头大小的 2 倍)。如果要在比这范围更大的部位产生热效应,就需要增加治疗时间。

强度(W/cm^2)越高,治疗时间越短,反之亦然。如果两个患者都需要相当程度的热量,在相同的治疗时间内分别以 $1W/cm^2$ 和 $2W/cm^2$ 的剂量治疗是没有临床意义的。基于这个情况,可以假定第二位患者组织升高的温度是第一位患者的 2 倍。然而研究表明,超声波频率为 1MHz,强度水平为 $1.0W/cm^2$,治疗时间为 10 分钟,可使肌肉组织升

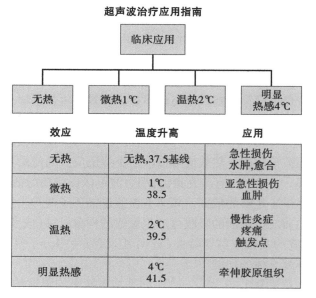

超声波治疗应用指南

临床应用

| 无热 | 微热1℃ | 温热2℃ | 明显热感4℃ |

效应	温度升高	应用
无热	无热,37.5基线	急性损伤 水肿、愈合
微热	1℃ 38.5	亚急性损伤 血肿
温热	2℃ 39.5	慢性炎症 疼痛 触发点
明显热感	4℃ 41.5	牵伸胶原组织

图 10-12 设定治疗目标并相应地调整超声治疗时间十分重要(惠允自 Castel JC. *Sound advice*, PTI, Inc. , 1995)

高的温度高于 2.0W/cm² 且深度可达 4cm[67]。

超声波频率(MHz)不仅决定了穿透深度,也决定了加热速度。3MHz 超声波产生能量的吸收速度是 1MHz 的 3 倍,加热速度更快。频率为 3MHz 的超声波持续加热组织的速度是 1MHz 的 3 倍,因此所需的治疗时间仅需后者的 1/3[8,68]。1MHz 的超声波能否使温度升高 4℃ 以达到治疗效果尚不明确[69]。

对温度升高的预测也是确定超声波治疗持续时间的因素。表 10-4 显示了每分钟、每 W/cm² 以及不同强度和频率下肌肉温度升高的速率[8]。根据这些数据,临床人员可以确定合适的超声波治疗时间。例如,腘绳肌慢性劳损使肌肉肌腱连接处形成瘢痕组织,患者的活动范围受限。针对这个问题,恰当的方案是大幅升高肌肉温度(增加 4℃)后立即被动牵伸腘绳肌。如果超声波频率为 1MHz,强度为 2W/cm²,使温度增加到 4℃ 大约需要 10 分钟。然而,如果在开始治疗 2 分钟后患者主诉温度过热时,通常会降低强度,但常忘记相应地增加治疗时间。在这种情况下,如果将强度降低到 1.5W/cm²,则需要增加 2 分钟的治疗时间以确保肌肉温度能够增加 4℃。需要注意的是,表格中提到的治疗部位为 ERA 的 2~3 倍时温度与肌肉的关系。肌腱升温的速度是肌肉的 3 倍[27]。

表 10-4 超声波治疗每分钟升高的温度

强度(W/cm²)	1MHz(℃)	3MHz(℃)	强度(W/cm²)	1MHz(℃)	3MHz(℃)
0.5	0.04	0.3	1.5	0.3	0.9
1.0	0.2	0.6	2.0	0.4	1.4

临床决策练习 10-3

一名患者正在接受上斜方肌超声波治疗。临床人员想通过将温度提高 3℃ 来达到温和的加热效果。如果使用强度为 1.5W/cm²,频率 1MHz 的超声波治疗,需要多长时间才能达到预期温度升高?

耦合方法

超声波能量的最大反射位置在空气-组织交界面。为了确保尽可能多地将能量传导给患者,换能器探头的表面应与皮肤表面平行,使超声波呈 90° 角与治疗表面接触。如果换能器探头面与皮肤之间的角度>15°,则很大一部分能量将被反射,治疗效果降低[15]。

> 水溶性乳胶是最好的耦合剂。

超声波治疗可以通过使用耦合剂进一步减少空气-组织界面的反射。耦合剂的作用是将患者治疗部位和换能器探头之间存在的空气排除,以便超声波能到达需要治疗的区域[17]。耦合剂的声阻应与换能器探头的声阻匹配,且略高于皮肤。此外,介质应具有低吸收系数以减少耦合剂中的衰减。在治疗过程中保持介质无气泡非常重要。当换能器探头在皮肤表面移动时,耦合剂应有足够的黏性以起到润滑作用[6]。

将耦合剂涂抹到皮肤表面,在接通电源前,超声波换能器探头要先与耦合剂接触。如果换能器探头没有通过耦合剂与皮肤接触,或者由于某种原因换能器探头离开治疗部位约 30 秒或更长时间,可造成压电晶体受损或换能器探头过热。

有许多研究观察不同的耦合剂对超声波传导的有效性[18,26,56,70]。水、光、油、局部止痛剂[41,71]、凝胶包[72,73]、凝胶垫[74]和各种品牌的超声波凝胶可推荐作为耦合剂使用。经证实,这些研究中的建议存在矛盾。但从本质上看,所有这些介质都具有非常相似的声学特性,可作为有效的耦合剂[75]。

当使用超声波治疗局部和全层皮肤损伤时,应选择水凝胶片(即 Nu-Gel,ClearSite 等)或半透膜敷料(即 J&J Bioclusive,Tegaderm)。对于超声波治疗中传导声波能量的伤口护理产品,不同敷料产品的透射率差异很大[72]。

水是一种有效的耦合剂,但它的低黏度降低了其在表面组织中的适应性。为了达到用凝胶升高温度的效果,需要选择更高的强度和水[76]。例如矿物油和甘油等轻油类物质,具有相对较高的吸收系数,但在治疗结束后有些难清理。水溶性凝胶是最理想的耦合剂[56,75],其唯一缺点是凝胶中的盐可能会损坏换能器探头的金属表面。为了方便使用,一些临床人员常用按摩液代替超声波凝胶。然而实践发现,按摩液不能完全替代超声波传导介质。表 10-5 介绍了一种可用于检查介质相对传导能力的方法。

表 10-5　检查介质传导能力的方法
用胶带环绕探头,暴露约 2cm 的胶管(制作胶带管)
用厚度为 1cm 的超声波凝胶填充胶带管
把管子装满水
调整强度,观察水泡
重复这个步骤,选用其他的测试介质替代凝胶
如果仅有很少或没有气泡,可能提示所选择的介质并非理想的耦合剂

临床决策练习 10-4

临床人员正使用超声波治疗踝关节扭伤。但超声波换能器探头仅有 10cm² 面积可供选择,临床人员担心在治疗部位上接触性是否良好。在这种情况下,可以使用哪种耦合方法?

暴露技术

直接接触

　　直接使用超声波要考虑探头与皮肤之间的实际接触面,在探头与皮肤间要有足够量的耦合剂。治疗部位涂上足量凝胶,保持换能器探头和皮肤间的良好接触和润滑,移动换能器探头时要小心防止气泡形成。在开始传输能量前,还应先在换能器探头表面薄涂一层凝胶(图 10-13)[6]。只要治疗的表面大于换能器探头的直径,就可以直接应用暴露技术(exposure techniques)。如果治疗面积较小,在使用暴露技术时则需改用较小的换能器探头。

　　有建议指出,在治疗前先将凝胶加热可改善超声波在深层组织中的热效应。但事实并非如此,因为超声波只能通过机械振动转化为热量而不是通过传导加热,加热凝胶对深层组织的热传导不会产生任何影响[77]。唯一需要将超声波凝胶加热的原因是考虑到患者的舒适度和依从性。

> 超声波加速了炎症过程。

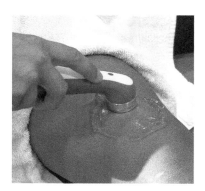

图 10-13　超声波治疗在凝胶样耦合剂上应用

　　一些止痛膏的制造商在推广这些产品可作为超声波耦合剂(即 Biofreeze,T-prep)[71,78-80,181],利用该产品中含有的凝胶介质对患者进行超声波治疗。一家公司推荐两种成分的混合物,一部分凝胶和一部分止痛膏(如改为 80%凝胶和 20%乳膏),VEASAS 另外推荐超声波凝胶及止痛乳膏的比例为 50/50。在含有 80%或 90%的凝胶中混合小部分止痛乳膏可产生显著的加热效果,但尚未经过测试。经证实有些产品实际上阻碍了超声波的传递。目前这些非处方药有许多作为超声波耦合剂效果甚微[82]。如果患者需要额外的升温和镇痛效果,应先将止痛乳膏涂抹到治疗部位,然后使用 100%的超声波凝胶进行超声波治疗[80]。当使用止痛乳膏后,患者对热的感知不能代表肌肉实际升高的温度。对此进一步的研究建议,如果需要较大幅度的升温效果,应停止使用与凝胶混合的止痛乳膏产品。图 10-14 比较了两种相关产品在超声波治疗中对肌肉升温的影响。2013 年引入一种新的耦合剂,称为 Gel Shot TM 凝胶。这是一个 3mm 厚的配件,安装在相匹配的探头上。Gel Shot TM 凝胶的目的是解决治疗中换能器探头抬离或凝胶需重新涂抹到治疗部位的问题。目前认为由于 Gel Shot TM 凝胶固定在原位,不需要离开表面,比使用凝胶进行超声波治疗更好。研究表明 Gel Shot TM 凝胶在提高组织温度方面优于超声波凝胶[167]。

Flex-all对比Biofreeze

深度	50/50 flex-all/凝胶	50/50 Biofreeze /凝胶	100%凝胶
3cm	2.8℃	1.8℃	3.4℃
5cm	1.8℃	1.3℃	2.5℃

1.5W/cm², 1MHz连续超声波10分钟治疗肌肉温度升高情况

图 10-14 将两种常用的止痛膏与超声波凝胶混合作为耦合剂。只有凝胶纯度为 100% 的耦合剂治疗中产生的温度与需要大幅升高的温度一致。我们得出的结论是,这些止痛膏虽然可以减少疼痛感,但实际上阻碍了超声波传导。注:现在制造商所建议使用超声波耦合剂的比例是 80% 凝胶和 20% 乳膏混合

治疗方案:超声波(直接耦合)

1. 技术应用选择连续或脉冲输出,并在打开设备电源之前确认输出强度是否为 0。
2. 在治疗表面涂上一层凝胶耦合剂。
3. 根据治疗部位的大小确定治疗持续时间(即 16in²/5min)。
4. 始终保持探头与治疗表面接触,探头以 5~10cm/s 的速度呈圆形或线性方向移动;观察有无气泡形成。
5. 调整治疗强度浅表组织选择 3MHz、0.5~1.0W/cm²;深层组织选择 1MHz、1.0~2.0W/cm²。

浸入法

虽然已证实直接应用凝胶是最有效的治疗方式,但在某些情况下还是需要将治疗部位浸入水中。如果治疗的部位小于可用换能器探头的直径,或者该部位不规则且伴有骨性突起时(图 10-15),建议采用浸入法。应选用塑料、陶瓷或橡胶材质的盆,因为金属盆或漩涡对超声波有反射作用,从而增加盆壁附近的强度。自来水作为水浸法的耦合剂与除气水一样有效,并且与矿物油或甘油相比表面升高的温度较少。换能器探头应平行于治疗表面,在 0.5~1cm 的距离内移动[13]。如果气泡在换能器探头或治疗部位上积聚,在治疗过程中它们会被迅速清除。为了确保足够的加热温度,强度应增加 50%[83]。

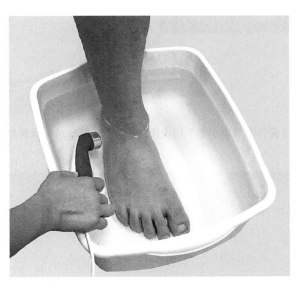

图 10-15 在不规则表面上进行超声波时建议采取浸入法

治疗方案:超声波(水下耦合)

1. 在不导电的塑料或陶瓷盆中注入足够深度的微温的除气水,没过治疗部位。
2. 部分身体浸入盆中。
3. 根据治疗部位的大小确定治疗时间(即 16in²/5min)。
4. 在 0.5~3cm 的距离上保持探头与治疗表面平行,以 5~10cm/s 的速度呈圆形或线性方向移动探头;观察探头上气泡的形成并将气泡去除。
5. 调整治疗强度,浅表组织选择 0.5~1.0W/cm²,3MHz;深层组织选择 1.0~2.0W/cm²,1MHz;根据需要增加强度。
6. 观察患者在治疗期间的反应,如果患者抱怨太热或疼痛,将强度减少 10% 后继续治疗。
7. 在不导电的塑料或陶瓷盆中注入足够深度的微温除气水,没过治疗部位。

水袋法

　　如果由于某种原因治疗部位不能浸入水中,可以在充满水的气囊、手术手套甚至避孕套中使用水袋技术,超声波能量可以通过水袋从换能器探头传导到治疗表面(图 10-16)。尽管一般不推荐使用水袋技术,但有些时候还是会用到它。水袋的两侧应涂上凝胶以确保接触良好。近年来,凝胶包装商业化越来越普及,一些研究已经证明它们作为耦合剂的有效性[72,73,84]。水袋治疗配合凝胶或硅树脂可适应于更高的超声波强度[70]。当超声波作用于骨凸部位时,需在凝胶垫上两侧涂抹超声波凝胶,以保证最佳加热效果(图 10-16b)。

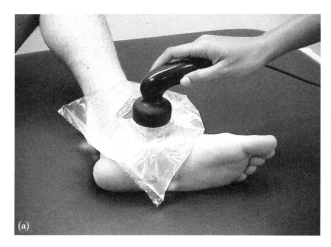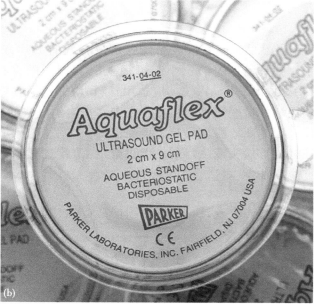

图 10-16　(a)虽然不推荐,但气囊技术可用于不平坦表面的治疗;(b)Aquaflex 凝胶垫与气囊用途相同(b 图由 Parker Laboratories Inc. 提供)

治疗方案:超声波(水袋耦合)

1. 用温水、除气水或水凝胶垫填充气囊。
2. 在气囊上涂抹一层耦合凝胶。
3. 在治疗表面涂抹一层耦合凝胶。
4. 将气囊覆盖在整个治疗表面。
5. 根据治疗部位的大小确定治疗时间(即 16in²/5min)。
6. 保持探头始终与治疗表面的接触,以 24in/s 的速度呈圆形或线性方向移动探头;观察有无气泡形成。
7. 调整治疗强度,浅表组织选择 0.5~1.0W/cm²,深层组织选择 1.0~2.0W/cm²,按需增加强度。
8. 观察患者在治疗期间的反应,如果患者抱怨太热或疼痛,将强度减少 10% 后继续治疗。

移动探头

过去通常建议超声波治疗采用移动探头和固定探头两种方式进行。当治疗面积小或脉冲超声波设置为低时间平均强度时,最常使用固定探头的方式。然而,由于超声波束的不均匀性,导致组织中的能量分布不均,从而产生了潜在损伤组织的热点。如果超声波束是固定的,那么存在的空间峰值强度会使组织产生最大"聚热点"[13]。而通过移动探头的方式,空间平均强度会平均地将热量合理地分布到治疗部位中[12]。固定探头的方式会造成血流中断、血小板聚集和静脉系统损伤。因此该方式不再被推荐使用[86]。

治疗中移动探头可使治疗部位内能量分布更均匀,尤其是在该部位 BNR 较低时[52]。同时可降低驻波造成的组织损伤,特别是最有可能形成驻波的骨组织交界面。可按圆形和线性方向交替移动探头。超声波探头移动速度分别为 2~3cm/s、4~5cm/s 和 7~8cm/s 时,肌肉升高的温度接近[87]。一般来说,建议探头以约 4cm/s 的速度缓慢移动,覆盖到比探头有效辐射面积大 2~3 倍的治疗区域[7,88]。探头的移动速度与 BNR 有关,BNR 越高越要加快探头移动速度,以避免骨膜疼痛和瞬态空化[33,66]。然而,移动过快会减少单位面积上总能量的吸收。治疗面积太大会使临床人员快速移动探头,因而无法达到预期升高的温度。

通常在设备 BNR 较低时要缓慢移动超声波探头。缓慢移动更容易控制探头,更容易覆盖在小范围的治疗部位(2~3 倍 ERA)。探头缓慢移动使整个治疗部位的声波分布均匀,而快速移动不能充分吸收声波,也不能产生足够的温度。在治疗期间需进行适当的调整,如果患者主诉出现疼痛时,要减小输出强度。探头通过耦合剂与皮肤保持最大接触。

在超声波治疗过程中,探头的压力会影响治疗的生理反应和效果[89]。研究表明,施加的压力过大会降低传导超声波的能力,损伤探头内的晶体,并使患者感到不适。因此建议临床人员在治疗过程中使用稳定而持续的压力[89]。

目前市场上有一种超声波装置带有多个压电晶体的应用程序,该应用程序通过微处理器来控制超声波的移动和输出,模拟人的运动,无须用手来移动探头就能以 4cm/s 的速度自动移动并输出超声波(图 10-17)。

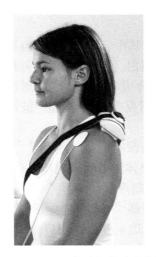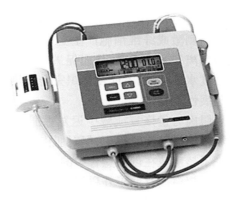

图 10-17 自动超声波治疗设备解放操作者双手,并且可将超声波和电刺激组合应用(惠允自 Richmar)

超声波治疗的记录

建议临床人员治疗时要记录所使用的参数,以作为重复或修改治疗方案时的依据。需要记录的参数包括频率、空间平均时间峰值强度、脉冲或连续波、占空比(如脉冲)、换能器探头的有效辐射表面积、治疗时间和每周治疗次数[6]。规范的治疗记录模板是:3MHz,1.0W/cm²,脉冲占空比 20%(0.2),探头面积 5cm²,5 分钟,每周 4 次。

超声波疗法的临床应用

超声波疗法是临床上用于治疗软组织和骨质病变的常规治疗方法之一。超声波在软组织损伤中的应用广泛,但过去十年间医学界关于这种方式有效性的文献资料相对较少(现在这方面的研究逐渐增多)。多数超声波使用方案的制订都是基于个人意见和经验。本节总结了超声波治疗在临床中的应用。

临床决策练习 10-5

临床人员如何有效使用超声波治疗髌腱炎?

软组织愈合和修复

超声波的热和非热效应可以加速软组织的愈合和修复[3,90-92]。软组织的修复过程分为 3 个阶段:炎症期、增生期和重塑期。超声波似乎并没有任何抗炎作用,反倒延长了愈合过程的炎症期。超声波在治疗延迟性肌肉酸痛方面几乎也没有任何效果[155,200]。

结果表明,单一的超声波治疗可刺激肥大细胞释放组胺[93]。其机制在于非热效应,包括空化和微流,增加细胞膜上钙离子的转运,从而刺激肥大细胞释放组胺[18]。组胺吸引多核白细胞和单核细胞一起"清理"受伤区域的碎片,单核细胞的主要功能是释放趋化剂和生长因子,刺激成纤维细胞和内皮细胞形成富含胶原蛋白、血运良好且有助于恢复的结缔组织。因此,如果在炎症早期,出血停止后在损伤发生的最初几个小时内使用超声波可以有效地改善炎症从而加速愈合。建议脉冲超声波参数选择为强度 $0.5W/cm^2$,时间 5 分钟,占空比为 20% 或者时间 5 分钟,占空比为 50%,强度 $0.2W/cm^2$ 以发挥效应。

该治疗过程称为"促炎化(proinflammatory)",在短期或急性炎症中具有促进修复的作用[94]。然而,在慢性炎症中对于促炎化效应的价值存在争议[93]。如果过度使用而炎症刺激仍然存在,超声波治疗的效应是值得怀疑的[84]。

凹陷性水肿是临床人员需面对的具有挑战性的疾病。凹陷性水肿可以选择频率为 3Hz、强度为 1~$1.5W/cm^2$ 的持续超声波进行治疗。热会融化"凝胶状"的细胞碎片。然后将肢体抬高或按摩,或用 EMS(肌肉电刺激器)泵送流体以促进淋巴引流。

在愈合的增生阶段,会产生结缔组织基质,新血管将生长在其中,而成纤维细胞主要负责产生这种所需的结缔组织。超声波治疗刺激成纤维细胞产生更多的胶原蛋白,使结缔组织的强度最大[95]。同样,空化和流动改变了细胞膜对钙离子的渗透性,从而促进胶原蛋白合成和抗张强度的增加。在增殖期产生这些变化的超声波治疗的强度水平太低,不能使组织完全加热。研究表明,连续超声波加热可能比单独拉伸对增加致密结缔组织的延展性更有效[96]。

超声波对增强运动后肌力力量恢复或减少迟发性肌肉酸痛没有明显效果[97,98,155]。虽然脉冲超声波治疗可以促进神经节卫星细胞增殖使肌再生,但对肌肉再生的整体形态学表现却没有显著影响[9]。

在第 3 章中详细讨论了超声波在创面愈合中的应用。常规超声波和薄雾型(UltraMist)超声波传输系统都能促进伤口愈合。常规超声波有助于外科伤口[77]和真皮溃疡[211,212]愈合。超薄雾型超声波是一种非接触的、非热疗法,使用一次性喷雾器通过无菌盐水将超声波输送至开放性伤口或压力性溃疡,通过清洗伤口和维持清创促进伤口愈合,去除纤维蛋白、黄色水垢,组织渗出物和细菌(图 10-18)。喷雾器不接触患者的皮肤或伤口。超薄型超声波可以有效促进开放性创面的愈合[192-196,222]。

瘢痕组织与关节挛缩

在重塑过程中,胶原纤维沿着拉伸应力-应变曲线重新排列,形成瘢痕组织。这个过程可能持续数月甚至数年。在瘢痕组织中,胶原蛋白较损伤前弹性更弱,无法恢复到相同水平。肌腱、韧带和关节囊周围的瘢痕组织可造成关节挛缩,限制关节活动度。组织温度升高使胶原纤维弹性增加,黏度降低。由于在易发生活动受限的关节周围深层组织中富含胶原蛋白,所以首选超声波治疗[13,100]。

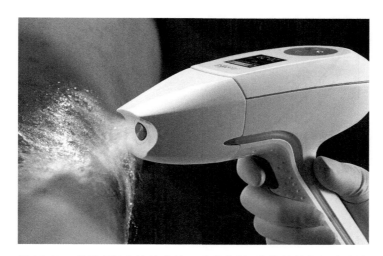

图 10-18　薄雾型超声波治疗是一种非接触、非热的低频超声波疗法，它使用一次性喷雾器通过液体/无菌生理盐水将超声波输送至开放性伤口（惠允自 Alliqua BioMedical）

目前有许多超声波治疗对瘢痕组织和关节挛缩影响的研究。超声波对增加成熟瘢痕的延展性已得到证实[101]。在拉伸之前使用超声波预热，或者在超声波治疗时进行关节牵伸，可使组织长度残余增加并减少潜在的损伤[10,102,103]。持续应用高强度的超声波，引起组织急剧升温从而增加组织的延展性[104]。强度为 1.2~2.0W/cm² 时，应用超声波治疗的热效应，可使大腿、关节周围结构和瘢痕组织更具延展性[102]。早期进行超声波治疗可软化瘢痕组织[64]。对掌腱膜挛缩的治疗表明，超声波治疗有助于长期瘢痕挛缩的恢复，并且可在治疗早期减轻疼痛[10]。

在进行关节松动治疗后应用超声波治疗，可有效恢复腕关节主动活动度[168]。早期大多数研究将超声波治疗的有效性归因为选择热效应和连续中等强度 0.5~2.0W/cm² 的参数。

牵伸结缔组织

结缔组织受压后会变得坚硬不易弯曲，相反，其受热会软化[102,104]。然而，理论上，将热和牵伸同时运用会延长结缔组织，其延长程度随着所施加力的增加而增加[106]。

通常建议在运动前进行预热和拉伸以增加关节活动度，防止肌肉肌腱损伤。主动活动比超声波治疗能更有效地提高肌内温度，但温度的升高并不会对运动范围产生影响[107]。

当组织处于最大延展和延伸状态时温度明显升高的这个时期称为**牵伸窗**（stretching window）[10,103]。牵伸窗只是理论上的说法，还没有得到确切的证实[108]。塑料勺子的比喻有助于解读这个概念[52]。塑料勺子放入热水中会变软，此时牵拉它的末端可发生延长。随着塑料冷却，质地恢复坚硬而不能伸展开来。同样，如果组织受热后软化易被牵拉，冷却后对拉伸产生抵抗，如果施加的力过度，容易破坏组织。

连续波超声波在频率分别为 1MHz 和 3MHz 下的组织冷却速率已经确定（图 10-19）[10,103]。超声波治疗前，在皮下 1.2cm 处插入热敏电阻探头。当频率为 3MHz 时，组织温度升高 5.3℃。以分钟和秒表示的温度每下降 1℃所需的平均时间比为：1℃ = 1：20；2℃ = 3：22；3℃ = 5：50；4℃ = 9：13；5℃ = 14：55。该条件下进行超声波治疗，温度的急剧升温期仅能维持 3.3 分钟。

采用同样的方法确定 1MHz 超声波治疗的牵伸窗。记录位于肌肉 4cm 深处的温度。温度降低 1℃需要 2 分钟，而降低 2℃则需要 5.5 分钟。深层肌肉冷却速率慢于表层肌肉，因为增加的组织是防止热量流失的天然屏障。此外利用超声波加热的组织，热量流失的速度相对较快，因此应在超声波治疗结束后立即进行牵伸、摩擦按摩或关节松动。为了增加牵伸窗的持续时间，要在超声波治疗期间和结束后即刻进行牵伸。

超声波治疗及牵伸结合关节松动术，都比单独使用牵伸技术更能有效增加活动范围。不过从长期效果来看，这两项技术间并没有显著性差异[111]。

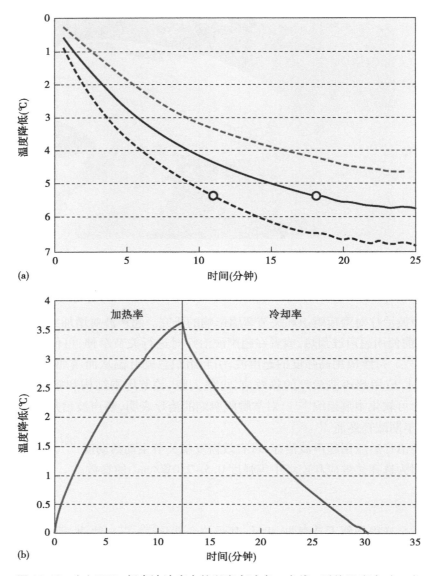

图 10-19 （a）3MHz 超声波治疗中的温度衰减率。实线＝平均温度衰减。虚线＝高于或低于平均值的 1 个标准差。圆点＝超声治疗前基线值时的时间。（b）参数为 1MHz、1.5W/cm² 的超声波治疗中的升温速率,然后是超声波治疗中止时温度衰减的速率。热敏电阻在小腿三头肌深 4cm 处[109,110]

慢性炎症

目前与超声波治疗在慢性炎症（肌腱炎、滑囊炎和髁上炎）中的作用相关的临床和实验研究较少。超声波治疗可以减少肱二头肌腱炎导致的疼痛和压痛,增加关节活动度[112]。虽然早期研究显示超声波治疗可以改善肩峰下滑囊炎的疼痛,增加活动范围,但最近一项研究表明,使用 1.0~2.0W/cm² 的连续超声波,并没有改善肩部的状况[109]。将超声波治疗的参数设置为强度 1.0~2.0W/cm²、占空比 20%,有助于上髁炎患者的恢复[84]。

对于慢性炎症,超声波治疗可有效增加血流量促进愈合,并通过加热减少疼痛[13]。

在急性韧带损伤中,脉冲超声波治疗可能会刺激炎症[115]。

骨愈合

由于骨是一种结缔组织,受损的骨将经历与其他软组织相同的愈合阶段,但主要区别在于骨盐的沉积[114]。一些研究人员观察到超声波治疗可以加速骨折修复[60,115-117]。已经证明,在炎症和增殖阶段,在腓骨骨折后的前 2 周内应用超声波治疗可提高愈合率,所使用的治疗参数是强度 0.5W/cm²,占空比 20%,5 分钟,每周 4 次[118]。超声波被有效地用于刺激兔胫骨截骨和固定术后的骨修复[119]。

在损伤后的前 2 周进行超声波治疗可以有效促进骨愈合。但是,在软骨形成阶段对不稳定性骨折进行超声波治疗可能会导致软骨增生,从而导致骨愈合延迟[3]。非热效应可能是加速骨愈合的最主要因素[6]。

超声波作用于骨骺板

将超声波应用到骨骺板是否安全,是一个值得关注的问题。在 20 世纪 50 年代,科学家在动物身上进行了应用超声波对骨生长板影响的试验。研究发现,治疗导致骨骺过早闭合、骨骺移位和骨短缩。然而,他们使用的强度很高,为 3.0W/cm²。近年来,一些科学家表示在超声波治疗中选择临床可接受剂量(1W/cm²),那么超声波应用于骨骺将不再是禁忌证,而是一种注意事项。因此,在骨骺上使用低强度的超声波治疗不是一种绝对禁忌证[121,169,170]。

骨生长超声波刺激仪器

目前有两种骨生长刺激仪:电刺激和超声波刺激。骨生长电刺激仪(electrical bone growth stimulator,EBS)利用电流来促进骨的愈合。电流会产生直接、直接脉动或脉动电磁场(pulsating electromagnetic field,PEMF)。骨生长超声波刺激仪利用超声波加速骨折的愈合[115]。它是一种低强度的脉冲超声波设备(low-intensity pulsed ultrasound,LIPUS),提供非热的、程序化的超声波刺激来加速骨的修复[191]。该装置的特点是由主机与外部电源及探头相连,探头的部位放置于骨折中心区(图 10-20)。20 世纪 80 年代就出现了使用低强度脉冲超声波(LIPUS)治疗骨折,选择低于常规超声波的频率 1~1.5MHz 和强度 0.03mW/cm²。LIPUS 有别于传统的超声波设备,使用固定式探头直接放置在骨折部位,探头和皮肤之间利用耦合剂传导。LIPUS 可利用耦合剂使用在本章上文所讨论的非接触情况中。

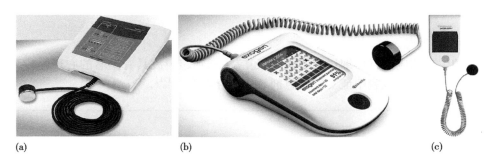

图 10-20 骨生长刺激超声波仪:(a)AccusonicLipus;(b)EXOGEN 骨愈合超声波设备;(c)EXOGEN 4000+[惠允自(a)Metron Medical,(b)和(c)Bioventus]

LIPUS 较多应用于新发以及愈合缓慢的骨折。一些有力的证据显示,除脊柱和颅骨骨折外,LIPUS 还可用于其他情况下组织的愈合[180-185]。有文献指出,LIPUS 主要对上肢骨折有效,而对脊柱、下肢和面部效果不佳[184]。这种非热设备是专为促进骨折愈合而设计的,但不能提高组织温度。因此,患者可以在家中每天进行一次 20 分钟的治疗。在接受低强度超声波刺激的患者中,新鲜骨折的愈合时间明显缩短[155,180-182]。

钙沉积的吸收

没有证据显示超声波治疗可以使钙沉积物重新吸收。然而有研究表明,超声波可能有助于减少钙沉积物周围的炎症,从而减轻疼痛、改善功能[13]。

骨化性肌炎是指急性或反复创伤后肌肉内的钙化,一旦在该部位加热或推拿可能会使症状加重。因此超声波禁止用于急性血肿。对于它能够减小成熟钙化大小这一假设,可以说是对钙沉积吸收认识上的一大飞跃。

超声波在应力性骨折诊断中的应用

现已建议将超声波作为识别应力性骨折的可靠技术手段[69]。临床人员使用 1MHz 的连续波、选用小型探头,涂抹水基耦合剂或超声波凝胶,在受伤区域缓慢地移动探头,然后从 0 到 2.0W/cm² 逐渐增加强度直到患者反映感到不适(骨膜刺激),这个时候将超声波关闭。如果患者反映有压力、瘀伤或疼痛的感觉,则可能存在应力性骨折。另一项技术是在固定模式下运用 1MHz 的连续超声波,先在健侧肢体上缓慢增加强度直到患者感到疼痛。然后在患侧重复同样的步骤。在典型的应力性骨折中,健侧对疼痛的反映小于患侧。此时有必要进行 X 线片或骨扫描以确诊。

临床决策练习 10-6

临床人员正在给肌筋膜触发点的患者进行治疗。她已经连续使用了 1 周的热超声波,但是效果不太理想。应怎样改变治疗方案以改善效果?

减轻疼痛

之前提到的许多研究都指出,尽管超声波治疗是用于其他目的,但却可以减轻疼痛。目前提出的几种机制或许可以解释疼痛减轻的原因。有的认为超声波通过热效应提高游离神经末梢激活的阈值[17]。超声波在直径较大的有髓神经纤维中产生的热量可能通过闸门控制机制减轻疼痛[6,122]。也可能由于超声波的热效应产生反刺激作用,提高了正常神经的神经传导速度[31]。文献中还没有出现对于疼痛减轻机制的一致认识。有文献指出,关于疼痛减轻的证据存在矛盾,这可能与身体部位有关[177,179]。

已报道了多例肱骨外上髁炎[101]、肩痛、足底筋膜炎、手术伤口、滑囊炎、椎间盘突出、踝关节扭伤、反射性交感神经萎缩症和多种其他的软组织损伤[9,91,101,123-127]的患者应用超声波后疼痛减轻。

足底疣

由于病毒或创伤,足底疣偶见于足部承重部位。该病变部位含有血栓性毛细血管,呈白色的软核覆盖在过度角化的上皮组织上。与其他传统技术相比,有研究提出超声波可作为一种有效减轻疼痛的方法应用于足底疣[53,128,129]。所用参数选择为频率 3MHz、平均强度 $0.6W/cm^2$,持续 7~15 分钟。

安慰剂效应

在对超声波的生理效应进行详细讨论的同时,还应注意到超声波具有显著的心理治疗作用[18]。若干研究在患者伪超声波治疗的试验中证实了安慰剂效应的存在[48,93,131]。

案例分析 10-1
超 声 波

背景:一名 18 岁的大学新生在宿舍恶作剧时不慎造成左手第五掌骨骨折。骨折需要接受石膏固定 6 周。石膏拆除后,患者的左手手腕出现明显的活动受限和力量减弱。医生建议转诊。体格检查结果:掌屈 0~45°,背伸 0~30°,尺偏桡偏不受影响。在第五掌骨干上的肿胀体部位有点压痛。手指运动都在正常范围内。

初步诊断印象:石膏固定后继发腕关节活动度受限和肌肉力弱。

治疗方案:选择超声波治疗方式,通过增加胶原结缔组织的延伸性以达到减少关节僵硬的目的。由于腕关节表面小且不规则,选择水下耦合模式进行超声波传导。检查左前臂和手是否有任何皮疹或伤口,并确认肢体远端部分的感觉和血液循环正常。左前臂、手腕和手浸入装有温水的塑料盆中。设置参数为频率 3MHz、强度 $1.5W/cm^2$、治疗时间 6 分钟并确定左手腕背侧为治疗部位。患者反映有微热感。治疗结束时,指导患者进行主动的和主动辅助的腕关节活动练习。

治疗反应:经过初步超声波治疗和运动练习后,患者

腕关节掌屈和背伸活动度改善 10°。第 6 次治疗后腕关节活动范围恢复正常,患者进阶到更高强度的屈腕的力量训练。超声波治疗结束后,治疗重点转为左上肢的力量和功能性锻炼。

康复专业人员运用各种治疗手段为组织愈合提供了最适宜的方法,同时减轻与创伤或疾病相关的症状。

问题讨论

• 哪些组织受伤/受影响?

• 出现了什么症状?

• 患者表现为损伤愈合的哪一阶段?

• 物理因子治疗的生物生理效应(直接/间接/深度/组织亲和力)是什么?

• 物理因子治疗的适应证/禁忌证是什么?

• 在本案例分析中,物理因子治疗的应用/剂量/持续时间/频率的参数是什么?

• 针对这种损伤或疾病可以使用什么其他物理因子治疗?为什么?怎么用?

案例分析 10-2
超 声 波

背景:一名 12 岁的初中生从滑板上摔下来,左股四头肌深部瘀伤。儿科医生建议父母一开始先冷敷然后再用湿热敷,直到问题解决。受伤 1 个月后,左膝关节存在明显的活动受限。应父母的要求,开始转诊至物理治疗。体格检查结果显示膝关节主动活动度仅有 10°~65°。股外侧中段有点压痛,血肿边界清晰。

初步诊断印象:软组织挫伤和血肿继发膝关节活动受限。

治疗方案:选择脉冲超声波治疗方式,通过增加胶原结缔组织的延展性和原始挫伤细胞外碎片的再吸收,减少血肿的形成。患者反映有微热感。治疗结束后,指导患者进行膝关节主动活动和主动助力活动。

治疗反应:经过初步超声波治疗和运动练习后,患者膝关节屈曲和伸展活动度改善 10°。10 次治疗完成后,膝关节活动范围恢复正常,患者进阶到股四头肌力量训练。超声波治疗结束后,治疗重点转为左下肢的力量和功能性锻炼。

康复专业人员运用各种治疗手段为组织愈合提供了最适宜的方法,同时减轻与创伤或疾病相关的症状。

问题讨论
* 哪些组织受伤/受影响?
* 出现了什么症状?
* 患者表现为损伤愈合的哪一阶段?
* 物理因子治疗的生物生理效应(直接/间接/深度/组织亲和力)是什么?
* 物理因子治疗的适应证/禁忌证是什么?
* 在本案例分析中,物理因子治疗的应用/剂量/持续时间/频率的参数是什么?
* 针对这种损伤或疾病可以使用什么其他物理因子治疗? 为什么? 怎么用?

进一步问题讨论
* 针对上述患者的情况,选择哪种频率的超声波最合适?
* 可以使用连续超声波吗? 为什么可以? 为什么不可以?
* 当患者在治疗过程中出现"隐痛"时,你首先考虑到什么?
* 考虑到患者的年龄,在进行超声波治疗时你可以采取什么预防措施?

康复专业人员应用物理因子治疗创造最佳的组织修复环境,同时尽量减轻与创伤或疾病相关的症状。

便携式超声波设备

2013 年,Zetroz 公司开发了一种供患者使用的便携式超声波治疗设备。它和传统的台式超声波治疗仪有很大不同,称为持续超声波仪(sustained acoustic medicine,SAM)。它是电池供电,便携式(手机大小),可以在家、锻炼或工作时使用,并可以持续 1、2 或 4 小时。它的强度只有 0.132W/cm²,所以产热非常缓慢。Draper 及其同事在研究中发现,SAM 治疗 1 小时,肌肉 3cm 深处组织温度提高了 4℃,并在治疗过程中温度保持了 3 小时[171]。每部设备都有 1 或 2 个晶体,通过黏着背板附着在皮肤上。超声波凝胶直接涂抹在晶体上。SAM 在减轻斜方肌痉挛疼痛、放松肌肉、减轻膝骨关节炎疼痛、肩关节二头肌腱炎疼痛等方面都有很好的效果。当 2 个晶体作用 4 小时后,该装置释放出超过 18 000J 的能量(而标准超声波治疗只能提供 2 000~4 000J 的能量)[172]。

超声波药物导入疗法

超声波药物导入疗法是一种利用超声波促进药物经皮肤或黏膜吸收的技术[108,154]。超声波导入疗法最大的优点是安全、无痛、无创使药物进入组织,就像使用电能来提供药物的离子导入疗法一样(见第 6 章)[186]。尽管热效应看似更有效,但热和非热机制都能增加角质层的渗透性从而产生主动运输[15]。由于从外到内的浓度不同,药物能够借浓度差渗透入皮肤。虽然药物倾向于沿着波束的路径进入,但必须强调的是,一旦药物渗透到角质层,血液循环会将药物从浓度高的部位输送并扩散到全身[108]。

与离子导入不同的是,超声波导入法把整个分子而不是离子传送到组织中[78]。因此,超声波导入疗法不太可能损伤或灼伤皮肤。此外,超声波导入的可及深度远大于离子电渗疗法[213]。

超声波导入疗法常用的药物如氢化可的松、皮质醇、水杨酸盐、地塞米松等消炎药,或者利多卡因等镇痛药。对于超声波导入疗法的应用,选择适当的药物是非常重要的。因为超声波在增加药物渗透性和提高临床疗效的同时,也可能会产生局部用药的风险[132]。临床人员应该记住,大多数超声波导入的药物是处方药。

　　超声波导入疗法中应用最普遍的药物是氢化可的松,它具有抗炎效果。通常选用1%或10%的氢化可的松乳霜与超声波热效应配合治疗[133]。10%的氢化可的松制剂优于1%的氢化可的松制剂[134]。一些研究观察到了这种技术的有效性[135,136]。氢化可的松联合超声波透药在对关节炎患者缓解疼痛和减轻炎症方面比单纯的超声波治疗更为有效[120]。目前它已用于治疗各种炎症性疾病,包括滑囊炎、肌腱炎和神经炎[134,153]。同时也用于治疗颞下颌关节功能紊乱[137,138]。Griffin[99]、Kleinkort[134]和他们的同事证实,超声波能够将皮质类固醇有效渗透到组织中。然而,Benson 和 McElnay[139]却表示,很多超声波透药治疗是无效的。

　　现在很多临床人员用地塞米松磷酸钠(Decadron)来替代氢化可的松[140]。地塞米松最好与热超声波联合使用2~3天[50,60]。酮洛芬也被用于超声波药物导入。

　　水杨酸盐是一种化合物,它能引起药敏效应,包括镇痛和前列腺素减少导致的炎症减轻。很少有报道表明,使用水杨酸超声波透药可以加强镇痛或抗炎作用。然而,有报道指出,水杨酸超声波透药可以减少迟发性肌肉酸痛而不会促进细胞的炎症反应[142]。

　　利多卡因是一种常用的局部麻醉药物。利多卡因超声波透药对于一系列触发点的治疗有效[143]。

　　前文中曾对比过各种耦合剂的作用。常见的方法是在耦合剂中加入活性成分。然而,选用外用药物产品作为超声波耦合剂并不能发挥良好的疗效[139,158]。例如,经证实1%或10%的氢化可的松含有的质地稠密的白色乳膏成分是超声波的不良导体。临床人员尝试将这些制剂和超声波凝胶(众所周知是种很好的传导介质)混合使用,但并没有改善其传导能力。并且使用传导能力差的局部制剂可能会抵消超声波治疗的效果。目前市面上几乎没有合适的产品,较明确的是,凝胶中需要适当的活性成分。表10-6列出了市面上所用的各种超声波传导介质的传导能力[132]。

表 10-6　超声波导入疗法介质的传导能力[132]	
产品	相对于水的传播(%)
超声波传导的优良介质	
Lidex 凝胶,0.05%氟骨素*	97
Thera-Gesic 霜,15%水杨酸甲酯†	97
矿物油‡	97
美国凝胶§	96
美国洗剂‖	90
0.05%倍他米松§	88
超声波传导的不良介质	
二丙烯软膏,0.05%倍他米松#	36
氢化可的松(HC)粉1%在美国凝胶中的应用§	29
HC 粉 1.0%† 在美国凝胶中的应用§	7
Cortril 软膏,1%HC††	0
欧氏乳膏‡‡	0
1%HC 霜§§	0
10%HC 霜§§	0
10%HC 霜§§与等重 US 凝胶混合§	0
Myoflex 霜,10%水杨酸三乙醇胺‡‡	0

表 10-6　超声波导入疗法介质的传导能力[132]（续）

产品	相对于水的传播（%）
0.1%水杨酸曲霉酯乳膏 §§	0
10%Velva HC 乳膏†	0
10%Velva HC 乳膏† 与等重 US 凝胶 §	0
白矿脂 ¶¶	0
其他	
Chempad-L ##	68
聚乙烯膜***	98

* Syntex Laboratories Inc,3401 Hillview Ave. ,PO Box 10850,Palo Alto,CA 94303.
† Missions Pharmacal Co,1325E. Durango,San Antonio,TX 78210.
‡ Pennex Corp,Eastern Ave. at Pennex Dr. ,Verona,PA 15147.
§ Ultraphonic,Pharmaceutical Innovations Inc. ,897 Frelinghuysen Dr. ,Newark,NJ 07114.
∥ Polysonic,Parker Laboratories Inc,307 Washington St. ,Orange,NJ 07050.
Schering Corp. ,Galloping Hill Rd. ,Kenilworth,NJ 07033.
†† Pfizer Labs Division,Pfizer Inc. ,253 E 4 2d St. ,New York,NY 10017.
‡‡ Beiersdorf Inc. ,PO Box 5529,Norwalk,CT 06856-5529.
§§ E Fougera & Co,60 Baylis Rd. ,Melville,NY 11747.
¶¶ Universal Cooperatives Inc. ,7801 Metro Pkwy. ,Minneapolis,MN 55420.
Henley International,104 Industrial Blvd. ,Sugar Land,TX 77478.
*** Saran Wrap,Dow Brands Inc. ,9550 Zionsville Rd. ,Indianapolis,IN 46268.
From Cameron M,Monroe L. Relative transmission of ultrasound by media customarily used for phonophoresis. *Phys Ther*. 1992;72(2):142-148.
Reprinted with permission from the American Physical Therapy Association.

由于研究发现一些药物会阻碍超声波的吸收[50,82]，有建议指出分开使用药物和超声波凝胶。先直接将药物涂抹在治疗部位表面，然后再用耦合凝胶配合超声波治疗[167]。直接传导技术中需要使用凝胶，并将治疗部位浸入配有制剂的水中进行水下超声波治疗。

脉冲和连续超声波都被用于药物导入治疗。当连续超声波的强度足够大时，会产生热效应诱导促炎反应[42]。如果治疗目的是消炎，那么低时间平均峰值强度的脉冲超声波可能是最好的选择[5]。如果治疗目的是减轻疼痛，那么无论是否使用脉冲超声波药物导入，牵伸、力量强化和冷疗在降低痛觉水平方面都更为有效[144]。

治疗方案：超声波药物导入疗法

1. 用酒精或肥皂和水清洁治疗表面。
2. 将药物应用于甘油乳膏，油或其他载体中代替耦合凝胶。
3. 根据治疗面积确定治疗持续时间（即 $16in^2/5min$）。
4. 保持探头和治疗表面的充分接触，以 5~10cm/s 的速度将探头以圆形或线性方向移动，观察气泡的形成。
5. 调整治疗强度浅表组织 $0.5~1.0W/cm^2$，深层组织 $1.0~2.0W/cm^2$。强度可根据需要进行调整。
6. 治疗时观察患者的反应，如果患者反映感到温热或疼痛，将强度降低 10%后继续治疗。
7. 用酒精或肥皂和水清洁治疗表面。

临床决策练习 10-7

临床人员正在治疗一位腰部双侧肌肉痉挛性疼痛的患者,应如何使用超声波来解决这个问题?

超声波联合其他物理因子

临床上结合多种治疗方式来达到特定的治疗目标并不少见。超声波经常和其他治疗方式联合使用,包括热敷、冷敷和电刺激。不幸的是,关于超声波和电疗联合应用有效性的相关文献依据很少。然而,最近对超声波治疗前先进行冷疗或热疗的研究结果引发关注[22,97,145]。实际上,联合多种物理因子治疗可能会干扰治疗的效果[146]。

超声波和热敷

热敷同连续或高强度超声波治疗一样,主要应用其中的热效应。热效应能有效缓解肌肉痉挛和肌肉僵直,也有助于减轻疼痛。正是如此,热敷和超声波联合使用可有效地达到这些治疗目标[147]。一些研究显示,在超声波治疗前 15 分钟先进行热敷可以产生更多的热效应[54,148]。这意味着采用热敷进行预热可缩短超声波治疗时间 2~3 分钟[28]。然而需要指出,由于热敷会增加血流量(尤其是浅表组织),造成超声波传导介质密度降低,衰减增加,降低超声波穿透深度。

超声波和冷敷

一些作者提供了冰敷后立即使用超声波的理论依据[162]。冷敷应用于人体组织会引起生理反应,如血管收缩和血流减少。因此,对治疗部位进行冷敷不仅会降低局部温度,还有助于暂时增加受热组织的密度。通过减少能量在浅表组织中的衰减来促进向深层组织的传播,从而提高超声波的热效应[37,97,145]。虽然这个理论听起来是对的,但有两项研究反驳这种观点[97,145]。无论是冷敷 5 分钟还是 15 分钟,肌肉都会发生明显的冷却,在超声波作用时,减少肌肉温度升高的速度和强度(图 10-21)。对于欲加热的物体在加热前进行冷却是没有意义的。

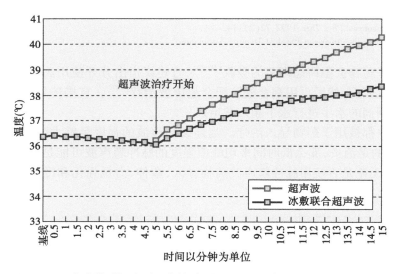

图 10-21　当冷敷时间达到 5 分钟,便会阻碍超声波产生热量。超声波治疗的肌肉温度升高幅度(4℃)大于冰敷结合超声波治疗(1.8℃)(惠允自 Draper DO,Schulthies S,Sorvisto P,Hautala A. Temperature changes in deep muscles of humans during ice and ultrasound therapies:an in-vivo study. *J Orthop & Sport Phys Therapy*. 1995;21:153-157.)

然而在急性和亚急性损伤后的治疗中,可选择冰敷以减少血液流动(即肿胀)及减轻疼痛,并结合低强度超声波中的非热效应促进软组织愈合。冷敷常用于镇痛以及减少急性损伤后的血流量。由于冷敷能够有效镇痛,患者对温度和疼痛的感觉减弱,所以结合具有热效应的高强度超声波治疗时必须谨慎使用。但如果治疗目的是减轻疼痛和促进急性期的愈合,可以在冷敷后使用强度 > 0.5W/cm² 的脉冲超声波[25,52]。

超声波和电刺激

超声波治疗和电刺激常常联合使用(图 10-22)[163]。将这两种方法结合具有积极的临床效益[149]。电刺激应用于镇痛和诱发肌肉收缩。目前已推荐将超声波和电刺激联合治疗应用于肌筋膜触发点[150,151]和伤口愈合[187]。虽然这种治疗方式的具体机制尚不清楚，但已证实它们能有效镇痛以及减少疼痛-痉挛-疼痛周期。

第 5 章主要讨论了电刺激。当超声波和电刺激联合使用时，超声波探头作为电极传导声能和电能（图10-23）。探头通过触发点时，其中的电能会引发肌肉收缩，而超声波则能适当地提高组织温度。由于在肌肉中有触发点，所以 3MHz 的超声波能更有效地到达深层组织。探头应在触发点上方缓慢进行（4cm/s）小幅度的画圈移动。在联合应用超声波和电刺激的同时进行肌肉牵伸有助于肌筋膜触发点的治疗。需要注意的是，如果探头移动的面积远大于 2 倍的 ERA，那么在联合治疗中温度不会增加太多。

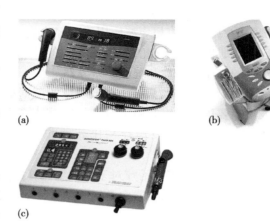

图 10-22　超声波联合电刺激治疗：（a）Vectorsonic Combi；（b）Intellect Legend XT Combination System；（c）Sonicator Plus 994.［惠允自（a）Metron Medical，（b）DJO Global，（c）Mettler Electronics］

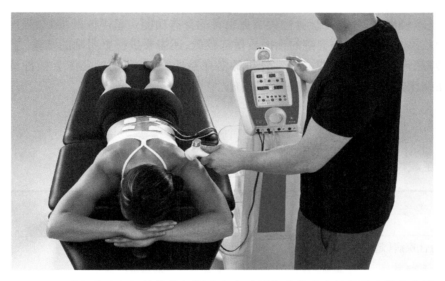

图 10-23　当超声波和电刺激联合使用时，超声波探头作为电极传导声能和电能（惠允自 Richmar）

超声波治疗临床应用效果的最新最佳循证依据

以下内容直接引自 Cochrane Database of Systematic Review 和 PubMed 公布的关于超声波治疗技术有效性的最新随机对照试验和系统综述。

- "本综述中 5 个小型安慰剂对照试验的证据并不支持超声波治疗应用于急性踝关节扭伤。超声波的潜在治疗效果通常较小，尤其对于损伤的短期恢复临床意义有限。然而，现有证据并不足以排除存在最优化的超声波治疗剂量的可能性"[176]。
- "几乎没有证据表明在治疗疼痛或一系列肌肉骨骼损伤、促进软组织愈合方面真实超声波治疗比安慰性伪超声波治疗更有效。少数研究能够采取适当的方法检查患者广泛且多样化问题。这些研究中使用的剂量差别很大，没有可对比性"[179]。
- "没有高质量的证据支持超声波治疗可改善非特异性慢性腰痛患者的疼痛和生活质量。有证据表明，超声波治疗对于短期内改善腰背功能的作用很小，这种作用的临床意义不大"[197]。

- "该文献综述表明,目前尚无高质量的证据显示超声波治疗对下肢肌肉骨骼问题治疗的有效性"[214]。
- "物理治疗师主要将超声波应用于减轻疼痛和治疗相关的残障。到目前为止,缺少证据支持超声波治疗应用于肌肉骨骼疾病的治疗效应。在13项采用适当方法的随机安慰对照试验中,不支持加入超声波治疗的临床重要性和统计学差异性"[215]。
- "从有限的数据来看,只有一些低质量的证据指出,对于腕管综合征患者短期和长期症状改善方面,超声波治疗要优于安慰对照组。目前尚无足够的证据支持一种超声波治疗比另一种超声波治疗效果更好,也无法证实超声波治疗与比其他非手术方式如夹板、运动和口服药在腕管综合征治疗中的效果"[216]。
- "虽然不能排除超声波治疗对于成人急性骨折的潜在益处,但就目前的临床异质性试验中获得的证据,并不足以支持在临床实践中常规应用这种干预措施"[217]。
- "超声波中经常提到的生物物理效应要么不会在体内发生,要么就是证明不具有临床效果。这篇综述表明,目前对于临床应用超声波治疗疼痛和软组织损伤的患者缺乏足够的生物物理学的科学依据"[218]。
- "我们的研究结果表明,超声波治疗可能对膝骨关节炎的患者有效。由于相关的证据质量低,我们对疼痛缓解和功能改善的程度尚不确定。超声波治疗因其在临床中对膝关节疼痛和功能改善存在潜在效果而被广泛应用"[219]。
- "超声波有助于减轻疼痛,并改善膝骨性关节炎患者的身体功能。超声波的模式、强度和剂量都可能影响疼痛的治疗效果。然而,目前支持的证据质量都较低,还需要进行更明确的试验"[220]。
- "虽然不能排除超声波治疗对于成人急性骨折的潜在益处,但就目前的临床异质性试验中获得的证据不足以支持在临床实践中常规应用这种干预措施"[221]。

治疗注意事项

表10-7总结了超声波治疗的适应证和禁忌证以及操作的注意事项。

表 10-7 传统超声波治疗的适应证和禁忌证总结	
适应证	
急性和亚急性疾病(超声波非热效应)	软组织修复
软组织愈合和修复	增加蛋白质合成
瘢痕组织	组织重建
关节挛缩	骨愈合
慢性炎症	骨不连的修复
增加胶原纤维的延展性	炎症伴骨化性肌炎
缓解肌痉挛	足底疣
疼痛调节	肌筋膜触发点
增加血流量	
禁忌证	
急性和亚急性疾病(超声波热效应)	月经期后的骨盆区
温度觉减少部位	怀孕
血液循环减少部位	安装起搏器
血管功能不全	恶性肿瘤
血栓性静脉炎	儿童的骨骺区
眼部	全关节置换
生殖器官	感染

1. 在急性和亚急性期,应避免使用产生相关热效应的高时空平均峰值强度的连续超声波。

2. 当治疗部位感觉减退,尤其是存在痛觉和温度觉障碍时应谨慎使用。

3. 在血液循环减少的部位,必须小心积聚的温度过高造成潜在的组织损伤。

4. 血管问题如血栓性静脉炎的患者,不宜进行超声波检查,防止栓子脱落产生血栓。

5. 眼部周围不宜使用超声波,因为热量不易消散可能会损伤晶状体和视网膜造成。

6. 超声波治疗不宜用于生殖器官,特别是睾丸可能会导致暂时性不孕。在育龄期或经期后立即治疗女性腹部时,应谨慎使用。

7. 由于可能对胎儿造成伤害,怀孕期间禁止使用超声波。

8. 超声波会干扰起搏器的正常功能,为防止治疗过程中心电图电位变化应在心脏周围采取一些预防措施。

9. 超声波不可用于恶性肿瘤。它可能会增加肿瘤的大小并引起转移。即使对于恶性肿瘤病史的患者使用超声波也是危险的,因为可能还有未知的小肿瘤存在。因此,临床人员在为癌症患者进行超声波治疗前,最好和患者的内科医生或肿瘤医生进行沟通核实。

10. 如前所述,儿童骨骺区不能使用高强度的超声波(超过 $1W/cm^2$)。

11. 超声波可安全应用于金属植入物,经证实金属具有较高的导热性,该部位热量的散失比吸收更快,因此植入物周围组织温度不会升高。然而,全关节置换中使用的材质(甲基丙烯酸甲酯)吸收热量迅速,会造成温度过高而损坏周围的软组织。

超声波设备安全使用指南

目前,超声波是唯一一种有联邦性能标准(Federal Performance Standards)的治疗方式。1979 年以来生产的超声波设备要求超声波功率和强度的大小精度在±20%内,并可精确控制操作时间。建议授权人员使用测试工具定期对设备的强度输出、脉冲频率精度和定时器精度进行校准与检查。制造商应准确提供探头的有效辐射面积和光束不均匀率。以下治疗方案将有助于确保患者安全:

治疗方案:超声波

1. 患者问诊(禁忌证/既往治疗史)
2. 患者体位(舒适、端庄)
3. 治疗部位检查(检查有无皮疹、感染或开放性伤口)
4. 选择合适尺寸的探头
5. 超声波频率选择(深层 1MHz,浅层 3MHz)
6. 超声波周期设置(选择连续波或脉冲)
7. 在治疗部位涂抹耦合剂
8. 设定治疗时间(1MHz 和 3MHz 升温所需时间分别为 10~12 分钟和 4~5 分钟)
9. 保持皮肤与探头间的接触(移动速度为 4cm/s,治疗面积是探头尺寸的 2 倍)
10. 根据感知的热量调节强度(过热则调低强度)
11. 要使关节活动度增加,可对治疗部位进行牵伸(在治疗最后 2~3 分钟保持牵伸位,摩擦按摩 2~5 分钟,或治疗结束后进行 8~10 分钟的关节松动)
12. 治疗结束(设备归零,将凝胶清洁干净)
13. 评估治疗效果(检查治疗部位、观察患者反馈)
14. 记录治疗参数

注意:超声波设备应根据使用的频率,每 6~12 个月应重新校准一次

总结

1. 超声波是指无法听见的、高频率的声波振动,能产生热或非热效应。

2. 超声波通过纵波传导到软组织中,其频率为 1MHz 或 3MHz。

3. 超声波通过不同的组织时,由于组织对能量的吸收和声波发生分散和散射,能量强度会减弱或减小。

4. 超声波是由探头内的压电晶体产生的,晶体在压电效应下通过机械变形将电转化为声能。

5. 超声波能量以高精准聚焦的光束形式在组织中传播,其强度分布不均匀。

6. 治疗常用连续超声波产生热效应,而脉冲超声波或低频连续超声波则产生非热效应或机械效应。

7. 超声波治疗应用于生物组织时,通过使组织温度升高的热效应和非热效应(包括空化和微流),在临床中引起细胞、组织和器官的显著反应。

8. 最近的研究对先前许多文献中实验和临床报告的矛盾结果和结论提供了答案。

9. 探头以直接接触、浸入、凝胶注射 Gel Shot™ 或水袋的形式配合使用适当的耦合剂,能够使超声波治疗达到最好的效果。

10. 尽管临床上关于超声波治疗有效性的证据相对较少,但目前常将它作为软组织愈合和修复、瘢痕组织和关节挛缩、慢性炎症、骨愈合、足底疣以及作为安慰剂使用。

11. 超声波药物导入疗法是利用超声波将局部应用的药物分子(通常是消炎药或止痛剂)导入组织的技术。

12. 临床上经常将超声波与包括热敷、冷敷和电刺激等其他物理因子联合使用,以达到特定的治疗效果。

13. 虽然超声波在使用得当的情况下是种相对安全的治疗方式,但临床人员必须了解超声波使用的各种禁忌证和注意事项。

14. 临床人员必须正确选择如强度、频率、持续时间和治疗面积等治疗参数,发挥疗效。

复习题

1. 什么是超声波治疗?它的两个主要生理效应是什么?
2. 超声波是如何在生物组织中传播的?声能在不同组织中会有什么变化?
3. 探头是如何将电能转换成声能的?
4. 频率对组织内的超声波束有什么影响?
5. 连续超声波和脉冲超声波的区别是什么?
6. 超声波治疗的潜在热效应是什么?
7. 超声波治疗的非热效应是如何促进愈合过程的?
8. 治疗强度和治疗时间对组织温度升高有何影响?
9. 应用超声波治疗患者时可以使用什么耦合剂和暴露技术?
10. 超声波治疗损伤的临床应用有哪些?
11. 超声波药物导入疗法的作用是什么?
12. 超声波如何与其他物理因子联合使用?

自测题

是非题

1. 穿透和吸收成反比。
2. 2.3MHz 频率的超声波比 1MHz 的超声波吸收更快更深。
3. 波束不均匀率低(BNR)会造成加热不均匀。

选择题

4. 当超声波穿过各种组织时发生折射和散射,这种能量强度的降低被称为以下哪一种?

A. 声阻抗

B. 衰减

C. 稀疏

D. 压缩

5. 当驻波通过组织界面能量发生反射后遇到新的传输能量使强度增加,形成所谓的_____。

  A. 聚热点

  B. 阻抗

  C. 稀疏

  D. 准直光束

6. 以下哪项不是超声波治疗的非热效应?

  A. 声微流

  B. 空化

  C. 胶原蛋白延展性增加

  D. 成纤维细胞活性增加

7. 以下哪种超声波耦合方法的效果最差?

  A. 按摩乳

  B. 超声波凝胶

  C. 水浸法

  D. 水袋技术

8. 超声波可以用于治疗以下哪种疾病?

  A. 骨折

  B. 疼痛

  C. 足底疣

  D. 以上都是

9. _____是利用超声波将药物分子导入皮肤。

  A. 联合疗法

  B. 离子导入

  C. 超声波药物导入疗法

  D. 以上都不是

10. 要将组织温度提高 2℃,超声波治疗必须在 1MHz 和 $1.0W/cm^2$ 的范围内持续多长时间?

  A. 5 分钟

  B. 10 分钟

  C. 7.5 分钟

  D. 15 分钟

临床决策练习解析

10-1

频率越低,浅表组织吸收的能量越少,穿透深度越深。3MHz 治疗产生的声波大部分会被肌肉或肌腱吸收。此外,当治疗部位在皮下时,3MHz 比 1MHz 升温更快并且更舒适。

10-2

连续超声波可以最大化空化和微流的非热效应,同时利用空间时间平均强度为 $0.1\sim0.2W/cm^2$ 的连续波使热效应最小化。该范围也可以通过低时间平均强度来实现。选择参数为占空比 20%,峰值强度 $1.0W/cm^2$,得到相应的时间平均强度为 $0.2W/cm^2$。

10-3

由于温度的增加取决于超声波的频率,当使用频率为 1MHz、强度 1.5W/cm² 的超声波治疗时,组织温度会以 0.30℃/min 的速度升高。所以需要治疗时间达到 10 分钟。

10-4

当使用尺寸大的探头治疗骨突部位时,可以采取塑料或橡胶桶浸泡术。此外,还可选择水袋法以确保探头和耦合剂之间的稳定接触。

10-5

可以选择超声波药物导入疗法。在医生开具外用消炎药给患者局部使用的同时应用超声波药物导入疗法,可增强药物导入组织的能力。

10-6

在患者没有好转的情况下,临床人员可以尝试将超声波与电刺激联合使用。同时建议在治疗期间配合牵伸运动。

10-7

在这种情况下,最好的治疗方式不是超声波,而是使用湿热敷治疗或透热疗法,这两者对于大面积的治疗更有效。如果考虑到穿透深度,那么首选短波透热疗法。

参考文献

1. Kremkau F. Diagnostic Ultrasound: Principles and Instruments. Philadelphia, PA: W.B. Saunders; 2002.
2. Delacerda FG. Ultrasonic techniques for treatment of plantar warts in patients. *J Orthop Sports Phys Ther.* 1979;1:100
3. Dyson M. The use of ultrasound in sports physiotherapy. In: Grisogono V, ed. *Sports Injuries (International Perspectives in Physiotherapy)*, Edinburgh: Churchill Livingstone; 1989.
4. Baker KG, Robertson VJ, Duck FA. A review of therapeutic ultrasound: biophysical effects. *Phys Ther.* 2001;81:1351–1358.
5. Miller D, Smith N, Bailey M. Overview of therapeutic ultrasound applications and safety considerations. *J Ultrasound Med.* 2012;31(4):623–634.
6. McDiarmid T, Burns PN. Clinical applications of therapeutic ultrasound. *Physiotherapy.* 1987;73:155.
7. Michlovitz S. *Thermal agents in rehabilitation.* Philadelphia, PA: FA Davis; 1996.
8. Draper DO, Castel JC, Castel D. Rate of temperature increase in human muscle during 1 MHz and 3 MHz continuous ultrasound. *J Orthop Sports Phys Ther.* 1995;22:142–150.
9. Middlemast S, Chatterjee DS. Comparison of ultrasound and thermotherapy for soft tissue injuries. *Physiotherapy.* 1978;64:331.
10. Draper DO, Ricard MD. Rate of temperature decay in human muscle following 3 MHz ultrasound: the stretching window revealed. *J Athl Train.* 1995;30:304–307.
11. Myrer JW, Draper DO, Durrant E. Contrast therapy and intramuscular temperature in the human leg. *J Athl Train.* 1994;29:318–322.
12. Ter Haar C. Basic physics of therapeutic ultrasound, *Physiotherapy.* 1987;73(3):110–113.
13. Ziskin M, McDiarmid T, Michlovitz S. Therapeutic ultrasound. In: Michlovitz S, ed. *Thermal Agents in Rehabilitation.* Philadelphia, PA: FA Davis; 1996.
14. Griffin JE, Karsalis TC. *Physical Agents for Physical Therapists.* Springfield, IL: Charles C Thomas; 1987.
15. Summer W, Patrick MK. *Ultrasonic Therapy.* New York: American Elsevier; 1964.
16. Ward AR. *Electricity Fields and Waves in Therapy.* Marrickville, NSW, Australia: Science Press; 1986.
17. Williams R. Production and transmission of ultrasound. *Physiotherapy.* 1987;73(3):113–116.
18. Dyson M. Mechanisms involved in therapeutic ultrasound. *Physiotherapy.* 1987;73(3):116–120.
19. Holcomb W, Joyce C. A comparison of temperature increases produced by 2 commonly used ultrasound units. *J Athl Train.* 2003;38(1):24–27.
20. Holcomb W, Joyce C. A comparison of the effectiveness of two commonly used ultrasound units. *J Athl Train* (Suppl.). 2001;36(2S):S-89.
21. Artho PA, Thyne JG, Warring BP, et al. A calibration study of therapeutic ultrasound units. *Phys Ther.* 2002;82:257–263.
22. Docker MF. A review of instrumentation available for therapeutic ultrasound. *Physiotherapy.* 1987;73(4):154.
23. Miller M, Longoria J, Cheatham C. A comparison of the tissue temperature difference between the midpoint and peripheral effective radiating area during 1 and 3 MHz ultrasound treatments (abstract). *J Athl Train.* 2007;42(2):S-40.
24. Johns L, Straub S, Howard S. Variability in effective radiating area and output power of new ultrasound transducers at 3 MHz. *J Athl Train.* 2007;42(1):22.
25. Castel JC. Therapeutic ultrasound. *Rehab and Therapy Products Review.* 1993;Jan/Feb:22–32.
26. Reid DC, Cummings GE. Factors in selecting the dosage of ultrasound with particular reference to the use of various coupling agents. *Physiother Can.* 1973;63:255.
27. Chan AK, Myrer JW, Measom G, Draper D. Temperature changes in human patellar tendon in response to therapeutic ultrasound. *J Athl Train.* 1998;33(2):130–135.
28. Draper DO. The latest research on therapeutic ultrasound: clinical habits may need to be changed. Presented at the 46th

Annual Meeting and Clinical Symposium of the National Athletic Trainers' Association, Indianapolis, IN, June 16; 1995.

29. Fyfe MC, Bullock M. Therapeutic ultrasound: some historical background and development in knowledge of its effects on healing. *Aust J Physiother*. 1985;31(6): 220–224.

30. Hayes B, Merrick M, Sandrey M. Three-MHz ultrasound heats deeper into the tissues than originally theorized. *J Athl Train*. 2004;39(3):230–234.

31. Kitchen S, Partridge C. A review of therapeutic ultrasound: part 2, the efficacy of ultrasound. *Physiotherapy*. 1990;76(10):595–599.

32. Ferguson BA. *A practitioner's guide to ultrasonic therapy equipment standard.* U.S. Dept. of Health and Human Services, Public Health Service, Food and Drug Administration, Rockville, MD; 1985.

33. Hecox B, Mehreteab TA, Weisbergm J. *Physical Agents: A Comprehensive Text for Physical Therapists.* Norwalk, CT: Appleton & Lange; 1994.

34. Gatto J, Kimura IF, Gulick D. Effect of beam nonuniformity ratio of three ultrasound machines on tissue phantom temperature. *J Athl Train*. 1999;34(2):S–69.

35. Draper DO. Ten mistakes commonly made with ultrasound use: current research sheds light on myths. *Athl Train Sports Health Care Perspect*. 1996;2:95–107.

36. Lehmann JF, de Lateur BJ, Silverman DR. Selective heating effects of ultrasound in human beings. *Arch Phys Med Rehab*. 1966;46:331.

37. Lehmann JF, de Lateur BJ. Therapeutic heat. In Lehmann JF, ed. *Therapeutic Heat and Cold.* 4th ed. Baltimore, MD: Williams & Wilkins.

38. Burr P, Demchak T, Cordova M. Effects of altering intensity during 1-MHz ultrasound treatment on increasing triceps surae temperature. *J Sport Rehab*. 2004;13(4):275–286.

39. Morrisette D, Brown D, Saladin M. Temperature change in lumbar periarticular tissue with continuous ultrasound. *J Orthop Sports Phys Ther*. 2004;34(12):754–760.

40. Merrick MA, Bernard KD, Devor ST. Identical 3-MHz ultrasound treatments with different devices produce different intramuscular temperatures. *J Orthop Sports Phys Ther*. 2003;33(7):379–385.

41. Boone L, Ingersol CD, Cordova ML. Passive hip flexion does not increase during or following ultrasound treatment of the hamstring musculature. *J Athl Train*. 1999;34(2):S–70.

42. Dyson M. Therapeutic application of ultrasound. In: Nyborg WL, Ziskin MC, eds. *Biological Effects of Ultrasound*, Edinburgh: Churchill-Livingstone; 1985.

43. Kitchen S, Partridge C. A review of therapeutic ultrasound: part 1, background and physiological effects. *Physiotherapy*. 1990;76(10):593–595.

44. Partridge CJ. Evaluation of the efficacy of ultrasound. *Physiotherapy*. 1987;73(4):166–168.

45. Dyson M, Luke DA. Induction of mast cell degranulation in skin by ultrasound. *IEEE Trans Ultrasonics Ferroelectrics Freq Control*. 1986; UFFC-33:194.

46. Black K, Halverson JL, Maierus K, Soderbere GL. Alterations in ankle dorsiflexion torque as a result of continuous ultrasound to the anterior tibial compartment. *Phys Ther*. 1984;64(6):910–913.

47. Frizell LA, Dunn F. Biophysics of ultrasound; bioeffects of ultrasound. In: Lehmann JF, ed. *Therapeutic Heat and Cold.* 3rd ed. Baltimore, MD, Williams & Wilkins; 1982.

48. Lowden A. Application of ultrasound to assess stress fractures. *Physiotherapy*. 1986;72(3):160–161.

49. MacDonald BL, Shipster SB. Temperature changes induced by continuous ultrasound. *S Afr J Physiother*. 1981;37(1):13–15.

50. Saliba S, Mistry D, Perrin D. Phonophoresis and the absorption of dexamethsone in the presence of an occlusive dressing. *J Athl Train*. 2007;42(3):349–354.

51. Lehman JF, de Lateur BJ, Stonebridge JB, Warren G. Therapeutic temperature distribution produced by ultra-sound as modified by dosage and volume of tissue exposed. *Arch Phys Med Rehab*. 1967;48:662–666.

52. Castel JC. Electrotherapy application in clinical for neuromuscular stimulation and tissue repair. Presented at the 46th Annual Clinical Symposium of the National Athletic Trainer's Association, June 16, 1995, Indianapolis.

53. Quade AG, Radzyminski SF. Ultrasound in verruca plantaris. *J Am Podiatric Assoc*. 1966;56:503.

54. Holcomb WR, Blank C, Davis C. The effect of superficial pre-heating on the magnitude and duration of temperature elevation with 1 MHz ultrasound. *J Athl Train*. 2000;35(2):S-48.

55. Ter Haar G, Hopewell JW. Ultrasonic heating of mammalian tissue in vivo. *Br J Cancer*. 1982;45 (Suppl. V):65–67.

56. Draper DO, Sunderland S. Examination of the law of Grotthus-Draper: does ultrasound penetrate subcutaneous fat in humans? *J Athl Train*. 1993;28:246–250.

57. Hayes B, Sandrey M, Merrick M. The differences between 1 MHz and 3 MHz ultrasound in the heating of sub-cutaneous tissue. *J Athl Train* (Suppl.). 2001;36(2S):S-92.

58. Gallo J, Draper D, Brody L. A comparison of human muscle temperature increases during 3-mhz continuous and pulsed ultrasound with equivalent temporal average intensities. *J Orthop Sports Phys Ther*. 2004;34(7):395–401.

59. Hogan RD, Burke KM, Franklin TD. The effect of ultrasound on microvascular hemodynamics in skeletal muscle: effects during ischemia. *Microvasc Res*. 1982;23:370.

60. Pilla AA, Figueiredo M, Nasser P, et al. Non-invasive low intensity pulsed ultrasound: a potent accelerator of bone repair. Proceedings of the 36th Annual Meeting, Orthopaedic Research Society, New Orleans; 1990.

61. Johns L. Nonthermal effects of therapeutic ultrasound. *J Athl Train*. 2002;37(3):293–299.

62. Fyfe MC, Chahl LA. The effect of single or repeated applications of "therapeutic" ultrasound on plasma extravasation during silver nitrate induced inflammation of the rat hindpaw ankle joint. *Ultrasound Med Biol*. 1985;11:273.

63. Oakley EM. Application of continuous beam ultrasound at therapeutic levels. *Physiotherapy*. 1978;64(4):103–104.

64. Patrick MK. Applications of pulsed therapeutic ultrasound. *Physiotherapy*. 1978;64(4):3–104.

65. Strapp E, Guskiewicz K, Hackney A. The cumulative effects of multiple phonophoresis treatments on dexamethasone and cortisol concentrations in the blood. *J Athl Train*. 2000;35(2):S-47.

66. Starkey C. *Therapeutic Modalities for Athletic Trainers.* Philadelphia, PA: F.A. Davis; 2004.

67. Leonard J, Merrick M, Ingersoll C. A comparison of ultrasound intensities on a 10 minute 1.0 MHz ultrasound

treatment. *J Athl Train* (Suppl.). 2001;36(2S):S-91.

68. Draper DO. Guidelines to enhance therapeutic ultrasound treatment outcomes. *Athletic Therapy Today*. 1998;3(6):7.

69. Leonard J, Merrick M, Ingersoll C. A comparison of intramuscular temperatures during 10-minute 1.0-MHz ultrasound treatments at different intensities. *J Sport Rehab*. 2004;13(3):244–254.

70. Balmaseda MT, Fatehi MT, Koozekanani SH. Ultrasound therapy: a comparative study of different coupling medium. *Arch Phys Med Rehab*. 1986;67:147.

71. Pesek J, Kane E, Perrin D. T-Prep ultrasound gel and ultrasound does not effect local anesthesia. *J Athl Train* (Suppl.). 2001;36(2S):S-89.

72. Klucinec B, Scheidler M, Denegar C. Transmission of coupling agents used to deliver acoustic energy over irregular surfaces. *J Orthop Sports Phys Ther*. 2000;30(5): 263–269.

73. Mihaloyvov MR, Roethmeier JL, Merrick MA. Intramuscular temperature does not differ between direct ultrasound application and application with commercial gel packs. *J Athl Train*. 2000;35(2):S-47.

74. Merrick MA, Mihalyov MR, Roethemeier JL. A comparison of intramuscular temperatures during ultrasound treatments with coupling gel or gel pads. *J Orthop Sports Phys Ther*. 2002;32(5):216–220.

75. Docker MF, Foulkes DJ, Patrick MK. Ultrasound couplants for physiotherapy. *Physiotherapy*. 1982;68(4):124–125.

76. Jennings Y, Biggs M, Ingersoll C. The effect of ultra-sound intensity and coupling medium on gastrocnemius tissue temperature. *J Athl Train* (Suppl.). 2002;37(2S):S-42.

77. Ferguson HN. Ultrasound in the treatment of surgical wounds. *Physiotherapy*. 1981;67:12.

78. Anderson M, Draper D, Schulthies S. A 1:3 mixture of Flex-All and ultrasound gel is as effective a couplant as 100 % ultrasound gel, based upon intramuscular temperature rise (Abstract). *J Athl Train* (Suppl.). 2005; 40(2): S-89–S-90.

79. Draper D, Anderson M. Combining topical analgesics and ultrasound, part 1. *Athletic Therapy Today*. 2005;10(1): 26–27.

80. Myrer J, Measom G, Fellingham G. Intramuscular temperature rises with topical analgesics used as coupling agents during therapeutic ultrasound. *J Athl Train*. 2001;36(1):20–26.

81. Anderson M, Eggett D, Draper D: Combining topical analgesics and ultrasound, Part 2. *Athletic Therapy Today*. 2005;10(2):45.

82. Ashton DF, Draper DO, Myrer JW: Temperature rise in human muscle during ultrasound treatments using Flex-All as a coupling agent. *J Athl Train*. 1998;33(2):136–140.

83. Draper DO, Sunderland S, Kirkendall DT, Ricard MD. A comparison of temperature rise in the human calf muscles following applications of underwater and topical gel ultrasound. *J Orthop Sports Phys Ther*. 1993;17:247–251.

84. Bishop S, Draper D, Knight K. Human tissue temperature rise during ultrasound treatments with the Aquaflex Gel Pad. *J Athl Train*. 2004;39(2):126–131.

85. Bishop S, Draper D, Knight K. Human tissue-temperature rise during ultrasound treatments with the Aquaflex Gel Pad. *J Athl Train*. 2004;39(2):126–131.

86. Zarod AP, Williams AR. Platelet aggregation in vivo by therapeutic ultrasound. *Lancet*. 1977;1:1266.

87. Weaver S, Demchak T, Stone M. Effect of transducer velocity on intramuscular temperature during a 1-MHz ultrasound treatment. *J Orthop Sports Phys Ther*. 2006;36(5):320–325.

88. Kramer JF. Ultrasound: evaluation of its mechanical and thermal effects. *Arch Phys Med Rehab*. 1984;65:223.

89. Klucinec B, Denegar C, Mahmood R. The transducer pressure variable: its influence on acoustic energy transmission. *J Sport Rehab*. 1997;6(1):47–53.

90. Dyson M, Pond JB. The effect of pulsed ultrasound on tissue regeneration. *J Physiother*. 1970;105–108.

91. Finucane S, Sparrow K, Owen J. Low-intensity ultrasound enhances MCL healing at 3 and 6 weeks post injury. *J Athl Train* (Suppl.). 2003;38(2S):S-23.

92. Karnes JL, Burton HW. Continuous therapeutic ultrasound accelerates repair of contraction-induced skeletal muscle damage in rats. *Arch Phys Med Rehab*. 2002;83(1):1–4.

93. Hashish I, Harvey W, Harris M. Antiinflammatory effects of ultrasound therapy: evidence for a major placebo effect. *Br J Rheumatol*. 1986;25:77.

94. Snow CJ, Johnson KA. Effect of therapeutic ultrasound on acute inflammation. *Physiother Can*. 1988;40:162.

95. Harvey W, Dyson M, Pond JB. The simulation of protein synthesis in human fibroblasts by therapeutic ultrasound. *Rheumat Rehab*. 1975;14:237.

96. Reed B, Ashikaga T, Flemming BC. Effects of ultra-sound and stretch on knee ligament extensibility. *J Orthop Sports Phys Ther*. 2000;30(6):341–347.

97. Plaskett C, Tiidus PM, Livingston L. Ultrasound treatment does not affect post exercise muscle strength recovery or soreness. *J Sport Rehab*. 1999;8(1):1–9.

98. Tiidus P, Cort J, Woodruf S. Ultrasound treatment and recovery from eccentric-exercise-induced muscle damage. *J Sport Rehab*. 2002;11(4):305–314.

99. Rantanen J, Thorsson O, Wollmer P, et al. Effects of therapeutic ultrasound on the regeneration of skeletal myofibers after experimental muscle injury. *Am J Sports Med*. 1999;27(1):54–59.

100. Lehmann JF. Effect of therapeutic temperatures on tendon extensibility. *Arch Phys Med Rehab*. 1970;51:481.

101. Bierman W. Ultrasound in the treatment of scars. *Arch Phys Med Rehab*. 1954;35:209.

102. Lehmann JF. Clinical evaluation of a new approach in the treatment of contracture associated with hip fracture after internal fixation. *Arch Phys Med Rehab*. 1961;42:95.

103. Rose S, Draper DO, Schulthies SS, Durrant E. The stretching window part two: rate of thermal decay in deep muscle following 1 MHz ultrasound. *J Athl Train*. 1996;31:139–143.

104. Gersten JW. Effect of ultrasound on tendon extensibility. *Am J Phys Med*. 1955;34:662.

105. Markham DE, Wood MR. Ultrasound for Dupytren's contracture. *Physiotherapy*. 1980;66(2):55–58.

106. Merrick MA. Ultrasound and range of motion examined. *Athletic Therapy Today*. 2000;5(3):48–49.

107. Crumley M, Nowak P, Merrick M. Do ultrasound, active warm-up and passive motion differ on their ability to cause temperature and range of motion changes? *J Athl Train* (Suppl.). 2001; 36(2S):S-92.

108. Bly N, McKenzie A, West J, Whitney J. Low dose ultrasound effects on wound healing: a controlled study with Yucatan pigs. *Arch Phys Med Rehab*. 1992;73:656–664.

109. Downing DS, Weinstein A. Ultrasound therapy of sub-

acromial bursitis (abstract). *Phys Ther.* 1986;66:194.

110. Lundeberg T, Abrahamsson P, Haker E. A comparative study of continuous ultrasound, placebo ultrasound and rest in epicondylalgia. *Scand Rehab Med.* 1988;20:99.

111. Draper DO, Anderson C, Schulthies SS. Immediate and residual changes in dorsiflexion range of motion using an ultrasound heat and stretch routine. *J Athl Train.* 1998;33(2):141–144.

112. Echternach JL. Ultrasound: an adjunct treatment for shoulder disability. *Phys Ther.* 1965;45:565.

113. Leung M, Ng G, Yip K. Effect of ultrasound on acute inflammation of transected medial collateral ligaments. *Arch Phys Med Rehab.* 2004;85(6):963–966.

114. Woolf N. *Cell, Tissue and Disease.* 2nd ed. London: Bailliere Tindall; 1986.

115. Conner C. Use of an ultrasonic bone-growth stimulator to promote healing of a Jones fracture. *Athletic Therapy Today.* 2003;8(1):37–39.

116. Stein T. Ultrasound: exploring benefits on bone repair, growth and healing. *Sports Med Update.* 1998;13(1):22–23.

117. Werden SJ, Bennell KK, McMeeken JM. Can conventional therapeutic ultrasound units be used to accelerate fracture repair? *Phys Ther Rev.* 1999;4(2):117–126.

118. Dyson M, Brookes M. Stimulation of bone repair by ultrasound (abstract). *Ultrasound Med Biol* (Suppl.). 1982;8(50):50.

119. Brueton RN, Campbell B. The use of geliperm as a sterile coupling agent for therapeutic ultrasound. *Physiotherapy.* 1987;73:653.

120. Griffin JE, Echternach JL, Price RE. Patients treated with ultrasonic-driven hydrocortisone and ultrasound alone. *Phys Ther.* 1967;47:594–601.

121. Vaughen IL, Bender LF. Effect of ultrasound on growing bone. *Arch Phys Med Rehab.* 1959;40:158.

122. Currier DP, Kramer IF. Sensory nerve conduction: heating effects of ultrasound and infrared. *Physiother Can.* 1982;34:241.

123. Clarke GR, Stenner L. Use of therapeutic ultrasound. *Physiotherapy.* 1976;62(6):85–190.

124. Gorkiewicz R. Ultrasound for subacromial bursitis. *Phys Ther.* 1984;64:46.

125. Makuloluwe RT, Mouzas GL. Ultrasound in the treatment of sprained ankles. *Practitioner.* 1977;218:586–588.

126. Nwuga VCB. Ultrasound in treatment of back pain resulting from prolapsed intervertebral disc. *Arch Phys Med Rehab.* 1983;64:88.

127. Portwood MM, Lieberman SS, Taylor RG. Ultra-sound treatment of reflex sympathetic dystrophy. *Arch Phys Med Rehab.* 1987;68:116.

128. Kent H. Plantar wart treatment with ultrasound. *Arch Phys Med Rehab.* 1959 40:15.

129. Vaughn DT. Direct method versus underwater method in treatment of plantar warts with ultrasound. *Phys Ther.* 1973;53:396.

130. Draper DO. Current research on therapeutic ultrasound and pulsed short-wave diathermy. Presented at Physio Therapy Research Seminars Japan, Sendai, Japan November 17; 1996.

131. El Hag M, Coghlan K, Christmas P. The anti-inflammatory effects of dexamethasone and therapeutic ultrasound in oral surgery. *Br J Oral Maxillofac Surg.* 1985;23:17.

132. Cameron M, Monroe L. Relative transmission of ultrasound by media customarily used for phonophoresis. *Phys Ther.* 1992;72(2):142–148.

133. Fahey S, Smith M, Merrick M. Intramuscular temperature does not differ among hydrocortisone preparations during exercise. *J Athl Train.* 2000;35(2):S–47.

134. Kleinkort IA, Wood F. Phonophoresis with 1 percent versus 10 percent hydrocortisone. *Phys Ther.* 1975; 1320;5.

135. Holdsworth LK, Anderson DM. Effectiveness of ultrasound used with hydrocortisone coupling medium or epicondylitis clasp to treat lateral epicondylitis: pilot study. *Physiotherapy.* 1993;79(1):19–25.

136. Kuntz A, Griffiths C, Rankin J. Cortisol concentrations in human skeletal muscle tissue after phonophoresis with 10% hydrocortisone gel. *J Athl Train.* 2006;41(3):32.

137. Kahn J. Iontophoresis and ultrasound for post-surgical temporomandibular trismus and paresthesia. *Phys Ther.* 1980;60(3):307–308.

138. Wing M. Phonophoresis with hydrocortisone in the treatment of temporomandibular joint dysfunction. *Phys Ther.* 1982;62:32–33.

139. Benson HAE, McElnay IC. Transmission of ultrasound energy through topical pharmaceutical products. *Physiotherapy.* 1988;74:587.

140. Darrow H, Schulthies S, Draper D. Serum dexamethasone levels after Decadron phonophoresis. *J Athl Train.* 1999;34(4):338–341.

141. Cagnie B, Vinck E, Rimbaut S, Vanderstraeten G. Phonophoresis versus topical application of ketoprofen: comparison between tissue and plasma levels. *Phys Ther.* 2003;83:707–712.

142. Ciccone C, Leggin B, Callamaro J. Effects of ultrasound and trolamine salicylate phonophoresis on delayed-onset muscle soreness. *Phys Ther.* 1991;71(9):666–675.

143. Moll MJ. A new approach to pain: lidocaine and decadron with ultrasound. *USAF Medical Service Digest*, May–June 8, 1977.

144. Penderghest C, Kimura I, Gulick D. Double blind clinical efficacy study of pulsed phonophoresis on perceived pain associated with symptomatic tendinitis. *J Sport Rehab.* 1998; (7):9–19.

145. Draper DO, Schulthies S, Sorvisto P, Hautala A. Temperature changes in deep muscles of humans during ice and ultrasound therapies: an in-vivo study. *J Orthop Sports Phys Ther.* 1995;21:153–157.

146. Gum SL, Reddy GK, Stehno-Bittel L, Enwemeka CS. Combined ultrasound, electrical stimulation, and laser promote collagen synthesis with moderate changes in tendon biomechanics. *Am J Phys Med Rehab.* 1997;76(4): 288–296.

147. Holcomb W, Blank C. The effects of superficial heating before 1-MHz ultrasound on tissue temperature. *J Sport Rehab.* 2003;12(2):95–103.

148. Draper DO, Harris ST, Schulthies S. Hot pack and 1-MHz ultrasound treatments have an additive effect on muscle temperature increase. *J Athl Train.* 1998;33(1):21–24.

149. Palko A, Krause B, Starkey C. The efficacy of combination therapeutic ultrasound and electrical stimulation (abstract). *J Athl Train.* 2007;42(2):S-134.

150. Girardi CQ, Seaborne D, Savard-Goulet F. The analgesic

effect of high voltage galvanic stimulation combined with ultrasound in the treatment of low back pain: a one group pretest/posttest study. *Physiother Can*. 1984;36(6):327–333.

151. Lee JC, Lin DT, Hong C. The effectiveness of simultaneous thermotherapy with ultrasound and electrotherapy with combined AC and DC current on the immediate pain relief of myofascial trigger points. *J Musculoskeletal Pain*. 1997;5(1):81–90.

152. Department of Heath and Human Services. Performance standards for sonic, infrasonic, ultrasonic radiation emitting products:21 CFR 1050:10. *Federal Register*. 1978;43(8): 7116.

153. Antich TJ. Phonophoresis: the principles of the ultrasonic driving force and efficacy in treatment of common orthopedic diagnosis. *J Orthop Sports Phys Ther*. 1982;4(2):99–103.

154. Bly N. The use of ultrasound as an enhancer for transcutaneous drug delivery: phonophoresis. *Phys Ther*. 1995;75(6):89–95.

155. Craig JA, Bradley J, Walsh DM, et al. Delayed onset muscle soreness: lack of effect of therapeutic ultrasound in humans. *Arch Phys Med Rehab*. 1999;80(3): 318–323.

156. Demchak T, Stone M. Effectiveness of Clinical Ultrasound Parameters on Changing Intramuscular Temperature. *J Sport Rehabil*. 2008;17(3):220.

157. Johns L, Colloton P. Effects of ultrasound on spleenocyte proliferation and lymphokine production. *J Athl Train* (Suppl.). 2002;37(2S):S-42.

158. Klucinec B, Scheidler M, Denegar C, et al. Effectiveness of wound care products in the transmission of acoustic energy. *Phys Ther*. 2000;80:469–476.

159. Merrick MA. Does 1-MHz ultrasound really work? *Athletic Therapy Today*. 2001;6(6):48–54.

160. Munting E. Ultrasonic therapy for painful shoulders. *Physiotherapy*. 1978;64:180.

161. Myrer JW, Measom G, Fellingham GW. Significant intramuscular temperature rise obtained when topical analgesics Nature's Chemist and Biofreeze were used as coupling agents during ultrasound treatment. *J Athl Train*. 2000;35(2):S-48.

162. Rimington S, Draper DO, Durrant E, Fellingham GW. Temperature changes during therapeutic ultrasound in the precooled human gastrocnemius muscle. *J Athl Train*. 1994;29:325–327.

163. Williams AR, McHale I, Bowditchm M. Effects of MHz ultrasound on electrical pain threshold perception in humans. *Ultrasound Med Biol*. 1987;13:249.

164. Draper D. Facts and misfits in ultrasound therapy: steps to improve your treatment outcomes. *European J of Phys and Rehabil Med*. 2014;50:209–216.

165. Franson J, Rigby J. Heat penetration into soft tissue with 3 MHz ultrasound. *Athl Train Sports Health Care*. 2014;6(6): 267–272.

166. Gallo J, Draper D, Thein-Body L. A comparison of human muscle temperature increases during 3-MHz continuous and pulsed ultrasound with equivalent temporal average intensities. *J Orthop Sports Phys Ther*. 2004;34(7)395–401.

167. Draper D, Rigby J. The Gel Shot TM: an improvement in ultrasound coupling media. *Athl Train Sports Health Care*. 2014;6(6):273–279.

168. Draper D. The effect of ultrasound and joint mobilization on wrist ROM on post operation wrists: a case series. *J Athl Train*. 2010, 44:486–491

169. Michlovitz S. *Modalities for Therapeutic Intervention*. 5th ed. Philadelphia, PA: F.A. Davis; 2012.

170. Knight K, Draper D. *Therapeutic Modalities: The Art and Science*. 2nd ed. Baltimore, MD: Wolters Kluwer/Lippincott, Willams and Wilkins; 2013.

171. Rigby J, Taggart R. Intramuscular heating characteristics of multi-hour low intensity therapeutic ultrasound. *J Athl Train*. 2015;50(11):1158–1164).

172. Draper D. Sustained acoustic medicine: the wave of the future. Presented at Physical Therapy Conference, August 5, 2015, Brazil.

173. Nussbaum E. Ultrasound: To hear or not to heat—that is the question. *Phys Ther Rev*. 1997;2:59–72

174. O'Brien W. Ultrasound-biophysics mechanisms. *Prog Biophys Mol Biol*. 2007;93:212–255.

175. Sweitzer R. Ultrasound. In: *Integrating Physical Agents in Rehabilitation*, 2nd ed. Upper Saddle River: Pearson Prentice-Hall; 2006.

176. van den Bekerom M, van der Windt D. Therapeutic ultrasound for acute ankle sprains. *Cochrane Database Syst Rev*. 2011;(6). CD001250. doi: 10.1002/14651858.CD001250.pub2.

177. Alexander L, Gilman D. Exposure to low amounts of ultrasound energy does not improve soft tissue shoulder pathology: a systematic review. *Phys Ther*. 2010;90:14–25.

178. Philadelphia panel evidence-based clinical practice guidelines on selected rehabilitation interventions for shoulder pain. *Phys Ther*. 2001;81:1719–1730.

179. Robertson V, Baker K. A review of therapeutic ultrasound: effectiveness studies. *Phys Ther*. 2001;81:1339–1350

180. Heckman J, Ryabi J. Acceleration of tibial fracture-healing by noninvasive, low-intensity pulsed ultrasound. *J Bone Joint Surg (Am)*. 1994;76:26–34.

181. Kristiansen T, Ryaby J. Accelerated healing of distal radial fractures with the use of specific low-intensity ultrasound. *J Bone Joint Surg (Am)*. 1997;79:961–973.

182. Leung K, Lee W. Complex tibial fracture outcome following treatment with low-intensity pulsed ultrasound. *Ultrasound Med Biol*. 2004;30:389–395.

183. Naruse K, Uchino M. The low-intensity pulsed ultrasound (LIPUS) mechanism and the effect of teriparatide on fracture healing. *J Ortho Trauma*. 2016;30(8): 403–408.

184. Hannemann P, Mommers E. The effects of low-intensity pulsed ultrasound and pulsed electromagentic fields bone growth stimulation in acute fractures; a systematic review and meta-analysis of randomized controlled trials. *Arch Ortho and Trama Surg*. 2014;134(8):1093–1106.

185. Farkash, U, Bain O. Low-intensity pulsed ultrasound for treating delayed union scaphoid fractures:case series. *J Ortho Surg and Research*. 2015;10:72.

186. García I, Lobo W. Comparative effectiveness of ultrasonophoresis and iontophoresis in impingement syndrome: a double-blind, placebo controlled trial. *Clin Rehabil*. 2016;30(4):347–358

187. Avrahami R, Rosenblum J. The effect of combined ultrasound and electric field stimulation on wound healing in chronic ulcerations. *Wounds*. 2015;27(7):199–208.

188. Draper D, Edvalson C. Temperature increases in the human Achilles tendon during ultrasound treatments with

commercial ultrasound gel and full-thickness and half-thickness gel pads. *J Athl Train.* 2010;45:333–337.

189. Ilter L, Banu D. Efficacy of pulsed and continuous therapeutic ultrasound in myofascial pain syndrome: a randomized controlled study. *Am J Phys Med & Rehab.* 2015;94(7);547–554.

190. Zeng C, Li T. Effectiveness of continuous and pulsed ultrasound for the management of knee osteoarthritis: a systematic review and network meta-analysis. *Osteo and Cartilage.* 2014;22(8);1090–1099.

191. Heckman J, Ryabi J. Acceleration of tibial fracture-healing by noninvasive, low-intensity pulsed ultrasound. *J Bone Joint Surg Am.* 1994;76(1):26–34

192. Gibbons G, Orgill D. A prospective, randomized, controlled trial comparing the effects of noncontact, low-frequency ultrasound to standard care in healing venous leg ulcers. *Ostomy and Wound Manag.* 2015;61(1):16–29.

193. Kavros C, Miller J. Treatment of ischemic wound with noncontact, low-frequency ultrasound. *Adv Skin Wound Care.* 2007;20:221–226.

194. Kavros C, Schenck E. Use of noncontact low-frequency ultrasound in the treatment of chornic foot and leg ulcerations. A 51-patient study. *J Am Podiatr Med Assoc.* 2007b;97;95–101

195. Ennis W, Valdes W. Evaluation of clinical effectiveness of MIST ultrasound therapy for the healing of chronic wounds. *Adv Skin Wound Care.* 2006;19:437–446.

196. Driver V et al. Noncontact low-frequency ultrasound therapy in the treatment of chronic wounds: a meta-analysis. *Wound Repair Regen.* 2011;19:475–480.

197. Ebadi S, Henschke N. Therapeutic ultrasound for chronic low-back pain, "https://www.ncbi.nlm.nih.gov/pubmed/24627326"/"The Cochrane database of systematic reviews." *Cochrane Database Syst Rev.* 2014;14;(3):CD009169.

198. Cakir S; Hepguler S. Efficacy of therapeutic ultrasound for the management of knee osteoarthritis: a randomized, controlled, and double-blind study. *Am J Phs Med & Rehab.* 2014;93(5);405–412.

199. Plaskett C, Tiidus P. Ultrasound treatments does not affect post exercise muscle strength recovery or soreness. *J Sport Rehab.* 1999;8:1–9.

200. Brock-Symons T. Effects of deep heat as a preventative mechanism on delayed onset muscle soreness. *J Strength Cond Res.* 2004;18:155–161.

201. ter Haar G. Therapeutic ultrasound. *Euro J Ultrasound.* 1999;9:3–9.

202. Gam A, Warming S. Treatment of myofascial trigger-points with ultrasound combined with massage and exercise—a randomized controlled trial. *Pain.* 1998;77(1):73–79.

203. Stasinopoulos D, Stasinopoulos I. Comparison of effects of exercise programme, pulsed ultrasound and transverse friction in the treatment of chronic patellar tendinopathy. *Clin Rehab.* 2004;18(4):347–352.

204. Johannsen F, Gam A. Ultrasound therapy in chronic leg ulceration: a meta-analysis. *Wound Repair Regen.* 1998;6(2):121–126.

205. Ortas P, Turan B. Ultrasound Therapy effect in carpal tunnel syndrome. *Arch Phys Med Rehab.* 1998;79:1540–1544.

206. Morissette D, Brown D. Temperature change in lumbar periarticular tissues with continuous ultrasound. *J Orthop Sports Phys Ther.* 2004;34:754–760.

207. Hasson S , Mundorf R . Effect of pulsed ultrasound versus placebo on muscle soreness perception and muscular performance. *Scand J Rehabil Med.* 1990;22(4):199–205.

208. Craig J, Bradley J. Delayed onset muscle soreness: Lack of effect of therapeutic ultrasound in humans. *Arch Phys Med Rehabil.* 1999;80(3):318–323.

209. Stay J, Ricard M, Draper D. Ultrasound fails to diminish delayed-onset muscle soreness symptoms. *J Ath Train.* 33:341–346.

210. Belanger A. *Therapeutic Electrophysical Agents: Evidence Behind Practice.* Baltimore, MD: Lippincott Williams & Williams; 2010.

211. McDiarmid T, Burns P. Ultrasound and the treatment of pressure sores. *Physiotherapy.* 1985;71:66–70.

212. ter Riet G, Kessels A. A randomized clinical trial of ultrasound in the treatment of pressure ulcers. *Phys Ther.* 1996;76(12):1301–1311.

213. García I, Lobo C. Comparative effectiveness of ultrasonophoresis and iontophoresis in impingement syndrome: a double-blind, randomized, placebo controlled trial. *Clin Rehabil.* 2016;30(4):347–358.

214. Shanks P, Curran M. The effectiveness of therapeutic ultrasound for musculoskeletal conditions of the lower limb: a literature review. *Foot.* 2010;20(4):133–139.

215. van der Windt D, van der Heijden G. Ultrasound therapy for musculoskeletal disorders: a systematic review. *Pain.* 1999;81(3):257–271.

216. Page M, O'Connor D. Therapeutic ultrasound for carpal tunnel syndrome. *Cochrane Database Syst Rev.* 2013;(3):CD009601.

217. Griffin X, Parsons N. Ultrasound and shockwave therapy for acute fractures in adults. *Cochrane Database of Syst Rev.* 2014;(6):CD008579.

218. Baker K, Robertson V. A review of therapeutic ultrasound: biophysical effects. *Phys Ther.* 2001;81(7):1351–1358.

219. Rutjes A, Nüesch E. Therapeutic ultrasound for osteoarthritis of the knee or hip. *Cochrane Database of Syst Rev.* 2010;(1):CD003132.

220. Loyola-Sanchez A, Richardson J. Efficacy of therapeutic ultrasound therapy for the management of knee osteoarthritis: a systematic review with meta-analysis. *Osteoarthritis and Cartilage.* 2010;18(9):1117–1126.

221. Griffin X, Smith N. Ultrasound and shockwave therapy for acute fractures in adults. *Cochrane Database of Syst Rev.* 2012;2: CD008579. DOI: 10.1002/14651858.CD008579.pub2.

222. Honaker J, Forston, M. The effect of adjunctive noncontact low frequency ultrasound on deep tissue pressure injury. *Wound Repair Regen.* 2016;24:1–8.

拓展阅读资料

Abramson DI. Changes in blood flow, oxygen uptake and tissue temperatures produced by therapeutic physical agents I: effect of ultrasound. *Am J Phys Med.* 1960;39:51.

Aldes IH, Grabin S. Ultrasound in the treatment of intervertebral disc syndrome. *Am J Phys Med.* 1958;37:199.

Allen KGR, Battye CK. Performance of ultrasonic therapy instruments. *Physiotherapy.* 1978;64(6):174–179.

Antich TJ. Physical therapy treatment of knee extensor mechanism disorders: comparison of four treatment modalities. *Journal of Orthopedic and Sports Physical Therapy.* 1986;8(5):255–259.

Aspelin P, Ekberg O, Thorsson O, Wilhelmsson M. Ultra-sound examination of soft tissue injury in the lower limb in patients. *Am J Sports Med.* 1992;20(5):601–603.

Banties A, Klomp R. Transmission of ultrasound energy through coupling agents. *Physiother Sport.* 1979;3:9–13.

Bare A, McAnaw M, Pritchard A. Phonophoretic delivery of 10% hydrocortisone through the epidermis of humans as determined by serum cortisol concentration. *Phys Ther.* 1996;76(7):738–749.

Bearzy HJ. Clinical applications of ultrasonic energy in the treatment of acute and chronic subacromial bursitis. *Arch Phys Med Rehab.* 1953;34:228.

Behrens BJ, Michlovitz SL. *Physical Agents: Theory and Practice for the Physical Therapy Assistant.* Philadelphia, PA: F.A. Davis; 1996.

Benson HA, McElnay JC, Harland RL. Use of ultrasound to enhance percutaneous absorption of benzydamine. *Phys Ther.* 1989;69(2):113–118.

Bickford RH, Duff RS. Influence of ultrasonic irradiation on temperature and blood flow in human skeletal muscle. *Circ Res.* 1953;1:534.

Billings C, Draper D, Schulthies S. Ability of the Omnisound 3000 Delta T to reproduce predictable temperature increases in human muscle. *J Athl Train* (Suppl.). 1996;31:S-47.

Bondolo W. Phenylbutazone with ultrasonics in some cases of anhrosynovitis of the knee. *Arch Orthopaed.* 1960;73:532–540.

Borrell RM, Parker R, Henley EJ. Comparison of in vitro temperatures produced by hydrotherapy paraffin wax treatment and fluidotherapy. *Phys Ther.* 1984;60:1273–1276.

Brueton RN, Blookes M, Heatley FW. The effect of ultra-sound on the repair of a rabbit's tibial osteotomy held in rigid external fixation. *J Bone Joint Surg.* 1987;69B:494.

Buchan JF. Heat therapy and ultrasonics. *Practitioner.* 1972;208:130–131.

Buchtala V. The present state of ultrasonic therapy. *Br J Phys Med.* 1952;15:3.

Bundt FB. Ultrasound therapy in supraspinatus bursitis. *Phys Ther Rev.* 1958;38:826.

Burns PN, Pitcher EM. Calibration of physiotherapy ultrasound generators. *Clin Phys Physiol Measure.* 1984;5:37 (abstract).

Byl N. The use of ultrasound as an enhancer for transcutaneous drug delivery: phonophoresis. *Phys Ther.* 1995;75(6):539–553.

Callam MJ, Harper DR, Dale JJ, et al. A controlled trial of weekly ultrasound therapy in chronic leg ulceration. *Lancet.* 1987;2(8552):204.

Cerino LE, Ackerman E, Janes JM. Effects of ultrasound on experimental bone tumor. *Surg For.* 1965;16:466.

Chan AK, Siealmann RA, Guy AW. Calculations of therapeutic heat generated by ultrasound in fat-muscle-bone layers. *Inst Electric Electron Eng Trans Biomed Eng BME-2t.* 1973;280–284.

Cherup N, Urben J, Bender LF. The treatment of plantar warts with ultrasound. *Arch Phys Med Rehab.* 1963;44:602.

Cline PD. Radiographic follow-up of ultrasound therapy in calcific bursitis. *Phys Ther.* 1963;43:16.

Coakley WT. Biophysical effects of ultrasound at therapeutic intensities. *Physiotherapy.* 1978;94(6):168–169.

Conger AD, Ziskin MC, Wittels H. Ultrasonic effects on mammalian multicellular tumor spheroids. *Clin Ultrasound.* 1981;9:167.

Conner-Kerr T, Franklin M, Smith S. Efficacy of using phonophoresis for the delivery of dexamethasone to human transdermal tissues. *J Orthop Sports Phys Ther.* 1996;23(1):79.

Costentino AB, Cross DL, Harrington RJ, Sodarberg GL. Ultrasound effects on electroneuromyographic measures in sensory fibres of the median nerve. *Phys Ther.* 1983;63(11):1788–1792.

Creates V. A study of ultrasound treatment to the painful perineum after childbirth. *Physiotherapy.* 1987;73:162.

Currier DF, Greathouse D, Swift T. Sensory nerve conduction: effect of ultrasound. *Arch Phys Med Rehab.* 1978;59:181.

DeDeyne P, Kirsh-Volders M. In vitro effects of therapeutic ultrasound on the nucleus of human fibroblasts. *Phys Ther.* 1995;75(7):629–634.

Demchak T, Meyer L, Stemmans C. Therapeutic benefits of ultrasound can be achieved and maintained with a 20-minute 1MHz, 4-ERA ultrasound treatment (abstract). *J Athl Train.* 2006;41(2):S-42.

Demchak T, Meyer L. Therapeutic benefits of ultrasound can be achieved and maintained with a 20-minute 1MHz 4-ERA ultrasound treatment. *J Athl Train.* 2006;41(Suppl.):S42.

Demchak T, Stone M. Effectiveness of clinical ultrasound parameters on changing intramuscular temperature. *J Sport Rehabil.* 2008;17(3):220.

Demchak T, Straub S. Ultrasound heating is curvilinear in nature and varies between transducers from the same manufacturer. *J Sport Rehabil.* 2007;16(2):122.

DiIorio A, Frommelt T, Svendsen L. Therapeutic ultra-sound effect on regional temperature and blood flow. *J Athl Train* (Suppl.). 1996; 31:S-14.

Draper D, Oates D. Restoring wrist range of motion using ultrasound and mobilization: a case study. *Athl Ther Today.* 2006;11(1):45.

Draper D, Mahaffey C, Kaiser D. Therapeutic ultrasound softens trigger points in upper trapezius muscles. *J Athl Train.* 2007;42(2):S-40.

Draper D, Mahaffey C. Therapeutic ultrasound softens trigger point in upper trapezius muscles. *J Athl Train.* 2007;42 (Suppl.):S40.

Draper D. Will thermal ultrasound and joint mobilizations restore range of motion to post operative hypomobile wrists (abstract). *J Athl Train.* 2006;41(2):S-42.

Duarte LR. The stimulation of bone growth by ultrasound. *Arch Orthop Trauma Surg.* 1983;101:153–159.

Dyson M, Pond JB. The effect of pulsed ultrasound on tissue regeneration. *Physiotherapy.* 1970;56(6):134–142.

Dyson M, Suckling J. Stimulation of tissue repair by ultrasound: a survey of mechanisms involved. *Physiotherapy.* 1978;64:105.

Dyson M, ter Haar GR. The response of smooth muscle to ultrasound (abstract). In: *Proceedings from an International Symposium on Therapeutic Ultrasound*, Winnipeg, Manitoba; September 10, 1981.

Dyson M, Woodward B, Pond JB. Flow of red blood cells stopped by ultrasound. *Nature.* 1971;232:572–573.

Dyson M. The production of blood cell stasis and endothelial damage in the blood vessels of chick embryos treated with ultrasound in a stationary wave field. *Ultrasound Med Biol.* 1974;11:133.

Dyson M. The stimulation of tissue regeneration by means of ultrasound. *Clin Sci.* 1968;35:273.

Eberhardt M, Bova S, Miller M. Effects of ultrasound heating on intramuscular blood flow characteristics in the gastrocnemius. *J Athl Train.* 2009;44(Suppl.):S57.

Edvalston C, Draper D, Knight K. The ability of a new thinner gel pad to conduct ultrasound energy and increase tissue temperature of the Achilles tendon. *J Athl Train.* 2009;44(Suppl.):S58.

Edwards MI. Congenital defects in guinea pigs: prenatal retardation of brain growth of guinea pigs following hyperthermia during gestation. *Teratology* 2:329; 1969.

Enwemeka CS. The effects of therapeutic ultrasound on tendon healing. *Am J Phys Med Rehab.* 1989;68(6):283–287.

Evaluation of ultrasound therapy devices. *Physiotherapy.* 1986;72:390.

Falconer J, Hayes KW, Ghang RW. Therapeutic ultra-sound in the treatment of musculoskeletal conditions. *Arthritis Care Res.* 1990;3(2):85–91.

Farmer WC. Effect of intensity of ultrasound on conduction of motor axons. *Phys Ther.* 1968;4:1233–1237.

Faul ED, Imig CJ. Temperature and blood flow studies after ultrasonic irradiation. *Am J Phys Med.* 1955;34:370.

Fieldhouse C. Ultrasound for relief of painful episiotomy scars. *Physiotherapy.* 1979;65:217.

Fincher A, Trowbridge C, Ricard M. A comparison of intramuscular temperature increases and uniformity of heating produced by hands free Autosound and manual therapeutic ultrasound techniques (abstract). *J Athl Train.* 2007;42(2):S-41.

Forrest G, Rosen K. Ultrasound: effectiveness of treatments given under water. *Arch Phys Med Rehab.* 1989;70:28.

Fountain FP, Gersten JW, Sengu O. Decrease in muscle spasm produced by ultrasound, hot packs and IR. *Arch Phys Med Rehab.* 1960;41:293.

Franklin M, Smith S, Chenier T. Effect of phonophoresis with dexamethasone on adrenal function. *J Orthop Sports Phys*

Ther. 1995;22(3):103–107.

Friedar S. A pilot study: the therapeutic effect of ultrasound following partial rupture of achilles tendons in male rats. *J Orthop Sports Phys Ther.* 1988;10:39.

Fyfe MC, Bullock M. Acoustic output from therapeutic ultrasound units. *Aust J Physiother.* 1986;32(1):13–16.

Fyfe MC, Chahl LA. The effect of ultrasound on experimental oedema in rats. *Ultrasound Med Biol.* 1980;6:107.

Fyfe MC. A study of the effects of different ultrasonic frequencies on experimental oedema. *Aust J Physiother.* 1979;25(5):205–207.

Gallo J, Draper D, Fellingham G. Comparison of temperature increases in human muscle during 3 MHz continuous and pulsed ultrasound with equivalent temporal average intensies (abstract). *J Athl Train* (Suppl.). 2004;39(2):S-25–S-26.

Gantz S. Increased radicular pain due to therapeutic ultrasound applied to the back. *Arch Phys Med Rehab.* 1989;70:493–494.

Garrett AS, Garrett M. Letters: ultrasound for herpes zoster pain. *J Roy College Gen Practice.* 1982; Nov: 709.

Gersten JW. Effect of metallic objects on temperature rises produced in tissues by ultrasound. *Am J Phys Med.* 1958;37:75.

Goddard DH, Revell PA, Cason J. Ultrasound has no anti-inflammatory effect. *Ann Rheum Dis.* 1983;42:582–584.

Gracewski SM, Wagg RC, Schenk EA. High-frequency attenuation measurements using an acoustic microscope. *J Acoustic Soc Am.* 1988;83(6):2405–2409.

Grant A, Sleep J, McIntosh J, Ashurst H. Ultrasound and pulsed electromagnetic energy treatment for peroneal trauma: a randomized placebo-controlled trial. *Br J Obstet Gynecol.* 1989;96:434–439.

Graves P, Finnegan E, DiMonda R. Effects and duration of treatment of ultrasound and static stretching on external rotation of the glenohumeral joint (abstract). *J Athl Train* (Suppl.). 2005;40(2):S-106.

Grieder A, Vinton P, Cinott W, et al. An evaluation of ultrasonic therapy for temperomandibular joint dysfunction. *Oral Surg.* 1971;31:25.

Griffin JE, Touchstone JC. Low intensity phonophoresis of cortisol in swine, *Phys Ther.* 1968;48(10):1336–1344.

Griffin JE, Touchstone JC. Ultrasonic movement of cortisol into pig tissue, 1: movement into skeletal muscle. *Am J Phys Med.* 1962;42:77–85.

Griffin JE, Touchstone JC, Liu A. Ultrasonic movement of cortisol into pig tissues, II: peripheral nerve. *Am J Phys Med.* 1965;4:20.

Griffin JE. Patients treated with ultrasonic driven cortisone and with ultrasound alone. *Phys Ther.* 1967;47:594.

Griffin JE. Transmissiveness of ultrasound through tap water, glycerin, and mineral oil. *Phys Ther.* 1980;60:1010.

Halle JS, Franklin RJ, Karalfa BL. Comparison of four treatment approaches for lateral epicondylitis of the elbow. *J Orthop Sports Phys Ther.* 1986;8:62.

Halle JS, Scoville CR, Greathouse DG. Ultrasound's effect on the conduction latency of superficial radial nerve in man. *Phys Ther.* 1981 61:345

Hamer J, Kirk JA. Physiotherapy and the frozen shoulder: a

comparative trial of ice and ultrasound therapy. *NZ Med.* 1976;83(3):191.

Hansen TI, Kristensen JH. Effects of massage: shortwave and ultrasound upon 133Xe disappearance rate from muscle and subcutaneous tissue in the human calf. *Scand J Rehab Med.* 1973;5:197.

Harris S, Draper D, Schulthies S. The effect of ultrasound on temperature rise in preheated human muscle. *J Athl Train* (Suppl.). 1995; 30:S-42.

Hashish I, Hai HK, Harvey W, et al. Reduction of post-operative pain and swelling by ultrasound treatment: a placebo effect. *Pain.* 1988;33:303–311.

Hill CR, ter Haar G. Ultrasound and non-ionizing radiation protection. In: Suess MJ, ed. *WHO Regional Publication, European Series No. 10.* Copenhagen: World Health Organization; 1981.

Hogan RD, Burke KM, Franklin TD. The effect of ultrasound on microvascular hemodynamics in skeletal muscle: effects during ischemia. *Microvasc Res.* 1982;23:370.

Hone C-Z, Liu HH, Yu J. Ultrasound thermotherapy effect on the recovery of nerve conduction in experimental compression neuropathy. *Arch Phys Med Rehab.* 1988;69:410–414.

Hustler JE, Zarod AP, Williams AR. Ultrasonic modification of experimental bruising in the guinea-pig pinna. *Ultrasound.* 1978;16:223–228.

Imig CJ, Randall BF, Hines HM. Effect of ultra-sonic energy on blood flow. *Am J Phys Med.* 1954;53:100–102.

Inaba MK, Piorkowski M. Ultrasound in treatment of painful shoulder in patients with hemiplegia. *Phys Ther.* 1972;52:737.

Jedrzejczak A, Chipchase L. The availability and usage frequency of real time ultrasound by physiotherapists in South Australia: an observational study. *Physiother Res Int.* 2008;13(4):231.

Johns L, Demchak F, Straub S. Quantative Schlieren assessment of physiotherapy ultrasound fields may aid in describing variations between the tissue heating rates of different transducers (abstract). *J Athl Train.* 2007;42(2):S-42.

Johns L, Demchak T. Quantitative Schlieren assessment of physiotherapy ultrasound fields may aid in describing variations between the tissue heating rates of different transducers. *J Athl Train.* 2007;42(Suppl.):S41.

Johns L, Howard S, Straub S. Comparison of lateral beam profiles between ultrasound manufacturers (abstract). *J Athl Train* (Suppl.). 2005;40(2):S-50.

Johns L, Straub S, LeDet E. Ultrasound beam profiling: comparative analysis of 4 new ultrasound heads at both 1 and 3.3 Mhz shows variability within a manufacturer (abstract). *J Athl Train* (Suppl.). 2004;39(2):S-26.

Jones RI. Treatment of acute herpes zoster using ultrasonic therapy. *Physiotherapy.* 1984;70:94.

Klemp P, Staberg B, Korsgard J, et al. Reduced blood flow in fibromyotic muscles during ultrasound therapy. *Scand J Rehab Med.* 1982;15:21–23.

Konin J. Ultrasound Prep. *Athl Ther Today.* 2006;11(4):11.

Kramer JF. Effect of ultrasound intensity on sensory nerve conduction velocity. *Physiother Can.* 1985;37:5–10.

Kramer JF. Effects of therapeutic ultrasound intensity on subcutaneous tissue temperature and ulnar nerve conduction velocity. *Am J Phys Med.* 1985;64:9.

Kramer JF. Sensory and motor nerve conduction velocities following therapeutic ultrasound. *Aust J Physiother.* 1987;33(4):235–243.

Kuitert JH, Harr ET. Introduction to clinical application of ultrasound. *Phys Ther Rev.* 1955;35:19.

Kuitert JH. Ultrasonic energy as an adjunct in the management of radiculitis and similar referred pain. *Am J Phys Med.* 1954;33:61.

Kuntz A, Multer C, McLoughlin T. Effect of phonophoresis vs. ultrasound on tissue cortisol levels (abstract). *J Athl Training* (Suppl.). 2005;40(2):S-49.

LaBan MM. Collagen tissue: implications of its response to stress in vitro. *Arch Phys Med Rehab.* 1962;43:461.

Lehmann JF, Biegler R. Changes of potentials and temperature gradients in membranes caused by ultrasound. *Arch Phys Med Rehab.* 1954;35:287.

Lehmann JF, Brunner GD, Stow RW. Pain threshold measurements after therapeutic application of ultrasound. microwaves and infrared. *Arch Phys Med Rehab.* 1958;39:560.

Lehmann JF, Erickson DJ, Martin GM. Comparative study of the efficiency of shortwave, microwave and ultrasonic diathermy in heating the hip joint. *Arch Phys Med Rehab.* 1959;40:510.

Lehmann JF, Stonebridge JB, de Lateur BJ, et al. Temperatures in human thighs after hot pack treatment followed by ultrasound. *Arch Phys Med Rehab.* 1978;59:472–475.

Lehmann JF, Warren CC, Scham SM. Therapeutic heat and cold. *Clin Orthop.* 1974;99:207–245.

Lehmann JF. Heating of joint structures by ultrasound. *Arch Phys Med Rehab* 49:28; 1968.

Lehmann JF. Heating produced by ultrasound in bone and soft tissue. *Arch Phys Med Rehab.* 1967;48:397.

Lehmann JF. Therapeutic temperature distribution produced by ultrasound as modified by dosage and volume of tissue exposed. *Arch Phys Med Rehab.* 1967;48:662.

Lehmann JF. Ultrasound effects as demonstrated in live pigs with surgical metallic implants. *Arch Phys Med Rehab.* 1959;40:483.

Lehmann JR, Henrick JF. Biologic reactions to cavitation: a consideration for ultrasonic therapy. *Arch Phys Med Rehab.* 1953;34:86.

Leonard J, Tom J, Ingersoll C. Intramuscular tissue temperature after a 10-minute 1 Mhz ultrasound treatment tested with thermocouples and thermistors (abstract). *J Athl Train* (Suppl.). 2004;39(2):S-24.

Levenson JL, Weissberg MP. Ultrasound abuse: a case report. *Arch Phys Med Rehab.* 1983;64:90–91.

Lloyd JJ, Evans JA. A calibration survey of physiotherapy equipment in North Wales. *Physiotherapy.* 1988;74(2):56–61.

Lota MI, Darling RC. Change in permeability of the red blood cell membrane in a homogeneous ultrasonic field. *Arch Phys Med Rehab.* 1955;36:282.

Lyons ME, Parker KJ. Absorption and attenuation in soft tissues II: experimental results. *Inst Electric Electron Eng Trans Ultrason Ferroelect Freq Contr.* 1988;35:4.

Madsen PW, Gersten JW. Effect of ultrasound on conduction velocity of peripheral nerves *Arch Phys Med Rehab.* 1963;42:645–649.

Massoth A, Draper D, Kirkendall D. A measure of superficial tissue temperature during 1 MHz ultrasound treatments delivered at three different intensity settings. *J Athl Train.* 1993;28(2):166.

Maxwell L. Therapeutic ultrasound and the metastasis of a solid tumor. *J Sport Rehab.* 1995;4(4):273–281.

Maxwell L. Therapeutic ultrasound: its effects on the cellular and molecular mechanisms of inflammation and repair. *Physiotherapy.* 1992;78(6):421–425.

McBrier N, Lekan J. Therapeutic ultrasound decreases mechano-growth factor messenger ribonucleic acid expression after muscle contusion injury. *Arch Phys Med Rehabil.* 2007;88(7):936-940.

McBrier N, Merrick M, Devor S. The effects of ultrasound delivery method and energy transfer on skeletal muscle regeneration (abstract). *J Athl Train* (Suppl.). 2005;40(2):S-50.

McCutchan E, Demchak T, Brucker J. A comparison of the heating efficacy of the Autosound TM with traditional ultrasound methods (abstract). *J Athl Train.* 2007;42(2):S-41.

McLaren J. Randomized controlled trial of ultrasound therapy for the damaged perineum (abstract). *Clin Phys Physiol Measure.* 1984;5:40.

Meakins A, Watson T. Longwave ultrasound and conductive heating increase functional ankle mobility in asymptomatic subjects. *Phys Ther Sport.* 2006;7(2):74-80.

Michlovitz SL, Lynch PR, Tuma RF. Therapeutic ultrasound: its effects on vascular permeability (abstract). *Fed Proc.* 1761;4;1982.

Mickey D, Bernier J, Perrin D. Ice and ice with nonthermal ultrasound effects on delayed onset muscle soreness. *J Athl Train* (Suppl.). 1996;31:S-19.

Miller DL. A review of the ultrasonic bioeffects of microsonation, gas body activation and related cavitation-like phenomena. *Ultrasound Med Biol.* 1987;13(8):443–470.

Miller M, Longoria J. A comparison of tissue temperature differences between the midpoint and peripheral effective radiating area during 1 and 3 MHz ultrasound treatments. *J Athl Train.* 2007;42(Suppl.):S40.

Mortimer AJ, Dyson M. The effect of therapeutic ultrasound on calcium uptake in fibroblasts. *Ultrasound Med Biol.* 1988;14:499–508.

Mummery CL. The effect of ultrasound on fibroblasts in vitro. *PhD Thesis,* London University; 1978.

National Council on Radiation Protection and Measurements (NCRP) Report No 74 (BioloSica): Effects of ultrasound, mechanisms and clinical applications, NCRP, Bethesda MD, p. 197; 1983.

Newman MK, Kill M, Frampton G. Effects of ultrasound alone and combined with hydrocortisone injections by needle or hydrospray. *Am J Phys Med.* 1958;37:206.

Novak EJ. Experimental transmission of lidocaine through intact skin by ultrasound. *Arch Phys Med Rehab.* 1964;45:231.

Oakley EM. Evidence for effectiveness of ultrasound treatment in physical medicine. *Br J Cancer* (Suppl.). 1982; 45(V):233–237.

Olson S, Bowman J, Condrey K. Transdermal delivery of hydrocortisone, lidocaine, and menthol in subjects with delayed onset muscle soreness. *J Orthop Sports Ther.* 1994;19(1):69.

Paaske WP, Hovind H, Seyerson P. Influence of therapeutic ultrasonic irradiation on blood flow in human cutaneous, sub-cutaneous and muscular tissues. *Scand J Clin Lab Invest.* 1973;31:389.

Palko A, Krause B. The efficacy of combination therapeutic ultrasound and electrical stimulation. *Journal of Athletic Training.* 2007;42(Suppl.):S134.

Paul B. Use of ultrasound in the treatment of pressure sores in patients with spinal cord injury. *Arch Phys Med Rehab.* 1960;41:438.

Payne C. Ultrasound for post-herpetic neuralgia. *Physiotherapy.* 1984;70:96.

Penderghest C, Kimura I, Sitler M. Double blind clinical efficacy study of dexamethasone-lidocaine pulsed phonophoresis on perceived pain associated with symptomatic tendinitis. *J Athl Train* (Suppl.). 1996; 31:S-47.

Pineau J, Filliard J, Bocquet M. Ultrasound techniques applied to body fat measurement in male and female athletes. *J Athl Train.* 2009;44(2)142.

Popspisilova L, Rottova A. Ultrasonic effect on collagen synthesis and deposition in differently localised experimental granulomas. *Acta Chirurgica Plastica.* 1977;19:148–157.

Reid DC. Possible contraindications and precautions associated with ultrasound therapy. In: Mortimer A, Lee N, eds. *Proceedings of the International Symposium on Therapeutic Ultrasound.* Winnipeg: Canadian Physiotherapy Association; 1981.

Reynolds NL. Reliable ultrasound transmission (letter). *Phys Ther.* 1992;72(8):611.

Roberts M, Rutherford JH, Harris D. The effect of ultrasound on flexor tendon repairs in the rabbit. *Hand.* 1982;14:17.

Robinson S, Buono M. Effect of continuous-wave ultrasound on blood flow in skeletal muscle. *Phys Ther.* 1995;75(2):145–150.

Roche C, West J. A controlled trial investigating the effects of ultrasound on venous ulcers referred from general practitioners. *Physiotherapy.* 1984;70(12):475–477.

Rowe RJ, Gray IM. Ultrasound treatment of plantar warts. *Arch Phys Med Rehab.* 1965;46:273.

Rubley M, Touton T. Thermal ultrasound: it's more than power and time. *Athl Ther Today.* 2009;14(1):5.

Shambereer RC, Talbot TL, Tipton HW, et al. The effect of ultrasonic and thermal treatment of wounds. *Plast Reconstruct Surg.* 1981;68(6):880–870.

Sicard-Rosenbaum L, Lord D, Danoff J. Effects of continuous therapeutic ultrasound on growth and metastasis of subcutaneous murine tumors. *Phys Ther.* 1995;75(1):3–12.

Smith W, Winn F, Farette R. Comparative study using four modalities in shinsplint treatments. *J Orthop Sports Phys Ther.* 1986;8:77.

Sokoliu A. Destructive effect of ultrasound on ocular tissues. In: Reid JM, Sikov MR, eds. *Interaction of Ultrasound and Biological Tissues.* Washington, DC, DHEW Pub (FDA) 73–8008; 1972.

Soren A. Evaluation of ultrasound treatment in musculoskeletal disorders, *Physiotherapy.* 1965;61:214–217.

Soren A. Nature and biophysical effects of ultrasound. *J Occup Med.* 1965;7:375.

Stevenson JH. Functional, mechanical, and biochemical assessment of ultrasound therapy on tendon healing in chicken toe. *Plast Reconstruct Surg.* 1986;77:965.

Stewart HF, Abzug JL, Harris GF. Considerations in ultrasound therapy and equipment performance. *Phys Ther.* 1980;80(4):424–428.

Stewart HF. Survey of use and performance of ultrasonic therapy equipment in Pinelles County. *Phys Ther.* 1974;54:707.

Stoller DW, Markholf KL, Zager SA, Shoemaker SC. The effects of exercise ice and ultrasonography on torsional laxity of the knee joint. *Clin Orthop Rel Res.* 1983;174:172–150.

Stratford PW, Cevy DR, Gauldie S, et al. The evaluation of phonophoresis and friction massage as treatments for extensor carpi radialis tendinitis: a randomized controlled trial. *Physiother Can.* 1989;41:93.

Stratton SA, Heckmann. R, Francis RS. Therapeutic ultra-sound: its effect on the integrity of a nonpenetrating wound. *J Orthop Sports Phys Ther.* 1984;5:278.

Straub, S Johns L. ERA measurements of 1 cm² ultrasound transducers operating at 3.3 MHz. *J Athl Train.* 2007;42(Suppl.):S41.

Straub S, Johns L, Howard S. ERA measurements of 1 cm² ultrasound transducers operating at 3.3 MHz (abstract), *J Athl Train.* 2007;42(2):S-42.

Talaat AM, El-Dibany MM, El-Garf A. Physical therapy in the management of myofascial pain dysfunction syndrome. *Am Otol Rhinol Laryngol.* 1986;95:225.

Tashiro T, Sander T, Zinder S. Site of ultrasound application over the hamstrings during stretching does not enhance knee extension range of motion (abstract). *J Athl Train*(Suppl.). 2004;39(2):S-25.

Taylor E, Humphry R. Survey of therapeutic agent modality use. *Am J Occup Ther.* 1991;46(10):924–931.

Ter Haar C, Dyson M, Oakley EM. The use of ultrasound by physiotherapists in Britain, 1985. *Ultrasound Med Biol.* 1987;13:659.

Ter Haar G, Wyard SJ. Blood cell banding in ultrasonic standing waves: a physical analysis. *Ultrasound Med Biol.* 1978;4:111–123.

Ter Haar G. Basic physics of therapeutic ultrasound. *Physiotherapy.* 1978;64(4):100–103.

Tom J, Leonard J, Ingersoll C. Cutaneous vesiculations on anterior shin in 3 research subjects after a 1 Mhz, 1.5 W/cm2, continuous ultrasound treatment (abstract). *J Athl Train* (Suppl.). 2004;39(2):S-24–S-25.

Van Levieveld DW. Evaluation of ultrasonics and electrical stimulation in the treatment of sprained ankles: a controlled study. *Ugesrk-Laeger.* 1979;141(16):1077–1080.

Walker N, Denegar C, Preische J. Low-intensity pulsed ultrasound and pulsed electromagnetic field in the treatment of tibial fractures: a systematic review. *J Athl Train.* 2007;42(4):530.

Ward A, Robertson V. Comparison of heating of nonliving soft tissue produced by 45 kHz and 1 MHz frequency ultrasound machines. *J Orthop Sports Phys Ther.* 1996;23(4):258–266.

Warden S, Avin K, Beck E. Low-intensity pulsed ultrasound accelerates and a nonsteroidal anti-inflammatory drug delays knee ligament healing (abstract). *J Orthop Sports Phys Ther.* 2006;36(1):A6.

Warden S, Fuchs R, Kessler C. Ultrasound produced by a conventional therapeutic ultrasound unit accelerates fracture repair. *Phys Ther.* 2006;86(8):1118.

Warren CG, Koblanski IN, Sigelmann RA. Ultrasound coupling media: their relative transmissivity. *Arch Phys Med Rehab.* 1976;57:218.

Warren CG, Lehmann JF, Koblanski N. Heat and stretch procedures: an evaluation using rat tail tendon. *Arch Phys Med Rehab.* 1976;57:122.

Wells PE, Frampton V, Bowsher D, eds. *Pain: Management and Control in Physiotherapy.* London: Heinemann; 1988.

Wells PN. *Biomedical Ultrasonics.* London: Academic Press; 1977.

Williams AR, McHale I, Bowditch M. Effects of MHz ultrasound on electrical pain threshold perception in humans. *Ultrasound Med Biol.* 1987;13:249.

Williamson JB, George TK, Simpson DC, et al. Ultrasound in the treatment of ankle sprains. *Injury.* 1986;17:76–178.

Wilson AG, Jamieson S, Saunders R. The physical behaviour of ultrasound. *NZ J Physiotherapy.* 1984;12(1):30–31.

Wong R, Schumann B. A Survey of Therapeutic ultrasound use by physical therapists who are orthopaedic certified specialists. *Phys Ther.* 2007;87(8):986.

Wood RW, Loomis AL. The physical and biological effects of high frequency waves of great intensity. *Philosoph Mag.* 1927;4:417.

Wright ET, Haase KH. Keloid and ultrasound. *Arch Phys Med Rehab.* 1971;52:280.

Wyper DJ, McNiven DR, Donnelly TJ. Therapeutic ultra-sound and muscle blood flow. *Physiotherapy.* 1978;64:321.

Zaino A, Straub S, Johns L. Independent analysis of ERA at 1 and 3MHz across five manufacturers (abstract). *J Athl Train* (Suppl.). 2005;40(2): S-51.

Zankei HT. Effects of physical agents on motor conduction velocity of the ulnar nerve. *Arch Phys Med Rehab.* 1966;47:787–792.

词汇表

声微流（acoustic microstreaming）：超声波场中，在机械压力波作用下使流体沿细胞膜边界进行单向的运动。

振幅（amplitude）：压力单位（N/m²）下波传输路径中压力的变化。

衰减（attenuation）：超声波通过各种组织时由于折射和散射造成的能量强度降低。

空化（cavitation）：由于超声波引起的组织液体中压力变化而产生膨胀和压缩的充气气泡。

准直光束（collimated beam）：由大直径探头产生的聚焦且发散性较小的超声波能量束。

连续波超声波(continuous wave ultrasound)：在整个治疗过程中声波强度恒定，全程超声波产生着能量。

耦合剂(coupling medium)：用于降低空气-皮肤交界面的声阻抗，从而促进超声波能量通过的一种物质。

强度(intensity)：单位面积能量传输速率的一种单位。

纵波(longitudinal wave)：软组织中超声波能量传播的主要途径，其中分子沿着波的传播方向移动。

超声波药物导入疗法(phonophoresis)：利用超声波提高特定药物导入组织的一种技术。

功率(power)：超声波束的总能量，以 W(瓦特)表示。

脉冲超声波(pulsed ultrasound)：在不通电期间由于没有超声波能量产生，强度呈周期性中断。脉冲超声波输出的平均强度随时间减少。

稀疏区(rarefactions)：纵波中分子密度较低(即超声波能量少)的区域。

横波(transverse wave)：仅在骨骼中传播，分子在垂直于波移动的方向上移动。

实 验 操 作
超声波治疗

描述

超声波治疗是运动医学中用于提高组织温度、促进肌肉骨骼软组织修复、调节疼痛的一种物理因子治疗方式。可通过超声波将药物分子导入局部组织中。超声波是一种高频的、听不到的声波，可在体内产生热或非热生理效应。当超声波应用于生物组织中，可诱发细胞、组织和器官的显著反应。除热疗和电疗外，超声波是应用最广泛的物理因子治疗之一。

生理效应

热效应

升高组织温度

增加血流量

增加组织延展性

增加局部代谢

改变神经传导速度

非热效应

空化

流体运动

增加细胞膜通透性

声微流

刺激成纤维细胞活性

治疗效果

增加胶原组织的延展性

减少关节僵硬

减少肌肉痉挛

调节疼痛

增加血流量

减轻炎症反应

刺激组织再生

适应证

治疗师最初主要将超声波治疗用于劳损、扭伤、伴有相关疼痛症状的挫伤和肌肉痉挛等急性和慢性软组织功能障碍。超声波已成功应用于促进软组织和骨愈合中，也可使用超声波将特定药物经皮导入至炎症部位。

禁忌证

- 痛觉或温度觉受损区
- 循环受损区
- 儿童骨骺区
- 不可用于生殖器官
- 不可用于眼睛、心脏、脊髓或颈/星状神经节
- 不可用于骨水泥固定的关节假体
- 不可用于非恶性肿瘤区域

超声波治疗			
操作步骤		**评估**	
	1	2	3
1. 检查用品和设备			
选择合适的超声波设备(1MHz 或 3MHz)、毛巾和耦合凝胶			
2. 询问患者			
a. 确认患者身份			
b. 核实没有禁忌证			
c. 询问之前超声波治疗的情况,查阅以往的治疗记录			
3. 患者体位			
a. 把患者置于支撑良好、舒适的体位			
b. 暴露待治疗的部位			
c. 衣物遮挡保护患者隐私,可接触身体部位			
4. 检查待治疗的部位			
a. 检查感觉功能			
b. 检查循环状态			
c. 确认没有皮疹或开放性伤口			
d. 评估身体部位的功能(如活动度、力量、过敏性)			
5. 应用指示技术:选择连续或脉冲输出,并在打开设备电源前确认输出强度为 0			
a. 直接耦合			
ⅰ. 将耦合凝胶涂于治疗表面			
ⅱ. 根据治疗面积确定治疗时间(即 $16\text{in}^2/5\text{min}$)			
ⅲ. 保持探头与治疗表面的接触,以 $5\sim10\text{cm/s}$ 的速度以圆形或线性方向移动探头;观察气泡的形成			
ⅳ. 调整治疗强度:浅表组织 $0.5\sim1.0\text{W/cm}^2$,深层组织 $1.0\sim2.0\text{W/cm}^2$			
ⅴ. 治疗期间监测患者的反应;如果患者反映温热或疼痛,强度减少 10% 并继续治疗			
b. 水袋耦合			
ⅰ. 在气球或避孕套里装上温水或除气水			
ⅱ. 将耦合凝胶涂在水袋上			
ⅲ. 将耦合凝胶涂于治疗表面			
ⅳ. 将水袋覆盖治疗表面			
ⅴ. 根据治疗面积确定治疗时间(即 $16\text{in}^2/5\text{min}$)			
ⅵ. 保持探头与治疗表面的接触,以 $5\sim10\text{cm/s}$ 的速度以圆形或线性方向移动探头;观察气泡的形成			
ⅶ. 调整治疗强度:浅表组织 $0.5\sim1.0\text{W/cm}^2$,深层组织 $1.0\sim2.0\text{W/cm}^2$,根据需要增加强度			
ⅷ. 治疗期间监测患者的反应;如果患者反映温热或疼痛,强度降低 10% 并继续治疗			
c. 水下耦合			
ⅰ. 在不导电的塑料或陶瓷盆中注入足够深度的温水,以覆盖治疗表面			
ⅱ. 将身体部分浸入盆中			
ⅲ. 根据治疗面积确定治疗时间(即 $16\text{in}^2/5\text{min}$)			

超声波治疗（续）			
操作步骤		评估	
	1	2	3
ⅳ. 保持探头与治疗表面平行，距离 0.5~3cm，以 5~10cm/s 的速度以圆形或线性方向移动探头；观察探头上气泡形成情况，并擦拭干净			
ⅴ. 调整治疗强度：浅表组织 0.5~1.0W/cm^2，深层组织 1.0~2.0W/cm^2，根据需要增加强度			
ⅵ. 治疗期间监测患者的反应；如果患者反映温热或疼痛，强度降低 10% 并继续治疗			
d. 超声波药物导入疗法			
ⅰ. 用酒精或肥皂、水清洁治疗表面			
ⅱ. 用甘油乳膏、油或其他药物代替耦合凝胶			
ⅲ. 根据治疗面积确定治疗时间（即 16in^2/5min）			
ⅳ. 保持探头与处理表面的接触，以 5~10cm/s 的速度以圆形或线性方向移动探头；观察气泡的形成			
ⅴ. 调整治疗强度：浅表组织 0.5~1.0W/cm^2，深层组织 1.0~2.0 W/cm^2。根据需要降低强度			
ⅵ. 治疗期间监测患者的反应；如果患者反映温热或疼痛，强度降低 10% 并继续治疗			
6. 治疗结束			
a. 移除探头前，超声波设备主机归零			
b. 清除探头上残余的凝胶或药物			
c. 清除治疗表面残余的凝胶或药物			
d. 查看治疗区域			
e. 取下遮挡物，让患者穿好衣服			
7. 评估治疗效果			
a. 询问患者治疗部位的感受			
b. 记录治疗参数			
8. 指导患者进行功能锻炼			
9. 清洗后将设备归位			

（罗庆禄　袁丽 译，廖麟荣 审）

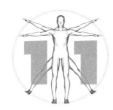

体外冲击波疗法

Charles A. Thigpen

第 11 章

目标

完成本章学习后,学生应能够:

➤ 描述体外冲击波的力学特性。
➤ 了解体外冲击波疗法可产生治疗效果的肌肉骨骼病理改变。
➤ 能够描述体外冲击波对骨和肌腱的细胞效应。
➤ 能够阐述治疗效应为何对组织产生益处。

体外冲击波疗法的历史

在过去 20 年中,治疗性冲击波首先应用于各种骨科疾病。在美国,体外冲击波疗法(extracorporeal shockwave therapy, ESWT)用于包括肱骨外上髁炎、足底筋膜炎、肩袖、髌腱及跟腱病变的治疗[33](图 11-1)。

这种治疗方法对于难治型慢性肌腱病患者尤为有效。人们逐渐发现,事实上并不存在所谓的"慢性炎症",为了促进患者的愈合并改善症状,肌腱细胞的再生不可或缺[1]。ESWT 的生物学效应表现在其能刺激生长因子和干细胞,促使其产生新的胶原[2,3,57]。ESWT 对于治疗如假关节形成、骨不连和全关节修整术等其他肌肉骨骼组织疾病所导致的疼痛效果显著。近期的研究表明,在治疗慢性肌腱疾病上,ESWT 相比安慰剂注射效果更好,并且能通过联合离心运动来强化所获得的效果[4]。在本章中,笔者将会阐述冲击波治疗中的相关术语和原则,讨论其可能的生物学效应,并回顾当下冲击波治疗在肌肉骨骼疾病中的运用。章末还将展示一份基于循证的 ESWT 临床使用指南。

未来 ESWT 还将更多地运用在治疗一些以前被认为是慢性肌腱炎症的疾病上。在开始正篇前,

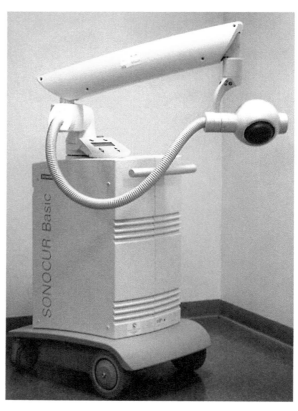

图 11-1　Sonocur 是一种体外冲击波治疗设备

我们首先需要简单地讨论以下话题。在过去,物理治疗师、运动防护师以及生理学家认为,肌腱组织炎迁延不愈是因为组织的愈合过程被"阻断"在炎症反应阶段。然而,人们逐渐发现,炎症反应并不是这个问题的关键。对于那些临床上被认为存在慢性肌腱炎或筋膜炎的患者(譬如持续时间超过至少 6 个月,且经过非甾体抗炎药和糖皮质激素注射等保守治疗无效的患者),往往能从 ESWT 中获得良好疗效。这一现象提示,对于这类无法从糖皮质激素和其他保守治疗中获益的患者,他们的病程中可能并没有炎症反应参与[54-56]。目前的治疗建议包括一段时间的休息,随后增加较强的离心收缩训练以刺激肌腱组织的重建[1-3,5-9]。由于 ESWT 具有缓解疼痛与促进组织重建的生物学效应,从而成为康复训练的理想补充方法。本章中将会阐述冲击波治疗的相关专业术语与原则,讨论其潜在的生物学效应,并回顾当下冲击波治疗在肌肉骨骼疾病中的运用。本章最后还将展示一份基于循证的 ESWT 临床使用指南。

体外冲击波的物理特性

要理解冲击波机械能所带来的潜在生物学特性,需首先理解其物理学特性。冲击波是指具有下列参数特征的声波脉冲:有一个较高的峰值压强(有时甚至能达到 100MPa,不过大多数时候在 50~80MPa 范围内),压强攀升时间极短(通常少于 10 纳秒),频谱较宽(16~20Hz)[10,11](图 11-2)。

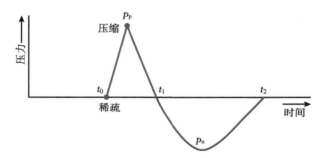

图 11-2 冲击波在生物组织体内产生的正压与负压二维图像。p_p,最大正压强(MPa);p_n,最大负压强(MPa);t_0,冲击波产生时刻;t_1,稀疏部开始时刻并使得负压部分启动空化效应;t_2,一个冲击波循环结束时

这些特性与超声波相反,超声波的峰值压强要低得多,但频率较高(1~3MHz)。此外,超声波的波速往往在 1 400~1 600m/s 间,而冲击波的波速则在 350~1 000m/s 间。冲击波的峰值压强高是其速度和频率特性共同作用的结果。这些微小波在以较高的速度通过介质时,其压力差异实际上产生了可控性爆破。基于所穿过组织的物理特性不同,爆破后的能量随后在介质中发散或反射。

在冲击波的作用下,由于细胞周围的压强会骤然增加,使得冲击波带来的压力扰动沿三维方向传播,这种效应与冲击波的最大压强有关。这种骤然增加的细胞压力会在介质内形成牵拉和扩张的力,并进一步在细胞膜内产生牵拉、挤压和剪切应力。这些应力通常沿着冲击波传导的方向传递,但细胞边界所带来的阻抗和抑制使其在组织内反射和折射,并进一步导致冲击波的形变和衰减。细胞内压力的剧烈变化引发了细胞内的空化作用,而随之而来的空泡破裂产生了水流喷射,进而在细胞层面产生组织损伤[12]。

冲击波的阻抗和降低与超声波类似。冲击波在空气中的衰减比在水中要强 1 000 倍,这是因为其衰减是由波速和传导介质的密度决定的。冲击波一般在水介质中产生,由于人体组成与水较为接近,在应用冲击波治疗时,需使用水基耦合剂(图 11-3)。

因此,在组织交界面发生的衰减和陡化是能量衰减的主要部分。这种相比于超声波而言更高的传递效率使得其发出能量更容易控制,并集中作用在生物组织上。在这种可控范围内,即使是相同的能量,但由于治疗局部结构构成不同,生物组织的反应也将有所不同。值得注意的是,这些组织结构上的不同,在

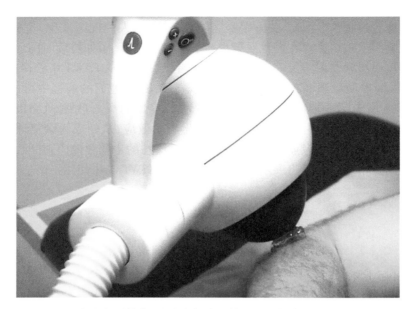

图 11-3 患者取舒适体位,在治疗部位涂抹足量的耦合凝胶。通过确保探头和耦合凝胶的接触(这与超声波疗法的使用方法类似)来减小冲击波的衰减。图中所示为肱骨外上髁炎的治疗

应用冲击波治疗时有重要意义[10,13,14]。

冲击波的形成

在美国,冲击波由三种不同产生形式,包括电动液压式、电磁式以及压电式。这些方法都是将电能转化为机械性的冲击波。目前,美国食品药品监督管理局(FDA)正在研究电动液压式与电磁式这两种技术。每种方式产生的冲击波量和能量穿透深度均不相同[13](图 11-4)。

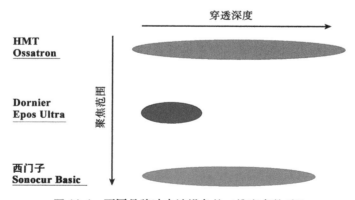

图 11-4 不同品牌冲击波设备的二维度参数对比

电动液压式冲击波设备产生的电火花在水中快速放电,使周围水蒸发产生填满了水蒸气的气泡。气泡产生声波,之后爆破,产生另一个负波冲击波。扩大的冲击波从椭圆面反射,重新聚集在焦点处。电动液压式冲击波设备的特点是聚焦区域能量高,聚焦处轴半径相对较大[13]。

电磁式设备则使用了一种金属膜和反向的电磁感应线圈。当在感应线圈上通电时,会产生强大的磁场,这种变化的磁场会将金属膜推离并挤压周围的液体介质,从而产生冲击波。电磁式冲击波会通过一个透镜,聚焦到靶组织上。电磁式设备常用于产生低能量冲击波[10,11]。

在压电式冲击波设备中,在一个球壳的内部安装了多个压电晶片,当设备运行时,这些晶片将会通电。

随后晶片会扩张和牵拉,产生冲击波。由于这些晶片是被安装在一个球壳内的,所产生的冲击波聚焦程度非常高。这使得其在固定的焦点范围时拥有着较高的能流密度[13]。

临床决策练习 11-1

临床人员如何调整参数使声波能够传递至更深处组织?

冲击波的物理参数

　　描述冲击波性质的物理参数包括:聚焦范围、压力场、总声能、能量流以及能流密度。目前尚不明确其中的哪个参数对治疗效果的影响最大。但值得肯定的是,压力场的分布、能流密度以及总声能都是非常重要的[13]。调整聚焦范围是为了保证靶组织接受有效治疗。这类似于在使用超声波前选择恰当的频率以达到目标深度。这种被称为"临床焦点(clinical focusing)"的控制通常通过患者的反馈来进行调节。此外,也有研究使用超声和荧光成像法来定位治疗区域[10]。ESWT 是否能起效,很大程度上取决于冲击波的能量能否精确地聚焦在肌腱/筋膜发生病理变化的部位。研究发现,使用图像成像来选择治疗区域的准确性不如通过疼痛来进行指导的"临床焦点"准确性高[10,26,38,40,49]。只有通过患者反馈引导临床焦点,才能精准有效地定位治疗部位。因为无法通过这些设备"看到"疼痛,因此 X 线、荧光成像法以及超声在精准定位上效果有限。压力场则通过最大脉冲能量(MPa)来衡量。压力场在聚焦范围内变动,在焦点处最大(表 11-1)。

表 11-1　不同的冲击波设备物理参数比较

参数	HMT Ossatron	Dornier Epos Ultra	西门子 Sonocur Basic
正峰压/MPa	40.6～71.9	7.3～80.4	5.5～25.6
聚焦范围/mm(从最低到最高能量水平的最大范围)	6.6×6.8×67.6	7.7×7.7×20.0	6.0×6.0×58
正向能流密度/mJ·mm^{-2}	0.09～0.34	0.03～0.98	0.016～0.22
总能流密度/mJ·mm^{-2}	0.12～0.40	0.13～1.70	0.04～0.56

　　声能最强的位置位于压力场内部。通常用三轴方向上的聚焦区域来进行描述焦点。通过压力-时间曲线,可计算聚焦范围内的声能。能流密度呈现了通过每单位面积的声波脉冲能量,其单位为 mJ/mm^2。能流密度通常与生物组织耐受阈值的计算有关[10,13]。何种能流密度能达到最佳治疗效果现在尚不得而知,但 Rompe 等人[80]曾将能流密度分为低($<0.08mJ/mm^2$)、中($0.08～0.28mJ/mm^2$)以及高($>0.28mJ/mm^2$)3 个等级。这种分级基于肌腱对于冲击波治疗的反应程度而定。目前,其对冲击波在骨与肌腱组织的应用上有着极佳的指导意义。最大脉冲能量是从压强角度来确定的,其对研究冲击波在组织内产生的最大压强十分重要。压力场的分布即集中在聚焦区域内的能量流。当从冲击波的超声波特性来考虑时,若峰值压强只有原始值的 1/2,其聚焦范围将会扩展成极大的范围。当进行特定组织的治疗时,必须将这些被扩大的聚焦范围内产生的生物学效应考虑在内。总声能是指一次冲击内的总能量,通常以能量/脉冲来定义。人们往往认为,总声能是冲击波治疗效果里最重要的物理参数。ESWT 治疗的成功与否取决于是否能够在特定时间内向特定区域输送足够的冲击波能量[2,3,12]。传导进入组织的能量,不论是密度还是总量,都应该达到足够的值以引起结构和生理学上的变化,从而达到缓解症状(疼痛)和加速恢复(以生成新的血管组织为标志)的目的。这些效果可能由冲击波的直接作用和空化效应共同决定。冲击波能量必须在一个相对较短的时间段内传导至组织内以起效。冲击波治疗的成功与否,应当在最后一次冲击波治

疗结束后的特定时间点及时进行评估,这使冲击波的效果在临床上能通过症状的变化来评定。动物研究指出,接受再次评估的时间应不少于12周[3]。治疗时考虑到冲击波的潜在生物学效应,有助于选择声能水平最为合适的冲击波治疗[10,11,14]。

生物学效应

应同时考虑冲击波在生物组织上产生的直接和间接应力作用。冲击波在生物组织内传播的方向决定了所产生的是牵拉应力还是剪切应力。冲击波产生的牵拉应力强于水的牵拉应力,从而产生了空泡(空化作用)。空泡体积随其直径变化而变化。空泡是否破裂取决于液体的黏性和冲击波的压强,液体黏性越大,气泡的变化程度越小,压强也越小。空泡破裂时,会产生微观下的高能水流冲击,这种间接效应则可导致组织温度升高和细胞损伤。据报道,空化和喷射水流的影响在很大程度上取决于组织的含水量和应用冲击波的时间间隔;然而,目前尚无关于恰当的含水量或时间间隔的建议[15]。反射冲击波产生的微型射流往往发生在组织边界区域,预计该处为生物效应最强的位置[13]。

骨

冲击波对骨的影响主要发生在皮质骨和松质骨的交界面。声流会引起空化并增加细胞的通透性,从而促进血管分布的增加和骨的再生。更具体地说,基质细胞的增加似乎对成骨过程有所帮助[3]。此外,骨祖细胞的增加伴随着生长因子的增加,局部新血管形成和蛋白质合成的增加,这表明冲击波可以改善组织环境以促进愈合过程[3,6-9]。然而,Rompe等人[80]和Wang等人[3]的结果表明,冲击波可能会造成过多损伤,治疗作用所产生的细胞活动并不能抵消这种损伤。这与常规所认为的对于没有正确愈合的骨组织而言,造成一定程度的损伤可以增加血管和骨再生的思路相冲突。为了防止高能量冲击波的短时效应对细胞造成的损害,有研究者建议在进行治疗时,应使用少于2 000个脉冲来安全地刺激骨重建[6]。在治疗骨不连和假关节的文献中,已经报道了高能量冲击波设备的使用[10]。有研究者提出,使用高能冲击波设备($>0.28mJ/mm^2$)所导致的骨细胞损伤和生长板发育不良,可能会延缓骨折的愈合并造成生物力学上的不稳定[2]。在Durst等人[16]病例记录中,报告了ESWT的不良反应。文中指出,患者在接受钙化性肌腱炎治疗3年后,通过MRI和X线证实了肱骨头坏死的发生。在一个月内3次治疗的剂量为12~13kV的1 600~1 700个脉冲。由于使用了非标准值,尚不清楚该能量应归属于高、中、低能量等级中的哪一级。此外,大多数研究中所使用的是专门为骨科设计的冲击波设备,而不是压电晶体式冲击波设备。在进行研究间对比时发现,并未提供足够与设备相关的细节。然而,根据泌尿系统疾病病例的文献报道指出,骨坏死可能是一种并发症[10,11]。

肌腱

冲击波作用在肌腱上所产生的生物效应机制与骨骼相同。直接机械应力可在肌腱的细胞基质内产生牵拉和剪切的应力,由此产生的空化作用和间接微喷射流在肌腱与骨的交界面处将造成最大损伤[13]。Rompe等人[80]提出,超过$0.28mJ/mm^2$的剂量将损害肌腱复合体,甚至使其断裂(表11-2)。

表 11-2　冲击波的剂量相关反应²

能量水平	肌腱反应	建议分类
$0.08J/mm^2$	无明显效果	低
$0.28J/mm^2$	发生的暂时性肿胀	中
$0.60J/mm^2$	肌腱组织的炎症和直径增加	高*

注:* 在肌腱治疗中不建议使用超过 $0.28J/mm^2$ 的能量

已证明<0.28mJ/mm^2 的剂量可刺激生长因子的释放并促进干细胞向 I 型胶原细胞的分化[2]。尚无文献提到关于治疗肌腱复合体相关的并发症。这些结果表明,ESWT 是安全的,表现出与胶原再生相关的机制,该机制应该能促进愈合。

临床应用

剂量与麻醉参数

ESWT 使用时的基本临床参数设置是达到理想的临床效果的关键。虽然 ESWT 会引起疼痛反应,但研究表明,在治疗时使用局部麻醉会对 ESWT 效果产生不利影响[57]。这种反应的潜在机制尚不明确,但不建议在局部麻醉情况下使用 ESWT。

为患者提供足够的治疗剂量以刺激产生所需的生物效应也很重要。ESWT 最佳治疗效果取决于治疗频率及每次治疗的脉冲数和电能流密度(electro flux density, EFD)而定。目前看来,应每隔 1 周进行 3 次治疗,每次使用 2 000 次脉冲,无须使用局部麻醉,使用可耐受的最高 EFD[59]。

骨折愈合

有报道指出,ESWT 在治疗骨不连[17-19]、假关节[20,21]、胫骨骨折[22,23]、股骨头坏死[24]和全髋关节翻修[25]的方面有效。通过前述的生物学机制,医务人员为患者施加高剂量体外冲击波以刺激骨重建,其治疗骨不连和假关节的成功率为 62%~83%[11]。对于骨折、股骨头坏死和全髋关节翻修有效性的文献报道有限。据报道,当传统治疗无效时,应用冲击波能成功治疗上述疾病,但目前尚不清楚是否应将冲击波疗法视为初始治疗的一部分。Kuderna 和 Schaden[17]认为,对于胫骨骨不连,与传统的外科手术干预相比,高能量体外冲击波治疗费用降低了 4~5 倍,平均恢复时间减少了 2 个月。

下肢肌腱病

新证据表明,ESWT 对髌腱、跟腱疾病和足底疾病在内的各种下肢肌腱病有效,在过去 5 年中,关于下肢疾病,尤其是髌腱和跟腱疾病的文献报道有所增加[60-70]。

这一新出现的证据表明,不论有没有 Haglunds 畸形,相比较离心抗阻训练,ESWT 对止点性跟腱病变更有效,短期内对于中段跟腱病变与抗阻离心训练同等有效。此外,ESWT 联合离心抗阻训练治疗跟腱中段病变,由于疼痛反应使病变肌腱负荷增加,因而相比单纯的抗阻离心训练有着更好的效果[4,60,61,69,71]。对于中段跟腱病变,ESWT 和抗阻离心训练结合时出现的疼痛反应,提高了其对于负荷的快速应变能力,比单纯的抗阻离心训练有着更好的效果[4,60,61,69,71]。

ESWT 对髌腱病变的运动员也有相似的结果,尤其是对最初保守治疗无效的膝关节疼痛运动员[63-68]。鉴于 ESWT 已被证明是安全的且副作用是最小的,在治疗活动性肌腱病变遇到困难,特别是当其他非手术治疗无效时,可考虑为这些患者进行 ESWT。

足底筋膜炎

与跟腱和髌腱病相同,ESWT 已应用于治疗足底筋膜炎(图 11-5)。

美国食品药品监督管理局(FDA)已经批准低能量冲击波在美国的使用[6]。治疗成功率为 56%~75%,决定因素包括患者所使用的脉冲数、治疗组织的准确性和先前接受的治疗次数[10]。在这些研究中,似乎没有一个模型能够预测成功的结局。同样,最近的前瞻性队列也不能识别能够预测积极结果的任何因素。然而,他们确实发现年龄、糖尿病、消极情绪都能对治疗产生负面影响,这些因素可能是临床人员必须考虑的重要因素。

一些随机对照试验验证了冲击波可用来治疗足底筋膜炎的可行性[26-28,30]。Boddeker 等人[31]在对文献进行的生物统计学评论中认为,冲击波疗法的有效性尚待明确,既不能证实其效果,也不能否定其作用。

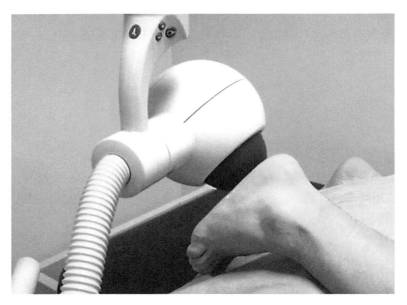

图 11-5 患者足底筋膜炎治疗的体位

由于有 21 项研究不符合生物医学审查指南的所有标准,Buchbinder 等人[26]的一项随机对照试验结果也表明,与安慰剂超声治疗相比,使用冲击波治疗后的第 6 周和第 12 周,患者的疼痛、功能活动和生活质量并未发生改变,因此这些证据并不支持冲击波治疗的效果。这些作者得出的结论与支持使用冲击波治疗足底筋膜炎的研究者所得出的结论相反[27-30]。导致作者结论差异的原因可能包括:患者纳入方法、冲击波聚焦以及对足底筋膜炎的定义。将患者随机分配到仅诊断为足底筋膜炎治疗组的研究并未反映该设备的实际临床应用。选择具有明确足跟疼的患者似乎比那些被诊断患有"足底筋膜炎"患者的治疗反应更好。此外,选择待治疗区域的方法可能会影响这些结果。使用"临床表现"来治疗最疼痛区域与使用放射学指导来应用冲击波治疗相比,所获得的结果不同。经审查的文献似乎更支持选择"临床表现"来决定是否选择冲击波治疗。这表明,减轻疼痛是冲击波治疗的主要作用。不同文献对足底筋膜炎的定义不同,或根本没有明确定义,这意味着进行不同研究结果间比较的信度有限。

冲击波治疗的成功是基于治疗前与治疗后 6~12 个月疼痛是否有改善来决定,其他几项临床试验表明,患有足底筋膜炎超过 6 个的月患者预后有所改善[30,32-35]。在 3 个月时报告的优良结果为 70.7%,在 12 个月时则报告为 77.2%[29]。这表明,并非所有足底筋膜炎患者都适合 ESWT 治疗。作为证据,ESWT 改善的病例中,大多是慢性且棘手的患者[62-68]。

案例分析 11-1
体外冲击波治疗(ESWT)

背景:22 岁,男性,双侧足跟疼痛 6 个月(右侧>左侧)。患者表示,在机械厂工作期间穿安全鞋,每天在混凝土地上站立 8 小时或更长时间,大约 2 周后,出现双侧足跟疼痛,呈持续性钝痛,于当地药店自行购买鞋垫和消炎药缓解疼痛,某天早上起床时患者感双侧足跟和足尖剧烈疼痛,呈锐性刺痛,此后患者于家庭医生处治疗,目前患者服用高剂量 NSAID,并转诊接受进一步保守治疗。体格检查显示,高弓足,小腿三头肌-跟腱复合体紧张,踝关节被动活动受限(0°),双侧足底及足跟压痛明显。

初步诊断印象:慢性双侧足底筋膜炎(右侧>左侧)。

治疗计划:建议患者继续药物治疗;在工作时穿戴凝胶足跟垫,工作时间减少为 4h/d;接受中等强度(0.28J/mm²)的冲击波治疗,每周进行至少 1 次;进行小腿三头肌-跟腱复合体的低强度持续牵拉运动;使用持续冷疗来控制随治疗发生的暂时性局部软组织肿胀。

治疗反应:6 周内患者右脚症状减轻(VAS 疼痛由 7/10 减少至 2/10)。在对右足进行成功干预后,治疗师也对左足进行了一系列治疗,获得相似效果。患者能够在没有限制的情况下恢复全职工作。

案例分析 11-1(续)
体外冲击波治疗（ESWT）

问题讨论

- 哪些组织受伤/受影响？
- 出现了什么症状？
- 患者表现为损伤愈合的哪一阶段？
- 物理因子治疗的生物生理效应（直接/间接/深度/组织亲和力）是什么？
- 物理因子治疗的适应证/禁忌证是什么？
- 在本案例分析中，物理因子治疗的应用/剂量/持续时间/频率的参数是什么？

- 针对这种损伤或疾病可以使用什么其他物理因子治疗？为什么？怎么用？
- Tinel 征阳性的重要意义是什么？蹈管加压会重现这些症状吗？
- 为什么患者在每天所迈出的第一步出现尖锐刺痛，而长时间站立时会出现钝痛？
- 患者的症状还有其他潜在的来源吗？

　　康复专业人员应用物理因子治疗创造最佳的组织修复环境，同时尽量减轻与创伤或疾病相关的症状。

临床决策练习 11-2

临床人员正在为患有足底筋膜炎的 50 岁马拉松运动员患者使用 ESWT。哪些迹象表明这名患者适合 ESWT？哪些因素提示其不适合 ESWT 使用治疗？

肱骨内侧—外侧髁病变

　　使用低能量体外冲击波治疗肱骨外上髁炎已获得 FDA 批准（见图 11-3）。冲击波治疗肘部肌腱炎的成功率表明其对于肱骨外上髁炎有益处（47%～81%），但对于少数的肱骨内上髁炎患者效果不理想[10]。可使用疼痛缓解程度和功能评估作为衡量冲击波治疗效果的临床指标——所有的研究回顾报告显示，与传统治疗相比，体外冲击波治疗组的疼痛与功能都有显著改善[36-40]。然而，一项针对足底筋膜炎 ESWT 治疗的系统评价和 meta 分析表明，ESWT 在改善肘外侧疼痛和功能方面很少或几乎没有效果。值得注意的是，不同结论的产生可能在于入选标准间的差异。与足底筋膜炎相似，研究表明，慢性的肘外侧疼痛，尤其是对其他保守治疗无效的患者，最适合接受 ESWT 治疗[4,41-44,72]。即便如此，低能量体外冲击波疗法也是一种治疗肱骨外上髁炎的可选方法。在得出关于肱骨内上髁炎的治疗或一般的肌腱病治疗任何的相关结论前，还应进行更多研究来证实。

临床决策练习 11-3

一名工业生产线工人有 9 个月肘外侧疼痛史，MRI 表明在桡侧腕伸短肌止点处存在区域清晰的肌腱病变，但没有撕裂。临床人员正在确定 ESWT 是否是其最佳的治疗方法。临床人员应选择哪种类型的 ESWT，并且应如何确定剂量参数？

肩袖肌腱病

　　体外冲击波用于治疗肩部钙化性肌腱炎的方法已在欧洲和加拿大广泛应用，文献报道了积极的治疗效果[45-50]。使用疼痛、功能和钙化沉积物的大小作为结果指标时，治疗成功率为 60%～85%。当使用超声波或荧光透视检查时发现，冲击波使得钙化改善了 80% 以上[45]。Rompe 等[49]采用体外冲击波治疗非钙化肩袖肌腱病变，结果表明，虽然有改善，但效果并不优于安慰剂。现已经证明，肩袖肌腱病变和钙化性肌腱病变对 ESWT 的反应增强了监督下的康复训练的效果[66,73]。应注意的是，钙化性肌腱炎后的康复可能由于肌腱有较高的断裂风险而推迟——这取决于钙沉积物的大小和再吸收的程度。Haake 等[48]报道了比较手术干预和类似肩腱病使用 ESWT 时的相似结果。然而，对于那些接受 ESWT 治疗的患者，研究中提到，治疗总费用减少了 93%。大部分（65%）花费差异归因于无法正常工作带来的损失。近期的研究表明，体外冲击波用于治疗钙化性肌腱炎的效果很好，但仍有 1/2 患者未能达到满意的结果，乃至需要手术切除。此外,许多患者觉得手术很痛苦[51-53]。类似于足底筋膜炎治疗结果的差异,这些研究结果根据患者选择标准、ESWT 的使用和随机方法相关。总的来说,文献表明,使用冲击波疗法治疗肩袖肌腱病变和钙化性肌腱炎是有效的,若能通过影像学技术明确病变位置,则能提高治疗效果,并最终可有效地避免通过手术切除钙化病变。

临床决策练习 11-4

临床人员正在考虑将 ESWT 用于慢性肩痛的患者中。在考虑 ESWT 时,应为患者提供哪些有关 ESWT 治疗相关风险和效果的信息? 应采取哪些措施来增加积极结果的可能性?

体外冲击波疗法临床应用效果的最新最佳循证依据

以下直接引用自 Cochrane 系统评价数据库和 PubMed 中最新系统评价和荟萃分析,重点关注 ESWT 作为治疗技术的有效性。

- "ESWT 是肌腱和其他肌肉骨骼系统病理变化的一种有效且安全的无创治疗选择。ESWT 的最佳治疗方案是每周间隔 3 次治疗,每次治疗 2 000 次,最高的患者能够耐受的能流密度。在治疗结果方面,没有科学证据支持聚焦式体外冲击波治疗的效果"[4]。

- "体外冲击波治疗是一种有效的干预措施,特别是当其他非手术治疗失败时应考虑将其用于大转子疼痛综合征、髌腱病和跟腱病"[69]。

- "总体而言,我们的综述提供了可信的关于低能量体外冲击波治疗慢性止点和非止点性跟腱病治疗有效性的证据"[70]。

- "综述表明,只有高能量体外冲击波治疗才能有效治疗钙化性 RC-肌腱病。没有证据支持 ESWT 治疗非钙化性 RC 腱病的有效性"[73]。

- "高能量体外冲击波治疗是短期到中期研究最彻底的微创治疗方案,已证明是一种安全有效的治疗方法"[74]。

- "与对照组相比,体外冲击波治疗对治疗内侧胫骨应力综合征有效"[75]。

- "从这里提供的数据可以清楚地看到,在许多软组织肌肉骨骼疾病中,有证据表明体外冲击波治疗的有效性。同时,有证据表明,聚焦的体外冲击波治疗对足底筋膜炎和钙化性肌腱炎的治疗也有效,在聚焦的体外冲击波治疗中可以看到这种情况。该治疗似乎是剂量依赖性的,在更高剂量方案下能看到更大的成功。小剂量的聚焦体外冲击波的效果在治疗非钙化肩袖疾病仅有低水平的证据,而在治疗肱骨外上髁炎上证据不一致"[76]。

- "体外冲击波治疗对非顽固性跟腱止点病变患者有效。其他研究组的评估,将大大加强目前体外冲击波治疗的积极地位"[77]。

- "低强度体外冲击波治疗的效果值得认可。这种治疗的短期疼痛缓解和功能结果是令人满意的。然而,由于缺乏长期随访,其长期疗效仍然未知"[78]。

- "Meta 分析支持 ESWT 对慢性近端足底筋膜炎的治疗具有临床疗效。高能量冲击波脉冲更有效,可以更快地治疗患者,减少治疗次数(通常只需 1 次),且适用的患者群体比低能量脉冲冲击波更多"[79]。

总结

1. 研究表明体外冲击波疗法有中等到优异的治疗效果。然而,在脉冲数量、治疗次数、能量水平和应用技术等方面的不一致,限制这些研究间的比较。

2. ESWT 能够改善存在慢性、恢复状况较差肌肉骨骼问题组织的情况。

3. 与任何其他治疗相同,对患者的选择至关重要。长期存在且对其他治疗没有反应的软组织疾病,最适合 ESWT 治疗。此外,需制定以实证为基础的标准来指导治疗。

4. 目前证据表明,疼痛的位置、超过 3 个月治疗时间后进展不佳且初始治疗时显著的疼痛减轻,这 3 个征象可用于指导治疗。

5. 非侵入性、无不良副作用、降低可能花费及较好的治疗效果都支持使用 ESWT 用于慢性肌腱病和骨不连的治疗。

复习题

1. 列举并定义体外冲击波的五大力学特征。
2. 冲击波如何刺激组织愈合?
3. 描述可能从 ESWT 中获益的病变。
4. 列举选择适合 ESWT 患者的 3 个标准。
5. 治疗肌腱病的建议剂量参数是什么?
6. 描述在评估和应用 ESWT 证据时的 4 个标准。

自测题

是非题

1. 在评估治疗效果时,最重要的参数是 ESWT 设备的能流密度。
2. ESWT 被认为主要通过直接拉伸和剪切力分解细胞膜来促进肌腱愈合。
3. 已证明 ESWT 是治疗肩袖肌腱病变的有效方法。

选择题

4. 当考虑 ESWT 对生物组织的影响时,我们首先应该知道的是
   A. 聚焦范围
   B. 压力场
   C. 总声能
   D. 能流密度

5. 在为肌腱选择合适的 ESWT 强度时,剂量不应超过
   A. 0.04J/mm^2
   B. 0.28J/mm^2
   C. 0.60J/mm^2
   D. 1.2J/mm^2

6. 以下除了哪项外,都是促进骨愈合的机制
   A. 新生血管
   B. 细胞渗透性
   C. 层状细胞
   D. 炎症

7. _____能量 ESWT 不超过_____脉冲被认为刺激骨骼生长而不会影响潜在愈合
   A. 高,1 000
   B. 低,2 000
   C. 高,2 000
   D. 低,1 000

8. 在之前 9 个月的保守治疗失败后,ESWT 最可能对以下哪些患者有效?
   A. 摔倒并挫伤了肩袖肌肉的 50 岁男性
   B. 肘外侧疼痛的 50 岁女性

    C. 股骨颈骨折后骨不连的 24 岁男性

    D. 足底筋膜炎的 24 岁女性

9. 除以下哪项外,ESWT 治疗的临床益处均属实?

    A. 降低照护成本

    B. 类固醇注射的理想辅助

    C. 减轻疼痛

    D. 改善组织愈合

10. 一名 45 岁男性因肘关节外侧疼痛接受治疗,前 6 次就诊时疼痛缓解。他在 8 周内就诊 9 次,主诉疼痛又反复。此时,你应该:

    A. 研究表明,肌腱需要 12 周或更长时间才能开始愈合,他不应该担心。

    B. 由于疼痛并无好转,他应该下周寻求外科医生帮助。

    C. 疼痛增加是炎症的征兆,此时肌腱正在愈合。

    D. 研究表明,肌腱需要 20 周或更长时间才能开始愈合,他不应该担心。

临床决策练习解析

11-1

声波的深度由声波的频率决定。应调整设备降低频率,以作用在更深组织。

11-2

有证据表明,低强度 ESWT 对治疗肘外侧肌腱病有效,70% 或更多的患者在 4~6 周内有积极反应。

11-3

首先,通过影像学检查来确认足底筋膜炎的明确诊断。此外,还包括症状超过 6 个月、其他保守治疗失败。若患者报告有糖尿病史或心理问题。

11-4

除了在治疗期间和治疗后可能出现疼痛外,几乎没有风险。文献表明,成功的可能性为 60%,损伤缩小,与手术相比成本降低。已证实使用透视和超声等影像学手段能改善钙化性肌腱炎的 ESWT 治疗效果。

参考文献

1. Almekinders LC. and Temple JD. Etiology, diagnosis, and treatment of tendonitis: an analysis of the literature. *Med Sci Sports Exercise*. 1998;30:1183–1190.

2. Leone L, S. Raffa M. Extracorporeal Shock Wave Treatment (ESWT) enhances the in vitro-induced differentiation of human tendon-derived stem/progenitor cells (hTSPCs). *Oncotarget*. 2016;7(6):6410–6423.

3. Wang FS, Yang RF, Chen RF, Wang CJ, and Sheen-Chen SM. Extracorporeal shock wave promotes growth and differentiation of bone-marrow stromal cells towards osteoprogenitors associated with induciton of TGF-B1. *J Bone Joint Surg (Br)*. 2002;84:457–461.

4. Schmitz C, Csaszar N. Efficacy and safety of extracorporeal shock wave therapy for orthopedic conditions: a systematic review on studies listed in the PEDro database. *Br Med Bull*. 2015;116:115–138.

5. Hsu RW-W, Hsu W-H, Tai C-L, and Lee K-F. Effect of shock-wave therapy on patellar tendinopathy in a rabbit model. *J Orthopaed Res*. 2004;22:221–227.

6. Kusnierczak D, Brocai DRC, Vettel U, and Loew M. The influence of extracorporeal shock-wave application on the biological behaviour of bone cells in vitro. 2000 *3rd International Congress of the ESMST*. Naples, Italy.

7. Wang C-J, Wang FS, Yang KD, et al. Shock wave therapy induces neovascularization at the tendon-bone junction: a study in rabbits. *J Orthop Res*. 2003;21:984–989.

8. Wang FS, Wang C-J, Huang H-J, Chung H, Chen RF, and Yang KD. Physical shock wave mediates membrane hyperpolarization and ras activation for osteogenesis in human bone marrow stromal cells. *Biochem Biophys Res Comm*. 2001;287:648–655.

9. Wang FS, Yang KD, Wang C-J, et al. Shockwave stimulates oxygen radical-mediated osteogenesis of the mesenchymal cells from human umbilical cord blood. *J Bone Mineral Res*. 2004;19:973–982.

10. Chung B and Wiley P. Extracorporeal shockwave therapy: a review. *Sports Med*. 2002;34:851–865.

11. Ogden JA, Alvarez RG, Levitt R, and Marlow M. Shock wave therapy (orthotripsy) in musculoskeletal disorders. *Clin Orth Rel Res*. 2001;387:22–40.

12. Russo S, Galasso O, Marlinghaus E, Hagelauer U, and Mayer J. The in-vivo cavatation measurement. 1999 *2nd Interna-*

13. Ogden JA, Kischkat AT, and Schultheiss R. Principles of shock wave therapy. *Clin Orth Rel Res.* 2001;387:8–17.
14. Thiel M. Application of shock waves in medicine. *Clin Orth Rel Res.* 2001;387:18–21.
15. Vara F. Treatment of the troncanteric bursitis with local application of extracorporeal shock wave. 1999 *2nd International Congress of the ESMST.* London.
16. Durst HB, Blatter G, and Kuster MS. Osteonecrosis of the humeral head after extracorporeal shock-wave lithotripsy. *J Bone Joint Surg (Br).* 2002;84:744–746.
17. Kuderna H and Schaden W. Comparison of 30 tibial nonunions: Costs of surgical treatment vs costs of ESWT. 2000 *3rd International Congress of the ESWT.* Naples, Italy.
18. Rompe J-D, Rosendahl T, Schollner C, and Theis C. High-energy extracorporeal shock wave treatment of nonunions. *Clin Orth Rel Res.* 2001;387:102–111.
19. Schaden W, Fischer A, and Sailler A. Extracoporeal shock wave therapy of nonunion or delayed osseous union. *Clin Ortho Relat Res.* 2001;387:90–94.
20. Haupt G. Use of extracoporeal shock waves in the treatment of pseudoarthorsis, tendinopathy, and other orthopedic diseases. *J Urol.* 1997;158:4–11.
21. Kuner EH, Berwarth H, and Lucke SV. Aseptic pseudoarthrosis: Principles of treatment. *Orthopade.* 1996;25:394–404.
22. Wang C-J, Chen H-S, Chen C-E, and Yang KD. Treatment of nonunions of long bone fractures with shock waves. *Clin Orth Rel Res.* 2001;387:95–101.
23. Wang CJ, Huang H-Y, Chen H-H, Pai C-H, and Yang KD. Effect of shock wave therapy on acute fractures of the tibia. *Clin Orth Rel Res.* 2001;387:112–118.
24. Ludwig J, Lauber S, Lauber H-J, Dreisilker U, Raedel R, and Hotzinger H. High-energy shock wave treatment of femoral head necrosis in adults. *Clin Orth Rel Res.* 2001;387:119–126.
25. Karpman RR, Magee FP, Gruen TWS, and Mobley T. The lithotriptor and its potential use in the revision of total hip arthroplatsty. *Clin Orth Rel Res.* 2001;387:4–7.
26. Buchbinder R, Ptasznik R, Gordon J, Buchanan J, Prabaharan V, and Forbes A. Ultrasound-guided extracorporeal shock wave therapy for plantar fasciitis. *JAMA.* 2002;288:1364–1372.
27. Ogden JA, Alvarez R, Levitt R, Cross GL, and Marlow M. Shock wave therapy for chronic proximal plantar fasciitis. *Clin Orth Rel Res.* 2001;387:47–59.
28. Rompe J-D, Schoellner C, and Nafe B. Evaluation of low-energy extracorporeal shock-wave application for treatment of chronic plantar fasciitis. *JBJS.* 2002;84:335–341.
29. Chuckpaiwong B, Berkson EM, and Theodore GH. Extracorporeal shock wave for chronic proximal plantar fasciitis: 225 patients with results and outcome predictors. *J Foot Ankle Surg.* 2009;48:148–155.
30. Chen H-S, Chen L-M, and Huang T-W. Treatment of painful heel syndrome with shock waves. *Clin Orth Rel Res.* 2001;387:41–46.
31. Boddeker IR, Schafer H, and Haake M. Extracorporeal shockwave therapy in the treatment of plantar fasciitis-a biometrical review. *Clin Rheumatol.* 2001;20:324–330.
32. Buchbinder R, Green SE, Youd JM, Assendelft WJ, Barnsley L, and N. Smidt. Systematic review of the efficacy and safety of shock wave therapy for lateral elbow pain. *J Rheumatol.* 2006;33:1351–1363.
33. Gerdesmeyer L, Frey C, Vester J, et al. Radial extracorporeal shock wave therapy is safe and effective in the treatment of chronic recalcitrant plantar fasciitis: Results of a confirmatory randomized placebo-controlled multicenter study. *Am J Sports Med.* 2008;36:2100–2109.
34. Gollwitzer H, Diehl P, von Korff A, Rahlfs VW, and Gerdesmeyer L. Extracorporeal shock wave therapy for chronic painful heel syndrome: A prospective, double blind, randomized trial assessing the efficacy of a new electromagnetic shock wave device. *J Foot Ankle Surg.* 2007;46:348–357.
35. Kudo P, Dainty K, Clarfield M, Coughlin L, Lavoie P, and Lebrun C. Randomized, placebo-controlled, double-blind clinical trial evaluating the treatment of plantar fasciitis with an extracorporeal shockwave therapy (ESWT) device: A North American confirmatory study. *J Orthop Res.* 2006;24:115–123.
36. Ko J-Y, Chen H-S, and Chen L-M. Treatment of lateral epicondylitis of the elbow with shock waves. *Clin Orth Rel Res.* 2001;387:60–67.
37. Krischek O, Hopf C, Nafe B, and Rompe J-D. Shock-wave therapy for tennis and golfer's elbow-1 year follow-up. *Arch Orthop Trauma Surg.* 1999;119:62–66.
38. Maier M, Steinborn M, Schmitz C, Stabler A, Kohler S, Veihelmann A, Pfahler M, and Refior HJ. Extracorporeal shock-wave therapy for chronic lateral tennis elbow-prediction of outcome by imaging. *Arch Orthop Trauma Surg.* 2001;121:379–384.
39. Rompe J-D, Hopf C, Kullmer K, Heine J, and Burger R. Analgesic effect of extracorporeal shock-wave therapy on chronic tennis elbow. *J Bone Joint Surg (Br).* 1996;78:233–237.
40. Rompe J-D, Hopf C, Kullmer K, Heine J, Burger R, and Nafe B. Low-Energy extracorpal shock wave therapy for persistent tennis elbow. *Intr Orth.* 1996;20:23–27.
41. Bisset L, Paungmali A, Vicenzino B, and Beller E. A systematic review and meta-analysis of clinical trials on physical interventions for lateral epicondylalgia. *Br J Sports Med.* 2005;39:411–422; discussion 411–422.
42. Buchbinder R, Green SE, Youd JM, Assendelft WJ, Barnsley L, and Smidt N. Shock wave therapy for lateral elbow pain. *Cochrane Database Syst Rev.* 2005;CD003524.
43. Radwan YA, ElSobhi G, Badawy WS, Reda A, and Khalid S. Resistant tennis elbow: shock-wave therapy versus percutaneous tenotomy. *Int Orthop.* 2008;32:671–677.
44. Staples MP, Forbes A, Ptasznik R, Gordon J, and Buchbinder R. A randomized controlled trial of extracorporeal shock wave therapy for lateral epicondylitis (tennis elbow). *J Rheumatol.* 2008;35:2038–2046.
45. Charrin JE and Noel ER. Shockwave therapy under ultrasonographic guidance in rotator cuff calcific tendinitis. *Joint Bone Spine.* 2001;68:241–244.
46. Grob MW, Sattler A, Haake M, Schmitt J, Hildebrandt R, Muller H-H, and Engenhart-Cabillic R. The value of radiotherapy in comparsion with extracorporeal shockwave therapy for supraspinatus tendinitis. *Strahlentherapie und Onkologie.* 2002;178:314–320.
47. Haake M, Deike B, Thon A, and Schmitt J. Exact focusing of extracorporeal shock wave therapy for calcifying tendinopathy. *Clin Orth Rel Res.* 2002;397:323–331.

48. Haake M, Rautmann M, and Wirth T. Extracorporeal shock wave therapy vs surgical treatment in calcifying tendinitis and non calcifying tendinitis of the supraspinatus muscle. *Eur J Orthop Surg Traumatol.* 2001;11:21–24.

49. Rompe JD, Rumler F, Hopf C, Nafe B, and Heine J. Extracorporal shock wave therapy for calcifying tendinitis of the shoulder. *Clin Orth Rel Res.* 1995;321:196–201.

50. Speed CA, Richards C, Nichols D, et al. Extracoporeal shock-wave therapy for tendonitis of the rotator cuff. *JBJS.* 2001;84:509–512.

51. Hearnden A, Desai A, Karmegam A, and Flannery M. Extracorporeal shock wave therapy in chronic calcific tendonitis of the shoulder: is it effective? *Acta Orthop Belg.* 2009;75:25–31.

52. Sabeti M, Dorotka R, Goll A, Gruber M, and Schatz KD. A comparison of two different treatments with navigated extracorporeal shock-wave therapy for calcifying tendinitis: a randomized controlled trial. *Wien Klin Wochenschr.* 2007;119:124–128.

53. Schofer MD, Hinrichs F, Peterlein CD, Arendt M, and Schmitt J. High- versus low-energy extracorporeal shock wave therapy of rotator cuff tendinopathy: a prospective, randomised, controlled study. *Acta Orthop Belg.* 2009;75:452–458.

54. Kahn K, Cook J, Taunton J, and Bonar F. Overuse tendinosis, not tendonitis: Part I: A new paradigm for a difficult clinical problem. *Phys Sportsmed.* 2000;28.

55. Kraushaar B, and Nirschl R. Tendinosis of the elbow (tennis elbow).Clinical features and findings of histological, immunochemical and electron microscopy studies. *J Bone Joint Surg (Am).* 1999;81:259–278.

56. Lemont H, Ammirati B, and Usen N. Plantar fasciitis: a degenerative process (fasciosis) without inflammation. *J Am Pod Soc.* 2003;93:234–237.

57. Rompe J, Meurer A. Repetitive low-energy shock wave application without local anesthesia is more efficient than repetitive low-energy shock wave application with local anesthesia in the treatment of chronic plantar fasciitis. *J Orthop Res.* 2005;23:931–941.

58. Labek G, Auersperg V. Influence of local anesthesia and energy level on the clinical outcome of extra-corporeal shock wave-treatment of chronic plantar fasciitis. *Z Orthop Ihre Grenzgeb* (German). 2005;143:240–246.

59. Notarnicola A, Maccagnano G. CHELT therapy in the treatment of chronic insertional Achilles tendinopathy. *Lasers Med Sci.* 2014;29:1217–1225.

60. Wu Z, Yao W, Chen S. Outcome of extracorporeal shock wave therapy for insertional Achilles tendinopathy with and without Haglund's Deformity. *Biomed Res Int.* 2016;6315846.

61. Cheng Y, Zhang J. Utility of ultrasonography in assessing the effectiveness of extracorporeal shock wave therapy in insertional Achilles tendinopathy. *Biomed Res Int.* 2016:2580969.

62. Schmitz C, Csaszar N. Treatment of chronic plantar fasciopathy with extracorporeal shock waves (review). *J Orthop Surg Res.* 2013;8:31.

63. Williams H, Jones S. Refractory patella tendinopathy with failed conservative treatment-shock wave or arthroscopy? *J Orthop Surg* (Hong Kong). 2017;25(1):2309499016684700.

64. Lynen N, DeVroey T. Comparison of peritendinous hyaluronan injections versus extracorporeal shock wave therapy in the treatment of painful Achilles' tendinopathy: a randomized clinical efficacy and safety study. *Arch Phys Med Rehabil.* 2017;98(1):64–71.

65. Taylor J, Dunkerley S. Extracorporeal shockwave therapy (ESWT) for refractory Achilles tendinopathy: a prospective audit with 2-year follow up. *The Foot (Edinb).* 2016;26:23–29.

66. Louwerens J, Veltman E. The effectiveness of high-energy extracorporeal shockwave therapy versus ultrasound-guided needling versus arthroscopic surgery in the management of chronic calcific rotator cuff tendinopathy: a systematic review. *Arthroscopy.* 2016;32(1):165–175.

67. Kisch T, Wuerfel W. Repetitive shock wave therapy improves muscular microcirculation. *J Surg Res.* 2016; 201(2):440–445.

68. Morrissey D, Mani-Babu S. The effectiveness of ESWT in lower limb tendinopathy: response. *Am J Sports Med.* 2015;43(10):44–45.

69. Mani-Babu S, Morrissey D. The effectiveness of extracorporeal shock wave therapy in lower limb tendinopathy: a systematic review. *Am J Sports Med.* 2015;43(3):752–761.

70. Al-Abbad H, Simon J. The effectiveness of extracorporeal shock wave therapy on chronic achilles tendinopathy: a systematic review. *Foot Ankle Int.* 2013;34(1):33–41.

71. Taylor J, Dunkerley S. Extracorporeal shockwave therapy (ESWT) for refractory Achilles tendinopathy: a prospective audit with 2-year follow up. *Foot (Edinb).* 2016;26:23–29.

72. Park J, Hwang J. Comparison of therapeutic effect of extracorporeal shock wave in calcific versus noncalcific lateral epicondylopathy. *Ann Rehabil Med.* 2016;40(2):294–300.

73. Huisstede B, Gebremariam L. Evidence for effectiveness of extracorporal shock-wave therapy (ESWT) to treat calcific and non-calcific rotator cuff tendinosis—a systematic review. *Man Ther.* 2011;16(5):419–433.

74. Louwerens J, Sierevelt I. Evidence for minimally invasive therapies in the management of chronic calcific tendinopathy of the rotator cuff: a systematic review and meta-analysis. *J Shoulder Elbow Surg.* 2014;23(8):1240–1249.

75. Winters M, Eskes M. Treatment of medial tibial stress syndrome: a systematic review. *Sports Med.* 2013;43(12): 1315–1333.

76. Speed C. A systematic review of shockwave therapies in soft tissue conditions: focusing on the evidence. *Br J Sports Med.* 2014;48:1538–1542.

77. Wiegernick J, Kerkhoffs G. Treatment for insertional Achilles tendinopathy: a systematic review. *Knee Surg Sports Traumatol Arthrosc.* 2013;21(6):1345–1355

78. Yin M, Ye J. Is extracorporeal shock wave therapy clinical efficacy for relief of chronic, recalcitrant plantar fasciitis? A systematic review and meta-analysis of randomized placebo or active-treatment controlled trials. *Arch Phys Med Rehabil.* 2014;95(8):1585–1593.

79. Ogden J, Alvarez R. Shockwave therapy for chronic proximal plantar fasciitis: a meta-analysis. *Foot Ankle Int.* 2002;23(4):301–308.

80. Rompe JD, Kirkpatrick CJ, Kullmer K, Schwitalle M, and Krischek O. Dose-related effects of shock waves on rabbit tendo Achillis. *J Bone Joint Surg (Br).* 1998;80:546–552.

词汇表

临床焦点（clinical focusing）:将冲击波用在导致最大疼痛的区域而不是组织破坏的区域。

能量流（energy flux）:聚焦范围内的峰值脉冲能量的单位。

能流密度（energy flux density）:能量流的面积（通常为 mm^2）密度。

聚焦范围（focal volume）:冲击波产生治疗效果的空间范围。

压力场（pressure field）:时间和空间的函数,是对焦点体积的能量影响的反映。

总声能（total acoustical energy）:在一个冲击波脉冲中传递声能的量。

（何雅琳 译,王雪宜　王欣　王于领 审）

第五部分

电磁能因子

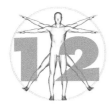

12 短波和微波透热疗法

William E. Prentice，David O. Draper

第 12 章

目标

完成本章学习后，学生应能够：

➤ 评估如何在临床上更好地使用透热疗法。

➤ 解释透热疗法的生理效应。

➤ 区分电容和电感短波透热技术，识别相关电极。

➤ 比较连续短波和脉冲短波透热治疗技术的不同。

➤ 讨论使用连续短波、脉冲短波透热的临床应用与适应证。

➤ 辨识使用透热疗法时的注意事项。

➤ 分析加热速率和肌肉维持短波透热治疗产生热量的时间。

➤ 比较透热疗法和超声波作为深层加热因子的疗效。

透热疗法是通过将高频电磁能作用在人体组织后产生热量的治疗方法。当电流通过人体组织时，因电阻或者摩擦力，抑或由于动能、涡流等因素，产生热量。透热疗法也可用于产生非热效应。

用于物理治疗因子的透热疗法可分为两种不同的形式，包括短波和微波透热。短波透热可分为连续式或脉冲式。将连续短波透热用于治疗各种病症已经很长时间。但在过去的 10 年中，脉冲式短波透热（pulsed shortwave diathermy，PSWD）使用更为广泛。现今，临床人员并未广泛使用透热疗法。许多年轻的临床人员甚至可能从未见过透热疗法设备。透热疗法被淘汰的另一个原因是关于它的负面报道。一项针对超过 42 000 名物理治疗师的调查发现，经常接触微波透热疗法的孕妇治疗师流产风险略有增加[3]。其实，在怀孕期间经常接触短波透热，并不会增加流产的风险[3,61]。然而在过去的 5 年中，人们似乎对这种治疗方式有了新的兴趣，已在专业文献中出现了一些新发表的循证依据[1,2,3,61-68]。此外，设备制造商尝试再次开始销售脉冲短波透热设备[4]。短波透热是一种相对安全的治疗方式，可以非常有效地纳入临床使用。在临床上，短波透热比微波透热疗法更常用。

短波透热疗法的有效性取决于临床人员能否根据患者的需求制订治疗方案。这就要求临床人员能准确评估或诊断患者的状况，并了解各种透热疗法电极或探头的加热模式。许多临床人员错误地认为，短波和微波透热疗法产生的热量都不能达到治疗肌肉骨骼损伤所需的深度。实际上，透热疗法穿透深度大于任何红外类治疗，已有证据表明，脉冲短波透热所产生的肌肉加热幅度和深度与 1MHz 超声波（深达 5cm）相同[4,5]。

> 透热疗法可以同时具有热效应和非热效应。

透热疗法的生理效应

热效应

由于波长的持续时间太短,透热疗法不会产生骨骼肌的去极化和收缩[6,7,38]。因此,连续短波透热和微波透热的生理热效应主要是由分子的高频振动引起的。

通常,透热疗法的主要效果是产生热效应,如组织温度升高、血流量增加、血管扩张、增加不同膜的通透性和扩散率、提高代谢率、改变一些酶的反应速率以及改变纤维组织(如肌腱、关节和瘢痕中的纤维组织)的物理特性、降低关节僵硬度等,并有一定程度的肌肉放松作用,提高疼痛阈值,增强损伤后自我恢复能力[8-16]。

由于患者接受的热量无法准确规定或直接测量,因此,透热疗法的剂量无法精确控制。热量与电流密度的平方成正比,与组织的电阻也成正比。

$$热量 = 电流密度^2 \times 电阻$$

Lehmann 表示,温度升高 1℃ 可以减轻轻度炎症并增加新陈代谢;温度增加 2~3℃,可以减少疼痛,肌肉痉挛,增加血液流量;组织温度增加超过基线 3~4℃ 将增加组织延展性,从而使临床人员能够治疗慢性结缔组织问题[17]。

关于增强胶原纤维延展性所需的温度,意见尚未统一。有人认为,当组织温度升高至 38~40℃ 以上时为最佳温度,而另一些人则认为,最佳的组织温度是比基线温度高 3~4℃[8,17-19]。目前,尚无研究可以验证这两种观点的正确性,但显而易见的是,透热加热越剧烈,胶原纤维延展的可能性越大。

先前已报道皮下脂肪组织厚度可能影响短波透热穿透到更深组织的能力[20]。然而,最近的研究未能显示皮下脂肪组织厚度与脉冲或连续短波透热增加的温度之间的相关性[66]。

非热效应

脉冲短波透热(PSWD)在极低功率(10W)下也可利用其非热效应,治疗软组织损伤及创面[19]。理论上,其有效机制发生在细胞水平,特别是与细胞膜电位有关[21]。受损细胞经历去极化后,可能导致细胞功能障碍,包括细胞分裂、增殖以及再生能力的丧失。脉冲短波透热可使受损细胞复极化,从而纠正细胞功能障碍[22]。从某种意义来说,PSWD 可以帮助受损细胞变得更好。

有人认为,由于炎症过程中钠泵的活性降低,钠离子在细胞中积累,产生带负电的环境。当磁场受到感应时,钠泵被重新激活,从而恢复正常的细胞离子平衡[23]。

短波透热设备

短波透热设备从本质上来说是一个无线电发射器。美国联邦通信委员会(Federal Communications Commission,FCC)为短波透热设备分配 3 个频率:27.12MHz、波长为 11m,这是使用最广泛的;13.56MHz、波长为 22m;40.68MHz、波长为 7.5m,很少使用(见表 1-2)。

短波透热设备包含一个为射频振荡器供电的电源(图 12-1)。该射频振荡器可在所需频率下提供稳定、无漂移的振荡。输出谐振回路作为电路的一部分在患者体内调谐,并将最大功率传递至患者。功率放大器可产生驱动不同类型电极所需的功率。

不同短波透热设备上的控制面板差别很大。大多数现代短波透热设备(如 MegaPulse、AutoTherm 等)允许临床人员选择平均功率、脉冲宽度和频率。某些旧设备仅有必须通过手动调节的输出调节控件。类似于收音机上的音量控制,输出强度控制可调节传输至患者的最大功率百分比。输出强度指示器仅显示来源于电源的电流,而不显示输送给患者的电流。因此,它只是间接测量到达患者的电流。

决定短波透热设备是否会增加组织温度的最关键因素是组织能吸收多少能量。短波透热设备的功率

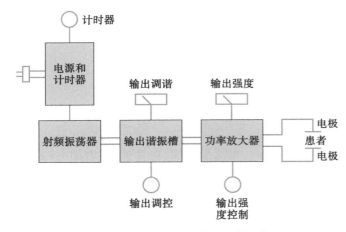

图 12-1 短波透热设备的组成部分

输出应产生足够的能量,以将组织温度升高到治疗范围。特定吸收率(specific absorption rate, SAR)表示单位面积组织吸收能量的速率。

大多数短波装置的输出功率介于 80W 和 120W 之间。有些设备的输出功率并不能达到这个范围,这虽然能保障治疗安全,但却起不到治疗作用。谨记,血液流速的增快会在组织中起到降温作用,因透热疗法所产生的组织温度升高效应会被血流量增加明显抵消。因此,治疗设备应该产生足够的功率,来提供过度的特定吸收率。因为临床人员不会在显示器上看到总功率输出,所以下面展示的是平均功率与温度升高的关系[2]。

- 功率输出为 100 微秒和 800pps 时,组织温度升高 1℃。
- 功率输出为 200 微秒和 800pps 时,组织温度升高 2℃。
- 功率输出为 400 微秒和 800pps 时,组织温度升高 4℃。

患者的主观感觉为连续短波透热剂量的选择提供了依据,因此,对于不同的患者而言,剂量差异很大[23,24]。指南推荐以下剂量:

剂量 I(最低档):无热量。

剂量 II(低档):微温量。

剂量 III(中档):温热量。

剂量 IV(高档):在痛阈以下可接受的高热量。

产生高频电流的短波透热设备将在组织中同时产生电场和磁场(图 12-2)[25]。电场与磁场的比率取决

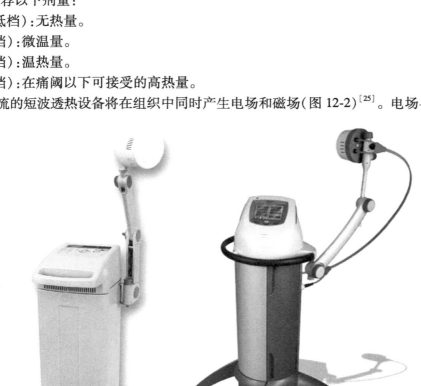

(a)   (b)

图 12-2 短波透热设备。(a)Autotherm;(b)Intelect SWD100
[惠允自(a)Mettler Electronics,(b)DJO Global]

于不同设备的特性以及电极或探头的特性。频率为 13.56MHz 的短波比频率为 27.12MHz 的短波能产生更强的磁场,而后者则能产生更强的电场。大多数新型脉冲短波透热设备都使用感应鼓状电极,并能产生更强的磁场。

短波透热电极

短波透热可以通过电容或电感技术将热量传递给患者。每种技术都可以作用于不同的生物组织,选择合适的电极对于有效治疗非常重要。短波透热使用包括空气间隔板、片状电极、线圈电极或鼓状电极等几种不同类型的电极。表 12-1 总结了两种短波透热的传导技术。

表 12-1 短波透热技术总结				
方法	**场**	**电极**	**电路**	**受热组织**
电容	电场	电容式 空气间隔板 衬垫	串联电路	皮下脂肪
电感	磁场	电感式 鼓状电极 线圈	并联电路	高电解质组织(即肌肉和血液)

电容电极

使用电容电极的电容技术产生的电场比磁场更强。如第 5 章所述,在体内有许多带正电或带负电的自由离子。带正电的电极板将排斥带正电的离子,吸引带负电的离子;相反,负电极将排斥负离子,吸引带正电的离子。由于透热疗法使用交流电,电极的极性将发生变化,这意味着偶极分子不断旋转,从而产生动能和热量(图 12-3)。

电场本质上是由电极施加在这些带电离子上的力线,这些电荷导致带电粒子从一极移动到另一极(图 12-4)。电场的强度由电极间的间隔确定,当它们靠近在一起时强度最大。电场中心具有比周边区域更高的电流密度。当使用电容电极时,患者位于两个电极板之间,并成为电路的一部分。因此,两个电极之间的组织将处于串联电路中(见第 5 章)。

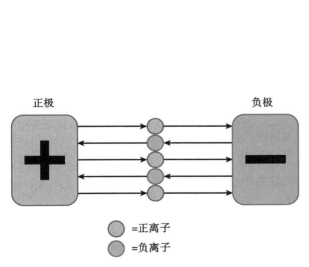

图 12-3 带正电的电极板将排斥带正电的离子并吸引带负电的离子。相反,负电极将排斥负离子并吸引正离子。透热疗法使用交流电,电极的极性发生变化,这意味着偶极分子不断旋转,从而产生动能和热量

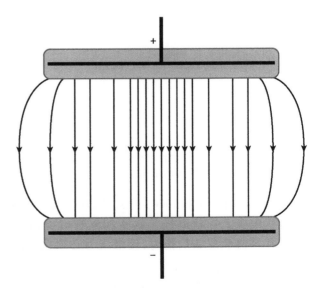

图 12-4 电场主要为电极施加在这些带电离子上的力线,这使得带电粒子从一极移动到另一极
(改编自 Michlovitz S. Thermal Agents in Rehabilitation. Philadelphia, PA: FA Davis, 1990.)

由于在生物组织中产生电场,电阻较大的组织更容易产生热量。脂肪含量高的组织更容易隔离并阻止电场穿过。电容式电极的使用特点是当电场穿过时,特别是皮下脂肪等组织更容易过热。

空气间隔板是电容(强电场)技术或电容电极的一种(图 12-5)。这种类型的电极由两块直径为 7.5~17.5cm 的金属板构成,外层由玻璃或塑料护罩包围。金属板在护罩内约有 3cm 的调节范围,从而改变与皮肤间的距离[26]。空气间隔板产生高频振荡电流,每秒通过每块板数百万次。当一块板过载时,它会向另一块较低电位的板放电,每秒交替数百万次[27]。

当使用空气间隔板时,治疗部位位于两电极之间,成为外部电路的一部分(图 12-6)。热感往往和电极板与皮肤间的距离成正比。电极板与皮肤越接近,能量反射较少,能量传递越好。需注意的是,距离皮肤较近的电极板会在皮肤和该区域的皮下脂肪处产生较多的表面热量(图 12-7)。表面热量多集中于电极下方。这种方法最适用于治疗皮下脂肪含量低的身体部位(如手、足、手腕和脚踝等)。对于皮下脂肪含量非常低的患者,也可用这种方法在其他身体部位进行有效治疗[28]。这种技术对于治疗脊柱和肋骨处的问题也非常有效。

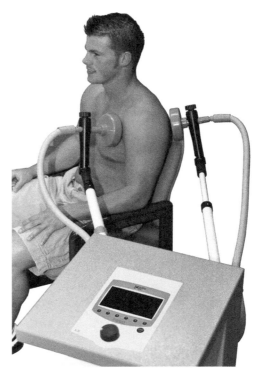

图 12-5 空气间隔板

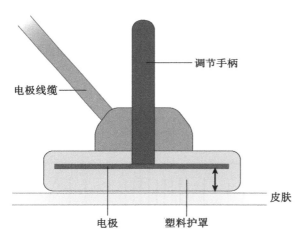

图 12-6 空气间隔板电极由封闭在玻璃或塑料护罩中的金属板构成。金属板在护罩内有约 3cm 的调节范围,从而改变与皮肤间的距离

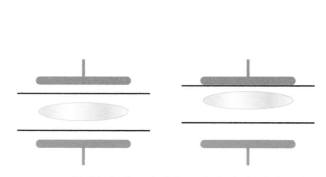

图 12-7 随着极板移近皮肤表面,电场移动,皮肤及皮下脂肪处产生更多的表面热量

片状电极(pad electrode)很少在临床中使用;但一些设备中配备有片状电极。片状电极是真正的电容电极,若要有效地产生深部热量并且避免皮肤灼伤时,接触压力必须在身体上均匀分布(图 12-8)。患者是外部电路的一部分。需要多层毛巾以确保皮肤和衬垫之间有足够的空间。两电极应分开,距离至少是电极横截面的直径。换句话说,如果电极直径 15cm,则电极间的距离应至少为 15cm。电极间距离越近,表面组织中的电流密度越高。增加电极间的距离将增加组织的穿透深度(图 12-9)。需要治疗的身体部位应位于两电极间[12,25-27]。

电容电极
- 空气间隔板
- 片状电极

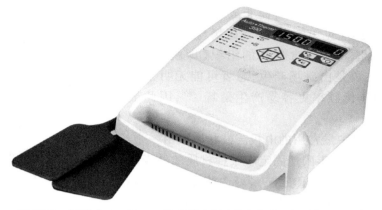

图 12-8 便携式 AutoTherm,配片状电极(惠允自 Mettler Electronics)

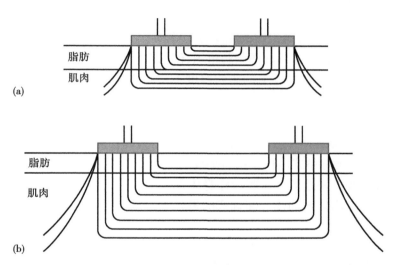

图 12-9 片状电极之间应至少相隔电极直径的距离。(a)离电极越近,表面受热越多;(b)随着间距的增加,较深组织中的电流密度增加

临床决策练习 12-1

临床人员正在使用片状电极来治疗腰部肌肉僵硬的患者。如何在不增加输出强度时使这些电极的穿透深度增加?

感应电极

使用感应电极的电感技术产生的磁场比电场更强。当在短波透热中使用感应技术时,将线缆或线圈缠绕肢体(图 12-10a),或将线圈平铺嵌入电极内(图 12-10b)。在任何一种情况下,当电流通过线圈时,产生的磁场在组织内发生感应产生称为涡流的局部二次电流,对周围组织产生影响[21]。涡流是小的圆形电场,组织内容物中的分子间振荡(振动)导致发热。

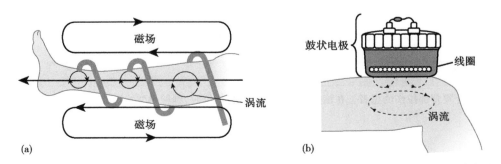

图 12-10 (a)当电流通过线圈时,所产生磁场可在组织内局部产生的二次感应电流(称为涡流)影响周围组织;(b)在鼓状电极中,线圈位于鼓内但仍产生涡流

在感应技术中,患者处于磁场中,而非成为电路的一部分。组织处于并联电路中;因此,电阻最小的组织通过的电流最多(见第 5 章)。当磁场与感应式设备同时使用时,脂肪几乎不能提供与能量流动相同的阻力。因此,电解质含量高的组织(即肌肉和血液)通过产生热量对磁场产生最佳反应。谨记,如果能量主要是由磁场产生,患者可能无明显热感,这是因为磁场不会像电场那样在皮肤层上明显产热。由于低频率更容易产生磁场[28],因此最适合线缆电极型透热设备的工作频率为 13.56MHz。

鼓状电极是短波透热中最常用的电极。鼓状电极由一个或多个单平面线圈组成,这些线圈牢固地固定于某种材质的外壳内(图 12-11)。若治疗部位较平坦且面积较小,最好选择使用单个鼓状电极。但若该部位不平坦,则可在铰接装置或铰接臂上链接 2 个或更多鼓状电极可能更为合适(图 12-11)。

> 脉冲短波透热设备使用鼓状电极。

为了更好地吸收能量,鼓状电极的外壳应该接触患者[2]。若皮肤与鼓状电极间的距离不超过 1~2cm,则穿透组织的深度为 2~3cm[29]。磁场距离鼓状电极最远可达 5cm。如果有超过 2cm 的脂肪组织,使用鼓状电极时,脂肪下的组织温度不会大幅增加。如果皮下的脂肪厚度不超过 2cm,那么使用鼓状电极短波透热时的最大穿透深度将为 5cm。

穿戴式电极—Rebound 穿戴式电极基本上是使用如尼龙等织物包覆感应线圈(图 12-12a)。圆柱形套筒具有感应线圈,该感应线圈缠绕在需要治疗的身体部位。背部和肩部的穿戴式电极使用扁平线圈来加热组织。它们比材质坚硬的鼓状电极能够更好地契合需要治疗身体部位的轮廓,因此这些穿戴式电极中的线圈可更均匀地加热。穿戴式电极是 ReBound® 治疗加热系统的一部分(图 12-12b)。

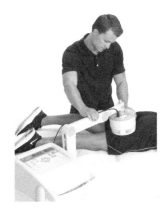

图 12-11 单鼓电极(惠允自 Mettler Electronics)

需注意,使用时线圈不要相互接触,接触时会短路并发生热量积聚。由于较低的频率更容易产生磁场[28],因此最适合线圈电极型透热设备的工作频率为 13.56MHz。ReBound 透热疗法设备使用的线圈排列得像在服装中的线缆一样。然而,当将 ReBound 与 Megapulse Ⅱ 脉冲透热设备相比较时,Maegapulse 的加热速度是 ReBound 的 2 倍[69,70]。

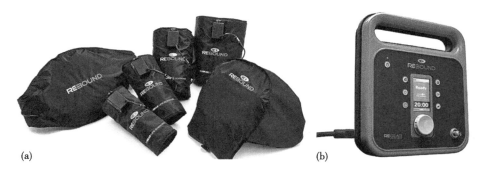

(a)   (b)

图 12-12 (a)穿戴式电极;(b)ReBound 短波透热设备(惠允自 ReGear)

临床决策练习 12-2

临床人员正在治疗腰背部拉伤的患者。在治疗无大量皮下脂肪部位时,哪种类型的短波透热电极最适合?

脉冲短波透热

脉冲短波透热(PSWD)在文献中也称为脉冲电磁能(pulsed electromagnetic energy,PEME)、脉冲电磁场（pulsed electromagnetic field, PEMF）或脉冲电磁能量治疗（pulsed electromagnetic energy treatment, PEMET）。脉冲透热法是通过简单地中断连续短波透热法的输出并保持一致的间隔时间（图 12-13）产生的。能量通过一系列高频脉冲或脉冲序列传递给患者。脉冲持续时间很短,范围为 20~400 微秒,每个脉冲的强度高达 1 000W。脉冲间隔或关闭时间取决于脉冲重复率,其范围在 100~800Hz 之间。可以使用发生器控制面板上的脉冲频率控制来选择脉冲重复率[21]。

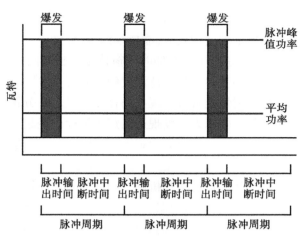

图 12-13　脉冲透热是简单通过相同间隔的中断和开启时间的短波透热输出所产生的

脉冲透热疗法具有治疗价值,根据设备功率大小,产生最小的热生理效应或产生非热效应。但脉冲短波透热也会产生热效应[30]。当脉冲透热法用于增加组织温度时,其效果与连续短波透热没有区别。已证实脉冲短波透热可增加膝关节囊以及腓肠肌/比目鱼肌的温度[31,66,67]。更高的强度和更长的治疗时间可能提高达到治疗效果的成功率。使用脉冲短波透热的研究通常不会将其与连续短波透热进行比较,而是将其与未接受过热处理的对照组进行比较。然而,一项研究比较了 ReBound 连续 SWD 与 PSWD 这 2 款设备,并且发现由于能够增加平均输出功率,PSWD 能够更好地增加组织温度。由于 PSWD 设备（100W）的总功率高于 ReBound 连续短波透热设备（35W）[67],使以上结果变为可能。

使用脉冲短波透热法,可使用平均功率来测量所产生的热量。可通过将峰值脉冲功率除以脉冲重复频率来计算平均功率,以确定脉冲周期（脉冲持续时间加脉冲间隔时间）。

脉冲周期=脉冲峰值功率(W)/脉冲重复频率(Hz)

通过将脉冲持续时间除以脉冲周期来计算时间百分比。

脉冲持续时间百分比=脉冲持续时间(毫秒)/脉冲周期(毫秒)

然后通过将脉冲峰值功率除以时间百分比来确定平均功率。

平均功率=脉冲峰值功率(W)/脉冲输出时间百分比

脉冲短波透热法的最高平均输出功率通常低于连续短波透热法的功率。然而,ReBound（连续 SWD）具有 35W 的固定功率,而 PSWD 功率可以高达 48W 进行强加热[66]。

脉冲短波透热通常使用鼓状电极。与连续短波透热相同,鼓状电极由缠绕成扁平圆形螺旋状的线圈制成,固定在塑料外壳内。通过生成磁场在治疗部位产生能量。

临床决策练习 12-3

一名游泳运动员主诉肩部疼痛和紧绷感。在这种情况下,临床人员认为,若要提升关节温度,脉冲短波透热是最好的治疗方法,而非超声波。在这种特殊情况下,使用透热疗法具有哪些潜在的优势?

治疗时间

肱三头肌在 15~20 分钟的治疗后温度迅速提升[66,67]。若要产生必要的生理效应,则需要 20~30 分钟的治疗;研究显示,当透热疗法治疗时间超过 20 分钟时,组织温度趋于稳定甚至会降低[28]。特别是循环系统等中发生的生理效应,能持续约 30 分钟[2]。如第 10 章所述,PSWD 治疗中的牵伸时间窗(使用高瓦特数)比连续超声中的牵伸时间窗持续更长时间(可能为 2 倍)。据报道,当使用超声波时,面积较大的受热部位比较小受热部位保持温度的时间更长[2,63]。

由于反射性血管收缩现象的存在,超过 30 分钟的治疗可能产生循环反弹,治疗部位温度可能在治疗后下降。如果临床人员发现透热疗法治疗已经超过 30 分钟,最好检查已经进行治疗肢体的脚趾或手指的温度。在肱三头肌的研究中观察到,脉冲短波透热在治疗仅 15 分钟时热量达到峰值,从 15 分钟至 20 分钟,温度下降 0.3℃[2]。也许这可以通过透热疗法热效应所产生的血流增加来解释。温度和血流量的增加会影响身体的自然冷却机制。因此,与较少血管腱性组织相比,加热肌肉组织可能更困难。正如其他研究人员所假设的,当组织温度高达 45℃时,身体不能耐受这样的高温。

谨记,随着皮肤温度的升高,电阻会下降。因此,可能需要在治疗 5~10 分钟后重新设置设备。

治疗方案:短波透热

1. 在治疗部位垫一层毛巾(用于治疗期间易于出汗的部位)。
2. 感应将包含线圈的鼓状电极或穿戴式电极平行于身体部位并与皮肤接触。电容:将电极板放置在与身体部位平行的位置,距离身体 2.5~7.5cm。
3. 打开 SWD 设备;如有必要,可先预热。
4. 告知患者应有的温热感;嘱患者在感觉过热时告知。
5. 将 SWD 的强度调整到适当的水平。设置适当的治疗时间,并为患者提供信号器,应确保患者了解如何使用信号器。
6. 通过询问患者的感受,检查患者在治疗开始后 5 分钟的反应。

临床决策练习 12-4

在治疗受伤 2 天的陈旧性肩袖肌腱拉伤时,最好使用哪种类型的透热疗法? 为什么?

案例分析 12-1
短 波 透 热

背景:一名 22 岁的研究生在公寓内搬运重物后,逐渐出现腰椎椎旁肌肉痉挛。在体力活动后的第 2 天症状出现,主诉为腰部活动时紧张和受限。症状没有放射到臀部或腿部,并无直肠或膀胱功能障碍。在过度搬运活动 1 周后体格检查显示,躯干前屈和旋转受限,腰椎旁肌肉组织有压痛。

初步诊断印象:腰椎旁肌肉拉伤,亚急性期。

治疗计划:最初在患者腰椎椎旁肌肉使用感应短波透热(400 微秒,800pps,20 分钟),然后进行主动和主动辅助的腰部运动。隔天治疗 1 次,共 2 周,逐步增加主动运动并加强腰椎旁肌肉的力量练习。

治疗反应:治疗后症状立刻缓解,在初始治疗后腰痛缓解维持时间较短,嘱患者按照顺序执行练习。在随后的每一次治疗中,疼痛缓解的维持时间及躯干的灵活性都有所提高。在治疗方案实施 2 周后,患者能独立执行腰部运动方案,并计划在出院前参加一次回顾性宣教培训。

问题讨论

- 哪些组织受伤/受影响?
- 出现了什么症状?
- 患者表现为损伤愈合的哪一阶段?
- 物理因子治疗的生物生理效应(直接/间接/深度/组织亲和力)是什么?
- 物理因子治疗的适应证/禁忌证是什么?
- 在本案例分析中,物理因子治疗的应用/剂量/持续时间/频率的参数是什么?
- 针对这种损伤或疾病可以使用什么其他物理因子治疗? 为什么? 怎么用?

康复专业人员应用物理因子治疗创造最佳的组织修复环境,同时尽量减轻与创伤或疾病相关的症状。

案例分析 12-2
短 波 透 热

背景:一名79岁男性患有右膝关节骨性关节炎病史,由于过去2个月内疼痛和肿胀加重来诊所看诊。步行耐力开始下降。转诊的目的是强化股四头肌力量,完成保护性关节活动,进行步态训练。

初步诊断印象:退行性关节病伴肌肉抑制和萎缩。

治疗计划:患者在股四头肌运动前接受15分钟的PSWD治疗。自述短期能缓解疼痛,从而能够执行锻炼计划。患者每周2次门诊治疗,同时指导患者每周在家里进行下肢闭链运动2次。在10次看诊后,患者已可进行疾病自我管理,结束本疗程治疗。

问题讨论
- 哪些组织受伤/受影响?
- 出现了什么症状?
- 患者表现为损伤愈合的哪一阶段?
- 物理因子治疗的生物生理效应(直接/间接/深度/组织亲和力)是什么?
- 物理因子治疗的适应证/禁忌证是什么?
- 在本案例分析中,物理因子治疗的应用/剂量/持续时间/频率的参数是什么?
- 针对这种损伤或疾病可以使用什么其他物理因子治疗?为什么?怎么用?

进一步问题讨论
- SWD的选择是否是该患者疑似损伤的最佳选择?
- 在接受透热疗法治疗时,您会建议患者注意哪些事项?

康复专业人员应用物理因子治疗创造最佳的组织修复环境,同时尽量减轻与创伤或疾病相关的症状。

透热疗法的临床应用

在大多数情况下,透热疗法的临床应用与其他能够产生热效应的物理因子相似,都是使组织温度升高[34]。除透热疗法外,第9章中所讨论的热疗法和第10章讨论的超声波疗法都是常用的加热治疗方式。透热疗法已被用于治疗包括肌肉拉伤、挫伤、韧带扭伤、肌腱炎、腱鞘炎、滑囊炎、关节挛缩、肌筋膜扳机点和骨关节炎等各类肌肉骨骼疾病[35]。

短波透热疗法最常用其热效应,作用包括通过减少防卫性肌痉挛达到局部放松,改善血液循环和增加血流量,促进出血和水肿的消除,移除炎症过程的副产物,减少亚急性和慢性疼痛[13,21,36]。

透热疗法可用于选择性地加热关节结构,目的是通过降低肌张力和增加胶原纤维的伸展性和软组织的弹性来改善关节活动范围[37]。关于透热疗法在增加关节活动范围和灵活性方面作用的研究结果不尽相同[38-42,47,51,57,62,63,68,70]。一项研究表明,在增加腿部肌腱延展时,透热疗法和短暂牵伸的联合应用并不比单独短暂牵伸更有效[40]。第二项研究表明,在3周的时间内增加灵活性方面,长时间牵伸之前使用的脉冲短波透热似乎比单独牵伸更有效。经过14次治疗后,长时间牵伸与脉冲短波透热相结合,然后进行冰敷,比单独长时间牵伸引起关节更大的即时和净运动范围增加[41]。还有研究表明,当短波透热与长时间牵伸一起使用时,腿部肌腱的柔韧性可以大大提高[42]。然而,在随后的研究中,同一位研究人员发现,在牵伸前使用脉冲短波透热似乎不会有助于腿部肌腱的灵活性[43]。在训练停止后,训练3周的正常踝关节的灵活性增加至少维持3周。但对于正常受试者而言,在牵伸过程中使用脉冲短波透热并不能够提高其长期维持所获得灵活性的能力[44]。

在没有牵伸时,使用短波透热法进行深部加热(3~5cm)与表面热疗或非热疗法相比,更能增加组织的延展性。表面热疗比非热疗法更有效,但效果无统计学显著差异[45]。

最近关于透热疗法的大多数临床研究主要集中在脉冲短波透热促进组织愈合的效果,但迄今为止结果尚无定论[22,46]。关于促进愈合的具体机制已经有各种各样的说法,包括该区域中细胞的数量和活性的增加,肿胀和炎症的减少,血肿再吸收,提高胶原沉积和组织增加速率,以及帮助神经生长和修复。这些声明基于有限数量的临床研究,甚至更少的实验研究[19]。然而,有几项研究表明,高功率PSWD和关节松动术能增加受试者由于手术或制动后减小的主动关节活动范围[57,64,68]。

在临床中若出现以下情况,可考虑选用透热疗法:
- 如果由于任何原因导致的皮肤或皮下软组织非常柔软,不能耐受湿热敷或来自超声探头的压力时,则应使用透热疗法。

- 与表层热疗方式(即湿热敷、漩涡和石蜡)相比,短波透热能够加热更深部的组织。
- 当治疗目标是大面积增加的组织温度时(即整个肩胛带和下背部),应使用透热疗法[47]。
- 在皮下脂肪较厚但需要深部加热的区域中,应使用线圈或鼓状电极的感应技术来减小对皮下脂肪层的加热。短波透热和微波透热疗法的电容技术可能会更多作用在皮下脂肪层产热。
- 临床人员不应低估大型设备治疗中可能产生的安慰剂效应。

短波透热和超声波作为热疗因子的比较

第 10 章详细讨论了超声波疗法的使用。超声波和脉冲短波透热都是临床上有效加热浅表和深层组织的方法;然而,超声波使用的频率远远超过短波透热。在加拿大和澳大利亚物理治疗师调查中,只有 0.6% 和 8% 的受访者每天使用短波透热,但 94% 和 93% 的被调查人群每天使用超声波[48,49]。

近期的研究表明,在治疗某些疾病时,就短波透热作为一种加热因子而言,可能比超声波更有效[5,50,61]。一项研究确定脉冲短波透热使用时的温度升高率和使用后温度衰减速率[65]。将 23 号热敏电阻插入 20 名受试者麻醉下的左侧肱三头肌肌腹内侧皮下 3cm 处。将透热疗法以 800Hz 施加于肌腹 20 分钟,脉冲持续时间为 400 秒,每次爆发强度为 150W。在治疗期间每 5 分钟记录温度变化。平均基础温度为 35.8℃,温度在 15 分钟内达到峰值 39.8℃,然后在最后 5 分钟内略微下降(0.3℃)。治疗结束后,肌内温度在 5 分钟内降低 1℃,在第 10 分钟降低 1.8℃。基于这些结果,短波透热与 1MHz 超声波(1W/cm²,持续 12 分钟后在肌肉内 3cm 处产生 4℃的温度增加)的加热速率相比,效果似乎更为理想。此外,超声波的加热幅度与 PSWD(400 微秒和 800pps)类似,但由于短波透热可以作用的区域面积更大,超声波发生衰减的速度大约是 PSWD 的 2 倍(图 12-14)[65]。

然而,在某些情况下,短波透热可能比超声波更好;透热疗法与超声波疗法相比,可能存在以下优势:

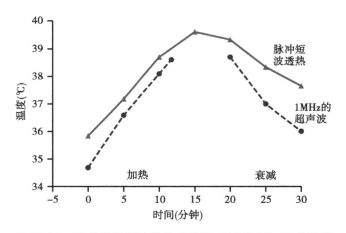

图 12-14 20 分钟的短波透热(PSWD:三角波)和 12 分钟的 1MHz 超声波(US:方波)作用过程中肌肉温度升高和作用后 10 分钟时的温度衰减。超声波实验数据来自我们实验室以前的研究[61]。这表明短波透热和 1MHz 超声具有相似的加热速率,然而用短波透热后肌肉温度的升高与超声波相比,能保持 2~3 倍的时间

1. 短波鼓状电极的表面比常见的超声波探头大 25 倍,可用于更大面积的加热(用于透热疗法设备的标准鼓状电极加热区域面积为 200cm²,约是超声波的 25 倍)。

2. 与探头移动时导致组织加热速率波动的超声波疗法不同,透热疗法的电极是固定的,因此施加到该区域的热量更加恒定。

3. 透热治疗后温度衰减的速度较慢。用脉冲短波透热法加热的肌肉比用 1MHz 超声波加热相同深度的肌肉热量保持 60% 以上[61]。这很重要,因为它为临床人员提供了更多的时间在温度下降到无效水平之前,进行牵伸、按摩软组织和关节松动术。

4. 透热疗法的应用不需要临床人员连续监督,而超声波治疗却需要。因此,临床人员可以在进行透热疗法的同时,为另一名患者提供其他治疗。这可以提高临床人员的工作效率。

短波透热的注意事项、适应证和禁忌证

使用短波,特别是微波等透热疗法可能比临床场景中使用的任何其他物理因子治疗有更多的治疗注

意事项和禁忌证[52,53]（表 12-2）。

由于透热疗法会使组织温度升高，因此温度升高会产生不良或负面影响的情况，包括急性出血和血液循环不良的创伤性肌肉骨骼损伤，都是治疗禁忌[17,21,54]。谨记，透热疗法设备上的功率计并不代表传递入组织的能量。因此，临床人员必须依靠患者疼痛感觉作为警示信息，判断是否已超过耐受范围[55]。

因为透热疗法选择性地加热含水量高的组织，所以在充满液体的部位或器官上使用透热疗法时必须谨慎。用透热疗法加热可能加剧关节积液的情况。温度升高可能加重滑膜炎[17]。由于液体含量高，不应长时间在眼睛周围使用或重复治疗，也不应在佩戴隐形眼镜时使用[56,57]。

在出汗多的部位，毛巾可用于吸收汗液[28]。在这种情况下，应该在鼓状电极和空气间隔板使用时衬垫单层毛巾。但是，对于其他类型的电极，如片状电极和线圈，衬垫的毛巾应该更厚实，可达 1cm 或更厚[9]。微波透热疗法不需要毛巾。治疗部位皮肤表面应该平坦。如果要治疗臀部，应将毛巾垫于臀间沟中。如果要治疗肩部，应在腋窝下放入一条毛巾。

如果在暴露区域有衣服覆盖，应密切观察治疗。然而，在大多数情况下，脉冲短波透热可以透过例如棉质 T 恤等衣物。但请注意，许多合成纤维织物都不会使水分蒸发，将作为蒸汽屏障让水分积聚。同样，在用胶布包裹、加压包扎或使用矫正器的患者中，水分会积聚。透热疗法会使积聚的水分产生极高的温度[58]。

由于透热疗法可能会迅速加热水分，因此不应用于湿润的伤口敷料处[21]。加之透热疗法会增加血液流量，因此也不应该用于月经期女性的骨盆区域[17]。

应避免将性腺暴露于透热疗法中[34,58,59]。睾丸位置较浅表，因此比卵巢更容易受到微波治疗的伤害。极少数的证据表明，透热疗法可能会对人类胎儿造成伤害，但由于无法进行此类研究，因此建议孕妇慎用[39]。

使用透热疗法时，为了避免烫伤治疗部位的软组织，应尽量避开骨突部位[34]。儿童的骨骺部不应剧烈受热[17]。

患者不应接触与发生器相连接的空气间隔板、片状电极、导线或鼓状电极的任何线缆。任何电极都不应与导线交叉。微波探头内的导线在任何时候都不应接触皮肤，因为这会导致能量积聚足以引起严重灼伤。

透热疗法设备与其他类型的医疗电子设备或晶体管设备保持安全距离非常重要。经皮神经电刺激和其他低频电设备通常具有晶体管型电路，这些电路可能被短波和微波透热疗法设备产生的反射或杂乱的辐射损坏[46]。透热疗法设备使用时还可能损坏心脏起搏器、听力设备、手机和平板电脑设备等[60]。

表 12-2 短波透热的适应证和禁忌证
适应证
急性肌肉骨骼损伤
增加血流量
舒张血管
增加新陈代谢
改变一些酶反应
增加胶原纤维的延展性
降低关节僵硬
放松肌肉
防卫性肌痉挛
提高痛阈
加快损伤修复
关节挛缩
肌筋膜扳机点
提高关节活动度
增加胶原纤维的可延展性
促进血液循环
减少亚急性和慢性疼痛
促进血肿吸收
促进神经生长和修复
禁忌证
急性创伤性肌肉骨骼损伤
缺血部位
含水量高的部位或器官
关节渗出
滑膜炎
眼部
隐形眼镜
湿润的敷料
恶性肿瘤
感染
睾丸
怀孕
青少年的骨骺部
心脏起搏器
宫内节育器
佩戴手表或珠宝
注意事项
急性炎症的区域
金属植入物[57,64,71,72]
对温度或疼痛敏感性降低的部位
月经期间的骨盆区

由于金属可以成为环形回路的一部分,因此治疗部位不应有金属植入物;当使用脉冲短波透热治疗时,治疗部位中的金属植入物可能是安全的[57,64,71-73]。不应在有宫内节育器妇女的腰背或下腹部进行治疗。治疗部位不应有手表或珠宝,因为电磁能量会使手表磁化,电磁能量可能会加热珠宝[17]。

患者必须在治疗期间处于舒适体位,以免因为变换体位而改变治疗部位。在透热疗法治疗前后应检查皮肤。

建议在治疗期间将治疗部位放置在水平位或抬高位。熟悉透热疗法物理学和生物物理学的临床人员,在治疗各种病例时往往能取得良好的效果。操作短波和微波透热设备的临床人员,必须花费相当长的时间来调适设备并熟悉不同类型的电极在身体各个未受伤部位的应用,这样才能掌握安全操作透热设备的技能,并对受伤组织进行有效的治疗[58]。

短波透热临床应用效果的最新最佳循证依据

以下是直接引用 Cochrane 数据库中、PubMed 和 Pedro 中新近发表的随机对照试验、综述和 meta 分析,它们聚焦于短波透热作为一种治疗技术的疗效。

- "在建议和练习中增加脉冲短波或手法治疗,并没有为颈部疾病的物理治疗提供任何额外益处"[74]。
- "系统综述进一步证明脉冲电磁场治疗对膝关节骨性关节炎的治疗价值不大。似乎有明确证据表明,脉冲电磁场治疗不会明显减轻膝关节骨性关节炎的疼痛"[75]。
- "这项 meta 分析发现,只有当短波透热引起局部热感时,才会对疼痛和肌肉产生微小影响。然而,治疗方案的可变性使得关于决定短波透热治疗效果因素的明确结论变得更加困难。需要更多研究(使用可比较的方案和结果测量)来评估短波透热长期治疗可能带来的影响,及其在膝关节骨性关节炎患者中的成本效益"[76]。
- "根据所公布的临床疗效数据统计评估结果,强有力的统计证据表明,脉冲射频能量疗法可有效治疗术后和非手术后疼痛和水肿,并用于促进伤口愈合"[77]。
- "无论在哪个国家的研究中,脉冲短波透热疗法的可用性和使用率都呈稳步下降趋势。微波透热法和 H 波的可用性和使用率显示出急剧下降的趋势,而在过去数年中其不可用性急剧上升"[78]。

微波透热

临床人员很少使用微波透热疗法,但为了提供相关信息,此处将简要讨论。微波透热法在美国有 2 个(美国通讯委员会,FCC)频段分配:2 456MHz 和 915MHz。与短波透热疗法相比,微波具有更高的频率和更短的波长。微波透热设备产生强电场和相对较弱磁场。微波透热不能像短波透热那样穿透脂肪层,因此穿透深度较小。加热是由极性高的分子产生的振动所引起[32]。如果皮下脂肪>1cm,那么在较深组织温度升高前,脂肪组织温度就会上升至使人感觉不舒服的程度[27]。如果微波透热的频率为 915MHz,则不会出现这个问题。但是,市面上的设备却很少采用该频率。几乎所有旧设备的频率都高达 2 456MHz。如果皮下脂肪层厚度为 0.5cm 或更小,微波透热可以穿透并使皮下 5cm 深处组织温度上升。

与其他类型的软组织相比,骨往往会吸收更多的短波和微波能量。微波电极向患者发射能量,但大部分能量会被反射。电极的位置应使最多的能量以直角或垂直于皮肤的方式穿透。任何大于或小于垂直的角度都会产生能量反射和显著的吸收损耗(余弦定律)。在 2 456MHz 频率下工作的微波透热设备需要在电极和皮肤之间具有一定的空间。应密切关注制造商建议的距离和功率输出。在频率为 915MHz 的设备中,电极放置距离皮肤 1cm 的位置,从而最大限度地减少能量损耗[12,33]。因此,人们认为 915MHz 比常用的 2 450MHz 透热疗法对治疗性加热更有效。

总结

1. 透热疗法应用高频电磁能量,主要用于提升身体中组织的温度。用于治疗的透热疗法可分为两种不同形式：短波透热疗法和微波透热疗法。短波透热疗法可以是连续或脉冲式。

2. 连续或脉冲短波和微波透热的生理效应主要是产热，这是由分子的高频振动引起的热效应。脉冲短波透热疗法的非热效应也被用于治疗软组织损伤和伤口。

3. 产生高频电流的短波透热疗法设备将在组织中产生电场和磁场。电场与磁场的比率取决于不同设备的特性以及电极或探头的特性。

4. 使用电容电极（空气间隔板和片状电极）的电容技术产生强电场，该电场实质上是由电极施加在带电离子上的电场线，其导致带电粒子从一极移动至另一极。

5. 当电流通过线圈时，使用感应电极（线圈、鼓状电极和穿戴式电极）的电感技术会产生强磁场。它可能通过在组织内诱导产生称为涡流的局部二次电流来影响周围组织。

6. 通过一致的间隔中断连续短波透热疗法的输出来产生脉冲透热疗法。提供脉冲短波透热疗法的发生器通常通过使用鼓状电极产生磁场，从而在治疗区域中产生能量。

7. 微波透热设备通过圆形或矩形作用器（探头）产生强电场和相对小的磁场，所述作用器（探头）将能量发射到治疗区域。

8. 透热疗法已被用于治疗各种肌肉骨骼疾病，包括肌肉拉伤、挫伤、韧带扭伤、肌腱炎、腱鞘炎、滑囊炎、关节挛缩和肌筋膜扳机点等。

9. 微波透热疗法可能比临床环境中使用的任何其他物理因子（包括短波透热疗法）有更多的治疗注意事项和禁忌证。

10. 透热疗法有效性需要临床实践以及对患者治疗技术的调整来实现。

11. 透热疗法与超声波相比，有4个优点：更大的加热面积、更均匀的加热、更长的牵拉时间窗和临床人员更多的调节自由度。

复习题

1. 什么是透热疗法？不同透热疗法的区别是什么？
2. 使用连续短波、脉冲短波或微波透热疗法的潜在生理效应有哪些？
3. 什么决定短波透热疗法中电场与磁场的比率？
4. 使用电容式及感应式短波透热技术有什么区别？
5. 如何使用脉冲短波透热疗法，以及最常用的电极类型是什么？
6. 如何设置微波透热法的参数以达到最大效果？
7. 连续短波、脉冲短波和微波透热的临床应用和适应证有哪些？
8. 使用透热疗法最重要的治疗注意事项是什么？
9. 微波与短波透热疗法有哪些主要区别？
10. 使用透热疗法或超声波作为深部透热方式的优点和缺点何在？

自测题

是非题
1. 透热疗法可以产生热效应和非热效应。
2. 微波透热疗法更适用于皮下脂肪较少的部位。
3. 短波透热疗法比微波透热疗法穿透力更强。
选择题
4. 以下哪种属于短波电容电极？
   A. 空气间隔板
   B. 片状电极

    C. A 和 B

    D. A 和 B 皆不正确

5. 鼓状电极属于哪一类电极?

    A. 电容器电极

    B. 感应电极

    C. 线圈电极

    D. 以上皆非

6. 微波透热设备产生一个较强的_____和一个较弱的_____

    A. 电场,磁场

    B. 磁场,电场

    C. 磁场,涡流

    D. 涡流,电场

7. 对于皮下脂肪层厚的患者,应使用什么类型的透热疗法来进行大面积组织加热?

    A. 电容技术

    B. 脉冲短波透热

    C. 片状电极

    D. 感应技术

8. 以下哪项是透热疗法的禁忌证?

    A. 手表或珠宝

    B. 提高关节活动度

    C. 防卫性肌痉挛

    D. 促进血液循环

9. 透热疗法的适应证?

    A. 急性肌肉拉伤

    B. 肌腱炎

    C. 关节挛缩

    D. 以上都是

10. 毛巾必须与透热疗法一起使用,主要是因为_____

    A. 避免接触设备

    B. 避免水分积聚

    C. 使患者有舒适感

    D. 确保均匀受热

临床决策练习解析

12-1

通过简单地将片状电极进一步分开,可以增加穿透深度。随着间距的增加,电流密度将在更深层的组织中增加。

12-2

在皮下脂肪极少的部位,应该使用空气间隔板或片状电极的电容技术。具有短波透热的电容技术更可能选择性地加热未被脂肪覆盖的更浅表的组织。

12-3

脉冲短波透热疗法能够加热比超声波大得多的区域;探头为固定式,施加到该区域的热量更加恒定;透热疗法后温度衰减的速度较慢,可以延长牵伸时间;使用透热疗法不需要持续监控。

12-4

脉冲短波透热疗法可能比连续短波或微波透热疗法更好，因为脉冲短波的非热效应将有助于受损细胞的愈合过程而不会导致温度显著升高。在这个愈合过程中加热是禁忌。

参考文献

1. Castel JC, Draper DO, Knight K, Fujiwara T, Garrett C. Rate of temperature decay in human muscle after treatments of pulsed shortwave diathermy. *J Athl Train*. 1997;32: S–34.

2. Draper DO, Castel JC, Knight K, et al. Temperature rise in human muscle during pulsed short wave diathermy: does this modality parallel ultrasound? *J Athl Train*. 1997; 32:S–35.

3. Hellstrom RO, Stewart WF. Miscarriages among female physical therapists who report using radio- and microwave-frequency electromagnetic radiation. *Am J Epidemiol*. 1993;138(10):775–785.

4. Merrick MA. Do you diathermy? *Athlet Ther Today*. 2001;6(1):55–56.

5. Draper DO, Castel JC, Castel D. Rate of temperature increase in human muscle during 1 MHz and 3 MHz continuous ultrasound. *J Orthop Sports Phys Ther*. 1995;22:142–150.

6. Delpizzo V, Joyner KH. On the safe use of microwave and shortwave diathermy units. *Aust J Physiother*. 1987; 33(3):152–162.

7. Low J, Reed A. *Electrotherapy Explained: Principles and Practice*. London: Butterworth-Heinemann, 1990.

8. Behrens BJ, Michlovitz SL. *Physical Agents: Theory and Practice for the Physical Clinician Assistant*. Philadelphia, PA: FA Davis, 2005.

9. Brown M, Baker RD. Effect of pulsed shortwave diathermy on skeletal muscle injury in rabbits. *Phys Ther*. 1987;67(2):208–213.

10. Fenn JE. Effect of pulsed electromagnetic energy (Diapulse) on experimental haematomas. *Can Med Assoc J*. 1969;100:251.

11. Hansen TI, Kristensen JH. Effect of massage, shortwave diathermy and ultrasound upon Xe disappearance rate from muscle and subcutaneous tissue in the human calf. *Scand J Rehab Med*. 1973;5:179–182.

12. Lehmann JF. Diathermy. In Krusen FH (ed). *Handbook of Physical Medicine and Rehabilitation*. Philadelphia, PA: WB Saunders, 1990.

13. Lehmann JF. *Therapeutic Heat and Cold*, 4th ed, Baltimore, MD: Williams & Wilkins, 1990.

14. Millard JB. Effect of high frequency currents and infra-red rays on the circulation of the lower limb in man. *Ann Phys Med*. 1961;6:45.

15. Wilson DH. Treatment of soft tissue injuries by pulsed electrical energy. *Br Med J*. 1972;2:269.

16. Wright GG. Treatment of soft tissue and ligamentous injuries in professional footballers. *Physiotherapy*. 1973;59(12).

17. Lehmann JF. Comparison of relative heating patterns produced in tissues by exposure to microwave energy with exposures at 2450 and 900 megacycles. *Arch Phys Med Rehab*. 1965;46:307.

18. Abramson DI, Burnett C, Bell Y, Tuck S. Changes in blood flow, oxygen uptake and tissue temperatures produced by therapeutic physical agents. *Am J Phys Med*. 1960;47:51–62.

19. Kitchen S, Partridge C. Review of shortwave diathermy continuous and pulsed patterns. *Physiotherapy*. 1992;78(4): 243–252.

20. Crowder C, Trowbridge C, Ricard M. The effect of subcutaneous adipose on intramuscular temperature during and after pulsed shortwave diathermy (abstract). *J Athl Train* (suppl.). 2007;42(2):S–103.

21. Kloth L, Ziskin M. Diathermy and pulsed electromagnetic fields. In Michlovitz SL (ed). *Thermal Agents in Rehabilitation*, 2nd ed, Philadelphia, PA: FA Davis, 1990.

22. Low J. Dosage of some pulsed shortwave clinical trials. *Physiotherapy*. 1995;81(10):611–616.

23. Sanseverino EG. Membrane phenomena and cellular processes under the action of pulsating magnetic fields. Presented at the Second International Congress for Magneto Medicine, Rome, 1980.

24. Lehmann JF, deLateur BJ. Diathermy and superficial heat and cold. In Krusen FH (ed). *Krusen's Handbook of Physical Medicine and Rehabilitation*, 3rd ed, Philadelphia, PA: W.B. Saunders, 1990.

25. Griffin JE. Update on selected physical modalities. Paper presented in Chicago, December, 1981.

26. Health devices shortwave diathermy units, Proceedings of the Emergency Care Research Institute, Meeting in Plymouth, PA, June 1979, pp. 175–193.

27. Griffin JE, Santiesleban AJ, Kloth L. Electrotherapy for instructors. Paper presented in Lacrosse, WI, August 1982.

28. Griffin JE, Karselis TC. The diathermies. In *Physical Agents for Physical Therapists*, 2nd ed., Springfield, IL: Charles C Thomas, 1987.

29. DeLateur BJ, Lehmann JF, Stonebridge JB, et al. Muscle heating in human subjects with 915 MHz microwave contact applicator. *Arch Phys Med*. 1970;51:147–151.

30. Murray CC, Kitchen, S. Effect of pulse repetition rate on the perception of thermal sensation with pulsed shortwave diathermy. *Physiother Res Int*. 2000;5(2):73–84.

31. Draper D, Anderson M, Hopkins T. An exploration of knee joint intracapsular temperature rise following pulsed shortwave diathermy, in vivo (abstract). *J Athl Train* (suppl.). 2005;40(2):S–88.

32. Kitchen S, Partridge C. A review of microwave diathermy. *Physiotherapy*. 1991;77(9):647–652.

33. Guy AW, Lehmann JF. On the determination of an optimum microwave diathermy frequency for a direct contact applicator. *Inst Electric Electron Eng Trans Biomed Eng*. 1966;13:76–87.

34. Schliephake E. Carrying out treatment. In Thom H (ed).

Introduction to Shortwave and Microwave Diathermy, 3rd ed, Springfield, IL: Charles C Thomas, 1966.

35. Marks R, Ghassemi M, Duarte R, Van Nguyen JP. A review of the literature on shortwave diathermy as applied to osteoarthritis of the knee. *Physiotherapy.* 1999;85(6):304–316.

36. Low J. The nature and effects of pulsed electromagnetic radiations. *NZ Physiother.* 1978;6:18.

37. Smith DW, Clarren SK, Harvey MA. Hyperthermia as a possible teratogenic agent. *J Pediatr.* 1978;92:878.

38. Brantley S, Crawford C, Joslyn E. The acute effects of diathermy and stretch versus stretch alone of the hamstring muscle (poster session). *J Orthop Sports Phys Ther.* 2003;33(2):A–29.

39. Trowbridge C, Ricard M, Schoor M. Short term effects of pulsed shortwave diathermy and passive stretch on the torque-angle relationship of the tricep surae muscles (abstract). *J Ath Train* (suppl.). 2007;42(2):S–132.

40. Draper D, Miner L, Knight K. The carry-over effects of diathermy and stretching in developing hamstring flexibility. *J Athl Train.* 2002;37(1):37–42.

41. Peres S, Draper D, Knight K. Pulsed shortwave diathermy and long-duration stretching increase dorsiflexion range of motion more than identical stretching without diathermy. *J Athl Train.* 2002;37(1):43–50.

42. Draper D, Castro J, Feland B. Shortwave diathermy and prolonged stretching increase hamstring flexibility more than prolonged stretching alone. *J Orthop Sports Phys Ther.* 2004;34(1):13–20.

43. Miner L, Draper D, Knight KL. Pulsed shortwave diathermy application prior to stretching does not appear to aid hamstring flexibility. *J Athl Train.* 2000;35(2):S–48.

44. Brucker J, Knight K, Rubley M. An 18-day stretching regimen, with or without pulsed, shortwave diathermy, and ankle dorsiflexion after 3 weeks. *J Athl Training.* 2005;40(4):276.

45. Robertson V, Ward A, Jung P. The effect of heat on tissue extensibility: A comparison of deep and superficial heating. *Arch Phys Med and Rehab.* 2005;86(4):819–825.

46. Hill J. Pulsed short-wave diathermy effects on human fibroblast proliferation. *Arch Phys Med Rehab.* 2002;83(6):832–836.

47. Draper D, Knight KL, Fujiwara T. Temperature change in human muscle during and after pulsed shortwave diathermy. *J Orthop Sports Phys Ther.* 1999;29(1):13–18.

48. Lindsay DM, Dearness J, McGinley CC. Electrotherapy usage trends in private physiotherapy practice in Alberta. *Physiother Can.* 1995;47(1):30–34.

49. Lindsay DM, Dearness J, Richardson C, et al. A survey of electromodality usage in private physiotherapy practices. *Aust J Physiother.* 1990;36(4):249–256.

50. Draper DO. Current research on therapeutic ultrasound and pulsed short-wave diathermy, presented at Physio Therapy Research Seminars Japan, Nov. 17, Sendai, Japan, 1996.

51. Rose S, Draper DO, Schulthies SS, Durrant E. The stretching window part two: Rate of thermal decay in deep muscle following 1 MHz ultrasound. *J Athl Train.* 1996;31:139–143.

52. Shields N. Contra-indications to shortwave diathermy: Survey of Irish physiotherapists *Physiotherapy.* 2004;90(1):42–53.

53. Shields N. Short-wave diathermy: current clinical and safety practices. *Physiother Res Int.* 2002;7(4):191–202.

54. Fischer C, Solomon S. Physiologic responses to heat and cold. In Licht S (ed). *Therapeutic Heat and Cold,* New Haven, CT: Elizabeth Licht, 1972.

55. Lehmann JF, Warren CG, Scham SM. Therapeutic heat and cold. *Clin Orthop.* 1974;99:207.

56. Konarska I, Michneiwicz L. Shortwave diathermy of diseases of the anterior portion of the eye. *Klin Oczna.* 1955;25:185.

57. Seiger C, Draper D. Use of pulsed shortwave diathermy and joint mobilization to increase ankle range of motion in the presence of surgical implanted metal: A case series. *J Orth Sports Phys Ther.* 2006;36(9):669–677.

58. American Physical Therapy Association. *Progress Report.* Virginia: American Physical Therapy Association, June, 1980.

59. Van Demark NL, Free MJ. Temperature effects. In Johnson AD (ed). *The Testis.*, Vol. 3, New York: Academic Press, 1973.

60. Smyth H. The pacemaker patient and the electromagnetic environment. *JAMA.* 1974;227:1412.

61. Knight K, Draper D. *Therapeutic Modalities: The Art and Science.* 2nd ed. Baltimore, MD: Wolters Kluwer, Lippincott Williams and Wilson, 2013.

62. Draper D. Pulsed shortwave diathermy heats a considerable larger area than 1 MHz ultrasound treatments. *J Athl Train.* 1999;34:S23.

63. Garrett C, Draper D. Heat distribution in the lower leg from pulsed short-wave diathermy and ultrasound treatments. *J Athl Train.* 2000;35(1):50–55.

64. Draper DO. Pulsed shortwave diathermy and joint mobilizations for achieving normal elbow range of motion after injury or surgery with implanted metal: a case series. *J Athl Train.* 2014;49(6):851–855.

65. Draper D, Knight K. Temperature change in human muscle during and after pulsed short-wave diathermy. *J Orthop Sports Phys Ther.* 1999;29(1):13–18; discussion 19–22.

66. Ostrowski J, Ely C. The Megapulse II pulsed shortwave diathermy heats better than the ReBound continuous shortwave diathermy device. *Athl Train Sports Health Care.* 2016;8(1):18–26.

67. Draper D, Hawkes A. Muscle heating with Megapulse II shortwave diathermy and ReBound diathermy. *J Athl Train.* 2013;48(4):477–482.

68. Draper D, VanPatten J. Shortwave diathermy and joint mobilizations for postsurgical restoration of knee motion. *Athl Ther Today.* 2010;15(1):39–41.

69. Hawkes A, Draper D. The There is little difference in muscle temperature increase when comparing hot packs and the ReBound diathermy device. *J Athl Train.* 2013;48(4):471–476.

70. Draper D, Hawkes A. The Megapulse II SW diathermy device heats muscle tissue higher than the ReBound diathermy device. *J Athl Train.* 2013;48(4):477–482.

71. Veazey E, Draper DO. Pulsed shortwave diathermy and joint mobilizations restore full range of motion to a twice-fractured elbow with metal implants. *J Sport Rehabil.* Submitted Sept 8, 2016 (in review).

72. Draper DO. Can pulsed shortwave diathermy be used over surgically implanted metal? *Int J Athl Ther Train.* Submitted Sept 15, 2016 (under review).

73. Draper DO, Rigby JH. Traumatic elbow injuries restored to

full ROM using shortwave diathermy and joint mobilizations. *Medical Research Archives*. August, 2016.

74. Dziedzic K, Hill J. Effectiveness of manual therapy or pulsed shortwave diathermy in addition to advice and exercise for neck disorders: a pragmatic randomized controlled trial in physical therapy clinics. *Arthritis Care Res*. 2005;53: 214–222.

75. McCarthy C, Callaghan, J. Pulsed electromagnetic energy treatment offers no clinical benefit in reducing the pain of knee osteoarthritis: a systematic review. *BMC Musculoskelet Disord*. 2006;7:51.

76. Laufer Y, Dar G. Effectiveness of thermal and athermal short-wave diathermy for the management of knee osteoarthritis: a systematic review and meta-analysis. *Osteoarthr Cartil*. 2012;20(9):957–966.

77. Guo L, Kubat N. Meta-Analysis of clinical efficacy of pulsed radio frequency energy treatment. *Ann Surg*. 2012;255(3):457–467.

78. Shah S, Farrow A. Trends in the availability and usage of electrophysical agents in physiotherapy practices from 1990 to 2010: a review. *Phys Ther Rev*. 2012;17(4):207–226.

拓展阅读资料

Abramson DI, Bell Y, Rejal H, et al. Changes in blood flow, oxygen uptake and tissue temperatures produced by therapeutic physical agents. *Am J Phys Med*. 1960;39:87–95.

Abramson DI, Chu LSW, Tuck S, et al. Effect of tissue temperature and blood flow on motor nerve conduction velocity. *JAMA*. 1966;198:1082–1088.

Abramson DI. Physiologic basis for the use of physical agents in peripheral vascular disorders, *Arch Phys Med Rehab*. 1965;46:216.

Adey WR. Electromagnetic field effects on tissue. *Physiol Rev*. 1981;61(3):436–514.

Adey WR. Physiological signaling across cell membranes and co-operative influences of extremely low frequency electromagnetic fields. In Frohlich H (ed). *Biological Coherence and Response to External Stimuli*, Heidelberg: Springer Verlag, 1988.

Allberry J. Shortwave diathermy for herpes zoster. *Physiotherapy*. 1974;60:386.

Aronofsky D. Reduction of dental post-surgical symptoms using non-thermal pulsed high-peak-power electromagnetic energy. *Oral Surg*. 1971;32(5)688–696.

Babbs CF, Dewitt DP. Physical principles of local heat therapy for cancer. *Med Instrument USA*. 1981;15:367–373.

Balogun J, Okonofua F. Management of chronic pelvic inflammatory disease with shortwave diathermy: a case report. *Phys Ther*. 1988;68(10):1541–1545.

Bansal PS, Sobti VK, Roy KS. Histomorphochemical effects of shortwave diathermy on healing of experimental muscle injury in dogs. *Ind J Exp Biol*. 1990;28:766–770.

Barclay V, Collier RJ, Jones A. Treatment of various hand injuries by pulsed electromagnetic energy. *Physiotherapy*. 1983;69(6):186–188.

Barker AT, Barlow PS, Porter J, et al. A double-blind clinical trial of low power pulsed shortwave therapy in the treatment of a soft tissue injury. *Physiotherapy*. 1985;71(12):500–504.

Barnett M. SWD for herpes zoster. *Physiotherapy*. 1975;61:217.

Bassett C. The development and application of pulsed electromagnetic fields (PEMFs) for united fractures and arthrodeses. *Orthop Clin North Am*. 1984;15(10):61–89.

Benson TB, Copp EP. The effect of therapeutic forms of heat and ice on the pain threshold of the normal shoulder. *Rheumatol Rehab*. 1974;13:101–104.

Bentall RH, Eckstein HB. A trial involving the use of pulsed electromagnetic therapy on children undergoing orchidopexy. *Kinderchirugie*. 1975;17(4):380–389.

Bernal G. Turning up the heat. *Rehab Management: The Interdisciplinary Journal of Rehabilitation*. 2009;22(5):28–31.

Brown M, Baker RD. Effect of pulsed shortwave diathermy on skeletal muscle injury in rabbits. *Phys Ther*. 1987;67(2): 208–214.

Brown-Woodnan PDC, Hadley JA, Richardson L, et al. Evaluation of reproductive function of female rats exposed to radio frequency fields (27.12 MHz) near a shortwave diathermy device. *Health Phys*. 1989;56(4):521–525.

Burr B. Heat as a therapeutic modality against cancer, Report 16, U.S. National Cancer Institute, Bethesda, MD, 1974.

Cameron BM. Experimental acceleration of wound healing. *Am J Orthopaed*. 1961;3:336–343.

Cameron MH. Diathermy for wound care. *Adv Dir Rehab*. 2003;12(1):71.

Chamberlain MA, Care G, Gharfield B. Physiotherapy in osteo-arthrosis of the knee, *Ann Rheum Dis*. 1982;23: 389–391.

Cole A, Eagleston R. The benefits of deep heat: ultrasound and electromagnetic diathermy. *Phys Sportsmed*. 1994;22(2): 76–78, 81–82, 84.

Constable JD, Scapicchio AP, Opitz B. Studies of the effects of Diapulse treatment on various aspects of wound healing in experimental animals. *J Surg Res*. 1971;11:254–257.

Coppell R. Survey of stray electromagnetic emissions from microwave and shortwave diathermy equipment. *NZ J Physiother*. 1988;16(3):9–12, 14.

Currier DP, Nelson RM. Changes in motor conduction velocity induced by exercise and diathermy. *Phys Ther*. 1969;49(2):146–152.

Daels J. Microwave heating of the uterine wall during parturition. *J Microwave Power*. 1976;11:166.

de la Rosette J, de Wildt M, Alivizatos G. Transurethral microwave thermotherapy (TUMT) in benign prostatic hyperplasia: placebo versus TUMT. *Urology*. 1994;44(1):58–63.

Department of Health and Welfare (Canada). Canada wide survey of non-ionising radiation-emitting medical devices, 80-EHD-52, 1980.

Department of Health and Welfare (Canada). Safety code 25: Shortwave diathermy guidelines for limited radio frequency exposure, 80-EHD-98, 1983.

Department of Health. Evaluation report: Shortwave therapy units. *J Med Eng Technol*. 1987;11(6):285–298.

Doyle JR, Smart BW. Stimulation of bone growth by shortwave diathermy. *J Bone Joint Surg.* 1963;45A:15.

Draper D, Castel J, Castel D. Low-watt pulsed shortwave diathermy and metal-plate fixation of the elbow. *Athlet Ther Today.* 2004;9(5):28.

Engel JP. The effects of microwaves on bone and bone marrow and adjacent tissues. *Arch Phys Med Rehab.* 1950;31:453.

Erdman WJ. Peripheral blood flow measurements during application of pulsed high frequency currents. *Am J Orthopaed.* 1960;2:196–197.

Feibel H, Fast H. Deepheating of joints: a reconsideration. *Arch Phys Med Rehab.* 1976;57:513.

Fenn JE. Effect of pulsed electromagnetic energy (Diapulse) on experimental haematomas. *Can Med Assoc J.* 1969;100: 251–253.

Foley-Nolan D, Barry C, Coughlan RJ, et al. Pulsed high frequency (27MHz) electromagnetic therapy for persistent neck pain. *Orthopaedics.* 1990;13(4):445–451.

Foley-Nolan D, Moore K, Codd M. Low energy high frequency pulsed electromagnetic therapy for acute whiplash injuries. A double blind randomized controlled study. *Scand J Rehab Med.* 1992;24(1):51–59.

Foster P. Diathermy burns. *Nursing RSA Verpleging.* 1987;2(10): 4–5, 7–9.

Frankenberger L. Making a comeback: diathermy is an effective therapeutic agent and should be part of every therapist's armamentarium. *Adv Dir Rehab.* 2001;10(5):43–46.

Fukuda T, Ovanessian V. Pulsed short wave effect in pain and function in patients with knee osteoarthritis. *J Appl Res.* 2008;8(3):189–198.

Gibson T, Grahame R, Harkness J, et al. Controlled comparison of shortwave diathermy treatment with osteopathic treatment in non-specific low back pain. *Lancet.* 1985;1: 1258–1261.

Ginsberg AJ. Pulsed shortwave in the treatment of bursitis with calcification. *Int Rec Med.* 174(2):71–75.

Goldin JH, Broadbent NRG, Nancarrow JD, Marshall T. The effect of diapulse on healing of wounds: A double blind randomized controlled trial in man. *Br J Plastic Surg.* 1981;34:267–270.

Grant A, Sleep J, McIntosh J, Ashurst H. Ultrasound and pulsed electromagnetic energy treatment for peroneal trauma: A randomised placebo-controlled trial. *Br J Obstet Gynaecol.* 1981;96:434–439.

Guy AW, Lehmann JF, Stonebridge JB. Therapeutic applications of electromagnetic power. *Proc Inst Electric Electr Eng.* 1974;62:55–75.

Guy AW, Lehmann JF, Stonebridge JB, Sorensen CC. Development of a 915 MHz direct contact applicator for therapeutic heating of tissues. *Inst Electric Electr Eng Microwave Theory Techn.* 1978;26:550–556.

Guy AW. Analyses of electromagnetic fields induced in biological tissues by thermographic studies on equivalent phantom models. *IEEE Trans Microwave Theory Tech Vol MTT.* 1971;19:205.

Guy AW. Biophysics of high frequency currents and electromagnetic radiation. In Lehmann JF (ed). *Therapeutic Heat and Cold,* 4th ed, Baltimore, MD: Williams & Wilkins, 1990.

Hall EL. Diathermy generators. *Arch Phys Med Rehab.* 1952;33:28.

Hansen TI, Kristensen JH. Effect of massage, shortwave diathermy and ultrasound upon 133Xe disappearance rate from muscle and subcutaneous tissue in the human calf. *Scand J Rehabil Med.* 1973;5:179–182.

Harris R. Effect of shortwave diathermy on radio-sodium clearance from the knee joint in the normal and in rheumatoid arthritis. *Phys Med Rehab.* 1961;42:241.

Hayne R. Pulsed high frequency energy: Its place in physiotherapy. *Physiotherapy.* 1984;70(12):459–466.

Herrick JF, Jelatis DG, Lee GM. Dielectric properties of tissues important in microwave diathermy. *Fed Proc.* 1950;9:60.

Herrick JF, Krusen FH. Certain physiologic and pathologic effects of microwaves, *Elect Eng.* 1953;72:239.

Hoeberlein T, Katz J, Balogun J. Does indirect heating using shortwave diathermy over the abdomen and sacrum affect peripheral blood flow in the lower extremities? *Phys Ther.* 1996;76(5):S67.

Hollander JL. Joint temperature measurement in evaluation of antiarthritic agents. *J Clin Invest.* 1951;30:701.

Hutchinson WJ, Burdeaux BD. The effects of shortwave diathermy on bone repair. *J Bone Joint Surg.* 1951;33A:155.

Jan M, Chai H, Wang C. Effects of repetitive shortwave diathermy for reducing synovitis in patients with knee osteoarthritis: an ultrasonographic study. *Phys Ther.* 2006;86(2):236.

Johnson CC, Guy AW. Nonionizing electromagnetic wave effects in biological materials and systems. *Proc Inst Electric Electr Eng.* 1972;66:692.

Jones SL. Electromagnetic field interference and cardiac pacemakers. *Phys Ther.* 1976;56:1013.

Justice-Stevenson P. Pulsed electromagnetic field therapy: electrotherapy unplugged. *Acute Care Perspectives.* 2008;17(2): 1, 3–5.

Kantor G, Witters DM. The performance of a new 915 MHz direct contact applicator with reduced leakage—a detailed analysis, HHS Publication (FDA) S3–8199, April 1983.

Kantor G. Evaluation and survey of microwave and radio frequency applicators. *J Microwave Power.* 1981;(2)16:135.

Kaplan EG, Weinstock RE. Clinical evaluation of Diapulse as adjunctive therapy following foot surgery. *J Am Ped Assoc.* 1968;58:218–221.

Kloth LC, Morrison M, Ferguson B. Therapeutic microwave and shortwave diathermy: A review of thermal effectiveness, safe use, and state-of-the-art-1984, Center for Devices and Radiological Health, DHHS, FDA 85-8237, Dec. 1984.

Krag C, Taudorf U, Siim E, Bolund S. The effect of pulsed electromagnetic energy (Diapulse) on the survival of experimental skin flaps. *Scand J Plas Reconstr Surg.* 1979;13:377–380.

Landsmann MA. Rehab products: Equipment focus. Defending diathermy: recently fallen out of favor, this modality deserves a second look. *Adv Dir Rehab.* 2002;11(11):61–62.

Lehmann JF, DeLateur BJ, Stonebridge JB. Selective muscle heating by shortwave diathermy with a helical coil. *Arch Phys Med Rehab.* 1969;50:117.

Lehmann JF, Guy AW, deLateur BJ, et al. Heating patterns produced by shortwave diathermy using helical induction coil applicators. *Arch Phys Med.* 1968;49:193–198.

Lehmann JF, McDougall JA, Guy AW, et al. Heating patterns produced by shortwave diathermy applicators in tissue substitute models. *Arch Phys Med Rehab.* 1983;64:575–577.

Lehmann JF. Microwave therapy: stray radiation, safety and effectiveness, *Arch Phys Med Rehab.* 1979;60:578.

Lehmann JF. Review of evidence for indications, techniques of application, contraindications, hazards and clinical effectiveness for shortwave diathermy DHEW/FDA HFA510, Rockville, MD, 1974.

Leung M, Cheing G Effects of deep and superficial heating in the management of frozen shoulder. *J Rehab Med.* 2008;40(2):145–150.

Licht S (ed). *Therapeutic Heat and Cold.* 2nd ed., New Haven, CT: Elizabeth Licht,1972.

Marek M, Fincher L, Trowbridge C. The thermal effects of pulsed shortwave diathermy on muscle force production electromyography and mechanomyography (abstract). *J Athl Training* (suppl.). 2007;42(2):S–132.

Marek S, Fincher A. The thermal effects of pulsed shortwave diathermy on muscle force production, electromyography and mechanomyography. *J Athl Training.* 2007;42(suppl.):S132.

Martin C, McCallum H, Strelley S. Electromagnetic fields from therapeutic diathermy equipment: A review of hazards and precautions. *Physiotherapy.* 1991;77(1):3–7.

McDowell AD, Lunt MJ. Electromagnetic field strength measurements on Megapulse units. *Physiotherapy.* 1991;77(12):805–809.

McGill SN. The effect of pulsed shortwave therapy on lateral ligament sprain of the ankle. *NZ J Physiother.* 1988;10:21–24.

McNiven DR, Wyper DJ. Microwave therapy and muscle blood flow in man. *J Microwave Power.* 1976;11:168–170.

Michaelson SM. Effects of high frequency currents and electromagnetic radiation. In Lehmann HF (ed). *Therapeutic Heat and Cold,* 4th ed, Baltimore, MD: Williams & Wilkins, 1990.

Millard JB. Effect of high frequency currents and infrared rays on the circulation of the lower limb in man. *Ann Phys Med.* 1961;6(2):45–65.

Morrissey LJ. Effects of pulsed shortwave diathermy upon volume blood flow through the calf of the leg: plethysmography studies. *J Am Phys Ther Assoc.* 1966;46:946–952.

Mosely H, Davison M. Exposure of physiotherapists to microwave radiation during microwave diathermy treatment. *Clin Phys Physiol Meas.* 1981;3(2):217.

Nadasdi M. Inhibition of experimental arthritis by athermic pulsing shortwave in rats. *Am J Orthopaed.* 1960;2:105–107.

Nelson AJM, Holt JAG. Combined microwave therapy. *Med J Aust.* 1978;2:88–90.

Nicolle FV, Bentall RM. The use of radiofrequency pulsed energy in the control of post-operative reaction to blepharoplasty. *Anaesth Plast Surg.* 1982;6:169–171.

Nielson NC, Hansen R, Larsen T. Heat induction in copper bearing IUDs during shortwave diathermy. *Acta Obstet Gynaecol Scand.* (Stockholm) 1972;58:495.

Nwuga GB. A study of the value of shortwave diathermy and isometric exercise in back pain management. Proceedings of the IXth International Congress of the WCPT, Legitimerader Sjukgymnasters Riksforbund, Stockholm, Sweden, 1982.

Oliver D. Pulsed electromagentic energy—what is it? *Physiotherapy.* 1984;70(12):458–459.

Osborne SL, Coulter JS. Thermal effects of shortwave diathermy on bone and muscle. *Arch Phys Ther.* 1938;38:281–284.

Paliwal BR. Heating patterns produced by 434 MHz erbotherm UHF69. *Radiology.* 1980;135:511.

Pasila M, Visuri T, Sundholm A. Pulsating shortwave diathermy: Value in treatment of recent ankle and foot sprains. *Arch Phys Med Rehab.* 1978;59:383–386.

Patzold J. Physical laws regarding distribution of energy for various high frequency methods applied in heat therapy. *Ultrason Biol Med* 1956;2:58.

Quirk AS, Newman RJ, Newman KJ. An evaluation of interferential therapy, shortwave diathermy and exercise in the treatment of osteo-arthrosis of the knee. *Physiotherapy.* 1985;71(2):55–57.

Rae JW, Herrick JF, Wakim KG, Krusen FH. A comparative study of the temperature produced by MWD and SWD. *Arch Phys Med Rehab.* 1949;30:199.

Raji AM. An experimental study of the effects of pulsed electromagnetic field (diapulse) on nerve repair. *J Hand Surg.* 1984;9B(2):105–112.

Reed MW, Bickerstaff DR, Hayne CR, et al. Pain relief after inguinal herniorrhaphy: Ineffectiveness of pulsed electromagnetic energy. *Br J Clin Pract.* 1987;41(6):782–784.

Religo W and Larson T. Microwave thermotherapy: New wave of treatment for benign prostatic hyperplasia. *J Am Acad Phys Assist.* 1994;7(4):259–267.

Richardson AW. The relationship between deep tissue temperature and blood flow during electromagnetic irradiation. *Arch Phys Med Rehab.* 1950;31:19.

Rubin A, Erdman W. Microwave exposure of the human female pelvis during early pregnancy and prior to conception. *Am J Phys Med.* 1959;38:219.

Ruggera PS. Measurement of emission levels during microwave and shortwave diathermy treatments. Bureau of Radiological Health Report, HHS Publication (FDA), 1980, pp. 80–8119.

Schoor M, Ricard M. The effects of pulsed shortwave diathermy and stretch on the torque-angle relation of the calf (plantarflexor) muscles associated with passive stretch both during and after treatment. *J Athl Training.* 2008;43(suppl.):S88.

Schwan HP, Piersol GM. The absorption of electromagnetic energy in body tissues. Part I. *Am J Phys Med.* 1954;33:371.

Schwan HP, Piersol GM. The absorption of electromagnetic energy in body tissues. Part II. *Am J Phys Med.* 1955;34:425.

Schwan HP. Interaction of microwave and radio frequency radiation with biological systems. In Cleary SF (ed). *Biological Effects and Health Implications of Microwave Radiation,* Washington, DC: U.S. Department of Health, Education and Welfare, 1970.

Seiger C, Draper D. Use of pulsed shortwave diathermy and joint mobilization to increase ankle range of motion in the presence of surgical implanted metal: a case series. *J Ortho Sports Phys Therapy.* 2006;36(9):669–677.

Seiger C, Draper D. Will pulsed shortwave diathermy and joint mobilizations restore range of motion in post-operative hypomobile ankles with surgical implanted metal: a case series. *J Athl Train.* 2006;41(suppl.):S43.

Shields N. Short-wave diathermy and pregnancy: what is the evidence? *Adv Physiother*. 2003;5(1):2–14.

Silberstein N. Diathermy: comeback, or new technology? An electrically induced therapy modality enjoys a resurgence. *Rehab Manag*. 2008;21(1):30–33.

Silverman DR, Pendleton LA. A comparison of the effects of continuous and pulsed shortwave diathermy on peripheral circulation. *Arch Phys Med Rehab*. 1968;49:429–436.

Stuchly MA, Repacholi MH, Lecuyer DW, Mann RD. Exposure to the operator and patient during shortwave diathermy treatments. *Health Phys*. 1982;42(3):341–366.

Svarcova J, Trnavsky K, Zvarova J. The influence of ultrasound, galvanic currents and shortwave diathermy on pain intensity in patients with osteo-arthritis. *Scand J Rheumatol* (suppl.). 1988;67:83–85.

Tamimi M, McCeney M. A case series of pulsed radiofrequency treatment of myofascial trigger points and scar neuromas. *Pain Medicine*. 2009;10(60):1140.

Taskinen H, Kyyronen P, Hemminki K. The effects of ultrasound, shortwaves and physical exertion on pregnancy outcome in physiotherapists. *J Epidemiol Commun Health*. 1990;44:96–201.

Thom H. *Introduction to Shortwave and Microwave Therapy*, 3rd ed., Springfield, IL: Charles C Thomas, 1966.

Trowbridge C, Ricard M. Short term effects of pulsed shortwave diathermy and passive stretch on the torque-angle relationship of the triceps surae muscles. *J Athl Train*. 2007;42(suppl.):S132.

Tzima E, Martin C. An evaluation of safe practices to restrict exposure to electric and magnetic fields from therapeutic and surgical diathermy equipment. *Physiol Measure*. 1994;15(2):201–216.

Van Ummersen CA. The effect of 2450 MHz radiation on the development of the chick embryo. In Peyton MF (ed). *Biological Effects of Microwave Radiation*, Vol. 1, New York: Plenum Press, 1961.

Vanharanta H. Effect of shortwave diathermy on mobility and radiological stage of the knee in the development of experimental osteo-arthritis. *Am J Phys Med*. 1982;61(2):59–65.

Verrier M, Falconer K, Crawford JS. A comparison of tissue temperature following two shortwave diathermy techniques. *Physiother Can*. 1977;29(1):21–25.

Wagstaff P, Wagstaff S, Downie M. A pilot study to compare the efficacy of continuous and pulsed magnetic energy (shortwave diathermy) on the relief of low back pain. *Physiotherapy*. 1986;72(11):563–566.

Ward AR. Electricity fields and waves in therapy. *Science Press*, AustraliaNSW, 1980.

Wilson DH. Treatment of soft tissue injuries by pulsed electrical energy continuous and pulsed magnetic energy (shortwave diathermy) on the relief of low back pain. *Physiotherapy*. 1986;72(11):563–566.

Wilson DH. Comparison of shortwave diathermy and pulsed electromagnetic energy in treatment of soft tissue injuries. *Physiotherapy*. 1974;60(10):309–310.

Wilson DH. The effects of pulsed electromagnetic energy on peripheral nerve regeneration. *Ann NY Acad Sci*. 1975;238:575.

Wilson DH. Treatment of soft tissue injuries by pulsed electrical energy. *Br Med J*. 1972;2:269–270.

Wise CS. The effect of diathermy on blood flow. *Arch Phys Med Rehab*. 1948;29:17.

Witters DM, Kantor G. An evaluation of microwave diathermy applicators using free space electric field mapping. *Phys Med Biol*. 1981;26:1099.

Worden RE. The heating effects of microwaves with and without ischemia. *Arch Phys Med Rehab*. 1948;29:751.

Wyper DJ, McNiven DR. Effects of some physiotherapeutic agents on skeletal muscle blood flow. *Physiotherapy*. 1976;63(3):83–85.

词汇表

空气间隔板（air space plate）：一种电容器型电极，其中这些板通过玻璃外壳中的空间与皮肤隔开。用于短波透热。

电缆电极（cable electrodes）：一种电感型电极，其中的电极缠绕在身体部位周围，从而产生电磁场。

电容技术（capacitance technique）：产生强电场。

电容器电极（capacitor electrodes）：能产生比磁场更强的电场的空气间隔板或垫电极。

透热疗法（diathermy）：高频电能的一种应用，由于组织对能量传递存在阻抗，高频电能用于在人体组织中产生热量。

鼓状电极（drum electrodes）：产生强磁场的感应电极。主要用于脉冲短波透热疗法。

涡流（eddy currents）：产生磁场时感应的小型圆形电场会导致组织内容物发生分子内振荡（振动），从而产生热量。

电场电极（electrical field）：施加在组织中带电离子上的力线，该力线使带电粒子从一极移动至另一极。

联邦通信委员会（Federal Communications Commission，FCC）：联邦机构，负责为所有无线电发射器（包括透热疗法）分配频率。

感应技术(induction technique):产生强磁场。

感应器电极(inductor electrodes):电缆电极或鼓状电极产生比电场强的磁场。

分子间振荡(振动)[intermolecular oscillation(vibration)]:分子之间的运动,产生摩擦,从而产生热量。

磁场(magnetic field):当电流通过盘绕电缆时产生的局部感应次级电流(称为组织内的涡流),影响周围组织,产生磁场。

片状电极(pad electrodes):短波使用的电容器型电极透热创造电场。

脉冲短波透热疗法(pulsed shortwave diathermy):是简单地以恒定间隔时间中断连续短波透热疗法的输出产生,主要用于非热效应的治疗。

比吸收率(specific absorption rate,SAR):表示单位质量组织区域吸收的能量。

实 验 操 作
短 波 透 热

描述

短波透热疗法(SWD;透热疗法指热量透过)使用交流电流(最常见的是 27.12MHz)通过线圈导体或电容板。

采用线圈法,患者位于电流通过线圈时产生的磁场中。然后磁场被身体中的分子吸收,增加患者的内部能量。这种方法被称为感应式,此时身体充当了次级线圈,并且体内的电流为初级线圈中的感应电流;身体不会成为电路的一部分。

在第二种方法中,有两个带电的电容板,患者身体作为电容电流放电的低电阻导体;因此,称为电容式短波透热。同样,身体分子吸收能量并增加其内部能量。在电容式 SWD 中,患者将成为回路的一部分。

因为分子的运动取决于其内部能量,当分子吸收任何类型的能量时,运动增加。温度是系统平均动能的反映,动能是指分子的随意运动。因此,当分子运动增加时,温度升高。虽然当系统中的热能增加时,分子碰撞增加,但这些碰撞不会产生任何能量;它们只是将能量从一个分子转移到另一个分子。分子之间发生的"摩擦"导致温度升高是一种误解。

尽管在 SWD 中使用电能,但不会诱发可兴奋组织的动作电位。在如此高的频率下,电流的相位电荷不足以改变膜电压以达到膜的阈值。产生的热量遵循焦耳定律:$Q = I^2Rt$,其中 Q 是指能量,I 是电流,R 是电阻,t 是时间。组织吸收能量产生热量,并且取决于所使用的 SWD 类型。感应式 SWD 主要由具有高电导率的组织(例如肌肉)吸收。电容式 SWD 主要由具有低导电性的组织吸收,例如皮肤和脂肪。因此,电容式 SWD 不会像感应式 SWD 那样深入穿透,但确实会在患者体内产生更明显的温热感。电容式 SWD 穿透深度的一般标准是 1cm,感应式 SWD 的穿透深度为 3~4cm。

生理效应

舒张血管。

减少疼痛感知。

增加局部新陈代谢。

增加结缔组织延展性。

减少肌肉等长收缩肌力(暂时性)。

治疗效果

减轻疼痛。

增加软组织延展性。

适应证

短波透热疗法是一种加热物理因子;因此,适应证与其他产热的物理因子相同。然而,至少对于感应式 SWD 而言,穿透深度大于任何红外类治疗。虽然超声波具有比 SWD 更深的穿透性,但 SWD 可用于治疗面积更大的部位。

禁忌证

- 缺乏正常的温度敏感性。
- 循环受损的周围血管疾病。
- 肿瘤、睾丸、骨骺端、急性发炎组织、活动性出血和眼睛。
- 怀孕。
- 植入电刺激器者(例如心脏起搏器及膈神经刺激器等)。

短波透热			
操作步骤		**评估**	
	1	2	3
1. 检查用品			
a. 准备用于铺盖、定时器、信号装置的床单或毛巾			
b. 检查 SWD 发电机的电源线是否有磨损,线圈和鼓状电极的完整性,屏蔽仪等			
c. 检查输出控件是否归零			
2. 询问病史			
a. 核对患者的信息(如果尚未核对)			
b. 确认无禁忌证			
c. 询问有无透热疗法治疗病史;检查治疗记录			
3. 患者体位			
a. 将患者置于支撑良好的舒适体位,这一点尤其重要,因为患者在治疗开始后不可改变体位			
b. 暴露待治疗的部位;移除该部位的所有珠宝			
c. 给患者恰当遮盖,保持患者端庄的仪态,保护衣物,但允许接触身体某些部位			
4. 检查需治疗的身体部位			
a. 检查轻触感			
b. 检查微循环(脉搏、毛细血管充盈情况),评估身体部位的功能(如关节活动度和激惹性等)			
5. SWD 设置			
a. 在治疗区域放置一层毛巾			
b. 感应式:将包含线圈的鼓状电极平行于身体部位并与毛巾接触。电容式:将电极板放置在与身体部位平行的位置,距身体约 2.5~7.5cm			
c. 打开 SWD 开关,必要时可进行预热			
d. 告知患者可感到温热感;嘱患者感到温度过高时立即告知			
e. 将 SWD 的强度调整到适当的水平。设置适当的治疗时间,并为患者提供信号装置。并确保患者了解如何使用信号装置			
f. 通过询问患者的感受,检查患者在治疗开始后 5 分钟后的反应			
6. 治疗完成			
a. 当治疗时间结束时,将强度调为零,并将热源移动离开患者;用毛巾擦干该部位			
b. 移除覆盖患者身上的床单,根据需要协助患者穿衣			
c. 让患者按照指示进行适当的治疗性运动			
d. 按照常规方案清洁治疗区域和设备			
7. 评估治疗效果			
a. 询问患者对治疗区域的感受			
b. 检查治疗区域有无任何不良反应			

(周君 译,王欣 王于领 审)

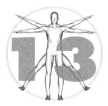

13 光疗

Katie Homan, Nathan Newman

第13章

目标

完成本章学习后,学生应能够:

➤ 区分不同类型的光疗,尤其是激光和 LED。

➤ 解释激光产生的物理学特性。

➤ 对比氦氖、砷化镓和镓铝砷低能量激光的特征。

➤ 分析激光和 LED 在伤口愈合、软组织修复以及减轻肿胀、炎症和疼痛治疗的应用。

➤ 演示低能量激光和 LED 的应用技术。

➤ 描述激光的分类。

➤ 掌握激光应用中的安全考量。

➤ 掌握低能量激光疗法的注意事项和禁忌证。

近年来,光疗法作为一种临床治疗干预手段引起了人们的广泛关注。这种干预措施为临床人员提供了在愈合周期中任何时间点增加细胞活性的潜力,其禁忌证相对较少。在本章中,我们将特别关注激光(light amplification by stimulated emissions of radiation,LASER)和发光二极管(light emitting diodes,LED)。1916 年,爱因斯坦首次提出了将激光发展概念化的理论。放大电磁辐射的第一项工作涉及微波激射(microwave amplification of stimulated emission of radiation,MASER)。1955 年,Townes 和 Schawlow 证明了在电磁波谱的光学区域之外可能产生受激发射的微波。这种受激辐射的结论很快扩展到电磁波谱的光学区域,促进光学激光器设备的发展。1960 年,Theodore Maiman 开发出合成红宝石激光器,制造了第一个可以运转的光学微波激射器。不久之后又设计出了其他类型的激光器。直到 1965 年,采用激光这个术语来代替微波激射[1]。激光器已被广泛应用于从音频光盘和超市扫描到通信和医等各种日常应用中[2]。

其他可用于治疗的光的形式包括 LED 和超 LED(superluminous diodes,SLDs)。LED 是较新的技术,其光线与激光有相似之处。然而,必须理解这些光的形式彼此不同。需要进一步研究以确定它们可以诱导产生的生理效应差异及其在不同疾病治疗中的有效性。本章主要讨论低能量激光和 LED 在疾病和保守治疗中的应用。

激光的物理特性

激光是一种电磁能量,其波长和频率分布在电磁波谱的红外线和可见光部分[1]。电磁光能在空间中传播,其中包含微小的"能量包",称为光子。每个光子包含一定能量,能量大小具体取决于其波长(颜色)。

激光由增益介质构成,增益介质是在光学腔室内具有特定光学特性的物质(气体、液体、固体)(图 13-

1)。当外部电源作用在增益介质时,释放光子,它们在相位、方向和频率上相同。为了容纳它们并产生更多光子,把镜子放置在腔室的两端。一面镜子完全反射,而另一面镜子是半透明的。光子在镜子之间来回反射,每次通过增益介质,放大光线并刺激其他光子的发射。最终,由于大量光子受激,产生原有腔室无法容纳的能量。当达到特定能量水平时,特定波长的光子以光束形式通过半透明镜射出[3-4],从而产生受激辐射光扩大,即激光(LASER)。

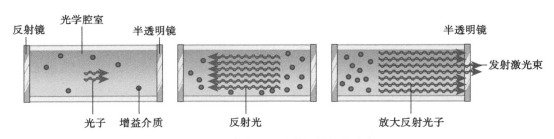

图 13-1　激光通过受激辐射的光放大

激光以有组织的方式辐射,而不是像白炽灯或荧光灯那样随机辐射。激光的 3 个特性是:相干性、单色性和准直性[1]。

激光的相干性是指从单个气体分子发出的所有光子具有相同的波长,并且单个光波的波长都一致。而常见的光由许多不同波长的波相位相互叠加组成。

激光的单色性是指光在一个特定波长内的特异性;如果这种特异性在可见光谱中,那么它将只有一种颜色。激光是能产生特定波长的少数光源之一。

激光的准直性是由于最少的光子发散而产生的[5]。这意味着光子以平行方式移动,从而聚集成为一束光(图 13-2)。

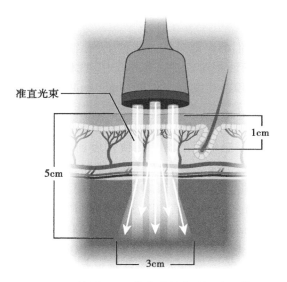

图 13-2　使用 GaAs 激光器的穿透深度。使用准直激光束直接穿透达 1cm。刺激引起的间接影响达 5cm

> • 激光=受激辐射光扩大

> **激光的 3 个属性:**
> • 相干性
> • 单色性
> • 准直性

激光的类型

激光器可能有数千种不同类型,每种都具有特定的波长和独特的特性。可根据放置在两个反射表面之间增益介质的性质来识别激光。用于产生激光的增益介质包括以下类型:晶体和玻璃(固态)、气体、半导体、液体染料和化学物质。

激光根据能量强度可以分为高能量或低能量两种。由于高能量激光产生的热效应,高能量激光器也被称为"热"激光器,可应用于包括外科切割和凝固、眼科、皮肤病学、肿瘤学和血管专科等许多医学领域。

低能量激光(或最常被称为低能量激光)已经在不同专业中普遍应用,包括皮肤科、牙科、整脊和不同医疗机构等,用以促进伤口和软组织损伤愈合,控制急性、慢性炎症或水肿,控制疼痛。研究人员还对低能量激光在治疗脑卒中、脊髓损伤、脑损伤和其他神经系统损伤的效果进行了研究[40]。此外,新的研究关注在活动之前或之后应用低能量激光如何影响与肌肉疲劳相关的因素[41-47]。

低能量激光的工作原理是光化学作用,而不是热效应产生组织加热。高能量或低能量取决于输出能量的多少。低能量设备是不产生明显热效应的激光器[7]。

临床决策练习 13-1

观看手术中使用激光的演示之后,患者向临床人员表达了真正的担忧,即使用激光治疗肌筋膜触发点是否会导致皮肤烫伤。临床人员应该如何向患者解释来消除他或她的恐惧?

低能量激光疗法(low-level laser therapy,LLLT)是目前主要使用的名称。治疗性激光、低激光或低强度激光等词汇也用于激光治疗中。软激光这个术语最初是用于区分治疗性激光与硬激光,即手术激光。随后出现了几种不同的名称,例如中红外激光(mid-infrared,MID)和医学激光。生物刺激激光是另一个术语,其缺点是也会产生抑制剂量[8]。因此提出了"生物调节激光器"这一术语。其他建议的名称是低反应级激光、低强度级激光、光生物刺激激光和光生物调节激光器等。

过去 50 年来,加拿大和欧洲一直在研究和使用低能量激光器,而美国在过去 30 年间也一直在进行研究。最常用的三种低能量激光器是氦氖(HeNe)激光、砷化镓(GaAs)激光和砷化铝镓(GaAlAs)激光。表 13-1 总结了这三种低能量激光器的特性。氦氖激光是最早的低能量激光。氦氖激光器是一种气体激光器,以在可见光谱的红色部分 632.8nm 的波长传递。激光以连续波形传递,直接穿透深度为 2~5mm,间接穿透深度可达 10mm。

表 13-1　常见低能量激光的特性

名称	氦氖	砷化镓	砷化铝镓
缩写	HeNe	GaAs	GaAlAs
类型	气体	半导体	半导体二极管
波长	632.8nm	904nm	650~980nm*(800~830nm 最常见)
典型波形	连续	超脉冲 1~1 000Hz	连续
峰值功率	3mW	10~100W	>100W
渗透深度(直接和间接)	2~10mm	3~5cm	2~3cm
FDA 分级	Ⅲa 级	Ⅲb 级	Ⅲb 级

注:* 变量基于铝的含量

19 世纪 80 年代,研发出半导体激光器,可在红光和红外光区域产生辐射。砷化镓激光器是一种半导体激光器,波长为 904nm。它们以超级脉冲模式自然传递。这些激光器的脉冲模式可具有更高的峰值功率(10~100W),但由于峰值尖峰出现在非常短的时间内(100~200 纳秒),因此保持较低的平均功率[48]。这种激光器的直接穿透深度是 1~2cm,间接穿透深度 5cm[9]。

最新和最近的激光器是使用半导体晶体发射辐射的二极管激光器。砷化铝镓激光器是最新、也是目前最常用的激光器(图 13-3)。激光器的波长可以根据铝含量的不同而变化。在回顾性研究中,其波长范围为 650~980nm[49,50],大多数波长发生在 800~830nm 范围内。这种激光的组织穿透深度为 2~3cm[48]。这种激光自然产生连续波,但可以选择脉冲模式传递,类似于超声波。

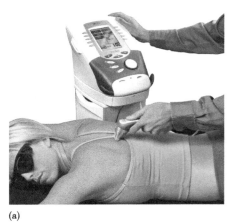 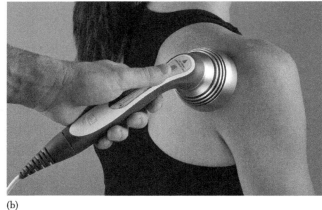

(a)   (b)

图 13-3 （a）单个二极管砷化铝镓激光器；（b）多个二极管砷化铝镓激光器（惠允自 DJO Global）

旧式的激光设备仅有一个激光束,现在生产的设备不仅具有多个激光束,而且可以使用不同的光源,包括 LED 和 SLD。使用这些设备时,偶尔可以选择不同光束或光簇的探头（图 13-4）。因此,可使用光簇探头,该光簇包括相同或不同波长的若干激光,LED 和 SLD 光束或所有光源的组合。激光簇是治疗较大区域的理想选择。从理论上讲,具有不同生理效应的光源或具有不同波长的光源组合可能影响不同的组织深度,因此可改善潜在治疗结局。但这尚需进一步研究来证实其效果。

最常用的激光器：
- 砷化铝镓（GaAIAs）
- 氦氖（HeNe）
- 砷化镓（GaAs）

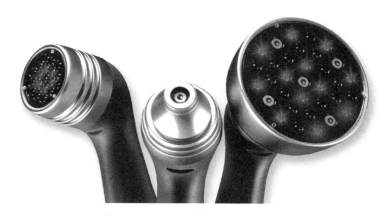

图 13-4 单个和多个二极管簇探头（惠允自 DJO Global）

此外,一些设备还能够测量电阻抗并提供电点刺激。阻抗检测仪可以定位过敏部位或穴位。在治疗疼痛时,点刺激器可以与激光应用相结合。电刺激被认为能产生自发疼痛缓解的效果,而激光能提供的更多是潜在的组织反应[10]。

激光治疗技术

激光治疗的应用方法相对简单,但需要讨论某些原则,以便临床人员可以准确地确定传递到组织的激光能量的数量。应始终参考特定设备的用户手册的具体说明。有些设备会有预先设定的治疗方案。一般使用时,通常只包括治疗时间、功率和脉冲模式变化等参数。为了满足研究需求,研究者应在治疗前测量仪器发出的精确能量密度。

激光能量从手持式探头发出。氦氖激光器内部包含组件,并通过光纤管将激光传送到目标区域。光纤组件易碎,不应过度卷曲或扭曲。砷化镓和砷化铝镓激光器将半导体元件安装在喷射器的顶端。氦氖激光中所使用的光纤及砷化镓和砷化铝激光器中椭圆形半导体在设备中将产生光束发散。这种发散导致光束的能量分散到特定区域,因此当距光源的距离增加时,光束强度将减小。

激光照射技术

应用激光治疗时,探头应与皮肤轻微接触,并垂直于目标组织,设置好时间后使用激光。通常,治疗区域按平方厘米划分为网格,每平方厘米接受特定时间的刺激。不应在患者皮肤上画线和点,这些标记可能会吸收部分光能(图 13-5)。不建议在所需的治疗区域和整个区域治疗随机点。然而,也不建议重叠治疗点。理想情况下,整个治疗区域应得到同等的治疗和剂量[51]。如果要治疗开放区域,可以在伤口上放置一经过消毒的透明塑料片,以避免接触伤口。

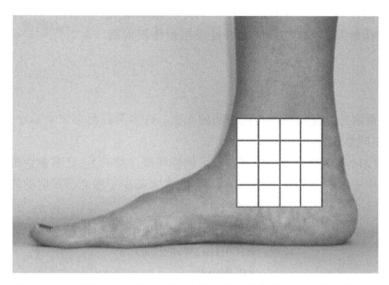

图 13-5　扫射技术。可以在要治疗的区域上绘制假想的网格,并且在特定时间内激光照射受伤区域的每平方厘米。激光应与皮肤有光接触

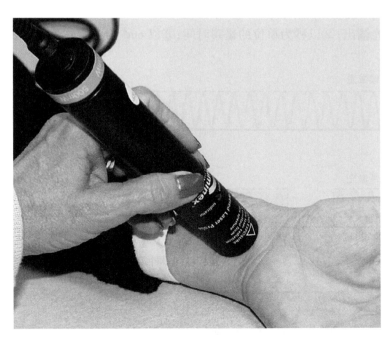

图 13-6　扫描技术。当不能持续与皮肤接触时,激光探头应该被放置在边距<1cm 的网格中心,并应与要治疗的表面成 90° 角

另一种是扫射技术,在使用这种技术时,激光探头尖端和皮肤之间可能接触或不接触。这种适用于较大的治疗区域,用激光探头扫射到所需的治疗区域。这项技术更难确保治疗区域内各处获得相同治疗剂量。当使用非接触技术时,激光探头的尖端应放置在距伤口或治疗区域外 5~10mm 的位置。由于光束发生发散,随着距离目标的距离增加,能量减少。如果与目标的距离可变,那么所损失的能量就难以精确量化。因此,不建议在距离>1cm 的情况下进行治疗。当使用直径为 1mm,发散度为 90° 的激光探头时,氦氖激光的红色束应该填充面积为 1cm^2 的区域(图 13-6)。

虽然红外激光属于不可见光,但在使用扫描技术时应该考虑到同样的问题。如果激光探头接触开放性伤口,应使用少量抗菌剂彻底清洁尖端,防止交叉污染。

激光照射技术
• 网格技术
• 扫射
• 点刺激

最后,在应用激光治疗时,可以选择和治疗不同点。很多情况的都可使用此方法,包括触发点治疗、穴位或者是根据损伤提前确认的治疗点。

参数

LLLT 的目的是为指定处理区域提供特定时间的光能。许多参数都会影响治疗效果,而参数的设置将影响成功治疗与否。不同参数详见表 13-2。

在设置或记录治疗时,重要的是考虑所有参数。同样需要注意的是,许多参数都依赖于一个或多个变量,并且相互依赖。其中一个例子是脉冲模式的影响,它大大减少了激光器发射的能量。例如,2W 砷化镓激光器脉冲 100Hz:

$$平均功率 = 脉冲率 \times 峰值功率 \times 脉冲宽度$$
$$= 100Hz \times 2W \times (2 \times 10^{-7}s)$$
$$= 0.04mW$$

这与 1 000Hz 频率下 0.4mW 的功率输出形成对比(图 13-7)。由此可以看出,调节脉冲频率可改变平均功率,如果要达到一定能量值,则将需要调节治疗时间。

在文献中报道激光的能量密度单位为焦耳/平方厘米(J/cm^2)。1J = 1W × s。因此,能量密度取决于:①以 mW 为单位的激光输出;②以秒为单位的暴露时间;③以 cm^2 为单位的激光束表面积。

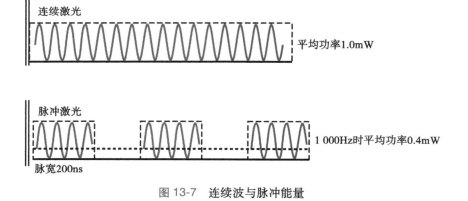

图 13-7 连续波与脉冲能量

临床决策练习 13-2

临床人员正在用氦氖激光治疗急性踝关节内翻扭伤。临床人员如何确保受伤区域接收到的能量相对均匀?

表 13-2　治疗参数总结

参数	如何计算参数	常用测量单位(简写)	备注
激光波长		纳米(nm)	在分子吸收光线和穿透深度中起作用。将决定光的颜色以及它是否为可见光
峰值功率	功率=能量/时间	瓦特=焦耳/秒(W=J/s)	通常功率以 mW(1 000mW=1W)测量
平均功率	平均功率=峰值功率×脉宽×脉冲重复频率	瓦特=瓦特×秒×赫兹(W=W×s×Hz)	仅适用于脉冲光束应用
脉率或脉冲频率		赫兹(Hz)或脉冲/秒	仅适用于脉冲光束应用
辐照度或功率密度	辐照度=功率/面积	W/cm^2(W/cm^2)	
能量	能量=功率×时间	焦耳=瓦特×时间(J=W×s)	需要注意的是,在 LLLT 治疗中,功率和时间是独立变量,未证实他们之间关系。由 5W 功率乘以 1 秒得到的 5J 能量与 1W 功率乘以 5 秒得到的 5J 是不同的,可能会产生不同的生理反应[53]
能量密度	能量密度=能量/面积或能量密度=功率密度×时间或能量密度=功率×时间/面积	J/cm^2	面积是参照波束光斑的面积大小而定
暴露时间或照射时间		秒(s)	激光治疗所花的时间。记录每个治疗点适用的照射时间非常重要
治疗频率		小时、天、周等	重要的是注意治疗频率,因为这将可能影响最终结果

应准确计算参数以标准化治疗并建立损伤的治疗指南,提供特定的 J/cm^2 或 mJ/cm^2。设定脉冲功率后,确定激光的平均功率,可以很容易计算出每平方厘米所需的治疗时间[11]。

$$TA = (E/P_{AV}) \times A$$

$$TA = 给定区域的治疗时间$$

$$E = 每平方厘米的能量 \ mJ$$

$$P_{av} = 以 \ mW \ 为单位的平均激光功率$$

$$A = 以 \ cm^2 \ 为单位的光束面积$$

例如:使用 0.4mW 平均功率的 GaAs 激光器以 0.07cm^2 光束面积来传递 1J/cm^2 的能量密度在:

$$TA = (1J/cm^2/0.000 \ 4W) \times 0.07cm^2 = 175 \ 秒或 2:55 \ 分钟$$

要使用相同的激光器传递 50mJ/cm^2,只需要 8.75 秒。图表可以帮助临床人员计算各种脉冲频率下所需的治疗时间。

众所周知,不充分的照射时间或辐照度(功率密度)所产生的能量密度不能引起病理性或生物性反应,但辐照太强或辐射时间太长会有抑制或破坏结果[40,49,51-53]。这个概念遵循 Arndt-Schultz 原理,也可以描述为双相剂量反应,其中刺激作用只会发生在特定的治疗窗中。例如,Albertini 及其同事发现[49],当使用 650nm 的 GaAlAs 激光时,水肿变化会根据功率设置而变化,影响能量密度。结果表明,1J/cm^2(1mW)和 2.5J/cm^2(2.5mW)的设置分别使水肿减少 27% 和 45.4%,但当控制所有其他变量(0.08cm^2,80 秒)时,与对照组相比,能量密度为 5J/cm^2(5mW)的照射组没有产生任何显著变化。

已经有很多证据表明应用在组织上能量的重要性,但需要注意的是,即使能量密度取决于辐照度(功率密度)和辐照时间,但没有证据证实后者作为变量产生的影响,无法确定特定能量密度是否具有某种生物反应。为了获得预期的治疗反应,作为自变量的辐照度或治疗时间与整个能量密度同等重要,这个推测似乎是合理的[53]。

Bolton[55]发现,当使用 820nm 的脉冲 GaAlAs 激光以相同的能量密度但不同的峰值辐照度和时间照射巨噬细胞时,若控制所有其他变量不变,将得到不同的结果。具体来说,即使能量密度($2.4J/cm^2$)相同,当施加 $800mW/cm^2$ 持续 3 秒时相对于 $400mW/cm^2$ 持续 6 秒发生更多成纤维细胞增殖。他还发现,当 $400mW/cm^2$ 使用 18 秒而 $800mW/cm^2$ 持续 9 秒时,即使能量密度($7.2J/cm^2$)相同,也会发生更多细胞增殖。在两项试验中,与安慰剂激光治疗相比,无效治疗间也无显著性差异[55]。

在另一项研究中,Castano 及其同事还发现,尽管有相似之处,但不同的参数可以产生不同的生物反应[56]。在诱导大鼠膝盖发生肿胀后,测试各种激光参数,连续使用 5 天。与 $50mW/cm^2$ 的辐照度 1 分钟相比,$5mW/cm^2$ 的辐照度 10 分钟对于减少测试期间的肿胀更有效,尽管这两种方法具有相同的能量密度($3J/cm^2$),但前者没有显著效果。相反,他们发现 $5mW/cm^2$ 照射 100 分钟和 $50mW/cm^2$ 照射 10 分钟(两个参数均产生 $30J/cm^2$)在 5 天的治疗过程中均有效减轻肿胀。这两组之间没有统计学意义。值得注意的是,在这项特定研究中,激光探头置于离治疗部位 10cm 距离,通常不推荐这种方法,其可能会影响治疗结果。然而,这些研究显示了考虑和报告激光治疗所涉及所有变量的重要性[56]。

治疗频次也会影响组织的生理反应。随着时间的推移,正如其他参数,能量的积累会对结果产生积极或消极的影响。世界激光治疗协会(World Association of Laser Therapy,WALT)已发表建议,以帮助临床人员确定不同病理情况下的适当参数。建议最后更新于 2010 年。他们建议每天治疗连续 2 周,或者隔天治疗连续进行 3~4 周[57]。同样重要的是,要注意参数的任何变化(能量、功率、辐照时间、光束束斑大小、波长和治疗频率)可能会改变治疗结果[51]。需要进一步研究参数之间的关系及它们对治疗结果的影响。

如前所述,LLLT 诱导的有效生理反应具有治疗窗。当试图促进抗炎作用[49,58,59]、组织或伤口愈合[60]或促进细胞生长时[61],观察到存在剂量依赖性,这使得确定有效参数变得困难。使事情变得更具挑战性的是,这些治疗窗可能因患者个体因素、组织和参数的不同而异[62]。在不同的愈合阶段或治疗目标需要不同参数,如炎症控制、组织修复或疼痛控制,因为一些治疗可能寻求刺激反应,而其他治疗可能想要诱导抑制作用,这进一步增加了 LLLT 的复杂性。LLLT 的积极反应可能取决于治疗的特定阶段和治疗时间[65,66]。

在 WALT 剂量建议之前,2001 年 Bjordal[63]考虑了激光治疗的目标位置,显示在实验室试验中产生细胞变化的参数,以及在回顾文献时基于实验室试验治疗的适当时机和频次。同样,在 2003 年,Bjordal 及其同事[69]在撰写建议时考虑了多个变量,以确定 LLLT 在慢性关节疾病中的有效性。他们考虑了目标组织的位置和深度、预计能量损失、适当的抗炎剂量及不同波长吸收率的潜在差异,使其与其他研究和评论区别开来。作者试图考虑所有因素,但注意,他们使用的是假设剂量[69]。尽管如此,在确定合适的 LLLT 剂量和参数时考虑解剖学、生物学反应和其他参数的概念非常重要。

WALT 也为研究人员提供了如何在 LLLT 领域进行有意义研究提供了对剂量的补充建议[57]。他们呼吁改进研究设计,包括盲法、适当的排除/纳入标准、随机化和明确参数[57]。许多研究人员和作者已经承认,有许多研究使用超出推荐范围的参数,对方法记录较差或者根本没有陈述所有激光参数,这使得比较研究和得出结论具有挑战性[40,58,67,68]。

Tumilty 及其同事[67]研究了 LLLT 对肌腱病的影响,发现了 25 篇相关研究。据作者的说法,检查的 25 篇文章中有 5 篇 PEDro 评分低于 6。更具体地说,25 项研究中有 7 项没有按照 WALT 的指南建议盲法纳入患者,并且所检查的 11 项研究缺少激光参数,很难在研究间进行比较。此外,作者得出结论,一些研究使用的参数超出了指南的推荐剂量。

不难发现,LLLT 剂量非常复杂,具有许多不同的自变量和因变量。为了使治疗有效,在多个参数的影响方向还存在界限。然而,尽管大量的研究试图确定有效治疗的适当参数,但还没有一项研究能够用同样的方法研究所有不同的参数。还需要更多的人类研究,来找到不同生理反应、损伤病理和治疗目标的正确参数组合。

穿透深度

任何施加在身体上的能量都可以被吸收、反射、传输和折射。能量吸收后将产生生物效应,并且随着更多能量吸收,深处及邻近组织可以获得能量将减少。在目前的文献中,光疗的典型波长范围为 600~1 000nm[52,53]。光源的波长决定吸收光线的分子类型[40]。通常波长较短的波影响浅层组织,波长较长的波将影响深部组织[40,51]。Wilson[70] 指出,光穿透深度与血液浓度成反比关系。特别值得注意的是,在 600nm 以下,血红蛋白的吸收以及动物群体和体内的其他元素在减少光穿透中发挥重要作用[70,71]。由于生物化学活性有限,通常避免 700~770nm 波长范围[40]。水和脂肪含量被认为在影响波长较长的光穿透方面起作用[40,71]。由于穿透能力因species种、个体和组织而已,因此很难确定确切的穿透深度[70]。

目前 WALT 指南表明,与 904nm 的砷化镓激光器相比,780~860nm 的砷化铝镓激光器需要更大的能量。推荐在使用较低波长时能量加倍[57]。Joensen 及其同事[72] 发现,与连续波 810nm 砷化铝镓激光相比,超脉冲 904nm 砷化镓激光在大鼠皮肤中具有更好的穿透能力。然而,他们认为波长的差异只是穿透能力差异的一部分。他们还认为激光的穿透能力取决于它是脉冲或连续的。对于这项特别的研究,激光不仅具有不同的波长和模式,而且它们在峰值功率、功率密度、能量和能量密度方面也具有不同参数。作者指出,由这些参数所产生的穿透能力不同并未作为本项研究的研究内容[72]。这是一个尚未彻底研究的领域,需进一步在人类研究中证实。

如上文所述,氦氖激光能量的吸收在表层结构中迅速发生,特别是在软组织表层 2~5mm 内。吸收产生的反应被称为直接效应。在较深层组织中发生的减弱反应是间接效应。较深组织中的正常代谢过程被表层结构中的能量吸收催化,从而产生间接效应。氦氖激光对组织的间接效应可深达 8~10mm[11]。

砷化铝镓激光器可以改变波长,但波长比氦氖激光器长,据报道穿透深度可达 2~3cm[48]。砷化镓激光器是天然的超脉冲,通常具有比氦氖和砷化铝镓激光器更长的波长,被深达 1~2cm 处的组织直接吸收,具有深达 5cm 的间接效应(见图 13-2)。因此,这种激光具有更好的潜力治疗较深层软组织损伤,例如拉伤、扭伤和挫伤[12]。

随着能量穿透,未被吸收的光被反射、折射并传递至相邻的细胞时,能量场的半径就会扩大。临床人员应该刺激每平方厘米的"网格",虽然接受间接接触的区域会有重叠。需要注意,皮肤油脂和色素沉着会影响激光的穿透。

激光的临床应用

由于激光类产品比较新,这种聚焦式光能的生物和生理效应仍在探索中。低能量激光的影响非常微妙,主要是在细胞水平发生的刺激或抑制。各种体外和动物研究试图阐明光子与生物结构的相互作用。研究者认为,许多不同的复杂反应、机制、细胞成分和离子是由于光刺激作用而影响生理性结局[73]。激光束光子似乎被分子吸收并通过激发电子来增加能级。这种能量被细胞色素 c 氧化酶(cytochrome c oxidase,CCO)吸收,CCO 是一种复合物,存在于线粒体中,作为呼吸链中的最后一种酶发挥作用[54,62,73,113]。Albuquerque 及其同事发现健康大鼠胫骨前肌肌腱受照射后 CCO 表达增加。他们发现,不同波长和能量在 24 小时内不同时间点的有效性不同。Crisan[50] 发现,与对照组相比,在 24 小时、48 小时和 72 小时后,830nm 和 980nm 脉冲波长显著刺激人类皮肤成纤维细胞中的线粒体活性。

已发现激光照射可以增加线粒体内三磷酸腺苷(adenosine triphosphate,ATP)的产生[74]。使用激光干预的研究也证明了细胞增殖的增加[75,76]。这种反应可以部分解释为,在线粒体中刺激 CCO 使 ATP 增加并发生其他复杂反应,允许细胞增殖。

这些可能的生理效应导致成千上万的研究检验 LLLT 对伤口和组织愈合、炎症、慢性关节疾病、疼痛和神经系统疾病的有效性。低能量激光是最能利用增强细胞代谢来提高伤口愈合率和溃疡愈合率[13]。动物研究的结果对伤口愈合方面的益处各不相同,这可能是由于激光的类型、剂量和方案不一致而导致的。在人类中,能够促进不愈合伤口的愈合,预示着激光使用的前景。

在伤口愈合中的应用

第3章详细讨论了激光在伤口愈合中的作用。早期关于低能量激光对生物组织的影响的研究仅限于体外实验[6,16]。众所周知,虽然大功率激光可以使组织发生损伤和汽化,但在小剂量对细胞结构的活力和稳定性方面的影响知之甚少。结果发现,与白炽灯或钨灯相比,低剂量激光的($<10J/cm^2$)辐射对代谢过程和细胞增殖具有促进作用[5]。

Mester 在可见光谱的红色部分用两种激光进行了大量的体外实验:波长为 694.3nm 的红宝石激光和波长为 632.8nm 的 HeNe 激光。人体组织培养物在通过激光测试刺激后显示出成纤维细胞增殖的显著增加[20]。成纤维细胞是例如胶原蛋白、上皮细胞和软骨细胞等结缔组织结构的前身。当成纤维细胞受到刺激时,结缔组织的生成随之增加。Abergel 及其同事记录到,某些剂量的 HeNe 和 GaAs 激光使体外人皮肤成纤维细胞产生 3 倍的前胶原[5]。与单次暴露相比,这种效应在低水平刺激($1.94\times10^{-7}\sim5.84\times10^{-6}$J/$cm^2$ GaAs 的剂量和 $0.053\sim1.589$J/cm^2 HeNe 的剂量)重复 $3\sim4$ 天时最为明显。组织样本显示成纤维细胞和胶原结构以及细胞内物质和细胞线粒体肿胀增加。此外,在暴露于低能量激光后,细胞的形态和结构方面没有受损。

对细胞代谢进行分析时,注意到 DNA 和 RNA 的活性[5,17,18]。通过放射性标记,提示激光刺激可以增强核酸的合成和细胞分裂[18,19]。Abergel 报道称,激光照射后的细胞具有更大量的原胶原信使 RNA,进一步证实由于转录水平的改良而增加了胶原蛋白的产生[14]。

将低能量激光用于动物研究中以进一步发掘激光的优势及其潜在的危害。在 Mester 及其同事的早期研究中,在小鼠背部制造了力学损伤和烧伤[20]。以同一动物的类似伤口作为对照,实验伤口经过不同剂量的红宝石激光照射。尽管伤口之间没有组织学差异,但接受激光治疗的伤口愈合更快,特别是在 1J/cm^2 的剂量下。该研究还证明反复激光治疗比单次暴露更有效。

Medrado 及其同事[60] 使用 607nm 的 GaAlAs 激光在大鼠中证实,在控制所有其他参数是(9mW、0.292 7cm^2),4J/cm^2(31 秒)比 8J/cm^2(62 秒)更能有效治愈皮肤伤口,支持双相剂量反应,并强调选择适当参数以实现所需治疗效果的重要性。其他研究人员研究了暴露于激光照射时全层伤口的愈合速度和拉伸强度[5,13-15,21,22]。关于愈合率的报道间存在矛盾,一些研究显示伤口闭合率没有变化,其他研究显示伤口愈合明显加快[5,13-15,21-23]。尽管实验结果相互矛盾,但对这种差异的解释可能是激光能量的间接全身效应。

Mester 表明,由于刺激远离部位也能产生类似效果,因此没有必要照射整个伤口[17]。Kana 和其同事描述了同一动物中,接受照射的伤口愈合率比未照射伤口的愈合率有所增加[21]。这种全身效应最明显的是氩激光器。几项研究调查了活体动物组织愈合率,使用同一只动物身上另一个未经处理的伤口作为对照。这种全身性的影响可能影响愈合的速度。针对这种现象提出了杀菌和淋巴细胞刺激的机制[24]。

在一项研究中观察到类似的全身效应,该研究治疗人类受试者前臂上两个面积都为 1.27cm^2 伤口中的一个,两个伤口从伤口中心测量相距 6.35cm。在造成伤口后立即对同一伤口实施治疗,并在初始治疗后连续 9 天治疗。在第 6 天、8 天和 10 天时,激光治疗组中未治疗和治疗的伤口均显示出比安慰剂组更好的愈合效果。需要注意的是,所使用的激光包括一个含有 45 个 SLD 二极管的激光束[37]。这种系统性效应是否涉及体液成分、循环元素或仅应用激光二极管时的免疫效应尚未确定。尽管如此,一项系统综述的作者对这些可能全身性影响表示担忧,并在审查随机对照试验时将其纳入排除标准[77]。

抗拉强度

已证实激光治疗可增加伤口的拉伸强度[5,13-15,20,21,23]。伤口收缩、胶原蛋白合成和拉伸强度的增加是成纤维细胞介导的功能,并且在伤口愈合的早期阶段最为显著。在愈合的各个阶段测试伤口,确定它们的断裂点,并与对照或非照射伤口进行比较。尽管它们接近对照组的数值,但激光治疗的伤口明显具有更大的拉伸强度,特别是在伤后的前 10~14 天[14,15,22]。由于组织反应在 14 天后恢复正常,因此没有导致肥厚性瘢痕。剂量范围为 1.1~2.2J/cm² 的 HeNe 激光在每天 2 次或隔天激光照射时显示阳性结果。拉伸强度的增加与胶原蛋白的增加相关。

免疫反应

这些早期研究得出的假设是,激光照射可以增强皮肤和结缔组织病变的愈合,但其机制尚不清楚。生化分析和放射性示踪剂用于跟踪激光对人体组织培养物的免疫效应。激光照射剂量为 0.05J/cm² 时引起的白细胞吞噬作用的增加[17]。这可能产生杀菌效果,激光照射含有人类常见肠道细菌大肠埃希氏菌的细胞培养物进一步证明了这一点。红宝石激光通过白细胞的吞噬作用对细胞复制和细菌破坏的影响增加[17,20]。Mester 还得出结论,红宝石、HeNe 和氩激光有免疫效应。具体而言,发生了对 T 和 B 淋巴细胞活性的直接刺激影响,这是激光输出和波长特有的现象。HeNe 和氩激光器的效果最好,剂量范围为 0.5~1J/cm²[17]。Trelles 在体外和体内进行了类似的研究,结果表明,单独使用激光没有杀菌作用,但当与抗生素一起使用时,与对照组相比,将显著提高杀菌效果[24]。

由于低能量激光器几乎不会造成伤害,并且它们可以起到治疗作用,自 20 世纪 60 年代以来,低能量激光器已在人类进行临床使用。Mester 使用波长分别为 632.8nm 和 488nm 的 HeNe 和氩激光治疗了对传统治疗无效的溃疡不愈[17]。所使用的剂量不同,但最大值为 4J/cm²。在 Mester 发表论文时,有 1 125 名患者接受了治疗,其中 875 例患者治愈,160 例患者改善,85 例无效。根据病因分类的伤口平均需要 12~16 周才能愈合。Trelles 的研究显示,在临床上应用红外 GaAs 和 HeNe 激光治疗溃疡、骨不连、骨折和疱疹病灶的良好效果[24]。

在美国,Gogia 及其同事使用脉冲频率为 1 000Hz、10s/cm² 的 GaAs 激光治疗伤口不愈,采用扫射技术,探头距离伤口表面约 5mm[25]。虽然没有报告统计信息,但该方案与每天 1 次或 2 次的漩涡治疗联合使用时能产生令人满意的结果。这些作者的经验证据表明,当每周进行 3 次 GaAs 激光治疗时,愈合更快,伤口更清洁。

炎症

对实验伤口进行活检观察前列腺素的活性并观察激光刺激对炎症过程的影响。前列腺素 PGE_2 的降低是一种通过激光治疗促进水肿减轻的机制。在炎症过程中,前列腺素引起血管舒张,这有助于血浆流入间质组织。通过减少前列腺素,降低了水肿产生的驱动力[11]。在用 1J/cm² 的 HeNe 激光处理后测定前列腺素 E 和 F 含量[17]。在 4 天内,两种类型的前列腺素累积超过对照组。然而,在 8 天内,PGE_2 水平下降,而 $PGF_{2\alpha}$ 水平上升。在此阶段也发生了更多的毛细血管化作用。数据表明,前列腺素的产生受激光刺激的影响,这些变化可能反映了急性炎症过程的加速消退[17]。

瘢痕组织

在大多数研究中,在激光实验后主观描述肉眼下的伤口愈合检查。总的来说,激光照射后的伤口,瘢痕组织较少,外形美观。组织学检查显示,上皮化程度较高,渗出物较少[22]。

适用烧伤创面的研究显示胶原蛋白更有规律排列,瘢痕更小。Trelles 使用 GaAs 和 HeNe 激光在没有毛发的老鼠背部造成三度烧伤,在激光照射的动物中显示出更快的愈合速度[24]。由于 GaAs 激光器具有较强的穿透力,从而获得较好效果。Trelles 发现,与对照组相比,伤口中心产生新血管增加了血液循环。伤口的边缘保持活力并促进烧伤的上皮形成和闭合。由于与受照射伤口相关的挛缩较少,因此建议对手和颈部的烧伤和伤口进行激光治疗,因为在这些部位的挛缩和瘢痕形成可能严重限制功能。

在骨科中的应用

2002 年,FDA 批准在某些肌肉骨骼疾病和疼痛治疗中使用低能量激光。临床上,这种特殊治疗方法的主要用途包括减轻炎症和控制疼痛[38,68,78-81]。还有一些实验正在研究这种方法在减轻肌肉疲劳和促进骨愈合的应用[18,41-47]。

抗拉强度

与皮肤病相似,认为低能量激光治疗可增加肌肉骨骼疾病中的胶原蛋白生成。Reddy 发现 LLLT 治疗可以修复兔子的跟腱[82]。研究还发现,与安慰剂相比,激光可以有效提高锁修复的横断动物肌腱和韧带的拉伸强度[66,83,84]。具体来说,Ng 和他的同事[83]发现,与安慰剂治疗相比,在 3 周的时间内经皮应用 9 次激光治疗,可增加韧带硬度和拉伸强度。他们发现,在术后闭合腿部切口之前,将激光治疗直接应用于修复过的韧带时,并没有显示出类似的结果。值得注意的是,两个激光治疗组的总能量相同,经皮治疗组的能量均匀分布在 9 次治疗。

Bayat 及其同事[84]发现,与安慰剂组相比,在大鼠韧带修复中经过连续 12 天的激光治疗后拉伸强度更大。然而,当治疗延长至连续 21 天时,没有出现同样的结果。人们认为,这是因为已经超过了自然愈合所需要的时间。无论治疗时间长短,未受伤组的静态抗拉强度均高于所有受伤组[84]。Enwemeka 和其他人分析了不同治疗修复时期兔肌腱的拉伸强度。他们发现,与对照组相比,在第 1~4 天和第 8~14 天接受治疗的肌腱显示出明显更强的牵伸强度。在第 1~7 天接受治疗的组与对照组没有统计学差异,这表明激光治疗的时机可以影响到预期治疗反应的发生[66]。需要注意的是,所有这些研究都是在较小样本量下进行的,在得出最终结论之前,还需要更大量的人类研究来证实。

炎症反应

已注意到激光疗法在肌肉骨骼疾病中引起的细胞变化。Castano 及其同事[56]发现,低能量激光疗法能够降低大鼠关节炎性膝关节的 PGE_2 水平。Bjordal[58]的系统综述发现,5 项研究表明,与安慰剂组相比,LLLT 可以抑制 PGE_2 的释放。特别值得一提的是,其中一项研究发现,与对侧对照相比,激光治疗可降低人类跟腱中经历肌腱炎的 PGE_2 水平[85]。同样的系统综述也发现两项研究显示激光应用减少了一种炎症生物标志物环氧合酶 2(COX-2)的含量,其他四项研究显示,LLLT 减少动物中的水肿体积。

已经研究了与 1mg/kg、3mg/kg 和 10mg/kg 双氯芬酸钠相比,激光治疗的有效性。治疗后 4 小时内观察到效果。LLLT 和 1mg/kg 双氯芬酸钠治疗的抗炎作用相似,3mg/kg 和 10mg/kg 治疗效果更好[49]。

在人类应用中,外踝扭伤采用休息、冰敷、压迫和抬高(RICE),使用 RICE 联合安慰剂激光治疗,或 RICE 联合激光治疗。820nm GaAlAs 激光和安慰剂治疗每天 2 次,共 3 天。取外踝上的 10 个点,每个治疗点照射 1.2J(每点 30 秒,40mW,$0.16cm^2$)。在其自身内,激光治疗组是唯一一组在 24 小时、48 小时和 72 小时时间点水肿体积都减少的组,但组间差异没有统计学意义[87]。

在疼痛中的应用

除了分析对细胞水平影响的研究外,多项研究检测了在不同条件下低能量激光治疗在疼痛控制方面的有效性,取得了广泛的研究结果。研究涉及不同的损伤病理情况,得出了不同结果,包括膝骨性关节炎[88,89]、腰椎间盘突出疼痛[86]、跟腱病变[80]、肩关节肌腱病[78,92]、颈肌筋膜疼痛[81]、踝关节疼痛[12]、腕管[68]、足底筋膜炎[90]以及冻结肩[79]。在减轻疼痛[68,78-81,88]以及改善主动关节活动度[80]的措施上有重大发现。然而,完成康复计划的治疗组与联合物理因子或者安慰剂激光治疗组相比,尽管激光治疗组疼痛缓解程度更大,但在一些研究中,两组间关节活动度改善的差异不具有统计学意义[78,79,88]。

Ay[86]发现,低能量激光治疗与安慰剂治疗相比,并没有对急性或慢性背痛患者产生显著变化。与安慰剂治疗相比,使用脉冲为 904nm 的砷化镓激光进行为期 4 周共 12 次的照射治疗对踝关节外侧疼痛没有显著改善。当把错过的工作日进行比较时,研究结果有利于使用安慰剂的组。与其他研究不同的是,这项研究只照射了一个点[12]。Tascioglu[89]及同事并未发现激光治疗可改善膝骨关节炎疼痛,不过虽然治疗组使用的焦耳总数满足国际激光疗法学会指导准则,每个治疗点使用的焦耳数并没有达到国际激光疗法学会指导准则的最小建议。另一个激光治疗组在总能量或每点能量方面也没有达到国际激光疗法学会的建议。

鉴于文献报道的不一致,部分 meta 分析和系统评价研究显示 LLLT 能够产生积极的治疗效果。一项专门研究 LLLT 对肘外侧肌腱病影响的 meta 分析发现,与安慰剂相比,13 项临床试验中有 8 项报告了至少一个阳性临床结果[93]。在这项特殊研究中,使用 904nm 波长的 7 项试验均产生了阳性结果,而采用 820nm、830nm 和 1 064nm 波长的试验并未显示出显著效果。该文将 10 项研究疼痛的试验的数据进行合并分析,发现 LLLT 治疗组结果显著优于安慰剂组,尤其是采用 904nm 进行的试验。

Chow 等人[91]研究了低能量激光治疗对急慢性颈痛的有效性,研究对象包括肌筋膜疼痛、触发点或非特异性疼痛的患者。他们对 16 项试验进行了分析,根据 Jadad 评分系统,其中 14 项被认为是高质量研究。根据他们的定义,参考应用激光治疗方案后直至治疗 6 个月后出现积极效果,他们发现研究结果中度支持低能量激光治疗。该研究小组指出,他们的结果支持两相模式的有效激光能量,并且不同波长的激光存在明确的治疗窗[91]。

在 Haslerud[92]一项最近系统回顾中,17 项中的 11 项为随机对照试验、对照临床试验和交叉设计研究,研究了 LLLT 对肩部肌腱病和肩峰下撞击的影响,发现至少有一项阳性结果。经确定,6 项非显著性研究中有 4 项没有使用适当的激光参数或设备选择不当。另外两项非显著性研究方法学质量高(PEDro:≥8),且使用了适当的参数[152,153]。在其中一项研究中[152],作者通过系统性回顾[92]欲探知 LLLT 治疗和运动方案一起使用的冷疗是否会影响结果。在另一项研究中[154],由于他们通过计算确定该研究使用 LLLT 产生了积极结果[92],因此该系统性回顾的作者对结果产生了质疑。

作者总结道,对于疼痛而言,低能量激光治疗联合运动或低能量激光联合运动及其他治疗的方法,优于有相同的治疗方案的安慰剂激光治疗。对于肩关节功能,单独使用低能量激光优于安慰剂治疗,但是低能量激光联合其他治疗与使用相同方案的安慰剂激光治疗相比,却没有显示出任何具有统计学意义的差异。值得注意的是,该特定评价中的四项研究未能记录确保该研究可以被复制所需的所有参数,其中 3 项研究结果表明低能量激光治疗的积极作用[92]。

这些随机对照试验、系统评价和 meta 分析表明,低能量激光治疗可以改善各种骨科疾病的疼痛。然而,还需要更多的研究来探索 LLLT 对这些疾病可能产生的长期影响。此外,还需要详细的高质量研究来确定适用于不同病理状况的适当参数,并比较激光与其他治疗方式的有效性。

在神经疾患中的应用

激光除了可以减轻某些肌肉骨骼疾病所致的疼痛外,还会影响周围神经的活动。Rochkind 和其他研究者制作了大鼠挤压伤模型,沿坐骨神经投影区经皮给予 $10J/cm^2$ 的氦氖激光照射[28]。沿损伤神经测量电刺激动作电位波幅,并与对照组进行比较,随访一年。研究发现,在疗程为 20 天的激光治疗后,动作电位波幅增长了 43%。一年后,所有接受过激光治疗的神经都表现出与受伤前相同或更高的波幅。按照预期的恢复过程,即使是在一年后,对照组也不能达到正常水平。

Snyder-Mackler 和 Bork[29]研究了氦氖激光照射对人外周感觉神经潜伏期的影响。这项双盲研究表明,将桡神经浅支暴露于低剂量激光可导致感觉神经传导速度显著下降,这可能与激光缓解疼痛的机制有关。激光缓解疼痛的其他机制可能涉及加速愈合、抗炎作用,自主神经影响和下行束抑制引起的神经体液反应(5-羟色胺,去甲肾上腺素)[10,11,30,31]。

砷化钾和氦氖激光被用于治疗慢性疼痛,经验性观察和临床研究得到了阳性结果。Walker 进行了一项双盲研究,记录了氦氖激光对比假治疗对慢性疼痛患者的镇痛效果[32]。当桡神经、正中神经和隐神经的表浅部位(即疼痛部位)暴露于激光照射时,疼痛显著缓解,对镇痛药物依赖性降低。尽管很难客观地对疼痛调制进行测量,但这些初步研究显示出阳性结果。

在肌肉疲劳中的应用

在运动前后采用低能量激光治疗可以减少肌肉疲劳相关成分的产生,对其可能存在的益处进行研究,这是一个新的研究领域。一些研究已经发现,在疲劳运动方案进行前或进行过程中使用激光,照射完成后血液中肌酸激酶的变化量减少[42,43,46,94,119]。肌酸激酶是提示肌肉损伤和炎症反应的生化标志物。对疲劳运动方案完成后不同时间点(包括完成后 3、5、10、15 和 20 分钟)的血乳酸水平也进行了分析,研究结果存在矛盾[43-46,119]。进行疲劳运动方案前接受激光治疗组方案完成后 5 分钟(有时 15 分钟)的乳酸水平与对照组相比存在显著差异[43,46,119]。

其他研究发现,在进行疲劳运动方案前应用激光治疗可提高运动表现,包括力竭前可进行的运动重复次数的增加[44-46]和力竭前时间的延长[43,45,46];在疲劳运动方案完成后最大自主收缩下降幅度减小[42],或在进行疲劳运动方案期间能产生更大的力[41]。此外,在 8 周强化训练计划中,与安慰剂治疗组相比,每次运动之前使用 810nm 镓铝砷簇探针激光组的等长和离心峰力矩变化率的增长更大。两组间向心峰力矩的增长百分率统计学上没有显著差异[47]。

然而,与肌肉表现相关的 LLLT 参数并非在所有的研究中都一致[95,119]。值得注意的是,这些研究中,有一些研究的受试者少,具有统计学意义的运动表现改善可能不具有临床意义。De Marchi 及其同事[43]分析了在劳累性跑步测试前将 LLLT 应用于股四头肌、腘绳肌和腓肠肌的效果。Zagatto[95]研究了水球运动后 5 天低能量激光治疗应用于近端内收肌群的效果。然而,大多数研究集中在单平面运动中的一块肌肉或肌群,并且仅涉及 1~2 次治疗。因此,在得出明确结论之前,还需要进一步研究适当的参数、一段时间内多次治疗的效果,以及在功能性运动模式中被激活的不同肌肉和肌群。

骨反应

激光的应用前景包括治疗其他结缔组织结构,例如骨和关节软骨。Schultz 及同事研究了不同强度激光对豚鼠关节软骨Ⅱ度损伤愈合的影响[34]。在外科手术过程中,照射损伤部位 5 秒钟,强度范围为 25~125J。4 周后,低剂量组(25J)出现软骨增生,到 6 周时,损伤处已修复至表面软骨水平。正常嗜碱性细胞染色后显色,提示有正常的细胞结构。研究证据显示,较高剂量组和对照组的损伤处几乎没有软骨修复。Trelles 和 Mayayo[18]研究了骨愈合。研究者将适配器连接至肌内针上,使激光能量可以传导至更深处的骨膜。2.4J/cm^2 氦氖激光隔天一次治疗的兔胫骨骨折显示出更快的愈合。组织学检测提示,在接受激光治疗的骨中,分离的骨细胞出现了更多成熟的哈佛管。而且,还出现了关节线重塑,这在传统治疗中是不可能出现的[18,25,35]。

临床决策练习 13-4

在进行评定后,临床人员明确疼痛发自上斜方肌的活性触发点。如何使用氦氖激光治疗该触发点?

治疗方案建议

尽管所使用的激光类型也会影响效果,但组织的反应取决于剂量。在相关研究中,不同剂量和不同类型激光获得的反应差异很大,这使得治疗参数在很大程度上是凭经验决定的。在文献中,尽管氦氖、砷化镓和镓铝砷激光的穿透深度差别很大,但是当比较剂量的时候似乎没有什么区别。WALT 指南为不同肌腱病和关节炎提供了一些激光治疗建议,涉及 780~860nm 的镓铝砷激光器和砷化镓激光器(表 13-3)。

表 13-3　国际激光疗法学会(WALT)对低能量激光治疗的建议治疗剂量[64]

国际激光疗法学会指南 最后更新于 2010 年						
	780~860nm 镓铝砷激光 *			904nm 砷化镓激光 **		
	点或 cm^2	基于 780~820nm 的焦耳数	备注	最小区域/点	最小总剂量	备注
肌腱病						
腕管综合征	2~3	8	最小每点 4J	2~3	4	最小每点 2J
肱骨外上髁炎	1~2	4	最大 100mW/cm^2	2~3	2	最大 100mW/cm^2
肱二头肌	1~2	6		2~3	2	
冈上肌	2~3	8	最小每点 4J	2~3	4	最小每点 2J
冈下肌	2~3	8	最小每点 4J	2~3	4	最小每点 2J

表 13-3　国际激光疗法学会（WALT）对低能量激光治疗的建议治疗剂量[64]（续）

	国际激光疗法学会指南 最后更新于 2010 年					
	780~860nm 镓铝砷激光*			904nm 砷化镓激光**		
点或 cm²	基于 780~820nm 的焦耳数	备注	最小区域/点	最小总剂量	备注
止于大转子的肌腱	2~4	8		2~3	2	
髋腱	2~3	8		2~3	2	
髂胫束	1~2	4	最大 100mW/cm²	2~3	2	最大 100mW/cm²
跟腱	2~3	8	最大 100mW/cm²	2~3	2	最大 100mW/cm²
足底筋膜炎	2~3	8	最小每点 4J	2~3	4	最小每点 2J
关节炎						
手指掌指关节或者近端 　指间关节	1~2	4		1~2	1	
腕关节	2~4	8		2~3	2	
肱桡关节	1~2	4		2~3	2	
肘关节	2~4	8		2~3	2	
盂肱关节	2~4	8	最小每点 4J	2~3	2	最小每点 1J
肩锁关节	1~2	4		2~3	2	
颞下颌关节	1~2	4		2~3	2	
颈椎	4~12	16	最小每点 4J	4	4	最小每点 1J
腰椎	4~8	16	最小每点 4J	4	4	最小每点 1J
髋关节	2~4	12	最小每点 6J	2	4	最小每点 2J
膝关节前内侧	3~6	12	最小每点 4J	4~6	4	最小每点 1J
踝关节	2~4	8		2~4	2	

注：*建议基于 780~860nm 的激光，可以连续或脉冲。平均输出强度在 5~500mW 之间。照射应持续 20~300 秒。
　　**建议基于峰值脉冲输出>1W，平均输出最好>5mW，功率密度>5mW/cm²。照射应持续 30~600 秒。
　　原始图表可以在 http://waltza.co.za/documentation-links/recommendations/dosage-recommendations 中查看

　　Arndt-Schultz 原则中所陈述的可能不太适用于激光疗法。出于这个原因，每个治疗区域应最多每天使用一次激光。使用大剂量激光治疗时，建议隔天进行。如果受激光平台期的影响，应减少治疗频率或停止治疗 1 周，之后可根据需要恢复治疗。在确定激光治疗的有效性之前，可能需要 3~4 次治疗。如上文所述，国际激光疗法协会指南建议每天治疗，进行 2 周，或隔天治疗，进行 3~4 周[57]。尽管如此，人们应始终遵循各激光器的使用指南和说明，包括适应证、参数建议和安全说明。

治疗方案：低能量激光

1. 确定治疗区域，想象一个覆盖治疗区域的网格。网格应划分至 1cm²。
2. 如果要使用网格技术，将探头尖端与皮肤轻轻接触，用光线照射每平方厘米区域一段适宜的时间，以获得所需剂量。
3. 如果要使用扫描技术，将探头尖端位置保持在距离皮肤 1cm 内的范围或与皮肤轻轻接触。确保探头孔就位，使激光束垂直于皮肤。用光线照射整个治疗区域一段适宜的时间，以获得所需剂量。
4. 确保激光能量不要直射患者眼睛。
5. 如果患者报告任何异常情况，例如治疗部位的不适、恶心等，应停止治疗。
6. 在治疗期间，持续观察患者情况。

伤口愈合

开放性伤口、压疮以及挫伤、擦伤和撕裂伤可采用激光治疗,以加快愈合并减少感染[13,16]。尚未有激光治疗用于伤口愈合时不良影响的报道[27]。需要更多的对照组临床数据来确定疗效和明确可引发重复反应的剂量。目前,针对伤口愈合世界激光疗法协会尚无确定的指南。如果不采用超过 $8 \sim 10 \mathrm{J/cm^2}$ 的较高剂量激光,研究者对于低激光的印象是它们对受损组织具有生物刺激作用[5,19]。这种作用不影响正常组织。超出这个范围可能会引发生物抑制效应。

在完成激光治疗之前,应适当清洁伤口并去除所有碎屑和焦痂。伤口处覆盖的大量渗出物会减弱激光的穿透力;因此,建议在伤口周围照射激光。应对开放性伤口采用非接触性方法,除非在伤口上放置透明塑料片以允许直接接触。不透明材料可吸收部分激光能量,不推荐使用。面部撕裂伤可以采用激光治疗,但应注意不要直接照射患者的眼睛。在美国,低激光造成视网膜损伤的风险很低,但在治疗前应考虑制造商的光学警告。尚未有激光治疗用于伤口愈合时不良事件的报告。

瘢痕组织

激光能量仅影响代谢减少的物质,不会改变正常组织。由于其生物抑制作用,激光可用于治疗肥厚性瘢痕。低能量激光可有效治疗与病理性瘢痕相关的疼痛和水肿。增厚的瘢痕血管分布不同,会导致激光传播不规则;因此,通常建议在瘢痕的周边进行激光治疗,而非直接在瘢痕表面应用。

水肿和炎症

激光控制水肿和炎症的主要作用是通过阻断产生炎症化学介质所需中间底物的形成,即激肽、组胺和前列腺素。如果没有这些化学介质,体内平衡状态的破坏就会降至最低,疼痛和水肿的程度也会减少。激光能量可以优化细胞膜的渗透性,从而调节间质渗透压[39]。因此,在组织创伤过程中,进入细胞间隙的液体量会减少。

治疗方案应遵循各激光器的使用指南和说明,包括适应证、参数建议和安全说明。

疼痛

低能量激光在治疗急性和慢性疼痛时,可选择不同治疗方式[35]。在对疼痛的病因进行正确诊断后,就可以对其病理部位进行网格化处理。如前所述,以激光照射整个损伤区域。在处理触发点时,探头应与皮肤垂直,并有轻微接触。如果目标组织是某些特定结构,例如韧带,应保持激光探头与皮肤接触,并垂直于该结构。在治疗关节时,患者应处于关节开放的体位,以便能量穿透到达关节的内部区域。

用激光进行针灸和触发点治疗结合电刺激可增强镇痛效果。应参照图表来确定合适的针灸穴位。激光遥控中的阻抗探测器增强了其定位能力。应按照远心端至近心端的顺序治疗刺激点,以取得最佳疗效。如前所述,在认定该物理疗法镇痛无效之前,应给予多次治疗。

安全性

低能量激光几乎不需要考虑安全性问题。然而,随着各种激光的发展及其在美国使用的增加,出于安全性和治疗效果的考虑,有必要制定国家指南。美国食品药品监督管理局(FDA)的设备安全与放射线健康中心管理着美国激光器的生产和销售[99]。

FDA 将激光设备分为四大类和一些子类。分类号与功率同义,第IV类激光器发出的辐射功率最大。根据激光的波长和发射时间,FDA 为每个级别规定的最大允许功率有非常具体的标准[98]。激光器能够发出的最大功率输出将决定它的分类。低能量激光治疗产品通常属于第三类。FDA 警告,所有类别的激光器当中,当与光学设备(不限于放大镜或望远镜)联合使用时,伴随特定激光器的使用而产生的正常损伤风险可能会增加[97]。

- I 类或"免责"激光器被认为对人体无害,功率不超过 1mW。激光打印机、CD 播放机和 DVD 播放机都属于Ⅰ类激光器[97]。

- Ⅱa类和Ⅱ类激光器,只有在观看者持续盯着光源看时才有危险。Ⅰ类、Ⅱa类和Ⅱ类激光器之间的区别非常细微,发生在400~710nm范围。当发射时间>1 000秒时,波长在此范围内的Ⅱa类激光器的功率不超过0.003 9mW。当发射持续时间>0.25秒时,波长在此范围内的Ⅱ类激光器的功率不超过1mW[98]。类似于在杂货店看到的条形码扫描器,属于Ⅱa类范畴[96]。
- Ⅲa类,或者说中等风险的激光器,指的是当你盯着某些能量和光束区域时,激光会造成视网膜的损伤。这个子类的输出功率可以达到5mW,属于可见光谱。激光笔和大多数HeNe激光器都属于这类范畴[96]。
- 较高能量的Ⅲb类激光器会对皮肤构成威胁。无论强度如何,如果直接观看,这类激光器都会对眼睛造成伤害。该子类包括紫外线、可见光和红外激光器。在可见光谱中,功率从5mW到500mW不等。

包括大多数GaAlAs和GaAs激光器以及一些激光显示投影仪都属于该类范畴。在使用这类设备时,临床人员和患者都必须佩戴防护眼镜[96,97](图13-8)。

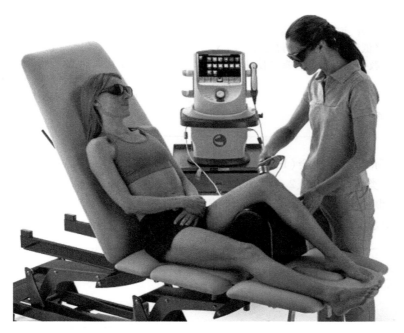

图13-8　包括GaAlAs和GaAs激光器在内的Ⅲb类激光器要求临床人员和患者都佩戴护目镜(惠允自DJO Global)

- Ⅳ类,即大功率激光器,具有很高的损伤风险,可引起易燃物的燃烧。其他危险还有漫反射,直接接触可能会伤害眼睛并造成严重的皮肤损伤。这些功率超过500mW的激光器包括激光淋浴喷射器和手术激光器[97]。

需要注意的是,FDA的激光分类系统不同于他们的医疗器械分类系统。用于治疗大多数骨科损伤的低能量激光属于Ⅲ类(Ⅲa类或Ⅲb类)激光设备和Ⅲ类医疗器械。Ⅲ类医疗器械包括新型或改进型医疗器械,与1976年5月28日前上市的任何医疗器械都不同[19]。美国FDA针对激光疗法有严格的政策。要在人体上使用激光治疗,必须获得机构审查委员会(Institutional Review Board,IRB)的批准,该委员会是通过大学、制造商或医院建立的。根据1999年制定的一项新政策,FDA开始发布所谓的上市前通知,标签为510(k)。FDA不会对临床人员使用激光产品进行管理。他们监管制造和销售激光产品的公司。一家公司必须获得FDA的批准才能销售设备,而且只有在申请到特别批准后,这些公司才能推广其激光产品的医疗用途。如果没有科学研究的支持,FDA禁止其发表声明称这种疗法可以帮助或治愈疾病。这种批准流程意味着特定激光器经批准可以被出售,但制造商只能对510(k)中描述的适应证进行宣传。2002年,FDA首次允许LLLT用于手和腕部疼痛,特别是与腕管、轻度慢性颈痛和轻度肩痛相关的疼痛。自这项批准以来,已批准其他制造商的要求,将产品用于其他用途。如前所述,必须阅读制造商的警示和使用手册,以获得有关激光器应用的具体说明和参数建议。

案例分析 13-1
低能量激光

背景:一名有 30 年 1 型糖尿病史的 44 岁男子因左足损伤未愈合或愈合缓慢接受治疗。他有轻微的外周感觉神经病变,穿新跑鞋长跑后长了水疱。最初的损伤发生在 3 个月前,过去一个月中病灶大小没有变化。病灶位于第一跖骨头下,足底表面。病灶是一个全层损伤,直径约 3cm。患者病情稳定,无其他主诉。

初步诊断印象:左足慢性皮肤病变。

治疗计划:采用氦氖激光进行日常治疗。在无菌条件下清洗伤口后,整个病灶暴露在 632.8nm 波长的氦氖激光下。采用扫描技术以防止伤口和设备的污染。整个病灶的能量密度为 $4.0J/cm^2$。

治疗反应:每周拍摄照片,记录治疗效果。每天 1 次治疗,3 周后,治疗频率降低到每周 3 次。经过 21 次(5 周)治疗后,损伤愈合。教导患者自我护理和防止二次损伤的技巧。

问题讨论
- 哪些组织受伤/受影响?
- 出现了什么症状?
- 患者表现为损伤愈合的哪一阶段?
- 物理因子治疗的生物生理效应(直接/间接/深度/组织亲和力)是什么?
- 物理因子治疗的适应证/禁忌证是什么?
- 在本案例分析中,物理因子治疗的应用/剂量/持续时间/频率的参数是什么?
- 针对这种损伤或疾病可以使用什么其他物理因子治疗?为什么?怎么用?
- 激光能量的作用机制是什么?
- 为什么糖尿病患者易患皮肤损伤?
- 在使用低能量激光治疗前,患者有什么注意事项?
- 你会考虑什么替代治疗技术?与使用激光相比,其优点和缺点是什么?

康复专业人员应用物理因子治疗创造最佳的组织修复环境,同时尽量减轻与创伤或疾病相关的症状。

还应注意的是,国际电工委员会(International Electrotechnical Commission, IEC)有自己的分类系统。该分类系统对大类和子类(1、1M、1C、2、2M、3R、3B、4)有相似的细分,但也存在一些差异。2007 年 6 月,FDA 发布了建议,指导制造商如何根据 IEC 指南销售和分销激光器同时还要考虑到 FDA 设备安全与放射线健康中心的标准及要求[99]。

临床决策练习 13-5

临床人员如何使用激光治疗新的磨损,以促进愈合时间和减少感染?

适应证、禁忌证和注意事项

表 13-4 列出了低能量激光的适应证、禁忌证和注意事项。激光产生非电离辐射;因此,对 DNA 无诱变作用,尚未发现其对细胞或细胞膜有损伤[11]。低激光照射后尚无任何有害影响的报道,包括致癌反应,除非应用于已经癌变的细胞。肿瘤细胞在受到刺激后会增殖[26]。以下是一些激光使用建议。

照射不足总比照射过量好。如果临床效果停滞不前,减少剂量或治疗频率可能有助于治疗效果的改善。因为可能造成视网膜灼伤,应避免直射眼睛。如果激光治疗持续时间较长,例如用于伤口愈合,建议使用安全眼镜以避免暴露于反射[33]。尽管没有不良反应的记录,不建议在孕早期使用激光。一小部分患者,特别是慢性疼痛患者,可能在激光治疗期间经历晕厥发作。症状通常在几分钟内消退。如果症状超过 5 分钟,应停止治疗。再次提醒,阅读制造商的指南并遵循制造商可能声明或

表 13-4 适应证、禁忌证和注意事项

适应证
促进伤口愈合
减轻疼痛
增加瘢痕的拉伸强度
减少瘢痕组织
减少炎症
骨愈合和骨折巩固

禁忌证[100]
癌性肿瘤
直接在眼睛上方
甲状腺功能亢进症
怀孕
睾丸部
癌症增长

注意事项
光敏化药物或产品
严重失血

列出的任何特定指南或特殊限制也很重要,包括任何适应证、禁忌证或预防措施。还应考虑制造商的建议,在应用激光时使用护目镜。

LED

LED(light emitting diode,LED)疗法是另一种利用光作为治疗性干预措施的方法。虽然 LLLT 可能改善患者预后[67,69,93,101],但其使用有时会因成本而被禁止[102]。LLLT 的高成本导致了研究者们对其他可刺激愈合、价格合理的可能光治疗源进行扩展研究。LED 疗法的许多早期研究都是由 Harry Whelan 进行的,他开发了一种合适的 LED 光源用于治疗性研究,其研究由美国国家航空航天局(National Aeronautic and Space Administration,NASA)资助[103-105]。

LED 和 LLLT 光源的显著区别在于光线的产生方式。与低能量激光器不同的是,LED 光源是非相干的,这意味着并非所有发射出的光子都是同步的[106]。LED 通过半导体将电能转换产生光。这项技术问世还不到一个世纪,最初只有红、绿、黄三种颜色,在 20 世纪 90 年代,随着 LED 颜色的增加,其使用范围扩大[106]。由于 LED 被认为是发射辐射的设备,它们受到放射卫生分章节中一些通用要求的管制,但是尚无必须满足的特定 FDA 性能标准[107]。

最初,除了低风险和低成本以外,LED 的优势还包括治疗面积更大,从而缩短治疗时间,还可以同时采用多种波长的光谱。通过在治疗中使用多波长光谱,临床人员可以对不同深度的组织进行靶向治疗,增加治疗效果[106]。但是,正如上文所述,制造商现正制造具有不同组合簇的设备,包括相同波长的多个二极管、不同波长的二极管、不同光源的二极管(LLLT、LED、SLD)或上述不同类型的组合(图 13-4)。因此,临床人员应根据临床实际考虑哪种二极管最有效。

LED 治疗参数

LED 的治疗参数与低能量激光相似。这些参数的完整描述见表 13-2。与低能量激光治疗类似,针对特定疾病的适宜参数仍处于研究当中。与 LLLT 相比较,LED 治疗过程中为某一特定区域提供的总能量被称为 J/cm^2,这是所使用部件的治疗时间和功率的产物。可通过脉冲波或连续波提供能量。当使用脉冲设置时,应记录其频率。

LED 治疗过程中采用的波长将决定光源发出光的可见与否及颜色。与不同颜色相关的波长如下:蓝色 400~470nm,绿色 470~590nm,红色 630~700nm,红外 700~1 200nm[106]。目前还不清楚 LED 治疗的最佳波长。然而,LED 疗法的相关文献中,常被引用的光疗适宜波长范围为 600~1 000nm[106,126]。回顾研究 LED 治疗效果的文献,引用的波长范围广泛,包括推荐的 600~1 000nm 范围内和范围外的波长。据报道,从 420nm[120]到 880nm[123]的 LED 波长可以独立产生有效的治疗结果。Kim 和 Calderhead 在查阅文献后建议采用特定波长治疗疾病[116]。对于伤口、疼痛、炎症和嫩肤的治疗,建议采用 830nm(红外光)波长。治疗痤疮,建议联合使用 415nm 和 633nm 的波长。最终,LED 疗法的适宜波长仍未完全确定。除了遵循制造商的建议之外,临床人员还应结合文献资料和个人经验,找到合适的治疗参数。

如前所述,LED 疗法可以通过脉冲或连续设置进行。到目前为止,连续性 LED 疗法是研究的主要对象,不过,有研究发现使用脉冲设置也有积极显著的效果[118,133]。脉冲设置在临床应用上可能有其优势。Pogue 及其同事[134]发现脉冲光比连续光的穿透深度要深得多;但尚需进一步研究确定这是否适用于 LED。目前,与脉冲 LED 治疗有效性的相关问题尚无明确结论,例如适宜参数或者其效果是否优于持续 LED 治疗等。

与波长问题类似,引出治疗反应所需的总能量尚未完全确定。在文献中,对于连续性 LED 治疗,从低至 $0.1J/cm^2$ 的体外应用[112],到高至 $108J/cm^2$ 的人体应用[1],都被单独用于引出阳性结果。有理由认为,不同的损伤病理和治疗目标需要不同水平的能量才能产生预期的治疗效果。

正如低强度治疗提到的,提供的能量水平可能不是最重要的,反而提供能量的方式可能更重要。Lanzafame 及其同事[135]发现,当总能量密度为 $5J/cm^2$、波长为 670nm 时,短时(125 秒)高能量(40mW)与长时(625 秒)低能量(8mW)治疗均可能对伤口愈合产生显著影响。总能量密度同为 5J/cm^2,但功率(2mW 和 0.7mW)和处理时间(2 500 秒和 7 000 秒)不同的类似研究得出无效结果,提示评估和考虑所有相关参数的重要性。

生理反应所需的适宜治疗次数尚不清楚。在 5 周的时间内,研究人员向受试者提供了 1 次[108,115,129]到 25 次不等的 LED 光治疗[125],这些研究得出了重要发现或改进。需要更深入和详细的人体研究来确定适当的参数组合,以产生对各种损伤病理的预期反应。

LED 的临床应用

LED 疗法的工作原理类似于激光疗法,是在细胞水平刺激或抑制活动。具体说来,LED 疗法似乎能刺激细胞色素 c 氧化酶(CCO)[114,127]。特别是,LED 疗法似乎允许受辐照细胞通过刺激 CC0 产生更多的 ATP[127]。此外,Lim 及其同事[124]发现,在人牙龈成纤维细胞暴露于花生四烯酸时,LED 照射组与对照组、布洛芬治疗组、吲哚美辛治疗组相比,各种 COX 酶和 PGE$_2$ 受到了相同或更好的抑制。

在另一项研究中,Calderhead 及其同事[115]在 LED 照射治疗前后,从人体前臂钻取活组织进行检查。研究发现,暴露于 830nm LED 后 48 小时,与未辐照组织相比,辐照组织中肥大细胞和巨噬细胞的数量显著增加。Calderhead 及其同事[115]认为,所观察到的炎症反应起因于肥大细胞的细胞膜更容易吸收光能。作者相信,从理论上讲,细胞膜对光能的吸收刺激了钠-钾泵的活性,导致组胺和血清素被释放到细胞外空间。这些化学介质可促进周围细胞随后的炎症反应。由此产生的炎症反应最终会导致这些细胞的增殖,对受伤组织的整体愈合时间产生积极影响,或改善未受伤组织的细胞结构和生长。不过,必须要指出的是,目前这只是一种理论。至于这些理论和其他需要完成的理论,仍需要进一步研究才能更好地识别由 LED 引起的确切生理反应。

与低能量激光治疗一样,早期有关 LED 疗法的研究大多集中在动物的伤口愈合上[104,108,117,122,135]。然而,研究不仅表明 LED 疗法在治疗各种伤口和皮肤病方面的有效性[104,117,118,121,122],而且还有一些迹象表明骨科疾病也可能受到积极影响[102,123,125]。由于一些研究中受试者数量较少,或未能将试验组与对照组进行比较,因此必须谨慎对待这些结论。

伤口愈合的应用

研究表明,LED 可影响皮肤细胞的变化[104,115]。在伤口愈合领域之外,探讨抗衰老技术的许多研究表明,暴露于 LED 后[139],胶原蛋白和弹性纤维的生成增加引起了皮肤细胞的生长和改善[133,139]。人类患者研究证明,LED 能够对皮肤损伤或刺激的愈合率产生积极影响[104,118,120,154]。具体说来,Whelan 及其同事们报道称[104],生活在低氧潜艇中的受试者接受一系列 670nm、720nm 和 880nm LED 治疗后,与对照组相比,伤口愈合率增加了 50%。这些有限研究证明了在各种皮肤病情况下改善结果的可能性,不过,应谨慎解释这些结果,因为并非所有研究都是随机对照试验,有些研究采用对侧对照设计。

骨科应用

探讨各种骨科疾病中 LED 的生理和临床效果,已经完成的研究有限。一项探讨非相干光对大鼠跟腱炎影响的研究发现,LED 治疗抑制了 COX-2 酶和肿瘤坏死因子(TNF)mRNA。在得出任何结论之前,需要进行更多的研究来支持这一发现,但这一早期发现表明,在类似的应用中可能会产生有益的治疗效果[123]。

疼痛

支持使用 LED 治疗疼痛和改善各种骨科疾病的功能的有力证据有限。尚缺乏高质量、系统的随机对照试验支持其在这些方面的临床应用。两项基于临床的初步研究通过调查疼痛的变化和受伤的天数,评估了 LED 治疗对各种肌肉骨骼损伤的有效性[131,132]。在这两项研究中,患有背痛、肌腱病或关节疼痛的患者接受了 830nm LED 治疗。大多数患者对治疗效果表示满意,LED 的使用似乎对康复过程产生了积极影响,包括减轻疼痛和恢复娱乐。然而,两项研究都存在明显的偏倚。其方法学无法收集客观数据,而且这些研究并不是真正的随机对照试验。Whelan[138]在一篇总结性文章中报告说,海军特种部队成员的肌肉骨骼损伤有 40% 以上的改善。这些综述表明,LED 改善临床骨科疾病的可能性,但也暗示了在得出任何结论之前,尚需进行更多的研究。

肌肉疲劳

目前的研究正在探讨使用 LED 疗法,以防止运动后肌肉损伤相关的运动疲劳和控制因素[129,130,136]。Leal Jr. 及其同事[136]发现排球运动员在进行运动性肘关节屈伸展方案之前,分别接受 660nm 和 850nm,能量密度分别为 1.5J/cm² 和 4.5J/cm² 的 LED 治疗 30 秒,肌酸激酶会减少。另一项研究表明,在骑自行车运动或排球比赛之前或之后采用 LED 疗法,可引起肌酸激酶水平降低[110,130,137]。有研究还发现,在活动前或活动后采用 LED 进行治疗,运动后血乳酸水平降低[136,137]。然而,并非所有研究都支持这一发现[110,128]。

一些研究发现 LED 治疗时肌肉表现有不同的结果。Borges 及其同事[129]发现,与安慰剂对照相比,LED 疗法组肌力(离心运动后 24 小时、48 小时、72 小时和 96 小时)和活动度(离心运动后 48 小时和 72 小时)的受损较少。此外,Leal Jr. 及其同事研究表明[129],与安慰剂对照相比,当参与者在锻炼前接受 LED 治疗,疲劳前可完成的运动重复次数和持续时间增加。其他研究中,尚未观察到在运动方案之前应用 LED 可改善峰值功率或平均功率[110,128]。因此,LED 疗法对肌肉疲劳的可能影响仍然在初步研究阶段,需要进一步探讨。

LED 和 LLLT 的比较

由于低能量激光和 LED 疗法都使用光来为机体提供能量,因此许多先前讨论的技术和原理也适用于 LED 疗法。目前,许多报告已经研究了 LLLT 治疗包括伤口和骨科损伤在内的各种疾病的有效性。目前尚不清楚 LED 和低能量激光是否实际上产生相似或不同的结果。

一些研究表明,与低能量激光治疗相比,使用 LED 治疗时可获得更多积极的治疗效果,但是真正的比较很难进行[110-112]。Nishioka 及其同事[111]将对照组与两个激光组(激光 1 组:660nm,0.14J,2.3 秒,5J/cm²;激光 2 组:660nm,2.49J,41.5 秒,89J/cm²)和 LED 组进行比较(630nm,2.49J,16.6 秒,5J/cm²)。虽然总能量和波长相似,但三个治疗组之间的治疗时间和能量密度不相等。与对照组相比,具有相等总能量水平的 LED 组和激光组在预防坏死方面具有类似的显著结果。然而,与对照组相比,LED 组显示出更多的新生血管和肥大细胞,而激光治疗组与对照组相比没有显著差异。

同样的,在研究防止肌肉疲劳和损伤的方法时,Leal Jr. 及其同事发现[110],在运动测试前,使用含有 69 个二极管的 LED 簇(总能量 83.4J 跨越两个治疗点,660nm 和 850nm)进行治疗,运动员肌酸激酶水平的降低幅度大于使用 LLLT 治疗(总能量 12J 跨越两个治疗点,810nm)。虽然有显著的结果,但总能量的巨大差异使得两组无法进行真正对比。

在体外,Vinck[112]发现,与对照组相比,GaAlAs 激光和单独使用绿光、红光和红外光 LED 都会刺激成纤维细胞。但是与激光相比,LED 设备,特别是绿光和红光,在刺激成纤维细胞方面明显更好。

虽然 LED 和低能量激光疗法之间存在一些差异,但是其他研究在使用不同光源时发现了相似的结果[108,109]。Corraza 及其同事[109]比较了激光和 LED 治疗(5J/cm² 和 20J/cm²)对大鼠皮肤创伤后血管新生的一致水平。与对照组相比,治疗组中观察到类似的显著增加的血管再生水平。类似的,针对大鼠伤口,激光和 LED 显示出同样的促进愈合速率。

早期的研究的确表明 LED 的应用可能会对受伤或患有皮肤病的患者产生积极影响。然而,由于这些研究的方法学质量问题,目前还无法明确 LED 的治疗效果和规定治疗的适当设置。真正的随机对照试验应成为未来研究的一部分,以便为 LED 的使用提供明确的适当设置和适应证。

临床决策练习 13-6

您的诊所正在考虑购买光疗设备。低能量激光和 LED 治疗装置有什么区别?

激光和 LED 治疗临床应用效果的最新最佳循证依据

以下陈述直接引用自 Cochrane 系统评价数据库和 PubMed 数据库的系统评价和 meta 分析,这些文章重点关注激光和 LED 作为治疗技术的有效性。

- "这篇综述表明,无论是单用还是和其他物理治疗干预联合使用,最适宜的低能量激光治疗可以提供临床相关的疼痛缓解,启动更快速的改善过程"[92]。
- "没有足够数据支持或反驳低能量激光治疗腰痛的有效性。我们无法用现有证据确定最佳的剂量、应用技术或治疗时间"[140]。
- "基于低质量证据,与安慰剂相比,低能量激光治疗可能对肩袖疾病患者具有短期益处"[141]。
- "低能量激光治疗对神经病理性疼痛的镇痛控制具有积极作用,不过需要科学严谨性高的进一步研究,以便确定低能量激光治疗神经病理性疼痛的最优治疗方案"[142]。
- "对轻至中度腕管综合征的患者随访 3 个月后,本研究结果表明,低能量激光可改善手握力、视觉模拟评分和感觉神经动作电位"[143]。
- "研究调查了低能量激光疗法(LLLT)治疗慢性非特异性腰痛的疗效。我们的研究结果表明,LLLT 是缓解慢性非特异性腰痛患者疼痛的有效方法。但是,仍然缺乏支持其对功能影响的证据"[144]。
- "综述的证据表明,低强度光疗可能对运动所致骨骼肌损伤和疼痛没有实质性的效果"[145]。
- "与安慰剂相比,低能量激光疗法可有效治疗肌腱病变。尽管需要对这一主题进行更多研究,但低能量激光疗法在治疗肌腱病变方面显示出一致的结果"[146]。
- "LLLT 的主要作用是减少炎症过程,调节生长因子和肌源性调节因子,增加血管生成。分析的研究证明了 LLLT 对肌肉修复过程的积极作用,其取决于照射和治疗参数。研究结果表明,LLLT 是短期内治疗骨骼肌损伤的优良治疗资源"[147]。
- "最近的研究探索了低能量激光疗法(LLLT)或窄带 LED 疗法(LEDT)的光疗是否可以调节活动引起的骨骼肌疲劳,随后防止肌肉损伤。在运动前使用光疗(激光和 LED)通常可以改善肌肉性能,加速恢复"[148]。
- "因为治疗后尚无副作用的报道,激光疗法已被提议作为肌肉骨骼疾病的物理疗法,并且已经获得普及。激光治疗应用于关节可减少患者的疼痛。此外,当我们将激光疗法的能量剂量限制在之前研究中建议的剂量窗口时,我们可以期待更为可靠的镇痛治疗"[149]。
- "激光光疗可有效地缓解了各种病因所致的疼痛;使它成为当代疼痛管理设备非常有价值的补充"[150]。
- "低能量激光疗法(LLLT)是一种相对不常见的、非侵入性的颈痛治疗方法,其中在疼痛部位使用非热激光照射。LLLT 可立即减轻急性颈痛,慢性颈痛患者完成治疗后疼痛减轻达 22 周"[91]。
- "研究表明,在抗阻运动之前进行光疗,可以为骨骼肌提供功能增进和预防性好处"[151]。

结论

在过去 30 年中,已有大量研究探讨了光疗法对炎症、慢性关节疾病、伤口和组织愈合、神经障碍和疼痛的有效性。研究似乎表明光疗法产生了剂量依赖性的积极生理反应。然而,尽管进行了所有这些研究,仍需要继续完成有组织、有意义的研究,这些研究应清晰阐述准确的治疗方案以确定治疗的适当参数和时间。非常清楚的是,这可能是一项具有挑战性的任务,因为参数变量的范围很广,并且不同的损伤和组织可能需要不同的设置。研究似乎表明光疗可以产生积极的生理反应,但是需要继续探索如何实现最佳效应。

总结

1. 第一台运转的激光器是 1960 年开发的红宝石激光器,最初被称为光迈射器。
2. 光以波的形式在空间传播,由不同能级发射出的光子组成。
3. 当光子从一个兴奋的原子中释放出来并促进一个相同的光子从一个类似的兴奋的原子中释放时,

就会产生受激辐射。

4. 激光的特性在三种方式上不同于传统光源:激光具有单色(单一颜色或波长)、相干性(同相)和准直性(最小的散度)。LED 并不具有相干性。

5. 激光具有热效应或非热效应(低、低强度、软或冷)。激光类别包括固态(晶体或玻璃)、气体、半导体、染料或化学激光。

6. 氦氖(HeNe;气体)、砷化镓(GaAs;半导体)和砷化铝镓(GaAlAs;半导体)激光是 FDA 研究用于物理医学的三种低能量激光。目前在美国和其他国家,这些低能量激光用于伤口和软组织愈合、急性或慢性炎症和疼痛缓解。还有研究将其应用于脑卒中、脊髓损伤、脑损伤和强体力活动后减轻肌肉疲劳。

7. HeNe 激光提供波长为 632.8nm 的红光束。激光以连续波形传送,直接穿透 2~5mm,间接穿透 10mm。

8. GaAs 激光不可见,波长为 904nm。它们以超脉冲模式提供。这种激光直接穿透 1~2cm,间接穿透 5cm。

9. GaAlAs 激光的波长可以变化,波长取决于铝含量。在回顾的研究中,其波长范围在 650~980nm,大多数波长范围为 800~830nm。该激光的穿透深度约为 2~3cm。

10. 提议的光疗法在物理医学中的治疗性应用包括加速胶原合成、减少微生物、增加血管形成、减少疼痛和炎症。

11. 理想的激光应用技术通过与皮肤表面的温和接触来完成,并且应当垂直于目标区域表面。参数组合似乎是引发所需反应的关键因素,但精确剂量尚未确定。

12. 可以通过在目标区域上假想网格或通过扫描该区域来应用激光。网格由 1cm 的正方形构成,激光被施加到每一个正方形一段预定的时间。触发点或针刺穴位也可以用于治疗疼痛。

13. 低能量激光和 LED 被认为是非显著性风险设备。

14. 虽然尚无有害影响的报道,低能量激光治疗存在注意事项和禁忌证。禁忌证包括照射癌组织、直接照射眼睛以及孕期前 3 个月。当激光治疗开始时偶尔会出现疼痛,但并不表示应当停止治疗。在激光治疗期间,小部分患者可能经历晕厥发作,但这通常可自行缓解。如果症状持续时间超过 5 分钟,不建议继续进行激光治疗。

15. 低能量激光或 LED 疗法的应用可能相似,但尚需进一步探索。

复习题

1. 首字母缩略词 LASER 和 LED 分别代表什么?
2. 激光器如何利用受激辐射的概念产生激光束?
3. 氦氖、砷化镓和砷化铝镓低能量激光器有哪些特征?
4. 激光和 LED 在伤口和软组织愈合、减轻水肿、炎症和疼痛方面的各种治疗应用是什么?
5. 激光应用的扫描和网格技术是什么?
6. 在低能量激光和 LED 治疗中引出所需反应的最关键治疗参数是什么?
7. 低能量激光的治疗注意事项和禁忌证有哪些?
8. 低能量激光和 LED 作为一种治疗方法在 FDA 所批准的治疗性物理因子中处于什么地位?

自测题

是非题

1. 含有比正常能量更多的原子被认为处于激发态。
2. HeNe 和 AuAg 激光是最常见的。

3. 吸收光可对组织反应产生直接效应。

选择题

4. 以下哪项不是激光的属性?
    A. 单色性
    B. 相干性
    C. 发散性
    D. 准直性

5. _____激光可用于伤口愈合和疼痛控制。
    A. 高能量
    B. 低
    C. 热
    D. 化学

6. 用低激光治疗伤口有什么作用?
    A. 增加抗张强度
    B. 增加胶原蛋白合成
    C. A 和 B
    D. 既不是 A 也不是 B

7. 激光如何影响炎症过程?
    A. 减少前列腺素的产生
    B. 增加淋巴细胞活性
    C. 重组胶原蛋白
    D. 增加新陈代谢

8. 什么类型的激光应用技术是在适当的时间内将装置固定在每平方厘米上?
    A. 剂量测定
    B. 扫读
    C. 扫射
    D. 网格

9. 以下哪项是低能量激光的禁忌证?
    A. 骨折
    B. 癌性肿瘤
    C. 炎症
    D. 伤口

10. 治疗性应用中使用的能量密度范围是多少?
    A. $0.05 \sim 4\mathrm{mJ/cm}^2$
    B. $0.05 \sim 4\mathrm{J/cm}^2$
    C. $5 \sim 15\mathrm{mJ/cm}^2$
    D. $5 \sim 15\mathrm{J/cm}^2$

临床决策练习解析

13-1

应该清楚的是,手术中使用的激光类型与用于治疗患者触发点的激光类型不同。手术技术需要"热"激光,而临床人员将使用冷激光。患者在治疗期间不会有明显感觉,并且激光治疗不会有烧伤或任何其他残留效应。

13-2

临床人员应该使用网格技术,在这种技术中,激光尖端和皮肤之间有接触。在预定的网格区域上以均匀的速度移动激光有助于确保合理均匀的覆盖。

13-3

剂量取决于以 cm² 为单位的激光束表面积,以秒为单位的曝光时间以及以 mW 为单位的激光输出。如果激光器是脉冲的而不是连续的,则激光器的输出可以取决于频率和脉冲宽度。

13-4

临床人员应使用点刺激技术,探头垂直于皮肤并与皮肤轻轻接触。激光治疗可与低频电刺激(1~5Hz)、高能量电流联合使用,通过释放 β-内啡肽产生疼痛调制。

13-5

首先,应对伤口进行适当清洁,必要时清创。在擦伤处周边应采用无直接接触的扫射激光技术。

13-6

激光具有单色性、相干性和准直性,而 LED 不具有相干性。与 LED 光源相比,关于 LLLT 可能影响的研究要先进得多。尽管如此,需要在这两个领域继续对人类受试者进行高质量的研究,以确定合适的参数和治疗剂量。一些电流单元提供了带有多个激光二极管、多个 LED 或两者结合的集群。

参考文献

1. Van Pelt W, Stewart H. *Laser Fundamentals and Experiments*. Rockville, MD: U.S. Dept. HEW; 1970.
2. Hallmark C, Horn D. *Lasers: The Light Fantastic*. 2nd ed. Blue Ridge Summit, PA: TAB Books; 1987.
3. McComb G. *The Laser Cookbook: 88 Practical Projects*. Blue Ridge Summit, PA: TAB Books; 1988.
4. Shaffer B. Scientific basis of laser energy. *Clin Sports Med*. 2002;(4):585–598.
5. Abergel R, Lyons R. Biostimulation of wound healing by lasers: experimental approaches in animal models and in fibroblast cultures. *J Dermatol Surg Oncol*. 1987;13:127–133.
6. Gogia P, Hurt B. Wound management with whirlpool and infrared cold laser treatment. *Phys Ther*. 1988;68: 1239–1242.
7. Castel M. Personal communication, Downsview, Ontario. March, 1989, MEDELCO.
8. Fact Sheet. *Laser Biostimulation*. Rockville, MD, 1984, Center of Devices and Radiological Health, FDA.
9. McLeod I. Low-level laser therapy in athletic training. *Athletic Therapy Today*. 2004;9(5):17.
10. Cheng R. Combination laser/electrotherapy in pain management, Second Canadian Low Power Laser Conference, Ontario, Canada. March, 1987.
11. Castel M. *A Clinical Guide to Low Power Laser Therapy*. Downsview, Ontario, 1985, PhysioTechnology Ltd.
12. De Bie R, De Vet H. Low-level laser therapy in ankle sprains: a randomized clinical trial. *Arch Phys Med Rehab*. 1998;79(11):1415–1420.
13. Hunter J, Leonard L. Effects of low energy laser on wound healing in a porcine model. *Lasers Surg Med*. 1984;3:285–290.
14. Abergel R. Biochemical mechanisms of wound and tissue healing with lasers. *Second Canadian Low Power Medical Laser Conference*. March, 1987.
15. Lyons R, Abergel R. Biostimulation of wound healing in vivo by a helium neon laser. *Ann Plast Surg*. 1987;18:47–77.
16. Bostara M, Jucca A. In vitro fibroblast and dermis fibroblast activation by laser irradiation at low energy. *Dermatologica*. 1984;168:157–162.
17. Mester E, Mester A. Biomedical effects of laser application. *Laser Surg Med*. 1985;5:31–39.
18. Trelles M, Mayayo E. Bone fracture consolidates faster with low power laser. *Lasers Surg Med*. 1987;7:36–45.
19. Enwemeka C. Laser biostimulation of healing wounds: specific effects and mechanisms of action. *J Orthop Sports Phys Ther*. 1988;9:333–338.
20. Mester E, Spiry T. Effect of laser rays on wound healing. *Am J Surg*. 1971;122:532–535.
21. Kana J, Hutschenreiter G. Effect of low power density laser radiation on healing of open skin wounds in rats. *Arch Surg*. 1981;116:293–296.
22. Surinchak J, Alago M. Effects of low-level energy lasers on the healing of full-thickness skin defects. *Lasers Surg Med*. 1983;2:267–274.
23. DeSimone NA, Christiansen C. Bactericidal effect of .95 m W helium-neon and indium-gallium-aluminum phosphate laser irradiation at exposure times of 30, 60, and 120 secs on photosensitized Staphylococcus aureus and Pseudomonas aeruginosa in vitro. *Phys Ther*. 1999;79(9): 839–846.
24. Trelles M. Medical applications of laser biostimulation, Second Canadian Low Power Medical Laser Conference. Ontario, Canada. March, 1987.
25. Gogia P, Hurt B. Wound management with whirlpool and infrared cold laser treatment. *Phys Ther*. 1988;68: 1239–1242.
26. Castel J. Laser biophysics, Second Canadian Low Power Medical Laser Conference, Ontario, Canada. March, 1987.
27. Kern C. The use of low-level laser therapy in the treatment of a hamstring strain in an active older male. *J Orthop Sports Phys Ther*. 2006;36(1):45.
28. Rochkind S, Nissan M. Response of peripheral nerve to HeNe laser: experimental studies. *Lasers Surg Med*.

1987;7:441–443.

29. Snyder-Mackler L. Effect of helium neon laser irradiation on peripheral nerve sensory latency. *Phys Ther.* 1988;68:223–225.

30. Bartlett W, Quillen W. Effect of gallium-aluminum-arsenide triple-diode laser irradiation on evoked motor and sensory action potentials of the median nerve. *J Sport Rehab.* 2002;11(1):12.

31. Bartlett W, Quillen W. Effect of gallium aluminum arsenide triple-diode laser on median nerve latency in human subjects. *J Sport Rehab.* 1999;8(2):99–108.

32. Walker J. Relief from chronic pain by low power laser irradiation. *Neurosci Lett.* 1983;43:339–344.

33. Sliney D, Wolkarsht M. *Safety with Lasers and Other Optical Sources: A Comprehensive Handbook.* New York: Plenum Press; 1980.

34. Schultz R, Krishnamurthy S. Effects of varying intensities of laser energy on articular cartilage: a preliminary study. *Lasers Surg Med.* 1985;5:577–588.

35. Kleinkort J. Low-level laser therapy: new possibilities in pain management and rehab. *Orthopaedic Physical Therapy Practice.* 2005;17(1):48–51.

36. Hopkins J, McLoda T. Low-level laser therapy facilitates superficial wound healing in humans: a triple-blind, sham-controlled study. *J Ath Train.* 2004;39(3):223–229.

37. Hopkins J, McCloda T. Effects of low-level laser on wound healing. *J Athl Train.* 2003;(Suppl)38(2S):S–33.

38. Maher S. Is low-level laser therapy effective in the management of lateral epicondylitis? *Phy Ther.* 2006;86:1161–1167.

39. Johnson DS. Low-level laser therapy in the treatment of carpal tunnel syndrome. *Athletic Therapy Today.* 2003;8(2):30–31.

40. Chung H, Dai T. The nuts and bolts of low-level laser (light) therapy. *Ann Biomed Eng.* 2012;40(2):516–533.

41. de Almeida P, Lopes-Martins R. Red (660 nm) and infrared (830 nm) low-level laser therapy in skeletal muscle fatigue in humans: what is better? *Laser Med Sci.* 2012;27:453–458. doi:10.1007/s10103-011-0957-3.

42. Baroni B, Leal Junior E. Low level laser therapy before eccentric exercise reduces muscle damage makers in humans. *Eur J Appl Physiol.* 2010;100:789–796.

43. De Marchi T, Leal Junior E. Low-level laser therapy (LLLT) in human progressive-intensity running: effects on exercise performance, skeletal muscle status, and oxidative stress. *Laser Med Sci.* 2012;27:231–236. doi:10.1007/s10103-011-0955-5.

44. Leal Junior E, Lopes-Martins R. Effect of 830 nm low-level laser therapy in exercise-induced skeletal muscle fatigue in humans. *Lasers Med Sci.* 2009;24(3):425–431.

45. Leal Junior E, Lopes-Martins R. Effect of 655-nm low-level laser therapy on exercise-induced skeletal muscle fatigue in humans. *Photomed Laser Surg.* 2008;26(5):419–424. doi:10.1089/pho.2007.2160.

46. Leal Junior E, Lopes-Martins R. Effects of low-level laser therapy (LLLT) in the development of exercise-induced skeletal muscle fatigue and changes in biochemical markers related to post exercise recovery. *J Orthop Sports Phys Ther.* 2010;40(8):524–532. doi:10.2519/jospt.2010.3294.

47. Baroni B, Rodrigues R. Effect of low-level laser therapy on muscle adaptation to knee extensor eccentric training. *Eur*

J Appl Physiol. 2015;115(3):639–647. doi:10.1007/s00421-014-3055-y.

48. Tuner J, Hode L. *Laser Therapy: Clinical Practice and Scientific Background: A Guide for Research Scientists, Doctors, Dentists, Veterinarians and Other Interested Parties within the Medical Field.* Coeymans Hollow, NY: Prima Books AB; 2002.

49. Albertini R, Aimbire F. Effects of different protocol doses of low power gallium-aluminum-arsenate (Ga-Al-As) laser radiation (650 nm) on carrageenan induced rat paw oooedema. *J Photochem Photobiol B.* 2004;74(2–3):101–107.

50. Crisan B, Soritau O. Influence of three laser wavelengths on human fibroblasts cell culture. *Laser Med Sci.* 2013;28:457–463. doi:10.1007/s10103-012-1084-5.

51. Enwemeka C. Intricacies of dose in laser phototherapy for tissue repair and pain relief. *Photomed Laser Surg.* 2009;27(3)387–393. doi:10.1089/pho.2009.2503.

52. Huang Y, Chen A. Biphasic dose response in low level light therapy. *Dose-Response.* 2009;7:358–383. doi:10.2203/dose-response.09-027.Hamblin.

53. Huang Y, Sharma S. Biphasic dose response in low level light therapy-an update. *Dose-Response.* 2011;9:602–618. doi:10.2203/dose-response.11-009.Hamblin.

54. Karu T. Primary and secondary mechanisms of action of visible to near-IR radiation on cells. *J Photochem Photobiol B.* 1999;49(1):1–17.

55. Bolton P, Young S. Macrophage responsiveness to light therapy with varying power and energy densities. *Laser Therapy* 1991;3(3):105–112.

56. Castano AP, Dai T. Low-level laser therapy for zymosan-induced arthritis in rats: important of illumination time. *Lasers Surg Med.* 2007;39(6):543–550. doi:10.1002/lsm.20516.

57. WALT Recommendations. World Association for Laser Therapy. Dosage Recommendations. https://waltza.co.za/documentation-links/recommendations/. Accessed February 5, 2017.

58. Bjordal J, Johnson M. Low-level laser therapy in acute pain: a systematic review of possible mechanisms of action and clinical effects in randomize placebo-controlled trials. *Photomed Laser Surg.* 2006;24(2):158–168. doi:10.1089/pho.2006.24.158.

59. Lopes-Martins R, Penna S. Low level laser therapy (LLLT) in inflammatory and rheumatic diseases: a review of therapeutic mechanisms. *Curr Rheumatol Rev.* 2007;3(2):147–154.

60. Medrado A, Pugliese L. Influence of low level laser therapy on wound healing and its biological action upon myofibroblasts. *Lasers Surg Med.* 2003;32(2):239–244. doi:10.1002/lsm.10126.

61. Pereira A, Eduardo C. Effect of low-power laser irradiation on cell growth and procollagen synthesis of cultured fibroblasts. *Lasers Surg Med.* 2002;31(4):263–267. doi:10.1002/lsm.10107.

62. Albuquerque-Pontes G, Vieira R. Effect of pre-irradiation with different doses, wavelengths, and application intervals of low-level laser therapy on cytochrome c oxidase activity in intact skeletal muscle of rats. *Lasers Med Sci.* 2015;30(1):59–66. doi:10.1007/s10103-014-1616-2.

63. Bjordal J, Couppe C. Low level laser therapy for tendinopathy. Evidence of a dose-response pattern. *Phys Ther Rev.* 2001;6:91–99.

64. Scientific Recommendations. World Association for Laser Therapy. http://waltza.co.za/documentation-links/recommendations/scientific-recommendations/ Published November 27, 2004. Accessed February 5, 2017.

65. Reddy G. Photobiological basis and clinical role of low-intensity lasers in biology and medicine. *J Clin Laser Med Surg.* 2004;22(2):141–150.

66. Enwemeka C, Cohen-Kornberg E. Biomechanical effects of three different periods of GaAs laser photostimulation on tenotomized tendons. *Laser Ther.* 1994;6:181–188.

67. Tumilty S, Munn J. Low level laser treatment of tendinopathy: a systematic review with meta-analysis. *Photomed Laser Surg.* 2010;28(1):3–16. doi:10.1089/pho.2008.2470

68. Lazovic M, Ilic-Stojanovic O. Placebo-controlled investigation of low-level laser therapy to treat carpal tunnel syndrome. *Photomed Laser Surg.* 2014;32(6):336–344. doi:10.1089/pho.2013.3563

69. Bjordal J, Couppé C. A systematic review of low level laser therapy with location-specific doses for pain from chronic joint disorders. *Aust J Physiother.* 2003;49(2):107–116.

70. Wilson B, Jeeves W. In vivo and post mortem measurements of the attenuation spectra of light in mammalian tissues. *Photochem Photobiol.* 1985;42(2):153–162.

71. Taroni P, Pifferi A. In vivo absorption and scattering spectroscopy of biological tissues. *Photochem Photobiol Sci.* 2003;2(2):124–129.

72. Joensen J, Mlng K. Skin penetration time-profiles for continuous 810 nm and superpulsed 904 nm lasers in a rat model. *Photomed Laser Surg.* 2012;30(12):688–694. doi:10.1089/pho.2012.3306.

73. Karu, T. Cellular and molecular mechanisms and photobiomodulation (low-power laser therapy). *IEEE J Sel Top in Quantum Electron.* 2014;20(2):143–148.

74. Passarella S, Casamassima E. Increase of proton electrochemical potential and ATP synthesis in rat liver mitochondria irradiated in vitro by helium-neon laser. *FEBS Lett.* 1984;175(1):95–99.

75. Tuby H, Maltz L. Low-level laser irradiation (LLLI) promotes proliferation of mesenchymal and cardiac stem cells in culture. *Lasers Surg Med.* 2007;39(4):373–378 2007. doi:10.1002/lsm.20492.

76. Schindl A, Merwald H. Direct stimulatory effect of low-intensity 670 nm laser irradiation on human endothelial cell proliferation. *Br J Dermatol.* 2003;148(2):334–336.

77. Jang H, Lee H. Meta-analysis of pain relief effects by laser irradiation on joint areas. *Photomed Laser Surg.* 2012;30(8):405–417. doi:10.1089/pho.2012.3240.

78. Eslamian F, Shakouri S. Effects of low-level laser therapy in combination with physiotherapy in the management of rotator cuff tendinitis. *Lasers Med Sci.* 2012;27:951–958. doi:10.1007/s10103-011-1001-3.

79. Stergioulas A. Low-power laser treatment in patients with frozen shoulder: preliminary results. *Photomed Laser Surg.* 2008;26(2):99–105. doi:10.1089/pho.2007.2138.

80. Stergioulas A, Stergioula M. Effects of low-level laser therapy and eccentric exercises in the treatment of recreational athletes with chronic Achilles tendinopathy. *Am J Sports Med.* 2008;36(5):881–887. doi:10.1177/0363546507312165.

81. Gur A, Sarac A. Efficacy of 904 nm gallium arsenide low level laser therapy in the management of chronic myofascial pain in the neck: a double-blind and randomize-

82. Reddy G, Stehno-Bittel L. Laser photostimulation of collagen production in healing rabbit Achilles tendons. *Lasers Surg Med.* 1998;22(5):281–287.

83. Ng G, Fung D. Comparison of single and multiple applications of GaAlAs laser on rat medial collateral ligament repair. *Lasers Surg Med.* 2004;34:285–289. doi:10.1002/lsm.20015.

84. Bayat M, Delbari A. Low-level laser therapy improves early healing of medial collateral ligament injuries in rats. *Photomed Laser Surg.* 2005;23(6):556–560. doi:10.1089/pho.2005.23.556.

85. Bjordal J, Lopes-Martins R. A randomized, placebo controlled trial of low level laser therapy for activated Achilles tendinitis with microdialysis measurement of peritendinous prostaglandin E_2 concentrations. *Br J Sports Med.* 2006;40(1):76–80. doi:10.1136/bjsm.2005.020842.

86. Ay S, Doğan S. Is low-level laser therapy effective in acute or chronic low back pain? *Clin Rheumatol.* 2010;29(8):905–910. doi:10.1007/s10067-010-1460-0.

87. Stergioulas A. Low level laser treatment can reduce edema in second degree ankle sprains. *J Clin Laser Med Surg.* 2004;22(2):125–128. doi:10.1089/104454704774076181.

88. Alfredo P, Bjordal J. Efficacy of low level laser therapy associated with exercises in knee osteoarthritis: a randomized double-blind study. *Clin Rehabil.* 2011;26(6):523–533. doi:10.1177/0269215511425962.

89. Tascioglu F, Armagan. Low power laser treatment in patients with knee osteoarthritis. *Swiss Med Wkly.* 2004;134(17–18):254–258. doi:2004/17/smw-10518.

90. Basford J, Malanga G. A randomized controlled evaluation of low-intensity laser therapy: plantar fasciitis. *Arch Phys Med Rehabil.* 1998;79(3):249–254.

91. Chow R, Johnson M. Efficacy of low-level laser therapy in the management of neck pain: a systematic review and meta-analysis of randomized placebo or active-treatment controlled trials. *Lancet.* 2009;374(9705):1897–1908. doi:10.1016/S0140-6736(09)61522-1.

92. Haslerud S, Magnussen L. The efficacy of low-level laser therapy for shoulder tendinopathy: a systematic review and meta-analysis of randomized controlled trials. *Physiother Res Int.* 2015;20(2):108–125. doi:10.1002/pri.1606.

93. Bjordal J, Lopes-Martins R. A systematic review with procedural assessments and meta-analysis of low level laser therapy in lateral elbow tendinopathy (tennis elbow). *BMC Musculoskeletal Disorders.* 2008;9:75–89. doi:10.1186/1471-2474-9-75.

94. Felismino A, Costa E. Effect of low-level laser therapy (808 nm) on markers of muscle damage: a randomized double-blind placebo-controlled trial. *Lasers Med Sci.* 2014;29:933–938. doi:10.1007/s10103-013-1430-2.

95. Zagatto, A, de Paula Ramos S. Effects of low-level laser therapy on performance, inflammatory markers, and muscle damage in young water polo athletes: a double-blind, randomized, placebo-controlled study. *Lasers Med Sci.* 2016;31(3):511–521. doi:10.1007/s10103-016-1875-1.

96. Compliance guide for laser products. fda.gov. http://www.fda.gov/downloads/medicaldevices/deviceregulationand-guidance/guidancedocuments/ucm095304.pdf. Published: June 1992. Accessed February 5, 2017.

controlled trial. *Lasers Surg Med.* 2004;35(3):229–235. doi:10.1002/lsm.20082.

97. Laser products and instruments. fda.gov. http://www.fda. gov/radiation-emittingproducts/radiationemittingprod-uctsandprocedures/homebusinessandentertainment/laserproductsandinstruments/default.htm. Published: November 16, 2016. Accessed February 5, 2017.

98. Electronic code of federal regulations. fda.gov. http://www. ecfr.gov/cgi-bin/text-idx?SID=ddf9728c5d968fd2dc89b53 258254e6a&mc=true&node=se21.8.1040_110&rgn=div8. Published: April 22, 2010. Accessed February 5, 2017.

99. Guidance for industry and FDA staff. fda.gov. http://www. fda.gov/downloads/medicaldevices/deviceregulationand-guidance/guidancedocuments/ucm094366.pdf. Published: June 24, 2007. Accessed February 5, 2017.

100. Navratil L, Kymplova J. Contraindications in noninvasive laser therapy: truth and fiction. *J Clin Laser Med Surg.* 2002;20(6):341–343. doi:10.1089/104454702320901134.

101. Beckerman, Beckerman H. The efficacy of laser therapy for musculoskeletal and skin disorder: a criteria-based meta-analysis of randomize clinical trials. *Phys Ther.* 1992;72:483–491.

102. Casalechi H, Nicolau R. The effects of low-level light emit-ting diode on the repair process of Achilles tendon therapy in rats. *Lasers Med Sci.* 2009;24(4):659–665.

103. Whelan H, Houle J. The NASA light emitting diode medi-cal program – progress in space flight and terrestrial appli-cations. *Space Technology and Applications International Forum.* 2000;54(1):37–43.

104. Whelan H, Smits Junior R. Effect of NASA light-emitting diode irradiation on wound healing. *J Clin Laser Med Surg.* 2001;19(6):305–314.

105. Whelan H, Buchmann E. Effect of NASA light emitting diode irradiation on molecular changes for wound heal-ing in diabetic mice. *J Clin Laser Med Surg.* 2003;21(2):67–74.

106. Barolet D. Light-emitting diodes (LEDs) in dermatology. *Semin Cutan Med Surg.* 2008;27:227–238.

107. Getting a Radiation Emitting Product to Market. fda.gov. https://www.fda.gov/radiation-emittingproducts/electronicproductradiationcontrolprogram/gettinga producttomarket/default.htm. Published: April 24, 2012. Accessed February 18, 2017.

108. Dall Agnol M, Nicolau R. Comparative analysis of coherent light action (laser) versus non-coherent light (light-emitting diode) for tissue repair in diabetic rats. *Lasers Med Sci.* 2009;24(6):909–916.

109. Corazza A, Jorge J. Photobiomodulation. on the angiogen-esis of skin wounds in rats using different light sources. *Photomed Laser Surg.* 2007;25(2):102–106.

110. Leal Junior E, Lopes-Martins R. Comparison between single-diode low-level laser therapy (LLLT) and LED multi-diode (cluster) therapy (LEDT) applications before high-intensity exercise. *Photomed Laser Surg.* 2009;27(4):617–623.

111. Nishioka M, Pinfildi C. LED (660 nm) and laser (670 nm) use on skin flap viability: angiogenesis and mast cells on transition line. *Lasers Med Sci.* 2012;27(5):1045–1050.

112. Vinck E, Cagnie B. Increased fibroblast proliferation induced by light emitting diode and low power laser irra-diation. *Lasers Med Sci.* 2003;18(2):95–99.

113. Pastore D, Greco M.Increase in +/e- ration pf the cyto-chrome c oxidase reaction in mitochondria irradiated with helium-neon laser. *Biochem Mol Biol Int.* 1994;34(4):817–826.

114. Wong-Riley M, Bai X. Light-emitting diode treatment reverses the effect of TTX on cytochrome oxidase in neu-rons. *Neuroreport,* 2001;12(14):3033–3037.

115. Calderhead R, Kubota J. One mechanism behind LED phototherapy for wound healing and skin rejuvenation: key role of the mast cell. *Laser Ther.* 2008;17(3):141–148.

116. Kim W, Calderhead R. Is light-emitting diode phototherapy (LED-LLLT) really effective?. *Laser Ther.* 2011;20(3):205–215.

117. Al-Watban F, Andres B. Polychromatic LED therapy in burn healing of non-diabetic and diabetic rats. *J Clin Laser Med Surg.* 2003;21(5):249–258.

118. DeLand M, Weiss R. Treatment of radiation-induced dermatitis with light-emitting diode (LED) photomodulation. *Lasers Surg Med.* 2007;39(2): 164–168.

119. Leal Junior E, Lopes-Martins R. Effect of 830 nM low-level laser therapy applied before high intensity exercises of skeletal muscle recovery in athletes. *Laser Med Sci.* 2009;24(6)857–863.

120. Tzung T, Wu K. Blue light phototherapy in the treat-ment of acne. *Photodermatol Photoimmunol Photomed.* 2004;20(5):266–269.

121. Lee S, You C. Blue and red light combination LED photo-therapy for acne vulgaris in patients with skin phototype IV. *Lasers Surg Med.* 2007;39(2):180–188.

122. Lee G, Kim S. The systemic effect of 830-nm LED phototherapy on the wound healing of burn injuries: a controlled study in mouse and rat models. *J Cosmet Laser Ther.* 2012;14(2):107–110.

123. Xavier M, David D. Anti-inflammatory effects of low-level light emitting diode therapy on achilles tendinitis in rats. *Lasers Surg Med.* 2010;42(6):553–558.

124. Lim W, Lee S. The anti-inflammatory mechanism of 635 nm light-emitting-diode irradiation compared with exist-ing COX inhibitors. *Lasers Surg Med.* 2007;39(7):614–621.

125. Oshima, Y, Coutts R. Effect of light-emitting diode (LED) therapy on the development of osteoarthritis (OA) in a rabbit model. *Biomed Pharmacother.* 2011;65(3):224–229.

126. Hamblin M, Demidova T. Mechanisms of low level light therapy. *Proc SPIE Int Soc Opt Eng.* 2006;6140: 1–12.

127. Ferraresi, C, Parizotto, N. Light-emitting diode therapy in exercise-trained mice increases muscle performance, cyto-chrome c oxidase activity, ATP and cell proliferation. *J bio-photonics.* 2015;8(9):740–754.

128. Denis R, O'Brien C. The effects of light emitting diode therapy following high intensity exercise. *Phys Ther Sport.* 2013;14(2):110–115.

129. Borges L, Cerqueira M. Light-emitting diode phototherapy improves muscle recovery after a damaging exercise. *Lasers Med Sci.* 2014;29(3):1139–1144.

130. Ferraresi C, Dos Santos R. Light-emitting diode therapy (LEDT) before matches prevents increase in creatine kinase with a light dose response in volleyball players. *Lasers Med Sci.* 2015;30(4):1281–1287.

131. Baxter G, Bleakley C. A near-infrared LED-based reha-bilitation system: initial clinical experience. *Laser Ther.* 2005;14(1):29–35.

132. Foley J, Vasily D. 830 nm light-emitting diode (led) phototherapy significantly reduced return-to-play in injured

university athletes: a pilot study. *Laser Ther.* 2016;25(1):35–42.

133. Weiss R, McDaniel D. Clinical trial of a novel non-thermal LED array for reversal of photoaging: Clinical, histologic, and surface profilometric results. *Lasers Surg Med.* 2005;36(2):85–91.

134. Pogue B, Lilge L. Absorbed photodynamic dose from pulsed versus continuous wave light examined with tissue-simulating dosimeters. *Appl Opt.* 1997;36(28):7257–7269.

135. Lanzafame R, Stadler I. Reciprocity of exposure time and irradiance on energy density during photoradiation on wound healing in a murine pressure ulcer model. *Lasers Surg Med.* 2007;39(6):534–542.

136. Leal Junior E, Pinto E. Effect of cluster multi-diode light emitting diode therapy (LEDT) on exercise-induced skeletal muscle fatigue and skeletal muscle recovery in humans. *Lasers Surg Med.* 2009;41(8):572–577.

137. Leal Junior E, de Godoi V. Comparison between cold water immersion therapy (CWIT) and light emitting diode therapy (LEDT) in short-term skeletal muscle recovery after high-intensity exercise in athletes—preliminary results. *Lasers Med Sci.* 2011;26(4):493–501.

138. Whelan H, Buchmann E. NASA light emitting diode medical applications from deep space to deep sea. In AIP Conference Proceedings 2001;552(1):35–45.

139. Lee S, Park K. A prospective, randomized, placebo-controlled, double-blinded, and split-face clinical study on LED phototherapy for skin rejuvenation: clinical, profilometric, histologic, ultrastructural, and biochemical evaluations and comparison of three different treatment settings. *J Photochem Photobio B.* 2007;88(1):51–67.

140. Yousefi-Nooraie R, Schonstein E. Low level laser therapy for nonspecific low-back pain. *Cochrane Database of Syst Rev.* 2008;2:CD005107.

141. Page M, Green S. Electrotherapy modalities for rotator cuff disease. *Cochrane Database of Syst Rev.* 2016;6:CD012225.

142. De Andrade A, Bossini P. Use of low level laser therapy to control neuropathic pain: a systematic review *J Photochem Photobiol B.* 2016;164:36–42.

143. Li Z, Wang Y. Effectiveness of low-level laser on carpal tunnel syndrome: a meta-analysis of previously reported randomized trials. *Medicine (Baltimore).* 2016;95(31):e4424.

144. Huang Z, Ma J. The effectiveness of low-level laser therapy for nonspecific chronic low back pain: a systematic review and meta-analysis. *Arthritis Res Ther.* 2015;15(17):360.

145. Nampo F, Cavalheri V. Effect of low-level phototherapy on delayed onset muscle soreness: a systematic review and meta-analysis. I. 2016;31(1):165–177.

146. Nogueira A, Junior M. The effects of laser treatment in tendinopathy: a systematic review. *Acta Ortop Bras.* 2015;23(1):47–9.

147. Alves A, Fernandes K. Effects of low-level laser therapy on skeletal muscle repair: a systematic review. *Am J Phys Med Rehabil.* 2014;93(12):1073–1085.

148. Leal-Junior E, Vanin A. Effect of phototherapy (low-level laser therapy and light-emitting diode therapy) on exercise performance and markers of exercise recovery: a systematic review with meta-analysis. *Lasers Med Sci.* 2015;30(2):925–939.

149. Jang H, Lee H. Meta-analysis of pain relief effects by laser irradiation on joint areas. *Photomed Laser Surg.* 2012;30(8):405–417.

150. Fulop A, Dhimmer S. A meta-analysis of the efficacy of laser phototherapy on pain relief. *Clin J Pain.* 2010;26(8):729–736.

151. Borsa P, Larkin K. Does phototherapy enhance skeletal muscle contractile function and post-exercise recovery? A systematic review. *J Athl Train.* 2013;48(1):57–67

152. Dogan S, Ay S. The effectiveness of low laser therapy in subacromonal impingement syndrome: a randomized placebo controlled double-blind prospective study. *Clinics (Sao Paulo).* 2010;65(10):1019–1022. doi:10.1590/S1807-59322010001000016.

153. Vecchio P, Cave M. A double-blind study of the effectiveness of low level laser treatment of rotator cuff tendinitis. *Br J Rheumatol.* 1993;32(8):740–742.

154. Trelles M, Allones, I. Red light- emitting diode (LED) therapy accelerates wound healing post-blepharoplasty and periocular laser ablative resurfacing. *J Cosmet Laser Ther.* 2006;8(1):39–42.

拓展阅读资料

Abergel R. Biostimulation of procollagen production by low energy lasers in human skin fibroblast cultures. *J Invest Dermatol.* 1984;82:395.

Armagan O. Long-term efficacy of low level laser therapy in women with fibromyalgia: a placebo-controlled study. *J Back Musculoskelet Rehabil.* 2006;19(4):135–140.

Bakhtiary A. Ultrasound and laser therapy in the treatment of carpal tunnel syndrome. *Aust J Physiother.* 2004;50(3):147–151.

Bandolier J. Low level laser therapy for painful joints. *Aust J Physiother.* 2004;11(5):6–7.

Baxter G, Basford J. Low level laser therapy: current status. *Focus Altern Complement Ther.* 2008;13(1):11–13.

Baxter G, Bell A, Allen J. Low level laser therapy: current clinical practice in Northern Ireland. *Physiotherapy.* 1991;77:171–178.

Baxter G. *Therapeutic Lasers: Theory and Practice.* New York; Elsevier Health Sciences; 1994.

Bolton P, Young S, Dyson M. Macrophage response to laser therapy: a dose response study. *Laser Ther.* 1990;2:101–106.

Braverman B, McCarthy R, Ivankovich A. Effect on helium neon and infrared laser irradiation on wound healing in rabbits. *Lasers Surg Med.* 1989;9:50–58.

Chow R. A pilot study of low-power laser therapy in the management of chronic neck pain. *J Musculoskelet Pain.* 2004;12(2):71–81.

Crous L, Malherbe C. Laser and ultraviolet light irradiation in the treatment of chronic ulcers. *Physiotherapy.* 1988;44:73–77.

Cummings J. The effect of low energy (HeNe) laser irradiation on healing dermal wounds in an animal model. *Phys Ther.* 1985;65:737.

Djavid G, Mehrdad R. In chronic low back pain, low level laser therapy combined with exercise is more beneficial than exercise alone in the long term: a randomised trial. *Aust J Physiother.* 2007;53(3): 155–160.

Dreyfuss P, Stratton S. The low-energy laser, electro-acuscope, and neuroprobe: treatment options remain controversial. *Phys Sports Med.* 1993;21(8):47–50, 55–57.

Dyson M, Young S. Effects of laser therapy on wound contraction and cellularity in mice. *Laser Surg Med.* 1986;1:125.

Ezzati A, Bayat M. Low-level laser therapy with pulsed infrared laser accelerates third-degree burn healing process in rats. *J Rehabil Res Dev.* 2009;46(4):543–554.

Fisher B. The effects of low power laser therapy on muscle healing following acute blunt trauma. *J Phys Ther Sci.* 2000;12(1):49–55.

Flemming LA, Cullum NA, Nelson EA. A systematic review of laser therapy for venous leg ulcers. *J Wound Care.* 1999;8(3):111–114.

Gogia P, Marquez R. Effects of helium-neon laser on wound healing. *Ostomy Wound Manage.* 1992;38(6):33, 36, 38–41.

Hayashi K, Markel M, Thabit G. The effect of nonablative laser energy on joint capsular properties: an in vitro mechanical study using a rabbit model. *Am J Sports Med.* 1995;23(4):482–487.

Herbert K, Bhusate L, Scott D. Effect of laser light at 820 nm on adenosine nucleotide levels in human lymphocytes. *Lasers Life Sci.* 1989;3:37–45.

Johns L, Zhang X: The effects of low level laser on inflammation. *J Athl Train.* 2008;43(Suppl):S84.

Karu T, Tiphlova S, Samokhina M. Effects of near infrared laser and superluminous diode irradiation on Escherichia coli division rate. *IEEE J Quant Electron.* 1990; 26:2162–2165.

Kazemi-Khoo N. Successful treatment of diabetic foot ulcers with low-level laser therapy. *Foot.* 2006;16(4):184–187.

Kern C. The use of low-level LASER therapy in the treatment of hamstring strain in an active older male. *J Orthop Sports Phys Ther.* 2006;36(1):A45.

Kleinkort J. Low-level laser therapy: new possibilities in pain management and rehab. *Orthop Phys Ther Practice.* 2005;17(1):48–51.

Kopera D. Does the use of low-level laser influence wound healing in chronic venous leg ulcers? *Wound Care.* 2005;14(8):391–394.

Kramer J, Sandrin M. Effect of low-power laser and white light on sensory conduction rate of the superficial radial nerve. *Physiother Can.* 1993;45(3):165–170.

Laakso L, Richardson C, Cramond T. Factors affecting low level laser therapy. *Aust J Physiother.* 1993;39(2):95–99.

Lam T, Abergel R, Meeker C. Biostimulation of human skin fibroblasts: low energy lasers selectively enhance collagen synthesis. *Laser Surg Med.* 1984;3:328.

Lundeberg T, Haker E, Thomas M. Effect of laser versus placebo in tennis elbow. *Scand J Rehab Med.* 1987;19:135–138.

Lyons R, Abergel R, White R. Biostimulation of wound healing in vivo by a helium neon laser. *Ann Plast Surg.* 1987; 18:47–50.

Maher S. Evidence in practice. Is low-level laser therapy effective in the management of lateral epicondylitis? *Phys Ther.* 2006;86 (8):1161–1167.

Malm M, Lundeberg T. Effect of low power gallium arsenide laser on healing of venous ulcers. *Scand J Reconstruct Hand Surg.* 1991;25:249–251.

Mangus B, Orzechowski K. Low level laser therapy's effect on migration of human skin cells across a standardized wound. *J Athl Train.* 2007;42(Suppl):S133.

Martin D. An investigation into the effects of low level therapy on arterial blood flow in skeletal muscle. *Physiotherapy.* 1995;81(9):562.

McBrier N, Olczak J. Low Level Laser Therapy for Stimulating Muscle Regeneration Following Injury. *Athl Ther Today.* 2009;14(3):20.

McMeeken J, Stillman B. Perceptions of the clinical efficacy of laser therapy. *Aust J Physiother.* 1993;39(2):101–106.

Mester E, Jaszsagi-Nagy E. The effects of laser radiation on wound healing and collagen synthesis. *Studia Biophysica.* 1973;35(3):227.

Nussbaum E, Biemann I, Mustard B. Comparison of ultrasound/ultraviolet-C and laser for treatment of pressure ulcers in patients with spinal cord injury. *Phys Ther.* 1994;74(9):812–823.

Palmgren N, Dahlin J, Beck H. Low level laser therapy of infected abdominal wounds after surgery. *Lasers Surg Med.* 1991;(Suppl)3:11.

Penny L. The effectiveness of low-level laser therapy in the treatment of verrucae pedis. *British Journal of Podiatry.* 2005;8(2):45–48.

Rockhind S, Russo M, Nissan M. Systemic effect of low power laser on the peripheral and central nervous system, cutaneous wounds, and burns. *Lasers Surg Med.* 1989;9:174–182.

Saperia D, Glassberg E, Lyons R. Stimulation of collagen synthesis in human fibroblast cultures. *Laser Life Sci.* 1986;1:61–77.

Saunders L. Laser versus ultrasound in the treatment of supraspinatus tendinosis: randomized controlled trial. *Physiotherapy.* 2003;89(6):365–373.

Swenson RS. Therapeutic modalities in the management of nonspecific neck pain. *Phys Med Rehabil Clin N Am.* 2003. 14(3):605–627.

Turner J, Hode L. *Laser Therapy: Clinical Practice and Scientific Background.* Grängesberg, Sweden: Prima Books; 2002.

Vasseljen O. Low-level laser versus traditional physiotherapy in the treatment of tennis elbow. *Physiotherapy.* 1992;78(5):329–334.

Waylonis G, Wilke S, O'Toole D. Chronic myofascial pain: management by low-output helium-neon laser therapy. *Arch Phys Med Rehab.* 1988;69(12):1017–1020.

Witt JD. Interstitial laser photocoagulation for the treatment of osteoid osteoma. *J Bone Joint Surg.* 2000;82B(8):1125–1128.

Wu S, Maloney R. Low-level laser therapy: a possible new light on wound healing. *Podiatry Management.* 2008;27(6): 105–110.

Yeldan I, Cetin E. The effectiveness of low-level laser therapy on shoulder function in subacromial impingement syndrome. *Disabil Rehabil.* 2009;31(11):935–940.

Young S, Dyson M, Bolton P. Effect of light on calcium uptake by macrophages, presented at the Fourth International

Biotherapy Association Seminar on Laser Biostimulation, Guy's Hospital, London, 1991.

Young S. Macrophage responsivity to light therapy. *Lasers Surg Med.* 1989;9:497–505.

Yousefi-Nooraie R, Schonstein E. Low level laser therapy for nonspecific low-back pain. *Cochrane Database Syst Rev.* 2008.

词汇表

相干性(coherence):具有相同相位和时间关系的特性。所有激光光子的波长相同。

准直性(collimate):保持光束的平行特性。

连续波(continuous wave):与脉冲激光束相对,不间断。

直接效果(direct effect):由能量吸收引起的组织反应。

发散(divergence):光线屈曲彼此远离,光的扩散。

频率(frequency):每秒的循环数或脉冲数。

间接效果(indirect effect):在更深的组织中发生的反应减少。

激光(laser):一种将高能量集中到窄相干单色光束中的装置(受激辐射的光放大)。

单色性(monochromaticity):光源产生单一颜色或波长时发生的情况。

光子(photon):光的基本单位,一定量的光能。

粒子数反转(population inversion):一种条件,其中更多原子以高能量激发态存在,而不是处于正常基态的原子。这是激光发生所必需的。

受激发射(stimulated emission):当光子与已经处于高能态的原子相互作用并且发生原子系统的衰变,释放出两个光子时,就会发生这种情况。

波长(wavelength):从峰值到电磁波或声波的下一个峰值上相同点的距离。

实 验 操 作
低能量激光

描述

低等级或称为低能量激光器产生相干的单色准直光束。在美国,主要用于疼痛调节和伤口愈合。使用的波长将根据选择何种类型的激光进行处理而变化。氦氖(HeNe)和砷化镓(GaAs)激光器分别产生 632.8nm 和 904nm 波长。砷化铝镓(GaAlAs)激光器产生的波长取决于铝含量;最常见的是这些波长落在 800~830nm 范围内。由于低激光器缺乏热效应,低(冷)激光器与高能量(热)激光器不同。

低能级激光能量的作用机制尚不清楚。激光束光子似乎被细胞色素 C 氧化酶吸收,会增加三磷酸腺苷的产生,从而增加细胞增殖。吸收的光子是否刺激蛋白质合成,从而促进组织愈合,对伤口具有杀菌作用或增加血管生成尚未确定。疼痛调节的潜在机制还不太清楚。

虽然有人认为激光能量可能会对深达 5cm 的组织产生间接影响,但没有令人信服的证据表明这种深度穿透。当能量是非离子化和非热能时,表层细胞吸收的光能如何传导到下层细胞尚未解释清楚。

低水平激光刺激的生理和治疗效果尚未确定。因此,从生理效应中得出的适应证在某种程度上是推测性的。

生理效应

成纤维细胞增加胶原合成。

降低神经传导速度。

减少炎症。

治疗效果

增加伤口闭合和组织修复率。

增加伤口和组织的拉伸强度。

减少对疼痛的感知。

适应证

低水平激光刺激可能有助于优化伤口闭合和组织愈合,调节肌肉骨骼。

疼痛,并重塑已建立的瘢痕组织的速率。

禁忌证

目前尚未确定的禁忌证包括妊娠、甲状腺功能亢进和睾丸应用。光线不应该指向眼睛。还应考虑以下注意事项:严重失血和使用含有光敏剂的药物或产品。

光疗(低能量激光或 LED)			
操作步骤		**评估**	
	1	2	3
1. 检查用品			
a. 准备毛巾或床单用于覆盖			
b. 检查光治疗设备是否有充电电池、电缆断裂或磨损等			
2. 询问患者			
a. 验证患者身份(如果尚未验证)			
b. 确认没有禁忌证			
c. 询问以前接受过光治疗的情况;检查治疗记录			
3. 定位患者			
a. 将患者置于支撑良好、舒适的位置			
b. 暴露待治疗的身体部			
c. 遮盖患者以保持患者端庄,保护衣服,但允许接触身体部位			
4. 检查要治疗的身体部位			
a. 检查轻触感			
b. 评估身体部分的功能(如 ROM、激惹性)			
5. 应用光刺激			
a. 确定要治疗的区域并可视化覆盖治疗区域的网格。网格应分为 $1cm^2$(仅限激光)			
b. 如果要使用网格技术,将探针的尖端与皮肤轻微接触,并将光照射到每 cm^2 的区域适当的时间,以获得所需的剂量(仅限激光)			
c. 如果要使用扫描技术,请将探头尖端保持在皮肤 1cm 内或与皮肤轻微接触,并确保探头的孔径定位,使激光束垂直于皮肤。将光线照射到每 cm^2 的区域适当的时间以获得所需的剂量(仅限激光)			
d. 确保激光能量不会直接照射在患者眼睛上			
e. 如果患者报告任何异常,例如治疗部位的不适、恶心等,则停止治疗			
f. 在治疗期间继续监测患者			
6. 完成治疗			
a. 治疗时间结束后,停止应用光能			
b. 移除用于覆盖的物料,根据需要帮助患者包扎			
c. 让患者按照指示进行适当的治疗性锻炼			
d. 按照正常程序清洁治疗区域和设备			
7. 评估治疗效果			
a. 询问患者治疗区域的感觉			
b. 视诊检查治疗区域是否有任何不良反应			
c. 按指示进行功能性测试			

(刘燕平　何宇　译,王欣　王于领　审)

第六部分

机械能因子

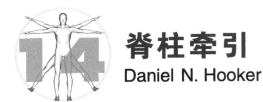

14 脊柱牵引

Daniel N. Hooker

第 14 章

目标

完成本章学习后,学生应能够:

➤ 分析牵引对骨骼、肌肉、韧带、关节结构、神经、血管和椎间盘的物理作用及治疗价值。

➤ 评价腰椎牵引和倒立牵引的临床优势。

➤ 描述了徒手腰椎牵引技术的临床应用:包括徒手水平牵引和单侧牵引。

➤ 解释腰椎机械牵引设置程序和使用治疗参数的注意事项。

➤ 阐明使用徒手颈椎牵引的优点。

➤ 演示了机械牵引技术的操作过程。

牵引自古以来就被用于治疗脊柱疼痛疾病。这种治疗也被称为分离或减压疗法,牵引可以定义为任何应用力直接沿着脊柱轴线向上或向下使椎体分离的方法[1,2]。在临床实践中,牵引可以是机械化的,如使用牵引机或绳索和滑轮来施加牵引力,或者也可以由临床人员徒手操作,操作的临床人员需了解合适的体位和施加于脊柱关节或四肢力量的大小。牵引的概念已被用于至四肢牵引,但本章中将着重讨论颈椎和腰椎的牵引。

牵引力的物理效应

对脊柱运动的影响

牵引可以促进脊柱的整体运动和各椎体之间的运动[3]。针对腰椎和颈椎的研究已发现,牵引中脊柱总长度和椎体间距的变化(图 14-1)[4-9]。虽然已证明牵引可以分离椎体节段,但是这种分离的临床价值尚未知晓[7],当用于缓解有神经根症状的腰痛时,可能效果最佳。

脊柱的位置、牵引力的大小以及施加牵引力的时间长短都将影响脊柱分离的距离。有报告称牵引时椎体之间约分离 1~2mm,但这种变化是暂时性的,当牵引解除时,椎体又回到原来的位置。可能由于椎节的物理分离和敏感结构上压力的降低,导致牵引时出现疼痛、感觉异常或刺痛减少[3-4,6-8]。若患者身上能够出现这些变化且治疗后感觉良好,则应将牵引治疗作为治疗计划的一部分。由于椎体周围结构可能对牵引所做出的调整或适应,导致治疗长期后的变化出现。

对骨的影响

根据 Wolff 定律,骨的改变通常发生在施加挤压或分离负荷时。牵引对每一个受牵引作用影响的椎体施加分离负荷。虽然骨组织适应的速度相对较快,但骨组织变化的速度还不足以快到在使用牵引时就引

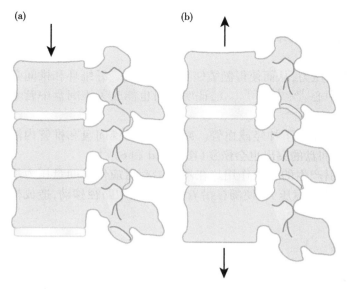

图 14-1　(a)脊柱处于正常休息状态;(b)脊柱受牵引负荷总长度增加,各椎体间分离度增加

起变化。间歇牵引节律性的开始和停止的负荷循环,不仅提供了分离负荷,而且产生了移动。牵引对骨骼的主要影响可能来自于椎体的运动增加,逆转了制动相关的骨质变弱(bone weakness),从而增加或保持骨密度。

对韧带的影响

脊柱的韧带结构在牵引时受到牵拉[18],韧带结构对机械应力的反应相对较慢,因为韧带的黏弹性使其能抵抗剪切力,在变形载荷去除后又能回到原始状态[18]。

在快速施加的负荷下,韧带变得更硬来抵抗长度的变化,因此能够在受伤发生前吸收较高的负荷或压力。在这种负荷下,压力过大会造成严重损伤[18]。

缓慢施加的负荷可以使韧带吸收负荷后拉长。但压力过大仍可产生损伤;这种损伤,没有快速施加负荷时造成的损伤严重。缓慢施加负荷时韧带的变形大于快速施加负荷时韧带变形的程度。负荷施加应缓慢而舒适[18],韧带变形使脊柱得以分离。

韧带由于损伤或长期姿势问题而缩短或拉紧,牵引对恢复其正常长度至关重要。牵引提供的负荷,可以使韧带在长度和强度上产生适应性改变。牵引负荷必须足够大才能刺激韧带产生适应性变化,但负荷又不能过大,而造成韧带损伤。存在韧带急性严重扭伤时,牵引负荷可能会过大,对韧带愈合过程产生负面影响。牵引治疗作为整体治疗计划的一部分,计划中还应包括牵伸和柔韧性训练[31]。

当韧带被牵拉时,会对内部的其他结构产生压力(如本体感觉)或移动韧带结构外组织(椎间盘、滑膜边缘、血管结构和神经根)[6]。如果能减少在一些敏感结构上(如神经、血管)的压力或运动,那么可以对疼痛产生巨大影响[11]。通过闸门控制效应激活本体感受系统也能减轻疼痛,这类似于经皮神经电刺激治疗原理。

对椎间盘的影响

牵引产生的牵引力对椎间盘突出和椎间盘相关疼痛也有影响。通常情况下,椎间盘能分散脊柱呈直立姿势时产生的压力(图 14-2a)。在正常椎间盘内,内部压力增加,脊柱从屈曲到伸展时负荷变化,但髓核(椎间盘纤维软骨中间)不会移动[11]。当椎间盘结构发生损伤时,椎间盘失去其正常厚度,椎体将相互靠近。与正常椎间盘相比,环形纤维像充气不足的汽车轮胎[11](图 14-2b)。

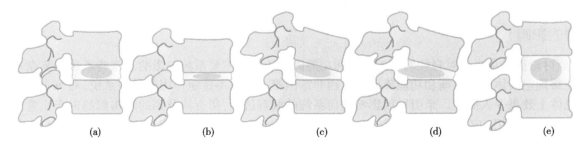

图 14-2　椎间盘的动力学变化。(a)正常压力情况下的椎间盘;内部压力在各个方向上基本是相同的。环形纤维内部含有髓核。(b)坐着或站着使椎间盘受压受损而使髓核变得扁平。这种情况下各个方向上的压力仍然是基本相同的。(c)在受伤的椎间盘,以负重姿势移动引起髓核的水平移动。如果这是向前屈曲,凸起到左侧在后环纤维处,而前环纤维处则松弛和变窄。(d)纤维环壁薄弱处髓核突出并可能对该区域的敏感结构形成压力。(e)牵引时,椎间隙扩大,降低了椎间盘压力。拉紧的纤维环产生向心力。这两个因素使得髓核移动从而减少髓核突出及其造成的影响

如果椎间盘受损,在负重姿势下发生移动,根据动力学原理,髓核发生位移[12]。一侧压力挤压使得髓核向相反方向移动(图 14-2c)。如果纤维环持续受压,纤维环中的髓核倾向于朝压力较小的方向突出(图 14-2d)。

牵引增加椎体的分离度,减少了椎间盘中央的压力,从而使得髓核回到中心位置。纤维环和椎间盘周围的韧带产生机械张力,将髓核和纤维软骨推向中心[16,9,17-21,52,55]。已证明牵引也能改善椎间盘中营养供应和促进椎间盘中细胞增殖。

这些物质的移动可以减轻疼痛症状,如果它们压迫了神经或血管。减少压力后椎间盘和椎管内液体交换更好。椎间盘突出不稳定,当压力解除时,椎间盘的突出也会恢复(图 14-2d 和 e)[12]。

如果患者在牵引治疗后坐立,可能会影响牵引产生的积极作用。在牵引治疗后应使椎间盘压力尽可能减小,这对治疗成功非常重要[12]。坐立位增加椎间盘压力,使髓核沿着阻力最小的路径移动,造成椎间盘突出。

对关节面关节的影响

脊柱的关节(关节面关节)也会受到牵引力的影响,增加关节表面的分离。新月形的结构、滑膜边缘或关节软骨的片段(钙化的骨碎片)在关节表面撞击,当关节表面分离时,症状明显减轻[28]。增加关节表面分离从而减少关节软骨受压,促使滑液交换滋养软骨细胞。关节表面分离也可降低骨关节炎退变的速度。增加椎间关节的本体感觉释放,从一定程度上减轻了疼痛。

对肌肉系统的影响

牵引可以牵拉脊柱肌肉,牵引时将脊柱摆放在特定位置来牵拉特定的肌群。最开始可以以自重牵伸为主,而后续牵引增加一些额外牵拉力。研究表明,牵拉颈部肌肉和皮肤可能会对神经兴奋性产生影响[40]。肌电图记录牵引过程中竖脊肌的肌电活动发现,大多数患者中均有所下降,这提示肌肉放松[23]。触及放松的肌肉并将患者的注意力集中在放松肌肉上,可以增强肌肉放松的效果。肌肉牵伸以延长紧张的肌肉或通过收缩放松,促进肌肉血液循环,激活肌肉的本体感受器,从而提高疼痛阈值[25,26]。所有这些特性都会降低肌肉的激惹性。

对神经的影响

牵引对神经的影响是最直接的。椎间盘突出、小关节紊乱、骨刺或椎间孔狭窄压迫神经或神经根导致神经功能异常,通常与脊柱疼痛有关[7]。刺痛一般是首先出现的临床症状,表明有神经结构受压。如果是由于创伤或缺氧所引起受压无法解除或神经损伤,那么牵引可能无法缓解疼痛[49]。

对神经的持续压迫将导致神经冲动传导减慢并最终丧失。肌力下降、麻木和反射减弱进行性加重等征象,均表明神经正在变性。疼痛、压痛及肌肉痉挛也与神经持续受压有关[10]。

任何减少神经受压的治疗都会增加神经血液循环,减轻神经水肿以恢复神经正常功能。一些神经变性是可逆的,这取决于神经变性的数量以及修复过程中发生纤维化的数量[10,49]。

对全身的影响

前面讨论重点是牵引对脊柱的相关疼痛和功能障碍所涉及主要系统的影响。这些系统的复杂性及相关性,使得确定具体造成疼痛和功能障碍的原因非常困难。牵引不特定作用于单一系统,对每个系统都有影响,总体上效果令人满意。牵引可以影响任何系统的病理过程,所有涉及到的结构都趋向于正常化。牵引不应该单独使用,应考虑作为整体治疗计划的一部分,脊柱功能障碍的不同成分都应当适当治疗[7-30,16-29,33-48]。

牵引治疗技术

以下是颈椎和腰椎牵引的设置。设置将包括讨论体位牵引、徒手牵引及机器辅助牵引。本章提到的牵引设置应该作为治疗计划的起点。调节治疗的时间、体位和牵引力参数来适应患者,而不是强迫患者适应预定的牵引设备。

治疗计划应包括用于判断牵引是否有效及继续使用牵引的临床标准。如果牵引有效,5~8 天内应发生积极变化,例如,如果患者直腿抬高试验阳性(疼痛在后背且出现下肢放射痛)。这是一个可用于判断治疗是否成功的衡量判断标准。如果直腿抬高试验在治疗前后都是 20° 呈阳性,连续治疗后直腿抬高试验依然阳性但髋关节屈曲角度增加,这也是成功的治疗。

腰椎体位牵引

脊神经根受压有多种原因,从椎间盘突出到椎体滑脱造成的椎间盘脱垂,这些开具牵引治疗处方时常见的诊断。牵引也被用于治疗运动受限、椎间关节炎、力学性肌肉痉挛及关节疼痛。

正常脊柱力学在运动时使椎间孔变窄或扩大。当患者处于仰卧位时,臀部和膝关节屈曲、腰椎向前屈曲,棘突分离。这种运动增加了双侧椎间孔大小(图 14-3)。用屈曲姿势来治疗腰痛就是体位牵引的例子。

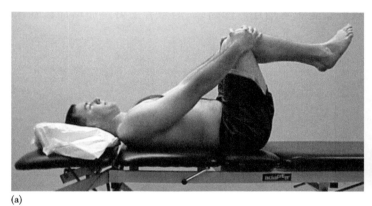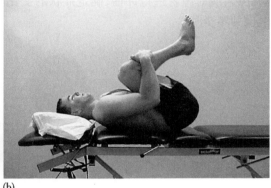

(a)   (b)

图 14-3 体位牵引:可采用膝关节至胸部的体位来增加双侧腰椎椎间孔大小。(a)起始位;(b)终末位置

患者侧卧位时,在胸廓下缘和髂骨间的区域垫上枕头或毛巾卷,可使单侧椎间孔最大程度打开。需要扩大椎间孔的一侧应位于上方。毛巾卷垫在需要分离的节段,接近脊柱水平。脊柱沿毛巾卷侧屈(图 14-4)。随后患者的髋关节和膝关节屈曲到腰椎呈屈曲位(图 14-5a),使扩大的椎间孔进一步凸出。椎间孔最大程度的扩大,可以通过增加躯干向上部肩关节旋转来实现(图 14-5b)。

体位牵引通常用于由于腰痛造成活动受限的患者[26]。这些体位是在不断试错的基础上使用的,以确定最大舒适度并尝试减轻神经根受压的体位。当使用侧卧体位牵引技术时,需通过评估确定患者的疼痛侧,并确认两侧的上下位置。保护性脊柱侧弯是最明显的标志,有助于确定患者的体位。如果患者身体偏

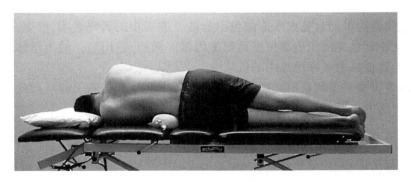

图 14-4 体位牵引:患者用毛巾卷在身体一侧髂嵴和肋骨的下缘,增加腰椎右侧椎间孔的大小

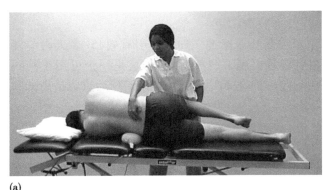 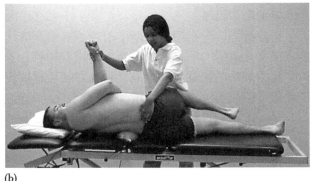

(a)　　　　　　　　　　　　　　　　　　　　(b)

图 14-5　体位牵引：患者腰椎右侧最大的椎间孔是通过屈曲侧卧时位于上方的髋关节和膝关节，旋转患者的肩部，患者看向右肩（右侧旋转）

向疼痛对侧，则疼痛侧向上（图 14-6a）。如果患者身体偏向疼痛侧，则疼痛侧向下（图 14-6b）。在第一次治疗后，应对患者进行评估，确定症状的变化。我们希望患者描述好的结果，但患者主诉疼痛增加在临床上也并不少见。

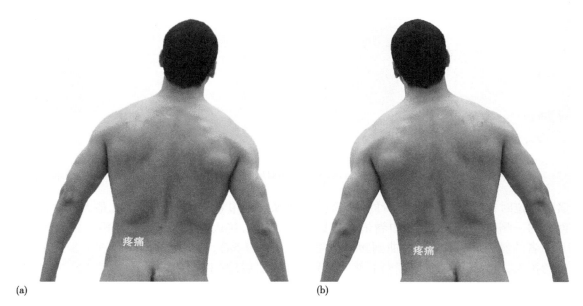

(a)　　　　　　　　　　　　　　　　　　　　(b)

图 14-6　（a）患者远离疼痛的一侧。患者左侧在上，右侧应该放置毛巾卷，扩大上面的椎间孔或使神经根远离外侧或者双侧的突出。（b）患者偏向疼痛的一侧。患者左侧卧位，左侧垫上毛巾卷，使神经根远离内侧突出

　　以前认为这些表现是由椎间盘突出压迫部位引起的。进一步的研究表明，产生这种脊柱侧弯的现象中，利手可能是一个比椎间盘突出压迫部位更重要的因素。然而，当用简单的力学解释时，如使突出的椎间盘回到原来的位置，能提高患者在治疗中的依从性。

　　有这些症状的患者可能是单侧牵引的理想治疗对象。小关节紊乱能引起类似的脊柱侧弯；在大多数情况下，脊柱侧弯向疼痛的一侧。

倒立牵引

　　倒立牵引是另一种体位牵引，用于腰痛的预防和治疗[35-39,42,43,46]。可使用专业设备或只是倒挂在引体向上的单杆上。身体躯干的重量使得脊柱拉长[37]。躯干在倒立时所产生的牵引力量通过计算约占体重的 40%（图 14-7）[38]。如果患者在倒立位置能够放松，则倒立可增加脊柱的长度。脊柱长度的变化与脊柱

肌肉活动的减少一致[23]。

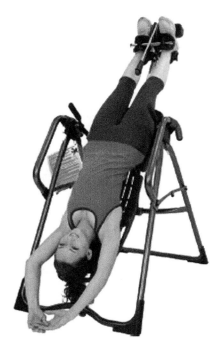

图 14-7　Back-A-Traction 倒立牵引

对于这种牵引方式，目前还没有研究支持，不过似乎最好短时间倒立。一项研究表明倒立 70 秒后肌电活动降低。如果患者倒立时感到舒适，则可将 70 秒作为最短治疗时间。倒立牵引在一次治疗中可重复两三组，两组之间休息 2~3 分钟。较长的治疗时间也可能提高疗效。治疗时间最长为 10~30 分钟。治疗程序设置由倒立设备决定，根据患者的需求选择和修改治疗方案[23,35-39,42,43,46]。

倒立时应监测患者血压。相对于安静状态，如果舒张压上升 20mmHg 以上，临床人员应该停止此次治疗。

倒立牵引的禁忌证包括高血压（140/90mmHg）及任何有心脏疾病或青光眼的患者。鼻窦炎、糖尿病、甲状腺疾病、哮喘、偏头痛、视网膜分离或裂孔疝的患者，应先咨询医生后再开始治疗[38-41]。

近期手术或下肢肌肉骨骼问题的患者可能需要调整倒立设备。此外，考虑到患者治疗过程中的舒适度，要求患者治疗前 1 小时不能吃饭或零食。

测试患者对倒立姿势耐受性的一种方法是让患者倒立，保持手-膝姿势，将头放在地板上，维持这个姿势 60 秒。若任何眩晕、头晕或恶心的症状，可能表明这个患者不适合倒立牵引，暂缓该治疗（图 14-8）[39]。

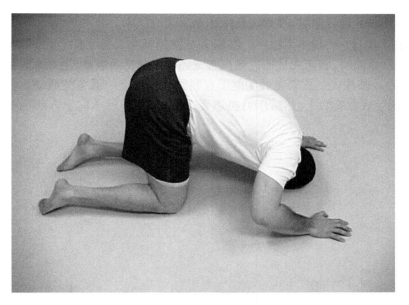

图 14-8　倒立耐受测试体位，任何眩晕、头晕或恶心等症状表明患者可能不适合倒立牵引治疗

临床决策练习 14-1

患者主诉腰痛剧烈。因为左侧很痛，她小心地倾斜向右侧，远离左侧。临床人员能做什么让患者立即感到舒适呢？

腰椎徒手牵引

采用腰椎徒手牵引治疗腰椎问题，测试患者对牵引的耐受性，达到最舒适的治疗设置，使牵引尽可能作用在某一个椎体水平,并提供牵引所需的特异性脊柱体位。如果患者的背部疼痛,可在髋关节、膝关节屈曲 90°时减轻,并在小腿下施加足够的压力以使臀部抬离桌面,则该患者是脊柱屈髋屈膝 90°~90°牵引的理想对象[22](见图 14-22)。这种牵引方式的缺点是需要用较大的牵引力量维持一段时间才能使腰椎分离,临床人员操作非常困难,消耗大量能量。

　　光滑的治疗床面能够消除患者绝大部分身体与治疗床之间的摩擦,对徒手腰椎牵引力的有效传递至关重要(图 14-9)。若不克服患者与治疗床间的摩擦力,那么临床人员施加的牵引力将无法使椎体间分离。

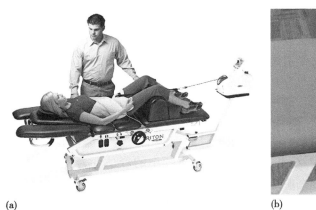
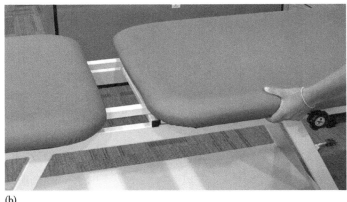

(a)　　　　　　　　　　　　　　　　　　(b)

图 14-9　(a)减少摩擦力的治疗床(惠允自 DJO Global)与(b)移动部分可减少摩擦力

节段特异性徒手牵引

　　为了针对特定椎体水平进行牵引,患者将侧卧在光滑的治疗床上。对于 $L_{3\sim4}$、$L_{4\sim5}$ 和 $L_5\sim S_1$ 水平的牵引,患者腰椎屈曲,用患者上方的腿作为杠杆。临床人员触摸棘突及棘突间,上位棘突为治疗最大效应作用的腰椎棘突。当腰椎屈曲时,临床人员通过触摸感觉到下位棘突的运动,上方脚放于下方腿上以固定当前屈曲位置(图 14-10)。临床人员旋转患者的躯干直到能触摸到上一棘突的活动。临床人员被动旋转患者,将侧卧患者上方的手放在胸廓上,然后用力拉患者下方的手,使躯干向上方手一侧旋转。此时棘突旋向左侧(图 14-11)。

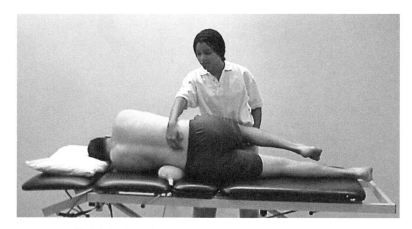

图 14-10　将患者摆放在特定体位,以获得最大牵引效果。脊柱腰段屈曲,用患者的上面的腿作为杠杆。临床人员触摸棘突及棘突间,上位棘突为治疗最大效应需要的腰椎棘突。当腰椎屈曲时,临床人员通过触摸感觉到下位棘突的运动,上方脚放于下方腿上以固定当前屈曲位置

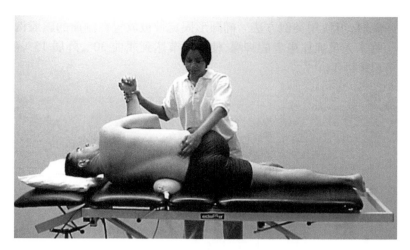

图 14-11　将患者摆放在特定体位，以获得最大牵引效果。临床人员旋转患者的躯干直到能触摸到上一棘突的活动。患者必须被动地被临床人员旋转，将患者的侧卧位上面的手放在胸廓上，然后用力拉患者下方的手，使躯干向上面的手旋转。图中棘突旋向左侧

　　如果针对腰椎 T_{12}、L_1、$L_{1\sim2}$ 和 $L_{2\sim3}$ 水平牵引，患者再次侧卧位。这些腰椎水平需要按照从下到上的顺序来定位。躯干旋转后屈曲腰椎。

　　在躯干旋转和脊柱屈曲这两种情况下，使得原来绷紧及锁定的椎间关节结构发生移动，所需移动的椎体比它原来的最高或最低水平有更多的活动。牵引时，需要作用的节段活动增加，其它阶段由于之前体位的锁定而减小。

　　治疗床床体可分离，临床人员触摸棘突选定的椎间隙，将胸部抵在患者在上方的髂前上棘，并向患者足部倾斜。这样有足够的力量可产生棘突明显分离（图 14-12）。间歇牵引非常容易完成的，但保持持续牵引很困难。

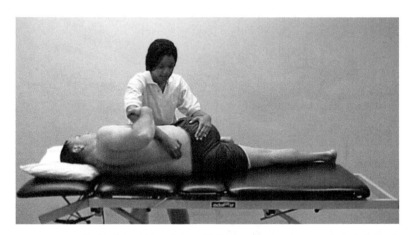

图 14-12　腰椎徒手牵引特定水平腰椎棘突。临床人员已经为患者摆好效果最大的体位，并触诊两个棘突之间的椎间隙，以给予最大牵引。临床人员将胸部抵抗患者上面一侧髋部的髂前上棘，并向患者足部倾斜。治疗床体分离，临床人员向患者足部倾斜身体，使用足够的力量引起明显的棘突分离，以作用在所欲分离的节段

单侧腿徒手牵引

　　单侧腿牵引已用于治疗髋关节问题或困难性侧方移位的纠正。用胸部固定带将患者固定在治疗床上。临床人员抓住患者的踝关节，将患者的髋关节屈曲 30°、外展 30°，充分外旋。进行稳定的持续牵引，

直到感觉到髋关节离心性分离(图 14-13)[27]。

在怀疑骶髂关节问题时,可使用类似方法。椭圆形固定带被放置在侧面的腹股沟中拉紧,这条带子将使患者固定于该姿势。临床人员抓住患者的脚踝,使髋关节达到屈曲 30°、外展 15°,随后施加一持续或间歇拉力来活动骶髂关节(图 14-14)[27]。

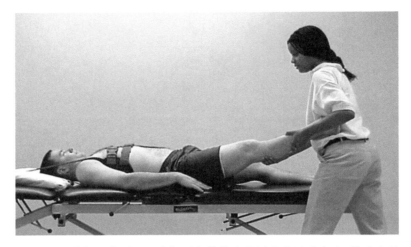

图 14-13 单侧腿牵引。用胸部固定带将患者固定在治疗床上,临床人员将患者的髋关节屈曲到 30°,外展 30°,充分外旋。然后施加一个稳定的牵引力

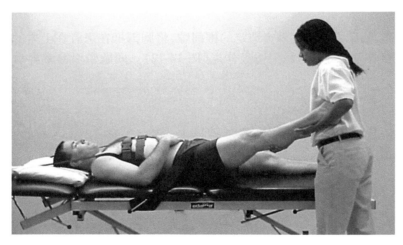

图 14-14 单侧腿牵引治疗骶髂关节问题。固定带通过腹股沟并固定到治疗床上。临床人员把患者的髋关节屈曲 30°及外展 15°,然后在腿上施加牵引力

作为机械牵引的准备阶段,徒手牵引有助于确定牵引时腰椎屈曲、伸展或侧弯最舒适的程度,为治疗成功提供指导。最舒服的姿势通常是最好的治疗体位[27]。

患者舒适度对牵引效果的影响,可能比牵引力的角度、大小、方式或治疗持续的时间影响更大。若患者在牵引设备中不能放松,会影响椎体分离的效果。椎体分离不充分则使牵引的疗效降至最低。

临床决策练习 14-2

患者被诊断出 L_4 椎间盘脱出,压迫左侧神经根产生刺痛。临床人员应该建议哪种特定的体位牵引方法,使患者在家能感到最舒适?

临床决策练习 14-3

一名体操运动员询问临床人员，是否可以让膝盖从高低杠上倒挂下来，因为这样可以帮助伸展腰部。对于她来说有哪些注意事项？

腰椎机械牵引

当使用机械牵引时，临床人员将必须按以下 7 个步骤，选择和调整设备参数及患者体位。牵引将使髓核回到椎间盘中心的位置。

1. 身体姿势俯卧、仰卧、髋关节体位，双侧或单侧方向牵引。
2. 施加力。
3. 间歇牵引：牵引时间和休息时间。
4. 持续牵引。
5. 治疗持续时间。
6. 牵引力渐增。
7. 牵引力递减。

腰椎机械牵引的研究为我们提供了一种有效的牵引方法，来减少椎间盘突出和神经根症状。虽然这种治疗方案的使用在其他病理学研究中没有得到支持，但临床经验和一些推论提供了很好的治疗方案。临床人员需要将牵引治疗方案与患者的症状相匹配，并根据临床效果进行调整。牵引可以减轻对神经根的压迫。

患者准备和设备

床体可分离的治疗床，可消除身体部位和治疗床之间的表面摩擦力，是有效腰椎牵引的先决条件。否则，施加的大部分牵引力将用于克服摩擦力（图 14-9）[58]。

为了使牵引力舒适地传递到患者躯干中，腰椎牵引需要一套防滑牵引带。乙烯基材料牵引带非常好，它能粘在患者的皮肤上，不会像棉材料一样很滑。牵引带和皮肤之间的衣服也会比较滑，乙烯基材料牵引带则不需要像棉材料牵引带一样去阻止滑动，从而增加了患者的舒适度（图 14-15）[58]。

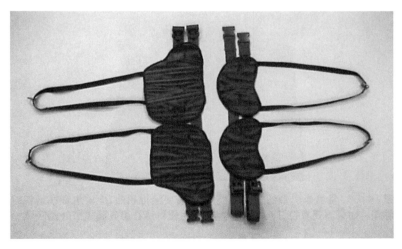

图 14-15　Vinyl-backed 牵引带

患者牵引前，可以站在牵引床前先系好牵引带。使用骨盆牵引带时，使衬垫充分与身体接触，其上部固定带应固定于髂嵴水平或髂嵴水平以上（图 14-16）。由于衬衫材料使一些牵引力将会消散，不应该将衬衫绑在骨盆牵引带之内。牵引带的衬垫要与环形固定带相适应，这样才能提供一个向后方向的牵引力，使得腰椎屈曲（图 14-17）。牵引带紧贴患者臀部，肋骨牵引带使用方式相同，将肋骨牵引带衬垫舒适地定

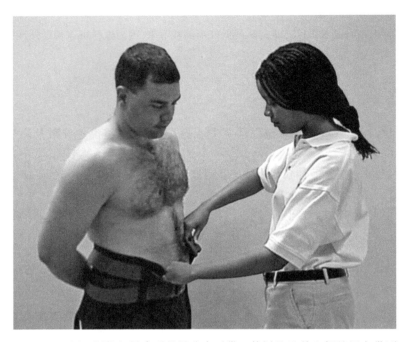

图 14-16 用于腰椎机械牵引的骨盆牵引带。使衬垫及其上部的固定带刚刚在或略高于髂嵴的水平

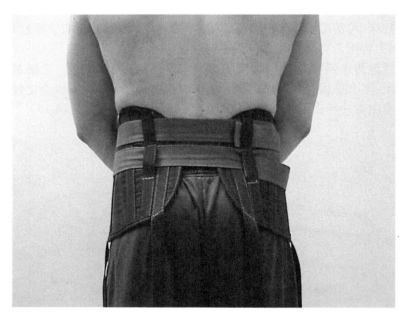

图 14-17 骨盆牵引带的背部衬垫,如果需要腰椎屈曲,应该包绕在患者的臀部。如果需要直拉,应调整骨盆牵引带,使衬垫在患者髋关节外侧区域

位在较低的胸廓肋骨上。患者躺在治疗床上,然后将肋骨固定带拉紧(图 14-18)[58]。

如果患者在站立时系好牵引带,随后俯卧位进行牵引治疗将会更容易及更有效(图 14-19)[58]。也可以让患者躺在牵引治疗床上后,再系好牵引带。然后调整衬垫,在患者躺下后将固定带拉紧。

体位

虽然没有获得研究结果支持,但根据既往经验,身位对牵引效果有很大影响。临床人员需要充分了解腰椎的力学,这样可以决定哪种体位能对患者的症状产生最大治疗效果。

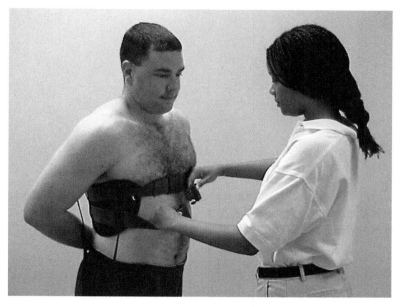

图 14-18　胸廓牵引固定带,肋骨衬垫位于胸廓较低的位置

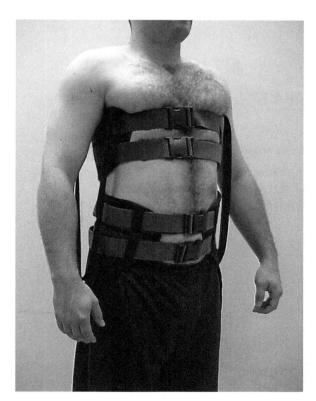

图 14-19　在患者站立时,骨盆和胸廓牵引带可能会更容易放置

一般来说,脊柱中立位能使椎间孔开口最大,通常患者选择的体位是俯卧位或仰卧位。腰椎在中立位后伸时的椎间关节变化使得椎间孔变小,腰椎在中立位屈曲引起黄韧带及其他软组织收缩,从而限制了椎间孔扩大(图 14-20)[27]。

Saunders 建议,在正常俯卧位下腰椎前凸微微变平(一种异常的前曲线)的姿势可作为治疗椎间盘突出的体位选择[27]。脊柱前凸程度可通过在腹部下方垫枕来控制。俯卧位有利于在疼痛区域运用其他物理因子治疗,且更易于评估脊柱分离的程度(图 14-21)[13]。

在对仰卧位患者牵引时发现,髋关节位置会影响椎体的分离。当髋关节在 0~90° 屈曲时,牵引产生更大的椎间隙后侧分离(图 14-22)。

使用单侧骨盆牵引时,作用在脊柱一侧的力量应更强。保护性脊柱侧弯、单侧关节功能障碍或单侧腰肌痉挛伴脊柱侧弯的患者,可能从这种治疗中获益。该技术只需一侧骨盆牵引带在牵引设备上(图 14-23)[27]。

在保护性脊柱侧弯的患者中,当患者倾斜向疼痛对侧时,牵引应该施加在疼痛侧。当患者向疼痛侧倾斜时,牵引则应在非疼痛侧(见图 14-6)。

对于因肌肉痉挛引起的脊柱侧弯患者,应在肌肉痉挛一侧施加牵引力(图 14-24)。在单侧关节功能障碍时,应从疼痛严重的一侧进行牵引[28]。

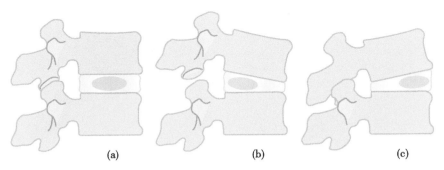

图 14-20 （a）腰椎中立位时,腰椎进行牵引之前,椎间孔打开到最大;（b）腰椎屈曲时,两椎体后间隙增宽,对髓核施加压力使其向后移动;（c）腰椎在中立位后伸时,椎间关节靠近,椎间孔变窄

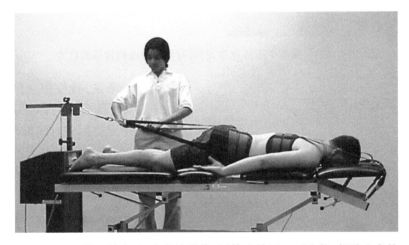

图 14-21 腰椎机械牵引:患者俯卧位,用枕头放置于下腹部,帮助患者控制腰椎后伸。脊柱前凸可能通过腹部下垫枕来控制。俯卧体位有利于在疼痛区域运用其他物理因子治疗,更容易评估棘突分离程度（图 14-21）[13]

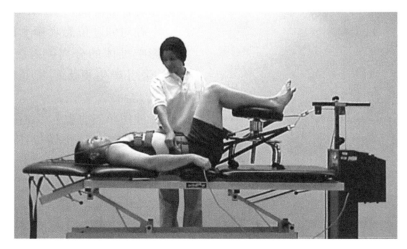

图 14-22 腰椎机械牵引:患者仰卧位,髋关节和膝关节屈曲至 90°左右

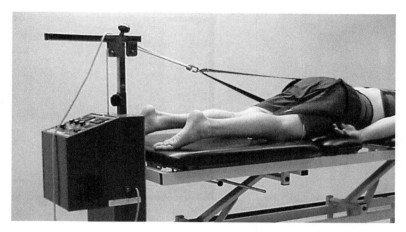

图 14-23　单侧腰椎机械牵引:仅一条骨盆牵引带连接至牵引设备

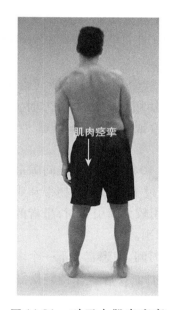

图 14-24　对于由肌肉痉挛(左)引起的脊柱侧弯患者,仅在左侧骨盆牵引带施加单侧牵引力

总体上,牵引中患者体位应根据患者的需求和舒适度而改变。鼓励通过试牵引来使牵引的效果达到最大。在决定体位时,患者的舒适度远比相对体位重要得多。如果患者不能放松,牵引就不能成功分离椎体。

牵引力

事实上,一些研究人员已经提出,当牵引力小于患者体重的 1/4 时,不会发生腰椎分离。有效的椎体分离所需的牵引力在 29.48 ~ 90.72kg 之间。第一次治疗不需要使用如此大的牵引力,在治疗期间和治疗整个过程中都需要循序渐进,使患者舒适地达到牵引所需的负荷。一个相当于患者体重 1/2 的牵引力,足以使椎体分离,这可作为选择恰当牵引力的有效指标。该种体重水平的牵引力一般不会引起危险,尸体研究表明,需要 199.58kg 或更大的力量才会造成腰椎及其相关组织的损伤(图 14-25)[26]。

必须谨慎使用腰椎牵引时,因为髓核有可以从椎体中吸收液体趋势,从而增加椎间盘内的压力。这种情况在很短的时间内就会发生。当压力释放,体重施加到椎间盘上时,这种多余的液体会增加纤维环的压力,加重患者症状。因此,建议在首次腰椎牵引治疗中,最多用 13.61kg 来确定牵引是否会对症状产生不良影响[26]。

这项研究针对导致椎体分离所必需的牵引力。牵引当然还会产生一些与椎体分离无关的效应,如果这些效应是我们想要的,那么可能较小的牵引力就能实现。

间歇牵引与持续牵引

间歇牵引和持续牵引均有良好的效果。在大多数情况下,对于腰椎间盘问题,持续牵引似乎是治疗首选。观察到持续牵引 4 分钟能部分减轻椎间盘突出。在椎间盘脱垂患者的治疗中,间歇牵引也有好的效果。

在 10 秒钟持续时间的间歇牵引中,能使椎体后方空间发生分离[26]。使用 45.36kg 牵引力使椎间孔后方分离,在间歇牵引和持续牵引方式相比较中,效果相似[26]。当持续和间歇牵引比较时,骶棘肌活动的肌电图表现出相似的模式[23]。

牵引力可以牵伸椎旁肌群。

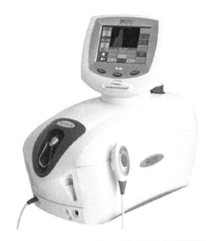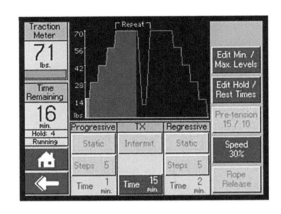

图 14-25　大屏幕的牵引设备,显示治疗参数的选择(惠允自 DJO Global)

　　持续牵引对椎间盘突出症治疗有效。持续牵引可使椎间盘更长时间处于在未压缩的情况,从而使椎间盘髓核基质向中心移动,并减少因椎间盘突出引起的神经结构压力。当用于此目的时,持续牵引可能优于间歇牵引[26]。

　　在决定持续牵引或间歇牵引时,临床人员应遵循以下治疗指南,持续牵引适用于椎间盘突出症,而大多数其他牵引适应证可采用间歇牵引治疗。在任何情况下,当使用较大的牵引力时,间歇牵引通常更舒适,通常舒适感将作为主要考虑因素之一,没有确凿的证据支持选择哪种方法更好[13,19,40]。

　　尚没有关于间歇牵引的牵引时间和休息时间的研究。短时间牵引(少于 10 秒)只产生椎间隙最小的分离,但会激活关节和肌肉感受器,并产生关节面运动。较长时间的牵引(超过 10 秒)会使韧带和肌肉组织被长时间牵伸,以克服它们对运动的阻力,产生更持久的机械分离。当使用较大牵引力时,患者的舒适感可能决定牵引时间的调整。同时,总治疗时间较长时,患者更易耐受间歇牵引。

　　休息期的时间应该相对较短,但舒适度也是主要考虑因素。应调整休息时间,使者在下一个牵引周期前恢复并感到放松。临床人员应经常监测牵引患者,调整牵引力和休息时间,使患者保持轻松舒适的状态。

治疗时间

　　持续牵引和间歇牵引的总治疗时间仅部分有研究支持。持续牵引时,Mathews[59]发现 4 分钟后椎间盘突出减少,20 分钟时进一步减少。38 分钟时椎间盘突出消失。其他研究人员发现,当对 7 秒、30 秒和 60 秒时间比较时,颈椎分离没有差异[19]。

　　在处理疑似的椎间盘突出时,总治疗时间应相对较短。随着椎间盘的扩大,椎间盘内部的压力减小,髓核向中心移动。椎间盘内的压力平衡时间预计为 8~10 分钟。此时,髓核基质不再向心运动。处于该位置时间越长,渗透力使椎间盘内的压力与周围组织的压力相等。当压力平衡时,对突出部分的牵引作用消失。如果牵引力持续时间过长,释放牵引力时,可能会引起椎间盘内压力可能增加。压力的增加会导致症状加重。当治疗时间保持在 10 分钟或以下时,尚未有出现这种情况的报告[13,50]。当出现这种情况时,可能需要缩短治疗时间或应用长时保持的间歇牵引模式(60 秒牵引,10~20 秒休息)来控制症状。

　　有些资料主张牵引时间最长为 30 分钟[19]。观点的矛盾性可能是由于病理不同或患者的个体解剖差异而产生的。然而,临床人员应尽量避免出现牵引力产生的不良反应(即牵引力释放时症状急剧加重)。

治疗椎间盘相关症状时，持续牵引的总治疗时间应少于 10 分钟。如果治疗有效减轻症状，时间应该控制在 10 分钟或以内。如果治疗部分有效或对缓解症状无效，临床人员可能要在后续几次治疗中将时间逐渐增加至 30 分钟。

渐增和递减步骤

部分牵引设备具有渐增和递减模式。设备按照各步骤预设置逐渐增加牵引力。渐增的拉力可使患者慢慢适应牵引力，帮助患者保持放松。逐渐增加的力还允许临床人员在设备绳索松弛后再松开床面（图 14-26）[21,58]。

递减模式正好相反，让牵引力从高逐渐下降。同样，患者舒适性是主要考虑因素，暂时无研究支持这种方案（图 14-27）。

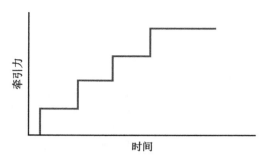

图 14-26　腰椎渐增牵引模式，牵引力设为 X 磅。使用四步：首先使用 $1/4$ X 磅，然后 $2/4$ X 磅，依此类推。每步都持续相同的时间

一些设备可以编辑对渐增和递减步骤，也可以使用最小牵引力，允许具有间歇峰值的持续牵引力（图 14-28）。如果要在不可编辑的设备上实现，则需要手动操作和定时。

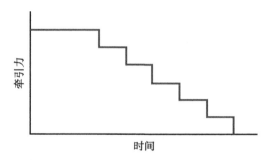

图 14-27　腰椎牵引递减模式，牵引力设为 X 磅。使用六次相等的递减：首先将牵引力从 X 降低到 $5/6$ X，然后将牵引力降低到 $4/6$ X，依此类推。每一步持续时间相同

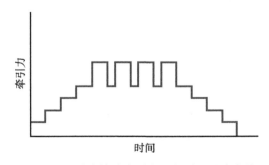

图 14-28　最小持续牵引力的渐增和递减步骤

在腰椎牵引治疗设置参数的讨论中，多次提出患者的舒适性。牵引治疗有效的关键之一是患者放松。牵引治疗前和牵引治疗过程中使用适当的物理因子治疗方式可增加治疗的总有效性。牵引后使用腰围（bracing）或适当的运动也可以提高效果，增加获益的持续时间。更好的技术和更多的研究将有助于完善牵引技术，并提高牵引治疗的效果。

案例分析 14-1
机 械 牵 引

背景:4 天前,一名 49 岁的男子在院子里修剪了几小时树木后,出现了颈椎下段疼痛。予以机械性颈痛转诊对症治疗;无神经功能缺损,无椎间盘损伤的表现。患者下颈部中线感到疼痛,并穿过双侧上斜方肌区。主动关节活动度正常,但在所有平面的关节活动范围终末端都会疼痛,加压时症状加重。伸展(向后弯曲)动作疼痛为甚。

初步诊断印象:颈椎下端软组织损伤。

治疗方案:为了帮助缓解疼痛,开始每周 3 天的颈椎机械间歇牵引。患者仰卧在牵引床上,牵引时调整牵引设备使颈椎屈曲约 20°。首次治疗,使用 9.07kg 的牵引力,然后牵引力四步渐增,四步递减。每个牵引循环包括 15 秒持续拉力、20 秒休息。总治疗时间为 20 分钟。牵引力目标是每次治疗增加 10%,直至最大 18.14kg。除了牵引外,还制订了主动运动处方。

治疗反应:患者报告在前两次治疗后症状短暂加重,随后症状逐渐减轻。第三次治疗后症状明显减轻,缓解持续时间约 2 小时。共 6 次治疗后,停止颈椎牵引,指导患者家庭锻炼计划 2 周后,患者症状消失。

问题讨论

- 哪些组织受伤/受影响?
- 出现了什么症状?
- 患者表现为损伤愈合的哪一阶段?
- 物理因子治疗的生物生理效应(直接/间接/深度/组织亲和力)是什么?
- 物理因子治疗的适应证/禁忌证是什么?
- 在本案例分析中,物理因子治疗的应用/剂量/持续时间/频率的参数是什么?
- 针对这种损伤或疾病可以使用什么其他物理因子治疗?为什么?怎么用?
- 颈椎损伤的机制是什么?
- 颈椎牵引的生理效应是什么?
- 为什么使用仰卧位进行治疗?
- 其他哪些物理因子治疗可能对该患者有帮助?
- 颈椎牵引的禁忌证有哪些?
- 为什么治疗初期症状有所加重?

康复专业人员应用物理因子治疗创造最佳的组织修复环境,同时尽量减轻与创伤或疾病相关的症状。

颈椎徒手牵引

颈部牵引与腰部牵引的目的没有太大的差异。颈椎牵引合理目标包括:脊柱肌肉和关节结构牵伸、椎间隙和椎间孔扩大、椎间盘和椎间盘周围软组织中心化、椎间关节松动、关节本体感觉改变和促进,减轻正常体位下的压迫作用,改善动静脉和淋巴流量[6,10,14,19,24,29,30,45,48,50-53,55-57]。在临床上,需要牵引的诊断和症状不常见。这些诊断更常见于老年人群。

在大多数扭伤和拉伤的情况下,简单的手法牵引通常可以产生有节律的纵向运动,这将非常有效地帮助减轻疼痛、肌肉痉挛、僵硬和炎症,并减少关节压力。手法牵引比机械牵引的适应性更强,当临床人员感觉到放松或阻力时,可及时改变牵引的方向、力的大小、持续时间和患者体位[30]。

临床人员用手支撑患者的头和颈部。这只手托住颈部,提供足够的握力,以便将牵引力有效地转移到乳突上。另一只手应放在患者颈部下方,鱼际隆起处(拇指底部)与一侧乳突相接触,手指穿过颈部下方并伸向另一侧乳突(图 14-29a)。

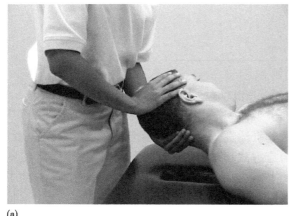
(a)

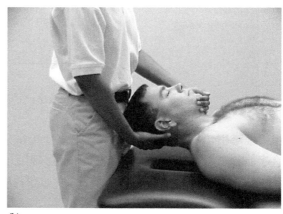
(b)

图 14-29　颈椎手法牵引:(a)患者仰卧位,临床人员指尖和鱼际隆起处接触患者头骨乳突;(b)双手牵引

然后,临床人员朝头部方向轻轻(9.07kg)拉动。由于韧带或关节囊受损,不需要让椎间分离。头套或类似的支具也可用于传递力(图 14-29b)。

应使用间歇牵引,牵引时间在 3~10 秒之间。休息时间可以很短,但休息是牵引力应几乎完全释放。总治疗时间应在 3~10 分钟之间[9,24]。

当疼痛限制或影响运动时,应在牵引一次后重新评估疼痛和运动限制,确定疼痛或运动是否增加或减少。只要症状有所改善,就可以连续进行牵引。当症状稳定或在重新评估时恶化时,应停止牵引。

多种头部和颈部位置可用于颈椎牵引。不同的头部和颈部位置会使一些椎体结构比其他椎体承受更大的张力。在临床人员改变其他体位进行实操之前,需要具备良好的颈椎运动学和生物力学知识,以及关节松动术相关知识和技能(图 14-30)[30]。

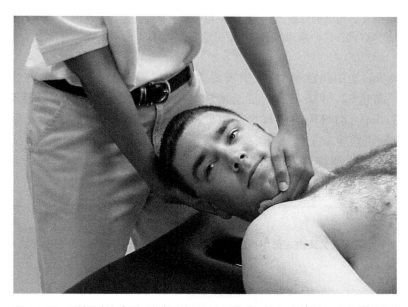

图 14-30　颈部手法牵引:患者颈部处于屈曲位,并向右旋转。也可使用颈部侧屈体位

牵引治疗完成后,为了避免出现扭伤或拉伤,通常需要用软围领保护颈部,防止过度运动,减小压缩力,并促进肌肉放松。在治疗有颈部问题的患者时,睡姿和常规支撑性姿势的指导也很重要。

临床决策练习 14-4

临床人员已决定用机械牵引治疗有椎间盘突出症状和体征的患者。在治疗这个问题时,哪些治疗参数最有效?

颈椎机械牵引

文献确实提供了一个相对清晰的治疗方案,用于尝试使用机械牵引设备实现椎体分离[55]。患者应仰卧或长坐位,颈部屈曲 20°~30°(图 14-31)。机械牵引也可使用坐姿,但临床上操作麻烦,研究不支持将坐位作为颈椎牵引的最佳体位。

牵引套的佩戴必须舒适,以使牵引力大部分作用于枕部而不是下颌上。一些颈椎牵引套没有护颚圈。

牵引套可能具有某些优势,前提是牵引力能有效地转移到颈椎结构上[14]。对于在家需要颈椎牵引的患者,建议使用门上牵引设备[29](图 14-31c)。

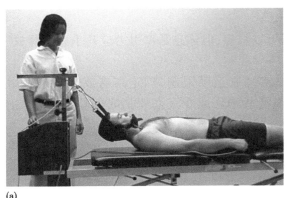 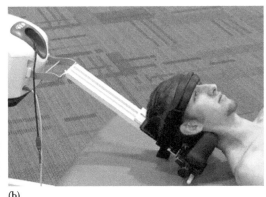 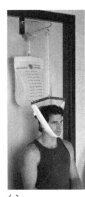

(a) (b) (c)

图 14-31　颈椎机械牵引：(a)患者仰卧位，放置牵引带，以便最大牵引力施加于枕部，患者处于颈部屈曲 20°~30°的体位；(b)Tru-Trac 颈部牵引设备；(c)家用门上颈椎牵引设备(惠允自 DJO Global)

　　建议牵引力>9.07kg，使用间歇牵引，至少需要 7 秒的牵引时间，并有足够的休息时间恢复。牵引应持续 20~25 分钟。高达 22.68kg 的力可能会增加分离程度，但其他参数应保持不变。在椎体后部每个间隙平均分离 1~1.5mm，而椎体前部每个间隙分离约为 0.4mm。年轻人比老年人的椎体更容易分离。在停止牵引和恢复正常坐立姿势后 20~25 分钟内，分离的椎体恢复到原来的高度[24,29,45,48,50,55,56]。上颈椎节段不像下颈椎节段那样容易分离。配合减轻疼痛和热疗的物理因子治疗，可提高牵引的效果。

临床决策练习 14-5

在治疗颈部疼痛的患者时，临床人员要决定使用颈椎手法牵引技术还是机械牵引。你会推荐哪一个？

治疗方案:牵引

1. 按照确定的牵引治疗方案佩戴和调整合适的护套、固定带和吊带。

   a. 颈部:在枕部和下颌下方使用头套;连接到支撑撑杆上。

   b. 腰部:从髂嵴正上方开始,将骨盆固定带紧紧地系在腰部;胸肋固定带紧紧地系在胸廓下部。

2. 将牵引带连接到设备上:拉紧并调整绳带的松紧度。

3. 摆放患者体位,进行牵引治疗。

   a. 颈部:仰卧,颈部屈曲 20°~30°。

   b. 腰部:仰卧,髋关节屈曲,腿部用枕头或凳子支撑。

   c. 腰部:中立位俯卧。

4. 施加规定的牵引力。

   a. 颈部:从 9.07kg 开始调整牵引重量,或按照患者的耐受度调整牵引力(9.07~22.68kg)。

   b. 腰部:从 29.48kg 开始调整牵引重量,或患者可以耐受的重量(29.48~90.72kg)。

5. 调整牵引牵引-放松比和治疗时间。

   a. 持续时间:少于 10 分钟。

   b. 间歇时间:3~10 秒通断时间,总时间 20~30 分钟。

案例分析　14-2
脊柱牵引:腰椎

　　背景:一位 58 岁的药剂师,有 11 年的腰痛反复发作病史。起病隐匿,自初始发作以来,他每年出现 3~4 次中度至重度腰痛。这次发作是从 9 天前打了 18 洞高尔夫后开始,是历来最严重的一次。他的右腰骶部持续疼痛,疼痛放射到右臀部,并从大腿和小腿的后外侧向下延伸到足部,足部外侧感觉异常。他表现出 S_1 肌节无力,右侧跟腱反射消失,右侧不良神经张力测试呈阳性。他被介绍到一个神经外科医生那里,做了 MRI。MRI 显示 L_5、S_1 椎间盘右后外侧中度膨出,椎间隙减小。神经外科医生建议手术治疗,但患者选择保守治疗。患者被转诊后进行腰椎牵引和治疗性运动。

　　初步诊断印象:L_5、S_1 椎间盘损伤导致 S_1 神经根压迫。

　　治疗计划:患者俯卧于牵引床上,首先进行静态机械腰椎牵引。首次治疗时,设置牵引设备施加 14.06kg 的分离牵引力,相当于患者体重的 1/6。在 3 分钟内分 3 步渐增牵引力,直至将牵引力维持在 14.06kg,保持 4 分钟,然后在 2 分钟内分 2 步递减到 0。由于首次治疗没有加重患者的症状,因此从第二天开始每天进行治疗性牵引,牵引力为 40.82kg,即患者体重的 1/2。牵引力在 3 分钟内分 3 步渐增到治疗剂量,并在最大牵引力时保持 10 分钟,然后 2 分钟内分 2 步递减到 0。最后,患者在离开牵引床前进行治疗性运动,以维持腰椎前凸。

　　治疗反应:在每次治疗后,患者发现外周和中心症状减少并保持大约 1 小时。10 次治疗后没有持续改善,患者选择回到神经外科行手术治疗。

问题讨论
- 哪些组织受伤/受影响?
- 出现了什么症状?
- 患者表现为损伤愈合的哪一阶段?
- 物理因子治疗的生物生理效应(直接/间接/深度/组织亲和力)是什么?
- 物理因子治疗的适应证/禁忌证是什么?
- 在本案例分析中,物理因子治疗的应用/剂量/持续时间/频率的参数是什么?
- 针对这种损伤或疾病可以使用什么其他物理因子治疗?为什么?怎么用?
- 为什么首次治疗使用如此小的牵引力?如果患者首次治疗后发现症状加重,治疗师会怎么处理?
- 要想使椎体分离需要多大的牵引力?达到多少时会损伤椎体运动节段?
- 为什么治疗性分离力只使用 10 分钟?缩短治疗时间的优点和缺点是什么?是否需要更长的时间?
- 该患者牵引无效的最可能原因是什么?如果在症状出现后立即开始治疗,治疗有效的概率有多大?

　　康复专业人员采用物理因子治疗来营造最佳的组织愈合环境,同时尽量减轻与创伤或疾病相关的症状。

案例分析　14-3
脊柱牵引:颈椎

　　背景:一天早上,一位 47 岁的妇女醒来时发现右颈中部疼痛。她开车去上班时,在变换车道前把头转向右边,注意到右颈中部有一声咔嗒声,并伴有剧烈疼痛。上班后,她继续感到局部疼痛,在接下来的一个小时内逐渐恶化。随后来到急诊室,检查(包括放射线检查)显示没有神经或骨骼损伤。以急性颈部扭伤转诊治疗。无放射痛,神经检查呈阴性。她保持头部在倾斜和向左旋转位,并且任何试图向右侧屈曲或旋转的动作都会造成严重的右颈中段局限性疼痛。$C_{4\sim5}$ 右关节柱处疼痛明显,被动活动度测试显示 $C_{4\sim5}$ 的关节活动明显受限。

　　初步诊断印象:颈椎急性交锁($C_{4\sim5}$)。

　　治疗计划:颈椎手法牵引。患者仰卧于治疗床,治疗师将一只手置于患者头下,手掌置于枕部,拇指置于一侧乳突上,其余指尖置于另一侧乳突上。治疗师的另一只手置于患者前额,以避免颞下颌关节受到压力。施加轻微的牵引力(约 5kg),使力线平行于脊柱的长轴。牵引力保持 3 秒,然后放松 10 秒。重复 10 次,分离力逐渐增加到最大值约 15kg。

　　治疗反应:在施加 10 次牵引力后再次进行评估,患者能够将颈部保持在中立位置。按此牵引周期重复 4 次,每次都能逐渐改善颈椎的活动范围,减轻疼痛。在第五个牵引周期后,患者能旋转和向右侧屈曲,大约相当于左侧运动范围的 80%。第二天,她接受相同治疗,获得了完全无痛的运动范围。

问题讨论
- 哪些组织受伤/受影响?
- 出现了什么症状?
- 患者表现为损伤愈合的哪一阶段?
- 物理因子治疗的生物生理效应(直接/间接/深度/组织亲和力)是什么?
- 物理因子治疗的适应证/禁忌证是什么?
- 在本案例分析中,物理因子治疗的应用/剂量/持续时间/频率的参数是什么?
- 针对这种损伤或疾病可以使用什么其他物理因子治疗?为什么?怎么用?
- 颈椎急性交锁的机制是什么?
- 对于该患者,手法牵引与机械(自动)牵引比较有什么优点和缺点?
- 为什么分离力要平行于脊柱长轴施加?沿斜轴施力有哪些优点或缺点?

　　康复专业人员应用物理因子治疗创造最佳的组织修复环境,同时尽量减轻与创伤或疾病相关的症状。

适应证和禁忌证

正如本章所讨论的,脊柱牵引适应证较多,包括椎间盘突出、椎体滑脱、椎间孔狭窄或骨赘形成导致神经根受到压迫的情况;关节退行性疾病;亚急性疼痛;关节活动度低;椎间盘源性疼痛;肌肉痉挛。表14-1列出了适应证和禁忌证。

表 14-1　脊柱牵引的适应证与禁忌证

适应证	
● 神经根卡压症	● 亚急性疼痛
● 椎间盘突出症	● 关节活动度降低
● 椎体滑脱症	● 椎间盘源性疼痛
● 椎间孔狭窄	● 肌肉痉挛或保护性肌肉紧张
● 骨赘形成	● 脊柱韧带或结缔组织挛缩
● 退行性关节病	● 改善动脉、静脉血流和淋巴流

禁忌证	
● 急性扭伤或拉伤	● 骨病
● 急性炎症	● 骨质疏松症
● 骨折	● 骨骼或关节感染
● 椎关节不稳	● 血管疾病
● 运动会使现有问题恶化的任何情况	● 怀孕
● 肿瘤	● 心脏或肺部疾病

除了用作轻度关节松动外,牵引禁用于急性扭伤或拉伤(前3~5天)、急性炎症或任何可能出现不良运动或加剧现有问题的情况。在脊柱关节不稳定的情况下,牵引可能会使不稳定持续或引起进一步的紧张。当然,与肿瘤、骨骼疾病、骨质疏松症和骨骼或关节感染相关的严重问题也是禁忌证。遇到可能不适合佩戴固定带的患者,如血管疾病患者、孕妇或心脏或肺部问题患者,也应避免牵引。

牵引治疗临床应用效果的最新最佳循证依据

以下直接引用了Cochrane系统评价数据库(Cochrane Database of Systematic Reviews)和PubMed中最新的关注脊柱牵引作为治疗技术的有效性研究的随机对照试验和系统评价。

- "对于慢性颈部功能障碍患者,与安慰性牵引、药物或热疗或其他保守治疗相比,目前的文献并不支持或驳斥持续或间歇牵引在减轻疼痛、改善功能或整体感知效果方面的作用或有效性。对于有神经根症状的颈部功能障碍患者,首先需要进行大规模高质量的随机对照试验来确定牵引的作用,然后确定牵引的有效性"[50]。
- "研究结果表明,无论是单纯牵引还是联合其他治疗,牵引对腰痛患者的疼痛强度、功能状态、整体改善和重返工作的影响都很小或没有。只有来自小样本量和中高偏倚风险研究的有限质量证据。这些研究显示其作用很小,无临床相关性。迄今为止,现有的最佳证据并不支持利用牵引治疗非特异性腰痛(LBP)。这些结论适用于手法牵引和机械牵引"[2]。
- "没有证据表明,在这些患者或在预先确定的患者亚组治疗中,腰椎机械牵引联合定向伸展运动优于单纯的定向伸展运动"[47]。
- "电动脊柱减压治疗椎间盘源性腰骶部背痛的疗效尚不确定。为了克服以往研究的局限性,需要进行更科学、更严格的研究,包括更好的随机分组、对照组和标准化的结果测量"[2]。
- "基于目前的证据,对于伴有或不伴有坐骨神经痛的混合型腰痛患者,不推荐将间歇或连续牵引作为单一治疗方法。由于大多数相关研究的结果矛盾和方法问题,因此也不推荐用牵引治疗坐骨神经痛的患者。然而,由于缺乏该领域内的高质量研究,因为许多研究被低估了,而且由于牵引通常与其他治疗方式联合使用,文献中也没有得出关于牵引治疗明确的否定结论,一般而言,对于腰痛患者而言,牵引不是一种有效的治疗方法"[5]。

- "由于试验方法的质量不足,尚没有持续和间歇牵引的确定证据"[56]。
- "腰椎伸展位牵引联合牵伸运动和红外辐射治疗,可改善脊柱矢状面的平衡参数,降低慢性机力学性腰痛患者的疼痛和功能障碍"[15]。
- "对于颈椎神经根病变患者,特别是在长期随访时发现,运动联合机械牵引治疗可降低功能障碍和疼痛"[29]。

总结

1. 牵引已用于治疗多种颈椎和腰椎问题。

2. 在选择牵引作为治疗计划的一部分时,需要考虑牵引对脊柱复杂解剖结构中涉及的每个系统的影响。

3. 应针对特定的问题拟定相应的牵引方案,而不是无论什么患者或病理,均以相同的方式应用。

4. 牵引是一种灵活的物理治疗方法,可提供无限多的变化。这种灵活性使临床人员能够调整方案,以适合患者的症状和诊断。

5. 牵引能使椎体产生分离;对椎体周围软组织的产生向心力;椎体关节的松动;脊柱复合体本体感受器的放电变化;结缔组织的牵伸;肌肉组织的牵伸;动脉、静脉血流和淋巴流的改善;减少姿势的压迫作用。这些作用均可改善接受治疗的患者的症状,有助于使患者的腰椎或颈椎正常化。

6. 腰部的牵引技术包括姿势牵引、自重牵引、手法牵引和机械牵引,无论是分级牵引还是单腿牵引均可使用手法牵引。

7. 颈椎牵引没有腰椎牵引使用广泛。颈椎牵引技术包括手法牵引和机械牵引。

复习题

1. 什么是牵引?临床人员如何使用牵引?
2. 脊柱牵引对骨骼、肌肉、韧带、关节面、神经、血管和椎间盘有什么生理作用和治疗价值?
3. 使用腰椎姿势牵引和自重牵引的临床优势是什么?
4. 使用腰椎手法牵引技术的临床应用有哪些,包括分级的手法牵引和单侧腿部牵拉手法牵引?
5. 使用腰椎机械牵引,设置程序和治疗参数时需要考虑什么?
6. 使用颈椎手法牵引技术有什么优势?
7. 壁挂颈椎机械牵引设备牵引技术的设置程序是什么?

自测题

是非题

1. 牵引的目的是促进脊柱的活动和减轻患者的症状。
2. 缓慢负荷过程中韧带因牵引力作用而变形。
3. 只能使用机械设备做牵引治疗。

选择题

4. 牵引有助于减少椎间盘突出。在这种情况下_____突出
　A. 纤维环

    B. 髓核

    C. 椎间盘基质

    D. 滑膜边缘

5. 牵引力作用于

    A. 关节的关节面

    B. 脊旁肌群

    C. 神经根

    D. 以上全是

6. 牵引最常见用于治疗什么疾病?

    A. 椎体滑脱

    B. 纤维化

    C. 神经根卡压症

    D. 以上都不是

7. 下列哪项不是牵引禁忌证?

    A. 肌肉拉伤

    B. 急性炎症

    C. 骨折

    D. 椎关节不稳

8. 使用间歇手法牵引时牵引力应持续多长时间?

    A. <30 秒

    B. 1~2 分钟

    C. 3~10 分钟

    D. 10~15 分钟

9. 如果牵引治疗没有改善症状或使症状恶化。那么治疗应该

    A. 经常做

    B. 继续做一周

    C. 改变体位实施

    D. 暂停

10. 在进行腰椎机械牵引时,对患者施加的牵引力大小范围适当的是?

    A. 0~22.68kg

    B. 29.48~90.72kg

    C. 90.72~136.08kg

    D. 以患者耐受为度

临床决策练习解析

14-1

临床人员应该让患者躺在治疗床上,右侧卧位,右髋下垫一个枕头。这种体位和牵引技术应该立即有所帮助。

14-2

患者右侧卧位,卷起毛巾置于右侧下方,尽可能靠近肢体适当的部位,以使其向右侧屈。膝关节应该屈曲,直到脊柱向前屈曲。最后,躯干应该向左旋转。

14-3

临床人员应检查以确保该体操运动员没有高血压病史。然后,应进行倒立耐受测试,以确保舒张压没

有显著增加,并且在该体位下不会出现头晕、眩晕或恶心症状。

14-4

建议临床人员使用略大于患者体重 1/4 的牵引力进行持续牵引治疗,时间不超过 10 分钟。治疗时间和牵引力可在患者耐受范围内增加。如果持续牵引使症状恶化,则初期可选择使用间歇牵引,时间约为 15 分钟。

14-5

与机械牵引相比,手法牵引的适应性更好,当临床人员感觉到患者部分身体松弛或阻力时,可以对牵引方向、牵引力、持续时间和患者体位的变化做出及时调整。

参考文献

1. Gay R, Brault J. Evidence-informed management of chronic low back pain with traction therapy. *Spine J.* 2008;8(1):234–242.

2. Wegner I, Widyahening I. Traction for low-back pain with or without sciatica. *Cochrane Database of Syst Rev.* 2013;8:CD003010. DOI: 10.1002/14651858.CD003010.pub5.

3. Shin J, Jun S. Effects of intermittent traction therapy in an experimental spinal column model. *J Acupunct Meridian Stud.* 2014;7(2):83–91.

4. Rodacki A, Weidle C. Changes in stature during and after spinal traction in young male subjects. *Braz J Phys Ther.* 2007;11(1):63–72.

5. Clarke J, vanTulder M. Traction for low back pain with or without sciatica: an updated systematic review within the framework of the Cochrane collaboration. *Spine.* 2006;31(14):1591–1599.

6. Sari H, Akarimak U. Evaluation of effects of cervical traction on spinal structures by computerized tomography. *Adv Physiother.* 2003;5(3):114–121.

7. Krause K, Refshauge M. Lumbar spine traction: evaluation of effects and recommended application of treatment. *Man Ther.* 2006;5:1070–1082.

8. Sari H, Akarimak U. Computed tomography evaluation of lumbar spinal structures during traction. *Physiother Theory Pract.* 2005;21(1):3–11.

9. Onel D. Computed tomographic investigation of the effects of traction on lumbar disc herniations. *Spine.* 1989;14:82–90.

10. Khalid A, Coumans J. Cervical radiculopathy: pathophysiology, presentation and clinical evaluation. *J Neurosurg.* 2007;60(1)S1-28-34.

11. Choi J, Lee S. Influences of spinal decompression therapy and general traction therapy on the pain, disability, and straight leg raising of patients with intervertebral disc herniation. *J Phys Ther Sci.* 2015;27(2):481–484.

12. Callaghan J, McGill S. Intervertebral disc herniation: studies on a procrine model exposed to highly repetitive flexion/extension motion with compressive force. *Clin Biomech.* 2001;16(1):28–37.

13. Beattie P, Nelson R. Outcomes of a prone lumbar traction protocol for patients with activity limiting low back pain: a prospective case series study. *Arch Phys Med Rehabil.* 2008;89(2):269–274.

14. Swezey R, Swezey A. Efficacy of home cervical traction therapy. *Am J Phys Med Rehabil.* 1999;78(1):30–32.

15. Diab A, Moustafa I. The efficacy of lumbar extension traction for sagittal alignment in mechanical low back pain: a randomized trial. *J Back Musculoskelet Rehabil.* 2013;26(2):213–220.

16. Gagne A, Hasson S. Lumbar extension exercises in conjunction with mechanical traction for the management of a patient with a lumbar herniated disc. *Physiother Theory Pract.* 2010;26(4):256–266.

17. Kuo Y, Hsu Y. Spinal traction promotes molecular transportation in a simulated degenerative intervertebral disc model. *Spine.* 2014;39(9):550–551.

18. Kraan G, Smit T. Lumbar extraforaminal ligaments act as a traction relief and prevent spinal nerve compression. *Clinical Biomechanics.* 2010;25(1):10–16.

19. Borman P, Keskin D. The efficacy of intermittent cervical traction in patients with chronic neck pain. *Clinical Rheumatology.* 2008;27(10)1249–1253.

20. van der Heijden G, Beurskens A. Efficacy of lumbar traction: a randomized clinical trial. *J Physiother.* 1995;81(1):29–35.

21. Macario A, Pergolizzi J. Systematic literature review of spinal decompression via motorized traction for chronic discogenic low back pain. *Pain Practice.* 2006;6(3):171–178.

22. Oakley P. A history of spine traction. *J Vert Sublux Res.* 2006;2(1):1–12.

23. Kim C, Kang J. Analysis of electrromyographic activities of the lumbar erector spine caused by inversion traction. *J Phys Ther Sci.* 2016;28(4):1238–1240.

24. Chiu T, Ng J. A randomized controlled trial on the efficacy of intermittent cervical traction for patients with chronic neck pain. *Clin Rehabil.* 2011;25(9):814–822.

25. Letchuman R, Deusinger R. Comparsion of sacrospinalis myoelectric activity and pain levels in patients undergoing static and intermittent lumbar traction. *Spine.* 1993;18:1261–1365.

26. Pellecchia, G. Lumbar traction: a review of the literature. *J Orthop Sports Phys Ther.* 1994;20(5):262–268

27. Saunders D. Unilateral lumbar traction. *Phys Ther.* 1981;61:221–225.

28. VanKleef M Vanelderen P. Pain originating from the lumbar facet joints. *Pain Practice.* 2010;10(5):459–469.

29. Fritz J. Exercise only, exercise with mechanical traction, or exercise with over-door traction for patients with cervical

radiculopathy, with or without consideration of status on a previously described subgrouping rule: a randomized clinical trial. *J Orthop Sports Phys Ther.* 2014;44(2): 45–57.

30. Young I, Michener L. Manual therapy, exercise, and traction for patients with cervical radiculopathy: a randomized clinical trial. *Phys Ther.* 2009;89:632–642.

31. Fritz J, Lindsay W, Matheson J. Is there a subgroup of patients with low back pain likely to benefit from mechanical traction? results of a randomized clinical trial and subgrouping analysis. *Spine.* 2007;32(26):793–800.

32. Meszaros TF, Olson R, Kulig K. Effect of 10%, 30%, and 60% body weight traction on the straight leg raise test of symptomatic patients with low back pain. *J Orthop Sports Phys Ther.* 2000;30(10):595–601.

33. Cholewicki J, Lee A. Trunk response to various protocols of lumbar traction. *Manual Ther.* 2009;14(5)562–566.

34. Ferguson S, Keita I. Fluid flow and connective transport of solutes within the intervertebral disc. *J Biomech.* 2004;37(2):213–221.

35. Draper D. Inversion table traction as a therapeutic modality. Part 2: application. *Athletic Ther Today.* 2005;10(4):40–42.

36. Draper D. Inversion table traction as a therapeutic modality. Part 1: oh my aching back. *Athletic Ther Today.* 2005;10(3):42.

37. Houlding M. Clinical perspective. Inversion traction: a clinical appraisal. *NZ J Physiother.* 1998;26(2):23–24.

38. Klatz R. Effects of gravity inversion on hypertensive subjects. *Phys Sports Med.* 1985;13(3):85–89.

39. Goldman R. The effects of oscillating inversion on systemic blood pressure pulse, intraocular pressure and central retinal arterial pressure. *Phys Sports Med.* 1985;13(3):93–96.

40. LaBan M. Intermittent traction: a progenitor of lumbar radicular pain. *Arch Phys Med Rehabil.* 1992;73:295–296.

41. Ojo O, Ayodele O. Acute effects of prone traction technique on cardiovascular responses of subjects with low back pain. Indian Journal Of Physiotherapy & Occupational Therapy. *Indian J Physiother Occup Ther.* 2010;4(4):90–92.

42. Prasad K, Gregson B. Inversion therapy in patients with pure single level lumbar discogenic disease: a pilot randomized trial. *Disabil Rehabil.* 2012;34(17):1473–1480.

43. Kim J, Oh H. The effect of inversion traction on pain sensation, lumbar flexibility and trunk muscles strength in patients with chronic low back pain. *Isokinet Exerc Sci.* 2013;21(3),237–246.

44. Cai C, Pua Y. A clinical prediction rule for classifying patients with low back pain who demonstrate short-term improvement with mechanical lumbar traction. *Eur Spine J.*

2009;18:554.

45. Varma S. The role of traction in cervical spondylosis. *J Physiother.* 1973;59:248–249.

46. Tolman B, Shah C. Inversion therapy for treatment of lumbar disc herniation with lower extremity radiculopathy. *Am J Phys Med Rehabil.* 2014; Suppl: a63.

47. Thackery A. The effectiveness of mechanical traction among subgroups of patients with low back pain and leg pain: a randomized trial. *J Orthop Sports Phys Ther.* 2016;46(3):144–154.

48. Browder D, Erhard R. Intermittent cervical traction and thoracic manipulation for management of mild cervical compressive myelopathy attributed to cervical herniated disc: a case series. *J Orthop Sports Phys Ther.* 2004;34(11):701–712.

49. Katavich L. Neural mechanisms underlying manual cervical traction. *J Man Manip Ther.* 1999;7(1):20–25.

50. Graham N, Gross A. Mechanical traction for neck pain with or without radiculopathy. *Cochrane Database of Syst Rev.* 2008:CD006408. DOI: 10.1002/14651858.CD006408.

51. Jong H, Tae-Sung P. Changes in cervical muscle activity according to the traction force of an air-inflatable neck traction device. *J Phys Ther Sci.* 2015;27(9):2723–2725.

52. Taskaynatan M. Cervical traction in conservative management of thoracic outlet syndrome. *J Musculoskelet Pain.* 2007;15(1):89–94.

53. Walker G. Goodley polyaxial cervical traction: a new approach to a traditional treatment. *Phys Ther.* 1986;66:1255–1259.

54. Weiner A, Rizzo T. Non-operative management of multilevel lumbar disk herniations in an adolescent patient. *Mayo Clin Proc.* 1992;67:137–141.

55. McGaw S, Fritz J. Factors related to success with the use of mechanical cervical traction. *J Orthop Sports Phys Ther.* 2006;36(1):A14.

56. Graham N. Mechanical traction for mechanical neck disorders: a systematic review. Cervical Overview Group. *J Rehabil Med.* 2006;38(3):145–152.

57. Moeti P, Marchetti G. Clinical outcome from mechanical intermittent cervical traction for the treatment of cervical radiculopathy: a case series. *J Orthop Sports Phys Ther.* 2001;31(4):207–213.

58. Coldish CD. A study of the mechanical efficiency of split-table traction. *Spine.* 1989;l5:218–219.

59. Matthews J. Dynamic discography: a study of lumbar traction. *Annals of Physical Medicine.* 1968;9:275–279.

拓展阅读资料

Alice M, Wong M, Chaupeng I. The traction angle and cervical intervertebral separation. *Spine.* 1992;17(2):136.

Beurskens A, de Vet H, Koke A. Efficacy of traction for non-specific low back pain: a randomised clinical trial. *Lancet.* 1995;346(8990):1596–1600.

Beurskens A, van der Heijden G, de Vet H. The efficacy of traction for lumbar back pain: design of a randomized clinical trial. *J Manipulative Physiol Ther.* 1995;18(3):141–147.

Bridger R. Effect of lumbar traction on stature. *Spine.*

1990;15:522–524.

Cevik R, Bilici A. Effect of new traction technique of prone position on distraction of lumbar vertebrae and its relation with different application of heating therapy in low back pain. *J Back Musculoskelet Rehabil.* 2007;20(2/3):71.

Cleland J, Whitman J, Fritz J. Manual physical therapy, cervical traction and strengthening exercises in patients with cervical radiculopathy: a case series. *J Orthop Sports Phys Ther.* 2005;35(12):802–811.

Constantoyannis C. Intermittent cervical traction for cervical radiculopathy caused by large-volume herniated disks. *J Manipulative Physiol Ther.* 2002;25(3):188–192.

Cooperman J, Scheid D. Guidelines for the use of inversion. *Clin Manage.* 1984;4(1):6–10.

Corkery MJ. The use of lumbar harness traction to treat a patient with lumbar radicular pain: a case report. *J Man Manipulative Ther.* 2001;9(4):191–197.

Creighton D. Positional distraction, a radiological confirmation. *J Man Manipulative Ther.* 1993;1(3):83–86.

Dilulio R. Treating with traction. *Phys Ther Prod.* 2008;19(9):12.

Donkin RD. Possible effect of chiropractic manipulation and combined manual traction and manipulation on tension-type headache: a pilot study. *J Neuromusc Syst.* 2002;10(3):89–97.

Gianakopoulos G. Inversion devices: their role in producing lumbar distraction. *Arch Phys Med Rehabil.* 1985;68:100–102.

Gilworth G. Cervical traction with active rotation. *Physiotherapy.* 1991;77(11):782–784.

Grieve G. Neck traction. *Physiotherapy.* 1982;6:260–265.

Gudenhoven R. Gravitational lumbar traction. *Arch Phys Med Rehabil.* 1978;59:510–512.

Hariman D. The efficacy of cervical extension-compression traction combined with diversified manipulation and drop table adjustments in the rehabilitation of cervical lordosis: a pilot study. *J Manipulative Physiol Ther.* 1995;18(5):323–325.

Harris P. Cervical traction: review of the literature and treatment guidelines. *Phys Ther.* 1977;57:910–914.

Harrison D, Jackson B, Troyanovich S. The efficacy of cervical extension-compression traction combined with diversified manipulation and drop table adjustments in the rehabilitation of cervical lordosis: a pilot study. *J Manipulative Physiol Ther.* 1995;18(5):590–596.

Harrison DE. A new 3-point bending traction method for restoring cervical lordosis and cervical manipulation: a nonrandomized clinical controlled trial. *Arch Phys Med Rehabil.* 2002;83(4):447–453.

Harte A. Current use of lumbar traction in the management of low back pain: results of a survey of physiotherapists in the United Kingdom. *Arch Phys Med Rehabil.* 2005;86(6):1164–1169.

Hood L, Chrisman D. Intermittent pelvic traction in the treatment of the ruptured intervertebral disk. *Phys Ther.* 1968;48:21–30.

Hood C. Comparison of EMG activity in normal lumbar sacrospinalis musculature during continuous and intermittent pelvic traction. *J Orthop Sports Phys Ther.* 1981;2:137–141.

Jett D. Effect of intermittent, supine cervical traction on the myoelectric activity of the upper trapezius muscle in subjects with neck pain. *Phys Ther.* 1985;65:1173–1176.

Joghataei M, Arab A, Khaksar H. The effect of cervical traction combined with conventional therapy on grip strength on patients with cervical radiculopathy. *Clin Rehabil.* 2004;18(8):879.

Krause M. Lumbar spine traction: evaluation of effects and recommended application for treatment. *Man Ther.* 2000;5(2):72–81.

Lee RY. Loads in the lumbar spine during traction therapy. *Aust J Physiother.* 2001;47(2):102–108.

LeMarr J. Cardiorespiratory responses to inversion. *Phys Sports Med.* 1983;11(11):51–57.

Letchuman R, Deusinger R. Comparison of sacrospinalis myoelectric activity and pain levels in patients undergoing static and intermittent lumbar traction. *Spine.* 1993;18(10):1361–1365.

Ljunggren A, Walker L, Weber H. Manual traction vs. isometric exercise in patients with herniated intervertebral lumbar disks. *Physiother Theory Pract.* 1992;8:207.

Maikowski G, Gill N, Jensen D. Quantification of forces delivered via cervical towel traction. *J Orthop Sports Phys Ther.* 2005;35(1):A64–A65.

Mathews J. The effects of spinal traction. *Physiotherapy.* 1972;58:64–66.

Muraki T, Aoki M. Strain on the repaired supraspinatus tendon during manual traction and translational glide mobilization on the glenohumeral joint: a cadaveric biomechanics study. *Man Ther.* 2007;12(3):231.

Murphy M. Effects of cervical traction on muscle activity. Orthop Sports Phys Ther. 1991;13:220–225

Nanno M. Effects of intermittent cervical traction on muscle pain: flowmetric and electromyographic studies of the cervical paraspinal muscles. *J Nippon Med School.* 1994;61(2):137–147.

Nosse L. Inverted spinal traction. *Arch Phys Med Rehabil.* 1978;59:367–370.

Pal B, Magnion P, Hossian M. A controlled trial of continuous lumbar traction in the treatment of back pain and sciatica. *Br J Rheumatol.* 1989;25:181.

Peake N. The effectiveness of cervical traction. *Phys Ther Rev.* 2005;10(4):217–229.

Petulla L. Clinical observations with respect to progressive/regressive traction. *J Orthop Sports Phys Ther.* 1986;7:261–263.

Pio A, Rendina M, Benazzo F. The statics of cervical traction. *J Spinal Disord.* 1994;7(4):337–342.

Porter R, Miller C. Back pain and trunk list. *Spine.* 1986;11:596–600.

Roaf R. A study of the mechanics of spinal injuries. *J Bone Joint Surg.* 1960;42B:810–819.

Reilly J. Pelvic femoral position on vertebral separation produced by lumbar traction. *Phys Ther.* 1979;59:282–286.

Saunders D. Lumbar traction. *J Orthop Sports Phys Ther.* 1979;1:36–45.

Saunders HD. The controversy over traction for neck and low back pain. *Physiotherapy.* 1998;84(6):285–288.

Saunders D. Use of spinal traction in the treatment of neck and back conditions. *Clin Orthop.* 1983;179:31–38.

Sood N. Prone cervical traction. *Clin Manage Phys Ther.* 1987;7(6):37–42.

Stoddard A. Traction for cervical nerve root irritation. *Physiotherapy.* 1954;40:48–49.

Strapp EJ. Lumbar traction: suggestions for treatment parameters. *Sports Med Update.* 1998;13(4):9–11.

Taskaynatan M, Balaban B. Cervical traction in conservative management of thoracic outlet syndrome. *J Musculoskelet Pain.* 2007;15(1):89.

Terahata N, Ishihara H, Ohshima H. Effects of axial traction stress on solute transport and proteoglycan synthesis in the porcine intervertebral disc in vitro. *Eur Spine J.* 1994;3(6):325–330.

Tesio L, Merlo A. Autotraction versus passive traction: an open controlled study in lumbar disc herniation. *Arch Phys Med Rehabil.* 1993;74(8):871–876.

Thorpe DL. On "Manual therapy, exercise, and traction for patients with cervical radiculopathy..." Young IA, et al. Phys Ther. 2009;89:632-642. *Phys Ther.* 2009;89(11):1253.

Trudel G. Autotraction. *Arch Phys Med Rehabil.* 1994;75(2):234–235.

van der Heijden G, Beurskens A, Koes B. The efficacy of trac-tion for back and neck pain: a systematic, blinded review of randomized clinical trial methods. *Phys Ther.* 1995;75(2):93–104.

Vaughn H. Radiographic analysis of intervertebral separation with a 0 degree and 30 degree rope angle using the Saun-ders cervical traction device. *Spine.* 2006;31(2):E39–E43.

Vernon H, Humphreys K. Chronic mechanical neck pain in adults treated by manual therapy: a systematic review of change scores in randomized clinical trials. *J Man Physiol Ther.* 2007;30(3):215–227.

Wong A, Leong C, Chen C. The traction angle and cervical intervertebral separation. *Spine.* 1992;17(2):136–138.

词汇表

纤维环(annulus fibrosus):纤维弹性组织的交叉纤维纵横交错,并与包含髓核的邻近椎体相连。

椎间盘突出(disk herniation):髓核从纤维环破裂处突出。

椎间盘基质(disk material):构成椎体表面、髓核或者纤维环的软骨物质。

髓核(disk nucleus):位于椎体软骨板和纤维环之间,由蛋白多糖构成的凝胶样物质。

椎间盘突出(disk protrusion):髓核通过部分或全部纤维环形成的异常突起。

小关节(face joints):脊柱关节突关节。

韧带形变(ligament deformation):因牵拉载荷引起的韧带拉长变形。

半月板样结构(meniscoid structures):是在一些小关节的滑膜缘处发现的新月形小软骨。

本体感觉神经系统(proprioceptive nervous system):提供关节运动、压力和肌张力信息的神经系统。

滑膜缘(synovial fringes):滑膜组织的皱褶,可进入关节间隙。

牵引(traction):施加在椎体节段上的牵伸张力。

单侧孔(unilateral foramen opening):椎体节段一侧孔的扩大。

黏弹性(viscoelastic properties):材料对加载速率的敏感性。

Wolff 定律(Wolff's law):骨骼可以自我重塑,其强度沿着载荷的机械力线增加。

实 验 操 作
机 械 牵 引

概述

自古以来,机械牵引一直用于治疗脊柱疼痛性疾病。简而言之,牵引就是通过绳索与各种吊带、护套或者设备相连,对部分身体施加张力。牵引的治疗效果与脊柱的位置,牵引力的大小和牵引力作用时间的长短相关。机械牵引可以使颈椎或腰椎节段的韧带、椎间盘,神经和肌肉结构纵向分离。

治疗作用

分离脊柱节段。

延展肌肉、韧带和关节囊组织。

降低椎间盘压力。

适应证

机械牵引适用于减轻脊柱压迫的症状和体征。适当地应用机械牵引可以牵伸小关节囊,增加椎间孔大小,从而增大神经根的空间,并改变椎间盘内的压力。也可以延长脊旁肌肉组织,有助于减轻疼痛-痉挛循环,这通常伴有脊柱功能障碍。

禁忌证

- 脊柱感染或恶性肿瘤
- 类风湿性关节炎
- 骨质疏松症
- 脊柱活动度过度
- 损伤的急性期
- 心脏或呼吸功能不全
- 怀孕

机械牵引			
操作步骤	评估		
	1	2	3
1. 检查耗材及设备			
a. 组装的毛巾、护套、吊带和固定带			
2. 问诊患者			
a. 核实患者身份			
b. 确认没有禁忌证			
c. 询问以前的牵引治疗,查看治疗记录			
3. 按照拟定的牵引治疗方案,佩戴并调整护套、吊带和固定带至适当、舒适			
a. 颈椎:使用头部吊带,在枕部和下颌下方固定,并与支撑杆连接。			
b. 腰椎:将骨盆固定带从髂嵴上方开始,紧绑于腰部,胸肋固定带紧紧地系在胸廓上。			
c. 将牵引设备连接到设备上:拉紧并调整绳索的松紧度			
4. 摆放患者体位以执行拟定的牵引治疗			
a. 颈椎:仰卧,颈部屈曲 20°~30°			
b. 腰椎:仰卧,髋屈曲,用枕头或凳子支撑腿部			
c. 腰椎:俯卧,平卧			
d. 确保身体姿势适当,并开启牵引设备			
5. 施加指定大小的牵引重量			
a. 颈椎:从 9.07kg 开始调整牵引重量,或按照患者的耐受度调整牵引重量(范围 9.07~22.68kg)			
b. 腰椎:从 29.48kg 开始调整牵引重量,或者按照患者的耐受度调整牵引重量(范围 29.48~90.72kg)			
6. 设置牵引占空比和治疗时间			
a. 持续牵引:少于 10 分钟			
b. 间歇牵引:3~10 秒,总治疗时间 20~30 分钟			
7. 结束治疗			
a. 调零设备,关闭电源			
b. 放松牵引绳索			
c. 移除牵引吊带、护套或固定带			
d. 让患者缓慢坐起			
e. 评估治疗效果			
f. 记录治疗参数			
8. 指导患者做所需的治疗性运动			
9. 清洁后将设备回归原位			

（李德钊　向珩　译,朱玉连　王于领　审）

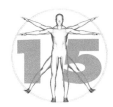

15 间歇充气加压设备

Daniel N. Hooker

第 15 章

目标

完成本章学习后,学生应能够:

➤ 评估体外加压治疗治疗运动损伤后水肿及吸收的有效性。
➤ 描述间歇性体外加压的操作过程。
➤ 认识参数改变对减轻水肿的影响。
➤ 了解间歇充气加压设备在临床中的运用。

创伤后水肿积聚是急救和治疗性康复计划中直接重点关注的临床体征之一。水肿(edema)被定义为人体中大量多余的液体在细胞外组织腔隙中积聚。间歇充气加压是其中一种有助于减轻水肿积聚的临床物理因子治疗。

两种具有特征性的组织肿胀常与损伤相关。其一,关节肿胀是以血液及关节液在关节囊中积聚为特征表现,该类型的肿胀在关节受损后立即出现,关节肿胀常发生在关节囊内,可见水囊样表现,触诊时有水囊样感,当施压于肿胀部位时,液体可发生移动,当压力消失时,水肿立即出现。

另一种常见运动损伤性水肿类型是淋巴水肿(lymphedema),淋巴水肿常可分为慢性、进行性及加重恶化型[52]。该类型水肿因过多淋巴液在皮下积聚而造成,常在受伤后数小时内发生。间歇充气加压适用于这两种类型的水肿,但其对凹陷性水肿(pitting edema)疗效更佳。淋巴系统是机体应对损伤诱导性改变的主要系统。

淋巴系统

淋巴系统的作用

淋巴系统的 4 个主要作用:

1. 组织间隙的液体不断地循环,当血浆及血浆蛋白从小血管滤过时,可被淋巴系统摄取,再次参与血液循环。

2. 淋巴系统具有安全阀的作用,可预防液体过载及水肿形成。当组织间液增多时,组织间液压力增加,造成局部淋巴液增加。局部组织间液突然增加可致局部淋巴系统受损,结果导致凹陷性水肿[1]。

3. 淋巴系统具有维持细胞外环境稳态的作用,淋巴系统可清除过多蛋白质分子及组织间液中的代谢产物。大分子蛋白质及液体不能再次进入循环血管,但可通过终末淋巴管重新进入血液循环。

4. 淋巴系统能清除组织间液,控制感染或将肿瘤细胞局限在淋巴结内,淋巴结的功能尚不清晰,具有多变性[2]。

淋巴系统的结构

淋巴系统是由内皮细胞排列而成的管状的密闭的管道系统,与动脉和神经系统并行,毛细淋巴管由单层内皮细胞及内皮细胞连接处发出的纤维细丝组成(图 15-1)。纤维细丝对毛细淋巴管起支撑作用,并将毛细淋巴管锚定在周围结缔组织上。毛细淋巴管被组织间液及组织包绕,毛细淋巴管又称作终末淋巴管,它为过多的组织间液及血浆蛋白进入淋巴系统提供了通路。

毛细淋巴管汇入淋巴管网,淋巴管网收集来自四肢的淋巴液,淋巴管网与胸导管或右淋巴导管相连,分别汇入左、右颈内静脉系统。当淋巴液向中心回流时,淋巴流经一个或更多淋巴结,这些淋巴结具有清除外部物质的功能,也是淋巴发挥功能的主要区域[2]。

外周淋巴结构和功能

深、浅淋巴集合系统见于四肢。皮肤及皮下终末淋巴汇入浅支、筋膜及骨层的淋巴管汇入深支。

浅支淋巴集合系统,真皮层被两种类型的淋巴管包裹,靠近表皮的淋巴管无瓣膜,而位于真皮层下及皮下组织下的淋巴管具有瓣膜,这些瓣膜间距约 1cm,其结构与静脉瓣类似,当施压时,该结构能预防淋巴液反流。淋巴管与血管伴行,常在肢体内侧走行[2]。

淋巴系统从终末淋巴管到集合管发生改变时,淋巴管的改变与静脉系统类似。二者都含有平滑肌,受交感神经系统支配。

当间隙腔的液体或组织运动时,其推或拉着纤维细丝支撑的终末淋巴管(图 15-2)。这些运动使得内皮细胞间连接缝隙增大,从而为组织间液、细胞产物、大分子蛋白、血浆蛋白、细胞外颗粒及细胞从终末淋巴管流入淋巴管打开一条通道。内皮细胞连接处不断地处于被纤维细丝推、拉的开放状态,随即关闭,取决于局部活动。一旦组织间液和蛋白质进入淋巴管,变成了淋巴液,炎症部位的终末淋巴管处于扩张状态,并且毛细淋巴管间内皮细胞缝隙开放增加(图 15-2)[2,3-6]。

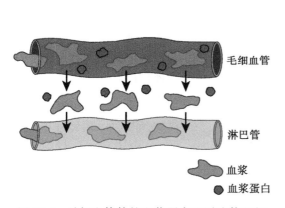

图 15-1 毛细血管外的血浆蛋白吸引液体至细胞外间隙,导致细胞间隙处于异常"湿状态"。血浆重吸收至淋巴系统,并从损伤部位带走

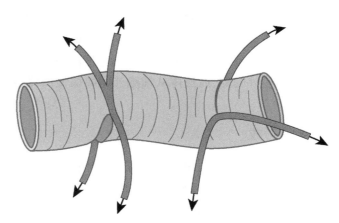

图 15-2 毛细淋巴管微孔开放可使血浆蛋白从间隙腔转运至淋巴管。当间隙腔液体积聚时,受内皮细胞连接处的纤维细丝牵拉,使得毛细淋巴管的缝隙增大,以利于血浆蛋白的进入

如果不发生组织活动或间隙容积增多,则毛细淋巴管的内皮细胞连接缝隙处于关闭状态。然而,组织间液仍可跨过内皮细胞,或通过囊泡或细胞器的转运进入终末淋巴系统,这种细胞通透性与小血管或毛细血管类似(见图 15-1)。

肌肉活动、主被动运动、体位抬高、呼吸和血管搏动均有助于淋巴液的流动,这是通过挤压淋巴管和重力将淋巴灌入淋巴系统。当施加压力时,淋巴管瓣膜有助于保持淋巴液单向流动。集合淋巴管管壁均含有平滑肌,平滑肌的收缩可促进淋巴液流动,平滑肌具有自然收缩频率,这种自然收缩频率刺激淋巴管节律性收缩。研究表明给动物肢体加温可促进淋巴液流动[5-24]。

损伤性水肿

常发生于闭合性损伤,在损伤处及其周围可发生细胞外液积聚或蛋白质在局部间隙腔积聚的改变。损伤造成的直接后果包括细胞死亡、启动化学介质释放愈合程序及改变局部组织电流,愈合过程的第一阶段是急性炎症反应阶段,特征性表现为局部红、热、肿、痛,常伴功能障碍。

凹陷性水肿的形成

凹陷性水肿由局部循环改变导致,局部水肿是因血浆、血浆蛋白、坏死细胞的细胞碎片移动至间隙腔形成的。炎症过程中化学介质的释放可造成正常的局部循环容量突然改变,损伤细胞释放的激素可刺激小血管,毛细血管和静脉扩张,血管床容量增加,这可造成局部血流减慢及血管内压力升高。血管壁内皮细胞相互分离或内皮细胞间连接变得疏松,血管通透

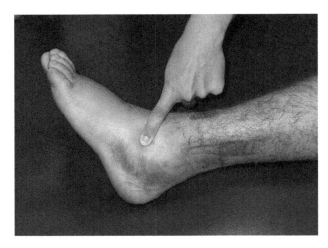

图 15-3　踝凹陷性水肿。指压细胞外水肿腔隙,当压力移除后,留有凹陷

性的增加,可使更多血浆、血浆蛋白和白细胞进入局部区域,间隙腔血浆蛋白的增加可造成渗透压增加,从而使更多血浆蛋白进入间隙腔,形成炎性渗出。对于淋巴系统而言,炎性渗出过快,难以维持局部平衡,进而导致凹陷性水肿(图 15-3)。细胞内血浆蛋白少量增加可使细胞内容积增加几倍[6,7-9,13,23,26]。

胶原纤维和蛋白多糖分子可影响胶体液的流动性,胶体液能阻止液体的自由流动,如关节液。凹陷性水肿临床上表现为,当手指移开指压水肿部位时,在先前的指压处可见浅凹陷。液体被从细胞内挤压至细胞外间隙,而液体从细胞外间隙缓慢回流至细胞内需要时间。

淋巴运动发生的原因:
肌肉活动
主被动运动
肢体抬高
呼吸
淋巴管收缩

淋巴水肿形成

当细胞间液增多时,淋巴开始流动,如果水肿造成毛细淋巴管过度扩张,则毛细淋巴管的微孔通道将变无效并导致淋巴水肿,毛细淋巴管的挤压或压力增加造成淋巴管扩张,均可阻碍淋巴流动并导致细胞间液增加[6,7-9,13,23,26]。

Airaksinen[9]采用 CT 横断图像研究提示:下肢骨折患者行支具固定后,其皮下组织、皮肤增厚和肌肉萎缩的发生率增加23%。研究还显示:间歇充气加压治疗可使皮下腔室水肿减少 8%,筋膜下腔室无变化,但治疗后的肌肉组织密度增加。该研究提示损伤性水肿沿最小阻力方向走行,在受伤组织处施加最小自然压力即可造成大量液体积聚。皮肤及皮下组织是发生凹陷性水肿的主要部位,深层肌肉及结缔组织有足够大的压力抑制液体在深层组织内大量积聚[9]。

临床测量要合理准确,临床测量与 CT 扫描及容积测定高度相关,肢体及关节的标准临床周径测量可满足治疗效果的评估[9,11]。

临床决策练习 15-1

患者因膝关节极度肿胀 2 周来就诊,临床人员怎样判断其是关节水肿或是凹陷性淋巴水肿?

水肿积聚的负面影响

水肿可造成损伤周围组织、细胞缺氧死亡,进而扩大损伤范围。水肿加大了营养物质及氧至存活细胞的运输距离,从而又加重了受损区损伤碎片的形成,进一步造成水肿积聚,从而造成恶性循环[14]。

水肿的其他负面影响包括:物理性分裂受损组织末端、疼痛、关节活动度受限、延长恢复时间。如果水肿持续,肢体功能可出现更多问题,包括:感染、萎缩、关节挛缩、间质纤维化及反射性交感神经营养不良[3,13,17]。

水肿的治疗

及时恰当地处理能最大化地控制水肿(图 15-4),使用冰敷、压迫、电疗、抬高及早期温和运动可减轻液体积聚并维持淋巴系统最好运行状态。任何促进淋巴流动的治疗都可减少细胞间隙的血浆蛋白,从而减轻水肿。临床最常见的标准治疗方法包括:抬高、加压和肌肉收缩。

水肿最佳治疗方法包括:

- 抬高
- 加压
- 负重训练
- 冷疗

利用重力来加快正常淋巴流动。抬高水肿部位,通过重力可加快淋巴运动而不是阻碍其流动。将损伤肿胀的部位抬高至于心脏水平是最重要的,也是必需的。抬高距离越大,淋巴流动的效果越好[27,28]。

未受伤人群在站立位时踝部容积(ankle volume)急剧增加,但将下肢抬高 20 分钟后,踝部容积急剧下降。受伤人群可能

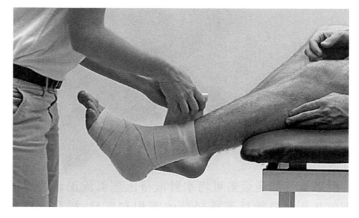

图 15-4　运用冰敷后可使用弹力绷带加压包扎受损部位,并抬高受损部位以最大程度减轻水肿

也是如此,受伤者站立位时可能显著增加容积,但抬高位时,由于组织受损伤,容积减轻不明显。大量关于急性期后踝扭伤水肿的研究表明,仅仅抬高患肢就能显著减少踝部容积[9,11,27-29]。但近期更多的研究表明仅使用抬高治疗对减少踝部容积无效。

肌肉收缩提供的节律性内部加压也能挤压淋巴管,促进淋巴回流至循环系统。肌肉收缩可通过等长运动或主动运动或电刺激诱导的肌肉收缩等形式实现。一些作者也提倡使用非收缩性电疗控制减轻水肿(见第 5 章电疗控制水肿讨论部分)。

外部压力也可用来促进淋巴流动。按摩、弹性加压及最常使用的体外间歇压力设备等可促进淋巴流动[54]。弹力绷带或量身定制的压力衣(elastic garment),例如 Jobst 制造的压力衣(图 15-5),可提供体外加压。体外加压不仅可使淋巴流动,还可使细胞间水肿向更大范围分散,使得更多毛细淋巴管参与血浆蛋白及水的清除。马靴和弹力绷带加压的护垫也有助于最大程度地减轻受伤部位水肿积聚或再积聚[5,6,14,23]。

Gardner[25] 提出负重活动能激活强大的静脉泵。静脉泵由足底外侧动脉并行的静脉组成。当负重或足弓变平时,静脉能立即排空,因排空发生迅速,所以 Gardner 等人[32]认为这一过程受到内源性放松因子(endothelial-derived relaxing factor,EDRF)释放的调节,与肢体肌肉活动无关。EDRF 因突然压力改变而释放,并在局部扩散,其主要的作用是放松平滑肌及加快静脉血流率。

患者在非承重步态及承重步态间转换时的这一现象,也许能解释水肿迅速减轻的原因。在各种损伤治疗方案中,使用静脉泵治疗下肢水肿应包括早期承重训练。

近期研究表明,使用间歇充气加压设备对减轻急性期后损伤性水肿疗效欠佳。冷疗结合间歇充气加压治疗在减轻急性期损伤性水肿效果最佳[4,7-9,11,18,24,29,33,34]。

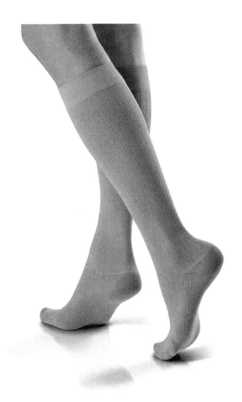

图 15-5 JOBST 压力衣(惠允自 JOBST)

间歇充气加压治疗技术

间歇充气加压设备可将水肿液挤压至引流正常的淋巴管,而替代失用的淋巴系统功能[51],使用间歇充气加压设备能显著减轻肢体容积和周径,提高淋巴水肿的治疗效果,而无明显不良反应[49,51,53]。大部分间歇充气加压设备有 3 个可调节参数:①充气压力;②通-断时间序列;③总治疗时间(图 15-6)。

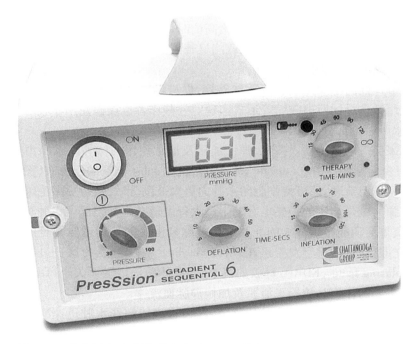

图 15-6 数字压力显示器,临床人员可通过控制面板上的压力控制旋钮轻松地调节压力(惠允自 DJO Global)

间歇充气加压设备具有多个腔室,可由远端向近端充气,且各腔室内的压力逐渐减小。这些设备力图模仿清除水肿的按摩冲击(massage strokes)[4,18,21,29]。减轻急性期后损伤性水肿无须使用渐进式顺序功能,充气加压设备亦不能显著减轻损伤后水肿[21,29]。所有间歇充气加压设备对治疗水肿似乎效果相当。

将不同参数调节与容积进行对比的研究很少。常基于经验和临床试验设计制订治疗方案。

充气压力

压力设定与血压关系不甚紧密,以患者舒适时的压力设定为治疗压力。最常用的治疗方案即治疗压力约为患者舒张压。动脉毛细血管压力约为 30mmHg。即压力>30mmHg 就可促进水肿重吸收和淋巴流动,最大治疗压力不应超过舒张压,建议将 60~70mmHg 的持续压力设为治疗的上限[49],压力>70mmHg 可能造成患者的不良反应[55]。过高的压力可阻断血流,继而产生潜在组织的不适反应[3,7-9,17,26,35]。

压力太大治疗效果未必更好,但需要足够的压力以挤压淋巴管和驱动淋巴流动[51]。相对低的压力,>30mmHg 的治疗压力可能起到挤压淋巴管和驱动淋巴流动的作用。有研究表明,能减轻肢体容积的最大治疗压力为 40mmHg[55]。静水压及 40~50mmHg 的压力可提高组织间液压力,使其大于血管压力是淋巴流动的另一机制[17,26,35]。建议治疗上肢水肿时,间歇充气加压设备的充气压力调节至 30~60mmHg,而治疗下肢水肿时,压力可调至 40~70mmHg[49,50,55]。

同时也提醒,控制面板显示的压力可能持续低于袖套中的实际压力,所以建议将袖套的靶压力值设定为低于控制面板显示的压力值[1]。

临床决策练习 15-2

患者因前交叉韧带拉伤造成膝关节肿胀 2 天就诊,临床人员应采用何种治疗技术以消除膝关节肿胀?

治疗方案:间歇充气加压

1. 将袖带通过管路与气压泵连接。
2. 将泵开启并充气,治疗上、下肢时最大压力均<60mmHg。**警告:压力不应超过舒张压。**
3. 调节压力泵的开关时间序列至 50 秒开和 50 秒关。
4. 设定治疗时间为 30 分钟~1 小时。
5. 在充气泵间歇期,鼓励患者活动其手指或脚趾。
6. 在治疗过程中至少一次脱下袖套检查患者皮肤及其关节活动。

通-断顺序

每例患者的最佳通断顺序时间常根据临床人员的经验决定。通断时间比是可变的,推荐的通-断比为 1:1、2:1、1:2、3:1 及 4:1。长时间持续加压也常用。最应重点关注的是充气时间应足够将压力提高到至少 30mmHg,Zaleska 推荐 50 秒充气时间和 50 秒放气时间,实现 30mmHg 压力为最佳方案[50]。大部分充气加压设备的通断时间可通过控制面板轻松调节(图 15-7)。

总治疗时间

总治疗时间基于研究而得出,但很多情况下总治疗时间是根据方便性及经验而制定的。大部分原发性淋巴水肿的治疗方案建议总治疗时间为 3~4 小时。许多患者通过 3~4 小时的治疗有效[4,5,7-9,11,16-19,21,24,27-29,33,35-40]。

研究者证明按摩开始后淋巴流动急剧加快,当按摩暂停 10 分钟后淋巴流动减慢[41]。临床研究表明加压 30 分钟后肢体容积显著下降[5,7-9,11,16,19,23,28,29,33,34,37,38]。很多情况下,10~30 分钟的治疗时长似乎足够,严重水肿或抵抗治疗除外,一天多次治疗可能有效控制和减轻各种肌肉骨骼损伤造成的水肿。

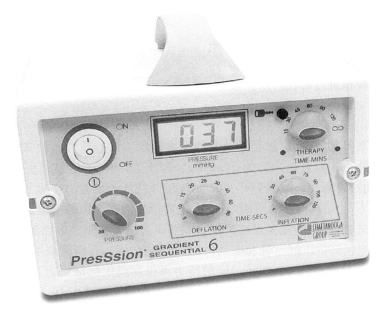

图 15-7　间歇充气加压设备的时间设定控制旋钮可调节通-断循环,在治疗开始时设备处于未充气状态,当充气压力到达后,断开-时间旋钮会增大(惠允自 DJO Global)

临床决策练习 15-3

患者因踝内翻扭伤 3 天就诊,现踝部有凹陷性水肿体征,临床人员决定使用间歇充气加压设备以减轻水肿,怎样选择合适的治疗参数?

顺序式加压泵

　　在过去一段时间内,许多间歇充气加压泵具有顺序充气多腔室设计[2,33,42](图 15-8)。近来,才有了程序式梯度设计。这一设计具有压力由远端向近端传递,且压力梯度递减的按摩效应特点[4]。

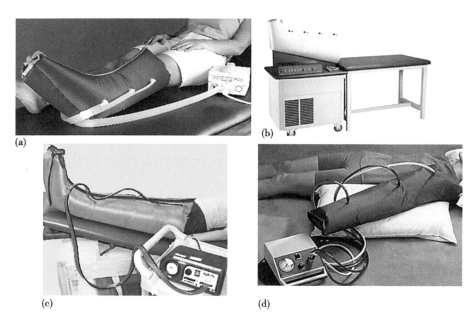

图 15-8　顺序加压泵。(a)PresSion 梯度加压泵;(b)CryoPress;(c)BioCryo;(d)KCI 顺序泵

根据厂家推荐,压力最高处位于袖套远端,在个别案例中,为保证设备的疗效,特意制订了 48 小时治疗方案,并将患者收缩压与舒张压的平均值设定为初始治疗压力[4]。袖套中间腔室压力较远端腔室低 20mmHg,近端腔室压力较中间腔室压力低 20mmHg,有的袖套最多时有 6 个顺序腔室。

每次压力循环时长为 120 秒,远端腔室最先加压,并持续加压 90 秒,20 秒后中间腔室充气加压,再 20 秒后近端腔室充气,最后 30 秒,3 个腔室压力归零,然后再重复循环。

仅有少量研究表明,与早前出现的压力袖套相比,远端向近端压力递减的设备是有效的[2,15]。Lemly[29]的一项研究将顺序加压与冷疗结合加压进行对比,结果发现两种方案均可有效减轻水肿,两种设备无显著差异。

间歇充气加压与低频脉冲或涌潮电刺激设备联用可能促进肌肉泵收缩。两种物理因子的结合运用可促进淋巴系统对损伤副产物的重吸收[16]。

顺序式加压对运动损伤恢复的疗效

尽管间歇式顺序充气加压对运动损伤恢复的有效性缺乏证据支持,尤其是运动人群,但近来,其获得了极大关注。有报道明确了其能有效减轻水肿和改善肌肉僵硬[59],但对肌力或需氧代谢能力的恢复无效[60]。然而,一项研究发现,在间歇顺序式加压治疗 20 分钟后可产生短暂疗效,但缺乏大量客观和临床重要功能获益的证据[61]。

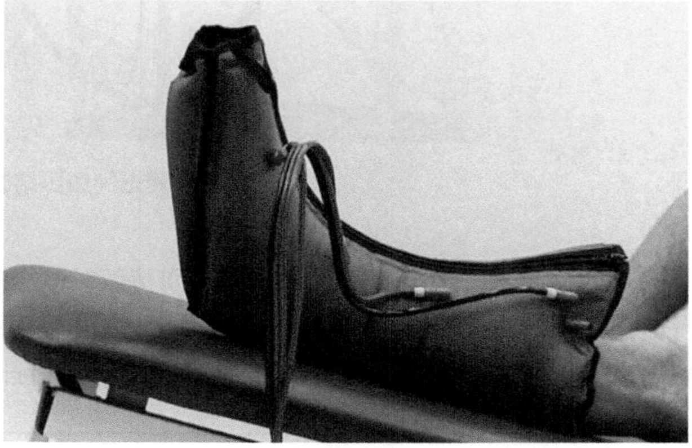

患者选择和指导

患者使用间歇充气加压设备相对简单,患者应选择与抬高位肢体相匹配的大小合适的加压

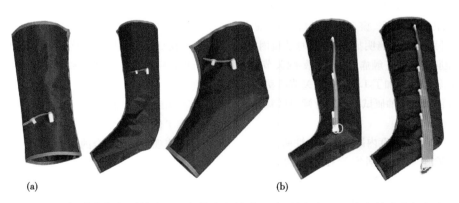

图 15-9 尚未加压的加压设备作用于抬高位的患者下肢

装置(图 15-9)。加压袖套有足、踝、小腿、全腿、前臂及全臂袖套,单腔室或顺序腔室袖套(图 15-10),放气加压袖套通过软管及连接阀与压力机组相连。

      (a)   (b)

图 15-10 间歇充气加压袖套。(a)单腔室袖套;(b)顺序式 3、6 腔室袖套(惠允自 DJO Global)

一旦设备开机,应调节 3 个参数:通-断时间顺序、充气压力和治疗时间,开的时间应调至 30~120 秒,关的时间调零,直到袖套充气加压且治疗压力达标后,关的时间可在 0~120 秒内调节。当单个循环结束后,应指导患者活动肢体。通-断时间设置为 30 秒:30 秒,疗效确切且患者感觉舒适。一些加压设备达到靶压力用时较长,而另一些设备达到靶压力的时间短,考虑到机械特点,通-断时间序列设定是很重要的。

当电刺激结合加压治疗后,因袖带加压可影响电导接触和电流强度,应不断随压力变化,调节电流强度(图 15-11)。

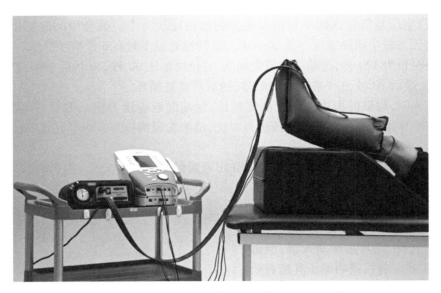

图 15-11　间歇充气加压结合电刺激电流以减轻水肿

　　治疗时间至少 20~30 分钟。治疗时间持续>30 分钟,患者可能感觉不适。治疗结束后,应立刻对肢体进行测量以判断是否达到预期效果。水肿部位应使用弹力加压绷带包扎以维持效果。如果水肿未减轻,在短的恢复时间内,需更换另一治疗方案,如无禁忌证,鼓励负重训练来刺激静脉泵。

案例分析　15-1

间歇充气加压

　　背景:患者,男,48 岁。因在自家院内除草时,右脚绊入洞中,随即右足、踝出现疼痛和水肿,曾在当地医院急诊室接受治疗,但患者依从性差,未按医嘱抬高、冰敷患肢,48 小时后,因右踝肿胀、瘀斑,看家庭医生。患者自诉右踝肿胀,外踝局部触痛明显,在转移时承重困难,体格检查提示距腓前韧带有触痛点,2+积液-踝关节绕 8 字测量患侧周长较对侧增加了 1.91cm,踝关节活动度减少至背伸 0°/跖屈 35°,前抽屉试验及距骨倾斜试验提示踝稳定。

　　初步诊断印象:右踝Ⅰ度内翻扭伤亚急性期。

　　治疗计划:除了对患者居家治疗进行再次指导外,对右足/踝启动间歇充气加压以清除残存积液和水肿,抬高右侧下肢,治疗前测量踝周径,穿好袜套,治疗方案包括压力 60mmHg,30 秒开/10 秒关为一个循环,治疗时长 30 分钟,治疗后再次测量周径,鼓励患者尝试进行主动或主动-辅助踝泵练习。患者穿戴合适的压力袜和马蹄形热塑踝支具,在可耐受下进行承重转移。

　　治疗反应:治疗开始后,患者踝部周径缩小了之前的 0.63cm(1/4 英寸),背伸活动范围增大 5°,经过 5 次

治疗后,积液消退,主动关节活动度达到正常范围。行肌力训练并在马蹄形踝支具辅助下进行转移。出院时,患者症状基本消失,患者能独立进行强化训练,重拾园艺工作。

　　康复专业人员运用治疗性物理因子最大程度减轻外伤相关症状,为组织愈合创造最优环境。

问题讨论:

- 哪些组织受伤/受影响?
- 出现了什么症状?
- 患者表现为损伤愈合的哪一阶段?
- 物理因子治疗的生物生理效应(直接/间接/深度/组织亲和力)是什么?
- 物理因子治疗的适应证/禁忌证是什么?
- 在本案例分析中,物理因子治疗的应用/剂量/持续时间/频率的参数是什么?
- 针对这种损伤或疾病可以使用什么其他物理因子治疗?为什么?怎么用?

　　康复专业人员应用物理因子治疗创造最佳的组织修复环境,同时尽量减轻与创伤或疾病相关的症状。

案例分析 15-2

间歇充气加压治疗

背景:患者,女性,57 岁,1 年前曾行乳腺癌改良根治术,术后行放射治疗。6 个月前,患者右上肢,从手至腋窝水肿进行性加重。水肿开始影响其在汽车制造厂的流水线工作和日常生活,她被转介以管理其水肿,双上肢周径测量提示右上肢从腕部到三角肌粗隆较左侧增粗 20%。

初步诊断印象:乳腺癌切除术后因淋巴结清扫和毁损造成淋巴水肿综合征。

治疗计划:使用全上肢长袖套的间歇充气加压,充气加压压力最初设定为 40mmHg,通-断时间序列为 45 秒、60 秒,总治疗时长 30 分钟,患者取仰卧位,右上肢垫枕头抬高,袖套放气时,指导患者做握拳及松拳动作,每周进行 3 天治疗,总共进行 15 次治疗。

治疗反应:初始治疗后,患者右上肢周径轻度缩短,经过 3 次治疗后,最大充气压力逐渐升至 60mmHg,开-时间升至 120 秒,关-时间 30 秒,经过 11 次治疗,患者肢体周径稳步缩短,此后无更多获益。患者穿戴了量身定制的弹力服以维持降低后的肢体容积。出院时,患者右上肢周径较左侧粗 8%。

问题讨论:

- 哪些组织受伤/受影响?
- 出现了什么症状?
- 患者表现为损伤愈合的哪一阶段?

- 物理因子治疗的生物生理效应(直接/间接/深度/组织亲和力)是什么?
- 物理因子治疗的适应证/禁忌证是什么?
- 在本案例分析中,物理因子治疗的应用/剂量/持续时间/频率的参数是什么?
- 其他何种治疗性物理因子可用于治疗乳腺癌根治切除术后淋巴水肿或类似情况?为什么?怎样制订治疗方案?
- 乳腺癌切除术后淋巴水肿与肌肉骨骼损伤在病理生理上有何不同之处?在治疗技术、治疗时长、复发可能性上有何不同?
- 单纯乳腺癌切除术或乳腺癌根治术,何者更可能发生淋巴水肿?
- 能否预防该患者乳腺癌切除术后淋巴水肿的发生?为什么?可尝试采取何种措施以预防淋巴水肿的发生?
- 间歇充气加压治疗时抬高患肢的原因是什么?为什么要握拳、松拳?为什么选择间歇加压而不是静态加压?充气压力怎样设定?
- 充气压力设定为 120mmHg,能否更有效减轻水肿?

康复专业人员应用物理因子治疗创造最佳的组织修复环境,同时尽量减轻与创伤或疾病相关的症状。

冷疗和加压治疗结合设备

一些厂商将间歇充气加压和冷疗(通常为水)结合起来[43]。这些设备的优势在于给损伤部位降温并起到加压作用,控制性冷压设备温度是可调节的,可调范围为 10 ~ 25℃,降温通过袖带内循环冷水实现。

冷疗与加压相结合治疗一些水肿具有临床有效性[11,16,19,26,29,33,34,44,45]。一项研究将间歇充气加压设备结合冷疗,抬高患肢与使用弹力绷带、冷疗加抬高患肢的疗效进行了对比,结果表明冷疗-加压设备能更有效地减轻水肿[11]。

Cryo-Cuff 在第 4 章已讨论过,Game Ready System、Vital Wrap、Polar Care Cub 均为可携带装置,以上装置可使加压和冷疗发挥作用(图 15-12)。这些组件价廉且相对易操作,是目前最常用于术后水肿的管理。图 15-8 中 CryoPress 是一款静态冷压设备。

临床决策练习 15-4

临床人员正使用间歇充气加压治疗踝部水肿,临床人员想知道电刺激或冷疗或电刺激结合冷疗,何种方法能更有效治疗淋巴水肿?

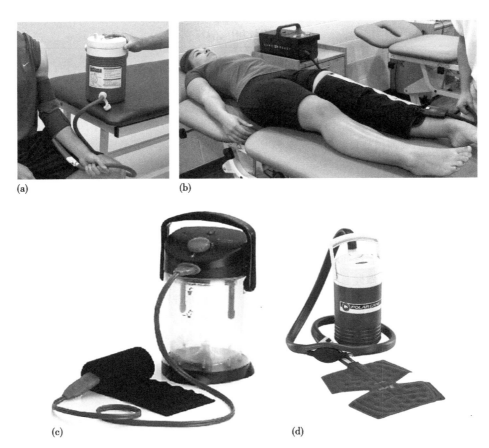

图 15-12　便携式冷疗加压设备。（a）Cryo-Cuff；（b）Game Ready System；（c）Vital Wrap；（d）Polar Care® Cub（d 设备惠允自 Berg，Inc.）

适应证和禁忌证

　　表 15-1 总结了使用间歇充气加压设备的适应证及禁忌证。间歇充气加压设备被推荐用于治疗淋巴水肿、软组织损伤后创伤性水肿、因特定类型的神经疾病而不能活动肢体造成的慢性水肿、因间隙腔长期液体积聚产生的淤积性溃疡、截肢而产生的水肿、因肾功能不全行透析的患者可能出现的肢体水肿、低血压、动脉功能不全的患者，如间歇性跛行以加快静脉回流、因脑卒中或手术而造成的手部水肿或挛缩、刺激人软骨蛋白多糖的合成[37,39-42]，也可用于降低术后因制动或血液高凝状态而发生静脉血栓的可能性，通过减轻水肿促进术后切口愈合[38,46,47]。

表 15-1　间歇充气加压的适应证和禁忌证	
适应证	
淋巴水肿	淤积性溃疡
创伤性水肿	间歇性跛行
慢性水肿	术后切口愈合
禁忌证	
筋膜室综合征	充血性心力衰竭
外周血管疾病	急性肺水肿
深静脉血栓或血栓性静脉炎	移位性骨折
局部浅表感染	

临床人员应避免给已知有深静脉血栓、局部浅表感染、充血性心力衰竭、急性肺水肿和移位性骨折的患者使用间歇充气加压设备[48]。

临床决策练习 15-5

为左侧腓肠肌急性挫伤的患者提供紧急救助,间歇充气加压设备或弹力绷带包扎,何种设备能更有效地控制水肿?

血流限制性训练

血流限制性(blood flow restriction,BFR)训练,又名低强度阻断训练,是一种利用特殊设计的加压袖带作用于肢体远端以减少肌肉血流的技术(图 15-13)。血流限制性训练结合低强度肌力训练能明显增加骨骼肌力量并使骨骼肌肥厚[62]。产生这一效应的机制有很多,主要机制是通过限制性血流训练刺激生长包括促进蛋白质合成,快收缩纤维募集和代谢积聚并刺激合成生长因子的增加[62]。BFR 训练时,袖套压力应足够高,以阻断肌肉中的静脉回流;袖套压力应足够低,以维持肌肉动脉血供。当使用 5cm 宽的袖带时,推荐初始训练压力为 140～160mmHg,肢体大小决定了治疗压力和袖带宽度的选择。当使用 13.5cm 宽的袖带时,200mmHg 压力并不比 150mmHg 左右的压力更有效,宽袖带比窄袖带在限制血流压力时作用压力更低[63]。

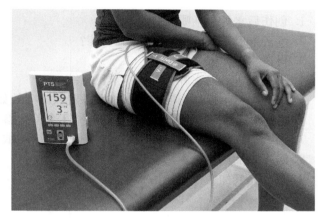

图 15-13 血流限制性训练采用近端压力袖套结合力量练习来增加肌肉力量

患者每周进行 2~3 天血流限制训练,肌力和肌肥大获益最大。传统的肌力训练,肌力开始时增加归因于神经适应,随后是由于肌肥大而增加。相反,低强度血流限制训练,肌力增加是因为肌肥大增加,而不是神经适应[62]。患者应做 15%～30% 1 次最大重复(repetition maximum,RM)的低抗阻训练,30 次一组,随后 15 次一组,至少 3 组,每组间隔 30~60 秒。

血流限制训练是一项在可控环境下由经过训练或有经验的专业人员操作的相对安全的技术。个体似乎对血流限制性训练与常规力量训练在心血管系统、肌肉损伤、氧化应激、神经传导反应速度等方面效果相当[64]。

间歇充气加压治疗临床应用效果的最新最佳循证依据

以下观点直接引用 Cochrane 系统评价数据库(*Cochrane Database of Systematic Review*)和 *PubMed* 中关于间歇气压治疗技术疗效的最新随机对照试验和系统评价。

- "单用间歇充气加压治疗或与其他治疗因子结合可有效减少淋巴水肿肢体容积。间歇充气加压是治疗慢性水肿安全有效的干预手段。治疗淋巴水肿的最有效方法应个体化、多样化。证据表明间歇充气加压设备可能在多样化的治疗手段中起主要作用"[49]。
- "间歇充气加压可有效促进骨折和软组织愈合。然而,人体研究样本量小,需更多强有力的人体随机对照试验提供更强的相关临床证据"[56]。
- "间歇加压是已被证明的,能有效预防深静脉血栓(deep vein thrombosis,DVT)和减轻淋巴水肿,间歇充气加压的潜能还未被充分认识,需要更高质量的研究"[57]。
- "综述一致认为,综合性物理治疗能有效减轻肢体容积,使用压力衣、压力泵、徒手淋巴引流也能减轻肢体容积,然而,当这些治疗形式结合运用时,可最大程度提高疗效"[58]。

总结

1. 使用压力泵可有效管理损伤或手术后水肿。

2. 淋巴水肿是过多淋巴液积聚在皮下组织引起的水肿,常发生在损伤后数小时。

3. 肌肉活动、主动、被动运动、抬高位、呼吸、血管搏动可通过挤压淋巴管或重力作用促进淋巴运动。

4. 冰敷、加压、电疗、抬高、早期缓慢运动能减轻液体积聚,并维持淋巴系统最好运行状态。

5. 大多数间歇充气加压设备具有 3 个可调节参数:充气压力、通-断时间序列、总治疗时间,以患者舒适度为参数调节的主要指导原则。

6. 临床上,冷疗结合加压能有效治疗一些水肿。

7. 顺序式加压泵的设计具有从远端向近端压力逐渐递减的按摩功能。

复习题

1. 创伤后水肿包括哪几种类型?

2. 阐述淋巴系统的作用、结构和功能?

3. 淋巴水肿的定义是什么?

4. 怎样促进淋巴水肿重吸收至淋巴系统?

5. 体外压迫治疗损伤后水肿及水肿重吸收的疗效如何?

6. 使用间歇充气加压设备时,需调节哪 3 个治疗参数?

7. 与其他物理因子结合使用时,怎样有效使用间歇充气加压?

8. 顺序式加压泵是否具有临床优势?

9. 间歇充气加压设备适用于临床哪些情况?

自测题

是非题

1. 淋巴系统作用之一是清除组织间液中过多蛋白质。

2. 淋巴系统走行与动脉系统平行。

3. 所有的淋巴管无肌性结构。

选择题

4. 淋巴液过多积聚于皮下组织称为

    A. 水肿

    B. 淋巴水肿

    C. 关节肿胀

    D. 凹陷性水肿

5. 淋巴液的组成

    A. 内皮细胞及纤维

    B. 淋巴管中一种透明、微黄的液体

    C. 细胞外组织间液

    D. 关节中的血液及关节液

6. 以下哪项可促进淋巴运动

    A. 肌肉活动

    B. 主动和被动运动

    C. 抬高位

    D. 以上所有

7. 使用间歇充气加压设备时,最小压力设定为?

    A. 大于或等于 30mmHg

    B. 大于或等于 100mmHg

  C. 约等于收缩压

  D. 约等于舒张压

8. 从患者舒适度考虑,大部分间歇充气加压治疗持续多长时间?

  A. 5~10 分钟

  B. 10~20 分钟

  C. 20~30 分钟

  D. 大于 1 小时

9. 哪项可与加压治疗结合运用?

  A. 冷疗结合加压设备

  B. 电刺激

  C. A 或 B

  D. A 和 B

10. 以下哪项不是间歇充气加压的禁忌证?

  A. 间歇性跛行

  B. 深静脉血栓

  C. 移位性骨折

  D. 局部浅表感染

临床决策练习解析

15-1

关节肿胀常局限在关节囊内,触诊时很像注水气球。轻轻按压关节一侧,积液可向其他方向移动,淋巴水肿发生部位为皮下组织,触摸时有凝胶样感觉,指压后可留有凹陷。

15-2

临床人员应使用包括冷疗、抬高、压迫、间歇充气加压设备和承重训练等促进静脉和淋巴回流。

15-3

压力靴的充气压力应设定约 60mmHg,通-断时间序列为 30 秒,总治疗时间以 20 分钟起始,通-断时间序列及总治疗时间根据患者耐受性,在以后的治疗中渐进增加。

15-4

使用电刺激诱导肌肉收缩可促进水肿清除,临床中,运用冷疗结合加压方法也同样能有效治疗淋巴水肿。

15-5

使用间歇充气加压结合冷疗和抬高患肢能有效治疗淋巴水肿,初始治疗时,如果间歇减压设备不能使受损部位降温,则弹力加压绷带可能是更佳选择。

参考文献

1. Segers P, Belgrado JP, Leduc A, et al. Excessive pressure in multichambered cuffs used for sequential compression therapy. *Phys Ther.* 2002;82:1000–1008.
2. Gnepp D. Lymphatics. In Staub N and Taylor A eds. *Edema*, New York: Raven, 1984, pp. 263–298.
3. Evans P. The healing process at the cellular level: a review. *Physiotherapy.* 1980;66:256–259.
4. Klein M, Alexander M, Wright J. Treatment of lower extremity lymphedema with the Wright Linear Pump: a statistical analysis of a clinical trial. *Arch Phys Med Rehab.* 1988;69:202–206.
5. Wilkerson J. Treatment of ankle sprains with external compression and early mobilization. *Phys Sports Med.* 1985;13(6):83–90.
6. Wilkerson J. External compression for controlling traumatic edema. *Phys Sports Med.* 1985;13(6):97–106.
7. Airaksinen O. Changes in post-traumatic ankle joint mobility, pain and edema following intermittent pneumatic compression therapy. *Arch Phys Med Rehab.* 1989;70:341–344.
8. Airaksinen O. Treatment of post-traumatic edema in lower legs using intermittent pneumatic compression. *Scand J*

Rehab Med. 1988;20:25–28.

9. Airaksinen O. Intermittent pneumatic compression therapy in post-traumatic lower limb edema: computed tomography and clinical measurements. *Arch Phys Med Rehab.* 1991;72:667–670.

10. Angus J, Prentice W, Hooker D. A comparison of two intermittent external compression devices and their effect on post acute ankle edema. *J Athl Training.* 1994;29(2):179.

11. Brewer K, Prentice W, Hooker D. The effects of intermittent compression and cold on reducing edema in post-acute ankle sprains. Unpublished master's thesis, University of North Carolina, Chapel Hill, NC, 1990.

12. Brown S. Ankle edema and galvanic muscle stimulation. *Phys Sports Med.* 1981;9:137.

13. Capps S, Mayberry B. Cryotherapy and intermittent pneumatic compression for soft tissue trauma. *Athlet Ther Today.* 2009;14(1):2.

14. Duffley H, Knight K. Ankle compression variability using elastic wrap, elastic wrap with a horseshoe, edema II boot and air stirrup brace. *J Athl Train.* 1989;24:320–323.

15. Elkins E, Herrick J, and Grindley J. Effect of various procedures on the flow of lymph. *Arch Phys Med Rehab.* 1953;34:31–39.

16. Flicker M. An analysis of cold intermittent compression with simultaneous treatment of electrical stimulation in the reduction of post acute ankle lymphaedema. Unpublished master's thesis, University of North Carolina, Chapel Hill, NC, May, 1993.

17. Foldi E, Foldi M, Weissleder H. Conservative treatment of lymphoedema of the limbs. *Angiology.* 1985;36:171–180.

18. Kim-Sing C, Basco V. Postmastectomy lymphedema treated with the Wright Linear Pump. *Can J Surg.* 1987;30(5):368–370.

19. Starkey J. Treatment of ankle sprains by simultaneous use of intermittent compression and ice packs. *Am J Sports Med.* 1976;4:142–144.

20. Tsang K, Hertel J, Denegar C. Volume decreases after elevation and intermittent compression of postacute ankle sprains are negated by gravity-dependent positioning. *J Athl Train.* 2003;38(4):320–324.

21. Wakim K. Influence of centripetal rhythmic compression on localized edema of an extremity. *Arch Phys Med Rehab.* 1955;36:98–103.

22. Wilkerson J. Contrast baths and pressure treatment for ankle sprains. *Phys Sports Med.* 1979;7:143.

23. Wilkerson J. Treatment of the inversion ankle sprain through synchronous application of focal compression and cold. *J Athl Train.* 1991;26:220–237.

24. Winsor T, Selle W. The effect of venous compression on the circulation of the extremities. *Arch Phys Med Rehab.* 1953;34:559–565.

25. Gardner A. Reduction of post-traumatic swelling and compartment pressure by impulse compression of the foot. *J one Joint Surg.* 1990;72-B:810–815.

26. Kobl P, Denegar C. Traumatic edema and the lymphatic system. *J Athl Train.* 1983;18:339–341.

27. Rucinski T, Hooker D, Prentice W. The effects of intermittent compression on edema in post-acute ankle sprains, *J Orthop Sports Phys Ther.* 1991;14(2):65–69.

28. Sims D. Effects of positioning on ankle edema. *J Orthop Sports Phys Ther.* 1986;8:30–33.

29. Lemley T, Prentice W, Hooker D. A comparison of two intermittent compression devices on pitting ankle edema.

J Athl Train. 1993;28(2):156–157.

30. Tsang K, Hertel J, Denegar C. The effects of elevation and intermittent compression on the volume of injured ankles. *J Athl Train* (suppl.). 2001;36(2S):S-50.

31. van Veen S, Hagen J, van Ginkel F. Intermittent compression stimulates cartilage mineralization. *Bone.* 1995;17(5): 461–465.

32. Hurley J. Inflammation. In Staub N and Taylor A eds. *Edema,* New York: Raven, 1984, pp. 463–488.

33. Quillen W, Rouiller L. Initial management of acute ankle sprains with rapid pulsed pneumatic compression and cold. *J Orthop Sports Phys Ther.* 1982;4:39–43.

34. Sloan J, Giddings P, and Hain R. Effects of cold and compression on edema. *Phys Sports Med.* 1988;16(8):116–120.

35. Kruse R, Kruse A, Britton R. Physical therapy for the patient with peripheral edema: Procedures for management. *Phys Ther Rev.* 1960;80:29–33.

36. Kraemer W, Bush J, Wickham R. Continuous compression as an effective therapeutic intervention in treating eccentric-exercise-induced muscle soreness. *J Sport Rehab.* 2001;10(1):11.

37. Lafeber F. Intermittent hydrostatic compressive force stimulates exclusively the proteoglycan synthesis of osteo-arthritic human cartilage. *Br J Rheumatol.* 1992;31(7):437–442.

38. Pflug J. Intermittent compression: a new principle in the treatment of wounds. *Lancet.* 1974;2(3):15.

39. Redford J. Experiences in the use of a pneumatic stump shrinker. *Int Clin Inform Bull Prosth Orthot.* 1973;12:1.

40. Sanderson R, and Fletcher W. Conservative management of primary lymphedema. *Northwest Med.* 1965;64:584–588.

41. Henry J, Windos T. Compensation of arterial insufficiency by augmenting the circulation with intermittent compression of the limbs. *Am Heart J.* 1965;70(1):77–88.

42. McCulloch J. Intermittent compression for the treatment of a chronic stasis ulceration: a case report. *Phys Ther.* 1981; 61:1452–1453.

43. Womochel K, Trowbridge C, Keller D. Effect of continuous circulating water and cyclical compression on intramuscular temperature and cardiovascular strain. *J Athl Train.* 2009;44(suppl):S87.

44. Liu N, Olszewski W. The influence of local hyperthermia on lymphedema and lymphedematous skin of the human leg. *Lymphology.* 1993;26:28–37.

45. Seamon C, Merrick M. Comparison of intramuscular temperature of the thigh during treatments with the Grimm Cryopress and the game ready accelerated recovery system (abstract). *J Athl Train.* 2005;40(2 suppl.)S-99.

46. Carriere B. Edema—its development and treatment using lymph drainage massage. *Clin Manage Phys Ther.* 1988;8(5): 19–21.

47. Matzdorff A, Green D. Deep vein thrombosis and pulmonary embolism: prevention, diagnosis, and treatment, *Geriatrics.* 1992;47(8):48–52, 55–57, 62–63.

48. Fond D, Hecox B. Intermittent pneumatic compression. In Hecox, B, Mehreteab, T, and Weisberg J eds. *Physical Agents: A Comprehensive Text for Physical Therapists.* Norwalk, CT: Appleton & Lange, 1994.

49. Feldman J, Stout N. Intermittent pneumatic compression therapy: a systematic review. *Lymphology.* 2012;45:13–25.

50. Zaleska M, Olszewski W. Pressures and timing of intermittent pneumatic compression devices for efficient tissue fluid and lymph flow in limbs with lymphedema. *Lymphat Res Biol.* 2013;11(4):227–232.

51. Zaleska M, Olszewski W. The effectiveness of intermittent pneumatic compression in long-term therapy of lymphedema of lower limbs. *Lymphat Res Biol.* 2014;12(2):103–109.
52. Murdaca G, Cagnati P. Current views on diagnostic approach and treatment of lymphedema. *Am. J. Med.* 2012;125(2):134–140.
53. Muluk S, Hirsch A. Pneumatic compression device treatment of lower extremity lymphedema elicits improved limb volume and patient-reported outcomes. *Eur J Vasc Endovasc Surg.* 2013;46(4):480–487.
54. Airaksinen O, Kolari PJ, Miettinen H. Elastic bandages and intermittent pneumatic compression for treatment of acute ankle sprains. *Arch Phys Med Rehabil.* 1990;71(6):380–393.
55. Grieveson S. Intermittent pneumatic compression pump settings for the optimum reduction of oedema. *J Tissue Viability.* 2003;13(3):98–104.
56. Khanna A, Gougoulias N. Intermittent compression in fracture and soft tissue injuries healing. *British Medical Bulletin.* 2008;88(1):147–156.
57. Morris R. Intermittent pneumatic compression: systems and applications. *J Med Eng Technol.* 2008;32(2):170–188.
58. Finnane A, Hayes J. Review of the evidence of lymphedema treatment effect. *Am J Phys Med.* 2015;94(6):483–498.
59. Parise C, Hoffman M. Influence of temperature and performance level on pacing a 161 km trail ultramarathon. *Int J Sports Physiol Perform.* 2011;6:243–251.
60. Martin J, Friedenreich Z. Acute effects of peristaltic pneumatic compression on repeated anaerobic exercise performance and blood lactate clearance. *J Strength Cond Res.* 2015;29(10):2900–2906.
61. Hoffman M, Badowski N. A randomized controlled trial of massage and pneumatic compression for ultramarathon recovery. *J. Orthop. Sports Phys. Ther.* 2016;46(5):320–326.
62. Loenneke J, Wilson J. Low intensity blood flow restriction training: a meta-analysis. *Eur J Appl Physiol.* 2012;112:1849–1859.
63. Loenneke J, Fahs C. Blood flow restriction pressure recommendations: a tale of two cuffs. *Front Physiol.* 2013;4:249.
64. Loenneke J, Wilson J. Potential safety issues with blood flow restriction training. *Scand J Med Sci Sports.* 2011;21:510–518.

拓展阅读资料

Aydog S and Özçakar L. A handball player with a tennis leg: incentive for muscle sonography and intermittent pneumatic compression during the follow up. *J Back Musculoskelet Rehab.* 2007;20(4):181.

Capper C. Product focus. External pneumatic compression therapy for DVT prophylaxis, *Br J Nur.* 1998;7(14):851.

Challis M and Jull, G. Cyclic pneumatic soft-tissue compression enhances recovery following fracture of the distal radius: A randomised controlled trial. *Aust J Physiother.* 2007;53(4):247.

Chleboun GS, Howell JN, Baker HL, et al. Intermittent pneumatic compression effect on eccentric exercise-induced swelling, stiffness, and strength loss. *Arch Phys Med Rehab.* 1995;76(8):744–799.

Christen Y and Reymond M. Hemodynamic effects of intermittent pneumatic compression of the lower limbs during laparoscopic cholecystectomy. *Am J Surg.* 1995;170(4):395–398.

Coogan C. Venous leg ulcers and intermittent pneumatic compression therapy: Care of venous leg ulcers. *Ostomy Wound Manage.* 1999;45(11):5.

DePrete A, Cogliano T, and Agostinucci J. The effect of circumferential pressure on upper motoneuron reflex excitability in healthy subjects. *Phys Ther* (suppl.) 1994;74(5):S70.

Duffield R and Cannon J. The effects of compression garments on recovery of muscle performance following high-intensity sprint and plyometric exercise. *J Sci Med Sport.* 2010;13(1):136.

Eisele R and Kinzl L. Rapid-inflation intermittent pneumatic compression for prevention of deep venous thrombosis. *J Bone Joint Surg.* 2007;89(5):1050.

Elliot CG, Dudney TM, Egger M, et al. Calf-thigh sequential pneumatic compression compared with plantar venous pneumatic compression to prevent deep-vein thrombosis after non-lower extremity trauma. *J Trauma Inj Infect Crit Care.* 1999;47(1):25–32.

French D and Thompson K. The effects of contrast bathing and compression therapy on muscular performance. *Med Sci in Sports Exer.* 2008;40(7):1297.

Gilbart MK, Ogilvie-Harris DJ, Broadhurst C, and Clarfield M. Anterior tibial compartment pressures during intermittent sequential pneumatic compression therapy. *Am J Sports Med.* 1995;23(6):769–772.

Hamzeh M, Lonsdale R, and Pratt D. A new device producing ambulatory intermittent pneumatic compression suitable for the treatment of lower limb edema: a preliminary report. *J Med Eng Technol.* 1993;17(3):110–113.

Hofman D. Intermittent compression treatment for venous leg ulcers. *J Wound Care.* 1995;4(4):163–165.

Holwerda S, and Trowbridge C. Effects of cold modality application with static and intermittent pneumatic compression on tissue temperature and systemic cardiovascular responses. *Sports Health.* 2013;5(1):27–33.

Iwama H, Suzuki M, Hojo M, et al. Intermittent pneumatic compression on the calf improves peripheral circulation of the leg. *J Crit Care.* 2000;15(1):18–21.

Jacobs M. Leg volume changes with EPIC and posturing in dependent pregnancy edema: external pneumatic intermittent compression. *Nurs Res.* 1986;35(2):86–89.

Knobloch K and Kraemer R. Microcirculation of the ankle after cryo/cuff application in healthy volunteers. *Int J Sports Med.* 2006;27(3):250–255.

Knobloch K. Changes of Achilles midportion tendon microcirculation after repetitive simultaneous cryotherapy and compression using a cryo/cuff (includes abstract). *Am J Sports Med.* 2006;34 (12):1953–1959.

Kozanoglu E and Basaran S. Efficacy of pneumatic compression and low-level laser therapy in the treatment of postmastectomy lymphoedema: a randomized controlled trial. *Clin Rehab.* 2009;23(2):117.

Lachmann E, Rook J, and Tunkel R. Complications associated with intermittent pneumatic compression. *Arch Phys Med Rehab.* 1992;73(5):482–485.

Majkowski R, and Atkins R. Treatment of fixed flexion deformities of the knee in rheumatoid arthritis using the Flowtron intermittent compression stocking. *Br J Rheumatol.* 1992; 31(1):41–43.

Martin J, and Friedenreich Z. Acute effects of peristaltic pneumatic compression on repeated anaerobic exercise performance and blood lactate clearance. *J Strength Cond Res.* 2015;29(10):2900–2906.

McCulloch J. Physical modalities in wound management: ultrasound, vasopneumatic devices and hydrotherapy. *Ostomy Wound Manage.* 1995;41(5):30–32, 34, 36–37.

Murphy K. The combination of ice and intermittent compression system in the treatment of soft tissue injuries. *Physiotherapy.* 1988;74(1):41.

Seki K. Lymph flow in human leg. *Lymphology.* 1979;12:2–3.

Smith P. The use of intermittent compression in treatment of fixed flexion deformities of the knee. *Physiotherapy.* 1989;75(8):494.

Stillwell G. Further studies on the treatment of lymphedema. *Arch Phys Med Rehab.* 1957;38:435–441.

Tan X and Qi, W. Intermittent pneumatic compression regulates expression of nitric oxide synthases in skeletal muscles. *Biomechanics.* 2006;39(13):2430.

Waller T and Caine M. Intermittent pneumatic compression technology for sports recovery. *Sports Engineering.* 2006;9(4):247.

Wicker P. Clinical feature supplement. Intermittent pneumatic compression therapy for deep vein thrombosis prophylaxis. *Br J Theatre Nurs.* 1999;9(3):108.

Yates P, Cornwell J, and Scott, G. Treatment of haemophilic flexion deformities using the Flowtron intermittent compression system. *Br J Haematol.* 1992;82(2):384–387.

词汇表

水肿(edema):人体细胞外组织组织间液异常积聚。

内皮细胞(endothelial cell):管腔内排列的细胞。

内皮源性放松因子(endothelial-derived relaxing factor):可松弛平滑肌和加快静脉血流速度。

纤维细丝(fibrils):支撑毛细淋巴管的结缔组织纤维。

关节肿胀(joint swelling):关节囊内血液及关节液积聚。

淋巴液(lymph):淋巴系统中透明、微黄的液体。

淋巴水肿(lymphedema):过多淋巴液在皮下组织积聚引起的水肿。

凹陷性水肿(pitting edema):皮肤受压后,可留下凹陷压痕的水肿。

实 验 操 作
间歇式加压疗法

概述

间歇加压泵是一种具有与肢体相衬的双层纺织袖套,充气时可运用体外压力促进损伤或创伤后水肿重吸收的机械设备,该设备可调节充气压力,通-断时间序列及总治疗时间。

生理效应

促进组织间液回流至静脉及淋巴系统。

短暂减少外周血流量。

治疗效应

减轻软组织水肿。

缓解疼痛。

增大关节活动度。

适应证

临床人员最常运用间歇加压泵治疗软组织水肿伴骨骼肌创伤,也用于静脉功能不全及淋巴水肿的治疗。

禁忌证

- 感染。
- 动脉功能不全。
- 可疑血栓。
- 心功能或肾功能不全。
- 阻塞性淋巴管。

间歇加压			
操作步骤	评估		
	1	2	3
1. 检查设备			
a. 压力泵,充气袖套,棉质袜套			
2. 询问患者			
a. 确认患者身份			
b. 排除禁忌证			
c. 测量患者血压			
d. 询问既往治疗情况并查看治疗记录			
3. 患者体位			
a. 患者处于有支撑的、舒适体位			
b. 抬高备治疗肢体			
4. 检查患者皮肤及肢体感觉			
a. 测量备治疗肢体周径			
b. 给治疗肢体戴上袜套,确保无褶皱			
5. 将加压袖套套在穿有袜套的肢体上			
6. 向患者解释操作步骤			
7. 开始按指定程序操作			
a. 将袖套与加压泵通过管道连接			
b. 打开加压泵并充气,下肢充气压力<70mmHg,上肢压力<50mmHg。**警告:禁止超过舒张压**			
c. 调节加压泵通-断时间序列至 3:1			
d. 设定治疗时间为 30 分钟~1 小时			
e. 在治疗间歇中,鼓励患者活动其手指或足趾			
f. 在治疗过程中至少一次脱下袖套以检查皮肤及活动度			
8. 结束治疗			
a. 脱下袖套及袜套			
b. 检查皮肤及外周循环			
c. 再次测量肢体周径			
d. 记录治疗结果			
e. 评估治疗效果			
9. 包扎肢体以维持消肿疗效,并进行指示性运动			
10. 清洁仪器并放置原位			

（李永祥 译,朱玉连　王于领　审）

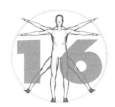

16 治疗性按摩
William E. Prentice

第 16 章

目标

完成本章学习后,学生应能够:

➤ 讨论反射性和力学性按摩不同的生理效应。

➤ 在按摩时应用特定的治疗指南和注意事项。

➤ 展示经典瑞典(Hoffa)按摩所涉及的各种手法。

➤ 讨论深层摩擦按摩的适当使用。

➤ 描述结缔组织按摩。

➤ 解释如何最有效地使用触发点按摩技术。

➤ 描述干针作为治疗活动性触发点的技术。

➤ 解释目前将肌筋膜放松用于恢复正常功能性运动的模式。

➤ 解释摆位放松技术、姿势性放松、主动释放技术®、Graston®(筋膜刀技术)、Rolfing(结构整合)、Trager 按摩法和拔罐技术对于软组织松动的技术。

按摩的生理效应

按摩是通过节律性施加压力和牵伸来对组织进行力学刺激[1]。过去数年中,对于按摩作用在患者身上的效果提出了很多观点,但这些都没有良好的控制和精心设计的研究来支持[2-11]。使用按摩来增加灵活性和协调性,并增加疼痛阈值;降低被按摩肌肉的神经肌肉兴奋性;刺激循环,从而改善肌肉的能量输送;促进愈合和恢复关节活动;去除乳酸,从而缓解肌肉痉挛[3,6,12-16,112,114]。然而,尚缺乏确凿的证据证明按摩可对体育锻炼人群起到促进的作用[17]。

但如何实现这些效果,取决于所使用的具体方法以及如何应用按摩技术。通常,按摩的效果包括反射性(reflexive)或力学性(mechanical)两种[18]。根据所采用的方法、施加压力和作用持续时间,按摩对神经系统的影响差别很大。通过反射机制,产生镇静作用。缓慢、温和、有节奏和表浅的效果可以缓解紧张并起到舒缓作用,使肌肉更加放松。这表明对局部感觉和运动神经产生作用,并引起一些中枢神经系统反应。力学方法试图通过表面施加直接力来使肌筋膜结构发生力学或组织学变化[18]。

> **按摩的生理效应**
> - 反射性效应
> - 力学性效应

反射性效应

治疗性按摩的第一种原理涉及反射性机制。反射性刺激试图通过皮肤和浅表结缔组织发挥作用。软组织松动刺激皮肤和浅筋膜中的感觉受体[18]。当双手轻轻地触碰皮肤时,皮肤感受器将会对刺激产生一系列反应。这种反射机制被认为是一种自主神经系统的现象[19]。反射性刺激可以单独发生(不伴有力学机制)。Mennell[20]称之为"反射效应"。它本身并不是一种效应,而是产生效应的原因(也就是说,它会引起镇静、缓解紧张、增加血液流对疼痛的影响)。

对疼痛的影响

可能由闸门控制理论和内源性阿片类药物的释放来调节(见第 4 章)。在闸门控制理论中,大直径传入神经纤维的皮肤刺激,有效地阻止了小直径神经纤维中所携带疼痛信息的传递。刺激皮肤或肌筋膜中的疼痛区域,可以促进 β-内啡肽和脑啡肽的释放,这将影响下行性脊髓束中疼痛相关信息的传递。

对循环的影响

根据 Pemberton 的说法,按摩对血液循环的影响是通过对神经系统中交感神经、对血管的反射影响而发生的[21]。他认为,肌肉系统中的血管在按摩过程中会被排空,这种清空不仅仅是由于挤压,也是反射性排空的效果。非常轻微的按摩(轻拍)时,淋巴管和小毛细血管瞬时扩张。较重的压力会导致更持久的扩张。如果发生毛细血管扩张,血容量和血流量增加,从而使被按摩区域的温度升高[22]。

按摩可增加淋巴流动[2,104]。在淋巴系统中,液体的运动取决于系统外的力。重力、肌肉收缩、移动和按摩等因素会影响淋巴液的流动。增加的淋巴流动有助于消除水肿[23]。当对水肿部位进行按摩时,抬高也有助于增加淋巴流动。

反射性效应
• 疼痛
• 循环
• 新陈代谢

曾经认为按摩可以促进运动后的乳酸清除。然而有证据表明,按摩产生的血流增加对乳酸代谢及其随后从血液和组织中清除的影响很小或没有影响。

对代谢的影响

按摩不会明显改变一般新陈代谢[21],血液的酸碱平衡没有变化。按摩似乎对心血管系统没有任何显著影响[26]。按摩代谢促进化学平衡。循环增加意味着废物清除增加,新鲜血液和氧气增加。机械运动有助于去除并加速乳酸的再合成。

力学性效应

按摩的第二种原理属于力学性质的原理。牵伸肌肉、拉长筋膜或松动软组织粘连或限制的技术都是机械技术。力学效应总是伴随着一些反射效应。随着力学刺激变得更有效,反射刺激变得不那么有效。力学刺激应在反射刺激之后进行。这并不意味着力学刺激是更具侵略性的按摩形式。然而,力学刺激通常针对更深的组织,例如粘连和受限的肌肉、肌腱和筋膜。

对肌肉的影响

肌肉组织按摩的基本目标是"保持肌肉处于最佳营养状态、灵活性和活力状态,以便从创伤或疾病中恢复后,肌肉可以最大限度地发挥作用"。肌肉按摩可以用于机械牵伸肌内结缔组织或缓解与肌筋膜触发点相关的疼痛和不适。按摩已被证明可以增加骨骼肌的血流量,从而增加静脉回流[27-29]。已证明它可以延缓肌肉萎缩[16]。由于神经肌肉兴奋性和肌肉及瘢痕组织的牵伸减少,已证明按摩可以增加腿部肌肉的活动范围[30,106]。按摩不会增加肌肉的力量或体积,也不会增加肌肉张力。

对皮肤的影响

按摩对皮肤的影响包括皮肤温度的升高,可能是直接机械作用和间接血管舒缩作用的结果。还发现,按摩会增加出汗和降低皮肤对电流的阻抗。

如果皮肤变得黏附于下层组织并形成瘢痕组织,则通常可以使用摩擦按摩的力学方法松开粘连并软化瘢痕。它直接作用于皮肤表面,去除因 6~8 周长时间固定而导致的死皮细胞。按摩对瘢痕组织的作用是牵伸并分解纤维组织。它可以松解皮肤和皮下组织之间的粘连,牵伸缩短黏附的组织。

按摩治疗的心理效应

按摩的心理影响可能对某些患者的生理效应有益。"上手（hands-on）"效果可以帮助患者感觉好像有人在帮助他们。这种镇静作用对患者最有益。按摩已经被证明可以降低精神情绪和躯体唤醒，例如紧张和焦虑[32]。临床人员的方法应该激发患者的自信心，患者应该有一种幸福的感觉，一种被帮助的感觉。

按摩治疗注意事项和指南

临床人员必须具有解剖学和所治疗特定区域的基本知识。必须考虑待治疗区域的生理学和患者的总体功能，并且必须理解现有的病理学和修复的过程。临床人员需要全面了解按摩原理和技巧，以及手动灵活性、协调性以及使用按摩技术时的注意力。临床人员还需要表现出诸如耐心、关心患者福利的感觉以及言语和方式上的礼貌等特征。

按摩治疗中最重要的工具是临床人员的手。它们必须干净、温暖、干燥、柔软。指甲必须短而光滑。出于卫生原因，在治疗前后必须洗手。如果临床人员的手很冷，应将它们放在温水中一小段时间。轻轻地摩擦双手也有助于提升手部温度。

体位对于临床人员也很重要。正确的体位可以放松，防止疲劳，并允许手臂、手和身体自由活动。良好的姿势也有助于防止疲劳和背痛。重量应均匀地放在双脚上，身体姿势良好。按摩大面积时，重量应从一只脚移到另一只脚。您的手部必须贴合所治疗部位的形状。通过操作过程中的良好体位，正确施加压力和节律性冲压（rhythmic strokes）（图 16-1）。

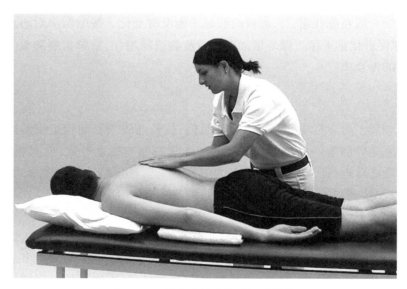

图 16-1 临床人员实施冲压的体位

在进行按摩治疗时，需要考虑以下几点[33-35,102,103,111]：

1. 压力调节应根据存在的组织的类型和数量来确定。它还必须受患者病情和受影响的组织的控制。压力必须通过手的柔软部分从身体传递，并且必须根据患者身体部位的轮廓进行调整。

2. 节奏必须稳定均匀。每次按摩的时间和连续按摩之间的时间间隔应相等。

3. 持续时间取决于病理过程、所治疗区域的大小、运动速度、年龄和患者的状况。还应该观察患者对施加手法期间的反应。按摩背部或颈部可能需要 15~30 分钟。按摩大关节（如髋关节或肩关节）可能需要 10 分钟以上。

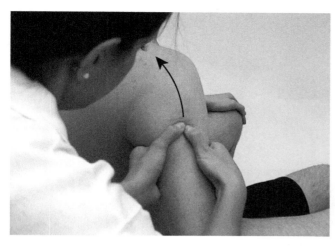

图 16-2 在按摩的应用中,应该沿肌纤维方向施加力

4. 如果肢体肿胀,应从近端部分开始治疗,以帮助促进近端的淋巴流动,并使远端按摩去除液体或水肿的后续效果更有效,因为近端对淋巴流动的阻力将减小。这种技术被称为"开启效应"。

5. 按摩应当无痛,除了摩擦按摩,其他方式不应引起瘀斑(由挫伤引起的皮肤变色)。

6. 一般来说,力的方向应该沿肌纤维的方向上施加(图 16-2)。

7. 在一次治疗中,一个人应该从轻抚法开始,然后逐渐加大力量直至可能达到的最大力量,然后再逐渐减少力量,并以轻抚法结束。

8. 临床人员必须考虑最佳按摩位置,确保患者处于温暖、舒适、放松的体位。

9. 如果必要且可能,可以抬高身体部位。

10. 临床人员应处于整个身体以及手和手臂放松的位置,并且无须紧张易于完成手法操作的体位(图 16-1)。

11. 应使用足够的润滑剂,以便临床人员的手沿着皮肤表面平滑移动(摩擦除外)。但应避免使用过多的润滑剂。

12. 按摩应从表浅的抚摸开始;该操作的目的是将润滑剂涂抹在被治疗区域。

13. 每次轻抚应从关节处或关节下方开始(除非禁止对关节进行按摩),在关节上方完成,以使轻抚重叠。

14. 压力应与静脉血流方向一致,然后是无压力的反向轻抚。压力应沿向心方向(图 16-3)。

15. 应注意所操作的身体区域,手部必须贴合所治疗部位的形状。

16. 尽可能避开骨性突出和有痛的关节。

17. 所有操作都应该是有节奏的。轻抚压力释放应以小半圈的摆动作为结束,以便节奏不会被突然逆转而打破。

设备

治疗床

从两侧均可进行操作的坚固的床是非常理想的工具。对于临床人员来说,床的高度应该相当舒适;不需要倾斜或伸手去执行所需的动作。在这种情况下,应尽量考虑使用高度可调节的床。为了便于清洁和消毒,更可取的是可清洗的塑料床面。床附近应设有

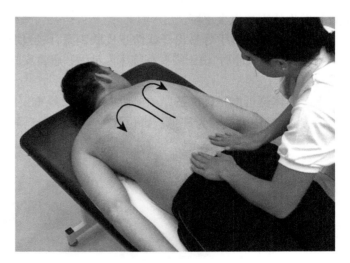

图 16-3 按摩压力应与静脉血流方向一致,然后是无压力的反向轻抚。双手应保持与身体表面接触

放置床单和润滑剂的区域。如果床没有衬垫的话,应使用床垫或泡沫垫来提高患者的舒适感。

床单和枕头

患者应该用床单或毛巾覆盖,露出需要按摩的部位(图 16-4)。毛巾应放置在方便取用的地方以擦除润滑剂。塑料材料的表面通常太冷而不舒适,可用棉质毛巾铺床,不但帮助吸收患者的汗液,还能为患者带来舒适的感受。枕头可给予患者良好支持。

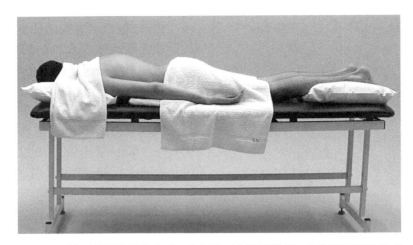

图 16-4 被覆盖的俯卧位患者,毛巾用于去除润滑剂,床单用于覆盖患者其他部位,枕头放在臀部和脚踝下以使患者舒适

润滑剂

几乎所有按摩操作都需要使用某种类型的润滑剂来克服摩擦,并通过确保手和皮肤的顺畅接触来避免刺激。如果患者的皮肤太油腻,可能需要先清洁皮肤。润滑剂应该是皮肤稍微吸收,但要避免太过润滑以至于临床人员很难进行按摩操作。建议使用成分缓和的油作为润滑剂。一份蜂蜡与三份椰子油的混合物使用效果较好。这些成分应融化在一起并冷却。最好在以下情况下使用润滑剂:①临床人员或患者的皮肤太干;②最近去除了外固定物;③存在瘢痕组织;④毛发过多。可以的润滑剂类型包括橄榄油、矿物油、可可脂和氢化醇等。"温霜"或止痛膏是一种皮肤刺激物,如果与按摩结合使用可能会导致灼伤,这取决于患者的皮肤类型。有人认为这种物质会导致血液远离肌肉而进入皮肤表面,这与临床人员通过按摩技术所欲达到的效果完全相反。

按摩后可使用酒精去除润滑剂。建议在使用前将酒精倒在临床人员的手中,以避免酒精直接施用于患者时发生的剧烈温度下降。

如果临床人员的手容易出汗或防止皮肤刺激,则应使用无味润滑粉末。

当进行摩擦按摩时,由于需要在临床人员手和患者皮肤间形成紧密接触,因此可能不需要使用润滑剂。

患者的准备

患者的体位可能是确保按摩放松肌肉有疗效最重要的一个方面。患者应该放松,取舒适体位。有条件的话,患者卧位可能较为理想。卧位也使重力有助于静脉回流。

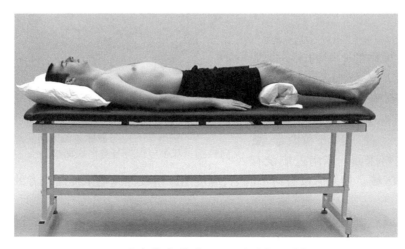

图 16-5 患者仰卧,枕头垫于患者头部和膝部下方

给予被治疗部位充分支撑。根据病例情况可能需要抬高被治疗部位。当患者在俯卧位进行治疗时,为按摩颈部、肩部、背部、臀部或腿部后部,应将枕头或滚轴放在腹部下方。另一个枕头应放在脚踝下方以使膝关节略微屈曲(见图 16-4)。如果患者处于仰卧位,小枕头应置于头和膝部下方(见图16-5)。

有时,俯卧位在按摩肩部、上背部或颈部时不太舒适。更舒适的体位可能是坐在椅子上,面向治疗床,同时向前倾斜并由治疗床上的枕头支撑。将前臂和手放在治疗床上,可获得更好的支撑(图 16-6)。临床人员可以站立在患者后面进行按摩。

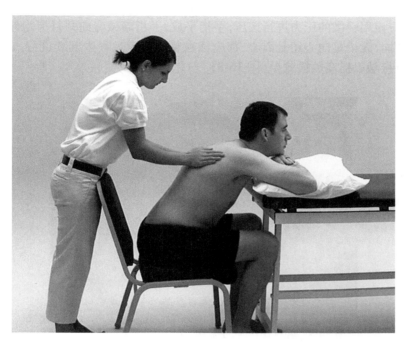

图 16-6　患者坐于椅子上,面对桌子和向前倾斜,前臂和手放在治疗床的枕头上进行支撑。临床人员站在患者身后

覆盖未治疗的身体区域,防止患者感到寒冷。移除治疗部位衣物。用毛巾覆盖治疗区域附近的所有衣服,以保护其免受润滑剂的污染(见图 16-4)。

经典按摩治疗技术

瑞典式按摩(Hoffa 按摩)

现代瑞典按摩的按摩体系于 1847 年起源于瑞典斯德哥尔摩,Albert Hoffa 的 *Technic der Massage*(《手法按摩技术》)一书于 1900 年出版。以此为基础的传统瑞典式按摩,为多年来开发的各种按摩技术提供基础[36]。Hoffa 按摩手法本质上是经典的瑞典按摩技术,使用包括轻抚(effleurage)、捏揉(petrissage)、叩击(tapotement)和振动(vibration)等各种表面接触方法。虽然一些临床人员认为这种技术是力学性质的,但是作用力可能更轻、更表浅,因此这项技术可能诱发出更多的反射。这种技术为更多针对深层组织的力学性技术打开了大门。

轻抚

这种按摩手法轻轻地在皮肤上滑动而不试图移动深部肌肉块。当在周边区域开始轻抚并向心脏移动时,产生主要的生理效应。这个过程可能有助于静脉和淋巴系统的回流。通过按摩也增加了皮肤表面的循环;由于周边区域的代谢交换速率增加,使这种操作产生效果。

治疗方案:按摩(瑞典式按摩)

1. 在施加润滑剂之后,从远端到近端,轻度至中度压力;不触及更深部组织。初始轻抚动作用于将润滑剂分布在治疗区。
2. 揉捏法是一种揉捏式运动,被操作的肌肉被抬起并滚动。
3. 轻叩法是一系列带动手指尖的击打动作,包括手指尖、尺骨边缘,手掌根部或手心。
4. 振动是手与皮肤紧密接触情况下的快速振荡或震颤。

　　轻抚的主要目的是使患者习惯于临床人员的身体接触。最初,轻抚用于均匀分布润滑剂。它还通过触觉较敏感的手指发现肌肉痉挛或疼痛的区域,并定位触发点和压力点,这有助于确定按摩期间使用的操作类型。

　　在按摩开始时,应该用轻微的压力进行按压,手指平放,手指略微弯曲并且拇指伸展(图 16-7)。一旦确定了按压流程的方向,无论是向心还是离心,都应该在整个治疗过程中继续进行。推法应朝向心脏,并且应始终与患者保持接触以提高放松效果(图 16-8)。

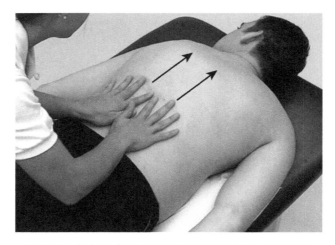

图 16-7　轻抚操作时,手放平,手指略微屈曲,拇指伸展

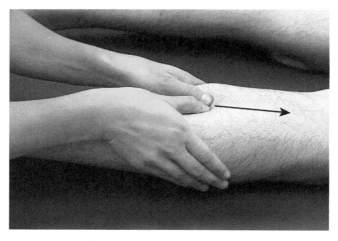

图 16-8　推的方向指向心脏,并且应与患者保持接触

　　深层按摩也是轻拍的一种表现形式,但它以更大的压力产生力学效应及反射效应(图 16-9)[37]。

　　每次按摩都以轻拍开始、轻拍结束。也应该在之间使用按摩等其他技术。按摩放松可减少患者对更强按摩技术的防御性紧张,通常具有精神舒缓效果。

揉捏法

　　捏揉法使用手指或手揉捏操作,按压和滚动肌肉。除了从一个治疗区域移动到另外一个治疗区域以外,手在皮肤上没有滑动。

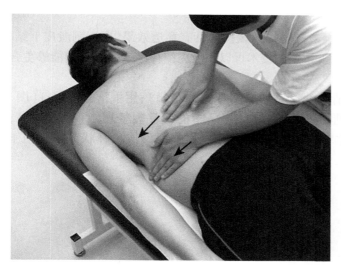

图 16-9　深度按摩

轻轻挤压、提起和放松肌肉。手可以保持静止或者可以沿着肌肉或肢体的长轴缓慢行进。捏揉法的目的是增加静脉和淋巴回流，并通过密集有力的动作将代谢废物压出受影响的区域。这种形式的按摩还可以打破皮肤和下层组织之间的粘连，松弛黏附的纤维组织，增加皮肤弹性。

捏揉法可以被描述为捏合技术。这是重复的捏抓、施加压力，在提升或滚动运动中放松，然后松解相邻区域（图 16-10）。可以用一只手揉捏较小的肌肉（图 16-11）。较大的肌肉，如小腿三头肌或背部肌肉，需要双手操作。揉捏时，双手应从肌肉纤维的远心端移动到近心端，与肌肉纤维平行或垂直地抓握。

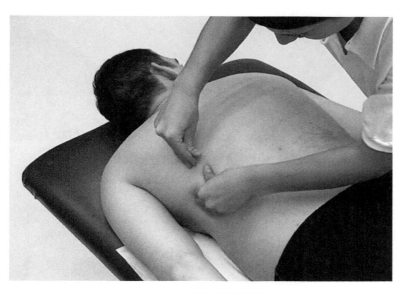

图 16-10　双手在背部揉捏

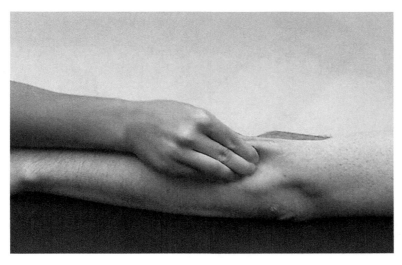

图 16-11　单手揉捏

叩击法

　　快速的叩击是指双手放松、快速互相交替进行击打动作。该技术具有穿透效果,用于刺激皮下结构。击打通常用于增加血液循环或者使血液流动更积极。敲击技术可以刺激周围神经末梢使它们能够更强烈地传递神经冲动。

　　叩击技术的一种类型是劈砍方式,使用尺骨边缘交替叩击患者(图 16-12);用手指交替拍打(图 16-13);以半握拳方式使用手上的小鱼际隆起处叩击(图 16-14);用手指的尖端轻轻叩击(图 16-15);拇指、手指和手掌一起形成凹面,握成杯状或者空掌叩击,(图 16-16)。空掌手型或者杯状手主要用于体位引流。

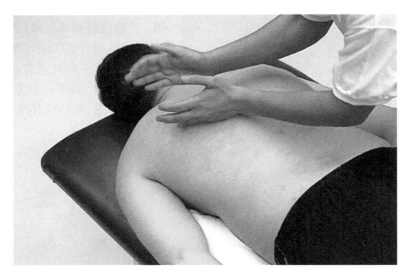

图 16-12　用手的尺侧缘进行叩击

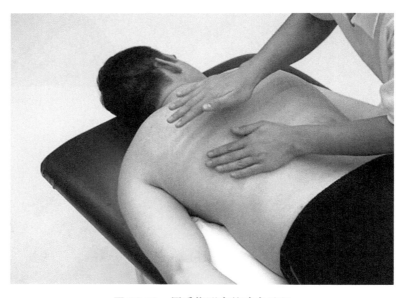

图 16-13　用手指叩击的冲击过程

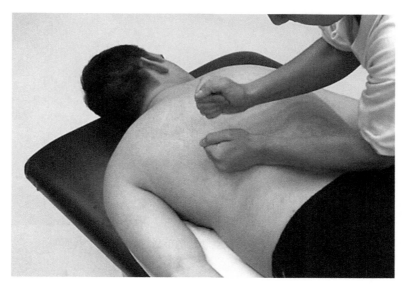

图 16-14 使用小鱼际隆起的半握拳叩击

临床决策练习 16-1

一名患者因为在腓肠肌可触及的"结"来就诊。她解释说,几个月前,她也有同样的症状,她现在觉得她不能伸展肌肉,"这块肌肉总是很紧张"。临床人员可以做些什么来摆脱"结"?

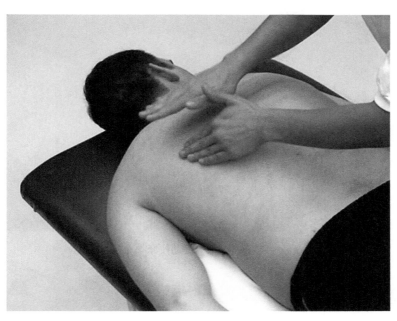

图 16-15 叩击法,使用手指尖击打

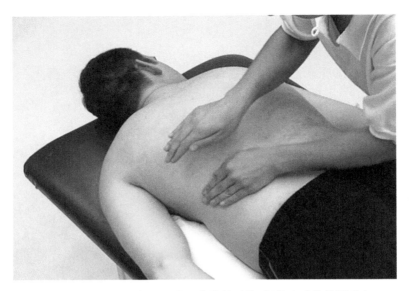

图 16-16　叩击法,使用形成空掌状的手指、拇指和手掌共同叩击

振动

　　振动技术是一种精细的震颤运动,由手或手指部分肌肉之间互相对抗,产生部分肌肉的振动。双手应持续接触患者,通过肘部来自整个前臂传递有节奏的振动(图 16-17)。振动技术通常被临床人员用来治疗需要体位引流的患者,例如患有囊性纤维化疾患的患者。

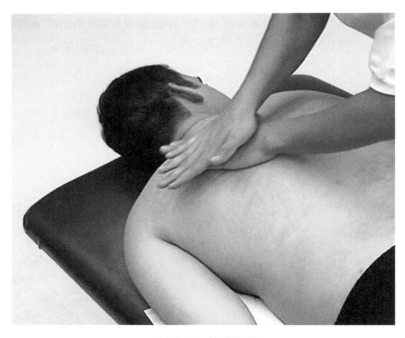

图 16-17　振动按摩

按摩操作常规

　　以下是按摩过程或常规操作示例。

1. 浅层按摩
2. 深层按摩
3. 揉捏
4. 选择性揉搓或叩击

5. 深层按摩

6. 浅层按摩

然而,各种经典按摩技术单独使用并不能达到非常理想的按摩效果。好的按摩需要强度、速度和节奏各方面的配合,以及正确的启动、施术(climax)、结束手法等阶段,这些因素都很重要。按摩应根据患者情况进行个性化调整。

深部摩擦按摩

James Cyriax 和 Gillean Russell[38]使用了一种称为深部摩擦按摩的技术来影响韧带、肌腱和肌肉的骨骼结构,并在一个小区域内提供治疗运动。摩擦运动的目的是松弛黏附的纤维组织(瘢痕),有助于局部水肿或渗出物的吸收,减少局部肌肉痉挛,预防周围的炎症,分解软组织形成的粘连;另一个目的是在触发点上提供深压力产生反射效果。根据所要覆盖的区域,选择使用手指、拇指或掌根,做出小的圆周运动(图16-18),通过保持手或手指与皮肤紧密接触,使浅表组织在皮下组织上移动。

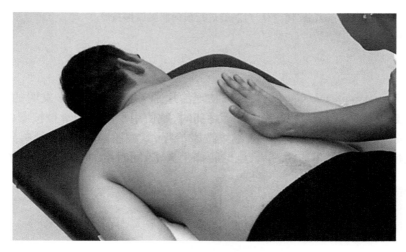

图 16-18 使用手掌跟对背部施加深部摩擦

横向摩擦按摩

横向摩擦按摩是一种治疗慢性肌腱炎症的技术[38-40]。炎症是愈合过程的重要部分。它必然起于愈合过程之前,先于成纤维阶段。然而临床上在慢性炎症中炎症过程"卡住",从未真正实现炎症应有的效果。横向摩擦按摩的目的是试图将炎症加速并促进炎症过程完成,以使损伤进展到愈合晚期的过程。这种技术最常用于慢性过度疲劳问题,例如肱骨外上髁和内上髁炎及跳跃膝和肩袖肌腱炎。已证明横向摩擦按摩可增加肌腱的坚硬度。

该技术将肌腱放置在轻微伸展位置上。使用拇指或食指垂直于被按摩的纤维方向上施加强大的压力(图 16-19)。按摩应持续 7~10 分钟,隔天一次。横向摩擦按摩是一种有痛感的技术,在开始按摩前应向患者解释。因为横向摩擦按摩痛感较强,按摩前可以使用冰敷帮助治疗区域进行镇痛。

治疗方案:按摩(横向摩擦按摩)

1. 不使用润滑剂。
2. 肌腱或韧带放置在轻度伸展位置。
3. 使用深层压力,使手指和皮肤及深层组织一起移动,应用垂直于肌腱或者韧带的来回运动。
4. 按摩的持续时间应该>10 分钟或者视患者耐受程度而决定。

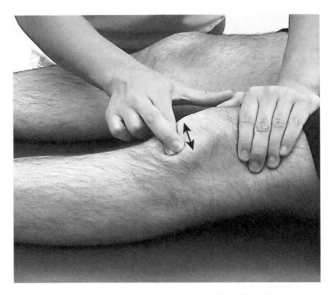

图 16-19　对髌腱进行横向肌腱摩擦按摩

结缔组织按摩

结缔组织按摩（Bindegewebsmassage）是由德国物理治疗师 Elizabeth Dicke 发明的，她自己因右下肢血管循环障碍，一度被建议截肢。在试图缓解下背部疼痛时，她使用了同样的牵拉按摩（pulling strokes）治疗了下肢循环障碍区域（图 16-20）。她发现随着继续按摩治疗，紧绷肌肉放松了，她感到该区域有一种刺痛的温暖感。她继续使用自己的技术 3 个月后，她的腰痛消失了，同时她的右腿也恢复了血液循环。

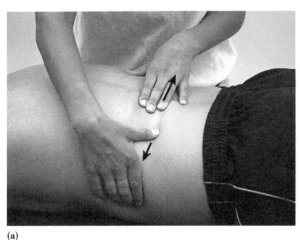
(a)

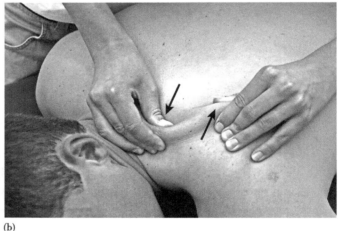
(b)

图 16-20　在结缔组织层的按摩及牵拉。（a）牵拉（pulling）技术；（b）挤捏（pinching）技术

结缔组织按摩是在与体表组织相联结的结缔组织层中进行的按摩技术[41]。临床决策，治疗基于理论模型的指导，假设通过操纵诱导皮肤下筋膜层引起的自主神经系统的反射作用以刺激皮肤-内脏反射[20]。结缔组织按摩也可能有缓解疼痛、放松肌肉、促进侧支循环和移动性增加及降低肌肉痉挛的作用，从而影响自主神经系统[42]。

结缔组织作为新陈代谢的器官，其部分紧张可以影响其他器官[43]。所有的病理变化都包括受累部位的炎症反应。炎症反应引起的变化之一是受影响区域的液体积聚。这些区域的变化同样可由体表观察出。这些区域变平或紧绷，周围被凸起的表面所包绕。扁平的区域为受累区，此区域结缔组织紧张，将抵抗任意方向上的移动。

结缔组织按摩技术在美国并没有像在欧洲国家尤其是德国那样被广泛应用。随着更多的结果被发表,特别是在治疗与循环病理学相关的疾病中,这种技术应被更广泛接受和使用。

结缔组织按摩的一般原则

患者体位

患者通常以坐位进行结缔组织按摩。当患者偶尔不能坐位接受治疗时,可以在侧卧或俯卧位治疗。

临床人员体位

医生应采取可以舒适用力且避免疲劳的体位,可站立位或坐位进行。

应用技术

牵拉的基础操作是用任一只手的中指和无名指指尖或指腹进行拉动。指甲必须非常短。该技术的特点是用手指将皮肤和皮下组织从筋膜上拉开。该技术应该引起组织的剧烈疼痛。用力牵拉组织,而非推。不使用润滑剂。所有治疗都是从尾骨的基本按摩开始直到第一腰椎。治疗持续 15~25 分钟。经过每周进行 2~3 次,总共 15 次治疗,治疗完成后应该有至少 4 周的休息时间。

治疗方案:按摩(结缔组织按摩)

1. 不使用润滑剂。
2. 使用第三和第四手指的指尖把皮肤和皮下组织从筋膜上拉开。
3. 按摩从尾骨延伸到腰椎区域,每次拉动都可以产生短暂尖锐的疼痛。
4. 治疗时间应为 15~25 分钟或者患者可耐受的时间。

其他注意事项

在制订任何合理的治疗计划之前,重要的是确定何处结缔组织发生变化以及发生变化的原因。

评估是有效结缔组织按摩程序中最重要的部分。用两个手指沿着脊柱的两侧按抚进行检查,这将提供由浅表组织张力变化引起感觉变化的大量信息。

适应证和禁忌证

许多动脉和静脉疾病可能对结缔组织按摩有反应。具体可包括:①皮肤上的瘢痕;②骨折和关节炎;③腰痛和肌性斜颈;④静脉曲张症状、血栓性静脉炎(亚急性)、痔疮、血液和淋巴水肿;⑤雷诺病、间歇性跛行、冻伤和循环系统的营养变化。

结缔组织按摩还可用于心肌功能障碍、呼吸紊乱、肠道紊乱、溃疡、肝炎、卵巢和子宫感染(亚急性)、闭经、痛经、生殖器幼稚症、多发性硬化症、帕金森病、头痛、偏头痛和过敏症等。建议使用结缔组织按摩来帮助治疗骨折、脱位、扭伤后等需血运重建的骨科并发症。

结缔组织按摩的禁忌证包括肺结核、肿瘤和精神病等由心理依赖引起的疾病。

必须在传授这种高度专业化技术的专业人士的直接监督下学习和进行结缔组织按摩。有关结缔组织按摩的详细信息可参见参考文献[41-45]。

触发点按摩

肌筋膜触发点

肌筋膜的触发点是在骨骼肌的紧绷带、肌腱、肌筋膜、韧带和周围的关节、骨膜或皮肤上的一个激惹点[46]。触发点可能会激活并变得疼痛,因为肌肉受到的创伤要么来自直接的创伤,要么是过度使用导致了一些炎症反应[48]。就像针灸穴位一样,疼痛通常指的是遵循与特定点相关的特定模式的区域。已经证明刺激这些点可以缓解疼痛[49]。触发点根据其临床特征分类为潜伏性触发点或活跃性触发点[50]。潜在性触发点不会引起自发性疼痛,但可能会限制运动或导致肌肉无力[50]。因此,只有当压力直接施加在该点上时主动触发在休息时也会疼痛,触诊时引起的疼痛模式类似于患者的疼痛主诉。它是一种类似于患者的疼痛抱怨的疼痛模式,它是一种疼痛的触诊。这种被提及的疼痛不是在触发点的位置,而是远离它。

牵涉痛是触发点的重要特征。它区分触发点和触痛点,触痛点仅与触诊部位的疼痛相关。触发点在肌肉内可触及,在敏感区域内呈绳状带。它们最常见于与姿势维持有关的肌肉中[51]。急性创伤或重复性微创伤可能导致肌纤维上的应力发展和触发点的形成。肌筋膜疼痛综合征(myofascial pain syndrome,MPS)是指由在骨骼肌拉紧带内发展出的活跃的离散肌肉触发点引起的病症,具有区域特征性的疼痛模式。肌筋膜疼痛综合征通常归因于肌肉损伤或功能障碍[53]。

治疗方案:按摩

肌筋膜触发点按摩
1. 不使用润滑剂。
2. 技术类似于横向摩擦按摩,但适用于触发点或针灸穴位(用图表或触诊来发现触发点)。触发点通常是肌肉中类似结节的物质,通常感觉很粗糙。
3. 使用任何手指的尖端,甚至是鹰嘴凸起部分,皮肤就会被移动到触发点;在治疗师和患者的皮肤之间不应该进行任何移动。局限于一点进行画圈动作。
4. 压力可能会产生疼痛,以患者耐受为度。这种压力可能会使疼痛放射到远处。
5. 在每个触发点上按摩的持续时间为 1~5 分钟之间。

准确识别真正的活动性触发点对于获得满意的结果至关重要。寻找以下临床特征:
● 患者可能出现局部持续性疼痛,导致受影响肌肉的运动范围缩小。这些包括用于保持身体姿势的肌肉,例如颈部、肩部和骨盆带中的肌肉。
● 触摸到较正常肌纤维硬的敏感束或结节通常与触发点有关。触发点的触点会直接引起受影响区域的疼痛和/或导致疼痛的辐射向一个参照区和局部的抽动反应[51]。
● 在固定阻力下收缩肌肉会增加疼痛。
● 施加在该点上的稳固压力通常会引起"跳跃征",患者在刺激下会哭泣、畏缩或逃避刺激[48]。
● 当在该点上施加实在的压力时,可以观察到一个或多个称为局部抽动反应的肌束震颤。

触发点按摩技术

对局部进行触诊是找到触发点最简单易行的方法,直到感觉到触摸柔软的小纤维结节或紧张的肌肉组织条为止[60-62]。定位到该点后,可以使用食指或中指,拇指或肘部开始按摩。在该点上使用小的摩擦状圆形运动(图 16-21)。施加于这些穴位的压力应根据患者的耐受性来确定;然而,它必须是激烈的,可能对患者来说是痛苦的。通常,患者可以承受的压力越大,治疗越有效。每次有效的治疗时间为 1~5 分钟。在治疗期间可能需要按摩几个点以获得最大的效果。如果是这种情况,最好先从远点开始,再向近端移动。

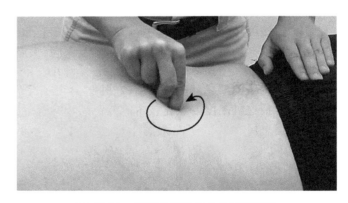

图 16-21　拇指在触发点上的圆圈运动

在按摩过程中,患者会表述疼痛或麻木减少,并经常表明疼痛在按摩过程中会减少或完全消退。穴位按摩的效果在患者和患者之间有很大的差异。这种效果可能只持续几分钟,但也可能会持续几个小时。

触发点按摩有效性的生理学解释可能归因于第 4 章讨论的各种疼痛调节机制的某些相互作用[2]。有相当多的证据表明这些点的强烈低频刺激会触发 β-内啡肽的释放[46,58,59]。

穴位按压与日式指压

触发点按摩与穴位按压或日式指压有关,其技术都是基于针刺点的按摩。穴位按压和触发点不完全相同[53-55,109]。然而,Melzack、Fox 和 Stillwell[56]的一项研究试图在两个标准的基础上建立穴位按压和触发点之间的相关系数：空间分布和相关的疼痛模式。他们发现相关系数达到了 0.84 之高，这表明用于缓解疼痛的指针和触发点虽然是独立发现的，命名为完全不同的方法，并且源自这种历史上不同的医学概念，但是代表了类似的现象，并且可以用相同的潜在神经机制来解释[56,57,109]。

干针

干针是一种治疗方法，将一根细长的实心细丝针插入皮肤，通常直接插入位于肌肉内的肌筋膜触发点（图 16-22）[67]。用干针刺没有注射任何类型的药物。干针和中国传统针灸类似，因为它们使用相同类型的针。但是，虽然干针治疗的重点是治疗与肌筋膜触发点相关的疼痛，但针灸不仅治疗肌肉疾病，还治疗许多非肌肉疾病。当针插入皮肤时，如果有任何不适，患

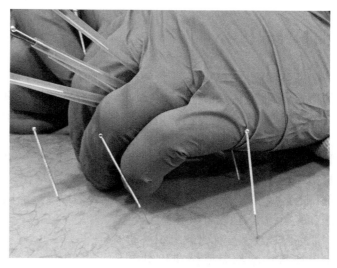

图 16-22　干针是一种用于治疗肌筋膜触发点的技术

者感觉很小。但是当针头进入肌肉，特别是进入活动触发点时，感觉类似于肌肉痉挛，通常具有相关的"抽动反应"。干针刺可以与牵伸、关节松动、神经肌肉再教育、强化、功能性再训练和其他治疗干预措施相结合。有限数量的研究表明，干针作为镇痛剂起作用，但只有改善关节活动范围和残疾的中等级证据[8,39]。临床人员在临床实践中使用干针的合法性目前是热烈讨论的话题，美国每个州的实践行为有很大差异。

临床决策练习 16-2

一名女运动员在练习期间经期疼痛。她很不舒服，无法继续练习。临床人员可以做些什么来立即缓解她的痉挛？

案例分析　16-1
按　摩

背景： 一名 30 岁的股票经纪人抱怨慢性颈部肌痛（"我的颈部很痛。"）。之前没有创伤史，并且家庭医生报告他的 X 线片在正常范围内，没有退行性变化或椎间狭窄。患者报告肩部或上肢没有任何放射性疼痛，但是他向左侧旋转头部时受到限制。患者表示他每天花费很多时间在工作时用右手接听电话。

初步诊断印象： "职业相关性颈部"：右上斜方肌和胸锁乳突肌痉挛。

治疗计划： 患者被置于前坐位置，头部和颈部由枕头支撑在治疗台上。双臂也同样地被放在膝盖上的枕头支撑着。将少量预热按摩乳液涂抹在右上 1/4 区域，开始进行 Hoffa 按摩，从胸锁乳突肌和上斜方肌开始轻轻抚摸。轻微的抚摸动作之后是几分钟的深度抚摸，以确定每块肌肉中的几个"触发点"区域。每个触发点区域大约 30 秒的揉捏按摩，再进行几分钟的深度按摩，最后是在表面的轻度按摩后结束。在完成按摩后，除去多余的乳液，然后指导患者进行颈椎和上 1/4 的活动运动范围运动。鼓励患者每天 2 次进行他的家庭运动练习。

治疗反应： 患者报告说他的症状在第一次按摩时立即得到缓解。他报告恢复了完全转动和屈曲头颈部的能力。患者再进行了 2 次按摩治疗，并接受了避免引起其病情的体位习惯教育。他每天 2 次继续运动练习，为他的日常训练增加等长运动的加强练习，并指导他在工作中的姿势习惯。他的雇主随后每周都会增加一名按摩治疗师作为员工福利。

康复专业人员采用治疗性物理因子为组织愈合创造最佳环境，同时最大限度地减少与创伤或病症相关的症状。

问题讨论

- 哪些组织受伤/受影响？
- 出现了什么症状？
- 患者表现为损伤愈合的哪一阶段？
- 物理因子治疗的生物生理效应（直接/间接/深度/组织亲和力）是什么？
- 物理因子治疗的适应证/禁忌证是什么？
- 在本案例分析中，物理因子治疗的应用/剂量/持续时间/频率的参数是什么？
- 针对这种损伤或疾病可以使用其他哪些物理因子治疗？为什么？怎么用？

肌筋膜释放技术

肌筋膜释放是指一组用于缓解软组织的技术,用于缓解肌筋膜的异常紧张[77,78]。它本质上是一种伸展的形式,据报道它对治疗各种各样的病症有显著的影响[47]。对于临床人员来说,除了深入了解筋膜系统之外还需要进行一些专门的培训,以了解肌筋膜释放的具体技术[78,79]。

筋膜是一种围绕肌肉、肌腱、神经、骨骼和器官的结缔组织。它从头到脚基本上是连续的,并且在各种鞘管或平面中相互连接。筋膜主要由胶原蛋白和一些弹性纤维成分组成。在运动过程中,筋膜必须伸展并自由移动。如果由于受伤,疾病或炎症导致筋膜损伤,它不仅会影响局部相邻结构,还可能影响远离损伤部位的区域[47]。因此,可能需要在受伤区域以及远隔区域释放紧张的软组织[77,80]。在相对长的时间段内施加轻柔的压力,软组织会趋向放松[77,81]。

肌筋膜释放也被称为软组织松动,尽管技术上所有按摩都需要松动软组织[20,82]。软组织松动不应与关节松动相混淆,尽管必须强调这两者是密切相关的。关节松动目的是恢复正常关节运动学,并且根据关节面的形状来确定运动方向和关节位置的具体规则。肌筋膜的限制是相当不可预测的,并且可能发生在许多不同的平面和方向上[83]。

肌筋膜的治疗是基于软组织定位限制和向限制方向的松动,不管这是否遵循附近关节的运动学特点(图 16-23)。因此,肌筋膜的操作是相当主观的,并且很大程度上依赖于临床人员的经验[84]。

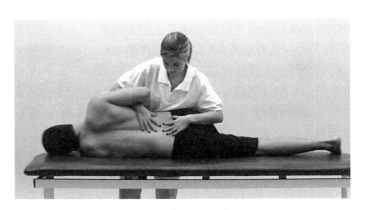

图 16-23 加压和牵伸相结合的肌筋膜释放用于软组织受限

临床决策练习 16-3

篮球运动员患有慢性髌腱炎。临床人员已经采取了常用的抗炎措施(如休息、药物等)来治疗这一问题,但没有得到改善。请建议另一种治疗慢性炎症的方法。

肌筋膜释放技术适用于大面积治疗区域,而关节松动则适用于特定关节。在大的治疗区域释放肌筋膜限制会对关节活动产生较大影响[85]。一旦确定肌筋膜限制,按摩应直接作用于限制部位。该技术的治疗过程是从浅层到深层。当浅层受限组织释放开,就可以定位和释放深层受限组织,而不会对浅层组织造成任何损害。关节松动应在肌筋膜松弛后进行,一旦消除软组织限制,治疗效果通常会更好[86]。

随着肌筋膜的延展性得到改善,应随后加入肌腱的延长和伸展[87]。此外,建议加强运动以强化神经肌肉再教育,这有助于促进新的、更有效的运动模式。随着运动自由度的改善,姿势再教育可能有助于确保维持非受限的运动模式[79,86]。

一般来说,急性病例往往只需几次治疗即可解决。致病因素存在的时间越长,解决的时间就越长。治疗后偶尔会出现戏剧性的结果。通常建议每周至少进行 3 次治疗[30]。

治疗注意事项

保护双手。手是所有按摩形式的主要治疗工具,在肌筋膜释放中,它们经常受到应力和压力,必须考虑保护临床人员的双手。必须避免任何关节的持续过度伸展或过度弯曲,这可能导致过度活动。如果在需要更大力量的更深层组织中工作,则可以用拳头或肘部代替拇指和手指[18]。再次强调,手是按摩中最重要的工具。

使用润滑剂。必须使用少量润滑剂,特别是如果要使用长距离手法动作处理大面积区域。应该使用足够的润滑剂来提供牵引力,同时减少疼痛的摩擦,而不会让手在皮肤上滑动[18]。

患者的位置。与其他形式的按摩一样,关键是要将患者摆放在恰当的体位,以便最大限度地发挥治疗效果。在手接触患者前,枕头或毛巾卷是理想的辅助工具,可将患者摆放在有效的治疗体位(见图 16-5)。临床人员应确保良好的身体力学和体位,保护自己和患者。

摆位放松术

摆位放松术(strain-counterstrain)是一种可以恢复肌肉功能、减轻肌肉紧张和防卫性痉挛的方法。这是一种被动的技术,使身体摆放在最舒适的位置,从而减轻疼痛和相关的功能障碍[35,63,64,107,111]。

在这项技术中,临床人员在患者的身体上找到一个与需要治疗的特定关节或肌肉功能障碍区域相对应的压痛点。这些压痛点并不是在皮肤上,也不在皮下,而是在肌肉、肌腱、韧带或筋膜上。它们的特点是高张力、压痛、水肿,它们的直径为 1cm 或更小,大多数可能直径为 3mm,尽管它们可能在肌肉中有几厘米长;对于一个特定的关节功能障碍,可能有多个点;它们可以排列成一条链;这些点通常在疼痛和/或无力部位对侧的无痛区域发现[35,63,64]。

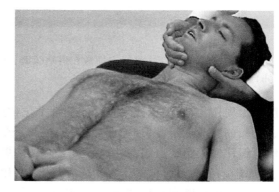

图 16-24 摆位放松术。将身体部位置于舒适位置 90 秒,然后缓慢移回中立位置

当临床人员将患者移动到舒适的位置时,同时监测患者移动过程中由压痛点引起的紧张程度和疼痛水平。通过大幅度缩短肌肉来实现的。当发现这种轻松体位时,压痛点不再紧张或压痛。当在该位置保持最少 90 秒时,压痛点和相应关节或肌肉中的张力减小或消除。通过缓慢地返回到中立位,压痛点和相应的关节或肌肉在正常张力下保持无痛。例如,对于颈部疼痛和/或紧张性头痛,可在患者颈部和肩部的前方或后方找到压痛点[24]。临床人员让患者仰卧并轻轻地缓慢弯曲患者的颈部直到压痛点不再压痛(图 16-24)。在保持该位置 90 秒后,临床人员轻轻地并缓慢地将患者的颈部恢复到其休息位。再次按压该压痛点时,患者应感觉到该压痛点疼痛明显减轻[24,65]。

临床决策练习 16-4

患者抱怨在"肩胛骨"之间的上背部中间疼痛,似乎辐射到左肩。是什么导致了这种疼痛,临床人员可以使用哪些技术来消除这个问题?

摆位放松术的生理原理可以用牵张反射来解释。当肌肉被置于牵伸的位置时,肌梭的冲动会产生肌肉的反射收缩,从而对牵伸做出反应。对于摆位放松术,关节或肌肉不是处于牵伸的位置,而是松弛的位置。因此,肌梭的输入减少,肌肉放松,从而降低紧张和疼痛[24]。

体位释放疗法

体位释放疗法(positional release therapy,PRT)基于摆位放松技术。两者之间的主要区别在于使用施加力(加压)来增强定位的效果[66-69]。肌筋膜疼痛综合征就像摆位放松术一样,是一种使身体处于最大放松状态的整骨疗法松动技术[70]。临床人员通过运动测试和诊断要点,找到每个关节最大舒适度和肌肉放松的位置。一旦定位,通过触诊手指在亚阈值压力下维持压痛点。然后将患者被动地放置在降低触诊手指下张力的位置,并且如患者所报告的那样导致主观的压痛减轻。在整个 90 秒的治疗期间调整该特定位置。有人建议在治疗期间保持与压痛点的接触会产生治疗效果[67-69]。该技术是治疗急性和慢性肌肉骨骼功能障碍最有效和最温和的方法之一(图 16-25)。

主动释放技术®

主动释放技术®(active release technique,ART)是一种手法治疗技术,用于纠正由于急性损伤、重复或

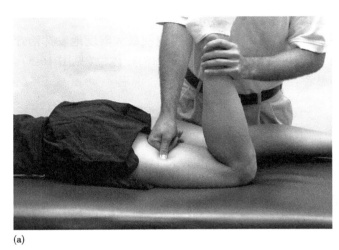
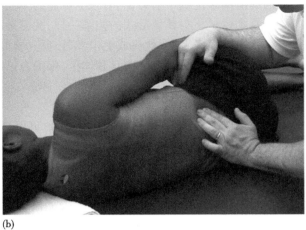

(a)　　　　　　　　　　　　　　　　　　(b)

图 16-25　体位释放疗法将肌肉摆放在舒适位置,并用手指或拇指在压痛点上施加阈下压力。(a)小腿三头肌;(b)股四头肌

过度使用损伤、持续受压或紧张引起的纤维化粘连形成的肌肉、肌腱和筋膜的软组织问题[42,71-73,108]。当肌肉、肌腱、筋膜或韧带撕裂(紧张或扭伤)或神经受损时,组织愈合会形成粘连或瘢痕,而不是形成新组织。瘢痕组织比健康组织更脆弱、弹性更小、柔韧性更差、对疼痛更敏感。这些纤维化粘连破坏正常的肌肉功能,进而影响关节复合体的生物力学,导致疼痛和功能障碍。主动释放技术提供了一种针对累积性创伤障碍潜在病因的诊断和治疗方法,这些潜在病因可能导致炎症、粘连/纤维化、肌肉失衡而造成组织薄弱和紧张、循环减少、缺氧和外周神经损伤症状包括麻木、刺痛、灼热和疼痛[72-74]。

　　主动释放技术是一种深层组织技术,用于松解瘢痕组织/粘连、恢复功能和运动。在主动释放技术中,临床人员应首先通过触诊,定位肌肉、肌腱或筋膜中导致问题的粘连。一旦定位,临床人员用拇指或手指在纤维方向上施加压力或张力控制受影响的肌肉(图 16-26)。然后要求患者主动移动身体部位,使得肌肉组织从缩短的位置拉长,同时临床人员继续对病变部位施加拉力。每个治疗中应重复 3~5 次。通过松解粘连,患者的病情通过软化和拉伸瘢痕组织稳定地改善,增加了运动范围,增强肌力,改善循环,从而优化了愈合过程。当瘢痕组织或粘连撕裂时,治疗中的操作会有不舒服的感觉。这只是暂时的,在治疗后几乎立即消退。主动放松技术的一个重要部分是让患者接受临床人员关于活动度改善、牵伸和运动的建议[42,71-73,75,76]。

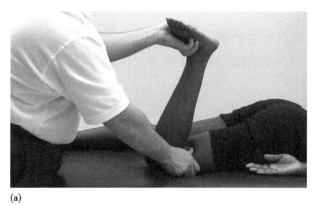
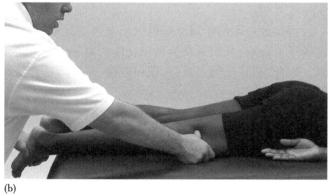

(a)　　　　　　　　　　　　　　　　　　(b)

图 16-26　主动释放技术。(a)起始姿势;(b)肌肉从缩短的位置被拉长,并将压力施加于病灶

Graston 技术®

　　Graston 技术®是一种先进的工具辅助软组织松动方法(instrument-assisted soft tissue mobilization,IASTM),它与康复训练相结合,可以改善肌肉骨骼功能。该技术涉及热身、治疗和治疗性训练。临床人员

能够使用筋膜刀松解瘢痕组织和筋膜受限。它还可用于拉伸结缔组织和肌肉纤维（图 16-27）[74,88]。该技术利用 6 个手持式不锈钢器械，它的形状适合身体轮廓，用它刮过一定区域后，定位和治疗引起疼痛、限制运动的受伤组织[88]。临床人员通常会触诊疼痛部位，寻找异常结节、限制性障碍或高张力组织。这些辅助工具可以将受限的软组织的情况放大，让临床人员可以更容易地感受到受限的部位[89]。然后，临床人员可以使用辅助工具提供精确的压力松解瘢痕组织，从而减轻不适并帮助恢复正常功能。这些辅助工具的边缘很薄，因而能够分离纤维。

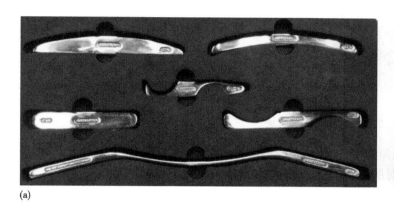
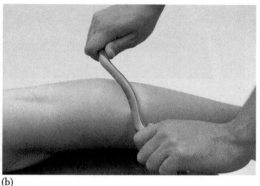

(a)

(b)

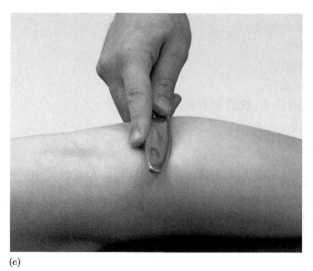

(c)

图 16-27 Graston 技术®（一种筋膜刀技术）。(a)使用各种弯曲的设备；(b)施加精准压力；
(c)松解瘢痕组织和筋膜受限

在使用工具之前，将特殊设计的润滑剂涂在皮肤上，使工具在皮肤上滑动而不会引起刺激。在多个方向上使用交叉摩擦按摩，包括使用工具手法按摩或摩擦瘢痕组织的颗粒，临床人员对受影响的部位造成小创伤[74]。这会暂时引起炎症，从而加速该区域内和周围的血流。这一理论是，这个过程有助于启动和促进损伤软组织的愈合过程。患者在治疗过程中经常会感到一些不适，并可能有瘀伤都是很常见的。治疗后冰敷可缓解不适。建议将训练、拉伸和强化程序与该技术结合使用，以帮助损伤组织愈合[89]。

罗尔夫式按摩法

罗尔夫式按摩法（Rolfing），也称为结构整合，是 Ida Rolf 设计用于纠正低效结构或"整合结构"的系统[90-94]。该技术的目的是通过软组织松动的手法技术在重力场内平衡身体[18]。治疗的基本原则是，平衡运动对于特定关节是必不可少的，但其附近的组织受限，组织和关节将重新定位到一个能够达到更合适平衡的位置（图 16-28）[95,96]。它作用于结缔组织，使身体结构重新调整，协调其与重力相关的基本运动模式。据说罗尔夫式按摩法可以增强姿势和运动自由度。

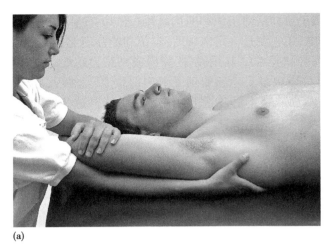
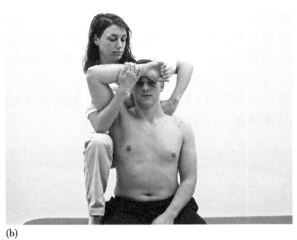

(a)　　　　　　　　　　　　(b)

图 16-28　罗尔夫式按摩法

罗尔夫式按摩法是一种标准化方法,无须考虑症状或特定病症即可进行治疗。该技术包括 10 小时的疗程,每个疗程都强调姿势的某些方面,针对肌筋膜按摩[93]。10 次治疗包括以下内容:

1. 呼吸。
2. 下半身(腿和脚)的平衡。
3. 矢状面平衡:从前到后的侧线。
4. 从左到右平衡:身体中线。
5. 骨盆平衡:腹直肌和腰肌。
6. 从头到脚的重量转移:骶骨。
7. 头部与身体其他部位的关系:枕骨和寰椎。
8. 上半身与下半身的关系。
9. 上半身与下半身的关系。
10. 整个系统的平衡。

一旦完成这 10 次治疗后,除了定期"调整"外,可以进行更高级的阶段。

这种治疗方法的一个主要方面是将人体结构与心理学结合起来。认为情绪状态可预测结构失衡。改变身体的最简单、最有效的方法是直接干预身体。改变结构上的失衡可以改变心理成分[96]。

结构性整合

结构性整合是一个使用手法治疗和感觉运动教育的系统,它基于 50 多年前发展的罗尔夫式按摩法。结构整合关注结缔组织或筋膜,它们围绕肌肉、肌肉群、骨骼、神经、血管和器官。理论上来说,筋膜是具有弹性的并能够将不同的组织结合在一起从而提供具体形状和结构,以允许自由运动[115]。然而,诸如重复运动、正常日常活动的紧张、损伤甚至正常老化过程等因素都会导致筋膜变得更致密、弹性更小,因此更紧、更短。这些因素最终导致肌肉骨骼结构的姿势错位,这就会影响正常的生物力学功能[116]。

结构整合试图延长、拉伸、软化和松解筋膜粘连以减少机械应力和伤害性刺激,恢复姿势平衡,从而恢复运动效率[30]。该技术涉及一系列长达 10 小时的疗程,旨在使用筋膜松动逐步恢复身体的姿势平衡,以实现最佳垂直对线。在治疗中,从业者识别身体的习惯性运动模式和现有的不平衡,并帮助教育患者在他或她的日常生活中对这些模式做矫正性改变[117]。

结构整合从业人员根据国际结构整合者协会(International Association of Structural Integrators,IASI)制定的标准在学校和机构接受广泛培训。

临床决策练习 16-5

一名游泳队员在经过一次刻苦训练后,希望医生给她做一个全身按摩。她说按摩可以帮助她消除肌肉中的乳酸。临床人员应如何回应这个要求?

Trager 按摩法

Trager 按摩法由 Milton Trager 开发,结合了机械软组织松动和神经生理学再教育[97-99]。与罗尔夫式按摩法不同,Trager 没有标准化的方案或程序。Trager 系统对身体部位进行的温和的、被动的、摇摆振动。这实质上是一种松动技术,它强调牵引和旋转作为一种放松技术,鼓励患者放弃控制。放松技术后是一系列主动运动,旨在改变患者对运动的神经生理控制,从而为维持这些变化提供基础。该技术不试图使软组织发生机械变化,而是建立神经肌肉控制,从而更正常的运动模式可以在日常进行。本质上看,它是使神经系统做改变而不是在组织本身进行力学改变[99]。

拔罐疗法

拔罐疗法是一种替代治疗技术,其根源可追溯到公元前 3000 年。两种拔罐技术常用于治疗:干拔罐和湿拔罐。

干拔罐技术使用由玻璃、硅树脂或橡胶制成的医用级杯子在皮肤上产生吸力。可以使用加热或机械泵制造吸力。将杯子内的空气用明火加热,然后将杯子放在皮肤上。当空气冷却时,杯内的空气压力降低并产生真空,从而将皮肤向上吸引并随着杯内血流量增加导致血管扩张,皮肤变红(图 16-29)。也可以使用机械抽吸泵制造吸力。可用单杯治疗,但最常见的是使用多杯。推荐治疗的时间长度为 5~15 分钟。

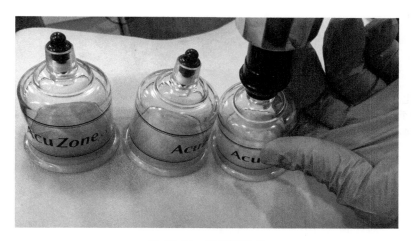

图 16-29 干拔罐技术

在湿拔罐中,再在杯中制造 3~5 分钟吸力。临床人员移除杯子并使用手术刀在皮肤表面切开小口。然后重新制造吸力以抽出血液。治疗后,使用抗菌剂或抗生素软膏预防感染。

这两种技术都会残留圆形变色区域或瘀伤区域,在几天内消失。治疗过程通常不会很痛苦。

拔罐已被用于治疗改善血流、减少肿胀、减轻疼痛,并治疗结缔组织中的瘢痕组织。然而,研究文献中很少有证据支持拔罐的疗效[118]。一项荟萃分析发现,拔罐疗法如果与药物或其他治疗相结合治疗带状疱疹、痤疮、面瘫和颈椎病可能是有效的[119]。

按摩的适应证和禁忌证

最常促使患者来治疗的情况包括肌肉、肌腱和关节问题。粘连、肌肉痉挛、肌炎、滑囊炎、纤维炎、肌腱炎或腱鞘炎以及背部的姿势拉伤都属于这一类[100]。

有这些问题的患者不应接受按摩治疗,包括动脉硬化、血栓形成或栓塞、严重的静脉曲张、急性静脉炎、蜂窝组织炎、滑膜炎、脓肿、皮肤感染、癌症和妊娠。皮肤、软组织或关节的急性炎症也是禁忌证[101]。表 16-1 总结了按摩的适应证和禁忌证。

表 16-1 治疗性按摩的适应证和禁忌证

适应证	禁忌证
提高协调能力	动脉硬化
缓解疼痛	血栓形成
降低神经肌肉兴奋性	栓塞
刺激血液循环	严重的静脉曲张
促进愈合	急性静脉炎
恢复关节灵活性	蜂窝织炎
清除乳酸	滑膜炎
缓解肌肉痉挛	脓肿
增加血流量	皮肤感染
增加静脉回流	癌症
延缓肌肉萎缩	急性炎症疾病
增加运动范围	
水肿	
肌筋膜触发点	
牵伸瘢痕组织	
粘连	
肌肉痉挛	
肌炎	
滑囊炎	
纤维炎	
肌腱炎	
血管再生	
雷诺氏病	
间歇性跛行	
痛经	
头痛	
偏头痛	

治疗性按摩临床应用效果的最新最佳循证依据

以下观点直接引自 Cochrane 系统和 PubMed 数据库中关于各种按摩技术作为临床治疗方式的有效性的最新的系统回顾和荟萃分析。

- "我们对于按摩作为治疗腰痛的有效方法没有信心。急性、亚急性和慢性下背痛通过按摩改善疼痛仅在短期随访中有效果。与不活动对照组相比,亚急性和慢性下背痛患者的功能有所改善,但仅限于短期随访。按摩只有轻微的副作用"[120]。
- "我们没有足够的证据来确定深部横向摩擦按摩对疼痛的效果、对握力改善以及外侧肘关节肌腱炎或膝关节肌腱炎患者的功能状态的影响,都没有证据表明对临床有重要的益处"[121]。
- "各种各样的研究设计用来检验深层摩擦按摩的功效,从而得出了一个统一的结论。优秀的实例证据与它合理性地在肌腱病中的使用保持一致"[122]。
- "关于肌筋膜松解的有效性的文献在质量和结果上是混杂的。虽然随机对照研究的质量差异很大,但研究结果是令人兴奋,特别是最近发表的研究。肌筋膜松解正在成为一种具有实证基础和巨大潜力的治疗策略"[123]。
- "这项系统回顾和荟萃分析发现了低质量的证据,表明摆位放松术可能减少压痛点触压痛"[124]。
- "用于测量仪器辅助软组织松动的效果的文献仍是存在的。目前的研究表明 IASTM 作为普通肌肉骨骼病理学治疗的有效性并不显著,这可能是因为各研究方法的差异性。似乎有一些证据支持它能够提高短期的关节 ROM 的能力"[125]。
- "本综述基于所有可获得的临床研究以循证方法评估火罐疗法的疗效。大多数的研究表明它对疼痛、带状疱疹和其他疾病有潜在的益处。然而,在相关条件下进一步严格设计的试验支持它们在实践中使用"[126]。
- "本综述中包含的大部分高质量研究评估触发点干针疗法对多个身体区域的肌筋膜激痛点的益处,表明触发点干针疗法对多肌肉群的广泛适用性"[127]。
- "meta 分析显示:
  - 与安慰剂相比,肌筋膜松解对疼痛有显著的、积极的作用,并且在治疗结束时对焦虑和抑郁有中等的作用;对疼痛和抑郁的影响分别在中期和短期持续存在。
  - 肌筋膜松解还可以改善疲劳、僵硬和生活质量。
  - 结缔组织按摩可以改善抑郁及生活质量。
  - 在僵硬、抑郁和生活质量方面,手法淋巴引流优于结缔组织按摩。
  - 指压按摩疗法改善疼痛、压痛阈值、疲劳、睡眠和生活质量;瑞典式按摩并没有改善效果。
  - 有中等证据表明肌筋膜松解对纤维肌痛症有好处。
  - 有限的证据支持结缔组织按摩和指压按摩疗法的应用。手法淋巴引流可能优于结缔组织按摩,而瑞典按摩可能没有效果。
  - 总的来说,大多数按摩疗法持续改善了纤维肌痛症患者的生活质量"[128]。

总结

1. 按摩是通过有节奏地施加压力和牵伸对组织进行机械性刺激。它允许临床人员,作为一个保健提供者,通过治疗性按摩技术的应用帮助患者克服疼痛并放松。
2. 按摩对循环、淋巴系统、神经系统、肌肉、筋膜、皮肤、瘢痕组织、心理反应、放松感觉和疼痛都有影响。
3. 瑞典式(Hoffa)按摩疗法是一种经典的按摩方式,使用的按摩手法包括轻抚、揉捏、叩击或拍打以及振动。
4. 深层摩擦按摩可增加炎症反应,尤其是慢性肌腱炎或腱鞘炎。
5. 按摩、针刺的干针和触发点可用于减少疼痛和已知的特定相关解剖区域的刺激。
6. 结缔组织按摩是一种反射区按摩。它对循环系统的病理过程作用最好。
7. 肌筋膜松解术是一种用于缓解筋膜异常紧张造成的软组织紧张的按摩技术。
8. 肌筋膜松解术包括摆位放松、体位松解、主动放松术、筋膜刀技术、罗尔夫式按摩法(结构整合)、Trager 和火罐疗法。
9. 筋膜刀技术是一种先进的仪器辅助软组织松动(IASTM)方法,结合康复训练以改善肌肉骨骼功能。
10. 罗尔夫式按摩法(结构整合)是通过软组织手法操作技术使身体在引力场达到平衡纠正低效结构的一套系统。
11. Trager 试图建立神经肌肉控制,以使更正常的运动模式可以常规执行。

复习题

1. 按摩的生理作用是什么?
2. 按摩对疼痛、循环和新陈代谢的反射效果是什么?
3. 按摩对肌肉和皮肤的机械作用是什么?
4. 按摩在心理上有什么好处?

5. 设置设备和为患者准备按摩需要考虑哪些因素？

6. 传统的瑞典式按摩（Hoffa）中有哪些手法技术？

7. 深层摩擦按摩的临床应用有哪些？

8. 结缔组织按摩最常用于什么？

9. 针刺穴位和肌筋膜触发点有什么区别？

10. 肌筋膜松解技术如何能用于恢复正常的功能运动模式？

自测题

是非题

1. 按摩会促进血液和淋巴流动。

2. "开塞效应"指出，对水肿肢体的按摩应从远端开始。

3. 手法的方向通常顺着肌肉纤维。

选择题

4. 哪种按摩通过提升、滚动或间歇按压"揉捏"组织？
   A. 轻抚法
   B. 揉捏法
   C. 叩法
   D. 振动

5. 减轻疼痛是按摩的反射作用之一。另外两个作用是什么？
   A. 增加肌肉弹性，减少粘连。
   B. 增加肌肉弹性，延长筋膜。
   C. 减少循环和新陈代谢。
   D. 增加循环和新陈代谢。

6. 哪种按摩不需要润滑剂？
   A. 揉捏法
   B. 轻抚法
   C. Hoffa
   D. 摩擦

7. 穴位按摩技术要求治疗师先找出触发点再应用
   A. 加压
   B. 结缔组织按摩
   C. 摩擦
   D. 润滑剂

8. 以下哪一种按摩技术是通过手法操作软组织来平衡身体的？
   A. Hoffa
   B. Trager
   C. Rolfing
   D. 针灸

9. 下列哪项是按摩的禁忌证？
   A. 急性炎症
   B. 水肿
   C. 雷诺氏病
   D. 肌腱炎

10. 表面手法可以用在
    A. 按摩开始
    B. 按摩结束
    C. A 和 B
    D. 既不是 A 也不是 B

临床决策练习解析

16-1
临床人员可以选择使用揉捏技术,这包括深层揉捏技术。揉捏法经常被用来打开皮下的肌肉粘连,也帮助淋巴系统从该部位清除废物。

16-2
穴位按摩可以通过按摩一个或多个穴位在几分钟内消除痉挛。痛点位于 T_{12} 右侧 5.08cm, T_{10} 两侧 5.08cm,及第 1 骶孔两侧。循环按摩这些穴位可以消除几个小时的痉挛。

16-3
患者很可能在斜方肌上有肌筋膜触发点。临床人员可以尝试几种已经被证明有效的技术,包括循环加压按摩、喷涂和牵伸技术(第 4 章),或者超声和电刺激的结合(第 5 章)。

16-4
横向摩擦按摩可以帮助"快速启动"炎症过程,从而使愈合过程直接进展到后期阶段。应该解释的是,治疗会有点痛,在病情好转之前,问题会加重。

16-5
临床人员应该指出,没有证据表明运动后按摩能够有效地清除乳酸。临床人员也应该告知患者,如果她有特殊的问题可以通过按摩来解决,那么他或她会很乐意使用这项技术。然而,原则是通常不以全身为目的来进行按摩。

参考文献

1. Wood E, Becker P. *Beard's Massage*. Philadelphia, PA: W.B. Saunders; 1981.
2. Archer PA. *Massage for Sports Health Care Professionals*. Champaign, IL: Human Kinetics; 1999.
3. Archer PA. Three clinical sports massage approaches for treating injured patients, *Athl Ther Today*. 2001;6(3):14–20,36–37,60.
4. Bell GW. Aquatic sports massage therapy. *Clin Sports Med*. 1999;18(2):427–435.
5. Birukov A. Training massage during contemporary sports loads. *Soviet Sports Rev*. 1987;22:42–44.
6. Gazzillo L, Middlemas D. Therapeutic massage techniques for three common injuries. *Athl Ther Today*. 2001;6(3):5–9.
7. Lewis J, Johnson B. The clinical effectiveness of therapeutic massage for musculoskeletal pain: a systematic review. *Physiotherapy*. 2006;92:146–158.
8. Robello N. Therapeutic massage. *Athl Ther Today*. 2007;12(3):27.
9. Stone JA. Massage as a therapeutic modality—technique. *Athl Ther Today*. 1999;4(5):51–52.
10. Stone JA. Prevention and rehabilitation. Myofascial techniques: trigger-point therapy. *Athl Ther Today*. 2000;5(3):54–55.
11. Vaughn B, Miller K, Fink D. *Massage for Sports Health Care*. Champaign, IL: Human Kinetics; 1998.
12. Hungerford M, Bornstein R. *Sports Massage. Sports Med Guide*. 1985;4:4–6.
13. Kopysov V. Use of vibrational massage in regulating the pre-competition condition of weight lifters. *Soviet Sports Rev*. 1979;14:82–84.
14. Kuprian W. Massage. In: Kuprian W, ed. *Physical Therapy for Sports*. Philadelphia, PA: WB Saunders; 1995.
15. Morelli M, Seaborne PT, Sullivan SJ. Changes in H-reflex amplitude during massage of triceps surae in healthy subjects. *J Orthop Sports Phys Ther*. 1990;12(2):55–59.
16. Sullivan S. Effects of massage on alpha motorneuron excitability. *Phys Ther*. 1991;71:555.
17. Hammer W. Treatment of a case of subacute lumbar compartment syndrome using the Graston technique. *J Manipulative Physiol Ther*. 2005;28(3):199–204.
18. Cantu R, Grodin A. *Myofascial Manipulation: Theory and Clinical Applications*. Gaithersburg, MD: Aspen; 2001.
19. Barr J, Taslitz N. Influence of back massage on autonomic functions. *Phys Ther*. 1970;50:1679–1691.
20. Holey L, Dixon J. Connective tissue manipulation: a

review of theory and clinical evidence. *J Bodyw Mov Ther.* 2014;18(1):112–118.

21. Pemberton R. The physiologic influence of massage. In: Mock HE, Pemberton R, Coulter JS, eds. *Principles and Practices of Physical Therapy.* Vol. I. Hagerstown, MD: WF Prior; 1939.

22. Ebel A, Wisham L. Effect of massage on muscle temperature and radiosodium clearance. *Arch Phys Med.* 1952;33:399–405.

23. Cafarelli E. Vibratory massage and short-term recovery from muscular fatigue. *Int J Sports Med.* 1990;11:474.

24. Hemmings B, Smith M, Graydon J, Dyson R. Effects of massage on physiological restoration, perceived recovery, and repeated sports performance. *Br J Sports Med.* 2000;34(2):109–114.

25. Martin NA, Zoeller RF, Robertson RJ. The comparative effect of sports massage, active recovery, and rest on promoting blood lactate clearing after supramaximal leg exercise. *J Athl Train.* 1998;33(1):30–35.

26. Boone T, Cooper R, Thompson W. A physiologic evaluation of the sports massage. *Athl Train.* 1991;26(1):51–54.

27. Dubrovsky V. Changes in muscle and venous blood flow after massage. *Soviet Sports Rev.* 1983;18:164–165.

28. Wyper D, McNiven D. Effects of some physiotherapeutic agents on skeletal muscle blood flow. *Phys Ther.* 1976;62:83–85.

29. Zainuddin Z, Newton M, Sacco P. Effects of massage on delayed-onset muscle soreness, swelling, and recovery of muscle function. *J Athl Train.* 2005;40(3):174–180.

30. Crosman L, Chateauvert S, Weisberg J. The effects of massage to the hamstring muscle group on range of motion. *J Orthop Sport Phys Ther.* 1984;6:168.

31. Patino O, Novick C, Merlo A, Benaim F. Massage in hypertrophic scars, *J Burn Care Rehabil.* 1999;20(3):268–271.

32. Longworth J. Psychophysiological effects of slow stroke back massage in normotensive females. *Adv Nurs Sci.* 1982;10:44–61.

33. Moraska A. Sports massage: a comprehensive review. *J Sports Med Phys Fitness.* 2005;45(3):370–380.

34. Tessier D, Draper D. Therapeutic modalities. Sports massage: an overview. *Athletic Therapy Today.* 2005;10(5):67–69.

35. Wheeler L. Advanced strain counterstrain. *Massage Therapy Journal.* 2005;43(4):84–95.

36. Hoffa A. *Technik der massage,* 14th ed. Stuttgart: Ferdinand Enke; 1900.

37. Hart J, Swanik C, Tierney R. Effects of sport massage on limb girth and discomfort associated with eccentric exercise. *J Athl Train.* 2005;40(3):181–185.

38. Cyriax J, Russell G. *Textbook of Orthopedic Medicine.* Baltimore, MD: Williams & Wilkins; 1982.

39. Bergovic H, Zhou G. The neuromotor effects of transverse friction massage. *Man Ther.* 2016;26:70–77.

40. Trivette K, Boyce D, Brosky J. Cross-friction massage: a review of the evidence (abstract). *J Orthop Sports Phys Ther.* 2004;34(1):A56.

41. Latz J. Key elements of connective tissue massage. *J Massage Ther.* 2003;41(4):44–45,46–50,52–53.

42. Bakar Y, et al. Short term effects of classic massage compared to connective tissue massage on pressure pain threshold and muscle relaxation response in women with chronic neck pain: a preliminary study. *J Manipulative Physiol Ther.* 2014;37(6):415–421.

43. Holey L, Dixon J. Connective tissue manipulation: a review of theory and clinical evidence. *J Bodyw Mov Ther.* 2014;18(1):112–118.

44. Ebner M. *Ebner's Connective Tissue Manipulation for Bodyworkers.* Malibar, FL: R.E. Krieger; 1995.

45. Viklund P, Hustad T. A comparison of the effects of connective tissue massage and classical massage on low back pain: a randomized controlled trial. *J Bodyw Mov Ther.* 2015;19(4):672.

46. Lavelle E, Lavelle W. Myofascial trigger points. *Anesthesiol Clin.* 2007;25(4):841–851.

47. Stone JA. Myofascial release. *Athl Ther Today.* 2000;5(4):34–35.

48. Travell J, Simons D. *Myofascial Pain and Dysfunction: The Trigger Point Manual.* Baltimore, MD: Lippincott, Williams & Wilkins; 1998.

49. Fox E, Melzack R. Transcutaneous electrical stimulation and acupuncture: comparison of treatment for low back pain. *Pain.* 1976;2:357–373.

50. Simons DG. Understanding effective treatments of myofascial trigger points. *J Bodyw Mov Ther.* 2002;6(2):81–88.

51. Hou C. Immediate effects of various physical therapeutic modalities on cervical myofascial pain and trigger-point sensitivity. *Arch Phys Med Rehab.* 2002;83(10):1406–1414.

52. Sefton J. Myofascial release for clinicians, part 2: guidelines and techniques. *Athl Ther Today.* 2004;9(2):52.

53. Schneider M. Tender points/fibromyalgia vs. trigger points/myofascial pain syndrome: a need for clarity in terminology and differential diagnosis. *J Manipulative Physiol Ther.* 1995;18(6):398–406.

54. Manaka Y. On certain electrical phenomena for the interpretation of chi in Chinese literature. *Am J Chin Med.* 1975;3:71–74.

55. Mann F. *Acupuncture: The Ancient Chinese Art of Healing and How it Works Scientifically.* New York: Random House; 1973.

56. Melzack R, Stillwell D, Fox E. Trigger points and acupuncture points for pain: correlations and implications. *Pain.* 1977;3:3–23.

57. Wei L. Scientific advances in Chinese medicine. *Am J Chin Med.* 1979;7:53–75.

58. Prentice W. The use of electroacutherapy in the treatment of inversion ankle sprains. *J Nat Athl Train Assoc.* 1982;17(1):15–21.

59. Sjolund B, Eriksson M. Electroacupuncture and endogenous morphines. *Lancet.* 1976;2:1085.

60. Brickey R, Yao J. *Acupuncture and Transcutaneous Electrical Stimulation Techniques: Course Manual in Acutherapy Post Graduate Seminars.* Raleigh, NC; 1978.

61. Castel J. *Pain Management with Acupuncture and Transcutaneous Electrical Nerve Stimulation Techniques and Photo Stimulation (Laser), Course Manual;* 1982.

62. Cheng R, Pomerantz B. Electroacupuncture analgesia could be mediated by at least two pain relieving mechanisms: endorphin and non-endorphin systems. *Life Sci.* 1979;25:1957–1962.

63. Wong C, Schauer C. Reliability, validity and effectiveness

of strain counterstrain techniques. 2013;12(2):107–112.

64. Meseguer A, Fernández-de-las-Peñas C. Immediate effects of the strain/counterstrain technique in local pain evoked by tender points in the upper trapezius muscle. *Clin Chiropr*. 2006;9(3):112–118.

65. Alexander KM. Use of strain-counterstrain as an adjunct for treatment of chronic lower abdominal pain. *Phys Ther Case Rep*. 1999;2(5):205–208.

66. Birmingham, T. Effect of a positional release therapy technique on hamstring flexibility. *Physiother Can*. 2004; 56(3):165–170.

67. Chaitlow L. *Positional Release Techniques (Advanced Soft Tissue Techniques)*. Philadelphia, PA: Churchill Livingstone; 2015.

68. Chaitow L. Positional release techniques in the treatment of muscle and joint dysfunction. *Clin Bull Myofascial Ther*. 1998;3(1):25–35.

69. Speicher T, Draper D. Therapeutic modalities: top 10 positional-release therapy techniques to break the chain of pain, parts 1 & 2. *Athl Ther Today*. 2006;11(6):56–58, 60–62.

70. D'Ambrogio K, Roth G. *Positional Release Therapy: Assessment and Treatment of Musculoskeletal Dysfunction*. St. Louis, MO: Mosby-Yearbook; 1997.

71. Drover J. Influence of active release technique on quadriceps inhibition and strength: a pilot study. *J Manipulative Physiol Ther*. 2004;27(6):408–413.

72. Leahy M. *Active Release Techniques Soft Tissue Management System Manual*. Colorado Springs, CO: Active Release Techniques, LLP; 1996.

73. Leahy M. Improved treatments for carpal tunnel and related syndromes. *Chiropr Sports Med*. 1995;9(1): 6–9.

74. Hyde T. Graston technique: a soft tissue treatment for athletic injuries. *D.C. Tracts*. 2003;15(3):2–4.

75. Buchberger D. Use of active release techniques in the post operative shoulder. *J Sports Chiropr Rehab*. 1999;2(6): 60–65.

76. Wenban A. Influence of active release technique on quadriceps inhibition and strength: a pilot study. *J Manipulative Physiol Ther*. 2005;28(1):73.

77. Juett T. Myofascial release—an introduction for the patient. *Phys Ther Forum*. 1988;7(41):7–8.

78. Manheim C. *The Myofascial Release Manual*. Thorofare, NJ: Slack Inc.; 2008.

79. Barnes J. Five years of myofascial release. *Phys Ther Forum*. 1987;6(37):12–14.

80. Thomas B. Alleviating atypical tender points through the use of myofascial release of scar tissue. *AAO Journal*. 2007; 17(2):19–24.

81. Luchau T. Myofascial techniques. Working with the cervical core. *Massage Bodyw*. 2009;24(2):122–125,127.

82. Arroyo-Morales M, Olea N. Effects of myofascial release after high-intensity exercise: a randomized clinical trial. *J Manipulative Physiol Ther*. 2008;31(3):217–223.

83. Paolini J, Hubbard T. Review of myofascial release as an effective massage therapy technique. *Athl Ther Today*. 2009;14(5):30–34.

84. Remvig L. Myofascial release: an evidence-based treatment concept? *J Bodyw Mov Ther*. 2008;12(4):385–386.

85. Gordon P. *Myofascial Reorganization*. Brookline, MA: The Gordon Group; 1988.

86. Kierns M. *Myofascial Release in Sports Medicine*. Champaign, II: Human Kinetics; 2000.

87. Mock LE. Myofascial release treatment of specific muscles of the upper extremity (levels 3 and 4): part 4. *Clin Bull Myofascial Ther*. 1998;3(1):71–93.

88. DeLuccio J. Instrument assisted soft tissue mobilization utilizing Graston Technique: a physical therapist's perspective. *Orthop Phys Ther Pract*. 2006;18(3):32–34.

89. Larkins P, Kass J. Graston technique. *Podiatry Manage*. 2008; 27(1):37–38.

90. Bernau-Eigen M. Rolfing: a somatic approach to the integration of human structures. *Nurse Pract Forum*. 1998;9(4): 235–242.

91. el-Rif J. Rolfing: transformative method of structural integration. *Posit Health*. 2005(117):48–51.

92. James H, Castaneda L. Rolfing structural integration treatment of cervical spine dysfunction. *J Bodyw Mov Ther*. 2009;13(3):229–238.

93. Jones T. Rolfing, Physical Medicine and Rehabilitation. *Clin North Am*. 2004;(4):799–809.

94. Smith H. Rolfing: experience rolfing. *Massage Today*. 2005; 5(7):1,14.

95. Kallen B. Deep impact: rolfing is deeper than the deepest massage—and sometimes more painful. Some patients swear by it anyway. *Men's Fit*. 2000;16(7):96–99.

96. Rolf I. *Rolfing and Physical Reality*. Rochester, VT: Healing Arts Press; 1990.

97. Dalford H, Kingston J. The Trager Approach: what is Trager*? *Posit Health*. 2008;18(3):32–34.

98. Tolle R. The Trager Approach. *Massage Ther J*, 44(1):60-7, 2005.

99. Trager M. Trager psychophysical integration and mentastics. *Trager J*. 1982;5:10.

100. Horowitz S. Evidence-based indications for therapeutic massage. *Altern Complement Ther*. 2007;13(1):30–35.

101. Batavia M. Contraindications for therapeutic massage: do sources agree? *J Bodyw Mov Ther*.2004;8(1):48–57.

102. Beck M. *Theory and Practice of Therapeutic Massage*, 4th ed. Clifton Park, NJ: Delmar Learning; 2005.

103. Braverman DL, Schulman RA. Massage techniques in rehabilitation medicine. *Phys Med Rehab Clin North Am*. 1999; 10(3):631–649.

104. Elkins E. Effects of various procedures on flow of lymph. *Arch Phys Med*. 1953;34:31–39.

105. Ernst E. Does post-exercise massage treatment reduce delayed onset muscle soreness? A systematic review. *Br J Sports Med*. 1998;32(3):212–214.

106. Harmer P. The effect of preperformance massage on stride frequency in sprinters. *Athl Train*. 1991;26(1):55–59.

107. Heller M. Low-force manual adjusting: "strain-counterstrain." *Dyn Chiropr*. 2003;221(12):16,18.

108. Howitt S. Lateral epicondylosis: a case study of conservative care utilizing ART and rehabilitation. *J Can Chiropr Assoc*. 2006;50(3):182–189.

109. *Hwang Ti Nei Ching* (translation), Berkeley, CA: University of California Press; 1973.

110. King R. *Performance Massage*. Champaign, IL: Human Kinetics; 1993.

111. Lewis C. The use of strain-counterstrain in the treatment of patients with low back pain. *J Man Manip Ther*.

2001;9(2):92–98.

112. Marshall L. Back to basics. *Altern Med Mag*. 2006;92: 70–74.

113. Hart J., Swanik B, Tierney, R. Effects of sport massage on limb girth and discomfort associated with eccentric exercise. *Journal of Athletic Training*. 2005;40(3):181–185.

114. Stone JA. Prevention and rehabilitation. The rationale for therapeutic massage. *Athl Ther Today*. 1999;4(4):26.

115. Jacobson E. Structural integration, an alternative method of manual therapy and sensorimotor education. *J Altern Complement Med*. 2011;17(10):89–199.

116. Myers T. Structural integration- developments in Ida Rolf's recipe-Part 1. *J Bodyw Mov Ther*. 2004;8(2):131–134.

117. Jacobson A, Meleger P. Structural Integration as an Adjunct to Outpatient Rehabilitation for Chronic Non-specific Low Back Pain: a Randomized Pilot Clinical Trial. *J Evid Based Complementary Altern Med*. 2015; doi:10.1155/2015/813418.

118. Lee M, Kim J. Is cupping an effective treatment? An overview of systematic reviews. *J Acupunct Meridian Stud*. 2011;4(1):1–4.

119. Cao H. An updated review of the efficacy of cupping therapy, *PLoS One*. *2012*;7(2):e31793. doi:10.1371/journal.pone.0031793.

120. Furlan A, Giraldo M. Massage for low-back pain. Co*chrane Database Syst Rev*. 2015;(9):CD001929.

121. Loew L, Brosseau L. Deep transverse friction massage for treating lateral elbow or lateral knee tendinitis. *Cochrane Database Syst Rev*. 2014;(11):CD003528.

122. Joseph M, Taft K. Deep friction massage to treat tendinopathy: a systematic review of a classic treatment in the face of a new paradigm of understanding. *J Sport Rehabil*. 2012;21(4):343–353.

123. Ajimsha M, Al-Mudahka N. Effectiveness of myofascial release: systematic review of randomized controlled trials. *J Bodyw Mov Ther*. 2015;19(1):102–112.

124. Wong C, Abraham T. Strain-counterstrain technique to decrease tender point palpation pain compared to control conditions: a systematic review with meta-analysis. *J Bodyw Mov Ther*. 2014;18(2):165–173.

125. Cheatham, S, Lee M. The efficacy of instrument assisted soft tissue mobilization: a systematic review. *J Can Chiropr Assoc*. 2016;60(3):200.

126. Cao H, Han M.Clinical research evidence of cupping therapy in China: a systematic literature review. *BMC Complement Altern Med*. 2010;10:70.

127. Boyles R, Fowler R. Effectiveness of trigger point dry needling for multiple body regions: a systematic review. 2015;23(5):276–293.

128. Yuan S, Matsutani L. Effectiveness of different styles of massage therapy in fibromyalgia: a systematic review and meta-analysis. *Manual Therapy*. 2015;20(2): 257–264.

拓展阅读资料

Barnes M, Personius W, Gronlund R. An efficacy study on the effect on myofascial release treatment technique on obtaining pelvic symmetry. *Phys Ther*. 1994;19(1):56.

Basmajian J. *Manipulation, Traction and Massage*. Baltimore, MD: Williams & Wilkins;1985.

Bean B, Henderson H, Martinsen M. Massage: how to do it and what it can do for you. *Scholast Coach*. 1982;52(5):10–11.

Beard G. A history of massage technique. *Phys Ther Rev*. 1952; 32:613–624.

Beck M. *Theory and Practice of Therapeutic Massage*. Clifton Park, NY: ThomsonDelmar Learning; 2006.

Breakey B. An overlooked therapy you can use ad lib. *RN*. 1982;45:7.

Cambron J, Dexheimer J. Changes in blood pressure after various forms of therapeutic massage: a preliminary study. *J Altern Complement Med*. 2006;12(1):65–70.

Chamberlain G. Cyriax's friction massage: a review. *J Orthop Sports Phys Ther*. 1982;4(1):16–22.

Chiropractic approach to pain relief, rehabilitative care. *J Am Chiropr Assoc*. 2009;46(6):16–17.

Cyriax J. *Textbook of Orthopedic Medicine*. 8th ed. Vol I. New York: Macmillan; 1982.

Day J, Mason P, Chesrow S. Effect of massage on serom level of β-endorphin and β-lipotrophin in healthy adults. *Phys Ther*. 1987;67:926–930.

Domenico G. *Beards Massage Principles and Practice of Soft Tissue Manipulation*. Philadelphia: W.B. Saunders; 2007.

Draper D. The deep muscle stimulator's effects on tissue stiffness in trigger-point therapy. *Athl Ther Today*. 2005;10(6):52.

Ebner M. Connective tissue massage. *Physiotherapy*. 1978;64: 208–210.

Ehrett S. Craniosacral therapy and myofascial release in entry-level physical therapy curricula. *Phys Ther*. 1988;68(4): 534–540.

Ernst E, Matra A, Magyarosy I. Massages cause changes in blood fluidity. *Physiotherapy*. 1987;73:43–45.

Fritz S. *Fundamentals of Therapeutic Massage*. St. Louis, MO: Mosby; 1995.

Furlan A, Brosseau L, Imamura M. Massage for low-back pain: a systematic review within the framework of the Cochrane Collaboration Back Review Group. *J Orthop Sports Phys Ther*. 2003;33(4):213–214.

Gemmell H, Allen A. Relative immediate effect of ischaemic compression and activator trigger point therapy on active upper trapezius trigger points: a randomised trial. *Clin Chioprc*. 2008;11(4):175–181.

Goats G. Massage: the scientific basis of an ancient art: part 1, the techniques. *Br J Sports Med*. 1994;28(3):149–152.

Goldberg J, Seaborne D, Sullivan S. The effect of therapeutic massage on H-reflex amplitude in persons with a spinal cord injury. *Phys Ther*. 1994;74(8):728–737.

Gordon C, Emiliozzi C, Zartarian M. Use of a mechanical massage technique in the treatment of fibromyalgia: a preliminary study. *Arch Phys Med Rehabil*. 2006;87(1):145–147.

Hall D. A practical guide to the art of massage. *Runner's World.* 1979;14(10):58–59.

Hammer W. The use of transverse friction massage in the management of chronic bursitis of the hip or shoulder. *J Man Physiol Ther.* 1993;16(2):107–111.

Hanten W, Chandler S. Effects of myofascial release leg pull and sagittal plane isometric contract-relax techniques on passive straight-leg raise angle. *J Orthop Sports Phys Ther.* 1994;20(3):138–144.

Hilbert JE. The effects of massage on delayed onset muscle soreness. *Br J Sports Med.* 2003;37(1):72–75.

Hollis M. *Massage for Physical Therapists.* Oxford, England: Blackwell Scientific; 1987.

Horowitz S. Evidence-based indications for therapeutic massage. *Altern Complement Ther.* 2007;13(1):30–35.

Hovind H, Neilson S. Effect of massage on blood flow in skeletal muscle. *Scand J Rehabil Med.* 1974;6:74–77.

Kewley M. What you should know about massage. *Int Swim.* 1982;September:29–30.

Kirshbaum M. Using massage in the relief of lymphoedema. *Prof Nurse.* 1996;11(4):230–232.

Lewis M, Johnson M. The clinical effectiveness of therapeutic massage for musculoskeletal pain: a systematic review. *Physiotherapy.* 2006;92(3):146–158.

Malkin K. Use of massage in clinical practice. *Br J Nurs.* 1994; 3(6):292–294.

Mancinelli C, Aboulhosn L, Eisenhofer J. The effects of postexercise massage on physical performance and muscle soreness in female collegiate volleyball players. *J Orthop Sports Phys Ther.* 2003;33(2):A-60.

Manheim C. *The Myofascial Release Manual.* Thorofare, NJ: Slack; 2008.

Martin D. Massage. *Jogger.* 1978;10(5):8–15.

McConnell A. Practical massage. *Nurs Times.* 1995;91(36): S2–S14.

McGillicuddy M. Sports massage: three key principles of sports massage. *Massage Today.* 2003;3(5):10.

McKeechie AA. Anxiety states; a preliminary report on the value of connective tissue massage. *J Psychosomat Res.* 1983; 27(2):125–129.

Meagher J, Boughton P. *Sportsmassage.* New York: Doubleday; 1995.

Morelli M, Seaborne D, Sullivan S. H-reflex modulation during manual muscle massage of human triceps surae. *Arch Phys Med Rehabil.* 1991;72(11):915–999.

Morelli M, Seaborne PT, Sullivan SJ. H-reflex modulation during massage of triceps surae in healthy subjects. *Arch Phys Med Rehabil.* 1991;72:915.

Newman T, Martin D, Wilson L. Massage effects on muscular endurance. *J Athl Train.* 1996;(Suppl.)31:S-18.

Paterson C, Allen J. A pilot study of therapeutic massage for people with Parkinson's disease: the added value of user involvement. *Complement Ther Clin Pract.* 2005;11(3):161–171.

Pellecchia G, Hamel H, Behnke P. Treatment of infrapatellar tendinitis: a combination of modalities and transverse friction massage versus iontophoresis. *J Sport Rehabil.* 1994; 3(2):135–145.

Phaigh R, Perry P. *Athletic Massage.* New York: Simon & Schuster; 1986.

Pope M, Phillips R, Haugh L. A prospective randomized three-week trial of spinal manipulation, transcutaneous muscle stimulation, massage and corset in the treatment of subacute low back pain. *Spine.* 1994;19(22):2571–2577.

Ryan J. The neglected art of massage. *Phys Sports Med.* 1980; 18(12):25.

Smith L, Keating M, Holbert D. The effects of athletic massage on delayed onset muscle soreness, creatine kinase, and neutrophil count: a preliminary report. *J Orthop Sports Phys Ther.* 1994;19(2):93–99.

Stamford B. Massage for patients. *Phys Sports Med.* 1985; 13(10):178.

Steward B, Woodman R, Hurlburt D. Fabricating a splint for deep friction massage. *J Orthop Sports Phys Ther.* 1995;21(3): 172–175.

Stone JA. Prevention and rehabilitation. Strain–counterstrain. *Athl Ther Today.*2000;5(6):30–31.

Sucher B. Myofascial manipulative release of carpal tunnel syndrome: documentation with magnetic resonance imaging. *J Am Osteopath Assoc.* 1993;93(12):1273–1278.

Sucher B. Myofascial release of carpal tunnel syndrome. *J Am Osteopath Assoc.* 1993;93(1):92–94,100–101.

Suskind M, Hajek N, Hinds H. Effects of massage on denervated muscle. *Arch Phys Med .* 1946;27:133–135.

Tappan F. *Healing Massage Techniques: A Study of Eastern and Western Methods.* Reston, VA: Reston Publishing; 1980.

Tiidus P, Shoemaker J. Effleurage massage, muscle blood flow and long-term post-exercise strength recovery. *Int J Sports Med.* 1995;16(7):478–483.

Trevelyan J. Massage. *Nurs Times.* 1993;89(19):45–47.

van Schie T. Connective tissue massage for reflex sympathetic dystrophy: a case study. *NZ J Physiother.* 1993;21(2):26.

Wakim KG, Martin GM, Terrier JC. The effects of massage in normal and paralyzed extremities. *Arch Phys Med.* 1949;30:135–144.

Weber M, Servedio F, Woodall W. The effects of three modalities on delayed onset muscle soreness. *J Orthop Sports Phys Ther.* 1994;20(5):236–242.

Whitehill W. Massage and skin conditions: indications and contraindications. *Athl Ther Today.* 2002;7(3):24–28.

Wiktorsson-Moeller M, Oberg B, Ekstrand J. Effects of warming up, massage and stretching on range of motion and muscle strength in the lower extremity. *Am J Sports Med.* 1983;11:249–251.

Yates J. *Physiological Effects of Therapeutic Massage and Their Application to Treatment.* British Columbia: Massage Athletic Trainers Association; 1989.

词汇表

主动释放技术（active release technique）：一种改善软组织（肌肉、肌腱和筋膜）疾病的手法治疗技术。

指针法（acupressure）：一种在穴位点使用手指压力来减轻疼痛的技术。

结缔组织按摩（bindegewebsmassage）：反射区按摩，在结缔组织上使用牵伸按摩来引起组织改变。

拔罐技术（cupping technique）：运用拔罐技术给皮肤造成负压作用，提高血流、减少肿胀与疼痛、治疗结缔组织里的瘢痕组织。

干针（dry needling）：一种治疗性方法，主要在皮肤上插入一枚细且硬的针，直接进入肌筋膜触发点。

深层摩擦按摩（deep friction massage）：通过小范围的圆形运动，渗透到肌肉层面，不是在皮肤表面移动手指而是移动皮肤下的组织。

轻抚法（effleurage）：轻抚，任何在皮肤上的轻抚滑动，但不会移动深层肌肉。通过改变手的姿势在皮肤上给予或多或少的持续压力。从最轻压力到非常深的压力，任何程度的力都有可能用到。

Graston技术®（Graston technique®）：一种运用工具的软组织松动方法，主要是结合康复训练来提高肌肉骨骼功能。

按摩（massage）：通过手部或工具来摩擦、揉捏或轻抚人体的表浅组织，改善局部营养、恢复运动能力、破坏粘连。

肌筋膜释放（myofascial release）一类用于减轻软组织的异常紧张的治疗技术。

揉捏法（petrissage）：一种运用揉捏技术的按摩手法。主要包括单手或双手对组织的重复性的抓和放，形成提捏、滚动、按压等运动。它与轻抚运动的区别是压力的施加为间歇性的。

体位性释放（positional release）：运用亚极限的压力和体位摆放来治疗肌筋膜触发点。

罗尔夫按摩疗法（rolfing）：通过徒手软组织手法来平衡身体内的重力场的技术，达到纠正低效身体结构的一套方法。

摆位放松（strain-counterstrain）：减少肌肉张力和僵硬，促进肌肉正常功能化的技术。

结构性整合（structural integration）：用于延长、牵伸、放松和松解筋膜粘连的技术。

瑞典按摩［Swedish（Hoffa）massage］：为多种按摩技术提供基础，运用一系列浅表轻抚手法。

叩击法（tapotement）：一种叩击按摩，一系列的快速的手法：砍、罐、拍、打、敲、捏。主要目的是刺激。

Trager技术（Trager）：一种尝试建立神经肌肉控制的技术，促进更加正常的运动模式。

振动（vibration）：一种震动按摩技术，通过手或手指在组织上的细小颤动形成局部的振动。通常是用于缓解症状；当能量更多时也可能起到刺激作用。

实 验 操 作
按 摩

描述

按摩有可能是针对损伤最古老的力学治疗。即使很小的儿童也知道按揉受伤部位有可能减轻疼痛。像所有的物理因子一样，按摩本身没有治愈的效果，但是在治愈的过程中可以对治疗效果起辅助作用。

按摩有很多种类型，每种都有支持和反对的人，不同类型的按摩有不同建议性的生理性和治疗性效果，尽管很大一部分疗效是重叠的。本质上，所有类型的按摩都包含对身体多种组织的机械力的应用，通常通过治疗师的手。按摩可能通过直接的机械动作或神经反射对受损或功能障碍的组织起作用。

生理性效应

- 增加大直径的传入神经输入
- 增加静脉流出量
- 增加淋巴流出量

治疗效果
- 减轻疼痛
- 减轻软组织肿胀和淤血
- 重塑胶原

适应证

按摩的适应证依赖于使用按摩的类型。通常，

疼痛、肿胀和连接性的组织收缩是按摩的适应证。

禁忌证

按摩可能没有绝对的禁忌证。很明显,如果有骨折、开放性伤口和严重的疼痛是需要警惕的。根据组织的激惹性和想要达到的效果决定所使用的压力大小。

按摩			
操作步骤	评估		
	1	2	3
1. 检查物料			
a. 准备遮盖用的被单或毛巾			
b. 准备润滑剂			
2. 询问患者			
a. 确认患者身份(若尚未确认)			
b. 确认是否有禁忌证			
c. 询问先前是否有过按摩治疗,检查治疗注意事项			
3. 患者摆位			
a. 把患者摆放在一个支持良好、舒适的体位。体位对按摩来说极其重要			
b. 暴露要治疗的身体部位			
c. 用被单罩住患者,以保持患者的端庄,保护衣服,但允许接触需治疗的身体部位			
4. 检查要治疗的身体部位			
a. 检查轻触觉			
b. 检查循环情况(脉搏、毛细血管再充盈)			
c. 确认没有开放性伤口或皮疹			
d. 评估身体部分的功能(例如关节活动度、激惹性)			
5a. 使用 Hoffa 按摩			
a. 在使用润滑剂后,轻抚法是从远端到近端轻~中等压力的轻抚运动;更深的组织没有移动。初始冲击的作用是将润肤乳分配到治疗区域			
b. 揉捏法是揉捏式动作,肌肉被提起或卷起来			
c. 轻叩式按摩法是一系列的叩击动作,用指尖、手掌尺侧缘、掌根或杯状手来进行			
d. 振动是双手与皮肤紧密接触时的快速振动或震颤			
5b. 使用横向摩擦按摩			
a. 不使用润滑剂			
b. 将肌腱或韧带摆放在一个轻微牵伸的位置			
c. 使用皮肤和大拇指或手指的深层压力,在深层组织上一起移动,提供一个与肌腱或韧带纤维垂直的一个前后向移动			
d. 按摩时间可以是 10 分钟或根据患者耐受而定			
5c. 应用于连接性组织按摩(Bindegewebs 按摩)			
a. 不使用润滑剂			
b. 使用第三和第四个手指指尖,推动皮肤和皮下组织与筋膜分开			
c. 按摩从尾骨延伸到上腰椎,每次冲击应产生短暂的剧烈疼痛			

按摩（续）			
操作步骤	**评估**		
	1	2	3
d. 按摩时间为 15~25 分钟或根据患者耐受			
5d. 按摩/触发点按摩			
a. 不使用润肤乳			
b. 技术类似于横向摩擦按摩,但是适用于触发点或针刺点(通过图标或触诊发现)。触发点通常是在肌肉里结节样肿块通常摸着是砂砾感的			
c. 用任何手指的指尖,甚至是鹰嘴突,皮肤在触发点上移动。在治疗师和患者皮肤中间没有动作产生。动作是圆的,且仅限于一点			
d. 给予压力会很痛,患者可以忍受的痛。压力可能产生放射到远端区域的疼痛			
e. 每个点按摩时间为 1~5 分钟			
6. 完成治疗			
a. 按摩结束后,用毛巾擦除润肤乳			
b. 移除覆盖的物体;如果需要,帮助患者穿衣			
c. 按需嘱患者进行治疗性运动			
d. 根据一般规定清洁治疗区域和设备			
7. 评估治疗效果			
a. 询问患者治疗部位的感觉			
b. 从外观上检查治疗的地方有无不良反应			
c. 进行功能性测试			

（李翔　陈斌 译,王雪宜　朱玉连　王于领 审）

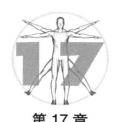

振动疗法

Troy Blackburn Jonathan Goodwin Chris Johnston
Derek Pamukoff

第 17 章

目标

完成本章学习后,学生应能够:

➤ 了解振动疗法对各组织和系统的影响。
➤ 了解振动疗法的潜在临床应用。
➤ 掌握不同形式的振动疗法。
➤ 掌握不同振动参数对应用效果的影响。

振动疗法(vibration therapy)作为一种潜在的康复治疗方式越来越受到人们的重视,但长期暴露于振动会对健康产生例如神经病变等负面影响[1,2],有报道指出振动疗法有益于躯体感觉功能、肌肉功能、骨和软骨健康及患者自述报告的改善,本章对振动疗法在康复领域的潜在应用和临床应用推荐进行概述。

振动通常采用直接局部振动(图 17-1)或间接全身振动(图 17-2)作用于靶组织。局部振动是由临床人员手持或固定在患者身上的小型设备,通过振动器提供振动刺激;全身振动是通过一个固定的平台周期

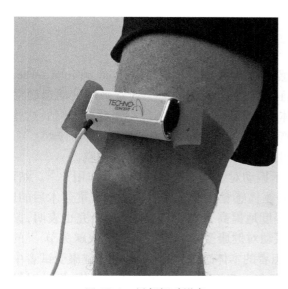

图 17-1　局部振动设备

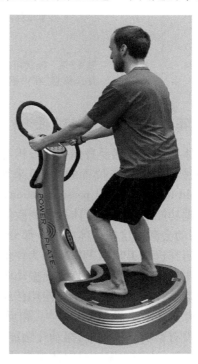

图 17-2　全身振动设备

性地对身体产生向上的加速度来实现,这些设备振动参数通常如下:周期 30~60 秒、频率 10~100Hz、振级 0.1~10g、振幅 2~9mm,这些参数似乎会影响振动疗法对靶组织的治疗效果。

躯体感觉功能

一些骨骼肌肉疾病(如前交叉韧带损伤、骨性关节炎、功能性踝关节不稳等)和神经肌肉疾病(如帕金森病、脑卒中、脑瘫和多发性硬化等)会引起躯体感觉功能障碍,表现为本体感觉、运动觉、姿势控制能力和反射性神经肌肉控制能力下降。这些感觉功能是由多种受体(如皮肤、肌腱、关节、骨)的传入刺激整合而来,其中许多受体会受到振动刺激(图 17-3)[3-6],因此,在康复治疗中加入振动疗法可能有助于改善包括本体感觉、运动觉、平衡能力和反射性神经肌肉控制能力在内的躯体感觉功能。

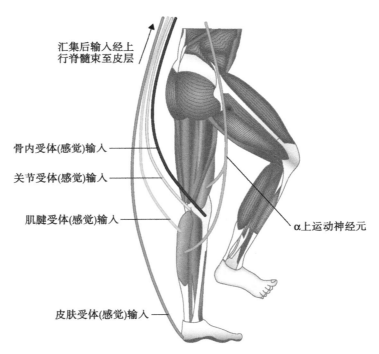

汇集后输入经上行脊髓束至皮层

骨内受体(感觉)输入

关节受体(感觉)输入

肌腱受体(感觉)输入

α上运动神经元

皮肤受体(感觉)输入

图 17-3 振动可以刺激多种类型感受器,它们共同向中枢神经系统发送信息,在中枢神经系统中整合进而改善躯体感觉功能

振动对本体感觉和运动觉的影响

本体感觉是指感受身体各节段相对位置的一种感觉,通常采用关节位置觉(joint position sense,JPS,即主动或被动重置关节位置的能力)来评估;运动觉通常指关节运动的感觉,通常采用被动运动察觉阈值(threshold to detection of passive motion,TDPM,即个体能够察觉关节运动的最小幅度)来评估;这些形式的躯体感觉功能是由多个受体接收刺激信号后整合而产生的[7-8],受体常会因损伤或疾病而减少[9-13]。如上所述,振动会激活这些受体中的一部分,进而在康复过程中可能增强本体感觉和运动觉。

有研究选取 JPS 和 TDPM 作为评价指标,结果显示振动对躯体感觉功能有负面作用[6,14]。然而,也有研究表明在康复方案中反复接受振动刺激可能会提高躯体感觉功能。在前交叉韧带重建术后的康复中,传统康复结合振动疗法比单独使用传统康复能更大程度地提高 JPS[15,16]。类似的研究也表明,振动疗法能改善膝骨关节炎患者 TDPM[17],相反,有研究认为振动对健康受试者膝关节[18-20]或踝关节[19]的躯体感觉功能没有影响。事实上,振动疗法能够改善关节病患者的本体感觉和运动觉,但在健康受试者中没有观察到该效果,这表明振动对躯体感觉功能的效果可能存在天花板效应,即超过某个阈值,振动对提高本体感觉和运动觉没有效果。虽然振动刺激对躯体感觉功能障碍损伤的患者有益,但对健康受试者的躯体感觉功能改善很小。综述研究所述,振动疗法通过增强躯体感觉功能可能有助于关节病的康复。

振动对平衡的影响

感知身体姿势摇摆并激活相关维持平衡肌肉的策略能力与躯体感觉功能有着内在的联系,关节位置觉和运动觉(如踝跖屈/背伸)与视觉、前庭共同感知身体姿势摇摆。关节结构损伤(如韧带)会影响姿势控制[21,22]。因此,利用振动刺激影响身体姿势摇摆的躯体感觉因素可以提高平衡能力。

在一系列临床研究中已经表明振动疗法可以增强平衡能力,这些研究对象包括前交叉韧带重建术患者[15,16,23,24]、功能性踝关节不稳患者[25,26]、多发性硬化症患者[27]和帕金森病患者[28]。此外,反复接受振动刺激可以改善平衡能力,降低老年人跌倒风险[29,30],值得注意的是,这些研究都使用静态(即在固定支撑平台上站立)或半动态(即在活动的支撑平台上站立)方式进行评估。Adelman 等人[31]发现,单一振动刺激对慢性踝关节不稳患者的动态平衡能力(如跳跃时落地的稳定性)没有改善。反复振动刺激作为康复方案中治疗手段的一部分是否可以提高患者动态平衡能力,或者振动刺激是否可以提高动态平衡能力,都还有待研究,虽然现有研究表明振动刺激似乎可以提高静态和半动态平衡能力,但进一步的研究应该聚焦到这些效应是否会对动态平衡、功能性活动有潜在效应。

振动对反射性神经肌肉控制的影响

关节紊乱(如快速踝关节内翻、胫骨前移)激活拮抗肌肌肉组织的反射性神经肌肉反应,限制关节运动和抑制如韧带等静态结构上的应力,这些反射性反应是由韧带、肌肉中感受器感觉传入引起的或者由关节损伤引起的,因为振动可以激活许多这样的受体,因此振动或许可以增强反射性神经肌肉控制和动态关节稳定性。与躯体感觉功能相似,振动会抑制反射活动[36,37],这种效应对如脊髓损伤[38]、脑瘫[39]和脑卒中[40]等临床上会出现痉挛的患者有益。相反,Melnyk 等人[41]研究证明,单节振动刺激可以增加胫骨前移患者腘绳肌的反射性神经肌肉反应,通过减少关节前移幅度而增强膝关节动态稳定性。然而,也有一些研究表明,振动对踝关节[42,43]或膝关节[44,45]紊乱患者的反射振幅没有作用,每一项研究都纳入了健康个体,对健康人群来说,可能存在着增强反射活动的天花板效应,因此,未来研究有必要确定振动是否对患者反射性神经肌肉控制能力有潜在的益处。

生物学效应

肌肉功能

肢体中包括肌肉、肌腱、皮肤和关节结构中感受器的大量感觉信号产生和调节反射性肌肉活动并诱发随意运动。由于振动可以刺激这些感受器,因此可能改善肌肉力量和功能。

多项研究表明,振动疗法结合抗阻训练可以提高健康人群的肌肉力量[46-48]。人们在振动对股四头肌功能的影响方面做了大量的研究工作。股四头肌在膝关节病变后常常受损,这在膝骨关节炎的发展过程中可能起着关键作用[9-52]。单节振动刺激可增加前交叉韧带重建患者的股四头肌功能[53],并模拟膝关节病理学[54]。同样,在前交叉韧带重建术后康复中,振动疗法结合传统康复比单纯的传统康复能更好地增加股四头肌力量[16,24]。在膝骨关节炎患者中也有类似的结果[17,55],有趣的是,振动也可以促进肌腱肥大[56],这可能有助于损伤或手术的恢复以降低供体部位的发病率(如髌韧带移植重建前交叉韧带)。

临床决策练习 17-1

一名 17 岁的女足球运动员从她家人和朋友处得知,使用振动平台进行振动治疗可以使她膝关节更加强壮有力,帮助膝关节康复进而尽快回到球场踢球,她问临床人员这是否有助于她的膝关节康复。临床人员应如何回答?

　　振动刺激改善肌肉功能的生理学机制尚不清楚,但全身振动通过周期性向上对身体产生振动,同时下肢肌肉组织吸收后续效应,使得肌肉组织加载重力负荷,然而全身振动通过周期性对身体肌肉加载向上的重力负荷,需要下肢肌肉吸收其后续效应,但小幅度的离心负荷可能不足以产生显著的肌肉肥大和肌力增加。此外,有研究指出,在不加载自身体重负荷情况下,局部肌肉振动会增加力量[24,53,54,57,58],另一些研究者认为,通过快速肌肉伸长刺激肌梭(即强直振动反射)来反射性增强肌肉活动[59],然而,在振动停止后的几分钟内,还能促进肌肉功能(即在没有同时振动暴露的情况下)[58],提示非反射性影响,对于这个现象可能的解释是,振动通过刺激具有促进肌肉功能的多种感受器,进而"启动"神经肌肉系统,使康复运动更有效,但还需要更多的研究来阐明这些机制。

　　振动也可以通过引入提高热效应或抑制拮抗剂肌肉组织来增加柔韧性和运动幅度,特别是,在一些研究中已经注意到这些方法可增强腘绳肌柔韧性[60-64]。

骨健康

　　骨内的机械应力对损伤和疾病的修复与重塑必不可少,因此,抗阻练习被认为是一种预防、减少和逆转骨组织和矿物质含量减少的干预措施,然而,对运动能力缺失的患者(如骨质疏松症、骨关节炎)或急性骨折患者进行高强度、大阻力的练习可能并不是一种恰当的康复方法,然而振动可对骨骼产生机械刺激,在模拟抗阻练习的同时改善骨的健康。

　　振动可能通过机械应力刺激促进骨痂形成和成熟,从而加速骨重建和骨折愈合[65,66]。一些动物实验已经证明振动可以加速骨折愈合[67-69],但也有一些实验认为效果不明确甚至是有不良影响,而且振动频率对骨骼特性有双重效应。例如,Wehrle 等人[70]的研究证明,35Hz 的振动频率对骨折愈合没有影响,45Hz 的振动频率会降低骨痂大小和强度。此外,振动对骨骼特性的效应受雄激素的影响[71,72],雄激素对于骨重塑和骨折愈合起非常重要的作用。

　　许多动物实验研究表明,振动可以增加骨密度,限制骨质流失[69,73];然而,人类的实验证据很少且存在争论[74-78]。振动结合抗阻练习比单纯的抗阻练习可以明显增加绝经后女性的骨密度[79]。由于青少年特发性脊柱侧弯导致骨质减少的女孩也有类似的研究结论[74]。然而,有两份系统评价和 meta 分析的结果却与振动对骨密度的积极效应相矛盾[75,76]。

　　影响振动对骨健康效应最明显的因素是治疗人群的特征,总的来说,文献表明振动对正常骨特性/健康人群的骨健康影响不大甚至没有影响[78,80-82]。然而,对于存在导致骨健康损害外部状况(如长期卧床休息导致骨骼缺乏负荷、骨密度低下)或疾病(如内分泌失调、骨质疏松症)的患者而言,振动疗法似乎有效[78,79,83-91]。振动可以为疾病患者或受伤个体的骨健康提供足够刺激,在这些个体中,由于低负重且活动受限导致肌肉收缩和冲击载荷所产生的自然机械刺激不足,但对于健康、功能正常的人群却不同[78,82,92]。此外,这些发现还表明,对于骨健康不良的"女运动员三联征"患者,振动可能是一种有用的康复方法[93]。

软骨健康

　　关节软骨不含血管,因此反复负荷和去除负荷对于保持软骨健康是有必要的,如在行走过程中,胫股关节软骨的负荷和去除负荷有利于营养和代谢物的交换,由振动提供的机械负荷,可能通过刺激软骨细胞增殖而影响软骨健康[94,95]。虽然研究范围有限,但研究表明振动对软骨健康有益,微重力环境下(如太空飞行)会降低软骨承受的压力,导致软骨结构变化和软骨健康状况的下降,振动抑制了模拟微重力环境下(即长期卧床)脊柱、胫股关节相关软骨结构负变化[96,97]。相反,动物实验研究表明,振动导致软骨退变[98,99]。但需要指出的是,在这些实验中所使用的振动参数不同,振动时间持续达 30 分钟,而人体实验振动只持续 1~5 分钟[68,97]。虽然振动似乎可以提升软骨健康,但未来相关研究有必要观察其长期效果。

案例分析　17-1
振 动 疗 法

背景：一位 50 岁运动适量的女性因右膝关节疼痛去看医生，她诉说最喜欢在海滩上长距离行走寻找贝壳。但最近因为膝关节剧烈痛无法去海滩捡贝壳了。此外，当上下楼梯或长时间坐着之后站起来时，疼痛会加重，医生阅片显示右膝胫骨平台和股骨髁之间的间隙明显变窄，中、右侧明显狭窄。

初步诊断印象：膝关节疼痛可能是由于关节间隙变窄引起的，继发于右膝骨性关节炎导致的软骨变性。

治疗方案：根据影像学评估结果，显然最终要进行全膝关节置换。在置换术前，医生决定尝试非手术治疗方案，包括注射透明质酸作为润滑和缓冲凝胶，3 个月内反复多次注射，同时加强膝关节和臀部肌肉力量，矫正膝关节对线异常、减轻膝关节负重，并结合局部振动疗法，尽量通过机械刺激促进软骨细胞增殖，通过这些综合干预 1 年后，根据患者情况，重新评估和修正这些治疗计划。

治疗反应：经过 12 个月的多次治疗，患者膝关节和臀部肌肉组织力量得到改善，体重下降了 10%，但患者的疼痛程度并没有明显下降。影像学检查显示关节间隙逐渐缩小。随后的 MRI 显示股骨髁和胫骨平台关节软骨明显退化，特别是内侧，由于疼痛一直影响了她想要的日常生活能力，医生建议进行全膝关节置换术。

问题讨论

- 哪些组织受伤/受影响？
- 出现了什么症状？
- 患者表现为损伤愈合的哪一阶段？
- 振动疗法的生物学效应是什么？
- 物理因子治疗的生物生理效应（直接/间接/深度/组织亲和力）是什么？
- 物理因子治疗的适应证/禁忌证是什么？
- 在本案例分析中，物理因子治疗的应用/剂量/持续时间/频率的参数是什么？
- 针对这种损伤或疾病可以使用什么其他物理因子治疗？为什么？怎么用？

患者自我报告与功能结局

振动疗法在临床评估中已被证实能够提高多种功能和自我报告结果，其中大多数研究是在评估患者膝骨关节炎和/或疼痛。例如，在康复训练中加入振动可以提高比如 6 分钟步行试验、计时起立—行走测试、椅子起立试验、Berg 平衡量表和步行速度等运动功能表现[63,100-102]。同样，振动疗法可以减少膝骨关节炎患者的疼痛和肿胀[100,101,103]，以及改善自我报告平衡评价和步态评估[100,101,104,105]。

临床建议

已证明振动疗法可以产生适度有用的康复效果，表明振动可能是一种辅助疗法，可以提升康复疗效。特别对于不能耐受传统锻炼的患者而言，由于疼痛、功能障碍、或处于康复早期，或动态负荷锻炼禁忌[106]。振动可以"激活"神经肌肉系统，进而提高传统康复效果。

考虑振动作为一种康复方式和其潜在有效性方面的大量研究结果，临床建议方面的研究少之又少。特别是应用方式（即局部振动与全身振动），在所有文献中由于振动的频率、振幅和持续时间的不同，导致了研究结果的差异。因此，对于振动疗法对组织益处、物理特性和患者预后方面的效果都值得进一步研究。

如前所述，振动可以直接（即局部振动）或间接作用（即全身振动）于靶组织。虽然很少有研究比较这些应用的效果，但初期工作表明，它们在健康个体[57]、模拟膝关节病变患者[54]和前交叉韧带重建个体中，对肌肉功能产生类似改善[53]。此外，据报道两种振动方式可以提高前交叉韧带损伤后肌肉功能和改善平衡[15,16,23,24]。与全身振动平台的有限区域和固定位置相比，局部振动为更多锻炼阶段提供振动刺激，由于这些设备是便携式的，因此可以在临床之外的场景使用。然而，还需要更多的研究来确定这两种振动形式是否可获得相似的临床结果。

文献中振动治疗参数（即振幅、频率和持续时间）存在很大差异，并可能影响其有效性。此外，这些影响可能是特定于目标组织和临床人群，振动振幅似乎不是振动刺激效果的主要决定因素。例如，振幅低至 $50\mu m$[92] 和高至 6mm[87] 以及 $50\mu m \sim 6mm$ 之间都已证明对促进骨骼健康有效。然而，类似的振幅（ $55\mu m$[80] 和 4.2mm[92] ）和 $55\mu m \sim 4.2mm$ 之间的振幅则不然，同样，振动振级（g）在 $0.2 \sim 5.9g$ 之间已证明对骨骼健康有促进作用[79,84,85,88,91]，而已证明 0.1~10g[80,81] 没有效果。

　　与振动振幅不同，振动频率似乎影响临床应用效果，例如 Pamukoff 等人[58] 的研究表明，30Hz 的振动频率比 60Hz 的振动频率的局部振动更能增强股四头肌功能。同样，Wehrle 等人[70] 研究证明，35Hz 的振动频率对骨折愈合没有影响，而 45Hz 的振动频率则有负面影响。对于骨骼特性（如骨密度），振动频率的影响无明显一致性，低至 12.6Hz[86]、高至 90Hz[91]，以及 18~40Hz[79,83,89] 的渐进变频都有积极影响。而相似频率的 30Hz[80] 和 12~45Hz[78,81,82] 范围的渐进变量无效，这些研究强调了目前临床使用最佳振动频率是不确定的，表 17-1 列出了各种临床应用可以产生积极影响的振动频率范围。

　　振动刺激持续时间也会影响其潜在临床效果，例如长时间（20~30 分钟）暴露于 35~45Hz 的振动会导致动物软骨退化[98,99]，而暴露于 19~26Hz 的振动（1 分钟间隔）则维持人体软骨健康[96,97]。同样，长时间（20 分钟）暴露于 50Hz 的振动会导致肌肉功能急剧恶化[110]，而每隔 1 分钟施加 30Hz 振动，共 20 分钟，则可以增强肌肉功能[53,54,57,58]。这些研究结果显示，在临床应用过程中要想明确合适的振动参数非常困难，这是由于目前尚不明确是振动频率或持续时间，抑或是两者共同导致了这些差异。表 17-2 所列出的振动

表 17-1　有效振动刺激频率

临床结局	变量	频率
躯体感觉功能	本体感觉（JPS）	20~60Hz[15,16]
	运动动觉	25~30Hz[17]
	平衡	10~100Hz[15,16,23-26,29,30]
	反射性神经肌肉控制	30Hz[41]
	表面肌电	20~30Hz[53,57,58,107]
	力量	20~45Hz[46,53,57,58]
肌肉力量	爆发力	35~40Hz[46,108,109]
	骨折愈合	35~60Hz[66,69,70]
	骨结构/骨密度	12.6~90Hz[74-76,80-83,86,89-92]
骨健康	结构/厚度	20Hz[96,97]
	疼痛	12~35Hz[63,102-104]
软骨健康	关节活动度	20~40Hz[29,100]
自我感觉与功能	功能性能力（如计时起立—行走测试、6 分钟步行试验等）	12~40Hz[55,63,101-105]

表 17-2　有效振动刺激持续时间

临床结局	变量	持续时间
躯体感觉功能	本体感觉（JPS）	30~60 秒[15,16]
	运动觉	30~70 秒[17]
躯体感觉	平衡	30 秒~10 分钟[15,16,23-26,29,30]
	反射性神经肌肉控制	60 秒[41]
	表面肌电	
肌肉力量	力量	30~90 秒[53,54,57,58,78,108]
	爆发力	
	骨折愈合	10~20 分钟[66,69,70]
骨健康	骨结构/骨密度	1~30 分钟[74-76,80-83,86,89-92]
	结构/厚度	5 分钟[96,97]
软骨健康	疼痛	20 秒~10 分钟[63,102-104]
自我感觉与功能	关节活动度	20~60 秒[29,100]
	功能性能力（如计时起立—行走测试、6 分钟步行试验等）	20 秒~10 分钟[55,63,101-105]

持续时间范围,已经证明对各种临床应用产生积极影响。虽然振动疗法在康复治疗中具有巨大的应用潜力,但尚需要进行更多研究,以便更清楚地确定临床人群和可能受益的靶组织以及振动刺激的最合适参数。

临床决策练习 17-2

临床人员正在治疗一位患有骨质疏松症的老年患者。由于已经证明全身振动有助于改善骨骼健康,临床人员决定采用这种治疗方法。应如何选择振动参数?

适应证、禁忌证和注意事项

表 17-3 列出了已确定的适应证、禁忌证和注意事项。在使用振动治疗时应考虑这些因素:

表 17-3 适应证、禁忌证和注意事项	
适应证	
改善躯体感觉功能(本体感觉、运动觉、平衡、反射性神经肌肉控制)	前交叉韧带损伤
	功能性踝关节不稳
增强肌肉力量	帕金森病
骨性关节炎	多发性硬化
骨质疏松症	
禁忌证与注意事项	
急性深静脉血栓	人工关节
心血管疾病	近期感染
髋、膝关节置换术	严重偏头痛
椎间盘病	新伤口或近期手术
脊柱滑脱	近期植入金属针或板
心脏起搏器和植入式除颤器	肺栓塞
急性疝	癌症或肿瘤
严重糖尿病神经病变	神经性疾病
癫痫	怀孕
视网膜疾病	

振动疗法临床应用效果的最新最佳循证依据

以下是直接引用自 Cochrane 数据库和 PubMed 数据库的系统评价和 mata 分析,这些评论聚焦于振动疗法作为一种治疗技术的有效性。

- "全身振动对竞技和/或优秀运动员的运动成绩的提升快慢影响小且不一致,这些发现导致了一些假设,即全身振动后的神经肌肉适应过程不足以提高运动成绩,因此,推荐其他类型运动(如抗阻训练)以提高运动成绩"[62]。
- "快速全身振动可以增加外周血流量,但不会改变骨骼肌肌氧含量"[111]。
- "8 周和 12 周的全身振动有利于改善膝骨关节炎患者身体功能,可纳入康复计划"[112]。
- "这篇综述表明,有科学证据显示全身振动会增加腰痛和坐骨神经痛的风险"[113]。
- "全身振动训练对跳跃高度产生中等程度影响。具有较高频率、较高振幅、较长振动刺激持续时间和更长周期的振动训练方案更有可能增强肌肉力量"[114]。
- "相同条件下,与不接受全身振动比较,使用全身振动可以改善膝关节伸展、肌力和反向跳跃的能力"[115]。

- "有证据表明,全身振动训练对步态和步行能力有影响。但尚需要进一步研究证实。而在步态质量改变方面缺乏证据"[116]。
- "我们发现全身振动对绝经后妇女、儿童和青少年的骨密度有明显改善,但对年轻人没有改善,全身振动是一种新的治疗方法,在为临床实践推荐之前,需要进行大规模、长期的研究确定最佳幅度、频率和持续时间"[117]。
- "有力证据表明,长期全身振动锻炼对未经训练的人群和老年女性腿部肌肉能力有积极影响。没有明确证据表明短期振动刺激对肌肉运动有影响"[48]。
- "全身振动可以增加老年人腿部肌肉力量,但认为全身振动对老年女性骨密度没有全面的治疗效果,无随机试验证明全身振动对老年男性骨密度存在影响"[75]。

总结

1. 直接振动(局部肌肉振动)和间接振动(全身振动)可对各组织产生积极的临床效果。
2. 振动疗法的潜在临床益处包括增强肌肉功能、躯体感觉功能、平衡、骨健康、软骨健康、柔韧性和患者自我报告结果。
3. 振动通过刺激肌肉、皮肤、关节和骨中的靶感觉受体,可能对多种组织产生临床效果。
4. 已在包括前交叉韧带损伤、功能性踝关节不稳、帕金森病和多发性硬化这几类患者中证实了振动疗法的益处。
5. 振动参数是可调节的,但振级和持续时间可能是疗效的关键决定因素。
6. 由于健康个体的"天花板效应",可在临床患者中常观察到的疗效,在健康个体中却看不到。

复习题

1. 什么类型的振动有潜在的临床应用价值?
2. 振动的潜在临床效果是什么?
3. 已经证明振动能增强哪些人群的肌肉功能?
4. 什么样的振动刺激特性(即振幅、频率和持续时间)有益于靶组织?
5. 为什么振动刺激通常在患者群体中产生有益效果,而健康个体却没有?
6. 描述振动影响肌肉功能的机制是什么?

自测题

是非题
1. 振动振幅是影响振动刺激有效的主要因素。
2. 振动刺激对人体骨骼愈合没有影响。
3. 全身振动和局部肌肉振动均引起重力载荷。
4. 如果患者振动暴露时间过长或频率过高,振动疗法可能会产生不良影响。
5. 与患者相比,健康受试者的临床结果有较大改善。

选择题
6. 在以下哪些情况中,振动疗法结合传统康复可能有效。
   A. 老年人骨质流失
   B. 受伤后平衡障碍
   C. 肌肉功能障碍

D. 上述所有

E. 以上都不是

7. 产生肌肉力量增强所必需的振动频率范围是___。

A. 5~10Hz

B. 80~100Hz

C. 20~45Hz

D. 100~120Hz

8. 振动已经被证明可以改善以下个体动态姿势控制能力？

A. 前交叉韧带损伤

B. 功能性踝关节不稳

C. 多发性硬化症

D. 上述所有

E. 以上都不是

9. 已证明振动与传统康复结合可以改善前交叉韧带术后重建的_____。

A. 膝关节稳定

B. 膝关节本体感觉

C. 股四头肌力量

D. B 和 C

E. 以上都不是

临床决策练习解析

17-1

临床人员应该提醒患者，许多因素共同决定她需要多长时间回到球场踢球。但是关于振动疗法的使用，许多研究已证明：与单纯抗阻练习相比，振动结合抗阻练习可以提高肌肉力量和改善股四头肌功能。

17-2

临床人员应选择振动频率：10~100Hz；振级：0.1~10g；振幅：2~9mm；时间：30~60 秒。

参考文献

1. Gerhardsson L, Gillstrom L. Test-retest reliability of neurophysiological tests of hand-arm vibration syndrome in vibration exposed workers and unexposed referents. *J Occup Med Toxicol (London, England).* 2014;9(1):38.

2. Bovenzi M, Giannini F. Vibration-induced multifocal neuropathy in forestry workers: electrophysiological findings in relation to vibration exposure and finger circulation. *Int Arch Occup Environ Health.* 2000;73(8):519–527.

3. Kavounoudias A, Roll R. Specific whole-body shifts induced by frequency-modulated vibrations of human plantar soles. *Neurosci Lett.* 1999;266(3):181–184.

4. Nardone A, Galante M. Stance control is not affected by paresis and reflex hyperexcitability: the case of spastic patients. *J Neurol Neurosurg Psychiatry.* 2001;70(5):635–643.

5. Roll J, Vedel J. Alteration of proprioceptive messages induced by tendon vibration in man: a microneurographic study. *Exp Brain Res.* 1989;76(1):213–222.

6. Mildren R, Bent L. Vibrotactile stimulation of fast-adapting cutaneous afferents from the foot modulates proprioception at the ankle joint. *J Appl Physiol.* 2016;120(8): 855–864.

7. Aimonetti J, Roll J. Ankle joint movements are encoded by both cutaneous and muscle afferents in humans. *Exp Brain Res.* 2012;221(2):167–176.

8. Aimonetti J, Hospod V. Cutaneous afferents provide a neuronal population vector that encodes the orientation of human ankle movements. *J Physiol.* 2007;580(Pt. 2): 649–658.

9. Fremerey R, Lobenhoffer P. Proprioception after rehabilitation and reconstruction in knees with deficiency of the anterior cruciate ligament: a prospective, longitudinal study. *J Bone Joint Surg Br.* 2000;82(6):801–806.

10. Hoch J, Perkins W. Somatosensory deficits in post-ACL reconstruction patients: a case-control study. *Muscle Nerve.* May 3, 2016.

11. Relph N, Herrington L. The effects of ACL injury on knee proprioception: a meta-analysis. *J Physiother.* 2014;100(3): 187–195.

12. de Noronha M, Refshauge K. Do voluntary strength, proprioception, range of motion, or postural sway predict occurrence of lateral ankle sprain? *Br J Sports Med.* 2006;40(10):824–828; discussion 828.

13. Refshauge KM, Kilbreath S. The effect of recurrent ankle inversion sprain and taping on proprioception at the ankle. *Med Sci. Sports Exerc.* 2000;32(1):10–15.

14. Gonzales T, Goble D. Short-Term Adaptation of Joint Position Sense Occurs during and after Sustained Vibration of Antagonistic Muscle Pairs. *Front Hum Neurosci.* 2014;8:896.

15. Moezy A, Olyaei G. A comparative study of whole body vibration training and conventional training on knee proprioception and postural stability after anterior cruciate ligament reconstruction. *Br J Sports Med.* 2008;42(5):373–378.

16. Fu C, Yung S. The effect of early whole-body vibration therapy on neuromuscular control after anterior cruciate ligament reconstruction: a randomized controlled trial. *Am J Sports Med.* 2013;41(4):804–814.

17. Trans T, Aaboe J. Effect of whole body vibration exercise on muscle strength and proprioception in females with knee osteoarthritis. *The Knee.* 2009;16(4):256–261.

18. Hannah R, Minshull C. Whole-body vibration does not influence knee joint neuromuscular function or proprioception. *Scand J Med Sci Sports.* 2013;23(1):96–104.

19. Pollock R, Provan S. The effects of whole body vibration on balance, joint position sense and cutaneous sensation. *Eur J Appl Physiol.* 2011;111(12):3069–3077.

20. Hiroshige K, Mahbub M. Effects of whole-body vibration on postural balance and proprioception in healthy young and elderly subjects: a randomized cross-over study. *J Sports Med Phys Fitness.* 2014;54(2):216–224.

21. Culvenor A, Alexander B. Dynamic single-leg postural control is impaired bilaterally following anterior cruciate ligament reconstruction: implications for reinjury risk. *J Orthop Sports Phys Ther.* 2016;46(5):357–364.

22. Doherty C, Bleakley C. Dynamic balance deficits in individuals with chronic ankle instability compared to ankle sprain copers 1 year after a first-time lateral ankle sprain injury. *Knee Surg Sports Traumatol Arthrosc.* 2016;24(4):1086–1095.

23. Berschin G, Sommer B. Whole body vibration exercise protocol versus a standard exercise protocol after ACL reconstruction: a clinical randomized controlled trial with short term follow-up. *J Sports Sci Med.* 2014;13(3):580–589.

24. Brunetti O, Filippi G. Improvement of posture stability by vibratory stimulation following anterior cruciate ligament reconstruction. *Knee Surg Sports Traumatol Arthrosc.* 2006;14(11):1180–1187.

25. Cloak R, Nevill A. Vibration training improves balance in unstable ankles. *Int J Sports Med.* 2010;31(12):894–900.

26. Cloak R, Nevill A. Six-week combined vibration and wobble board training on balance and stability in footballers with functional ankle instability. *Clin J Sport Med.* 2013;23(5):384–391.

27. Schuhfried O, Mittermaier C. Effects of whole-body vibration in patients with multiple sclerosis: a pilot study. *Clin Rehabil.* 2005;19(8):834–842.

28. Turbanski S, Haas C. Effects of random whole-body vibra-

tion on postural control in Parkinson's disease. *Res Sports Med.* 2005;13(3):243–256.

29. Yang F, King G. Controlled whole-body vibration training reduces risk of falls among community-dwelling older adults. *J Biomech.* 2015;48(12):3206–3212.

30. Yang J, Seo D. The effects of whole body vibration on static balance, spinal curvature, pain, and disability of patients with low back pain. *J Phys Ther Sci.* 2015;27(3):805–808.

31. Adelman D, Pamukoff D. Acute effects of whole body vibration on dynamic postural control and muscle activity in individuals with chronic ankle instability. *Athl Train Sports Health Care.* 2015;8(2):63–69.

32. Friemert B, Faist M. Intraoperative direct mechanical stimulation of the anterior cruciate ligament elicits short- and medium-latency hamstring reflexes. *J Neurophysiol.* 2005;94(6):3996–4001.

33. Dyhre-Poulsen P, Krogsgaard M. Muscular reflexes elicited by electrical stimulation of the anterior cruciate ligament in humans. *J Appl Physiol.* 2000;89(6):2191–2195.

34. Beard D, Kyberd P. Reflex hamstring contraction latency in anterior cruciate ligament deficiency. *J Orthop Res.* 1994;12(2):219–228.

35. Donahue M, Docherty C. Decreased fibularis reflex response during inversion perturbations in FAI subjects. *J Electromyogr Kinesiol.* 2014;24(1):84–89.

36. Ritzmann R, Kramer A. The effect of whole body vibration on the H-reflex, the stretch reflex, and the short-latency response during hopping. *Scand J Med Sci Sports.* 2013;23(3):331–339.

37. Karacan I, Cidem M. Tendon reflex is suppressed during whole-body vibration. *J Electromyogr Kinesiol.* 2016;30:191–195.

38. Ness L, Field-Fote E. Effect of whole-body vibration on quadriceps spasticity in individuals with spastic hypertonia due to spinal cord injury. *Restor Neurol.* 2009;27(6):621–631.

39. Cheng H, Ju Y. Effects of whole body vibration on spasticity and lower extremity function in children with cerebral palsy. *Human Movement Science.* 2015;39:65–72.

40. Costantino C, Galuppo L. Short-term effect of local muscle vibration treatment versus sham therapy on upper limb in chronic post-stroke patients: a randomized controlled trial. *Eur J Phys Rehab Med.* 2016;53(1):32–40.

41. Melnyk M, Kofler B. Effect of a whole-body vibration session on knee stability. *Int J Sports Med.* 2008;29(10):839–844.

42. Melnyk M, Scholz C. Neuromuscular ankle joint stabilisation after 4-weeks WBV training. *Int J Sports Med.* 2009;30(6):461–466.

43. Hopkins T, Pak J. Whole body vibration and dynamic restraint. *Int J Sports Med.* 2008;29(5):424–428.

44. Hopkins J, Fredericks D. Whole body vibration does not potentiate the stretch reflex. *Int J Sports Med.* 2009;30(2):124–129.

45. Yeung S, Yeung E. A 5-week whole body vibration training improves peak torque performance but has no effect on stretch reflex in healthy adults: a randomized controlled trial. *J Sports Med Phys Fitness.* 2015;55(5):397–404.

46. Delecluse C, Roelants M. Strength increase after whole-body vibration compared with resistance training. *Med Sci Sports Exerc.* 2003;35(6):1033.

47. Osawa Y, Oguma Y. Effects of whole-body vibration on resistance training for untrained adults. *J Sports Sci Med.* 2011;10(2):328–337.

48. Rehn B, Lidström J. Effects on leg muscular performance from whole-body vibration exercise: a systematic review. *Scand J Med Sci Sports.* 2007;17(1):2–11.

49. Baker K, Xu L. Quadriceps weakness and its relationship to tibiofemoral and patellofemoral knee osteoarthritis in Chinese: the Beijing osteoarthritis study. *Arthritis Rheum.* 2004;50(6):1815–1821.

50. Hart J, Turman K. Quadriceps muscle activation and radiographic osteoarthritis following ACL revision. *Knee Surg Sports Traumatol Arthrosc.* 2011;19(4):634–640.

51. Segal N, Glass N. Effect of quadriceps strength and proprioception on risk for knee osteoarthritis. *Med Sci. Sports Exerc.* 2010;42(11):2081–2088.

52. Tourville T, Jarrell K. Relationship between isokinetic strength and tibiofemoral joint space width changes after anterior cruciate ligament reconstruction. *Am J Sports Med.* 2014;42(2):302–311.

53. Pamukoff D, Pietrosimone B. Whole-body and local muscle vibration immediately improve quadriceps function in individuals with anterior cruciate ligament reconstruction. *Arch Phys Med Rehabil.* 2016;97(7):1121–1129.

54. Blackburn T, Pamukoff D. Whole body and local muscle vibration reduce artificially induced quadriceps arthrogenic inhibition. *Arch Phys Med Rehabil.* 2014;95(11): 2021–2028.

55. Bokaeian H, Bakhtiary A. The effect of adding whole body vibration training to strengthening training in the treatment of knee osteoarthritis: a randomized clinical trial. *J Bodyw Mov Ther.* 2016;20(2):334–340.

56. Rieder F, Wiesinger H. Whole-body vibration training induces hypertrophy of the human patellar tendon. *Scand J Med Sci Sports.* 2016;26(8):902–910.

57. Pamukoff DN, Pietrosimone B. Immediate effect of vibratory stimuli on quadriceps function in healthy adults. *Muscle Nerve.* 2016;54(3):469–478.

58. Pamukoff D, Ryan E, Blackburn J. The acute effects of local muscle vibration frequency on peak torque, rate of torque development, and EMG activity. *J Electromyogr Kinesiol.* 2014;24(6):888–894.

59. Cidem M, Karacan I. A randomized trial on the effect of bone tissue on vibration-induced muscle strength gain and vibration-induced reflex muscle activity. *Balkan Med J.* 2014;31(1):11–22.

60. Dallas G, Kirialanis P. The acute effect of whole body vibration on training and flexibility of young gymnasts. *Biol Sport.* 2014;31(3):233–237.

61. Dallas G, Paradisis G. The acute effects of different training loads of whole body vibration on flexibility and explosive strength of lower limbs in divers. *Biol Sport.* 2015;32(3):235–241.

62. Hortobagyi T, Lesinski M. Small and inconsistent effects of whole body vibration on athletic performance: a systematic review and meta-analysis. *Eur J Appl Physiol.* 2015;115(8):1605–1625.

63. Johnson W, Myrer W. Whole-body vibration strengthening compared to traditional strengthening during physical therapy in individuals with total knee arthroplasty. *Physiother Theory Pract.* 2010;26(4):215–225.

64. Tseng S, Hsu P. Effect of two frequencies of whole-body vibration training on balance and flexibility of the elderly: a randomized controlled trial. *Am J Phys Med Rehabil.* 2016;95(10):730–737.

65. Garman R, Gaudette G. Low-level accelerations applied in the absence of weight bearing can enhance trabecular bone formation. *J Orthop Res.* 2007;25(6):732–740.

66. Rubin C, Turner A. Anabolism. Low mechanical signals strengthen long bones. *Nature.* 2001;412(6847):603–604.

67. Rajaei Jafarabadi M. The effects of photobiomodulation and low-amplitude high-frequency vibration on bone healing process: a comparative study. *Lasers Med Sci.* 2016;31(9):1827–1836.

68. Leung K, Shi H. Low-magnitude high-frequency vibration accelerates callus formation, mineralization, and fracture healing in rats. *J Orthop Res.* 2009;27(4):458–465.

69. Butezloff M, Zamarioli A. Whole-body vibration improves fracture healing and bone quality in rats with ovariectomy-induced osteoporosis. *Acta Cir Bras.* 2015;30(11):727–735.

70. Wehrle E, Wehner T. Distinct frequency dependent effects of whole-body vibration on non-fractured bone and fracture healing in mice. *J Orthop Res.* 2014; 32(8):1006–1013.

71. Namkung-Matthai H. Osteoporosis influences the early period of fracture healing in a rat osteoporotic model. *Bone.* 2001;28(1):80–86.

72. Stuermer EK, Komrakova M. Musculoskeletal response to whole-body vibration during fracture healing in intact and ovariectomized rats. *Calcif Tissue Int.* 2010;87(2):168–180.

73. Rubin C, Turner S. Quantity and quality of trabecular bone in the femur are enhanced by a strongly anabolic, noninvasive mechanical intervention. *J Bone Miner Res.* 2002;17(2):349–357.

74. Lam T, Ng B. Effect of whole body vibration (WBV) therapy on bone density and bone quality in osteopenic girls with adolescent idiopathic scoliosis: a randomized, controlled trial. *Osteoporos Int.* 2013;24(5):1623–1636.

75. Lau R, Liao L. The effects of whole body vibration therapy on bone mineral density and leg muscle strength in older adults: a systematic review and meta-analysis. *Clin Rehabil.* 2011;25(11):975–988.

76. Luo X, Zhang J. The effect of whole-body vibration therapy on bone metabolism, motor function, and anthropometric parameters in women with postmenopausal osteoporosis. *Disabil Rehabil.* 2016:1–9.

77. Verschueren S, Roelants M. Effect of 6-Month Whole Body Vibration Training on Hip Density, Muscle Strength, and Postural Control in Postmenopausal Women: A Randomized Controlled Pilot Study. *J Bone Miner Res.* 2004;19(3):352–359.

78. Torvinen S, Kannus P. Effect of 8-month vertical whole body vibration on bone, muscle performance, and body balance: a randomized controlled study. *J Bone Miner Res.* 200;18(5):876–884.

79. Verschueren S, Roelants M. Effect of 6-month whole body vibration training on hip density, muscle strength, and postural control in postmenopausal women: a randomized controlled pilot study. *J Bone Miner Res.* 2004;19(3):352–359.

80. Rubin C, Recker R. Prevention of postmenopausal bone loss by a low-magnitude, high-frequency mechanical stimuli: a clinical trial assessing compliance, efficacy, and safety.

J Bone Miner Res. Mar 2004;19(3):343–351.

81. Russo C, Lauretani F. High-frequency vibration training increases muscle power in postmenopausal women. *Arch Phys Med Rehabil.* 2003;84(12):1854–1857.

82. von Stengel S, Kemmler W. Effects of whole body vibration on bone mineral density and falls: results of the randomized controlled ELVIS study with postmenopausal women. *Osteoporos Int.* 2010;Epub ahead of print.

83. Armbrecht G, Belavy D. Resistive vibration exercise attenuates bone and muscle atrophy in 56 days of bed rest: biochemical markers of bone metabolism. *Osteoporos Int.* 2010;21(4):597–607.

84. Beck BR, Kent K, Holloway L, Marcus R. Novel, high-frequency, low-strain mechanical loading for premenopausal women with low bone mass: early findings. *J Bone Miner Metab.* 2006;24(6):505–507.

85. Gilsanz V, Wren T. Low-level, high-frequency mechanical signals enhance musculoskeletal development of young women with low BMD. *J Bone Miner Res.* 2006;21(9):1464–1474.

86. Gusi N, Raimundo A. Low-frequency vibratory exercise reduces the risk of bone fracture more than walking: a randomized controlled trial. *BMC Musculoskelet Disord.* 2006;7:92.

87. Humphries B, Fenning A. Whole-body vibration effects on bone mineral density in women with or without resistance training. *Aviat Space Environ Med.* 2009;80(12):1025–1031.

88. Pitukcheewanont P, Safani D. Extremely low-level, short-term mechanical stimulation increases cancellous and cortical bone density and muscle mass of children with low bone density. *Endocrinologist.* 2006;16(3):128–132.

89. Rittweger J, Beller G. Prevention of bone loss during 56 days of strict bed rest by side-alternating resistive vibration exercise. *Bone.* 2010;46(1):137–147.

90. Ruan X, Jin F. Effects of vibration therapy on bone mineral density in postmenopausal women with osteoporosis. *Chin Med J (Engl).* 2008;121(13):1155–1158.

91. Ward K, Alsop C. Low magnitude mechanical loading is osteogenic in children with disabling conditions. *J Bone Miner Res.* 2004;19(3):360–369.

92. Iwamoto J, Takeda T. Effect of whole-body vibration exercise on lumbar bone mineral density, bone turnover, and chronic back pain in post-menopausal osteoporotic women treated with alendronate. *Aging Clin Exp Res.* 2005;17(2):157–163.

93. Weiss Kelly A, Hecht S. The female athlete triad. *Pediatrics.* 2016;138(2).

94. Kaupp J, Waldman S. Mechanical vibrations increase the proliferation of articular chondrocytes in high-density culture. *Proc Inst Mech Eng H J Eng Med.* 2008;222(5):695–703.

95. Tsuang Y, Lin Y. Effect of dynamic compression on in vitro chondrocyte metabolism. *Int J Artif Organs.* 2008;31(5):439–449.

96. Liphardt A, Mundermann Al. Vibration training intervention to maintain cartilage thickness and serum concentrations of cartilage oligometric matrix protein (COMP) during immobilization. *Osteoarthr Cartil.* 2009;17(12):1598–1603.

97. Belavy D, Hides J. Resistive simulated weightbearing exercise with whole body vibration reduces lumbar spine deconditioning in bed-rest. *Spine (Phila Pa 1976).* 2008;33(5):E121–131.

98. McCann M, Yeung Cl. Whole-body vibration of mice induces articular cartilage degeneration with minimal changes in subchondral bone. *Osteoarthr Cartil.* 2017;25(5):779–789.

99. Qin J, Chow S. Low magnitude high frequency vibration accelerated cartilage degeneration but improved epiphyseal bone formation in anterior cruciate ligament transect induced osteoarthritis rat model. *Osteoarthr Cartil.* 2014;22(7):1061–067.

100. Avelar N, Simão A. The effect of adding whole-body vibration to squat training on the functional performance and self-report of disease status in elderly patients with knee osteoarthritis: a randomized, controlled clinical study. *J Altern Complement Med.* 2011;17(12):1149–1155.

101. Simão A, Avelar N. Functional performance and inflammatory cytokines after squat exercises and whole-body vibration in elderly individuals with knee osteoarthritis. *Arch Phys Med Rehabil.* 2012;93(10):1692–1700.

102. Salmon J, Roper J. does acute whole-body vibration training improve the physical performance of people with knee osteoarthritis? *J Strength Cond Res.* 2012;26(11):2983–2989.

103. Park Y, Kwon B. Therapeutic effect of whole body vibration on chronic knee osteoarthritis. *Ann Phys Rehabil Med.* 2013;37(4):505–515.

104. Wang P, Yang L. Effects of whole body vibration exercise associated with quadriceps resistance exercise on functioning and quality of life in patients with knee osteoarthritis: a randomized controlled trial. *Clin Rehabil.* 2015.

105. Pessoa M, Brandão D. Vibrating platform training improves respiratory muscle strength, quality of life, and inspiratory capacity in the elderly adults: a randomized controlled trial. *J Gerontol A Biol Sci Med Sci.* 2016;72(5):683–688. doi: 10.1093/gerona/glw123.

106. Rogan S, de Bruin E. Effects of whole-body vibration on proxies of muscle strength in old adults: a systematic review and meta-analysis on the role of physical capacity level. *Eur Rev Aging Phys Act.* 2015;12(1):126.

107. Cardinale M, Lim J. Electromyography activity of vastus lateralis muscle during whole-body vibrations of different frequencies. *J Strength Cond Res.* 2003;17(3):621–624.

108. Delecluse C, Roelants M. Effects of whole body vibration training on muscle strength and sprint performance in sprint-trained athletes. *Int J Sports Med.* 2005;26(8):662–668.

109. Bosco C, Cardinale M. Influence of vibration on mechanical power and electromyogram activity in human arm flexor muscles. *Eur J Appl Physiol Occup Physiol.* 1999;79(4):306–311.

110. Rice D, McNair P. Mechanisms of quadriceps muscle weakness in knee joint osteoarthritis: the effects of prolonged vibration on torque and muscle activation in osteoarthritic and healthy control subjects. *Arthritis Res Ther.* 2011;13(5):R151.

111. Games K, Sefton J. Whole-body vibration and blood flow and muscle oxygenation: a meta-analysis. *J Athl Train.* 2015;50(5):542–549.

112. Wang P, Yang X. Effects of whole body vibration on pain, stiffness and physical functions in patients with knee osteoarthritis: a systematic review and meta-analysis. *Clin Rehabil.* 2015;29(10):939–951.

113. Burström L, Nilsson T, Whole-body vibration and the risk of

low back pain and sciatica: a systematic review and meta-analysis. *Int Arch Occup Environ Health*. 2015;88(4):403–418.

114. Manimmanakorn N, Hamlin MJ. Long-term effect of whole body vibration training on jump height: meta-analysis. *J Strength Cond Res*. 2014;28(6):1739–1750.

115. Osawa Y, Oguma Y. The effects of whole-body vibration on muscle strength and power: a meta-analysis. *J Musculoskelet Neuronal Interact*. 2013;13(3):380–390.

116. Lindberg J, Carlsson J. The effects of whole-body vibration training on gait and walking ability: a systematic review comparing two quality indexes. *Physiother Theory Pract*. 2012;28(7):485–498.

117. Slatkovska L, Alibhai SM. Effect of whole-body vibration on bone mineral density: a systematic review and meta-analysis. *Osteoporos Int*. 2010;21(12):1969–1980.

实 验 操 作
振 动 疗 法

描述

　　振动疗法作为一种新兴康复方式,越来越受到人们的重视。而长期振动会产生如神经病变等与健康相关的负面后果,有报道指出,振动疗法有益于躯体感觉功能、肌肉功能、骨和软骨健康及患者自我报告的改善。振动通常是直接使用局部振动作用于靶组织或间接使用全身振动。

治疗效果

　　通过对肌肉、皮肤、关节和骨骼的靶感受器振动,可对各种组织产生积极的临床效果。振动疗法在临床方面的功效包括增强肌肉功能、躯体感觉功能、平衡、骨健康、软骨健康和柔韧性。

适应证

- 改善躯体感觉功能(本体感觉、运动觉、平衡、反射神经肌肉控制)
- 增强肌肉力量
- 骨关节炎
- 骨质疏松
- 前交叉韧带损伤
- 功能性踝关节不稳
- 帕金森病
- 多发性硬化

禁忌证

- 急性深静脉血栓
- 心血管疾病
- 髋、膝关节置换术
- 椎间盘病
- 脊柱滑脱
- 心脏起搏器和植入式除颤器
- 急性疝
- 严重糖尿病神经病变
- 癫痫
- 视网膜疾病
- 人工关节
- 近期感染
- 严重偏头痛
- 新伤口或近期手术
- 近期植入金属针或板
- 肺栓塞
- 癌症或肿瘤
- 神经性疾病
- 怀孕

振动疗法			
操作步骤	评估		
	1	2	3
1. 检查振动设备			
2. 患者情况			
a. 确认患者身份			
b. 排除禁忌证			
c. 询问之前振动治疗情况,并查看记录			
3. 局部振动疗法			

振动疗法（续）			
操作步骤	评估		
	1	2	3
a. 调整合适的振动参数、调节固定带			
b. 确定患者接受振动治疗的体位			
4. 全身振动疗法			
a. 将患者站于振动台上，进行振动治疗			
5. 调试振动疗法参数（频率和持续时间）			
a. 躯体感觉功能			
1）本体感觉频率：20~60Hz；持续时间：30~60秒			
2）运动觉-频率：25~30Hz；持续时间：30~70秒			
3）平衡-频率：10~100Hz；持续时间：30秒~10分钟			
4）反射性神经肌肉控制-频率：30Hz；持续时间：60秒			
b. 肌肉功能			
1）肌肉力量-频率：20~45Hz；持续时间：30~90秒			
2）爆发力-频率：35~40Hz；持续时间：30~90秒			
c. 骨健康			
1）骨折愈合-频率：35~60Hz；持续时间：10~20分钟			
2）骨密度-频率：126~90Hz；持续时间：1~30分钟			
d. 软骨健康			
结构/厚度-频率：20Hz；持续时间：5分钟			
e. 疼痛-频率：12~35Hz；持续时间：20秒~10分钟			
f. 关节活动度-频率范围：20~40Hz；持续时间：20~60秒			
g. 功能活动-频率：12~40Hz；持续时间：20秒~10分钟			
6. 治疗结束			
a. 关闭设备，关闭电源 b. 评估治疗效果 c. 记录治疗参数			
7. 指导患者进行指定的锻炼			

（陶小平 译，王雪宜　朱玉连　王于领 审）

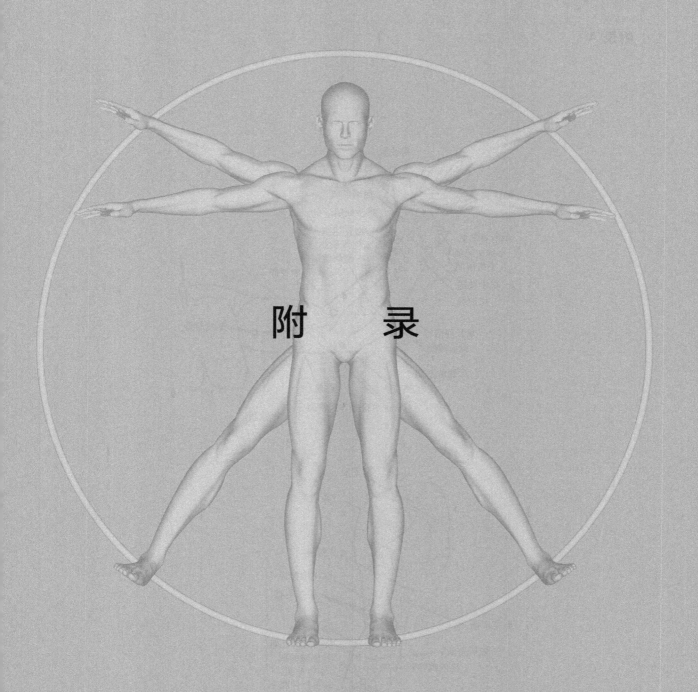

附　　　录

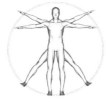

运动点的位置

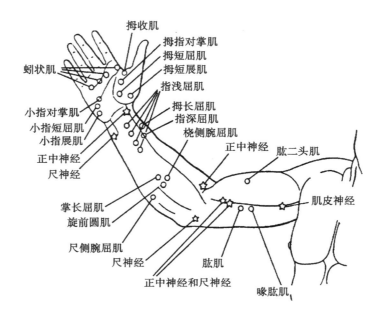

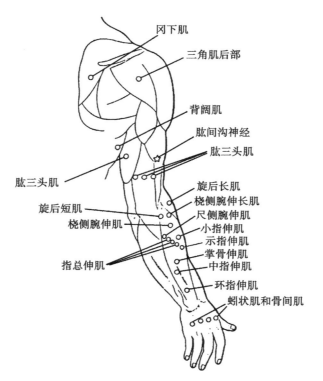

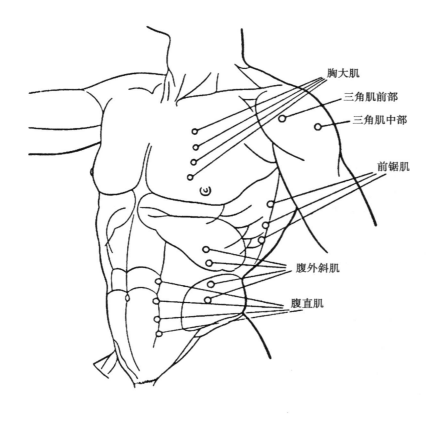

胸大肌
三角肌前部
三角肌中部
前锯肌
腹外斜肌
腹直肌

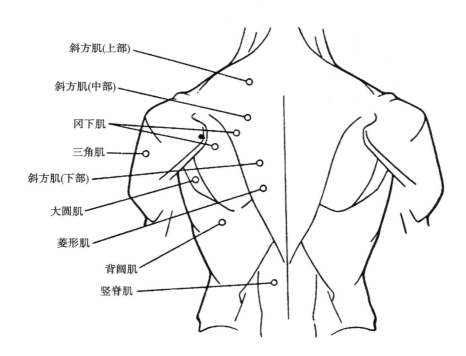

斜方肌(上部)
斜方肌(中部)
冈下肌
三角肌
斜方肌(下部)
大圆肌
菱形肌
背阔肌
竖脊肌

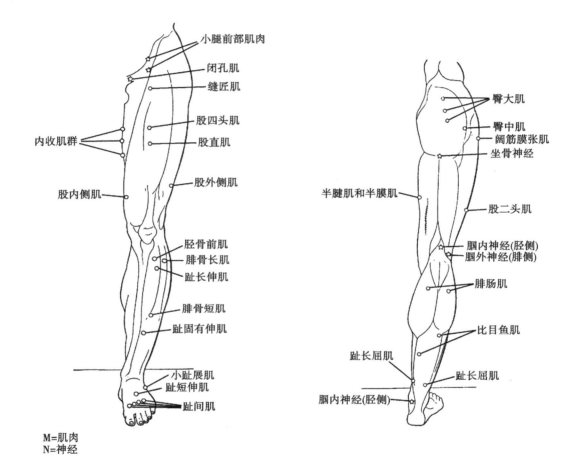

小腿前部肌肉
闭孔肌
缝匠肌
股四头肌
股直肌
内收肌群
股外侧肌
股内侧肌
胫骨前肌
腓骨长肌
趾长伸肌
腓骨短肌
趾固有伸肌
小趾展肌
趾短伸肌
趾间肌

M＝肌肉
N＝神经

臀大肌
臀中肌
阔筋膜张肌
坐骨神经
半腱肌和半膜肌
股二头肌
腘内神经(胫侧)
腘外神经(腓侧)
腓肠肌
比目鱼肌
趾长屈肌
趾长屈肌
腘内神经(胫侧)

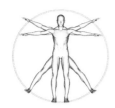

计量单位

附录 B

毫秒（msec）= 1/1 000 秒
微秒（μsec）= 1/1 000 000 秒
纳秒（nsec）= 1/1 000 000 000 秒
毫安（mA）= 1/1 000 安培
微安（μA）= 1/1 000 000 安培
埃米（Å）= 1/10 000 000 000 米
纳米（nm）= 1/1 000 000 000 米
赫兹（Hz）= 1 次/秒
千赫兹（kHz）= 1 000 次/秒
兆赫兹（MHz）= 1 000 000 次/秒

自测题答案

第 1 章

1. F
2. T
3. T
4. B
5. D
6. A
7. B
8. D
9. C
10. A

第 2 章

1. T
2. F
3. T
4. B
5. C
6. D
7. C
8. A
9. D
10. A

第 3 章

1. F
2. T
3. A
4. C
5. D

6. D
7. E
8. B
9. E
10. B
11. A

第 4 章

1. T
2. F
3. T
4. B
5. D
6. A
7. D
8. C
9. D
10. C

第 5 章

1. F
2. T
3. T
4. T
5. F
6. T
7. B
8. C
9. A
10. B
11. D
12. D

13. A
14. D
15. B
16. B
17. C
18. A
19. D
20. D

第 6 章

1. F
2. F
3. T
4. B
5. A
6. D
7. C
8. A
9. D
10. C

第 7 章

1. F
2. T
3. F
4. D
5. B
6. A
7. B
8. B
9. C
10. D

第 8 章

1. F
2. F
3. T
4. D
5. A
6. B
7. B
8. D
9. C
10. B
11. B

第 9 章

1. F
2. T
3. T
4. C
5. A
6. D
7. B
8. C
9. B
10. A

第 10 章

1. T
2. F
3. F
4. B

5. A
6. C
7. A
8. D
9. C
10. B

第 11 章

1. F
2. F
3. F
4. D
5. B
6. D
7. C
8. D
9. B
10. A

第 12 章

1. T
2. T
3. F

4. C
5. B
6. A
7. D
8. A
9. D
10. B

第 13 章

1. T
2. F
3. T
4. C
5. B
6. C
7. A
8. D
9. B
10. B

第 14 章

1. T

2. T
3. F
4. B
5. D
6. C
7. A
8. C
9. D
10. B

第 15 章

1. T
2. T
3. F
4. B
5. B
6. D
7. A
8. C
9. D
10. A

第 16 章

1. T
2. F
3. T
4. B
5. D
6. D
7. A
8. C
9. A
10. C

第 17 章

1. F
2. F
3. F
4. T
5. F
6. D
7. C
8. E
9. D